Karl O. Glaesel
Heilung ohne Wunder und Nebenwirkungen

KARL O. GLAESEL

Heilung ohne Wunder und Nebenwirkungen

Gesundheit biologisch gesteuert

Mit 217 Bildern und 41 Tafeln

Der Wasser-, Elektrolyt- und Säure-Basen-Haushalt als Grundfunktion und erste Ursache chronischer Krankheiten.

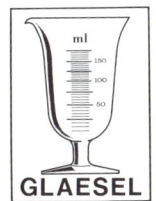

LABOR GLAESEL VERLAG KONSTANZ

KARL O. HOSPODAR GLAESEL
Wiss. Dir. u. Klin. Chemiker
LABOR GLAESEL Med.-wiss. Laboratorium und Institut
für Gesundheitsvorsorge und Gesundheitspflege
Präventiv- und Sozialmedizin

Am Ergatshauser Hof 1
Postfach 5264
D-7750 Konstanz 12

unter Mitarbeit von Apoth. L. Glaesel

CIP-Kurztitelaufnahme der Deutschen Bibliothek

Glaesel, Karl O.:
Heilung ohne Wunder und Nebenwirkungen: Gesundheit
biolog. gesteuert durch d. Wasser-, Elektrolyt- u. Säure-
Basen-Haushalt als Grundfunktion u. erste Ursache chron.
Krankheiten / Karl O. Glaesel. —
Konstanz: Labor-Glaesel-Verlag
ISBN 3-926030-00-3

Dritte Auflage 1992

© Labor Glaesel Verlag, D-7750 Konstanz 12

ISBN 3-926030-00-3

Vorwort

Wenn man gesund bleiben oder eine verloren gegangene Gesundheit wieder erlangen will, so muß man sich zunächst fragen, was *Gesundheit* überhaupt ist. Gemeinhin hält man sich für gesund, solange man sich gesund fühlt. Ein physisches, psychisches und soziales Wohlbefinden wird als Gesundheit angesehen. Dies mag für eine akute Erkrankung zutreffen. Heute sind aber die chronischen Krankheiten vorherrschend, die es in diesem Ausmaß früher nicht gab. Bei den chronischen Erkrankungen spielt der *Zeitfaktor* eine Rolle. Es vergeht meist ein längerer Zeitraum, das Latenzstadium, in dem Krankheitszeichen kaum oder überhaupt noch nicht in Erscheinung treten. Darum sind die Ursachen chronischer Krankheiten so schwer durchschaubar. Nur etwa ein Drittel dieser Krankheiten konnte bisher von der Ursache her behandelt werden. Viele Krankheiten sind schon weit fortgeschritten und daher nur noch schwer zu heilen, wenn erste Symptome erkennbar werden. Die Behandlung ist dann vorwiegend auf die Symptome ausgerichtet, die beseitigt und unterdrückt werden sollen, um die Folgen der Krankheit zu lindern, ohne die krankheitsverursachenden Umweltfaktoren auszuschalten. Die gesundheitliche Versorgung konzentriert sich mehr auf das Erkennen und Behandeln der Krankheitserscheinungen, also auf die kurative Medizin und den Einsatz großer Technik. Diese Art der gesundheitlichen Versorgung führte bereits zu einer *Kostenflut*, von der niemand mit Sicherheit sagen kann, wie sie zukünftig auf Dauer noch aufgebracht werden kann.

Die Gesundheitsvorsorge (Prävention) erschöpft sich meist in der Aufzählung von *Risikofaktoren*. Dies sind Faktoren, die nach durchgeführten Studien das Risiko gegenüber bestimmten Erkrankungen steigern sollen, wie zum Beispiel hoher Blutdruck (Hypertonie), erhöhte Blutfettwerte (Hyperlipämie), Übergewicht, Bewegungsarmut, Nikotin usw. Während wir bei den Infektionskrankheiten die Ursachen kennen, haben die Risikofaktoren noch keine deutlich erkennbare ursächliche Bedeutung. Fünfzig Prozent der Herzinfarkte sind beispielsweise ohne Risikofaktoren, und die Infarktkranken und Infarkttoten nahmen weiter laufend zu.

Die ersten Spuren chronischer Krankheiten sind chemischer und biochemischer Art. Diese Krankheiten überfallen uns auch nicht aus heiterem Himmel, sondern benötigen für ihre Entstehung eine bestimmte Stoffwechsellage, einen günstigen Nährboden, ein im Ungleichgewicht befindliches inneres Milieu. Die frühesten Zeichen einer solchen "Vorkrankheit" sind daher sehr unspezifisch. Es fehlen Warnzeichen, ganz im Gegensatz zu Verletzungen und Entzündungen, bei denen durch den Schmerz drohende Gefahren sofort angezeigt werden. Wir brauchen daher möglichst einfache Untersuchungsmethoden, die mit vertretbarem Zeit- und Kostenaufwand einen Einblick in die Regulationsvorgänge des Körpers ermöglichen. Die Grundfunktion muß sich im Gleichgewicht befinden. Unter der *Grundfunktion* verstehen wir den Wasser-, Elektrolyt- und Säure-Basen-Haushalt. Entwicklungsgeschichtlich gesehen sind dies die ältesten Regulationssysteme, die schon bei der Entstehung des Lebens wirksam waren. Wir sehen dies heute noch bei dem Urtier, der einzelligen Amöbe, und anderen Einzellern. Zellen sind die lebendigen Bausteine aller Lebewesen, also auch des Menschen. Das Leben geht auf die Grundfunktion zurück. Das autonome Nervensystem und schließlich die Hormone sind erst eine spätere Entwicklung bei der Entstehung von Mehrzellern und wirken nicht auf die einzelne Zelle, sondern auf die Organe. Der Mensch ist an bestimmte Lebensbedingungen angepaßt. Die Grundfunktion bildet dabei die Basis und muß immer zuerst gesehen werden, wenn die Gesundheit bewahrt oder bei bereits eingetretener Erkrankung wieder hergestellt werden soll.

Nicht nur der Organismus muß als Einheit gesehen werden. Auch die Regulation des Wasser- und Elektrolythaushaltes sowie des Säure-Basen-Gleichgewichts bilden eine komplexe Einheit. Wenn diese Prozesse in diesem Buch in einzelnen Abschnitten dargestellt werden, so wurde dies lediglich aus didaktischen Gründen erforderlich. Bei den genannten Prozessen handelt es sich um Funktionen der Niere, durch die das innere Milieu (die Homöostase) konstant gehalten wird. Dabei erwies sich die von uns angewandte besondere Art der *Harnanalyse* als zuverlässige Untersuchungsmethode, um Einblick in die Stoffwechsellage zu bekommen. Bisher angewandte Untersuchungsmethoden gaben nur den statischen, das heißt den augenblicklichen, stillstehenden und unbewegten Zustand wieder. Im lebenden Organismus sind aber dynamische, das heißt rhythmische und lebendig wirksame Bewegungsvorgänge vorhanden. Sie sind erforderlich zur Erhaltung des lebensnotwendigen *Fließgleichgewichts*, das kennzeichend ist für jeden gesunden Organismus.

Durch acht jeweils im Abstand von zwei Stunden genommene Harnproben gelangen wir zu einer *Tageskurve*, die Einblick gibt in die Fließvorgänge, die ständig über das Blut zwischen dem Bindegewebe und der Niere stattfinden. Das Bindegewebe bleibt nur funktionstüchtig, wenn es in Intervallen entleert wird, was sich in der Tageskurve als "Flutung" darstellt. Fehlt dieser Vorgang, so wird das Bindegewebe geschädigt oder gar blockiert. Die Zellen und damit auch die Organe können dann aus dem Blut über das Bindegewebe nicht mehr ausreichend mit Sauerstoff und Nährstoffen versorgt werden. Die Entleerung des Bindegewebes von Säuren und anderen ausscheidungspflichtigen Stoffen ist ebenfalls unzureichend. Der ganze Körper wird dadurch in Mitleidenschaft gezogen, so daß eigentlich alle Organe betroffen sein können. Bei allen chronischen Krankheiten fand sich eine Beeinträchtigung der Fließvorgänge, die zwischen der Niere und dem Bindegewebe über das Blut stattfinden.

Die Harnanalyse gibt Einblick in die im Rahmen der Grundfunktion bestehenden Regulationsvorgänge. Dabei zeigt sich eine deutliche Wechselwirkung zwischen Organismus und *Nahrungsangebot*. Es ist zwar eine Urweisheit, daß die Ernährung der Schlüssel zur Gesundheit ist. Aber nicht Erfahrungen, sondern erst die Ergebnisse biologisch-klinischer Funktionsprüfungen geben Einblick in die Zusammenhänge, so daß wir nicht mehr auf theoretische Erwägungen und sich teilweise widersprechende Diätlehren mit ihren verallgemeinernden Rezepten angewiesen sind. Man kann sich nicht nur auf Meinungen und Ansichten verlassen, nachdem das Gefühl für den natürlichen Ablauf der körpereigenen Regulationsmechanismen im Zuge der zivilisatorischen Entwicklung ohnehin weitgehend verloren gegangen ist.

Die Untersuchungen zeigten, daß chemische Reaktionen vorrangig berücksichtigt werden müssen. Es genügt nicht, die Nahrung nur als Kalorienspender und Vitalstoffträger zu betrachten, da sie zugleich ein Wasserstoffionenspender ist. Die Untersuchungen der Grundnahrungsmittel ergaben wertvolle Einblicke, so daß nunmehr bei der Nahrungswahl gezielt vorgegangen werden kann. Diese Untersuchungen waren nur am Menschen möglich. Tierversuche liefern in der Grundlagenforschung wohl grundsätzliche Informationen. Der Stoffwechsel (Metabolismus) ist aber sowohl zwischen den einzelnen Tierarten und erst recht gegenüber dem Menschen unterschiedlich. Biochemische Reaktionen, die man bei einem Tier festgestellt hat, sind daher nur für dieses gültig und können niemals direkt auf den Menschen übertragen werden.

Wird neben den notwendigen Nähr- und Wirkstoffen der Wasser-, Elektrolyt- und Säure-Basen-Haushalt in der Nahrungswahl als "Grundfunktion" entsprechend berücksichtigt, so leistet die dadurch bewirkte Umstimmung in vielen Fällen ganz Erstaunliches, wirkt zudem ausgesprochen schonend und entlastend, steigert die Reaktionsfähigkeit und damit die Selbstheilungskräfte des Körpers. Man ist dadurch weniger auf die Anwendung aggressiver, invasiver Methoden angewiesen. In der Regel können dann auch stark wirkende Medikamente, die Nebenwirkungen haben, eingespart werden. Arzneimittel sind ohnehin kein Ersatz für eine richtig gewählte Ernährung.

Da es immer wieder neue Krankheitsbilder und genug Krankheiten gibt, die man bis heute nicht ursächlich anzugehen vermochte, ist vieles bisher nur auf Erfahrung, manchmal auf Aberglaube begründet gewesen. Immer wieder haben mystisch unklare Vorstellungen und der *Glaube an das Wunder* neuen Auftrieb erfahren. Wie schon zu allen Zeiten, möchte man auch heute noch am liebsten alles nur mit einem Mittel oder einer Methode angehen. Ein Hauptwerkzeug sind Schlagworte und falsche Vereinfachungen. Manches ist einleuchtend, so daß viele diese Wege immer wieder erneut versuchen trotz zahlloser Fehlschläge. Keine der vielen Behandlungsmittel und -methoden erwiesen sich als Panazee (Allheil- und Wundermittel).

Die Wiederherstellung der gestörten Regulation ist nicht ohne die Grundfunktion möglich. Bisher kam dieses Wissen nur in der *Intensivmedizin* zur Anwendung, deren Aufgabe ja gerade darin besteht, die Körperfunktionen aufrecht zu erhalten, wenn die körpereigenen Regulationssysteme bereits vollständig zusammengebrochen sind. Durch Substitution, das heißt durch künstliche Zufuhr von Infusionslösungen, sucht man beispielsweise die vom Körper selbst ausgeübte Funktion auf rein symptomatischem Wege zu ersetzen. Wir können uns aber nicht damit begnügen, nur die Symptome zu bekämpfen. Denn diese Behandlungsweise ist schließlich nur darauf gerichtet, die Folgen der Krankheit zu lindern und Gefahren abzuwenden, statt krankheitsverursachende Umweltfaktoren auszuschalten. Darum sollte dieses Wissen nicht länger auf die Intensiv- und Akutmedizin beschränkt bleiben, sondern auch in der Langzeittherapie und Gesundheitsvorsorge angewandt werden. Es ist dazu erforderlich, die grundsätzlichen Vorbedingungen der Gesundheit zu verstehen. Dafür sind wir auf Sachwissen angewiesen, auf das Wissen um ursächliche Wirkungszusammenhänge. Dieses Wissen sollte auch jedem Patienten zugänglich sein, auch ohne große wissenschaftliche Vorkenntnisse. Auch der Behandler ist heute und in Zukunft mehr denn je auf die Patienten-Compliance, das heißt auf die Mitarbeit des Patienten angewiesen, wenn ursächlich vorgegangen werden soll. Dies ist nicht möglich ohne Information und ohne die ursächlichen Faktoren offen zu legen. Wir haben uns daher auch bemüht, dieses Buch allgemeinverständlich zu halten. Es beschreibt aber nicht nur die Ergebnisse, sondern auch die Methoden, mit denen sie erreicht wurden, so daß sie von jedem Fachmann nachvollzogen werden können.

L A B O R   G L A E S E L
Med.-wiss. Laboratorium und Institut für
Gesundheitsvorsorge und Gesundheitspflege
Präventiv- u. Sozialmedizin

Inhaltsverzeichnis

I. Teil

Chemische Grundlagen

II. Teil

Die Bedeutung des pH-Wertes für den menschlichen Organismus

III. Teil

IV. Teil

"Nicht das Wissen von Krankheit, sondern die Kenntnis der Gesundheit ist entscheidend für die Erhaltung des Lebens."

EINLEITUNG

Vom Wandel des Krankseins

Die moderne Medizin ist als Notfallmedizin sehr erfolgreich. Akute, oft lebensbedrohliche Krankheiten können mit standardisierten Methoden angegangen und überwunden werden. Daneben haben sich aber ganz andere Krankheitsbilder entwickelt, so daß man bereits von einem *Wandel des Krankseins* spricht. Es sind vorwiegend chronische Krankheiten, die als schwer, ja in der Regel sogar als unheilbar (therapieresistent) angesehen werden. Die *Krankheitsursache*, heißt es vielfach, sei noch unbekannt.

Es sind chronisch-degenerative Krankheiten, die in unserer Wohlstands- und Überflußgesellschaft nicht nur Ältere, sondern schon Menschen im besten Alter und sogar bereits Kinder und Jugendliche befallen. Diese Krankheiten haben sich erst nach Einführung einer "zivilisierten", das heißt verfeinerten Ernährungs- und Lebensweise so stark ausgebreitet; man hat ihre Zunahme bisher noch nicht abzustoppen vermocht. Im Sprachgebrauch ist für diese Krankheiten auch die Bezeichnung "Zivilisationskrankheiten" gebräuchlich.

Herz- und Kreislaufkrankheiten

An erster Stelle stehen Herz- und Kreislaufkrankheiten. Die älteren Ärzte haben während ihres Studiums kaum einen Herzinfarkt zu sehen bekommen. Heute ist es schon ein alltägliches Ereignis. Seit dem Ende der zwanziger Jahre ist die Zahl der Menschen, die an Herzinfarkt gestorben sind, ungefähr um das achtfache gestiegen. Und diese Entwicklung scheint sich sogar noch unaufhaltsam fortzusetzen. Jeder zweite Angestellte, der vor dem Pensionsalter arbeitsunfähig wird, bezieht seine Rente wegen Herz- und Kreislaufstörungen. Und dies trotz verringerter Arbeitszeit und laufender Verbesserung der Arbeitsbedingungen.

Ganz besonders auffällig ist aber die Zunahme von Herzinfarkten bei Menschen unter 40 Jahren. In einem großen deutschen Sanatorium der LVA war zum Beispiel 1958 nur jeder dreißigste Patient mit Herzinfarkt jünger als 40 Jahre, 1966 dagegen schon jeder zehnte!

Risikofaktoren

Man hat sich bisher zur Verhütung des Herzinfarktes eigentlich nicht viel mehr einfallen lassen als eine Aufzählung der bekannten Risikofaktoren:

Rauchen, Übergewicht, Bewegungsmangel, Streß, Bluthochdruck (Hypertonie), erhöhter Blutfettspiegel (Cholesterin und Triglyceride) und Zuckerkrankheit (Diabetes).

Leider mehren sich die Fälle, in denen keiner dieser Risikofaktoren vorzuliegen scheint, so daß noch ein anderer ursächlich bisher nicht erkannter Faktor eine Rolle spielen muß. Die Behandlung erfolgt daher auch nur *symptomatisch*, das heißt nach den Krankheitserscheinungen, nicht nach den *Ursachen* (kausal). In zunehmendem Maße werden *Herzschrittmacher* eingesetzt. In aller Welt leben heute bereits über eine Million Menschen mit dem kaum streichholzschachtelgroßen Gerät, das unter die Bauchhaut eingepflanzt wird. Dabei wurde der erste Schrittmacher erst im Jahre 1958 von dem schwedischen Professor Dr. AKE SENNING einem Patienten in Stockholm eingepflanzt.

Die Krebskrankheit

Ganz besonders gefürchtet ist der *Krebs*, da inzwischen wohl bereits jeder in seinem eigenen Verwandten- oder Bekanntenkreis erleben mußte, was diese Krankheit bedeutet. Nach den aus einem europäischen Land vorliegenden Angaben war 1949 jede zehnte Familie durch Krebs betroffen. 1959 war es bereits jede siebente,

1969 jede vierte und 1979 jede dritte. In Amerika rechnet man damit, daß wir in 10 bis 15 Jahren bereits in *jeder Familie* einen Krebsfall haben werden.

Bisher hat man sich eigentlich vorwiegend darauf beschränkt, *Vorsorgeuntersuchungen* zu empfehlen oder *Warnzeichen* vor Krebs aufzuzählen. Die Krebsangst ist dadurch nur gewachsen. Es herrschen schlimme Vorstellungen. Man glaubt, die Diagnose wäre bereits ein Todesurteil. Angst ist eben ein sehr schlechter Ratgeber. Sie führt im allgemeinen nur zur Verdrängung. Man verschließt die Augen und denkt, es trifft nur die anderen.

Tatsächlich ist es so, daß von den etwa siebzig verschiedenen Krebsarten überhaupt nur 3 bis 4 einer systematischen Krebs-Früherkennungsuntersuchung zugänglich sind. Außerdem sind die früh erkennbaren Karzinome nicht einmal die häufigsten und gefährlichsten. Die Krebsgeschwulst ist bereits ein *Endstadium* und ein Zeichen für den völligen Zusammenbruch der körpereigenen Abwehrlage, dem ein Vorstadium von 10 bis zu 30 Jahren vorangegangen sein kann. Es erscheint daher notwendig, daß wir uns um die *Krebsursachen* kümmern und diese zu vermeiden und auszuschalten suchen. Verhüten kann man aber nur, wenn man die Ursache kennt, wenn man weiß und erfährt, was man selbst tun kann, um die Entstehung einer Krebsgeschwulst überhaupt zu vermeiden. Es galt festzustellen, bei welcher Stoffwechsellage der Krebs gedeiht, um durch Umstimmungsmaßnahmen gezielt vorbeugen und über die Nahrung eine Basisbehandlung durchführen zu können.

Die rheumatischen Erkrankungen

Eine weitere Sorge bedeutet der *chronische Rheumatismus*, besonders die schmerzhafte Erkrankung der *Gelenke* (Arthrose und chronische Polyarthritis); es sind so weit verbreitete Krankheiten, daß man schon von einer Volkskrankheit sprechen muß. Diese Krankheiten können so schwer werden, daß der Patient vollständig arbeitsunfähig und bettlägerig wird; sie treten bereits bei Kindern auf. Die Finger sind oft zuerst befallen. In schweren Fällen kann es schon innerhalb weniger Jahren zu Verkrüppelungen kommen. Die *Ursachen* gelten als ungeklärt. Es heißt Rheuma führe zwar nicht zum

Tode, sei aber nicht heilbar. Man sucht das Leiden durch Medikamente, die meist Nebenwirkungen haben, zu lindern und den Verlauf der Erkrankung nach Möglichkeit durch physikalische Maßnahmen (Bäder, Massagen, Bewegungsübungen) zu stoppen. Manchmal dauert es jahrelang, ehe sich Schmerzen einstellen. Arthrosen entstehen langsam und schleichend (latent). Es gilt nun aber gerade, die Frühstadien abzufangen, noch bevor es zu bleibenden nicht rückbildungsfähigen körperlichen Veränderungen gekommen ist. Dies erfordert eine gezielte Steuerung der Stoffwechsellage (der Grundregulation), deren Möglichkeiten wir in jahrelanger wissenschaftlicher Arbeit abzuklären suchten.

Ernährungsabhängige Krankheiten

Bei den meisten anderen heute vorherrschenden Krankheiten ist die sich durch *Fehlernährung* ergebende Stoffwechselveränderung schon unbestritten. So hat beispielsweise das Allensbacher Institut für Demoskopie eine Erhebung zu Fragen ernährungsabhängiger Krankheiten durchgeführt. Die Repräsentativbefragung von 2000 Personen erbrachte interessante und aufschlußreiche Ergebnisse, die sich mit unseren Feststellungen decken:

Von 49 Millionen Bundesbürgern im Alter von über 16 Jahren haben sich 8,54 Millionen selbst als übergewichtig bezeichnet.

16,5 Millionen leiden an Bluthochdruck oder Herz-Kreislaufbeschwerden.

Über chronische Verstopfung (Obstipation) klagen 9,8 Millionen.

Leber-, Nieren- und Gallenbeschwerden haben 6,3 Millionen.

An Gicht sind 1,8 Millionen erkrankt.

2,25 Millionen sind zuckerkrank (Diabetiker) und unterliegen dauernder ärztlicher Behandlung.

3,5 Millionen befinden sich bereits im Vorstadium der Zuckerkrankheit (Diabetes mellitus).

6 bis 12 Millionen haben einen gestörten Fettstoffwechsel.

Es ist heute schon die Ausnahme, daß jemand sich ehrlichen Gewissens als einigermaßen gesund bezeichnen kann. Tatsächlich ist in wenigen Jahrzehnten ein gesundheitlicher Verfall eingetreten. Immer größere und aufwendigere Krankenhäuser mußten gebaut werden. Die *Krankheitskosten* haben eine Höhe erreicht, die früher unvorstellbar gewesen wäre. Die Entwicklung ist einmalig in der ganzen bisherigen menschlichen Geschichte. Noch nie hatten wir auch so viele Sorgenkinder und Behinderte, die ständiger Pflege bedürfen. Es scheint sich zu erfüllen, was schon Goethe seherisch vorausgeahnt hat, daß einer des anderen Krankenpfleger wird.

Medikamente

In 90 Prozent der Fälle versucht man mit Medikamenten zu helfen, die aber bei chronischen Krankheiten nicht kausal wirken und durch Nebenwirkungen neue Probleme aufwerfen können. Daher bleibt man ständig am Probieren, und der Patient läuft von einem Behandler zum anderen. Die meisten scheinen zu glauben, daß es für jede Krankheit ein unfehlbar wirkendes Heilmittel geben müsse. Dieser moderne Aberglauben ist so verbreitet, daß es schwer ist, dem Patienten klar zu machen, daß Medikamente nur eine zusätzliche Hilfe bieten können, solange es noch möglich ist, das Selbstheilvermögen des Organismus wieder in Gang zu bringen.

> Gesundheit und Krankheit hängen vom chemisch-physikalischen Regulationsmechanismus des menschlichen Körpers ab. Seine Funktion ist aber von der Nahrung abhängig, die wir Tag für Tag zu uns nehmen.

Nahrung als Heilmittel

Daß die Nahrung das *Grund-* und *Haupttheilmittel* ist, war Wissensgut aller alten Kulturen. Von HIPPOKRATES, dem bedeutendsten Arzt der Antike und Vater der Heilkunde, stammt der Ausspruch:

Arznei ist Nahrung und Nahrung ist Arznei.
HIPPOKRATES (um 460 v.Chr.)

Die antike Philosophie verkündete auch:

Der Mensch ist, was er ißt.

Auch die alten Ägypter wußten, daß alle Krankheiten bei den Menschen von der Nahrung kommen. HERODOT (Histor. II, 32)

Aus diesem Wissen entstand wohl auch die Anordnung der Ägypter, einem Kranken nie vor dem vierten Krankheitstag eine Medizin zu verordnen. Man wollte die natürlichen Heilkräfte nicht stören.

Dieselbe Überzeugung finden wir auch bei allen anderen alten Kulturvölkern. Im alten China, der ältesten Zivilisation der Welt, wußte man, welch enger Zusammenhang zwischen Gesundheit und Essen besteht. In einem Handbuch des Essens heißt es daher auch:

Um eine Krankheit zu heilen, muß man zuerst ihren Ursprung kennen. Ehe eine Medizin verschrieben werden kann, muß man zuvor wissen, was der Mensch gegessen hat.

Der Geschmackswandel

Bei uns ist das *Gefühl* für diese Zusammenhänge verloren gegangen. Es ist das eine Folge der zunehmenden Industrialisierung und Verstädterung. Die Nahrungsmittel kommen nur noch ausnahmsweise aus der Hand des Erzeugers, also des Bauern, in die Hand des Verbrauchers. Sie durchlaufen große Umwege und werden durchweg in irgendeiner Weise bearbeitet, präpariert und abgepackt. Durch diese *Veränderung* und *Verfeinerung* der Nahrung und die verstärkte Einführung von Konserven und anderen Fertiggerichten ist das Gefühl für eine gesunde und unverkünstelte Nahrung verloren gegangen. Der Geschmack hat sich gewandelt, und man ißt mit vermeintlichem Genuß manches, was mit der Zeit krank macht.

Einander widersprechende Ernährungslehren

Wir sind daher auf die *Ernährungswissenschaft* angewiesen. Diese arbeitet mit Tierversuchen und chemischen Analysen. Außerdem gibt es eine Unzahl Ernährungslehren verschiedenster Art, die oft nur *Teilwahrheiten* enthalten und von unbewiesenen Annahmen ausgehen. Man findet Aussagen und Empfehlungen, die sich vollständig widersprechen. Es war daher bisher für den, der sich ernsthaft für Ernährungsfragen interessierte, sehr schwer, sich zurecht zu finden. Die sich widersprechenden Aussagen verwirren und konnten den Eindruck erwecken, daß es in Ernährungsfragen noch keine gesicherten Aussagen gibt.

Bestimmung der Stoffwechsellage

Wir haben daher im Rahmen der wissenschaftlichen Arbeit unseres Laboratoriums die Auswirkungen der verschiedenen Grundnahrungsmittel im Stoffwechsel des menschlichen Organismus untersucht. Als unabhängiges privates Institut waren wir in der Lage, unsere Arbeit neutral und objektiv durchzuführen. Dabei wurden manche Irrtümer aufgedeckt. Es gab Diätempfehlungen, die nach den jederzeit reproduzierbaren Meßergebnissen als gesundheitsschädigend anzusehen sind. In welchem Umfange heute noch falsche Vorstellungen über Ernährungsfragen unkritisch aufgenommen werden, ist ungeheuerlich.

Wir konnten uns schließlich auf wenige Meßverfahren beschränken, die es routinemäßig mit vertretbarem Kostenaufwand aus Harn und Blut ermöglichen, für jeden Patienten die Stoffwechsellage zu bestimmen. Aufgrund objektiver Meßergebnisse können dann gezielt Ernährungsanweisungen gegeben werden. Welche Heilungsmöglichkeiten auf diese Weise durch Beeinflussung der Grundregulation auch in schweren Fällen noch möglich sein können, wird durch Krankengeschichten erläutert.

Das innere Milieu

Wir werden uns bei den chronischen Krankheiten wohl an eine *neue Denkweise* gewöhnen müssen. Bei den akuten und Infektionskrankheiten tritt der Ausbruch meist schnell in Erscheinung und läßt sich abklären. Die meisten chronischen Krankheiten kommen aber *schleichend* und *unbemerkt*. Dem Ausbruch der Krankheit geht ein langer Zeitraum (Latenzzeit) voraus, in dem noch keine Krankheitszeichen in Erscheinung treten. Dieser Zeitraum kann bis mehrere Jahrzehnte betragen. Wenn die Krankheit sichtbar in Erscheinung tritt, können daher unter Umständen schon Organveränderungen (Organmanifestationen) vorhanden sein, die eine Heilung sehr erschweren oder gar unmöglich machen. Daher ist es im Sinne einer vorbeugenden Gesundheitspflege (Prävention) von Bedeutung, daß wir durch Harn- und Blutuntersuchungen Einblick in den Regulationsmechanismus des Körpers zu nehmen vermögen, da die Stoffwechsellage, das sogenannte innere Milieu, den Boden abgibt, auf dem sich diese Krankheiten entwickeln und gedeihen.

Diese Erkenntnis ist an sich nicht neu. Der große französische Physiologe CLAUDE BERNARD wies schon im Jahre 1878 darauf hin, daß die Entwicklung der höchsten Lebensformen vom flüssigen "milieu intérieur" (inneren Milieu) ermöglicht würde. "Der lebende Organismus", schrieb er, "existiert in Wirklichkeit nicht im "milieu extérieur" (im Äußeren, der Umwelt), sondern im "milieu intérieur" der zirkulierenden organischen Flüssigkeit, die alle Gewebeselemente umspült und durchtränkt."

Wenn diese bedeutende Erkenntnis in ihrer ganzen Tragweite erst heute erkannt und therapeutisch ausgewertet wird, so liegt dies einmal daran, daß die ständige Zunahme der chronischen Krankheiten und die dadurch bewirkte ungeheure Steigerung der Krankheitskosten einfach dazu zwangen, sich in erhöhtem Maße mit den tieferen Krankheitsursachen zu befassen. Nur so erscheint eine wirksame Verhütung (Prophylaxe) von Krankheiten möglich. Auch grosse Erkenntnisse kommen eben erst zum Tragen, wenn die Zeit reif dafür geworden ist. Zum anderen mußten erst Meßverfahren erprobt werden und zur Verfügung stehen, die für das Routinelabor geeignet sind, einen Einblick in die Grundregulation und eine zuverlässige Interpretation (Erklärung, Auslegung, Deutung) und dadurch ein gezieltes Vorgehen ermöglichen.

I. TEIL
CHEMISCHE GRUNDLAGEN

1. Die Grundregulation

Die wenigsten Menschen haben eine Vorstellung davon, welche vielfältigen Regulationsmechanismen in unserem Organismus ablaufen. Bekannt ist die *Wärmeregulation*, die für die gleichmäßige Höhe der Körpertemperatur bei Gesundheit sorgt. Schon eine geringe Erhöhung ist krankhaft; wir sprechen von Fieber.

Nun gibt es aber eine für uns weitgehend unbemerkt ablaufende Stoffwechselregulation, die für unser Wohlbefinden und unsere Gesundheit, ja für unser Leben überhaupt eine Schlüsselrolle einnimmt. Es handelt sich dabei um den

Sauerstoff-, Wasser-, Elektrolyt- und Säure-Basenhaushalt (Bild 1).

Diese vier sorgen für die Aufrechterhaltung des Gleichgewichtes der Stoffwechselregulation und werden daher auch als *Grundregulation* bezeichnet. Sie sind, wie im Bild durch die Verbindungslinien versinnbildlicht, voneinander abhängig. Es gibt Wechselwirkungen.

Das Fließgleichgewicht

Durch Nahrungsaufnahme- und Ausscheidungsvorgänge findet im Organismus ein ununterbrochener Wechsel statt. Es sind Fließvorgänge. Genau wie bei der Körpertemperatur muß auch hierbei ein Gleichgewicht aufrecht erhalten werden. Man spricht von einem *Fließgleichgewicht*, auch *Homöostase* genannt (von grch.homos: gleich; stase: feststehen).

Die Reaktionsprodukte, das sind die Zwischenprodukte des Stoffwechsels, auch Metabolite genannt, werden auf diese Weise konstant gehalten. Von der Grundregulation hängt die Beschaffenheit des ''inneren Milieus'' des Körpers ab. Die Beschaffenheit des ''Milieus'' ist maßgebend für die Körpersäfte und damit für die Versorgung jeder einzelnen Organzelle. Das Grundsystem ist den Organzellen vorgeschaltet. Darüber laufen sämtliche Stoffwechselvorgänge. Die Organzellen sind abhängig von der Zusammensetzung und Beschaffenheit der Gewebsflüssigkeit, die durch die Grundregulation im Gleichgewicht gehalten werden muß.

Durch die Notfall- und Intensivmedizin können heute viele lebensgefährlich Erkrankte oder Verunglückte gerettet werden, die früher verloren waren. Diese Entwicklung begann vor etwa 25 Jahren, nachdem wichtige Erkenntnisse über die vitalen Funktionen des menschlichen Körpers gewonnen wurden. Genau wie Atmung und Herz-Kreislauf haben sich Wasser-, Elektrolyt- und Säure-Basen-Haushalt als lebensentscheidend erwiesen. Störungen werden, wenn es um die Wiederbelebung geht, durch Infusionen ausgeglichen. Insbesondere ist auch bei der Anwendung künstlicher Nieren, künstlicher Beatmung, der Herz-Lungen-Maschinen und der Hypothermie (künstliche Unterkühlung des Körpers) eine ständige Messung der Säure-Basen-Werte unerläßlich. Nur so ist eine gezielte und lebensrettende Therapie möglich.

Vorstadien chronischer Krankheiten

Bei den chronischen Krankheiten ist nun aber die entscheidende Bedeutung des Grundsystems bisher so gut wie unberücksichtigt geblieben. Damit wurden sie meist faktisch unheilbar. Im

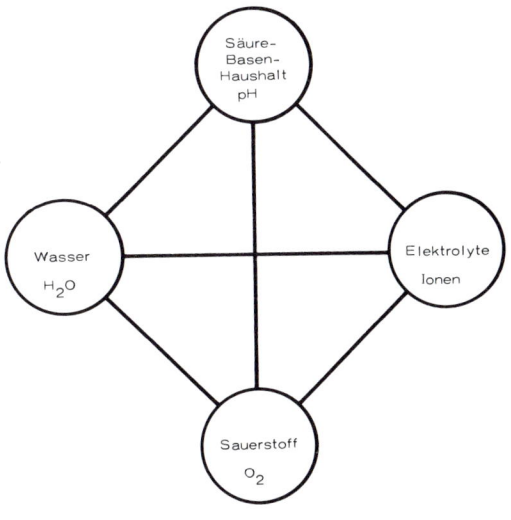

Bild 1: Die Grundregulation.

allgemeinen vergehen viele Jahre, bis es über Regulationsstörungen zum Ausbruch einer chronischen Krankheit kommt. Erst die Beschäftigung mit der Grundregulation ermöglichte es, das Entstehen chronischer Krankheiten zu verstehen. Bisher wußte man unspezifische Krankheitszeichen doch kaum richtig zu deuten und anzugehen. Eine unnatürliche Müdigkeit ist das erste Stadium. Man ermüdet körperlich, hält bei der Arbeit nicht durch, läßt geistig nach, das Gedächtnis erlahmt. Man kann seine Gedanken nicht sammeln, läßt am liebsten alles liegen, schiebt es von sich, möchte ausruhen und seinen Frieden haben. Dieser Zustand verursacht dann auch eine mehr pessimistische Einstellung und schlechte Stimmung bis hin zu Depressionen. Man wird mürrisch und gereizt. Auch die Anfälligkeit für Erkältung steigt als Zeichen für eine geschwächte Widerstandskraft. Man bekommt es mit dem Herzen zu tun, hat Kopfschmerzen, leidet an Verstopfung und Magenkatarrh. Ebenso ist es mit plötzlich auftretenden rheumatischen Schmerzen, Anschwellung der Gelenke usw. Auch ein Nachlassen des geschlechtlichen Verlangens (der Libido) und Impotenz gehören zu diesen Erscheinungen.

Zunächst glauben wir, daß es doch Medikamente geben muß, um uns gesund zu machen. Daran sind wir gewohnt, und es ist auch am bequemsten für uns. Aber das hilft auch nicht auf die Dauer. Bei dauerndem Unbehagen muß man an das *Vorstadium* einer chronischen Krankheit denken, selbst wenn noch keine Schmerzen auftreten oder andere Anzeichen zu finden sind. Da alle Funktionen des menschlichen Körpers in engem Zusammenhang untereinander stehen, sind zwangsläufig bei Veränderungen der Grundregulation Störungen der verschiedensten Art möglich, auch im Bereich von Herz-Kreislauf und anderen lebenswichtigen Organen, wie Leber und Nieren.

Ernährung als Basistherapie

Bei einer optimalen Säure-Basen-Flut zeigte sich auch bei den anderen Grundregulationen ein normaler Reaktionsablauf. Die Meßwerte des Säure-Basen-Haushaltes sind *ernährungsabhängig*. Hier finden wir daher die wissenschaftliche

Begründung für die Vorrangstellung der Ernährung für die Gesundheitsvorsorge (Prävention) und im Krankheitsfalle als *Basistherapie*. Die Meßwerte erlauben aufgrund gesicherter wissenschaftlicher Erkenntnis ein gezieltes Vorgehen. Es ist der sicherste und einzige Weg, um das Entstehen von chronischen Krankheiten und auch von Krebs zu verhüten, den wir kennen.

Die übergeordnete Stellung des Säure-Basen-Haushaltes im Rahmen der Grundregulation mag Bild 2 veranschaulichen. Wir sehen hier ein Gewölbe, das eine bogenförmig gekrümmte Steindecke darstellt. Die einzelnen Steine verspannen sich gegenseitig so, daß sie sich im *Gleichgewicht* befinden und freischwebend den Raum überdecken.

Der Sauerstoffhaushalt ist in Bild 3a durch den obersten Stein im Scheitel des Gewölbes, den sogenannten Schlußstein, versinnbildlicht. Er gibt sein Gewicht als Druckkräfte auf die beiden angrenzenden Steine ab, die im Bild den Wasser- und Elektrolythaushalt darstellen. Diese leiten den Druck bis zu den beiden letzten Steinen am Widerlager, den sogenannten Kämpfern, weiter. Beide Steine, die im Bild Säuren *und* Basen versinnbildlichen, sind für den Gleichgewichtszustand erforderlich. Gibt einer dieser Kämpfersteine über einen gewissen Grenzbereich hin nach, so kommt es zum Ungleichgewicht; das ganze Gewölbe stürzt nach unten ab (Bild 3b).

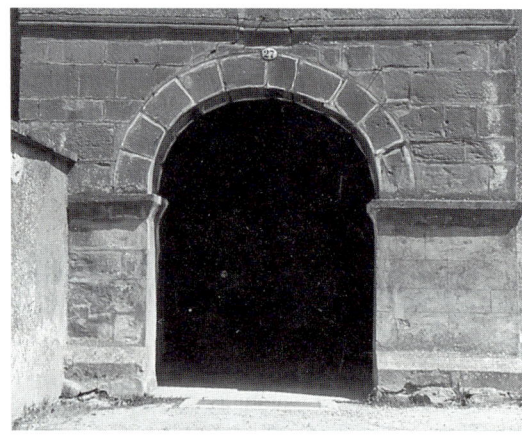

Bild 2: Gewölbe, das sich im Gleichgewicht befindet.

2. Die Natur von Säuren und Basen

Es ist eine der wichtigsten Erkenntnisse, daß bei den chemischen Vorgängen im Körper Säuren und Basen eine ausschlaggebende Rolle spielen. Man muß bedenken, daß der erste Versuch, Säuren und Basen aufgrund ihrer chemischen Zusammensetzung zu bestimmen, von dem schwedischen Physiker und Chemiker ARRHENIUS (1859-1927) überhaupt erst im Jahre 1887 in seiner "Neutralisations-Theorie" unternommen wurde. Heute wissen wir aufgrund unserer Messungen und Selbstversuche am lebenden Menschen, wie sehr es auf das richtige Verhältnis von säurebildender zu basenbildender Nahrung ankommt, um die Entstehung chronischer Krankheiten zu verhindern, diese bessern und heilen zu können.

In Tafel 1 wurden einige wichtigere *Säuren* zusammengestellt. Als Ergänzung dazu enthält Tafel 2 einige wichtigere Grundstoffe oder *Elemente* mit den zugehörigen chemischen Formelzeichen oder Symbolen. Diese chemischen Zeichen gehören zur Sprache des Chemikers und sind oft der Hauptgrund dafür, daß einem Nichtchemiker die Erklärung selbst einfacher chemischer Vorgänge so schwer verständlich erscheint. Die chemischen Kurzzeichen sind 1811 von dem schwedischen Chemiker BERZELIUS eingeführt und in das wissenschaftliche Schrift-tum der ganzen Welt übernommen worden. Als *Symbol* dient der erste Buchstabe der internationalen oder lateinischen Bezeichnung der Elemente. Die lateinischen Namen sind in Tafel 2 in der zweiten Spalte aufgeführt. Das chemische Zeichen für Sauerstoff ist beispielsweise O und von dem lateinischen Namen *Oxygenium*, für Wasserstoff H von *Hydrogenium*, für Stickstoff N von *Nitrogenium* und für Schwefel S von *Sulfur* abgeleitet.

Tafel 1: Säuren

Formel	Bezeichnung
ANORGANISCHE SÄUREN	
H_2SO_4	Schwefelsäure
H_2SO_3	schweflige Säure
HNO_3	Salpetersäure
H_2CO_3	Kohlensäure
H_3PO_4	Phosphorsäure
H_2SiO_3	Kieselsäure
Wasserstoffsäuren	
HCl	Salzsäure (Chlorwasserstoff)
HF	Flußsäure
ORGANISCHE SÄUREN	
CH_3COOH	Essigsäure
$CH_3 \cdot CHOH$ $\cdot COOH$	Milchsäure
$C_6H_8O_7$	Zitronensäure
$HCOOH$	Ameisensäure
$C_4H_6O_5$	Apfelsäure

Säuren

Säuren sind Stoffe, die auf der Zunge einen sauren Geschmack hervorrufen. Man kennt das vom Speiseessig her, der etwa 3,5 bis 7 Prozent Essigsäure enthält. Natürlich wird man chemische Flüssigkeiten nicht durch den Geschmack daraufhin prüfen, ob es sich um Säuren handelt, denn dies könnte gefährlich werden. Einen einfachen und empfindlicheren Nachweis für Säuren als unsere Zunge gibt es in dem sogenannten *Lackmuspapier*, das in den beiden Färbungen rot und blau in Apotheken und Drogerien erhältlich ist. Lackmuspapier ist Fließpapier, das mit einer Lackmuslösung gefärbt wurde. Lackmus ist der Farbstoff einer Flechtenart. Säuren färben blaues Lackmuspapier rot. Dieselbe Erscheinung kann man übrigens auch bei anderen Pflanzenfarbstoffen beobachten, zum Beispiel

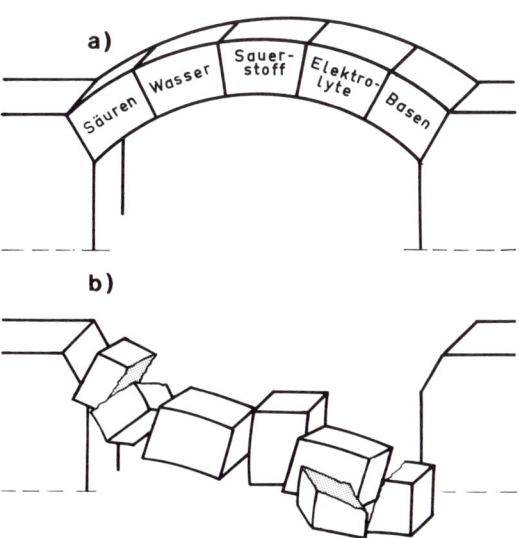

Bild 3: Das Fließgleichgewicht der Stoffwechselregulation, versinnbildlicht durch eine Gewölbekonstruktion.

Tafel 2: Wichtige Grundstoffe oder Elemente

Deutsche Bezeichnung	Lateinischer Name	Chemisches Kurzzeichen
A. METALLE		
a) Schwermetalle		
Zink	Zincum	Zn
Chrom		Cr
Mangan	Manganium	Mn
Zinn	Stannum	Sn
Eisen	Ferrum	Fe
Kobalt	Cobaltum	Co
Nickel	Niccolum	Ni
Kupfer	Cuprum	Cu
Blei	Plumbum	Pb
Quecksilber	Hydrargyrum	Hg
b) Leichtmetalle		
1. Erdmetalle		
Aluminium		Al
2. Alkalimetalle		
Natrium		Na
Kalium		K
3. Erdalkalimetalle		
Kalzium	Calcium	Ca
Magnesium		Mg
c) Edelmetalle		
Silber	Argentum	Ag
Gold	Aurum	Au
Platin		Pt
B. NICHTMETALLE (Metalloide)		
a) 1. gasförmige		
Sauerstoff	Oxygenium	O
Wasserstoff	Hydrogenium	H
Stickstoff	Nitrogenium	N
2. feste		
Silizium	Silicium	Si
Schwefel	Sulfur	S
Phosphor	Phosphorus	P
Bor	Borum	B
Kohlenstoff	Carboneum	C
b) Halogene		
Fluor		F
Chlor	Chlorum	Cl
Brom		Br
Jod		J

bei Rotkohl (auch Blaukraut genannt). Sobald die Hausfrau beim Kochen Speiseessig zugießt, der ja Essigsäure enthält, wird das vordem blaue Kraut rot. Färbt eine Flüssigkeit Lackmuspapier rot, so sagt man, "sie reagiert sauer".

Nach den Vorstellungen von LAVOISIER (1743-1794) waren die Säuren Sauerstoffverbindungen. Daher auch der lateinische Name des Sauerstoffes, denn Oxygen heißt Säurebildner. Seit VON LIEBIG (1802-1877) ist es dann aber zur Gewißheit geworden, daß alle Säuren *Wasserstoff* (H) enthalten.

Der mit dem chemischen Symbol H gekennzeichnete Wasserstoff ist 14,4 mal leichter als Luft und damit das leichteste von allen Elementen. Der Wasserstoff hat diesen Namen erhalten, weil er ein wesentlicher Bestandteil des Wassers ist (Bild 4). Es ist der Urbaustoff. Wir finden ihn in allen organischen Verbindungen und begreifen daher, daß er eine besondere Rolle bei den chemischen Vorgängen im menschlichen Körper spielt. Im Weltraum ist Wasserstoff das häufigste Element. Auch die Sonne besteht noch überwiegend aus Wasserstoff.

Sauerstoff ist demnach ein zwar für die meisten Säuren charakteristischer, aber ein nicht unbedingt vorhandener Bestandteil. Alle *Säuren* enthalten dagegen *Wasserstoff*. Dieser Wasserstoff läßt sich durch ein *Metall* verdrängen. Dabei spielen vor allem die sogenannten Erd- und Alkalimetalle eine Rolle: *Natrium, Kalium, Kalzium und Magnesium.*

Beispiel:

Gibt man in Schwefelsäure ein Stückchen Magnesiummetall, so kommt es sofort zu einer heftigen Gasentwicklung. Das entweichende Gas ist Wasserstoff, den das Magnesiummetall aus der Säure verdrängt. Das Magnesium nimmt selbst die Stelle des Wasserstoffes ein und verbindet sich mit dem Säurerest. Die entstandene neue

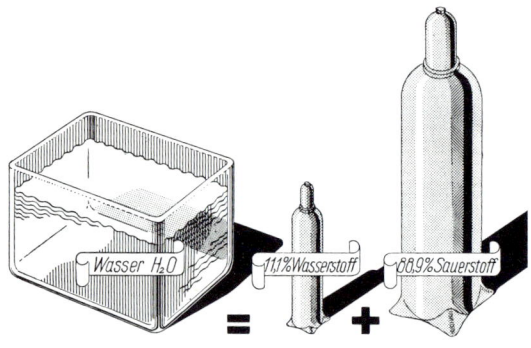

Bild 4: Prozentuale Zusammensetzung des Wassers.

Verbindung reagiert nicht mehr sauer. Neu entstanden ist Magnesiumsulfat, ein *Salz*, das man wegen seines bitteren Geschmackes auch *Bittersalz* nennt. Das Salz läßt sich durch Eindampfen gewinnen. Das Magnesiumsulfat bleibt hierbei in Form weißer Kristalle zurück.

Der chemische Prozeß spielt sich ab nach folgender Gleichung:

$$H_2SO_4 \quad + \quad Mg \quad = \quad MgSO_4 \quad + \quad H_2$$

Schwefelsäure	Magnesium	Magnesiumsulfat (Bittersalz)	Wasserstoff

Noch besser dürfte Ihnen nachfolgende Darstellung diesen chemischen Prozeß verdeutlichen:

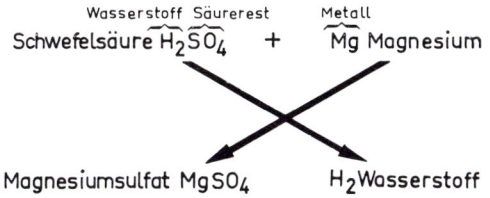

Merksatz:

Säuren sind chemische Verbindungen, die sauer reagieren und Wasserstoff enthalten, der sich durch ein Metall unter Bildung eines Salzes ersetzen läßt.

Basen

In der Chemie ist das Gegenteil von "sauer" nicht "süß", sondern *basisch* oder *alkalisch*. Säuren und Basen sind Gegensätze wie etwa (+) und (−) in der Mathematik, oder wie "kalt" und "warm" oder "hell" und "dunkel".

Die Erd- und Alkalimetalle verdrängen nicht nur aus einer Säure Wasserstoff, sondern auch aus dem Wasser. Sie bilden dabei die sogenannten Alkalien oder *Laugen*. Daher auch ihr Name. Werfen wir beispielsweise ein kleines Stück Natrium auf eine Wasserfläche, dann tritt eine Zersetzung des Wassers ein, wobei Wasserstoff frei wird nach folgender Gleichung:

$$2\,Na \quad + \quad 2\,H_2O \quad = \quad 2\,NaOH \quad + \quad H_2$$

Natrium	Wasser	Natriumhydroxyd (Natronlauge)	Wasserstoff

In allen Basen kommen Sauerstoff (O) und Wasserstoff (H) als OH-Gruppe vor. Wir nennen diese Gruppe *Hydroxyl-Gruppe*. Daher auch der Name "Natriumhydroxyd" in obiger Gleichung. In wässeriger Lösung heißen die Hydroxyde (Basen) *Laugen*.

Eine Sonderstellung nimmt Ammoniumhydroxyd ein. Es ist eine schwache Base. Hier nimmt die Nichtmetallgruppe NH_4, die man als *Ammonium* bezeichnet, die Stelle eines Metalles ein. Um anzudeuten, daß die Atome in der NH_4-Gruppe zusammengehören, wurden sie in Tafel 3 in Klammern gesetzt.

Die Laugen zeichnen sich durch einen laugenhaft ätzenden Geschmack aus. Während Säuren blaues Lackmuspapier röten, färben die Laugen rotes Lackmuspapier wieder blau.

Man kann sich dies leicht wie folgt merken:

Säuren röten, Basen bläuen.

Als Merksatz wollen wir festhalten:

Säuren und Basen sind Gegensätze. Säuren reagieren sauer, Basen dagegen basisch oder alkalisch.

Die Neutralisation

Beim Umgang mit starken Säuren, wie die Salzsäure, ist wegen der Ätzwirkung Vorsicht geboten. Aber auch eine starke Lauge, wie die Natronlauge, ist nicht ungefährlich, wirkt ätzend und löst tierische Stoffe, wie Wolle, Haare und Federn, sogar auf. Nur Pflanzenstoffe, wie Baumwolle und Leinen, werden nicht angegriffen, während die Säuren umgekehrt pflanzliche Gewebe stärker angreifen als tierische. Wegen ihrer ätzenden Eigenschaften nimmt man die Natronlauge auch zum Abbeizen alter Ölfarbenanstriche. In der Technik verwendet man sie beispielsweise bei der Seifenfabrikation. Daher verstehen wir auch, warum manche die basische (alkalische) Seife nicht vertragen, sondern eine milde Neutralseife bevorzugen. Die alkalische Eigenschaft der Seife löst den Säuremantel der Haut auf, den unsere Haut, wenn sie gesund bleiben soll, benötigt.

Wenn wir nun beispielsweise in Natronlauge, die stark basisch reagiert, tropfenweise Salzsäure zugeben, können wir schließlich eine Flüssigkeit gewinnen, die weder eine Base noch eine Säure

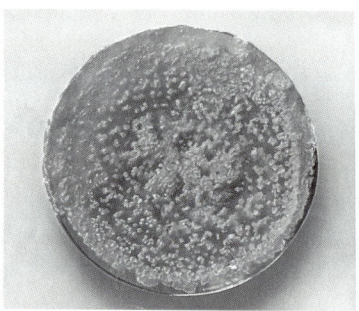

Bild 5: Natriumchlorid (Kochsalz) nach dem Eindampfen.

ist. Sie ist durch einen chemischen Vorgang *neutral* geworden (neutrum = keines von beiden) und schmeckt salzig. Dampfen wir die neutrale Flüssigkeit ein, erhalten wir weiße Kristalle. Es ist in diesem Falle das bekannte *Kochsalz* (Bild 5).

Zwei so gefährliche Stoffe wie Salzsäure und Natronlauge neutralisieren sich demnach gegenseitig und ergeben das harmlose, auch für die menschliche Ernährung wichtige Kochsalz nach der Formel:

$$NaOH \quad + \quad HCl \quad = \quad NaCl \quad + \quad H_2O$$

Natronlauge   Salzsäure   Kochsalz   Wasser
                          (Natrium-
                          chlorid)

Durch Einwirkung einer Säure auf eine Base entsteht ein Salz und Wasser.

Folgendes Schema wird Ihnen den Neutralisationsvorgang noch mehr verdeutlichen:

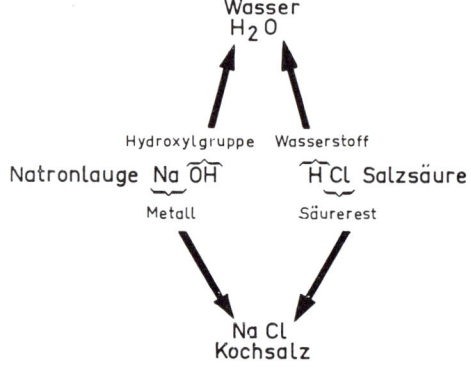

Merksatz:

Bei der Salzbildung wird der Wasserstoff der Säure durch das Metall der Base ersetzt. Oder anders ausgedrückt: Der Säurerest der Säure verbindet sich mit dem Metall der Base zu einem Salz. Die Base (Lauge) liefert also das Metall, die Säure den Säurerest. Die Hydroxylgruppe (OH-Gruppe) der Base und der Wasserstoff der Säure bilden hierbei Wasser.

Tafel 3: Basen

Formel	Bezeichnung	Bezeichnung der wässrigen Lösung
Basen der Alkalimetalle		
NaOH	Natriumhydroxyd oder Ätznatron	Natronlauge
KOH	Kaliumhydroxyd oder Ätzkali	Kalilauge
Basen der Erdalkalimetalle		
$Ca(OH)_2$	Kalziumhydroxyd oder Ätzkalk	Kalziumlauge, Kalkwasser oder Kalklauge
$Mg(OH)_2$	Magnesiumhydroxyd	fast unlöslich in Wasser
$Ba(OH)_2$	Bariumhydroxyd	Barytwasser
Base des Ammoniums		
$(NH_4)OH$	Ammoniumhydroxyd	Ammoniumlauge, Ammonlauge oder Salmiakgeist

Man muß es sich nun so vorstellen, daß derartige chemische Vorgänge sich auch ununterbrochen im menschlichen Körper abspielen. Ohne den hierbei wirksamen Regelmechanismus ist Leben und Gesundheit nicht möglich. Wenn dieser nicht stimmt oder zunächst ausgeglichen wird, wird man sich weder durch eine Therapie noch durch Medikamente Gesundheit erkaufen können, sondern sich bestenfalls mit der Linderung als unheilbar angesehener Zustände abfinden müssen. Die vielen chronisch-degenerativen Erkrankungen, mit denen wir heute nicht mehr fertig werden, sind von einer *sauren Stoffwechsellage* begleitet.

Was eine *Übersäuerung* bedeutet, weiß jeder Gärtner und Landwirt, da auf übersäuerten Bö-

den nichts mehr gedeiht. Der Säuregrad darf bestimmte Grenzen nicht überschreiten. Ernste Probleme ergeben sich gegenwärtig bereits aus zu säurehaltigen Niederschlägen. Der *Säureregen* entsteht aus den Fabrik- und Autoabgasen. Mit diesen Abgasen steigen Schwefel und Stickstoffoxide in die Atmosphäre. Sie verbinden sich dort mit Wasser und bilden Säuren. 1974 fiel in Schottland ein Regen, der bereits den Säuregehalt von Essig gehabt hat. Der Säureregen zersetzt den Kalk im Boden und begünstigt die Bodenerosion. Die sauren Niederschläge sammeln sich in den Seen und vernichten allmählich die natürliche Tierwelt. In Schweden gibt es jedenfalls schon tausende Seen, die so stark versäuert sind, daß darin kein Fisch mehr gedeiht.

3. Ionenlehre

Es genügt nicht, den sauren oder basischen Charakter einer Flüssigkeit nachzuweisen. Wir benötigen genaue Meßwerte und müssen die Stärke einer Säure oder Base bestimmen. Um das verstehen zu können, muß man wenigstens gewisse Grundlagen kennen.

Leiten wir elektrischen Strom durch reines Wasser, so wird der Stromkreis durch den Widerstand des Wassers unterbrochen. Eine dazwischengeschaltete Glühlampe leuchtet nicht auf. Der Strom fließt also nicht. Das gleiche stellen wir fest, wenn wir statt des reinen Wassers eine Zuckerlösung oder Alkohol nehmen. Fügen wir dem Wasser aber Säuren, Basen oder Salze zu, so fließt ein Strom; die Glühlampe leuchtet auf. Weil Säuren, Basen und Salze in wässriger Lösung Strom leiten, bezeichnet man sie als *Elektrolyte* (elektrische Leiter).

Damit Sie wenigstens eine Vorstellung davon erhalten, welche Vorgänge sich hierbei abspielen, wollen wir dies am Beispiel der Salzsäure (HCl) aufzeigen.

Die *Salzsäure* ist ein aus den Elementen Wasserstoff (Formelzeichen H) und Chlor (Cl) zusammengesetzter Stoff. Das Wasserstoffatom ist das einfachste Atom. Wie das *Atommodell* in Bild 6a veranschaulicht, besteht sein Kern aus nur einem Proton. Es ist positiv elektrisch geladen, wie durch das Pluszeichen angedeutet. Um den zentralen Kern, das *Proton*, kreist ein *Elektron*, ähnlich wie ein Planet um die Sonne. Man spricht daher auch von der Planetentheorie der Atomstruktur. Das Elektron besitzt eine negative Ladung, wie in Bild 6a durch das Minuszeichen angedeutet. Wenn, wie hier in der Hülle (Schale oder Orbitale), genau so viele Elektronen vorhanden sind wie Kerne, ist das Atom insgesamt elektrisch neutral.

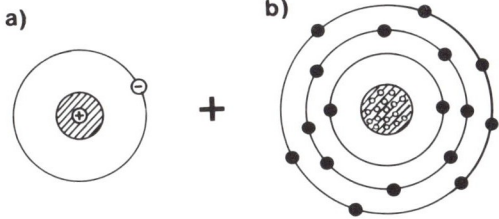

Bild 6: Chemische Vereinigung eines Wasserstoffatoms mit einem Chloratom zu Salzsäure HCl.
a) Wasserstoff H (ein Elektron in einer Schale).
b) Chlor Cl (17 Elektronen in drei Schalen).

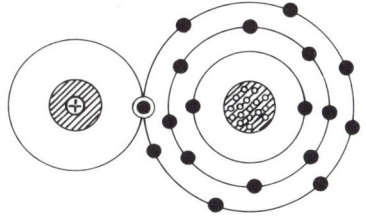

Bild 7: Wasserstoffatom in Bindung mit Chlor (Salzsäure HCl).

Die einzelnen Elemente unterscheiden sich nach der Anzahl der positiven Kernladungen, also der Protonen, und der Elektronen in der Atomhülle. Es bestehen ganz bestimmte Gesetzmäßigkeiten, so daß man die Elemente in Gruppen mit erkennbar ähnlichen Eigenschaften im sogenannten "Periodischen System der Elemente" zusammenfassen konnte.

Chlor hat beispielsweise 17 Protonen und 17 Elektronen (Bild 6b). Weitere Teilchen im Atomkern sind die *Neutronen.* Von diesen hängt zwar das Atomgewicht ab, aber sie haben keine Ladung, weshalb wir sie hier unberücksichtigt lassen. Nur die Protonen und Elektronen bestimmen die Ladung. Die chemischen Eigenschaften des Atoms werden von den *Elektronen* bestimmt, die sich in der äußersten Schale befinden. Beim Chlor ist die äußere Elektronenschale nicht mit acht, sondern nur mit sieben Elektronen besetzt; Chlor ist dadurch sehr reaktionsfähig. Die Atome suchen nämlich ihre äußere Elektronenschale durch Aufnahme fehlender Elektronen aufzufüllen und zu ergänzen. Da das Wasserstoffatom nur ein Elektron besitzt, kann das Chloratom ein Wasserstoffatom binden (Bild 7). Wir erhalten die Salzsäure. Beim Salzsäuremolekül sind die beiden Atome so zueinander gelagert, daß sie ein Elektron gemeinsam besitzen.

Merksatz:

Chemische Reaktionen erfolgen, indem sich Atome durch die Elektronen in der äußeren Schale verbinden.

Dissoziation

Warum leiten Säuren, Basen und Salze beim Lösen in Wasser elektrischen Strom? Wir wollen uns dies wieder am Beispiel der *Salzsäure* klarmachen, um überhaupt eine Vorstellung von

diesen wichtigen Vorgängen zu bekommen. Die Moleküle der Säure zerfallen beim Lösen in Wasser teilweise in elektrisch geladene Teilchen, die als *Ionen* (das heißt die Wandernden) bezeichnet werden. Dies entdeckte der schwedische Forscher SVANTE ARRHENIUS bereits im Jahre 1887.

Bei der Salzsäure erhalten wir beim Lösen in Wasser:

a) Wasser-Moleküle (H_2O)
b) Salzsäure-Moleküle (HCl)
c) Wasserstoff-Ionen (H^+-Ionen)
d) Säurerest-Ionen (Cl^--Ionen)

Merksatz:

Diesen Zerfall der Moleküle der Säuren, Basen und Salze in Lösungen in verschieden geladene Teilchen, die Ionen, bezeichnet man als Dissoziation. Alle Stoffe, die beim Dissozïeren $H^{\pm}$ Ionen, das sind Wasserstoff-Protonen, abgeben, sind Säuren.

Ein Teil der Säuremoleküle wird somit beim Lösen in Wasser in positive Wasserstoff-Ionen und negative Säurerest-Ionen gespalten. Der Wasserstoff verliert dabei sein Elektron und gibt es an das Chlor ab. Übrig bleibt nur noch das Wasserstoffproton mit seiner *positiven* Kernladung. Beim Chlor ist dagegen das negativ elektrisch geladene Elektron vom Wasserstoff übernommen worden, also dazugekommen. Hier überwiegt daher jetzt die *negative* Ladung, das Chloratom wird elektrisch negativ (Bild 8).

Merksatz:

Ionen entstehen durch Abgabe oder Aufnahme von Elektronen aus Atomen.

In der Formelsprache bezeichnen wir die positiv geladenen Ionen durch ein Pluszeichen (+), die negativ geladenen Ionen entsprechend durch ein Minuszeichen (−). Man setzt diese Zeichen rechts oben an das Formelzeichen.

Je leichter der Zerfall der Säuremoleküle in Ionen eintritt, desto stärker ist die Säure. Starke Säuren, wie die Salz- und Salpetersäure, zerfallen bei stärkerer Verdünnung beispielsweise zu etwa 90 Prozent in Ionen, schwächere Säuren, wie z.B. die Essigsäure, nur zu etwa

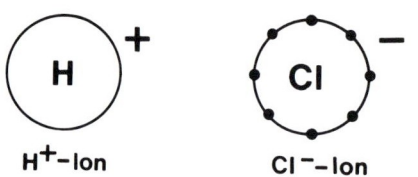

Bild 8: Ionenform der Salzsäure nach Auflösung in Wasser. (Nur die äußere Elektronenschale ist dargestellt).

1,3 Prozent und die Kohlensäure sogar nur zu 0,12 Prozent. Durch Erhitzung wird die Ionisierung noch verstärkt.

Elektrolyse

Nachdem Salzsäure bei Lösung in Wasser elektrischen Strom leitet, wollen wir uns gleich noch klarmachen, was bei der Durchleitung von elektrischem Strom geschieht. Es kommt zu einer Zersetzung der Flüssigkeit durch den elektrischen Strom, die man als *Elektrolyse* bezeichnet.

Elektrische Ströme sind wandernde Elektronen, und ein Grundgesetz der Elektrizitätslehre lautet:

Gleichnamige Elektrizitäten stoßen einander ab, ungleichnamige ziehen sich an.

In unserer Versuchsanordnung (Bild 9) haben wir zwei stromführende säurefeste Kohlen, *Elektroden* genannt. Der Pluspol heißt *Anode* (griech. anodos = Zugang), der Minuspol *Kathode* (griech. kathodos = Abgang).

Die Wasserstoff-Ionen (H^+) sind elektrisch positiv geladen. Deswegen werden sie von dem negativen Pol, der Kathode, angezogen und sinngemäß auch als *Kationen* bezeichnet. Die Cl^--Ionen sind dagegen elektrisch negativ geladen. Sie werden daher von dem positiven Pol, der *Anode*, angezogen und auch als *Anionen* bezeichnet. Die H^+-Ionen wandern daher, sobald Strom durch die Lösung geleitet wird, zur Kathode und die Cl^--Ionen zur Anode (Bild 9). Daher stammt auch die Bezeichnung *Ionen*, was zu deutsch etwa die Wandernden bedeutet.

Sobald H^+-Ionen mit der Kathode (Minus-Pol) in Berührung kommen, werden sie wieder mit einem Elektron aufgeladen. Es entsteht atomarer *Wasserstoff*, den man in Form feiner Bläschen aufsteigen sieht. Die Cl^--Ionen werden von der Anode (Plus-Pol) angezogen und dort entladen. Sie geben ein Elektron an die Anode ab, was verständlich sein dürfte, nachdem der Strom doch selbst nur aus wandernden Elektronen besteht. Dadurch bildet sich wieder *Chlor.*

Die Ionen haben also ganz andere Eigenschaften als ihre Atome. Wir gelangen für die Säuren zu folgender Begriffsbestimmung (Definition):

Säuren sind Verbindungen, die beim Lösen Wasserstoff-Ionen (H^+-Ionen) bilden. Nach der Menge der Wasserstoff-Ionen (der Wasserstoff-Ionenkonzentration) richtet sich auch die Säurestärke. Bei der Elektrolyse gibt die Säure an der Kathode Wasserstoff ab.

Bei den Basen ist es ähnlich wie bei den Säuren. Wenn wir beispielsweise Natriumhydroxyd (Ätznatron NaOH) in Wasser lösen, so erhalten wir *Natronlauge*, die folgende Bestandteile enthält:

a) Wasser-Moleküle (H_2O)
b) Natriumhydroxyd-Moleküle (NaOH)
c) Natrium-Ionen (Na^+-Ionen = Metall-Ionen)
d) Hydroxyl-Ionen (OH^--Ionen).

Ein Teil der Moleküle aller Basen wird beim Lösen in Wasser in positiv-elektrisch geladene Metall-Ionen und negativ elektrisch geladene Hydroxyl-Ionen (OH^--Ionen) gespalten oder, wie man sagt, ionisiert. Das Hydroxyl-Ion verleiht allen Laugen den alkalischen Charakter. Die Basenstärke hängt von der Hydroxyl-Ionen-Konzentration ab. Je mehr Moleküle im Wasser in Ionen zerfallen, um so stärker ist die Base.

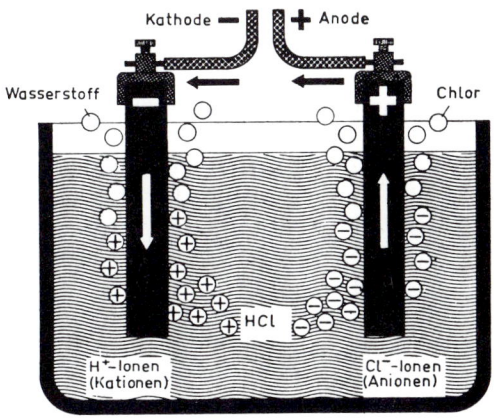

Bild 9: Elektrolyse der Salzsäure.

4. Neutralisation

Säuren und Basen neutralisieren sich miteinander. Auch dieser Vorgang ist eine Ionenreaktion, an der elektrische Ladungen beteiligt sind.

Wenn wir beispielsweise Salzsäure mit Natronlauge zusammenbringen, so erhalten wir folgende Ionengleichung:

$$\underbrace{\underbrace{H^+}_{\text{Wasserstoff-Ion}} + \underbrace{Cl^-}_{\text{Säurerest-Ion}}}_{\text{Säure}} + \underbrace{\underbrace{Na^+}_{\text{Metall-Ion}} + \underbrace{OH^-}_{\text{Hydroxyl-Ion}}}_{\text{Lauge}} = \underbrace{H_2O}_{\substack{\text{Wasser} \\ \text{Wasser} +}} + \underbrace{NaCl}_{\substack{\text{Natriumchlorid} \\ \text{Salz}}}$$

Die Wasserstoff-Ionen der Säuren verbinden sich hiernach mit den Hydroxyl-Ionen zu nicht dissoziiertem Wasser nach der Gleichung:

$$\underbrace{H^+}_{\text{Wasserstoff-Ion}} + \underbrace{OH^-}_{\text{Hydroxyl-Ion}} = \underbrace{H_2O}_{\text{Wasser}}$$

Diese Wasserbildung ist mit Wärme verbunden; es wird die sogenannte *Neutralisationswärme* frei. Das Säurerest-Ion und das Metall-Ion reagieren miteinander und scheiden sich aus genügend stark konzentrierter Lösung zusammen in Form von Salzkristallen aus.

Bei den positiv geladenen Wasserstoff-Ionen (H^+) handelt es sich um *Protonen*. Man kann daher auch sagen:

Säuren geben Protonen ab. Sie sind Protonen-Donatoren (von donare = geben, spenden).

Basen nehmen Protonen auf. Es sind Protonen-Akzeptoren (von acceptare = annehmen).

Es ist dies die Protonentheorie der Säuren und Basen von J.N. BRÖNSTEDT (1879-1947).

Es gibt also verschiedene Wege, um Säuren und Basen zu definieren.

5. Die Säurestärke (der pH-Wert)

Wir haben jetzt schon eine Vorstellung davon erhalten, wie chemische Reaktionen vor sich gehen, die sich auch nach Nahrungsaufnahme im menschlichen Körper abspielen. Dabei ist *Wasser* das wichtigste Lösungsmittel für die Körperstoffe, die nur im gelösten Zustand die notwendigen chemischen Umsetzungen miteinander eingehen. Es ist nun von größter Bedeutung, daß wir die Stärke einer Säure oder Base kennen. Die vorhergehenden Ausführungen haben uns gezeigt:

Die Stärke einer Säure hängt von der Wasserstoffionen-Konzentration (H$^+$-Ionen) und die Stärke einer Base von der Hydroxyl-Ionenkonzentration (OH$^-$-Ionen) ab.

Man kann somit durch Ermittlung der Wasserstoffionenkonzentration (des Dissoziationsgrades) die Stärke einer Säure bestimmen. Ebenso dient die Konzentration der Wasserstoffionen aber auch als Maß für den basischen Charakter einer Lösung, denn die H$^+$-Ionenkonzentration sinkt im gleichen Verhältnis wie der OH$^-$-Gehalt ansteigt.

Reines Wasser enthält gleich viel Wasserstoff- und Hydroxyl-Ionen, nämlich 10^{-7} pro Liter. Daher liegt ein ausgeglichener Zustand vor, das Wasser ist *neutral*. 10^{-7} ist eine Potenz mit negativem Exponent. Für den Fall, daß Sie im Rechnen mit Potenzen nicht ganz sicher sein sollten, einige Erklärungen.

Der Exponent ist die oben stehende Zahl, also in unserem Falle die 7. 10 ist die Basis. Was der negative Exponent, also das Minuszeichen vor dem Exponenten zu bedeuten hat, erkennen Sie aus folgender Übersicht:

$$10^{-7} = \frac{1}{10^7} = \frac{1}{10 \cdot 10 \cdot 10 \cdot 10 \cdot 10 \cdot 10 \cdot 10}$$

$$= \frac{1}{10\,000\,000} = 0{,}000\,000\,1$$

Potenzen mit negativem Exponenten entsprechen Brüchen. Durch die Potenzen wird nur eine bequemere Schreibweise angewendet, da man es sonst mit sehr kleinen Zahlen mit vielen Nullen zu tun hätte. 10^7 sind 10 Millionen, 10^7 sind jedoch ein Zehnmillionstel.

Heute wird für die Wasserstoff-Ionenkonzentration lediglich der sogenannte pH-Wert (sprich "Peha-Wert") angegeben. Diese Bezeichnung ist aus dem Lateinischen (potentia hydrogenii = Wirksamkeit des Wasserstoffs) abgeleitet. Um die Schreibweise noch mehr zu vereinfachen, wird hierbei lediglich noch der negative Exponent der Basis 10 angegeben, wobei man auch noch das negative Vorzeichen wegläßt.

Wir bestimmen die Konzentration der Wasserstoff-Ionen (H^+), die in einem Liter Lösung enthalten ist, demnach mit dem pH-Wert. Für den Nichtchemiker verständlicher ausgedrückt, ist es einfach die *Säurestärke*.

Die Meßskala für den pH-Wert geht von 0 bis 14. Man könnte sie mit der Thermometerskala vergleichen (Bild 10a). Hier entspricht der Nullpunkt dem Neutralpunkt, denn wir haben dann weder Kälte noch Wärme. Nach oben weist die Thermometerskala die Wärmegrade, nach unten Kältegrade aus.

Bei der pH-Skala von 0 bis 14 kennzeichnet der mittlere Wert 7 den Neutralpunkt. Der pH-Wert von Säuren liegt unter 7, der von Basen über 7

(Bild 10b). Die Wertfolge ist logarithmisch. Das bedeutet z.B., daß pH 5 eine zehnmal so große Säurestärke ausweist wie pH 6.

Die Feststellung, ob eine Flüssigkeit saure oder alkalische Eigenschaften hat, ist mit gewissen Farbstoffen möglich. Diese Farbstoffe heißen, da sie durch *Farbumschlag* einen bestimmten pH-Wert anzeigen, *Indikatoren* (lat. Anzeiger). Die exakte Bestimmung erfolgt heute mit Hilfe elektronischer Apparaturen durch Elektroden.

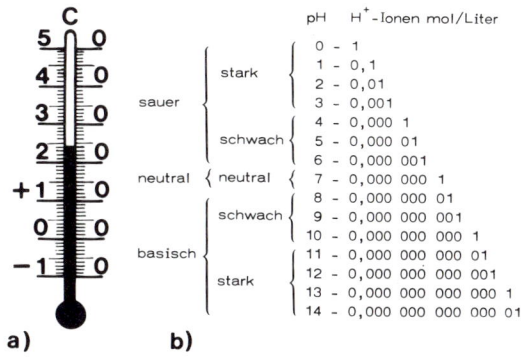

Bild 10: pH-Skala im Vergleich mit einer Thermometerskala.

II. TEIL
DIE BEDEUTUNG DES PH-WERTES FÜR DEN MENSCHLICHEN ORGANISMUS

Im vorhergehenden Abschnitt wurde ein für das Verständnis der hier bestehenden Zusammenhänge unerläßliches Grundwissen vermittelt. Dabei wurden keine Vorkenntnisse vorausgesetzt, um jedem gesundheitlich Interessierten die Möglichkeit zu geben, sich zu informieren und einzuarbeiten. Nur so kann man sich ein eigenes Urteil bilden und gesichertes Wissen von Wunschvorstellungen und Aberglauben unterscheiden lernen.

Es gibt die unterschiedlichsten Ernährungslehren und theoretischen Vorstellungen, die sich häufig widersprechen. Alle enthalten *Halbwahrheiten*, durch die sie zunächst überzeugend wirken und einleuchtend erscheinen können, auch wenn eine wissenschaftliche Beweisführung fehlt. Erfolge stehen daher Mißerfolgen gegenüber bis hin zur gesundheitlichen Schädigung. So kam es zu einer allgemeinen Verunsicherung und Verwirrung. Die wirklich bestehenden Zusammenhänge blieben verschleiert.

Der oft gehörte Einwand "Was soll ich denn überhaupt noch essen?" mag daher verständlich erscheinen.

Die Gesundheit ist das höchste Gut des Menschen. Hier ist blinder Glaube und die Hoffnung auf Wunderwirkungen unangebracht. In unserem Zeitalter, wo der Mensch in den Weltraum und in die Tiefen der Ozeane vorgestossen ist, komplizierte Technologien und schnelle Maschinen geschaffen hat, gilt es zu ergründen, was Gesundheit eigentlich ist, welche Grundvoraussetzungen dafür erfüllt sein müssen. Streng genommen geht es um die Erforschung der Gesundheit des gesunden Menschen.

Daß für diese Gesundheit der Säure-Basen-Haushalt eine übergeordnete Stellung besitzt und eine Grundvoraussetzung darstellt, mag Bild 11 veranschaulichen.

1. Der Säureschutzmantel der Haut

Die Haut ist mit einer Fläche von etwa 20 000 cm^2 beim Erwachsenen das Organ mit der größten Oberfläche. Sie umgibt den Körper nicht nur als Schutzhülle, sondern ist darüber hinaus ein echtes Organ mit vielfältigen Funktionen:

a) Schutz gegen Krankheitserreger und äußere Verletzungen,

b) Schutz gegen Austrocknung,

c) Regelung der Körpertemperatur,

d) Speicherung von Fett und Feuchtigkeit,

e) Ausscheidung von Wasser, Salzen und Abbaustoffen.

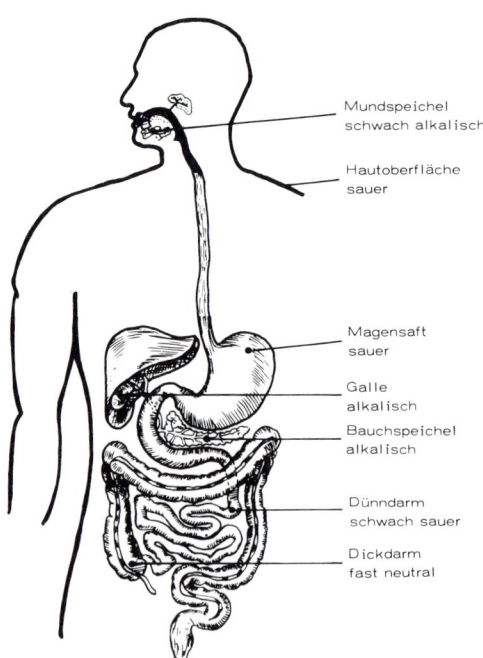

Mundspeichel
schwach alkalisch

Hautoberfläche
sauer

Magensaft
sauer

Galle
alkalisch

Bauchspeichel
alkalisch

Dünndarm
schwach sauer

Dickdarm
fast neutral

Bild 11: Säure-Basenverhältnisse im menschlichen Körper.

Aus der Beschaffenheit der Haut läßt sich unter Umständen schon der Gesundheitszustand eines Menschen ablesen. Die gesunde Haut ist von einem Säureschutzmantel umgeben, der sie gegen Bakterien und Pilze schützt. Der Säuregrad auf der Oberfläche hat ein pH von etwa 5,5. Durch Waschen mit herkömmlicher alkalischer Seife (pH 9-12) wird der natürliche Säureschutzmantel auf die Dauer von bis zu 60 Minuten zerstört. Dabei kann es in der oberen Schutzschicht zu alkalischen Hautgewebsquellungen kommen, die bei empfindlicher Haut Anschwellungen, Hautkrankheiten und Allergien auszulösen vermögen.

Für eine empfindliche Haut kann schon das häufige Waschen mit alkalischer Seife eine erhebliche Belastung darstellen. Es gibt daher Neutralseifen mit pH 7, die für empfindliche Hautpartien besser geeignet erscheinen. Ist bei der Ausführung von Schmutzarbeiten ein sehr häufiges gründliches Waschen erforderlich, kann eine im sauren Bereich gepufferte medizinische Hautschutzpflege-Creme mit pH 5 zur Erhaltung und Erneuerung des natürlichen Säureschutzmantels in Frage kommen.

Der Schweiß trägt ebenfalls zur Erhaltung des Säure-Basen-Gleichgewichts des Körpers bei. Der pH-Wert liegt im sauren Bereich und wird in erster Linie auf den Gehalt des Schweißes an Milchsäure zurückgeführt, die eine beachtenswerte Pufferfähigkeit besitzt. Die Fähigkeit, schwitzen zu können, ist ein wichtiges Regulationsvermögen des Körpers. Krebskranke schwitzen und fiebern kaum.

Auch bei der *Haarwäsche* sind alkalische Mittel mit Vorsicht zu behandeln. Früher war es üblich dafür ein möglichst weiches Wasser zu verwenden. Hartem Leitungswasser fügte man etwas Borax hinzu und zum Schluß dem letzten Spülwasser einen Schuß Essig.

Merksatz:

> Die Hautgesundheit hängt in hohem Maße vom Säure-Basen-Haushalt im Organismus ab. Es kommt auf das Reaktionsvermögen an und auf die Fähigkeit des Körpers, den Säureschutzmantel der Haut zu erhalten und erforderlichenfalls kurzfristig wieder aufzubauen. Der Säureschutzmantel der gesunden Haut hat ein pH von etwa 5,5.

2. Der Speichel

Etwa 1 bis 1,5 Liter Speichel werden täglich von den Speicheldrüsen in die Mundhöhle ausgeschüttet. Die beidseits an der Wange vor den Ohren liegenden *Ohrspeicheldrüsen* (Glandula parotis) sondern nur einen wässerigen Speichel ab (Verdünnungsspeichel). Die beidseits unter der Zunge liegenden *Unterzungendrüsen* (Glandula sublingualis) bereiten dagegen einen zähflüssigen Schleim, der Schleimstoffe (Muzine) enthält. Die unten beidseits an der Wange liegenden *Unterkieferdrüsen* (Glandula submandibularis) sind gemischte Drüsen.

Bei der Nahrungsaufnahme beginnen die Speicheldrüsen in der Mundhöhle an zu arbeiten. Es ist eine wasserhelle, etwas schleimige Flüssigkeit, die die Nahrung durchsetzt und gleitfähig macht. Dies hängt aber auch davon ab, ob uns die Speise zusagt, ob wir Appetit und Hunger haben und ob wir uns bei der Mahlzeit genügend Zeit lassen. Nur dann läuft uns, wie man im Volksmund zu sagen pflegt, "das Wasser im Munde zusammen".

Der Speichel hat aber nicht nur die Aufgabe, die Nahrung für die Speiseröhrenpassage gleitfähig zu machen. Er enthält das Ferment *Ptyalin* (von grch. ptyalon = Speichel), eine α-Amylase. Diese Amylase spaltet Stärke in Malzzucker (Doppelzucker) um. Damit kann die Vorverdauung der Kohlenhydrate bereits im Mund beginnen. Von dieser "Mundverdauung" kann man sich selbst überzeugen, wenn ein Stück Brot ziemlich lange durchgekaut wird. Ein süßlicher werdender Geschmack zeigt an, daß Stärke zu Zucker abgebaut ist. Entscheidend wichtig ist dabei nur, gründlich zu kauen. In jeder Gaststätte kann man aber heute tagtäglich beobachten, wie die schon ohnehin sehr verfeinerte Kost hastig heruntergeschlungen oder womöglich auch noch mit einem Getränk heruntergespült wird. Der Speichel kann chemisch überhaupt nicht auf die Nahrung einwirken. Die Nahrung ist auch nicht ausreichend zerkleinert worden. Viele Verdauungsstörungen beginnen tatsächlich bereits im Mund, weil nicht gründlich genug gekaut wird. Magendrücken und Bauchweh sind zur Hauptsache darauf zurückzuführen, daß wir zu hastig essen und schlukken. "Gut gekaut ist halb verdaut".

Der Speichel hat darüber hinaus aber noch weitere Aufgaben. Es bestehen enge Beziehungen des Speichels zur Grundregulation des Körpers, zum Wasser-, Elektrolyt- und Säure-Basen-Haushalt. Zwischen Säure-Basen-Haushalt und *Zahnfäule* (Karies) bestehen Zusammenhänge.

Gesunder Speichel hat ein pH von nicht unter 6,34. Er enthält ausreichend Elektrolyte (Alkalien), so daß er eine Pufferwirkung ausübt und bei der Mundverdauung frei werdende Säuren neutralisiert. Ein gesunder Speichel ist daher der beste Schutz gegen Zahnerkrankungen.

Den Beweis dafür wurde schon vom Zahnarzt Dr.med. CARL RÖSE erbracht. Dieser leitete 1899 bis 1909 die "Zentralstelle für Zahnhygiene" in Dresden. Er hatte den Auftrag erhalten, die Bedeutung der Mundwässer und der Zahnpasten, also der sogenannten Zahnhygiene, wissenschaftlich zu unterbauen. Dabei gelangte er zu der Feststellung, daß diese Art der Gesundheitspflege nicht ausreicht, um den Zahnverfall aufzuhalten. Entscheidend ist eine ausreichende Basenausscheidung im Speichel, der dadurch in der Lage ist, die aus Speiseresten entstehenden Säuren zu neutralisieren und den Zahnverfall zu verhindern. Das Institut wurde daraufhin aufgelöst. Röse verlor eine Lebensstellung, weil dieser unerwartete Befund nicht zu den Forschungsaufgaben gehört hatte.

Röse erkannte jedenfalls schon damals, daß zwischen dem Säure-Basen-Haushalt des Körpers und dem Säure-Basen-Gleichgewicht des Speichels, die nahrungsabhängig sind, enge Beziehungen bestehen. Seit Umstellung seiner Ernährung zur Gewinnung eines optimalen Säuren-Basen-Gleichgewichts brauchte er für sich und in seiner Familie keine Zahnbürste mehr. Die Zähne seiner Kinder blieben frei von jeglicher Zahnverderbnis. Der Erfahrungsbericht aus dem Jahre 1925 erstreckte sich über einen Zeitraum von etwa 13 Jahren.

Hilfsmittel der Mundhygiene, den anatomischen Mundverhältnissen möglichst gut angepaßte Zahnbürsten und geeignete Zahnputzmethoden reichen allein nicht aus, um die erschreckende Ausbreitung der Zahnverderbnis aufzuhalten oder gar rückgängig zu machen. Dies ist mehr eine Bekämpfung von Krankheitserscheinungen (Symptomen), während die Grundursache unberücksichtigt bleibt.

Am nachteiligsten für die Zähne ist bekanntlich der seit 1873 industriell hergestellte *Zucker*. Dieser wird im Munde durch Bakterien zu organischen Säuren vergoren. So konnten beispielsweise folgende Säurewerte festgestellt werden:

pH von Zitrone	2,18
pH von Zucker	3,97
pH von Honig	4,23

Von "zahnschonend" kann nach heutiger Erkenntnis nur gesprochen werden, wenn durch Prüfung am Menschen der pH-Wert des Zahnbelages innerhalb von 30 Minuten nicht unter 5,7 absinkt. Nur unter dieser Voraussetzung wird die kariöse Entkalkung der Schmelzoberfläche des Zahnes unwahrscheinlich. Bei einem Speichel mit absinkendem pH nimmt die Häufigkeit der Zahnerkrankungen zu.

Auch das Speichelferment Ptyalin ist pH-abhängig. Ein zu saurer Speichel hemmt die Wirkung des Speichelfermentes und hebt dadurch die Mundverdauung auf. Der Stärkeabbau war beim pH-Wert 6,9 am besten.

Merksatz:

> Die Beschaffenheit des Speichels ist nahrungsabhängig und steht in Beziehung zum Säure-Basen-Haushalt des Körpers. Ein gesunder Speichel ist förderlich nicht nur für die Zähne, sondern zugleich für die ganze menschliche Gesundheit.

3. Magensaft

Durch die Speiseröhre gelangt jeder Bissen in den Magen. Es ist der weiteste Teil des Darmkanals, eine etwa birnenförmige sackartige Erweiterung, die dem eigentlichen Verdauungstrakt vorgeschaltet ist (Bild 12). Der Magen liegt unter der Leber und dem Zwerchfell auf der linken Seite der Bauchhöhle. Er hat zwei Öffnungen, die Einmündungsstelle der Speiseröhre

(Ösophagus) und die Ausgangsstelle in den Zwölffinger- und Dünndarm (Pylorus).

Der Magen ist mit einer Schleimhaut ausgekleidet. Diese bildet bei leerem Magen Falten, die sich bei Füllung des Magens glätten. In der Schleimhaut des Magens befindet sich eine grosse Anzahl von Drüsen, die die Magensäfte bilden und abgeben. Die Schleimhaut (Mukosa) hat drei Drüsenarten, die sogenannten Hauptzellen, Nebenzellen und Belegzellen.

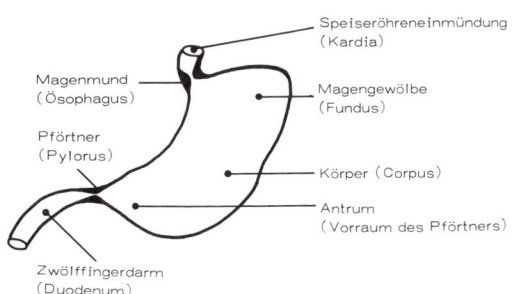

Bild 12: Der Magen (Ventriculus).

Pepsin und Salzsäure

Die *Hauptzellen* bilden Pepsinogen, eine Vorstufe des Pepsins. Pepsin ist ein eiweißspaltendes Enzym, das die Eiweißverdauung einleitet. Daneben finden sich vereinzelte, größere Zellen, die den Hauptzellen außen als Belag anliegen. Man nennt sie deshalb *Belegzellen*. Dies sind die Bildungsstellen von Salzsäure. Durch die Salzsäure wird das noch unwirksame Pepsinogen in das aktive Pepsin umgewandelt. Die *Nebenzellen* bilden alkalischen Schleim, dem die wesentliche Aufgabe zufällt, die Magenoberfläche vor der Salzsäure zu schützen. Es gehört zu den erstaunlichsten Tatsachen, daß Pepsin und Salzsäure im menschlichen Magen keine Selbstverdauung verursachen. Schließlich verursacht die scharfe Salzsäure auf der menschlichen Haut sonst ohne weiteres Ätzschorf. Dem Entdecker der menschlichen Salzsäure soll denn auch in der wissenschaftlichen Welt 25 Jahre lang kein Glauben geschenkt worden sein. Er mußte erst von mehreren Untersuchern bestätigt werden.

Die von den Belegzellen der Magenschleimhaut gebildete etwa 0,5prozentige Salzsäure hat einen pH-Wert von 1 bis 2, der durch den Speisebrei auf Werte von etwa 2 bis 4 abgepuffert wird. Es kommt dabei auch auf die Art der Nahrung an. Die optimale Wirkung des Pepsins liegt zwischen 1,8 und 3,8.

Die Magensäfte werden normalerweise täglich in einer Menge von bis zu 3 Litern abgesondert. Sie leiten die Zerlegung der Eiweißstoffe ein. Die entstehenden Spaltprodukte (sogenannte Peptone) sind aber noch nicht wasserlöslich und können daher vom Darm in dieser Form noch nicht aufgenommen werden. Kohlenhydrate und Fette werden durch die Magensäfte überhaupt noch nicht angegriffen, sie werden erst im Darm verdaut. Fett bleibt daher auch von allen Speisen am längsten im Magen und gilt mit Recht als schwer verdaulich.

Die Speisen bleiben stundenlang im Magen, der gefüllt über 2 Liter aufnehmen kann. Der Magen ist eben in der Hauptsache dazu da, die Nahrung zunächst aufzuspeichern, wobei die Salzsäure bei der Länge der Verweildauer im Magen auch Fäulnis- und Gärvorgänge zu verhindern hat. Außerdem übt die Salzsäure eine Pufferwirkung aus. Sie tötet mit der Nahrung in den Magen gelangende Bakterien, desinfiziert also sozusagen den Mageninhalt und verhindert dadurch normalerweise, daß diese in den Darmtrakt gelangen. Ein gesunder Magen mit normaler Salzsäureproduktion schützt dadurch vor Infektionen durch den Darm. Sogar gefürchtete Darminfektionen wie Typhus, Ruhr und Cholera befallen magenschwache oder -kranke Menschen leichter als gesunde. Das zeigt sich bei Tropenreisenden. Beim Europäer führt die übermäßige Hitzebelastung mit dem Kochsalzverlust durch den Schweiß zu Chlormangel. Kommt es dadurch zum Fehlen freier Salzsäure, kann es zu Verdauungsstörungen kommen (Durchfälle, sogenannte gastrogene Diarrhoe).

Sodbrennen

Manche klagen über *Sodbrennen* (Pyrosis), einem brennenden Gefühl in der Speiseröhre, und nehmen dagegen säurebindende Mittel, die sogenannten *Antazida*, ein. Der dauernde Gebrauch solcher Mittel ist aber recht umstritten, da sie rein symptomatisch wirken und die eigentliche Ursache unberücksichtigt lassen. Ausserdem haben sie Nebenwirkungen.

Das Sodbrennen kann aber auch genau so bei fehlender Magensäure durch Gärungsvorgänge im Magen verursacht werden. Daher erscheint es immer angezeigt, eine Untersuchung zum Nachweis freier Säure durchzuführen. Bei unklaren Oberbauchbeschwerden, Sodbrennen und Völlegefühl muß nicht immer gleich eine klinische Untersuchung durch Einführung einer Sonde in den Magen zur fraktionierten Magensaftuntersuchung erfolgen. Zur Orientierung über die Säureverhältnisse im Magen erwies sich in der ambulanten Praxis ein sondenloser Test durchweg als ausreichend. Der Aufwand und die Belastung durch eine Magenaushebung ist nicht unerheblich. Hinzu kommt eine mögliche Verfälschung der Ergebnisse durch Schlauchangst. Schon die Aufregung kann ein Versiegen der Säureausscheidung im Magen zur Folge haben.

Magensaftuntersuchung

Eine sondenlose Prüfung der Magensaftverhältnisse ist beispielsweise mit der *Desmoid-Farbreaktion* nach SAHLI möglich. Ein mit einem Katgutfaden abgebundenes Gummibeutelchen enthält 50 mg Methylenblau. Eine solche Pille wird nüchtern nach Vorschrift geschluckt und während der folgenden 20 Stunden der Harn beobachtet. Wird der Katgutfaden im Magen angedaut, öffnet sich der Beutel und das Methylenblau wird über den Harn ausgeschieden. Dies zeigt sich durch eine Blau-Grün-Färbung. Man darf im allgemeinen wohl davon ausgehen, daß um so mehr freie Säure vorhanden ist, je früher sich der Harn verfärbt. Tritt bei der Nüchternprobe keine Verfärbung des Harns ein, so spricht man von *Nüchternanazidität* (Anazidität = Fehlen von freier Salzsäure im Magensaft). Dann empfiehlt sich nach frühestens 48 Stunden eine zweite Probe 2 bis 3 Stunden nach dem Frühstück oder Mittagessen. Diese Probe berücksichtigt den chemischen Reiz der Speisen auf die Säureproduktion. Bleibt auch bei der zweiten Probe die Blaufärbung aus, so liegt *Anazidität* vor. Blaufärbung erst nach der zweiten Probe spricht für *Subazidität* (verminderter Säuregehalt des Magensaftes).

Wir unterscheiden somit

a) *Nüchternanazidität* = Fehlen von freier Salzsäure im Magensaft bei einer Probe, wenn der Patient noch keine Nahrung zu sich genommen hat, ohne zu lange gehungert zu haben.

b) *An- oder Hypoazidität* = Fehlen von freier Salzsäure im Magensaft bei Durchführung einer Probe 2 bis 3 Stunden nach dem Essen (Unterfunktion).

c) *Subazidität* = Verminderter Säuregehalt des Magensaftes, wenn erst eine zweite Probe nach einem Essen Blaufärbung des Harns auslöst.

d) *Hyper- oder Superazidität* = Absonderung eines Magensaftes mit übermäßig hohem Säuregehalt. Verdacht darauf besteht, wenn sich bei einer Nüchternprobe schon beim ersten Wasserlassen, also sehr früh, der Harn verfärbt.

Der Magensaft ist ein Maßstab für die Verdauungskraft des Magens. Mundgeruch ist schon verdächtig. Auch ein übler Geschmack im Mund läßt vermuten, daß der Magen keine Salzsäure ausscheidet. Es gibt Magenblähungen. Die Gärungssäuren reizen und entzünden die Magenschleimhaut. So entsteht der chronische Magenkatarrh, der dann bei dem Zusammenspiel des ganzen Gastrointestinaltraktes (Magen-Darm-Trakt) noch chronische Verstopfung, Leberschwellung, Kreislaufstörungen und nervliche Überreizung zur Folge haben kann.

Ein überlasteter Magen, in dem die Speisen stundenlang liegen bleiben und gären, erschlafft und kann sich mit der Zeit unter dem Gewicht des Mageninhaltes sogar senken. Eine solche Senkung kann bis ins Becken hinabreichen. Ein derartiger Befund kann auch eine vorzeitige Alterung des Menschen zur Folge haben, weshalb man der Magengesundheitspflege seine volle Aufmerksamkeit schenken soll.

Perniziöse Anämie und Vitamin B 12

Welch große Rolle gesunde Magenschleimhaut- und Magensaftverhältnisse spielen, sehen wir beispielsweise bei einer bösartigen Blutarmut, der *perniziösen Anämie* (lat. perniciosus = bösartig, verderblich). Diese Krankheit ist bis 1926, solange die ursächlichen Zusammenhänge noch unbekannt waren, tödlich gewesen. Ihre Erforschung war besonders schwierig, da diese Krankheit nur beim Menschen vorkommt, so daß Tierversuche, wie sie sonst in der Grundlagenforschung üblich sind, wenig zur Aufklärung beizutragen vermochten.

Für Zellreifung und -wachstum ist das *Vitamin B 12* erforderlich, das wegen seines Gehaltes an Kobalt auch Kobalamin genannt wird. Bei Fehlen dieses Vitamins kommt es zu einer Beeinträchtigung des Eiweißaufbaues in den Zellgeweben. Am deutlichsten tritt dies bei der Blutbildung im roten Knochenmark in Erscheinung. Durch eine Reifungsstörung werden unreife, minderwertige rote Blutzellen (Erythrozyten) ins Blut abgegeben, die auch eine wesentlich kürzere Lebensdauer haben. Auch der Gehalt des Blutes an Blutfarbstoff (Hämoglobin) sinkt oft stark ab.

Meist handelt es sich nicht um einen Mangel von Vitamin B 12 in der Nahrung, obwohl es nur in tierischem Eiweiß (Milch, Eier, Leber, Fleisch) enthalten ist (daher die Bezeichnung "Animal Protein Factor"). Im allgemeinen liegt vielmehr eine Störung der Aufnahme (Resorption) von Vitamin B 12 aus dem Darm vor. Nur wenn die Schleimhaut des Magens einen bestimmten Stoff, den sogenannten *Intrinsic-Faktor*, bildet, das sich mit dem Vitamin B 12 verbindet, wird dieses wirksam und im Darm resorbiert.

Da der tägliche Bedarf von Vitamin B 12 nur ein Tausendstel Milligramm beträgt und durch Speicherung in der Leber ein Vorrat gebildet wird, ist der Krankheitsbeginn schleichend. Schon lange bevor Blutveränderungen eintreten, können sich Schlappheit, Leistungsminderung bis hin zu Herzbeschwerden, Ohrensausen und Atemnot bemerkbar machen.

Charakterisch ist das *Zungenbrennen*, über das heute zunehmend geklagt wird, und eine glatte rote Zunge. Auch eine Schädigung des Nervensystems kann auftreten. Dadurch sind anormale Körperempfindungen (Parästhesien) möglich, wie Kribbeln, Jucken, Taubsein, Einschlafen der Glieder.

Auch hier zeigt sich wieder das enge Zusammenwirken mit der Grundregulation. Kommt es durch die Art der Ernährung zu einer Disregulation des Säure-Basen-Haushaltes, ist auch die Funktionsfähigkeit der Magenschleimhaut mit betroffen. Da hierbei der *Zeitfaktor* eine Rolle spielt, beobachten wir das Fehlen der Magen-

säfte (Achylie) vor allem bei älteren Menschen. Die Magenschleimhaut degeneriert, es kommt gern zu chronischen Entzündungen, die lange Zeit unbemerkt bleiben und für die man keine Erklärung hat. Dies macht verständlich, daß man durch Zufuhr von Vitamin B 12 gerade dem älteren Menschen so oft eine Erleichterung verschaffen kann. Wir beobachten Appetit- und Gewichtszunahme und auch psychische Aufhellung. Sogar über einen günstigen Einfluß auf Arteriosklerose ist berichtet worden.

Die Tatsache, daß die Disregulation des Säure-Basen-Haushaltes zu den Grundursachen der chronischen Krankheiten zählt, macht auch verständlich, daß wir als Begleiterscheinung der Krebskrankheit das Fehlen der Magensäure (An- oder Hypoazidität) beobachten können.

Ein Wechselspiel wie Ebbe und Flut

Die Regulation des Säure-Basen-Haushaltes verläuft im menschlichen Organismus wie *Ebbe und Flut*. Diese durch die einzelnen Mahlzeiten

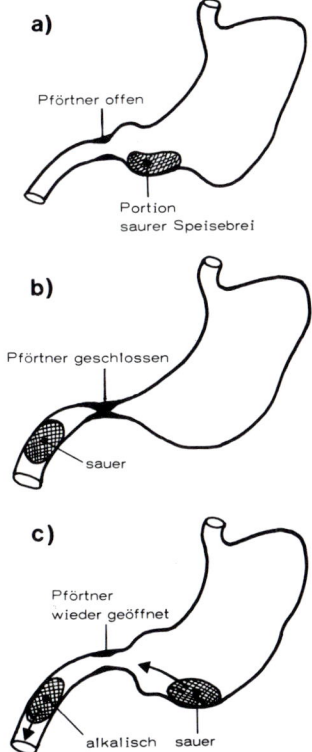

Bild 13: Regulation des Pförtners durch chemische Reize.

in Bewegung gebrachten Schwankungen sind Voraussetzung für einen optimalen Ablauf der chemischen Stoffwechselvorgänge. Sehr anschaulich erleben wir dieses *Wechselspiel* beim Übergang des Mageninhaltes durch den Magenausgang (Pförtner) in den Zwölffingerdarm. Der Mageninhalt wird nur in kleinen Schüben in den Zwölffingerdarm abgegeben. Sobald er genügend vom sauren Magensaft durchtränkt ist, wird eine kleine Portion Speisebrei vom Antrum aus durch eine peristaltische Muskelwelle durch den sich öffnenden Pförtner in den Zwölffingerdarm geschoben (Bild 13a). Die saure Reaktion im Zwölffingerdarm schließt den Pförtner wieder (Bild 13b) und löst den Zufluß alkalischer Säfte aus Leber (Galle, ein Sekret der Leber) und Bauchspeicheldrüse aus. Erst nachdem die alkalischen Darmsäfte die Säuren gebunden haben, wird der Weg für eine neue Portion Speisebrei wieder freigegeben (Bild 13c). Die schubförmige Bewegung erfolgt automatisch mit großer Regelmäßigkeit, lediglich ausgelöst durch den Wechsel chemischer Reize.

4. Der Kochsalz-Kreislauf

Von den im Blut enthaltenen Salzen ist das wichtigste das Koch- oder Tafelsalz, chemisch als Natriumchlorid (NaCl) bezeichnet. Eine 0,9prozentige Kochsalzlösung, die der natürlichen Zusammensetzung des Blutserums entspricht, wird als "physiologische Kochsalzlösung" bezeichnet. Sie ist von dem Pharmazeuten RINGER aus London (1835-1910) noch verbessert worden. Die sogenannte *Ringersche Lösung* hat folgende Zusammensetzung:

0,8 Teile Natriumchlorid	NaCl
0,02 Teile Kaliumchlorid	KCl
0,02 Teile Kalziumchlorid	$CaCl_2$
0,1 Teile Natriumbicarbonat	$NaHCO_3$

auf 100 ml destilliertes Wasser (Aqua destillata)

Eine solche Salzlösung ist die Grundflüssigkeit aller Körpersäfte. Mengenmäßig weit an erster Stelle und damit am wichtigsten ist das *Natriumchlorid*. Es gelangt durch den Blutkreislauf in die Belegzellen der Magenschleimhaut. Hier wird das Chlor (Cl) unter Mitwirkung des Enzyms Carboanhydrase abgespalten und mit Wasserstoff (H) zu Salzsäure (HCl) vereinigt. Wenn wir kompliziert erscheinende Zwischenreaktionen unberücksichtigt lassen, können wir, um die Salzsäurebildung in den Belegzellen zu beschreiben, von folgender Gleichung ausgehen:

$$NaCl + CO_2 + H_2O \rightleftharpoons HCl + NaHCO_3$$

Natriumchlorid (Kochsalz)	Kohlendioxid	Wasser	Salzsäure	Natriumbicarbonat (doppeltkohlensaures Natron)

Es ist ein umkehrbarer chemischer Vorgang; wir schreiben deshalb die Gleichung mit zwei Pfeilen. Wie ersichtlich, sind an dieser Reaktion außer Kochsalz noch Kohlendioxid und Wasser beteiligt, die im Organismus stets zur Verfügung stehen. Um von der Salzsäurebildung im Magen eine bessere Vorstellung zu ermöglichen, ist der Kochsalzkreislauf in Bild 14 schematisch dargestellt worden.

Das Chlorid-Ion (Cl^-) der Magensalzsäure kommt mit dem Kochsalz (NaCl) aus dem Blut, das Wasserstoff-Ion (H^+) dagegen aus einem Wassermolekül (H_2O). Pro H^+-Ion entläßt die

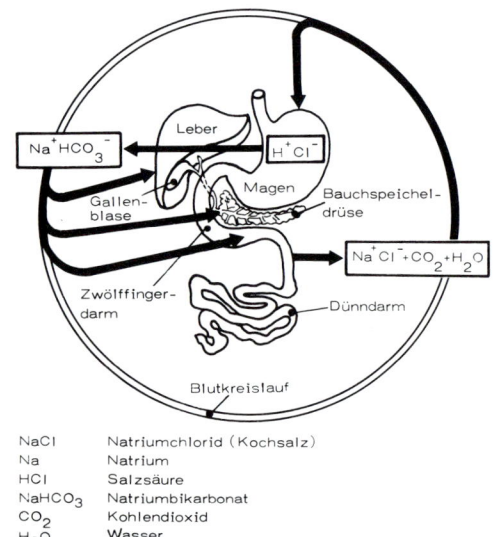

NaCl	Natriumchlorid (Kochsalz)
Na	Natrium
HCl	Salzsäure
$NaHCO_3$	Natriumbicarbonat
CO_2	Kohlendioxid
H_2O	Wasser

Bild 14: Kochsalzkreislauf mit Schema der Salzsäurebildung im Magen.

Belegzelle neben dem Natrium-Ion (Na^+) auch noch ein HCO_3-Ion ins Blut. Die Belegzellen der Magenschleimhaut bilden also nicht nur Salzsäure, sondern gleichzeitig *Bikarbonat*, eine alkalische Substanz, die im Organismus zur Pufferung von Säuren und damit zur Aufrechterhaltung des Säure-Basen-Gleichgewichtes eine wichtige Rolle spielt. Diese alkalische Substanz wandert über das Blut insbesondere auch in Leber, Bauchspeicheldrüse und Darm zur Bildung der dort entstehenden alkalischen Verdauungssäfte. In Bild 14 ist dies durch Pfeile versinnbildlicht.

Die Salzsäure gelangt mit dem Speisebrei aus dem Magen ebenfalls in den Zwölffingerdarm (Duodenum). Säuren und Basen neutralisieren einander. Dabei entsteht wieder Kochsalz ($NaCl$) und Wasser (H_2O). Das Natriumchlorid kommt ins Blut zurück. Der Kreislauf ist damit geschlossen.

Dieser Kreislauf zeigt, wie haushälterisch (ökonomisch, sparsam) der menschliche Organismus zu arbeiten versteht. Auch die Niere paßt sich beim Gesunden mit der Kochsalzausscheidung der Zufuhr an. Durch Kochsalzabgabe und Kochsalzresorption sucht die Niere den Kochsalzgehalt im Blut weitgehend konstant zu halten. Natriumchlorid ist nämlich nicht nur der Ausgangsstoff für die Magensalzsäure, sondern auch für die osmotische Blut- und Gewebsflüssigkeitsregulation von Bedeutung.

Der Kochsalzbedarf

Durch diese Regulationsmechanismen vermag der menschliche Organismus mit wenig Kochsalz auszukommen. Tatsächlich genügen bereits 1 bis 2 g täglich. Bei den heutigen Eßgewohnheiten werden aber 10 bis 15, ja sogar bis 30 g und mehr aufgenommen (Bild 15). In Gaststätten sieht man oft, wie die Gäste sofort zum Salzfaß greifen und kräftig nachsalzen, noch bevor die Speise überhaupt probiert wurde. Salz dient auch zum haltbar machen (konservieren) von Lebensmitteln. Zu viel Salz finden wir daher in vielen Fertiggerichten, Suppenwürfeln, geräucherten oder marinierten Fleisch- und Fischwaren, geräuchertem Schinken, Wurstwaren, Fleisch- und Fischkonserven, in den meisten Käsesorten, Salzgurken, Brot usw.

Natrium kann nur zusammen mit Wasser ausgeschieden werden. Zwischen Natrium- und Wasserhaushalt bestehen enge Beziehungen. Man merkt dies sofort nach einem Gasthausessen, das gut gesalzen wurde, durch erhöhtes Durstgefühl. Der Körper ist bestrebt, ein Gleichgewicht wieder herzustellen und überschüssiges Natrium auszuscheiden. Mit der Zeit läßt das Regulationsvermögen der Niere nach. Dann verbleiben vermehrt zugeführtes Wasser und Salz im Organismus und erhöhen den arteriellen *Blutdruck*. Dieser steigt so weit an, wie es nötig ist, um ein neues Gleichgewicht der Flüssigkeitsbilanz einzustellen.

Hoher Blutdruck

Die arterielle Blutdrucksteigerung (Hypertonie) steht in Zusammenhang mit dem Kochsalzverbrauch. Im Experiment läßt sich durch langandauernde Kochsalzüberfütterung ohne weiteres Bluthochdruck erzeugen. SELEYE, der bekannte Streßforscher, hat bei seinen Versuchen durch unnatürliche Belastungen ebenfalls Krankheitserscheinungen nur dann erzeugen können, wenn das Futter kochsalzreich war. Er sprach deshalb bei den Kochsalzüberschüssen von einem ''konditionierenden Faktor'' (stress conditioning factor).

Bei einem Vergleich unterschiedlicher Bevölkerungsgruppen in verschiedenen Ländern stellte sich ebenfalls heraus, daß der hohe Blutdruck um so häufiger war, je größer die Salzaufnahme ist. Die meisten Menschen, die an hohem Blutdruck und nachfolgenden Infarkten litten, fand man in Nordjapan, wo normalerweise täglich große Reisportionen mit bis zu 26 Gramm Salz genossen wurden.

Die derzeitige weite Verbreitung der Hypertonie ist erschreckend. Sie ist bereits zu einer Volkskrankheit geworden und gilt als einer der wichtigsten Risikofaktoren. Der holländische

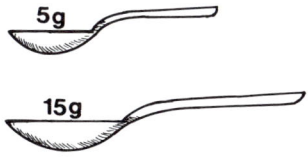

Bild 15: Ein gestrichener Teelöffel enthält 5 Gramm, ein gestrichener Eßlöffel 15 Gramm Kochsalz.

Kliniker Prof. Dr.med. C.D. DE LANGEN, Universität Utrecht, vertrat auf Grund seiner Erfahrungen und Untersuchungen sogar die Meinung, daß nicht nur der Bluthochdruck, sondern fast alle heute vorherrschenden chronischen Erkrankungen ursächlich mit dem hohen Kochsalzverbrauch zusammenzuhängen scheinen.

Gefahr zu hoher Salzzufuhr bei Kindern

Für Kinder ist eine übermäßige Aufnahme von Salz besonders nachteilig. In einer Stadt im Osten der Vereinigten Staaten von Nordamerika kam es in der Kinderabteilung eines Krankenhauses sogar zu Todesfällen, nachdem bei den Säuglingen heftige Krämpfe aufgetreten waren. Zunächst hatte man keine Erklärung dafür bis sich herausstellte, daß in der Krankenhausküche die Zuckerdose versehentlich mit Salz aufgefüllt worden war.

Ein *Säugling*, der nicht gestillt wird, erhält mit Kuhmilch schon etwa doppelt so viel Kochsalz wie durch Muttermilch. Diese Kochsalzaufnahme kann noch weiter steigen durch Zufuhr der gebräuchlichen industriell hergestellten Beikost. Auf diese Weise erfolgt schon in der Säuglings- und Kleinkinderzeit eine Gewöhnung an gesalzene Nahrungsformen. Die Folge ist, daß wir schon bei Schulkindern zunehmend Bluthochdruck feststellen müssen.

Meerwasser

Daß sich beim Menschen eine hohe Salzkonzentration ungünstig auswirkt, sehen wir besonders deutlich beim *Meerwasser*. Die Salzkonzentration des Meerwassers ist für unsere Nieren zu hoch. Sie können das Salz daher erst ausscheiden, wenn das Meerwasser verdünnt wird. Zur Ausscheidung der in 500 ml Meerwasser gelösten Salze benötigt die Niere mindestens 800 ml Wasser. Trinken von 500 ml Meerwasser verursacht somit einen Wasserverlust von mindestens 300 ml. Schiffbrüchige, die nur Meerwasser zur Verfügung haben, verdursten daher, wenn nicht schnell genug Hilfe kommt. Seevögel und Meeresreptilien können dagegen unbeschadet Meerwasser trinken. Sie besitzen Salzdrüsen, durch die ein Zuviel an Salz den Körper verlassen kann. Die Salzdrüse der Möwe liegt zum Beispiel über dem Auge und scheidet ein Sekret ab, das mit einem Salzgehalt von 5 Prozent doppelt

so salzig ist wie Meerwasser und fünfmal so salzig wie das Blut.

Die Nachteile einer zu hohen Kochsalzaufnahme dürfen uns aber nicht dazu verführen, ins andere Extrem zu verfallen und Kochsalz ganz zu meiden. Es ist lebenswichtig, nur genügen schon 1 bis 2 Gramm täglich. Mehr als 5 Gramm sind in jedem Fall zuviel. Der Organismus soll sich auf einen sparsamen Wasser- und Natriumhaushalt einstellen. Dies sehen wir sogar bei Hitzearbeitern und Menschen in heißen Klimazonen, die dann einen an Chlor und Natrium armen Harn bilden. Der Regulationsmechanismus im Menschen vermag auch den Kochsalzgehalt des Schweißes so herabzusetzen, daß selbst für den Hitzearbeiter keine Gefahr besteht. Bei Salzzufuhr wird nur immer mehr geschwitzt und getrunken.

Würzen mit Küchenkräutern

Weil die heute übliche Kochkost zu fad ist, wird die Köchin zum Salzen verleitet. Wer um seine Gesundheit besorgt ist, wird die Nahrung daher möglichst schonend zubereiten, damit der Eigengeschmack der Speisen erhalten bleibt. Ausserdem läßt sich jede Speise mit *Küchenkräutern* schmackhaft machen und aufwerten. Die Küchenkräuter haben hohe Gesundheitswerte und sind einfach unentbehrlich für eine echte Gesundkost. Wir haben im Hausgarten stets etwa 20 bis 30 Sorten zur Verfügung. In den natürlichen Nahrungsmitteln sind dann schon mehr als genug Salze enthalten, so daß sich das Würzen mit Salz erübrigt. Selbst Vielesser werden auf diese Weise zu Feinschmeckern, weil sie die natürlichen Geschmacks- und Aromastoffe schätzen lernen.

Das Bedürfnis des Menschen nach Kochsalz ist auf die ursprünglich vorherrschende Ernährung mit pflanzlichen Erzeugnissen zurückzuführen. Wir sehen dies auch in der Tierwelt. Nur Pflanzenfresser haben das Bedürfnis nach Salz und suchen Salzvorkommen, die sogenannten Salzlecken, auf. Seit alters her ist Salz eine wichtige Handelsware. Auf arabischen Märkten wird es noch heute in Blöcken gehandelt. Jahrtausende alt sind die Salzkarawanenstraßen der Sahara. Salzstraßen des Mittelalters gingen von Halle an der Saale, Reichenhall, Salzburg und Lüneburg aus. Der alte Handelsweg von Lüneburg nach Lübeck wird heute noch "Salzstraße" genannt.

Natriummangel

Die Gefahr eines Natriummangels besteht bei Erbrechen und lang anhaltenden Durchfällen, die Störungen im Wasser- und Elektrolythaushalt zur Folge haben können. Müdigkeit und Schwindelgefühle sind meist die ersten Anzeichen. Sogar Bauch- und Muskelkrämpfe können auftreten. Die Harnausscheidung wird sich oft verringern (Oligurie) und der Blutdruck abfallen (Hypotonie), während der Puls ansteigt (Tachykardie). Zur Natriumverarmung kann es auch kommen durch schwere Verbrennungen, weil Elektrolyte durch die Brandwunden verloren gehen, und durch zu häufige Darmspülungen (Klistiere) mit reinem Wasser. Auch Medikamente, die die Harnproduktion (Diurese) verstärken (Diuretika) und dadurch zur Ausschwemmung von Wasseransammlungen (Ödemen) führen, können zu Kochsalzmangel führen. Diese Nebenwirkungen sind immer in Rechnung zu stellen.

Meersalz

Für eine Salzzufuhr bevorzugen wir *Meersalz*. Im Meer entstand das erste Leben der Erde. Daher weist der Mineralsalzgehalt unseres Blutes auch heute noch eine erstaunliche Ähnlichkeit mit der des Meerwassers auf. Auch Steinsalz, das bergmännisch gewonnen wird, stammt aus dem Meer. Beim Austrocknen eines Meeresteiles kristallieren die Salze in der Reihenfolge ihrer Löslichkeit aus. Daher haben wir kein Salzgemisch mehr. Das in den Handel kommende Koch- oder Speisesalz besteht nur noch aus Natriumchlorid. Das Meersalz enthält dagegen auch die anderen lebenswichtigen Salze in ausgeglichener Zusammenstellung sowie Spurenelemente. Diese Zusammensetzung verleiht ihm eine ausgleichende Wirkung, so daß bei Meerwasser-Trinkkuren sogar eine Normalisierung der Säurewerte im Magensaft beobachtet werden konnte. Es bewirkte bei Anazidität eine Steigerung, bei Hyperazidität eine Herabsetzung der Magensäurewerte. Ausschlaggebend ist die richtige Dosierung, die im Einzelfall bestimmt werden muß. Wir nehmen Atlantik-Meersalz, von dem normalerweise 3 bis 4 Eßlöffel mit reichlich Wasser genommen werden. Der Atlantik hat einen Salzgehalt von 3 bis 3,8 Prozent. Für Trinkkuren nehmen wir eine 1prozentige Lösung, die den gleichen osmotischen Druck besitzt wie die Salzlösung des menschlichen Körpers.

Ödeme

Bei einer Leistungsschwäche (Insuffizienz) der Niere kommt es in besonderem Maße auf eine ausgeglichene Salz- und Wasserzufuhr an. Die Niere vermag die Natriumausscheidung dann nicht mehr so gut der Zufuhr anzupassen wie beim Gesunden. Resorbiert die Niere schlecht, ist sie bei beschränkter Natriumzufuhr besonders anfällig für eine Natriumverarmung. Bei fortgeschrittenen Krankheitszuständen kann sich die Natriumausscheidung aber auch verschlechtern. Dann kann es zu einer Ansammlung von Flüssigkeit in den Geweben, zu den sogenannten Ödemen, kommen. Typisch für Erkrankungen der Niere ist das Gesichtsödem, das am Morgen meist stärker ausgeprägt ist als am Abend. Ödeme bei Herzinsuffizienz treten nie im Gesicht auf, sondern in den untersten Körperpartien, meist zuerst um die Knöchel der Füsse. Sie sind am Abend ausgeprägter als am Morgen.

5. Leber und Gallenflüssigkeit

Die Leber als Stoffwechsel-, Entgiftungsorgan und Verdauungsdrüse

Die Gallenflüssigkeit wird in der *Leber* gebildet. Es ist das größte Drüsenorgan des menschlichen Körpers. Die Leber liegt im rechten Oberbauch und wiegt normalerweise 3 bis 4 Pfund. Die gesunde Leber hat die von Schlachttieren her bekannte rotbraune Farbe. Sie kann normalerweise nicht getastet werden; es ist ein weiches blutreiches Organ. Im gesunden Zustand gibt es auch keinen Druckschmerz. Der tiefste Punkt der Leber befindet sich am rechten Rippenbogen. Drücken wir die Hand auf die rechte untere Rippe des Brustkorbes, so liegt sie über der Leber. Eine vergrößerte und verhärtete Leber kann man hier gut tasten.

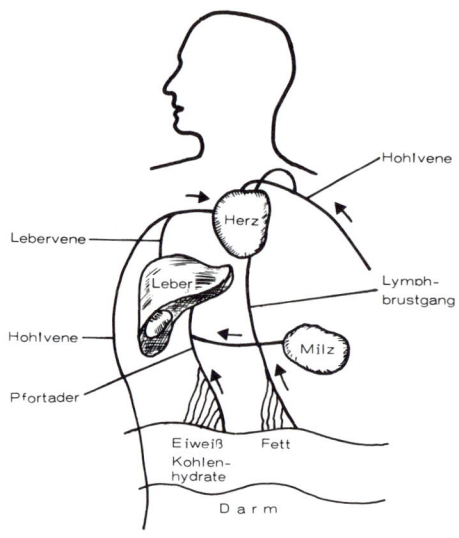

Bild 16: Der Weg der Nahrungsstoffe über die Leber (schematisch).

Die Leber hat eine Doppelfunktion. Sie nimmt einmal das vom Darm durch die *Pfortader* aufsteigende, mit Nahrungsstoffen beladene Blut auf (Bild 16). Von den Verdauungsorganen gelangt das Blut also nicht direkt zum Herzen, sondern nimmt den Weg über die Leber. Nur ein Teil des Fettes gelangt über den Lymphgang unmittelbar in die Hohlvene (Bild 16 rechts). Die Leber ist das große *Stoffwechsel-* und *Entgiftungsorgan*. Wird sie im Tierexperiment entfernt, dann verendet das Tier.

Zum anderen ist die Leber aber auch eine *Verdauungsdrüse*, die Gallenflüssigkeit abgibt, welche aus der Leber abwärts zum Darm fließt. Das

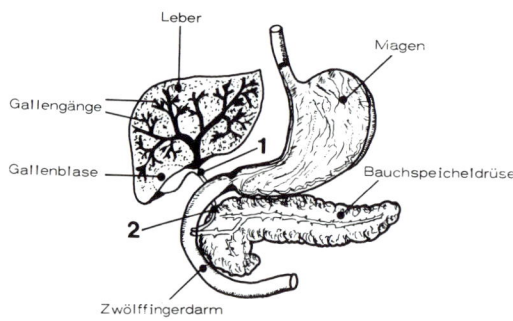

Bild 17: Magen, Leber, Gallenblase, Bauchspeicheldrüse und Dünndarm stehen in Beziehung zueinander. 1 Gallenblasengang; 2 Gallenausführungsgang.

Gallengangsystem der Leber mündet in den etwa fingerdicken Hauptgallengang, der zusammen mit dem Bauchspeicheldrüsengang in den Zwölffingerdarm mündet (Bild 17). Vorher bildet der Gallengang einen seitlichen Blindsack, die *Gallenblase*. Hier wird die Gallenflüssigkeit gespeichert und eingedickt, damit sie bei den Mahlzeiten sofort zur Verfügung steht und dem Darminhalt konzentriert zugesetzt werden kann. Die Gallenblase faßt etwa 50 ml.

Eine gesunde Leber gibt innerhalb von 24 Stunden 750 bis 1200 ml Gallenflüssigkeit ab. Die Lebergalle ist von hellgelber Färbung und wird in der Gallenblase zu einer gelb- bis dunkelgrünen Flüssigkeit eingedickt. Die Hauptbestandteile der Galle sind die Gallensäuren und Gallenfarbstoffe.

Der Magensaft ist sauer, die Galle aber bitter oder alkalisch (pH 7,5 bis 8,8). Zusammen mit dem Bauspeichel neutralisiert sie daher den Magensaft, sobald er mit dem Speisebrei aus dem Pförtner in den Zwölffingerdarm übertritt und hilft den Darm auch desinfizieren. Die Galle ist fäulniswidrig.

Die Fettverdauung

Eine besondere Rolle spielt die Gallensäure bei der *Fettverdauung*. Die Verdauungsprozesse laufen im wässerigen Milieu ab. Da Fette aber nicht wasserlöslich sind, werden die großen Fett-Tropfen zunächst durch die Gallensäuren in kleinste Tröpfchen, sogenannte Mikrofett-Tröpfchen, zerteilt, damit die Bauchspeichel- und Darmsäfte das Fett aufspalten können. Das Fett wird *emulgiert*.

Die Gallensäuren werden in Form von gallensaurem Natrium ausgeschieden. Diese Salze der Fettsäuren haben ausgeprägte Seifeneigenschaften. Seifen sind löslich und verleihen der wässrigen Flüssigkeit eine alkalische Reaktion. Die fettspaltenden Enzyme der Bauchspeicheldrüse, die *Lipasen*, werden in einer noch unwirksamen Vorstufe (Prolipase) abgegeben und erst durch die Gallensäuren aktiviert. Geschähe eine solche Aktivierung schon innerhalb der Bauchspeicheldrüse, könnte es zur Selbstandauung kommen.

Die Gallensäuren werden im unteren Abschnitt des Dünndarmes (Ileum) wieder resorbiert und stehen der Leber dann für die Produktion von

Gallenflüssigkeit erneut zur Verfügung. Auch hier beobachten wir demnach einen *Kreislauf*, wie wir ihn schon beim Kochsalzkreislauf kennengelernt haben.

Der Gallenfarbstoff: Bilirubin und Urobilinogen

Der Gallenfarbstoff ist das *Bilirubin* (bilis = Galle, ruber = rot). Die gelbe Farbe der Lebergalle ist auf diesen Farbstoff zurückzuführen. Er wird aus dem Farbstoff (Hämoglobin) der roten Blutkörperchen (Erythrozyten) gebildet (Bild 18). Die Blutkörperchen haben eine Lebensdauer von etwa 120 Tagen. Daher müssen dauernd neue Blutkörperchen gebildet werden, während überalterte zerstört werden. An dieser Zerstörung von alten Blutkörperchen sind vor allem die *Milz* und die *Leber* beteiligt. Das aus dem abgebauten Hämoglobin frei werdende Eisen wird zurückgehalten, während der Blutfarbstoff in Gallefarbstoff verwandelt und mit der Galle ausgeschieden wird. Dieser Farbstoff gibt dem Kot die braune Färbung.

Kommt es zu einer Behinderung des Gallenabflusses durch Gallenstauung oder Gallenwegsverschluß (Ikterus), so ist der Stuhl nicht mehr dunkel. Er bleibt ungefärbt und hat ein lehmig graues Aussehen. Der Gallenfarbstoff kommt dann ins Blut. Bei leichteren Störungen wird sich nur die Bindehaut der Augen gelblich verfärben, die im Verdachtsfall stets zuerst betrachtet wird. Mit Zunahme der Gelbsucht verfärbt sich auch die Haut. Es kommt zu lästigem

Hautjucken. Der Harn ist ebenfalls verändert. Bilirubin färbt den Harn dunkelbraun mit gelbem Schüttelschaum. Die Schüttelprobe erlaubt eine zuverlässige Beurteilung, ob wirklich Bilirubin vorliegt.

Im Darm wird Bilirubin zu *Urobilinogen* reduziert. Ein Teil wird im Dünndarm resorbiert und über die Pfortader wieder der Leber zugeführt. Ist die Leber nicht mehr in der Lage, die Urobilinkörper aufzunehmen, umzubauen und mit der Galle abzuscheiden, gelangen diese über das Blut in die Nieren und von dort in den Harn. Erhöhte Werte im Harn weisen daher auf eine Leberfunktionsstörung hin.

Geringe Mengen Urobilinogen fehlen im Harn nur bei vollständigem Gallenwegsverschluß (Ikterus). Diese Harnuntersuchung kann es ermöglichen, Gallensteinkoliken von Nierenkoliken zu unterscheiden, da Urobilinogen bei Nierenkoliken gewöhnlich fehlt.

Beachtet werden muß, daß aus Urobilinogen beim Stehen an der Luft und unter Lichteinwirkung das gelbbraune Urobilin entsteht. Die Urobilinogenausscheidung ist am frühen Nachmittag am höchsten. Harnproben, die zwischen 14 und 16 Uhr genommen werden, sind nach unseren Feststellungen für diese Untersuchung am günstigsten. Urobilinogen ist farblos. Erst bei der Untersuchung mit Ehrlichs Reagenz kommt es zu Rotfärbung.

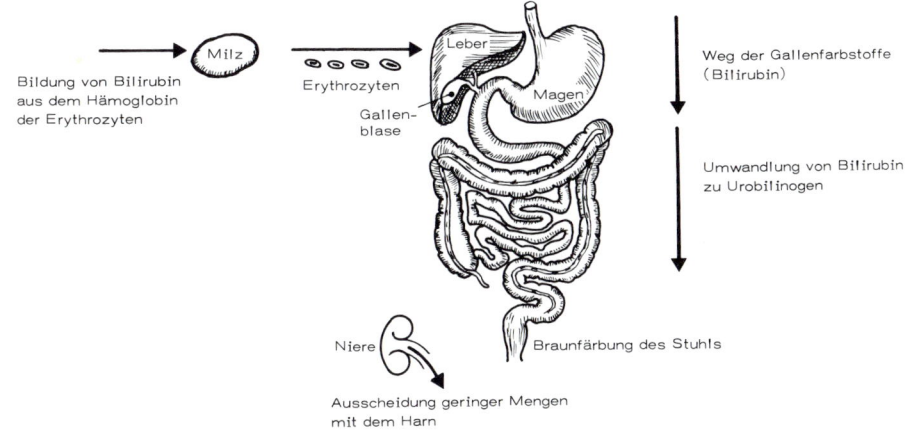

Bild 18: Bildung und Weg der Gallenfarbstoffe.

Die Blutgerinnung

Die Leber, das große Stoffwechselorgan, wirkt auch auf dem Gebiet des Vitamin-, Mineral- und Wasserstoffwechsels sowie bei der *Blutgerinnung* mit. Die Gerinnungsfähigkeit des Blutes ist heute weitgehend erforscht. Bei einer Veränderung der Blutzusammensetzung kann es durch Blutgerinnsel zur Verstopfung von Blutgefäßen kommen (Thrombose und Embolie). Nach einem Herzinfarkt ist daher heute die Behandlung mit gerinnungshemmenden Mitteln üblich geworden, mit den sogenannten *Antikoagulantien*, wie z.B. Marcumar. Dies erfordert eine laufende Laboratoriumskontrolle. Der Meßwert, der sogenannte Quick-Wert (nach dem amer. Arzt A.J. QUICK), soll zwischen 15 und 25 Prozent liegen. Bei darüber liegenden Werten ist eine Thrombosebehandlung nicht sicher, bei darunter liegenden Werten besteht Blutungsgefahr. Schon hieraus ist ersichtlich, welche vielfältigen Wechselwirkungen zwischen Leber und Herz bestehen. Die Leber ernährt das Herz, und das Herz leidet schon durch eine Rückstauung von der Leber aus.

Die Leber als Entgiftungsorgan

Eine ganz große Rolle spielt die Leber zusammen mit der Niere als Entgiftungsorgan. Sowohl die dem Körper von außen zugeführten wie im Stoffwechsel selbst anfallenden Gifte werden chemisch zerlegt, unschädlich und ausscheidungsfähig gemacht. Daß Leber und Niere Giftfilter sind, ist heute bereits allgemein bekannt geworden. Durch die Verstädterung, Automobilisierung und Industrialisierung von Gewerbe und Landwirtschaft sind wir durch Umwelt und Nahrung einer Fülle von Giften ausgesetzt, wie bisher nie in der menschlichen Geschichte. Dies wirkt sich auch bei den Schlachttieren aus. In Leber und Niere kommt es zu einer Anreicherung der Giftstoffe. Sogar im Ernährungsbericht der Bundesregierung mußte daher bereits empfohlen werden, diese Organe seltener zu verzehren, obwohl der gegenüber dem Muskelfleisch höhere gesundheitliche Wert der Innereien unbestritten ist.

Leberstörungen

Da die Leber anfangs kaum Beschwerden macht, ist es ein schleichender Vorgang, so daß sich eine *Funktionsschwäche* (Insuffizienz) der Leber bei der allgemein gegenüber den Umweltgiften vorherrschenden Sorglosigkeit meist erst in fortgeschrittenem Zustand bemerkbar macht. Die chronischen Krankheiten nehmen aber hier ihren Anfang. Darauf wird kaum geachtet. Im Gegenteil. An die Leber wird erst gedacht, wenn die üblichen klinischen Untersuchungsmethoden erhöhte Werte ausweisen. Zu den modernen Untersuchungsmethoden gehören beispielsweise die *Transaminasen* (GPT und GOT). Es handelt sich hierbei um eine Enzym-Diagnostik. Die Stoffwechselvorgänge in den Leberzellen werden von bestimmten Enzymen gesteuert. Kommt es zu Zellschäden, so werden die Leberzellen undicht. Die Enzyme gelangen in das Blut und können von uns im Laboratorium mit Hilfe photochemischer Verfahren aus dem Blutserum gemessen werden. Sind die Transaminasen erhöht, so liegen dann aber schon entzündliche Prozesse vor, also eine Art beginnende Leberzerstörung. Funktionsschwächen werden mit den üblichen Methoden der Leberuntersuchung kaum erfaßt. Die Leber, das große Zentralorgan des Stoffwechsels, hat viele Funktionen. Selbst wenn man diese mit vielen verschiedenen Tests zu erfassen sucht, bleiben daher oft noch Fragen offen.

Der Krebs und die Leber

Die Leber ist sehr regenerationsfähig. Es dauert lange, bis ihre Reserven aufgebraucht sind. Erst wenn das Leberfilter versagt, kommt es zur Entstehung chronischer Krankheiten. Wenn wir die Ursachen verstehen wollen, müssen wir uns mit dem Gesamtstoffwechsel und dessen weitgehender Zusammenfassung in der Leber vertraut machen. Wir müssen uns auch über das Zusammenwirken mit allen anderen Organen klar werden, die an der Produktion, Sekretion, Rückresorption und Speicherung von Stoffwechselprodukten beteiligt sind.

Beim *Krebs*, der wohl gefürchtesten chronischen Erkrankung, hängt die Heilungsaussicht und Lebenserwartung eindeutig vom Grad der Leberschädigung ab. Eine Reihe hervorragender Ärzte haben sich diesem Standpunkt angeschlossen. Besonders Dr. KASPAR BLOND hat sich in seinem großen wissenschaftlichen Werk "Leberschädigung als Ursache des Krebses und aller präkanzerösen Erkrankungen" eingehend mit dieser Frage beschäftigt. (Präkanzerosen = Vorkrebskrankheiten, die zum Krebs führen oder führen können). In der englisch sprechenden Welt hat diese Arbeit große Beachtung gefunden.

Die Gallensteinbildung

Die Leber scheidet über die Gallenflüssigkeit neben anderen Stoffwechselprodukten auch Giftstoffe aus. Ein ungehinderter Gallenfluß ist daher nicht nur für die *Fettverdauung* von Bedeutung. Bei Gallenstörungen muß man immer zuerst an die Leber denken. Verschiebungen in der Zusammensetzung der Gallenflüssigkeit können sogar zur *Gallensteinbildung* führen. Einzelne Bestandteile werden dann nicht mehr in Lösung gehalten und fallen aus. Die Zahl der Gallensteinträger wird auf 10 bis 15 Prozent der Erwachsenen geschätzt. Gallensteinkoliken gehören mit zum schmerzhaftesten, was man erleben kann. Die meisten Gallensteine enthalten Cholesterin. Hier spielt die viel zu hohe Zufuhr von Fetten eine Rolle. Man denke auch an die "versteckten Fette". Meist sind es tierische Fette. An erster Stelle stehen Wurst und Wurstwaren. Gallenkranke leiden an Unverträglichkeit gegen Fett, besonders wenn es stark erhitzt worden ist. Der Organismus zeigt damit an, daß die Leber den Belastungen nicht mehr gewachsen ist und ihre Entgiftungsfunktion nicht mehr zu erfüllen vermag. Seit 1948 hat sich die Zahl der Gallensteinkranken infolge einer zu übermäßigen und fettreichen Nahrung verdreifacht.

Andererseits wäre es falsch, auch hier wieder ins andere Extrem zu verfallen und Fett ganz meiden zu wollen. Man denke daran, daß wir während der Hungerzeit nach dem letzten Krieg unter dem Fettmangel am meisten gelitten haben. Der Gallenfluß wird schließlich auch durch den Fettgehalt der Speisen ausgelöst. Von dieser Tatsache macht man bei der in der Volksheilkunde beliebten *Olivenölkur* Gebrauch. Das Öl bewirkt einen starken Anreiz zur Ausscheidung; die Galle wird in Fluß gebracht. Kleine Gallensteine können dadurch mit abgehen. Ein Erfolg ist aber natürlich nur möglich, solange die Gallenblase sich noch zu entleeren vermag und wenigstens teilweise funktioniert.

Fettlösliche Vitamine

Eine Fettzufuhr in angemessener Menge ist außerdem erforderlich wegen der *fettlöslichen Vitamine*. Es sind dies die Vitamine A, D, E und K. Bekannt sind Sehschädigungen in Form von Nachtblindheit durch Vitamin-A-Mangel. Ebenso werden durch Mangel an Vitamin A die Haut und verschiedene *Schleimhäute* durch Epithelschädigung in Mitleidenschaft gezogen. Man spricht daher auch vom Epithelschutzvitamin. Mit Epithel wird die oberste, die Deckzellenschicht von Haut und Schleimhäuten bezeichnet. Infolge Epithelschädigung kann es sogar zu einer *Steinbildung* in den Gallen- und Harnwegen kommen, weil sich an die in zu großem Umfange abgestoßenen Schleimhaut-Epithelzellen Cholesterin-, Harnsäure- und andere Kristalle anzulagern vermögen.

Vitamin D, das antirachitische Vitamin, reguliert den *Kalkstoffwechsel*, vornehmlich des Knochensystems. Vitamin E galt früher nur als Fruchtbarkeitsvitamin. Daher gab der Entdecker ihm auch zunächst den Namen *Tokopherol* (griech. = Geburtsträger). Heute wissen wir, daß die Wirkung viel weiter geht. Es ist auch für die Durchblutung und Sauerstoffverwertung in den Zellen und damit für den gesamten Stoffwechsel von Bedeutung. Es verhindert die Degeneration der Muskeln und hat Einfluß auf die Hypophyse. Die Hypophyse (Hirnanhangsdrüse) reguliert als höchstes Steuerungsorgan die übrigen innersekretorischen Hormondrüsen des Körpers. Beschwerden des Klimakteriums sowie des alternden Menschen konnten durch Vitamin E gebessert werden.

Die Versorgung mit den genannten Vitaminen läßt sich in jedem Falle durch Milch und Butter decken. Vitamin E finden wir insbesondere auch im Getreidekeim. Bei Zufuhr der fettlöslichen Vitamine über die Nahrung ist niemals eine Überdosierung möglich.

Leberkrankheiten

Die schwerste Leberkrankheit ist die ansteckende Leberentzündung (Hepatitis epidemica), die durch Virusinfektion hervorgerufen wird. Diese Krankheit ist ansteckend (infektiös) und kann durch die Nahrung, den Stuhl und auch durch Bluttransfusion und nicht ausreichend sterilisierte Injektionsspritzen über das Blut (Serum-Hepatitis) übertragen werden. Das früher gebräuchliche Sterilisieren durch Auskochen war unzureichend, da Hepatitisviren (Gelbsuchterreger) auch ein Auskochen von 20 Minuten überstehen. Auch durch Aufbewahren der Spritzen und Hohlnadeln (Kanülen) in Alkohol wird keineswegs eine vollständige Sterilisation erreicht. Einwandfreie Sterilität wird erreicht im Heißluftschrank mit trockener, erhitzter Luft von 180° C, die 20 bis 30 Minuten lang einwirken muß. Ein Fortschritt war die Einführung der Kunststoffspritze zum Einmalgebrauch. Diese Spritzen werden steril verpackt geliefert und nach Gebrauch weggeworfen. Es muß aber nicht nur eine frische sterile Nadel, sondern auch eine frische sterile Spritze genommen werden. Wird nur die Nadel gewechselt, so besteht trotzdem die Gefahr, daß die Serumhepatitis übertragen wird. Es genügen dafür schon geringe Mengen von Gewebsflüssigkeit oder Blut, die unbemerkt rückläufig (durch Aspiration) in die Spritze gelangen können. Man denke auch an die Gefahr der Übertragung einer Serumhepatitis durch Akupunktur, die groß in Mode gekommen ist. In der einschlägigen Literatur über diese Methode wird kaum etwas über die Desinfektion der Nadeln gesagt. Meist ist sie unzureichend und erfolgt im allgemeinen nur mit Alkohol.

Eine schwere Welle von Hepatitis (Epidemie) haben wir in Europa während des letzten Weltkrieges erlebt. Bis zur Hälfte der Hepatitisfälle verlaufen ohne Gelbsucht (anikterisch). Daher ist die Erkrankung in vielen Fällen nicht beachtet worden. Als Folge davon sehen wir Spät- und Dauerschäden, die sich unter Umständen lebenslang bemerkbar machen.

Fettleber und Leberzirrhose

Bei der heute vorherrschenden Über- und Fehlernährung sowie einem zu reichlichen Alkoholkonsum kommt es gern zur *Fettleber*, einer abnormen Verfettung der Leberzellen. Es ist eine ernste Stoffwechselstörung, die recht häufig zusammen mit der Zuckerkrankheit (Diabetes mellitus) auftritt. Werden die Ursachen nicht abgestellt, kann sich aus der Fettleber in einem Zeitraum von bis zu 15 Jahren die *Leberzirrhose* entwickeln. Die absterbenden Leberzel-

len werden durch Bindegewebe ersetzt. Die Leberoberfläche bekommt die für die Bindegewebswucherung typische höckerige Oberfläche. Das Endstadium ist die Schrumpfleber mit Bewußtlosigkeit (Koma) infolge Leberversagens.

Zusammenhänge zwischen Leber und chronischen Krankheiten

Grundsätzlich kann davon ausgegangen werden, daß einer Funktionsschwäche (Insuffizienz) der Leber und der damit in Zusammenhang stehenden Ausscheidungsschwäche für die Gallenflüssigkeit bei der Entstehung chronischer Krankheiten eine entscheidene Rolle zukommt. Da die Leber nicht schmerzt und die üblichen Lebertests erst bei fortgeschrittenen Leberstörungen etwas anzeigen, werden diese Zusammenhänge zu wenig gesehen. Meist denkt man erst daran, wenn eine Lebervergrößerung getestet werden kann und sich bereits eine fortgeschrittene Lebererkrankung eingestellt hat. Ein Hinweis, daß die Leber ihre Entgiftungsfunktion und Syntheseleistung nicht mehr zu erfüllen vermag, ist Unverträglichkeit von Fett und Alkohol, auch Widerwille gegen Fleisch. Charakteristisch für eine überforderte Leber ist die Entgleisung des seelischen Gleichgewichtes. Leberkranke neigen zu einer pessimistischen Lebenseinstellung, zu Depression und Konzentrationsschwäche. Der allgemein bekannte Ausdruck "Ihm ist eine Laus über die Leber gelaufen" oder "Ihm ist die Galle übergelaufen" deutet bereits auf diese Zusammenhänge hin.

Pfortader und Leberstauung

Meist beginnt es mit einer *Leberstauung*, die einen Rückstau im Pfortadersystem zur Folge hat. Diese Blutstauung tritt auch erst verspätet in Erscheinung, weil zunächst ein der Leber vorgeschaltetes Organ, die *Milz*, ausgleichen kann. Die Milz ist eine Art Blindsack des Pfortadersystems (Bild 16). Sie vermag sich etwa auf das Doppelte zu vergrößern. Erst wenn die Kompensation durch die Milz versagt, kommt es zu weitergehenden Erscheinungen der Pfortaderstauung, wie Blähsucht (Meteorismus), Verstopfung (Obstipation), Hämorrhoiden, Krampfadern bis hin zu Unterschenkelgeschwüren. Eine besonders schwere Folgeerscheinung einer Pfortaderstauung ist die Bauchwassersucht (Aszites) und die Entstehung von Venen-erweiterungen (Krampfadern) an der Speise-röhre (Ösophagus-Varizen). Solche Gefäßerwei-terungen an der Speiseröhre bilden sich aller-dings nur bei Leberzirrhose, wenn eine bereits narbig veränderte Leber den Pfortaderkreislauf völlig abschnürt. Das Blut sucht sich dann unter Umgehung der Leber einen Weg und fließt über die Speiseröhrenvenen oberhalb der Leber dem Herzen zu. Dabei kommt es zu einer Erwei-terung der Speiseröhrenvenen und zur Blutungs-gefahr aus der Speiseröhre (Blutbrechen, Häma-temesis), die sehr gefährlich, eventuell tödlich sein kann.

"Leberschonkost"

Wir sind ausführlicher auf die hier bestehenden Zusammenhänge eingegangen, denn hierdurch wird verständlicher, warum die Behandlung der Leber mit Medikamenten so wenig bringt. Ebenso ist es mit der teils auch heute noch üb-lichen Leber-Galle-Diät ("Leberschonkost"). Auf diesem Gebiet herrscht eine große Unsi-cherheit. Lange Zeit hat man von den Leber-kranken große Mengen *Quark* verzehren lassen, auch wenn sich ein Widerwille dagegen einstell-te. Auch damit ist man nicht viel weiter gekom-men, so daß diese Diätformen schon als unge-rechtfertigt angesehen werden. Man neigt dazu, daß dem Leberkranken keine schwerwiegenden Einschränkungen in der Ernährung verordnet werden müssen und begnügt sich mit einer leicht abgewandelten Normalkost.

Diese Unsicherheit ist zurückzuführen auf die Tatsache, daß bei den meisten Lebererkrankun-gen die Ursache als *unbekannt* angesehen wird, soweit kein Alkoholmißbrauch vorliegt oder der übermäßige Gebrauch von leberschädigenden Medikamenten (Tablettensucht).

Leber und Grundregulation

Die Leber als die chemische Zentrale des Stoff-wechsels hängt von der *Grundregulation* ab. Diese ist die Grundlage und Voraussetzung für den ungehinderten Ablauf des gesamten Stoff-wechselgeschehens. Leberstörungen sind sekun-däre Erscheinungen. Es kommt darauf an, daß die pH-abhängigen, die Lebertätigkeit steuern-den Enzyme zur höchsten Wirksamkeit ge-bracht werden. Voraussetzung dafür ist eine

möglichst optimale Säure-Basen-Flut. Diese ist aber ernährungsabhängig. Eine nach den Meß-werten zur Regulation des Säure-Basen-Haus-haltes zusammengesetzte Kost hebt Blockie-rungen auf und wirkt sich auch auf den Mineral-stoffwechsel, den Wasserhaushalt sowie auch auf den Eiweiß- und Kohlehydratstoffwechsel und viele andere Funktionen aus. Diese Wir-kung zeigt sich sehr augenfällig durch die gün-stige Wirkung bei Wassersucht (Ödembildung), die sich ohne die mit erheblichen Nebenwir-kungen belasteten harntreibenden Medikamen-te (Diuretika) sehr gut beeinflussen läßt.

Eine normale Grundregulation ist auch der best-mögliche Schutz gegen Gifte aus Nahrung und Umwelt, die wir heute auch bei einer gesund-heitsbewußten Lebensweise nicht mehr voll-ständig auszuschalten vermögen. Sie ermöglicht Leber und Niere die Neutralisierung von Giften, die entweder im Körper bei den Stoffwechsel-vorgängen (endogen) entstehen oder von außen durch Luft, Wasser und Nahrung (exogen) ein-geführt werden.

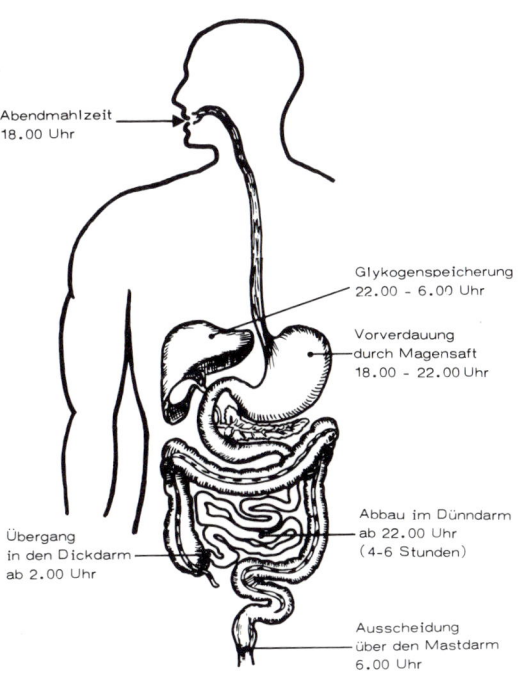

Abendmahlzeit 18.00 Uhr

Glykogenspeicherung 22.00 - 6.00 Uhr

Vorverdauung durch Magensaft 18.00 - 22.00 Uhr

Übergang in den Dickdarm ab 2.00 Uhr

Abbau im Dünndarm ab 22.00 Uhr (4-6 Stunden)

Ausscheidung über den Mastdarm 6.00 Uhr

Bild 19: Verdauungsweg und Leberrhythmus.

Der Leberrhythmus (Bild 19)

Die Leber als Zentralorgan des Stoffwechsels steht in ihrer Funktion in Wechselwirkung mit den anderen Organen, so daß man sie nicht allein für sich, also nicht isoliert betrachten darf. Dies zeigt sich schon im Zusammenspiel des Leberrhythmus mit den anderen Verdauungs- und Stoffwechselorganen.

Die Kohlenhydrate werden im Darm in einfache Zucker gespalten. Über die Pfortader gelangen diese zur Leber. Dort werden sie in eine Speicherform, das *Glykogen* ("Leberstärke") aufgebaut. Diese Glykogenspeicherung erfolgt etwa in der Zeit von 22 bis 6 Uhr, also während der Nachtzeit und erreicht ihren Höhepunkt etwa um 2 Uhr, also kurz nach Mitternacht. Während dieser Zeit wird die Magenverdauung mit ihrem sauren Milieu abgelöst durch die Darmverdauung im basischen Milieu.

Dieser Vorgang stimmt überein mit der allgemeinen Lebenserfahrung, daß Abendmahlzeiten nicht zu reichhaltig sein und nicht zu spät, möglichst nicht später als zwischen 18 und 19 Uhr, eingenommen werden sollten. Nur dann ergibt sich ein Gleichklang mit dem natürlichen Leberrhythmus und Verdauungsvorgang. "Große Abendmahlzeiten füllen die Särge", sagt ein spanisches Sprichwort.

Am Tage haben wir die Verdauung im salzsauren Milieu des Magens und einen verstärkten Gallefluß während der Zeit von 8 bis 19 Uhr. Dieser Vorgang erreicht seinen Höhepunkt während der Mittagszeit, weshalb die Mittagsmahlzeit möglichst die Hauptmahlzeit sein sollte.

Beim Lebergesunden haben wir einen stark sauren Nacht- und Morgenharn mit hohem spezifischem Gewicht. In der Zeit von 1 bis 7 Uhr wandern die Stoffwechselschlacken von der Leber zu den Nieren ab. Am Tage herrscht der Gallefluß, also die Sekretion, vor. Daher finden wir beim Gesunden tagsüber einen Harn mit geringerem spezifischen Gewicht, vorwiegend während der Zeit von etwa 11 bis 17 Uhr.

Aus den genannten Gründen war es bisher üblich, den Morgenharn für eine Harnuntersuchung zu verwenden. Immer häufiger zeigen sich aber Abweichungen vom natürlichen Rhythmus, nachdem der vollgesunde Mensch schon nicht mehr die Regel, sondern die Ausnahme geworden ist. Daher sind mehrere Harnproben, die im zeitlichen Abstand genommen werden, erforderlich, um einen zuverlässigeren Einblick in das Stoffwechselgeschehen zu bekommen. Ein dünner "Morgenharn" mit geringem spezifischem Gewicht kann auf eine Leistungsschwäche der Leber hindeuten, die abgeklärt werden sollte.

6. Der Bauchspeichel

Die etwa 80 g schwere, handgroße Bauchspeicheldrüse (Pankreas) hat eine langgestreckte Form und liegt waagerecht hinter dem Magen, quer vor der Wirbelsäule. Man erhält von ihrer Lage und Form die richtige Vorstellung, wenn man die rechte Hand oberhalb des Nabels flach auf den Leib legt. So veranschaulicht man sich auch gleichzeitig den breiten Kopf, den mittleren Körper und den spitzen Schwanz der Bauchspeicheldrüse.

Durch seine versteckte Lage entzieht sich dieses Organ weitgehend einer direkten Untersuchungsmöglichkeit. Daher wird es kaum beachtet. Meist wird erst Kenntnis von der Existenz der Bauchspeicheldrüse genommen, wenn Schmerzen, Durchfälle und starke Gewichtsabnahme auf eine Erkrankung hinweisen. Dabei

ist gerade diese Drüse die wichtigste. Sie gibt in einer Menge von etwa einem Liter pro Tag die stärksten Verdauungsenzyme ab für die Spaltung von Eiweiß, Fett und Kohlenhydrate.

Verdauungsenzyme der Bauchspeicheldrüse

Die eiweißspaltenden Enzyme nennt man *Proteasen* (Protein = Eiweiß). Es sind proteolytische, das heißt eiweißverdauende Enzyme. Das wichtigste ist *Trypsin* (von griech. trypto = erweichen, zertrümmern). Dieses eiweißspaltende Enzym wird in einer inaktiven, also noch unwirksamen Vorstufe (Proenzym), dem Trypsinogen, von der Bauchspeicheldrüse abgegeben. Erst durch die im Dünndarmsaft vorhandene Enterokinase (von enterogen = im Darm, dem Entero, entstanden), wird sie in das wirksame

Trypsin verwandelt. Erst jetzt beginnt die Eiweißverdauung. Würde das Trypsin in seiner wirksamen Form schon innerhalb der Bauchspeicheldrüse gebildet, käme es zur Selbstandauung des Organs (Pankreasnekrose).

Fettenzyme, die *Lipasen* (von lipos = Fett), bauen die Nahrungsfette zu Fettsäuren und Glyzerin ab. Auch die Lipasen werden erst im Darm durch die Gallensäuren aktiviert.

Kohlenhydrate (Kohle + Hydrat = Kohlenstoff + Wasser), wie Zucker und Stärke, werden durch die Pankreas-*Amylasen* (Amylum = Stärke) zu Einfachzucker (Monosaccharide), dem Blut- oder Traubenzucker (Glucose), zerlegt.

Prüfung der Pankreasfermente

Erkrankungen der Bauchspeicheldrüse werden häufig verkannt, da sich Funktionsstörungen labortechnisch schwierig erfassen lassen. Üblich ist bei einem akut-schmerzhaften Ereignis im Bauchraum die Bestimmung der *Alpha-Amylase*. Dieses Enzym, das Stärke zu Zucker abbaut, wird hauptsächlich in der Bauchspeicheldrüse gebildet und gelangt bei akuter Erkrankung infolge Fermententgleisung vermehrt ins Blut. Es wird durch die Niere ausgeschieden. Die Aktivität im Urin ist meist höher als im Serum. Sicherheitshalber wird man die Amylase daher im Serum und Urin bestimmen, wobei der Harn möglichst über 24 Stunden, wenigstens aber 12 Stunden lang, gesammelt werden sollte, um Tagesschwankungen der Urinamylase auszugleichen. Bei dieser Untersuchung wird mittels Jod-Stärke-Reaktion (Blaufärbung) photometrisch bestimmt, wieviel Stärke abgebaut wird.

Zur Absicherung und Bestätigung der Diagnose wird die *Lipase-Bestimmung* durchgeführt. Im Urin erscheint die Lipase nicht. Sie wird daher nur im Serum bestimmt. Lipase bewirkt die Spaltung von Fetten und Ölen in Glyceride und freie Fettsäuren. Photometrisch gemessen wird die Trübungsabnahme einer verdünnten Olivenöl-Emulsion.

Chronische Pankreatitis

Enzymentgleisungen, wie sie routinemäßig mit den genannten Testmethoden photometrisch bestimmt werden können, sind typisch für akute Bauchspeicheldrüsenentzündung (akute Pankreatitis). Die Serumwerte haben sich meist schon nach wenigen Tagen wieder normalisiert. Schwieriger ist es daher bei *chronischer Pankreatitis*, die schleichend und zunächst ohne charakteristische Krankheitszeichen (Symptome) verlaufen kann. Meist beginnt es nur mit einem gewissen unbestimmten Druck- und Völlegefühl in der Magengrube (Epigastrium). Die Beschwerden zeigen sich als Spätschmerz nach den Mahlzeiten. Sie lassen im Gegensatz zum Schmerz am Zwölffingerdarm durch Essen nicht nach und verschlimmern sich beim Liegen. Durch Zusammenkrümmen und Anziehen der Beine werden sie gebessert, weil bei dieser Stellung eine Entlastung der hinter dem Bauchfell liegenden Körperhöhle eintritt. Bestimmte Speisen werden unverträglich, besonders üppige, fettreiche Mahlzeiten und Alkohol. Dabei kann Wohlbefinden und Zeiten mit stärkeren Beschwerden abwechseln. Verdauungsstörungen (Dyspepsie) äußern sich durch Blähsucht (Meteorismus) und Neigung zu Durchfall (Diarrhoe) bis hin zu Übelkeit und Erbrechen.

Länger anhaltender Durchfall oder häufige Erbrechen führen dann auch zur Austrocknung des Körpers durch den Flüssigkeitsverlust (Exsikkose) und damit zu Thromboseneigung. Chronische Bauchspeicheldrüsenleiden werden manchmal sogar begleitet von Psychosen. Der Betroffene ist depressiv, unlustig und gereizt.

Fettstuhl und Stuhlgewicht

Bereits fortgeschrittene chronische Krankheitszustände äußern sich durch Fettstuhl (Stearrhoe), Erhöhung des Stuhlgewichtes, Appetitlosigkeit und Abmagerung. Die breiigen graubraunen, stinkenden Fettstühle treten auf bei einer Fettausscheidung über 10 g/24 Std.. Normal sind bis zu 7 g. Stuhlgewichte sind verdächtig bei einem täglichen Feucht-Stuhlgewicht von über 300 g. Man nimmt die Mittelwerte aus dreitägigen Sammelperioden. Das normale tägliche Stuhlgewicht beträgt etwa 150 bis 200 g.

Treten Fettstühle auf, ist meist schon mehr als 75 Prozent der Pankreasfunktion ausgefallen. Es kommt nicht nur zur Abmagerung. Infolge mangelnder Aufnahme (Resorption) an fettlöslichen Vitaminen sind vielmehr auch ausgesprochene Vitaminmangelkrankheiten möglich, wie beispielsweise Tetanie durch Vitamin-D-Mangel, Blutungsneigung durch Vitamin-K-Mangel und Nachtblindheit durch Vitamin-A-Mangel.

Neigung zu Rückfällen

Die chronische Pankreatitis neigt zu Rückfällen (Rezidiven). Der Kranke kann sogar zeitweise fast gesund, dann wieder schwer krank erscheinen. Der Verlauf ist schubförmig. Es bestehen Wechselbeziehungen mit den anderen Verdauungsorganen. Besonders häufig ist die Kombination von Gallenwegs- und Pankreasleiden, denn die Bauchspeicheldrüse und die Gallenblase geben ihre Verdauungssäfte durch Ausführungsgänge ab, die gemeinsam in den Anfangsteil des Zwölffingerdarmes münden. Vor allem bei Gallenwegserkrankungen, die mit einer Abflußbehinderung einher gehen, kommt es oft zu Pankreatiden. Es finden sich bei Pankreatitis bis zu sechsmal häufiger Gallensteine als bei Personen ohne solche Erkrankungen.

Deutlich sichtbare Ursachen für Bauchspeicheldrüsenerkrankungen sind zu üppiges, fettes Essen und häufiger Alkoholgenuß. Infektionskrankheiten greifen die Bauchspeicheldrüse ebenfalls an, viele giftige Substanzen aus Nahrung und Umwelt, aber auch stark wirkende Arzneimittel, besonders solche, die Leber und Nieren belasten.

Verdauungsschwäche

Wichtiger erscheint uns in diesem Zusammenhang allerdings die sich vermeintlich ohne erkennbare Ursache unbemerkt und schleichend einstellende Verdauungsschwäche, die oft fehlgedeutet und der daher nicht ursächlich vorgebeugt wird. In den Spätstadien ist eine Ausheilung bei chronischer Pankreatitis nämlich nicht mehr zu erwarten, wenn die Bauchspeicheldrüse bereits teilweise ausgebrannt ist. Die Verdauungsschwäche bleibt dem Patienten dann für das ganze Leben, so daß er mit Rücksicht darauf zu leben hat. Solange eine Entzündung besteht, muß auf eine Organruhigstellung und -schonung hingearbeitet werden. Es muß während dieser Zeit alles vermieden werden, was die Saftsekretion der Bauchspeicheldrüse anregen (stimulieren) würde. Dazu dient die Ausschaltung anregender Gewürze, Fett-, Eiweiß-, Kaffee- und Alkoholverbot. Man gibt bei Bauchspeicheldrüsenentzündung, da es während dieser Erkrankung vor allem an Eiweiß und Fett abbauenden Enzymen fehlt, leicht verdauliche Kohlenhydrate. Durch Appetitlosigkeit und Neigung zu Erbrechen zeigt der Organismus an, daß er die Nahrung nicht mehr verarbeiten kann. Dann muß man versuchen, die Ernährung mit sechs oder mehr kleinen Portionen durchzuführen, um den Patienten so gut es geht über die Runden zu bringen. Eine zu reichliche Mahlzeit könnte sofort eine Verschlimmerung auslösen, solange die Entzündung besteht.

Die Ernährung muß auf Lebenszeit so gestaltet werden, daß die Grundregulation, das heißt Säure-Basen-, Elektrolyt- und Wasserhaushalt, möglichst optimal verläuft.

Pankreas-Ferment-Präparate

Wie weit die Verdauungsinsuffizienz heute bereits verbreitet ist, zeigt das große Angebot und der Verbrauch von *Pankreasferment-Substitutionspräparaten*. Diese Präparate werden aus Schweine- und Rinderpankreas gewonnen, die eine dem Menschen ähnliche Enzymzusammensetzung besitzen. Damit soll der nach einer Schädigung der Bauchspeicheldrüse fehlende körpereigene Bauchspeichel ersetzt werden. Man spricht von *Substitution* (substituere = ersetzen). Eine solche Substitution kann bei ernsthaften Krankheitszuständen erforderlich werden. Für die Dosierung richtet man sich am besten an eine Normalisierung des Stuhlgewichtes. Im allgemeinen reichen 1 bis 3 Kapseln pro Mahlzeit aus.

Der künstliche Ersatz von Verdauungsfermenten ist aber nur eine Krücke. Es besteht die Gefahr, daß Ernährungsfehler beibehalten werden, sobald sich mit Hilfe solcher Präparate eine Verbesserung des subjektiven Wohlbefindens einstellt und sich Völlegefühl, Blähungen (Flatulenz) und Durchfälle mindern. Das Bewußtsein, zu jeder Mahlzeit von einem Medikament abhängig zu sein, ist sehr störend. Außerdem besteht bei jeder Substitution die Gefahr, daß die Bauchspeicheldrüse ihre Fähigkeit zur Bauchspeichelbildung noch mehr verliert, so daß der Patient schließlich von dem Medikament gar nicht mehr los kommt und völlig in Abhängigkeit gerät. Man sollte daher auch im Krankheitsfall so wenig wie nötig einnehmen und seine ganze Aufmerksamkeit darauf verwenden, daß es wieder zu einem Gleichgewicht der Stoffwechsellage kommt. Dies ist nur über die Nahrung möglich.

Bauchspeicheldrüsen-Funktionsprüfung

Der Nachweis einer Leistungsschwäche der Bauchspeicheldrüse (Pankreasinsuffizienz) gehört mit zu den schwierigeren Aufgaben der Labordiagnostik. Wir haben den *Fluorescein-Test* für die Bauchspeicheldrüsenfunktionsdiagnostik als geeignet befunden. Im Gegensatz zur klinischen Untersuchungstechnik stellt er für den Patienten keine besondere Belastung dar und reicht in den meisten Fällen als Suchtest aus. Die Testsubstanz wird in Kapselform zusammen mit einem genormten Probefrühstück eingenommen und 10 Stunden lang der Urin gesammelt. Der unter Einwirkung des Pankreassekrets gebildete Farbstoff wird resorbiert und in den Urin ausgeschieden, wo er photometrisch gemessen werden kann. Die Aussagekraft dieses Tests wurde erhöht durch eine Kontrollkapsel, die nach mindestens einem Tag Pause unter sonst völlig gleichen Bedingungen geschluckt wird. Die Resorption bei der Kontrollkapsel erfolgt ohne Mitwirkung des Pankreassekrets, so daß auf diese Weise individuelle Resorptions- und Exkretionsgewohnheiten des Patienten mitberücksichtigt werden können, indem man den Ausscheidungswert der Testkapseln in Relation zum Ausscheidungswert der Kontrollkapsel bringt.

Glukosetoleranztest

Diese Untersuchung kann vorsorglich noch ergänzt werden durch einen oralen *Glukosetoleranztest*. Die Bauchspeicheldrüse ist nämlich eine Art Doppelorgan. Als Ausscheidungsorgan gibt sie den Bauchspeichel durch den Pankreasgang in den Zwölffingerdarm ab. Man spricht dann von *Exkretion* (lat. excernere = ausscheiden, absondern). Daneben werden durch in dem ganzen Organ verteilte Zellinseln aber Hormone unmittelbar ins Blut abgegeben. Man spricht bei dieser Abgabe nach innen von innerer Sekretion oder *Inkretion*. Diese Zellinseln werden Langerhans-Inseln genannt nach dem deutschen

Mediziner PAUL LANGERHANS (1847-1888). Wird das in diesen Zellinseln gebildete Hormon *Insulin* nicht mehr genügend gebildet oder in den Körper abgegeben, kommt es zur Zuckerkrankheit (Diabetes mellitus). Daneben wird in den Inselzellen noch ein zweites Hormon gebildet, das *Glukagon*. Dieses wirkt dem Insulin entgegen. In einer gesunden Bauchspeicheldrüse stehen Insulin- und Glukagonproduktion im Gleichgewicht. Bei manchen Formen der Zuckerkrankheit überwiegt das Glukagon und schwächt damit die Insulinwirksamkeit.

Bei chronischer Bauchspeicheldrüsenentzündung ist ein Diabetes im allgemeinen allerdings erst dann zu erwarten, wenn es durch sich über Jahre wiederholende akute Schübe bereits zu größeren Gewebszerstörungen gekommen ist. Dann entwickelt fast jeder zweite einen Diabetes.

Zur Prüfung, ob der Inselapparat mit betroffen oder bereits gefährdet ist, muß der Patient sich drei Tage lang kohlenhydratreich ernähren und etwaige Medikamente absetzen. Nach zwölfstündigem Fasten gibt man 50 g Glukose in 300 ml warmem Tee. Gemessen wird der Blutzucker nüchtern und noch wieder nach einer und nach zwei Stunden. Während dieser Zeit wird auch der Urin gesammelt und auf Glukose geprüft. Der Test sollte möglichst im Sitzen durchgeführt werden.

Die Bewertung ergibt sich aus Tafel 4. Eine besondere Bedeutung kommt dem 2-Stunden-Wert zu. Ist er erhöht, so handelt es sich um einen latenten Diabetes, das heißt um ein beginnendes Krankheitsgeschehen, das noch ohne Krankheitszeichen verläuft (lat. latere = verborgen, versteckt). Liegen die Blutzuckerwerte im Grenzbereich, sind wiederholte Kontrollen angebracht. Tritt im Verlauf des Tests Glukose im Urin auf, so zeigt das an, daß die *Nierenschwelle* überschritten wurde. Sie liegt beim Ge-

Tafel 4: Bewertung des Glucose-Toleranz-Test

	Normwert	Pathologisch
Nüchtern	< 100	> 130 mg/dl
nach 1 Stunde	< 160	> 200 mg/dl
nach 2 Stunden	< 120	> 140 mg/dl
Glucose im Urin	Ø	+ (über 0,1 %)

sunden um 160 bis 180 mg/dl Blutglukose. Bei Zuckerkranken mit arteriosklerotischen Veränderungen (diabetische Glomerulosklerose) kann sie auch höher liegen.

Vermindertes Bikarbonat

Der Bauchspeichel hat ein pH 7,5 bis 8,8. Er ist, ebenso wie Galle und Darmsaft reich an Bikarbonat (HCO_3^-). Daher sind bei basenarmer Ernährung, die eine Gewebsübersäuerung zur Folge hat, vor allem auch die Verdauungsdrüsen mit betroffen. Kennzeichnend für eine Pankreasinsuffizienz ist ja gerade das verminderte Bikarbonat. Auch die Säuresekretion im Magen ist durchweg vermindert. Dadurch kommt es mit der Zeit zu der heute weit verbreiteten Verdauungsschwäche, für die es bisher keine rechte Erklärung gab. Die Verdauungsdrüsen erfordern eine *Säure-Basen-Flut*, die so wie Ebbe und Flut im Meer die Saftschwankung der Verdauungssäfte reguliert. Nur so kann der körpereigene Regulationsmechanismus voll wirksam werden. Dieser bildet aber die Basis und ist die unerläßliche Voraussetzung für eine Verhütung und mögliche Heilung der heute vorherrschenden chronischen Krankheiten und Beschwerden.

7. Die Darmsäfte

Im Darm, dem schlauchförmigen Teil des Verdauungskanals zwischen Magenausgang und After, wird der Abbau und die Aufsaugung (Resorption) der Nährstoffe abgeschlossen. Die Länge des Darmes beträgt etwa 4 1/2mal Körperlänge (Bild 20). Er ist in schlangenförmige Windungen gelegt, die Darmschlingen heißen. Erstaunlich ist, wie dieser lange Darmschlauch neben Magen, Leber, Bauchspeicheldrüse, Milz und Nieren in der engen Bauchhöhle frei hängend und beweglich untergebracht ist, ohne das sich die Darmwindungen drücken oder verschlingen.

Menschen, die sich vorwiegend von Pflanzenkost ernähren, haben einen längeren Darm als solche, die eine gemischte Kost bevorzugen. Der Darm der Asiaten ist beispielsweise um etwa einen Meter länger. Interessant ist die Feststellung, daß die gelbe Gesichtsfarbe der Asiaten verschwindet, wenn man den Darm verkürzt. In einem Privatkrankenhaus in Tokio haben Japanerinnen die Möglichkeit, sich den Darm um 1,25 m verkürzen zu lassen, um eine weiße Haut zu bekommen.

Der Zwölffingerdarm

Der erste obere Teil des Dünndarmes, der *Zwölffingerdarm* (Duodenum), erhielt seinen Namen nach dem früher üblichen Maß der Fingerbreiten (3 x 4 Querfinger). Er verläuft bogenförmig und umfaßt den Kopf der Bauchspeicheldrüse. Der Zwölffingerdarm ist ein Zentrum für die Verdauungsarbeit, denn hier mündet der Gallengang und der Ausführungsgang der Bauchspeicheldrüse, die die Galle aus der Leber und den Saft der Bauchspeicheldrüse in den Zwölffingerdarm leiten (Bild 17). In der Darmschleimhaut selbst erfolgt die Abgabe von Darmsaft durch die Brunnerschen Drüsen, die nach dem deutschen Anatomen J.C.BRUNNER (Heidelberg, 1653-1727) ihren Namen haben. Im Zwölffingerdarm erfolgt demnach der entscheidende Schritt für die Neutralisation des aus dem Magen kommenden sauren Speisebreies (Chymus) durch Galle, Pankreassaft und das

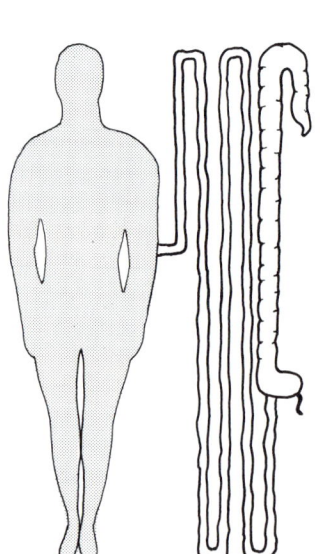

Bild 20: Die Länge des Darmes beträgt etwa 4 1/2mal die Körperlänge.

Sekret der Brunnerschen Drüsen. Daher ist es verständlich, daß dieses Organ bei mangelnder Neutralisation durch Störungen in der Grundregulation besonders anfällig für Entzündungen und Geschwüre sein muß. Es erkranken mehr Menschen am Geschwür des Zwölffingerdarmes (Ulkus duodeni) als an einem Magengeschwür (Ulkus ventriculi).

Das Zwölffingerdarmgeschwür

Das typische Merkmal eines Zwölffingerdarmgeschwürs ist der Spät- oder Nüchternschmerz. Er tritt daher gern nachts auf, sobald sich der Magen entleert und der saure Speisebrei den Zwölffingerdarm erreicht hat. Die Erkrankten pflegen daher sofort etwas zu essen, denn nach dem Essen, sobald der Magen etwas zu tun hat, verschwinden die Schmerzen. Der Schmerz zieht von der Bauchmitte aus zum *rechten* Rippenbogen hin, während er beim Magengeschwür vom Oberbauch nach *links* ausstrahlt.

Der Magengeschwür-Kranke ist mehr betroffen als derjenige, der an einem Zwölffingerdarmgeschwür leidet. Der Magengeschwür-Kranke ist appetitlos. Er hat Angst vor dem Essen, da es Schmerzen auslöst, und erbricht, um den Magen zu entleeren. Daher magert der Magengeschwür-Kranke oft ab. Beim Zwölffingerdarmgeschwür wird dagegen gegessen, weil nach dem Essen die Schmerzen verschwinden. Außerdem kann auf dem Boden eines chronischen Magengeschwüres ein Magenkrebs entstehen. Im basischen Milieu des Zwölffingerdarmes ist die krebsige Entartung dagegen unbekannt.

90 Prozent der Zwölffingerdarmgeschwüre finden sich in den ersten 3 cm hinter dem Magenpförtner (im Bulbus duodeni). Eine Gefahr besteht besonders bei starker Nüchternsekretion der Belegzellen. Die übliche Behandlung ist nur auf die Krankheitszeichen (Symptome) abgestellt, nicht auf die Krankheitsursache. So werden beispielsweise Medikamente gegeben, um überschüssige Magensäure zu binden (zu neutralisieren). Sie werden als *Antazida* bezeichnet. Diese Therapie bleibt allerdings umstritten, denn die Medikamente wirken zwar säurebindend, führen aber in höheren Dosen zu einer alkalischen Reaktion, die wieder eine verstärkte Magensäureproduktion auslösen kann. Auch Nebenwirkungen müssen beachtet werden.

Beim operativen Eingriff geht es weniger um die Entfernung des Geschwürs, die meist schon aus anatomischen Gründen kaum möglich sein wird. Man sucht vielmehr eine zu starke Salzsäurebildung zu beseitigen, welche die Geschwürsbildung begünstigt. Eingebürgert hat sich dafür eine Operation, die weniger gefährlich und einschneidend ist als die Magenresektion, die *Vagotomie*. Der Nervus vagus, der die Säurebildung anregt (stimuliert), wird durchschnitten. Ein solcher Eingriff kann aber nur als letzte Notmaßnahme angesehen werden, wenn bei einem chronischen Ulkusleiden soviel wertvolle Zeit verloren ging, daß der körpereigene Regulationsmechanismus überhaupt nicht mehr anzusprechen vermag und die Krankheit daher bereits als unheilbar (infaust) betrachtet werden muß. Unerwünschte Nebenwirkungen können bei einem solchen Eingriff auch nicht mit Sicherheit vermieden werden, wie chronische Durchfälle, Gallensteinleiden (Cholelithiasis), Eisenmangel u.a. Die Vagusäste regenerieren auch mit der Zeit, so daß nach einigen Jahren der alte Zustand wieder hergestellt sein kann. Gerade der Ulkus hat eine erstaunliche Tendenz zur Selbstheilung (Spontanheilung). Die Voraussetzungen sind daher schon aus diesem Grunde gut, um über die Grundregulation ursächlich und vorbeugend (prophylaktisch) vorgehen zu können und sich eine verstümmelnde Operation zu ersparen.

Leerdarm und Krummdarm

Der nächste Abschnitt des Dünndarmes hat eine Länge von fast 5 m. Man unterscheidet den Leerdarm und Krummdarm. Der *Leerdarm* (Jejunum) liegt in zahlreichen Schlingen vorwiegend im linken oberen Teil der Bauchhöhle und geht ohne deutliche Grenze in den Krummdarm

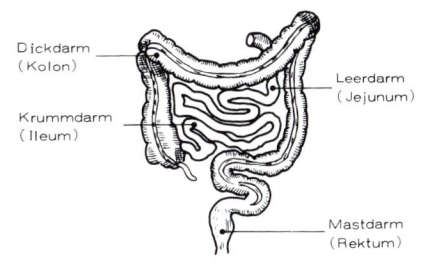

Bild 21: Darmtrakt.

(Ileum) über, der im Unterbrauch auf der rechten Seite liegt (Bild 21).

Der Dünndarm ist der längste und wichtigste Teil des ganzen Darmkanals (Intestinaltraktes). Während Magen und Dickdarm notfalls operativ entfernt werden können, wäre die komplette Entfernung des Dünndarms mit dem Leben nicht mehr zu vereinbaren. Er ist das Resorptionsorgan des Körpers, der die Nahrungsbestandteile aufnimmt und in die Blut- und Lymphbahn befördert. Der obere Abschnitt des Dünndarmes besitzt ringförmige Falten (Kerckringsche Falten, benannt nach dem holl. Anatomen THEODOR KERCKRING, 1640-1693), welche die Oberfläche erheblich vergrößern. Die eigentlichen Resorptionsorgane sind Ausstülpungen der Schleimhaut, die Darmzotten (Bild 22). Man hat für den Menschen 4 bis 5 Millionen dieser feinen Zotten-Ausstülpungen errechnet. Die Gesamtoberfläche des Darmes wird dadurch noch wieder ganz erheblich, schätzungsweise bis auf 10 m², erweitert.

Die Darmzotten haben ein Kapillarnetz für die Resorption von Zucker und Aminosäuren. Die Fette werden durch das zentrale Darmlymphgefäß (Chylusgefäß) aufgenommen. Die grubenartigen Vertiefungen in Form von Schleimhauteinsenkungen zwischen den Darmzotten heißen Krypten. Hier befinden sich Drüsen, die den Verdauungssaft des Dünndarmes bilden. Man benennt sie nach dem deutschen Arzt J.N. LIEBERKÜHN (Berlin, 1711-1756) als Lieberkühn-Drüsen. Die Zotten besitzen neben

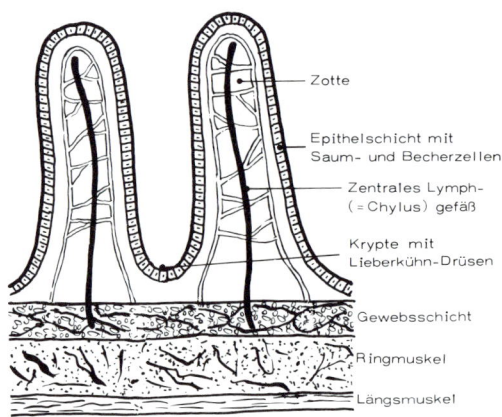

Bild 22: Zotten der Dünndarmschleimhaut (schematisch).

den resorbierenden Saumzellen noch becherförmig eingesenkte einzellige Drüsen, die sogenannten Becherzellen, die Schleim produzieren.

Das Sekret der Lieberkühn-Drüsen und der von den Becherzellen gelieferte Schleim bilden zusammen den *Darmsaft*, der in einer Menge von etwa 3 Liter täglich abgegeben wird. Die Darmsäfte reagieren alkalisch und sind reich an Bikarbonat. Durch sie erfolgt die Zerlegung der Eiweißkörper in ihre letzten Bausteine, die Aminosäuren. Auch die fermentative Spaltung von Kohlenhydraten und Fetten findet hier ihren Abschluß durch Überführung in wasserlösliche, durch die Darmschleimhaut aufnehmbare Bruchstücke. Der große Prozeß des Nahrungsabbaues, die Verdauung, ist damit vollendet.

Darmperistaltik

Darmbewegungen bewirken einen sehr innigen Kontakt der Zotten mit dem Speisebrei. Hierzu dient zunächst schon einmal die Eigenbeweglichkeit der Zotten mittels der Schleimhautmuskulatur. Weiterhin führt jede Darmschlinge mittels der Längs- und Ringmuskulatur noch Pendelbewegungen aus, durch die der Schlingeninhalt ständig hin- und herbewegt wird. Es sind Mischbewegungen, die den Darminhalt durchkneten und mit den Darmsäften durchtränken. Hat dieser Mischvorgang mehrere hundert mal in einer Darmschlinge stattgefunden, kommt es zu einer peristaltischen Welle, durch die der Schlingeninhalt in die folgende Schlinge weitergeschoben wird, wo sich das Pendelspiel wiederholt. So wandert der Darminhalt von Schlinge zu Schlinge den Darmkanal abwärts in Richtung Dickdarm.

Die *Peristaltik* ist ein für die Darmfunktion wichtiger Vorgang. Man versteht darunter die wurmartige Bewegung, bei der sich die Muskeln der einzelnen Darmschlingen nacheinander zusammenziehen und so den Darminhalt weiter transportieren.

Dünndarmstörungen

Der Dünndarm nimmt eine Sonderstellung ein. Bei der heute üblichen Über- und Fehlernährung nehmen die meisten Krankheiten unbemerkt ihren Anfang über Funktionsstörungen im Darmbereich. Oft haben wir eine beschleunigte Dünndarmpassage, eine Art "innerer Durchfall", der nach außen gar nicht in Erscheinung tritt. Die Aufschließung durch die Verdauungssäfte, der Kontakt mit der Darmschleimhaut und die Resorption ist dann ungenügend. Bei dem Zusammenspiel mit den fermentativ gesteuerten Abläufen im Magen und Zwölffingerdarm kommt es dann zu weitergehenden Funktionsstörungen, gestörten pH-Verhältnissen und zu einer Art Teufelskreis (Circulus vitiosus = Kreisschluß), bis hin zu Auswirkungen im Zellstoffwechsel.

Die auftretenden Beschwerden sind zunächst sehr allgemeiner Art. Geklagt wird über Mattigkeit, rasche Ermüdbarkeit und Arbeitsunlust sowie über mangelndes Konzentrationsvermögen. Die Sicherheit beim Autofahren läßt nach. Auch zu Abendveranstaltungen kann man sich selbst bei großem Interesse nicht mehr so recht aufraffen. Hinzu kommen Beschwerden aus dem vegetativen Nervensystem (Eingeweidenervensystem), wie allgemeine Nervosität, Neigung zu Schweißausbrüchen bis hin zu beschleunigtem Puls (Herzklopfen) und Schwindelgefühl.

Gerade der Dünndarm ist der Diagnose schlecht zugänglich. Funktionsstörungen lassen sich auch röntgenologisch schwer erfassen. Daher bringen die üblichen klinischen Untersuchungsmethoden zunächst nichts, nachdem der ursächliche Einfluß der Grundregulation bisher unberücksichtigt blieb. Es heißt: Ursache unbekannt. Der Patient läuft dann vielfach von einem Behandler zum anderen, da er meint, daß man doch etwas finden müsse. Die vielfach verordneten Vitamin- und Enzympräparate und Medikamente, die zur Linderung der Nervenschwäche dienen sollen (Psychopharmaka), können wohl vorübergehend Linderung verschaffen. Sonst wird dadurch das wahre Erscheinungsbild aber nur noch mehr *verschleiert*, die Abklärung erschwert und hinausgezogen. So entwickeln sich dann mit der Zeit schwere langwierige Krankheiten, wie chronische Dünndarmentzündung (Enteritis) und andere Leiden, die in stetem Zunehmen begriffen sind.

Der Dickdarm

Der letzte Teil des Dünndarmes, der Krummdarm (Ileum), geht rechts im Unterbauch in den *Dickdarm* über (Bild 23). An der Eintrittsstelle

befindet sich ein Klappenverschluß mit zwei Lappen, der den Darminhalt vom Dünn- zum Dickdarm durchtreten läßt, aber einen Rückstau verhindert. Dieser Klappenverschluß wird als Ileozökalklappe bezeichnet, da sie den Krummdarm (Ileus) mit dem Blinddarm (Zäkum) verbindet. Sie ist auch als *Bauhin-Klappe* bekannt (nach dem Schweizer Anatomen C. BAUHIN, Basel, 1560-1624).

Der Dickdarm hat eine Länge von 1,5 bis 2 m. Er umrandet den Dünndarm wie ein Rahmen (Bild 23). Das Anfangsstück des Dickdarms ist der Blinddarm (Coecum, 3 in Bild 23). Es ist ein blinder Schleimhautsack mit einem Wurmfortsatz (Appendix, 4), der bekanntlich bei Entzündung operativ entfernt wird. Dieser ist ähnlich wie die Gaumenmandeln ein Lymphorgan. Aufsteigend geht der Blinddarm in den Grimmdarm (Kolon) über. Dieser verläuft zunächst nach oben in Richtung auf die Leber zu (aufsteigender Grimmdarm: Colon ascendens, 5). Er findet seine Fortsetzung im querverlaufenden Grimmdarm (Colon transversum, 6), der wie eine Girlande quer durch den Bauchraum geht. Von der Milzgegend biegt er nach abwärts. Es folgt der absteigende Grimmdarm (Colon descendens, 7). Dieser geht in einen Darmteil von S-förmiger Krümmung, die Sigmaschleife (Colon sigmoideum, 8) über. Der

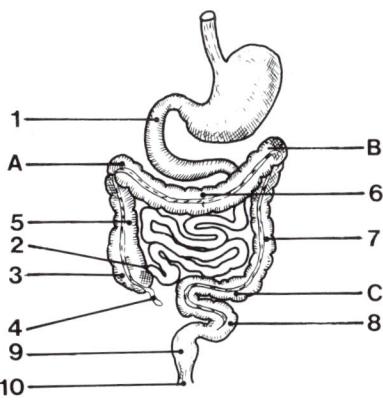

Bild 23: Darstellung des Dickdarmes.

1 Zwölffingerdarm	5 Aufsteigender	8 Sigmaschleife
2 Bauhin-Klappe	Grimmdarm	9 Mastdarm
3 Blinddarm	6 Querdarm	10 Afteröffnung
4 Wurmfortsatz	7 Absteigender	
	Grimmdarm	
A Leberecke	B Milzecke	C Sigmaschleife

S-Darm schließlich mündet in den Mastdarm (Enddarm, Rektum, 9), dessen Abschluß die Afteröffnung (Anus, 10) ist.

Der Dickdarm spielt in der Verdauung, das heißt für die Resorption der Nährstoffe keine wesentliche Rolle mehr. Er besitzt keine Darmzotten, sondern nur noch Schleimdrüsen, durch die die eingedickten Kotmassen mit Schleim durchsetzt und umhüllt werden. Der Dickdarm ist auch faltenärmer, er nimmt nur Salze (Elektrolyte) und Wasser auf. Etwa 500 ml Speisebrei (Chymus), die pro Tag in den Dickdarm eintreten, werden auf etwa 100 bis 200 ml eingedickt.

Die Dickdarmkrümmungen

Vom Endteil des Dünndarmes, dem Ileum, aus gelangt der Restbrei zunächst in den Blinddarm, einem blind endigenden Sack an der tiefsten Stelle des Darmkanals, wo er durch rückläufige Bewegungen des Dickdarmes zurückgehalten wird, bis er eingedickt ist. Dann setzen die Dickdarmbewegungen ein. Es sind wechselnde, starke Quereinschnürungen und sogenannte Massenbewegungen, durch die der Darminhalt weiterbefördert wird. Die feste Restmasse, nun Kot genannt, wandert aus dem Blinddarm den Grimmdarm empor. Erst den senkrecht aufsteigenden Ast bis zur Lebergegend. Hier muß die Dickdarmkrümmung am Übergang des aufsteigenden Dickdarmes in den Querdarm überwunden werden (A in Bild 23). Dieser führt herüber bis zur Milz, wo sich eine weitere Dickdarmkrümmung am Übergang des Querdarmes in den absteigenden Dickdarm befindet (B in Bild 23). Der absteigende Ast führt hinab zum S-förmigen Teil des Grimmdarmes (Colon sigmoideum), der ebenfalls noch eine Biegung an der Übergangsstelle hat (C in Bild 23). Es ist dies das eigentliche Kotreservoir. Wird der gerade Endabschnitt, der obere Mastdarm (Rektum), zunehmend mit Darminhalt gefüllt, kommt es schließlich zum Stuhldrang und zur Stuhlentleerung (Defäkation).

Der Dickdarm ist aber nicht nur ein Eindickungsapparat, der Wasser und Elektrolyte aufsaugt, sondern auch ein Ausscheidungsorgan. Es sind vor allem mineralische Substanzen, also Endprodukte des Mineralstoffwechsels und andere Harnsubstanzen, wodurch ein funktionstüchtiger, gesunder Dickdarm die Nieren zu entlasten vermag.

8. Die Darmflora

Kolibakterien

Im Dickdarm haben wir eine Fülle von Bakterien. In einem Gramm Stuhl befinden sich etwa 500 Millionen. Er besteht zu einem Drittel aus Bakterien, die aber bei der Ausscheidung zum größten Teil bereits abgestorben sind. Die Darmflora ist vor allem durch Prof. NISSLE, Freiburg, ins Gespräch gekommen. Dieser befaßte sich ausschließlich mit den Kolibakterien, die heute nach dem Arzt THEODOR ESCHERICH (1857-1911) auch die Bezeichnung *Escherichia coli* führen (Bild 24a). Diese lassen sich auf einem Nährboden, der nach dem Japaner ENDO *Endoagar* heißt, verhältnismäßig leicht züchten. Es ist ein Fuchsin-Sulfit-Laktose-Agar, eine Laktose-Indikator-Platte. Kolibakterien spalten Laktose, sie bilden Milchsäure. Diese führt zum Farbumschlag, die Bakterienkolonien färben sich dadurch rot.

Nißle betrachtete als Ursache von Krankheitszuständen die Entartung von Kolibakterien.

Solche geschwächten, minderwertigen Kolistämme, Lactose-negative Stämme, wurden als *Parakolibakterien* bezeichnet. Er versuchte diese durch Zufuhr hochwertiger Rassen des Bacterium coli zu beseitigen. Als Maßstab dafür diente die Fähigkeit dieser Bakterien, Typhusbakterien zu verdrängen.

Bei einer ungünstig zusammengesetzten abnormen Darmflora wird von ''Dysbakterie'' gesprochen im Gegensatz zur normalen Besiedlung des Darmtraktes, der *Eubakterie*.

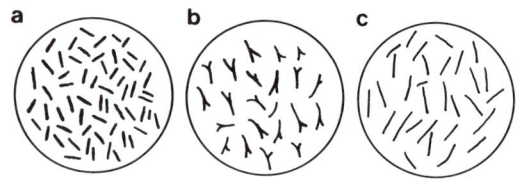

Bild 24: Darmbakterien.
a) Escherichia coli; b) Lactobacillus bifidus; c) Lactobacillus acidophilus.

Gramfärbung

Eine wichtige Methode zur Unterscheidung (Differenzierung) von Bakterien ist die *Gramfärbung*, eine Methode, die nach dem dänischen Bakteriologen HANS CHRISTIAN GRAM (1853-1938) benannt ist. Die Färbung von mikroskopischen Bakterienpräparaten erfolgt bei dieser Methode mit Karbol-Gentianaviolett und Fuchsinlösung. Bakterien, die sich rot färben, nennt man *gramnegativ*, die sich blauviolett färben, *grampositiv*. Durch die Färbung besteht die Möglichkeit, Bakterien gleichen Aussehens unterscheiden zu können.

Aerobier und Anaerobier

Damit Bakterien gedeihen können, ist außer einem geeigneten Nährboden ihr Sauerstoffbedarf von Bedeutung. Bakterien, die Luftsauerstoff benötigen, heißen *Aerobier*, Bakterien, die ohne Luftsauerstoff wachsen können, *Anaerobier*. Dazwischen gibt es allerdings fließende Übergänge, also Bakterien, die sich unter Sauerstoffzutritt, aber auch dann vermehren, wenn Sauerstoff vermindert ist oder ganz fehlt.

Außerdem sind die Bakterien auf die richtige Temperatur angewiesen. Die Darmbakterien und alle krankheitserregenden (pathogenen) Bakterien sind der Körpertemperatur des Menschen von 37° C angepaßt. Die übliche Bebrütungstemperatur in der medizinischen Bakteriologie ist daher 37° C.

Die Zusammensetzung der Stuhlflora

Nach heutiger Erkenntnis haben die Kolibakterien nicht die Bedeutung, die man ihnen ursprünglich beigemessen hat, da sie normalerweise überhaupt nur etwa 1 Prozent der gesamten Stuhlflora ausmachen. Wie die Stuhlflora eines gesunden Erwachsenen nach den uns heute vorliegenden Untersuchungsergebnissen etwa aussehen dürfte, zeigt Tafel 5. Auffallend ist der hohe Anteil an *Laktobakterien*. Dies sind grampositive, unbewegliche Stäbchen, die aus Kohlenhydraten Milchsäure bilden (Laktose = Milchzucker).

Bifidusbakterien

Zu den Laktobakterien gehört zunächst das 1900 von TISSIER entdeckte *Bifidusbakterium*, das wir schon in der Darmflora des Säuglings vorfinden. Es ist ein streng anaerobes, schlankes, grampositives unbewegliches Milchsäurestäbchen, das in Kulturpräparaten Y-förmige Verzweigungen aufweist (lat. bifidus = in zwei Teile gespalten, Bild 24b). Diese Laktobakterien gedeihen natürlich nur in einem kohlenhydratreichen Milieu, so daß sie sich bei einer stark eiweißhaltigen Nahrung zurückbilden und Eiweißzersetzern Platz machen müssen. Bifidusbakterien sind niemals krankmachend (pathogen), sondern bauen vielmehr im Darm eine infektionshemmende Flora auf.

Nach mit Bakterienkulturen getroffenen Feststellungen gedeihen Bifidusbakterien gut in Gemeinschaft mit Kolibakterien. Die Kolibakterien bauen die von den Bifidusbakterien erzeugte Milchsäure ab. Ein zu starkes Absinken des pH-Wertes im Darm mit einem entsprechend sauren Milieu wird so verhindert.

Acidophilusbakterien

Zu den Milchsäurebakterien gehört auch der 1900 von MORO gefundene *Lactobacillus acidophilus* (acidus = sauer). Es ist ein grampositives, unbewegliches Milchsäurelangstäbchen (Bild 24c). Es wächst nicht nur anaerob, sondern auch aerob bei niedriger Sauerstoffspannung.

Laktobakterien besiedeln den mittleren und unteren Dünndarmabschnitt. Der obere Teil des Dünndarmes ist praktisch keimfrei. Er wird beherrscht von den Verdauungssäften aus Magen, Galle, Bauchspeicheldrüse und Darmdrüsen, die hier ihre desinfizierende Wirkung ausüben. Im mittleren und unteren Dünndarmabschnitt werden dann die Laktobakterien durch ihre Milchsäurebildung wirksam, wodurch sie ein Empor-

Tafel 5: Die Stuhlflora des Menschen (Normbesiedlung)

Laktobakterien (L. bifidus und L. acidophilus)	40 %
Gramnegative anaerobe Stäbchen (Bacteroides)	40 - 58 %
Escherichia coli	1 - 5 %
Darmstreptokokken (Enterokokken)	1 %
Anaerobe Sporenbildner	< 1 %

steigen von Koli- und anderen Bakterien aus dem Dickdarm verhindern. Im Gegensatz zu früheren Vorstellungen ist das Dünndarmmilieu daher auch nicht alkalisch, sondern schwach sauer.

Nach VON DER REIS und SCHEMBRA betragen die pH-Werte im Dünndarm:

	Durch-schnittswert	Streu-bereich
Oberer Dünndarm	pH = 6,267	5,9-6,6
Mittlerer Dünndarm	pH = 6,46	6,2-6,7
Unterer Dünndarm	pH = 6,792	6,7-7,3

Bacteroides

Die Hauptmasse der Darmflora bilden gramnegative, anaerobe, sporenlose Stäbchen von verschiedenartiger Gestalt. Es sind eine ganze Anzahl Arten, die in der Kultur kleine, rundliche, glänzende, durchsichtige Kolonien bilden. Es handelt sich um die Gattung *Bacteroides*, die mehr als 20 verschiedene Arten umfaßt. Der Dickdarm ist der normale Standort für einige Arten. Diese Bakterien bevorzugen ein eiweißreiches Milieu. Daher nehmen sie überhand bei solchen Darmkrankheiten, bei denen Serumeiweiß in den Darm austritt. Dies ist beispielsweise der Fall bei Dünndarmentzündungen (Enteritis), die mit einer starken Exsudation einhergehen. Das Exsudat (lat. exsudare = ausschwitzen) ist die entzündliche Ausschwitzung eiweißhaltiger Flüssigkeit, die bei Entzündungen aus den Gefäßen austritt.

Enterokokken

Die Darmstreptokokken, auch *Enterokokken* genannt (grch. enteron = Darm), umfassen ebenfalls wieder verschiedene Arten. In erster Linie finden wir im Stuhl des Menschen den Streptococcus faecium und den Streptococcus faecalis. Die Streptococcen sind grampositiv, wachsen aerob, besser noch anaerob. Enterokokken scheinen Bifidusbakterien zu hemmen. Sie werden ebenso wie Kolibakterien in etwa gleicher Menge in jedem menschlichen Stuhl vorgefunden. Genau wie Kolibakterien dienen sie als Indikator (lat. indicare = anzeigen) für fäkale Verunreinigungen von Wasser und Nahrungsmitteln (Fäkalien = Kot, Stuhl).

Anaerobe Sporenbildner

Unter den stäbchenförmigen Mikroorganismen gibt es einige, die bei ungünstigen Lebensbedingungen in der Lage sind, Sporen zu bilden. Diese sporenbildenden Stäbchen bezeichnet man als Bazillen, die nicht sporenbildenden Stäbchen als Bakterien. Auch Pilze bilden Sporen. Dort dienen sie als Keimzellen zur Vermehrung. Die Sporen der Bazillen dienen jedoch nicht der Fortpflanzung. Es sind Dauerformen zur Erhaltung der Art. Bei der Sporenbildung sterben die Bazillen ab. Die Sporen bleiben über lange Zeit bei schlechten Lebensbedingungen, wie Austrocknung, Hitze, Kälte usw. lebensfähig. Unter günstigen Bedingungen keimt aus der Spore wieder ein Bazillus, der sich dann durch Querteilung weiter zu vermehren vermag. Um eine solche Gattung sporenbildender Bazillen handelt es sich bei den *Clostridien*. Es sind durchweg schlanke, grampositive bewegliche Stäbchen, die anaerob wachsen und dafür sowohl Eiweiß als auch Kohlenhydrate verwerten können. Sie spalten Kohlenhydrate unter Säure- und Gasbildung. Auch Schwefelwasserstoff (H_2S) wird gebildet. Es sind meist Stämme von Gasbrandbazillen (Clostridium perfringens), die im menschlichen Darm vorkommen.

Die Bedeutung der Darmflora

Schon dieser Überblick mag genügen, um aufzuzeigen, welche Fülle von Bakterien im Darm des Menschen existiert. In der Hauptsache sind es *Anaerobier*, die früher wegen der schwierigeren Untersuchungstechnik nicht ausreichend berücksichtigt wurden. Natürlich sind gegenüber der in Tafel 5 angegebenen "Normbesiedlung" je nach Gesundheitszustand und Ernährungsweise Schwankungen möglich. Abweichungen in dem in Tafel 6 angegebenen Umfang sind aber in jedem Falle als pathogen anzusehen.

Tafel 6: Darmflora des Menschen
(Pathologische Abweichungen)

	Anstieg über
Colibakterien	> 10 %
Anaerobe Sporenbildner	> 5 %
Enterokokken	> 10 %
Bacteroides	> 80 %
	Verminderung unter
Laktobazillen	< 10 %

Der Mensch lebt mit seinen Darmbakterien in einem gewissen Gleichgewichtszustand. Daher besitzt der Gesunde über Jahre hinaus eine ziemlich gleichbleibende Darmflora. Eine Dysbakterie weist auf eine Erkrankung des Magen-Darmkanals hin. Es beginnt mit Störungen der Grundregulation, die bei längerem Andauern in Organentgleisungen münden. Zunächst beginnt es mit einer mangelhaften und ungenügenden Ausscheidung von Verdauungssäften in den Speicheldrüsen, Magen, Leber, Bauchspeicheldrüse und Dünndarm, dann zu örtlichen Schleimhautschädigungen und einer Entartung der Darmflora als Begleiterscheinung. Die Leber muß dann auch noch mit Bakteriengiften fertig werden. Man spricht von *Autointoxikation* vom Darm her. Die Auswirkung ist eine Art Teufelskreis, eine Kette ohne Ende, der Circulus vitiosus.

> Die Dysbakterie ist nicht als Primär-, sondern als Sekundärerscheinung anzusehen. Sie ist keine eigene Krankheit, sondern nur die symptomatische Begleit- und Folgeerscheinung einer pathologischen Milieuveränderung im Darmtrakt.

Einnahme von Bakterienpräparaten

Eine Dysbakterie läßt sich daher auch nicht allein durch Zufuhr von Darmbakterien beheben. Selbst wenn physiologische Darmbakterien über lange Zeit gegeben werden, siedeln sie sich kaum an. Schon Prof. NISSLE mußte diese Erfahrung machen. Er schrieb daher von vornherein ausdrücklich vor, daß sein Bakterienpräparat über längere Zeit von schätzungsweise 7 Monaten gegeben werden sollte.

Untersuchung von Stuhlproben

Die Einsendung von Stuhlproben zur Untersuchung von Dysbakterie ist ebenfalls problematisch, da sich die ursprüngliche Zusammensetzung der Bakterienflora während der Aufbewahrungs- und Versandzeit ändert. Stuhlproben sollten möglichst *frisch* bakteriologisch untersucht werden und bei Kühlschranktemperatur aufbewahrt werden. Nach Untersuchungen von HOFFMANN sollte eine Aufbewahrung bei Zimmertemperatur acht Stunden nicht überschreiten. Die Untersuchung hat auch nur einen Wert, wenn in den Tagen vor Entnahme der Stuhlproben die bisher übliche Kost beibehalten wird und Medikamente, vor allem Sulfonamide und Antibiotika, vermieden werden. Die Untersuchungen sind, wenn sie aussagekräftig sein sollen, zeit- und kostenaufwendig. Es sind mehrere Nährböden und Züchtungsverfahren nebeneinander erforderlich, um die aeroben und anaeroben Keime erfassen zu können. Schwankungen in der Zusammensetzung sind nur zu erfassen, wenn der Stuhl mindestens dreimal in mehrtägigen Abständen kontrolliert wird.

Schädigung der Darmflora durch Antibiotika

Penizillin und andere, insbesondere Breitband-Antibiotika, bewirken eine erhebliche Schädigung der Darmflora. Der übermäßige, manchmal unsinnige Gebrauch der Antibiotika bei jeder noch so kleinen Infektion hat außerdem bewirkt, daß schon eine große Anzahl Keime *resistent* geworden sind. Sie wurden widerstandsfähig gegen Antibiotika. Daher sollten Antibiotika maßvoll und nur im Notfall eingesetzt werden. Man wird stets zwischen Haupt- und Nebenwirkung sorgfältig abzuwägen haben.

Wird die physiologische Darmflora durch Einsatz von Antibiotika und Sulfonamiden zerstört, kommt es häufig zu einer Schädigung der Darmschleimhaut mit dadurch verursachten Entzündungsprozessen. Der Patient hat dann oft über lange Zeit mit solchen Erscheinungen zu kämpfen, wenn nicht sofort etwas zum Wiederaufbau der Darmflora getan wird. Es besteht dann sogar die Gefahr, daß sich auf der geschwächten Darmschleimhaut vermehrt gefährliche Keime ausbreiten, wie zum Beispiel *Proteus*, ein aerober Eiweißzersetzer, also Fäulniserreger. Es sind gramnegative, begeißelte, stark bewegliche Stäbchen, die ihre Größe sehr schnell verändern können. Daher ihr Name nach dem griechischen Meergott "Proteus", der sich in viele Gestalten zu verwandeln vermochte.

Sauermilchprodukte

Es empfiehlt sich bei einer Behandlung mit Sulfonamiden oder Antibiotika sofort vorbeugend (prophylaktisch) Sauermilchprodukte in die tägliche Nahrung einzubauen, wie milchgesäuertes Gemüse, Sauerkraut, Sauermilch, Buttermilch oder Molke. Dies ist eine erfolgversprechende einfache Maßnahme, um die Ausbreitung von Fäulniserregern im Darm zu verhüten und eine allmähliche Regeneration der ursprünglichen normalen körpereigenen Darmflora zu ermöglichen. Außerdem werden dadurch auch die Darmbewegungen (Peristaltik) angeregt.

Joghurt

Früher wurde auf Empfehlung von METSCHNIKOFF (1845-1916) der Genuß von Joghurt als Lebenselixier angepriesen, da es die Fäulnisvorgänge im Darm verhindern würde und für die sprichwörtliche Langlebigkeit der Bulgaren verantwortlich sein sollte. Heute wissen wir, daß die Joghurtbakterien keine physiologischen Darmbakterien sind, die sich daher auch im Darm nicht ansiedeln und vermehren können. Joghurt unterdrückt zwar die Darmfäulnis, doch ist nicht auszuschließen, daß durch einen zu reichlichen ständigen Joghurtgenuß die Entwicklung der normalen Darmflora gehemmt werden könnte. Wir bevorzugen Sauerdickmilch, die wir selbst bereiten, da wir dafür rohe Vorzugsmilch verwenden können, während für eine Joghurtkultur die Milch vorher abgekocht werden muß.

Die Trinkwasserfrage

Eine Schädigung der Darmflora ist auch durch gechlortes Trinkwasser, manche Medikamente, Desinfektions- und Konservierungsmittel sowie durch andere über die Nahrung auf uns einwirkende Umweltgifte zu erwarten. Die Wasserfrage ist besonders ernst zu nehmen. Wasser ist ein Lebensmittel. Der Mensch selbst besteht zu etwa 60 Prozent aus Wasser. Reines, lebendiges Wasser ist in den meisten Gebieten schon zur Mangelware geworden. Im Ruhrgebiet ist das aus den Trinkwasserleitungen fließende Wasser beispielsweise schon dreimal aufbereitet und getrunken worden.

Vitamine und Darmflora

Über die Bedeutung der menschlichen Darmflora sind schon viele Irrmeinungen verbreitet worden. Versuche mit steril gehaltenen Tieren und Erfahrungen mit Menschen, die wegen chronischer Abwehrschwäche über längere Zeit im Sterilzelt leben mußten, haben gezeigt, daß die Darmflora nicht lebensnotwendig ist. Sie spielt beim Menschen auch für die Vitaminversorgung und für den Zelluloseabbau keine wesentliche Rolle. Nach Behandlung mit Antibiotika kommen Vitaminmangelzustände vor. Das ist aber nicht auf das Fehlen der Darmflora zurückzuführen, sondern auf eine Fehlbesiedlung der Dünndarmschleimhaut und dadurch bewirkte Resorptionsstörungen (Malabsorption). Die Vitamine aus der Nahrung können dann nicht aufgenommen werden. Der Mensch ist für die Vitaminversorgung ganz auf die *Nahrung* angewiesen, nicht auf eine Vitaminversorgung durch Darmbakterien vom Dickdarm aus.

Steigerung des Abwehrvermögens

Die gesunde Darmschleimhaut besitzt ein Abwehrvermögen, so daß wir uns mit unseren Darmbakterien normalerweise in einem gewissen Gleichgewichtszustand befinden. Man könnte gewissermaßen einen Vergleich mit der Körperhaut machen. Die gesunde Körperhaut ist von außen ebenfalls ständig der Einwirkung von Bakterien ausgesetzt und vermag diese abzuwehren. Der ständige Abwehrkampf gegenüber den Darmbakterien steigert die Abwehrlage und macht den Organismus für Schädigungen unempfindlich (immun). Durch diese Steigerung der Immunität gegen bakterielle Einwirkungen, denen wir ständig ausgesetzt sind, erweisen sich die Darmbakterien als *nützlich* für den Menschen.

Intestinale Autointoxikation

Entgleist dieses Gleichgewicht und kommt es zur Entartung der Darmflora, so können die Bakterien sich aber auch als schädlich erweisen. Giftstoffe, die von den Bakterien ausgeschieden werden oder beim Zerfall von Bakterien entstehen (Toxine) belasten dann die Entgiftungsorgane, Darm, Leber und Nieren. Schon 1887 begann durch eine Veröffentlichung von BOUCHARD die Erörterung über dieses Problem. Man sprach von *intestinaler Autointoxikation*, was nichts anderes bedeutet als Selbstvergiftung vom Darm aus. METSCHNIKOFF meinte sogar, man solle den Dickdarm entfernen, um den Ort der Entstehung der giftigen Stoffwechselprodukte ganz auszuschalten. Daß der Dickdarm einen Krankheitsherd (Fokus) abgeben kann, wurde dann tatsächlich durch den großen englischen Chirurgen Sir WILLIAM ARBUTHNOT LANE (London, 1856-1943) bewiesen. Dieser entwickelte eine Operationsmethode, durch die der Dickdarm vollständig entfernt und das unterste Ende des Dünndarms mit dem Mastdarm verbunden wurde. Erstaunlicherweise verschwanden nach der Dickdarmoperation die verschiedensten Leiden, wie schwere rheumatische Gelenkentzündungen, Gefäßkrämpfe in den Gliedmaßen (Raynaud-Krankheit), Schilddrüsenerkrankungen usw. Sir W. A. LANE folgerte daraus, daß fast alle chronischen Krankheiten mittelbar oder unmittelbar auf aus dem Darm stammende Bakteriengifte zurückgeführt werden müssten. Das gelte sogar für Krebs, der nie ein gesundes Organ angreifen würde, wie er sich ausgedrückt hat.

Infektion durch Darmbakterien

Daß die Darmbakterien nicht nur als harmlos oder gar als Nützlinge angesehen werden können, sehen wir an den Kolibakterien, die einen Teil jeder menschlichen Darmflora ausmachen. Gelangen sie in andere Organe außerhalb des Darmkanals, so können sie krankmachend (pathogen) wirken. Bekannt sind dadurch bewirkte Infektionen und Entzündungsvorgänge in der Harnblase (Cystitis), der Gallenblase (Cholecystitis) und der Gallenwege (Cholangitis), des Nierenbeckens (Pyelitis) und der Leber (Hepatitis serosa).

Solche Infektionen können sehr hartnäckig sein und neigen zu Rückfällen (Rezidiven), wenn man eine schlechte allgemeine Abwehrlage nicht über die Grundregulation ursächlich zu beheben sucht. Wir sehen sie auch bei Bestrahlungen (Röntgen- und Radiumstrahlen), die eine Degeneration der Darmflora zu bewirken scheinen, die Darmflora und das Resorptionsvermögen schädigen und die Widerstandsfähigkeit (Resistenz) des Organismus gegenüber Krankheitserregern herabsetzen.

Chronische Harnwegsinfektionen

Der einfachste Suchtest zur Erkennung der weit verbreiteten Harnwegsinfektion durch Kolibakterien ist die *Nitritprobe*. Die Bakterien wandeln das im Harn vorhandene Nitrat, das sonst unverändert mit dem Harn ausgeschieden wird, in Nitrit um. Nitrit gehört zu den Krebsgiften, weshalb wir chronische Harnwegsinfektionen nicht als harmlos ansehen. Nitrit kann aus den Harnwegen resorbiert werden, gelangt dadurch ins Blut und vermag Oxyhämoglobin der roten Blutkörperchen (Erythrozyten) in Methämoglobin umzuwandeln. Der Sauerstofftransport wird dadurch beeinträchtigt. Die Erythrozyten sind durch ein in ihnen enthaltenes enzymatisches System zwar in der Lage, geringe Mengen zu reduzieren und damit unschädlich zu machen. Durch ständige Einwirkung im Zuge eines chronischen Geschehens kann es mit der Zeit jedoch zur Umwandlung eines immer höheren Anteils des Hämoglobins in Methämoglobin kommen. Dieser Vorgang ist dann als Methämoglobinvergiftung und als eine Art innerer Vergiftung anzusehen.

Andere Darmkeime als Krankheitserreger

Neben der häufig vorliegenden Koliinfektion können aber auch andere Keime, die normalerweise im menschlichen Darm vorkommen, als Krankheitserreger auftreten. So finden sich beispielsweise gelegentlich *Enterokokken* als Erreger von Gallenwegsinfektionen. Oder denken wir an *Gasbrandbazillen* (Clostridien), die ebenfalls im Darm vorkommen und toleriert werden können, wenn sie eine gewisse Menge nicht überschreiten. Der häufigste Gasbranderreger ist Clostridium perfringens (Welch-Fraenkelscher Gasbrandbazillus). Als anaerober Sporenbildner gedeiht er nur bei verhindertem Sauerstoffzutritt. Eine Gefahr besteht daher bei schweren Verletzungen, Verbrennungen und Quetschungen, wenn durch Unterbrechung der Blut- und Nervenversorgung die Sauerstoffzufuhr unterbrochen wird. Die Sporen keimen dann in der Wunde aus, es kommt zu fortschreitender Gewebszerstörung, starker Gasansammlung im Gewebe und durch die Toxinwirkung meist schon nach wenigen Tagen zum Tode.

Bakterieller Abbau im Dickdarm

Der *Blinddarm* (Coecum) ist die eigentliche Gärkammer im Darmtrakt. Hier werden die Kohlenhydrat- und Eiweißzersetzer voll wirksam. Enthält der aus dem Dünndarm eintretende Darminhalt noch zu viel unverdaute *Kohlen-*

hydrate, kommt es verstärkt zu Gärungsvorgängen. Verdauungsstörungen durch Gärung (Gärungsdyspepsie) sind gekennzeichnet durch stinkende saure Gärungsstühle. Es kommt durch Gärung zu Säure- und Gasentwicklung, dadurch zu Übersäuerung (Azidose), Blähsucht (Meteorismus), Abgang von Darmwind (Flatulenz) und infolge Reizung der Darmschleimhaut zu Hyperperistaltik und Durchfall. Gelangen dagegen mehr *Eiweißstoffe* in den Blinddarm, kommt es zu Fäulnisvorgängen. Statt der Gärungsdyspepsie haben wir eine Fäulnisdyspepsie. Der Stuhl riecht aashaft faulig. Die Produkte der Eiweißfäulnis sind viel giftiger als die der Kohlenhydratgärung und wirken lähmend, so daß wir es eher mit Darmträgheit und Stuhlverstopfung zu tun haben.

Gärung erfolgt nur bei saurer, Fäulnis bei alkalischer Reaktion. Normalerweise werden sich die sauren und alkalischen Produkte bei dem bakteriellen Abbau im Dickdarm neutralisieren. Der Stuhl zeigt dann eine fast neutrale Reaktion. Er ist eher schwach alkalisch als schwach sauer. Dyspeptische flüssige Stühle haben im Mittel ein pH von 6,6, festweiche normale Stühle im Mittel pH = 7,4, während die alkalischen Stühle bei Stuhlverstopfung (Obstipation) zwischen pH = 7,5 bis 8,5 liegen können.

Entstehung von Darmgasen

Die Gärungsvorgänge im Blinddarm führen zur Entstehung von Darmgasen. Normalerweise aber nur in einer Menge, die in Form feinster Bläschen im Kot gebunden bleibt, so daß es nicht zu Blähungen kommt. Diese feinsten Gasbläschen machen den Kot leicht und locker; er wird dadurch gleitfähig.

Bei normaler unverlangsamter Darmtätigkeit werden die Darmgase zusammen mit dem Kot ausgeschieden. Ein solcher Kot schwimmt im Wasser oben. Geht der Kot im Wasser unter, so kann davon ausgegangen werden, daß es sich um einen *Spätkot* handelt. Der Patient leidet dann unter Darmträgheit. Die Gase haben sich schon im Darm vom Kot getrennt und treten als Blähungen (Flatulenz) in Erscheinung.

Einfluß der Verdauungssäfte auf die Darmflora

Von großem Einfluß sind die *Verdauungssäfte* auf die Darmflora. Eine zu geringe Produktion von Magensalzsäure (Sub- oder Anazidität) ist mit einer Störung des Säftekreislaufes verbunden. Es kommt dadurch zu einer Milieuveränderung. Bei mangelhafter Sekretion besteht die Gefahr, daß Koli- und andere Keime aus den unteren Darmabschnitten im Dünndarm hochwandern. Dort beginnt dann schon die bakterielle Zersetzung des angedauten Speisebreies (Chymus) unter Säure- und Gasentwicklung. Der starke chemische Reiz der Säuren auf die Schleimhaut bewirkt zunächst eine Beschleunigung der Dünndarmperistaltik, eine Art innerer Durchfall. Die Gase in den Dünndarmschlingen bewirken eine gasige Auftreibung des Leibes, den Meteorismus. Die typischen Erscheinungen sind Aufblähungen und Kollergeräusche im Darm, kolikartige Leibschmerzen, auch Druck und Völlegefühl im Magen als Rückwirkung der Vorgänge im Dünndarm auf den Magen.

Solche Menschen bevorzugen gern fleisch- und fettreiche Nahrung, weil sie sich dann weniger durch Gärungsvorgänge belästigt fühlen. Bei der Eiweißfäulnis bilden sich zwar ebenfalls Gase, aber nicht in der Menge wie bei der Gärung. Dafür wirken die Eiweißfäulnisprodukte mehr lähmend als anregend auf den Darm und führen zu der allgemein verbreiteten *Darmträgheit*. Im trägen, erschlafften, atonischen Darm (Atonie = Schlaffheit) kommt es zu Stauungen. Dies betrifft natürlich in erster Linie die untersten Schlingen des Dünndarmes (Ileums). Die kotgefüllten Darmschlingen belasten den Unterbauch. Es kommt zur halbkugeligen Vorwölbung des Leibes unterhalb des Nabels, die typisch ist für eine Ernährung mit übermäßigem Fleisch- und Fettgehalt.

Natürlich gibt es bei dem Zusammenspiel und der Wechselwirkung zwischen den Verdauungsdrüsen und den Schleimhäuten sowie der Art und Zusammensetzung der Nahrung alle möglichen Stadien und Übergangsformen. Wenn die Drüsen erst einmal minderwertige Verdauungssäfte liefern, vermögen die Darmschleimhäute die Nahrung nicht mehr richtig zu resorbieren. Gleichzeitig kommt es dann auch zu einer Änderung der Bakterienflora mit all ihren Begleit- und Folgeerscheinungen.

Einfluß der Ernährung auf die Darmflora beim älteren Menschen

Besonders groß ist diese Gefahr beim älteren Menschen, weil mit der naturgemäß durch die Alterung einsetzenden Verminderung der Verdauungskraft sich gerade solche Darmkeime zu vermehren pflegen, deren Stoffwechselprodukte schädlich wirken. Die Erhaltung der geistigen und körperlichen Rüstigkeit bis ins hohe Greisenalter setzt eine günstige Zusammensetzung der Darmflora voraus. Der ältere Mensch braucht eine knappe Ernährung, die ganz auf die Erhaltung der Grundregulation abgestimmt ist. Denn der Mensch lebt nicht von dem, was er ißt, sondern von dem, was er verdaut. Von den nicht verdauten Nährstoffen leben die Darmbakterien. Vor allem die Ernährung mit einseitiger Fleischkost ist absolut nicht gesund für ältere Menschen. Eine Bestätigung dafür finden wir in Alters- und Pflegeheimen, wo die alten Menschen bei üppiger Fleischkost dahindämmern, geistig abtreten und nur noch von einer Mahlzeit auf die andere warten. Ein hohes Alter erscheint aber nur sinnvoll, solange die geistige und körperliche Verfassung es lebenswert erscheinen läßt.

Die Indikanprobe

Eiweißfäulnis im Darm ist am schädlichsten, weil bakterielle Abbauprodukte der Aminosäure Tryptophan eine gewisse Giftwirkung haben. Zu diesen Produkten gehören Indol und Skatol. Normalerweise erscheint das entstehende Indol nur in Spuren im Harn und wird von der Leber entgiftet. Es wird als indoxylschwefelsaures Kalium im Harn ausgeschieden, das man als *Indikan* bezeichnet. Da eine starke Vermehrung auf krankhafte Darmfäulnis hindeutet, die die Leber belastet, führen wir die Indikanprobe bei jeder Harnuntersuchung routinemäßig durch. Das Untersuchungsverfahren wurde standardisiert, um für die Ergebnisse Vergleichsmöglichkeiten zu haben.

Gefahr der Abführmittel

Im allgemeinen wird diesen Dingen, die die Ursache vieler Beschwerden, Krankheiten und vorzeitiger Alterung darstellen, heute kaum eine besondere Aufmerksamkeit geschenkt. Statt dessen begnügt man sich bei Darmträgheit mit *Abführmitteln*, ohne den Grundursachen nachzugehen. Abführmittel werden heute schon von jedem zweiten ständig genommen. Der langjährige Gebrauch solcher Mittel führt zur Gewöhnung und verstärkt die Darmträgheit dadurch noch. Auch der Gebrauch von "nur" pflanzlichen Mitteln, wie z.B. Senna, Rhabarber und Aloe, ist nicht harmlos. Auch diese üben bei längerem Gebrauch eine *Darmreizung* aus. Der ständige übermäßige Wasserverlust über den Darm führt zu einem hochgradigen Mangel an Mineralstoffen, vor allem an Kalium. Schmerzhafte Krampfzustände bis hin zur Darmlähmung können vorkommen. Durch die ständige Reizung der Dickdarmschleimhaut wird diese in ihrer Abwehrkraft geschädigt. So entwickelt sich aus einer Stuhlverstopfung (Obstipation) mit der Zeit eine Dickdarmentzündung (Colitis). Auf der gereizten und geschwächten Schleimhaut vermögen sich schädliche Keimarten anzusiedeln, wie zum Beispiel Proteusbakterien, die aerobe Eiweißzersetzer, also Fäulniserreger sind, die bei ihrer Eiweißspaltung Giftstoffe bilden.

Dies ist der Boden, auf dem sich dann ernsthafte, nur noch schwer zu behandelnde Leiden entwickeln, wie Divertikel, geschwürige Dickdarmentzündung (Colitis ulcerosa) und Darmkrebs. Der *Darmkrebs* steht unter den Krebserkrankungen schon an vierter Stelle und erfordert mehr Opfer als der Straßenverkehr. Am meisten ist der Mastdarm betroffen.

Ballaststoffe in der Nahrung

Darmkrebs fehlt heute eigentlich nur noch bei Naturvölkern, die auf dem Lande leben. Es mangelt hier nicht an Ballaststoffen in der Nahrung. Die ballastreiche Zellulosekost regt die Peristaltik des Dickdarms an und verhindert Kotstauungen. Die rhytmische fortschreitende wellenförmige Zusammenziehung und Erschlaffung, die man Peristaltik nennt, bewirkt die Fortbewegung des Speisebreies im Darm. Sie ist zugleich Voraussetzung für den Tonus der Darmmuskulatur und gesunde gut durchblutete Schleimhäute.

Die Nahrungsdurchgangszeit

Die Passage durch den Magen-Darmtrakt braucht bei Afrikanern, die noch im Negerkral leben, nur etwa 35 Stunden. Beim Europäer sind es fast 90 Stunden. Nehmen die Afrikaner die Ernährungsgewohnheiten der Europäer und Amerikaner an, bekommen sie genau so Darmkrebs.

Man kann seine eigene *Nahrungsdurchgangszeit* bestimmen durch Nahrungsstoffe, die im Stuhl deutlich sichtbare Farbstoffe hinterlassen, wie die Rote Bete, Heidelbeeren (Blaubeeren), grünen Spinat oder Tomaten. Ein regelmäßiger täglicher Stuhlgang sagt noch nichts über die Durchgangszeit aus. Es kann trotzdem Darm-

trägheit vorliegen, bei der der Nahrungsbrei tagelang im Darminneren bleibt.

Werden Abführmittel benötigt, so sollte dies bereits als Warnzeichen dienen, daß eine Prüfung der Stoffwechsellage und Beratung für eine Kostumstellung angezeigt sein läßt. Unsere im Zuge der Industrialisierung und Verstädterung üblich gewordene verfeinerte Kost enthält gegenüber früher nur noch ein Sechstel der Ballaststoffe. Ein heute viel empfohlenes Mittel für die Zufuhr von Ballaststoffen ist *Weizenkleie*. Sie sollte aber nicht nur einseitig und auch nicht in zu großen Mengen eingenommen werden. Man muß die im Einzelfall richtige Dosierung herausfinden und auch genug dazu trinken, damit sie aufquillt.

9. Fastenkuren

Kranke und entzündete Organe sind vorübergehend zu schonen, damit sie ausheilen. Darum wird die Fastenkur als geeignete Heilmaßnahme für den Darm angesehen. Man glaubt damit auch die Keimzahl der Darmflora verringern zu können, wenn die Nahrungsaufnahme über längere Zeit unterbleibt. Untersuchungen von HOFFMANN am Institut für Medizinische Mikrobiologie des Klinikum Essen der Universität Münster mit sechs Patienten brachten das unerwartete Ergebnis, daß längere Fastenzeiten (7 bis 14 Tage Tee- und Saftfasten) die Keimzahlen ansteigen ließen. Dies wird auf die verringerte Produktion von Verdauungssäften zurückgeführt, die die Darmflora in erster Linie beeinflussen.

Eine Fastenkur von einwöchiger Dauer kann angezeigt sein, um die verstopften, mit Gas und Kot überfüllten Därme eines Vielessers einmal gründlich zu reinigen. Nach zwei Obsttagen nimmt man früh eine Glaubersalzlösung, 40 Gramm in 750 ml Wasser, mit etwas Fruchtsaft zur Geschmacksaufbesserung, um giftige Rückstände möglichst schnell aus dem Darm zu entfernen. In den folgenden Tagen wird der Reinigungsvorgang frühmorgens unterstützt durch ein Klistier. Für den Darmeinlauf nimmt man ein Liter Wasser, lauwarm, mit 6 Gramm Meersalz.

Fasten als geistige Übung

Längere Fastenkuren schätzen wir mehr als geistiges Exerzitium. Es ist der beste Weg, um sich von Eßsucht und dem Verlangen nach Reiz- und Genußmitteln zu befreien. Man kommt so wieder zu einer natürlichen Freude an einfacher, natürlicher und frisch zubereiteter Kost, die die wichtigste Grundlage für körperliche und seelische Gesundheit darstellt. Fastenkuren, durch die nur Übergewicht reduziert werden soll, um hinterher wie bisher weiterzuleben, sind sinnlos.

Gefahren langer Fastenkuren

Eine längere Fastenkur stellt einen harten Eingriff dar. Fastenärzte sprechen daher selbst von einer "Operation ohne Messer". Das Fasten setzt daher, wenn es nützlich sein soll, ein entsprechendes Maß von Reaktionsvermögen voraus. Das gilt vor allem für die Entgiftungsorgane, wie Leber und Nieren. Es kommt, sobald der Organismus nur noch von seinem eigenen Fettzellgewebe lebt, zur Übersäuerung, der sogenannten *Fastenazidose*, zu Ammoniakbildung und Ketonurie. Der Säure-Basen-Haushalt entgleist. Der Harn ist stark sauer.

Wer sich zur Fastenkur entschließt, ist meist gesundheitlich schon so angeschlagen, daß Nieren und Leber ungenügend arbeiten. Es liegt schon eine gewisse Organschwäche (Insuffizienz) vor. Die ohnehin bereits vorhandene Abwehrschwäche wird dann noch gefördert. Durch strenge und langdauernde Fastenkuren können daher auch Schäden gesetzt werden, wenn es an sachverständiger Beratung fehlt. Oft müssen Fastenkuren abgebrochen werden. Wir sahen Zusammenbrüche und Todesfälle.

Das Fastenbrechen

Kritisch wird es, wenn der Patient nach einer längeren Fastenzeit wieder mit dem Essen beginnt, mit dem sogenannten *Fastenbrechen*. Dies sind dann Krisentage erster Ordnung. Ein Engländer, der etwas vom Fasten verstand, soll sich über das Fastenbrechen und die ersten drei Eßtage so ausgedrückt haben: "Jeder Narr kann fasten, aber nur der Weise kann das Fasten brechen". Durch das Fasten wird die Sekretion aller Verdauungsdrüsen, vom Mundspeichel bis zu den Darmdrüsen, deutlich herabgesetzt. Der Kreislauf der Verdauungssäfte wird weitgehend unterbrochen. Fehlt das Reaktionsvermögen, kann die Wiederingangsetzung des Säftekreislaufs Schwierigkeiten bereiten. Von einer Patientin erfuhren wir, daß die Nahrungsaufnahme überhaupt nicht mehr gelang, so daß sie kurz nach Beendigung der Fastenkur starb.

Der Fastentag

Das beste, was man zur Gesundheitsvorbeugung tun kann, wäre ein Fastentag in der Woche.

Sehr geschätzt wird von uns der *Molkefastentag*, sofern man eine unverfälschte frische Molke bekommt. Wir kennen alle die wohltuende Auswirkung, wenn wir nach einem Festtag einmal einen Rasttag einschalten und nichts essen. Einen solchen Rasttag sollte man sich zur Gewohnheit machen und auch ruhig einmal Mahlzeiten übergehen. Die heute üblichen vielen üppigen Mahlzeiten und Zwischengerichte sind absolut nicht gesund und eine der Hauptursachen aller Krankheiten. Menschen, die bis in ein hohes Alter rüstig blieben, haben immer einfach gelebt. Medikamente brauchten sie dann fast nie. Zwei sättigende Mahlzeiten reichten ihnen aus. Wenn wir vom Leberrhytmus und dem natürlichen Säftekreislauf ausgehen, wäre das für unsere Gesundheit optimal. Schon in früheren Zeiten wußte man dies. SOKRATES (Athen, 470-399 v.Chr.) nannte diejenigen Barbaren, die mehr als zwei Mahlzeiten am Tag glaubten einnehmen zu müssen.

Schwer chronisch Kranke sollten keine Unterbrechung des Säftekreislaufes erfahren, sondern vielmehr so behandelt werden, daß die gestörte Grundregulation normalisiert wird. Dies ist die wirksamste Basisbehandlung, um Menschen vor Krankheiten zu bewahren und wieder davon zu befreien.

---

10. Die Scheidenbakterien

Nicht nur im Darm des Menschen, sondern auch in den anderen Körperhöhlen befinden sich normalerweise nicht krankmachende (apathogene) Mikroorganismen. Sie haben zum Teil je nach Standort sogar verschiedene Namen. Ein Beispiel dafür sind die Scheidenbakterien der erwachsenen Frau. Es sind stäbchenförmige Milchsäurebakterien (Laktobakterien), die nach dem deutschen Gynäkologen ALBERT DÖDERLEIN (1860-1941) als *Döderleinsche Scheidenbakterien* benannt werden.

Diese Milchsäurebakterien bilden die natürliche Flora in der Scheide (Vagina) der Frau. Die oberste Zellschicht (Deckgewebe) des Schleimhautgewebes, das Scheidenepithel, stößt ständig Schleimhautzellen, die Scheidenepithelien, ab. Die Milchsäurebakterien bilden aus dem Glykogen, einem zuckerähnlichen Stoff, des Scheidenepithels Milchsäure. Durch die Milchsäurebildung sorgen die Scheidenbakterien für einen pH-Wert des Scheidensekretes von 4,0 bis 4,7. Dieser niedrige pH-Wert hemmt die Entwicklung anderer Bakterien und verhütet, daß Krankheitskeime von außen aufsteigen und sich in der Scheide ansiedeln können. Die Scheidenflora bewirkt also durch das saure Milieu einen Infektionsschutz und sorgt für die Selbstreinigung der Scheide.

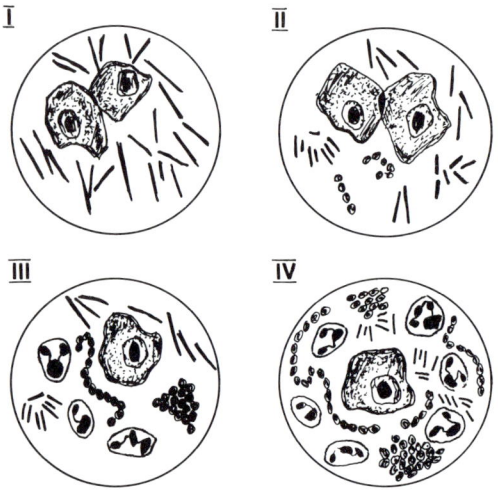

Bild 25: Reinheitsgrade der Scheidenflora.
I   Nur Milchsäurebakterien und glykogenhaltige
    Scheidenepithelien.
II Milchsäurebakterien und Scheidenepithelien, aber
    auch Kokken, Kolibakterien und Leukozyten.
III Epithelien und nur noch vereinzelt Milchsäurebak-
    terien. Reichlich Kokken, gramnegative Stäbchen
    und Leukozyten.
IV Keine Milchsäurebakterien mehr. Massenhaft Kok-
    ken (Eitererreger), gramnegative Stäbchen und
    Leukozyten.

Das saure Milieu der Scheidenflora soll nicht
durch Spülungen zerstört werden. Sie sind im
allgemeinen überflüssig und meist sogar schädlich. Wenn sie erforderlich werden sollten,
nimmt man für die Spülung am besten zwei Eß-

löffel Essig auf einen Viertelliter warmes Wasser, damit das saure Milieu nicht gestört wird.
Störungen der Scheidenflora begünstigen infektiöse Entzündungen und Pilzinfektionen. Solche
Störungen sind beispielsweise möglich durch eine Behandlung mit Antibiotika, besonders
wenn die körpereigene Abwehr gestört ist. Wir
unterscheiden bei der Scheide (Vagina) der
Frau die Reinheitsgrade I bis IV. Der Scheiden-
abstrich zeigt unter dem Mikroskop beim Reinheitsgrad I nur Milchsäurebakterien und Scheidenepithelien (Bild 25, I). Dies ist der Befund
einer gesunden Scheidenflora. Bei einer gestörten Flora gehen die Milchsäurebakterien zurück
(Bild 25, II-IV). Dafür finden sich vermehrt
Leukozyten (weiße Blutkörperchen), Kokken
(Kugelbakterien), gramnegative Stäbchen, auch
Koli- und andere Darmbakterien, Trichomonaden (Geißeltierchen), Soor- und andere
Haut-Schleimhautpilze (Genitalmykose).

> Die Gesundheit der Scheidenschleimhaut ist
> abhängig vom Säuremilieu, einem pH des
> Scheidensekretes von 4,0 bis 4,7. Ein verän-
> dertes alkalisches pH hat Erkrankungen zur
> Folge. Das richtige Säuremilieu kann aber
> nur eingehalten werden, wenn die Döder-
> leinschen Scheidenbakterien über das Schei-
> denepithel den geeigneten Nährboden erhal-
> ten. Dieser hängt von der Stoffwechsellage
> ab, die über die Grundregulation im Gleich-
> gewicht gehalten werden muß.

11. Der Stuhlgang

Als Regel für den gesunden Darm kann gelten,
daß der Stuhl einmal täglich morgens abgegeben
werden sollte. Dies entspricht dem natürlichen
Verdauungs- und Leberrhytmus. Natürlich
hängt es auch von der Art der Nahrung ab, so
daß mehrere Darmentleerungen täglich möglich
sein können, wenn Gärungsvorgänge im Darm
vorherrschen oder der Nahrung Kleie in zu gros-
ser Menge zugegeben wird.

Der morgendliche Stuhldrang ist anzustreben.
Darauf sollte man sich einzustellen versuchen,
da er nicht nur mit der natürlichen Nahrungsdurchgangszeit, sondern auch mit unserer be-
ruflich bedingten Zeiteinteilung in Einklang
steht. So läuft man auch nicht Gefahr, den
Stuhlgang unterdrücken zu müssen, was zur Ab-

stumpfung des Stuhldranggefühls (Analreflexes)
führen und damit die Stuhlverstopfung begünstigen kann.

**Der Dickdarm als Ausscheidungs- und Resorp-
tionsorgan**

Nach operativer Entfernung des Dickdarmes
ebenso wie nach der des Magens vermag der
Mensch trotzdem weiter zu vegetieren, da der
Organismus gewisse Kompensationsmöglichkei-
ten (lat. compensare = ausgleichen) besitzt. Des-
halb darf man aber nicht glauben, daß diese Or-
gane nicht lebenswichtig seien. Ihre operative
Entfernung stellt eine Verstümmelung dar.
Ähnlich wie in den Nieren erfolgt auch im
Dickdarm eine Rückresorption von Wasser und

Salzen. Der Dickdarm ist daher an der Aufrechterhaltung des Gleichgewichtes der Körperfunktionen (Homöostase) mit beteiligt. Er wirkt mit an der Regulation des Wasser- und Elektrolythaushaltes und damit der Grundregulation. Von dem Resorptionsvermögen des Dickdarmes macht man Gebrauch, wenn Arzneisubstanzen gegeben werden sollen, die im Magen zerstört werden und daher wirkungslos bleiben oder wenn das Mittel über den Mund (peroral) gegeben zu Brechreiz führt. Diese Arzneianwendung ist möglich durch Einläufe oder durch Zäpfchen, dem sogenannten *Suppositorium*. Bei dieser Arzneiform ist das Medikament in einen kleinen Kegel eingearbeitet, der aus einer bei Körpertemperatur schmelzenden Grundmasse (z.B. Kakaobutter) besteht. Das Zäpfchen wird in den After eingeschoben und schmilzt dort unter 37° C Körpertemperatur. Das Arzneimittel wird durch die Darmschleimhaut resorbiert und gelangt über die Venen in den Pfortaderkreislauf.

Selbstvergiftung vom Darm aus

Seine Aufgabe als Ausscheidungs- und Resorptionsorgan gibt dem Dickdarm eine gewisse Schlüsselstellung, die in hohem Maße über Gesundheit oder Krankheit zu entscheiden vermag. Die sich bei hochgradiger Verstopfung ansammelnden großen alten Kotmassen führen zur Fäulnisstoffvergiftung. Eine solche Selbstvergiftung vom Darm aus tritt verstärkt in Erscheinung, sobald die Dickdarmschleimhaut durch Entzündungen ihr Abwehrvermögen verliert. Hinzu kommen die schädlichen Auswirkungen einer sich entwickelnden schädlichen Darmflora, die giftige Stoffwechselprodukte (Toxine) ausscheidet.

Schon METSCHNIKOFF (Zool., Odessa und Paris, 1845-1916) vertrat daher den Standpunkt, daß wir im Dickdarm die Mitursache vieler chronischer Erkrankungen und eines vorzeitigen Todes zu suchen haben. Von ihm stammt der drastische Ausspruch: ''Der Tod sitzt im Darm!''. Das hier tatsächlich Zusammenhänge bestehen, fand durch den pathologischen Anatomen ANTON BROSCH seine Bestätigung, der als Prosektor im Wiener Garnisonspital (1895-1914) tausende von Sektionen durchführte und jeden Darmkanal vom Magen bis zum After auf-

geschnitten und untersucht hat. Dabei fand sich bei fast allen älteren Personen der Dickdarm so voll mit altem Kot gefüllt, daß die jeweils als Todesursache angegebenen verhältnismäßig geringfügigen Krankheiten unmöglich allein den Tod bewirkt haben konnten. Eine hochgradige Darmträgheit und Verstopfung hatte mitgewirkt.

Schilddrüse und Darmgifte

Bemerkenswert war, daß fast stets ein Schwund (Atrophie) der *Schilddrüse* vorgefunden wurde. Dies sprach für eine Unterfunktion der Schilddrüse, die durch Darmgifte hervorgerufen wird. BREISACHER bewies, daß ein Hund bei Fleischnahrung schnell eingeht, wenn man ihm die Schilddrüse herausnimmt. Er blieb aber auf unbestimmte Zeit am Leben, wenn er nur Brot und Milch bekam. Die Schilddrüse dürfte daher bei der Neutralisation von Fäulnisgiften wirksam werden, die durch Eiweißfäulnis im Darm entstehen.

Die Schilddrüse gehört zu den Drüsen mit innerer Sekretion. Die Sekrete der innersekretorischen Drüsen, die Hormone (hormao = antreiben), werden direkt ins Blut abgegeben und üben zahlreiche Stoffwechselwirkungen aus. Die Schilddrüsenhormone regulieren den Gesamtstoffwechsel. Sie scheinen blockiert zu werden, wenn ständig Eiweißfäulnisprodukte aus dem Eiweißstoffwechsel als Hemmstoffe auftreten.

Entzündung des Wurmfortsatzes (Appendizitis)

Bild 26 zeigt einen normal funktionierenden gefüllten Dickdarm. Es beginnt mit dem *Blinddarm*. Hier sammelt sich der aus dem Dünndarm kommende Restbrei. In diesem ''Gärkessel'' beginnt die bakterielle Nachverdauung und Eindickung. Bei plötzlich auftretenden heftigen Beschwerden im Bauch, dem sogenannten aku-

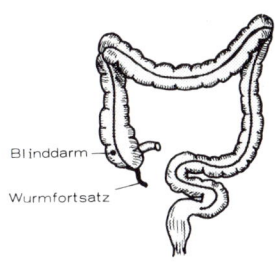

Bild 26: Normal funktionierender gefüllter Dickdarm.

ten Abdomen (Abdomen = Bauch, Unterleib), denkt man wohl zunächst angstvoll an eine Entzündung, die meist fälschlich als "Blinddarmentzündung" bezeichnet wird. Die sogenannte Blinddarmentzündung entsteht nämlich in dem etwa fingerlangen, bleistiftdünnen *Wurmfortsatz* (Appendix, aus lat. appendix = Anhang, Anhängsel), nicht im Blinddarm. Diese Entzündung wird *Appendizitis* genannt. Zur Lagebestimmung dient der MacBurneysche Punkt, der ungefähr der Schmerzstelle bei Blinddarmentzündung entspricht (benannt nach MAC BURNEY, Arzt in New York, 1845-1913). Er liegt rechts unterhalb des Nabels, halbwegs auf der Linie zwischen dem Nabel und der rechten vorderen oberen Hüftbeinecke. Da bei Beschwerden und Schmerzen im rechten Unterbauch viel zu einseitig an Blinddarmentzündung gedacht wird, kommt es leicht zu voreiligen Operationen. Die Blinddarmoperation ist zu einer Routineangelegenheit geworden. In der Bundesrepublik lassen sich über 300 000 Menschen alljährlich den Blinddarm herausoperieren. Trotz aller Routine sterben noch rund 2000 Menschen jährlich nach diesem Eingriff, ganz abgesehen von Narkose und Operationsnarben nach gelungenem Eingriff. Nach uns vorliegenden Angaben ist bei uns in Deutschland bei 46 Prozent der Männer und 33 Prozent der Frauen der Wurmfortsatz des Blinddarmes operativ entfernt worden (Appendektomie). In anderen vergleichbaren Ländern sind es nur 12 bis 13 Prozent. An der Chirurgischen und Poliklinik der Universität Tübingen hat man bei 684 Erwachsenen und 204 Kindern den herausgeschnittenen Wurmfortsatz vom Pathologen histologisch untersuchen lassen. Nur in 41 Prozent der Fälle hat es sich um eine akut eitrige Blinddarmentzündung gehandelt. Über die Hälfte aller Operationen waren unnötig.

Wurmfortsatz und Gaumenmandeln als Lymphorgane

Der Wurmfortsatz gilt als entbehrlich. Wir wissen aber, daß er ein Lymphorgan ist. Er spielt daher im Blinddarm dieselbe Rolle wie die Gaumenmandeln (Tonsillen) im Mundbereich. Als Immunorgane sorgen sie für die Abwehr von Krankheitserregern. Man ist daher heute nicht mehr so ohne weiteres bereit, die Mandeln herausnehmen zu lassen, solange sie nicht durch Eiterung zu einem wirklichen Infektionsherd geworden sind. Gesunde Mandeln sind keine Eintrittspforte für Infektionserreger, sondern sind dem Lymphstrom angeschlossene Ausscheidungsorgane, die Abwehrstoffe bilden. Daher sollte man die Mandelfunktion solange als möglich vorbeugend durch Absaugen und Massage zu erhalten suchen. Lymphstauungen müssen erforderlichenfalls angegangen und behoben werden.

Bei der Auswertung epidemiologischer Studien hat sich beispielsweise sogar gezeigt, daß die Entfernung der Gaumenmandeln (die sogenannte "Tonsillektomie") offenbar ein Risiko ist für die spätere Entstehung einer bösartigen, dem Krebs verwandten Lymphdrüsenerkrankung, der "Hodgkinschen Krankheit".

Ähnlich wie mit den Gaumenmandeln ist es mit dem Wurmfortsatz des Blinddarmes, der nach dem heutigen Wissensstand nicht mehr einfach nur als unnützes rudimentäres (rückgebildetes, verkümmertes) Darmteil angesehen werden darf. Der Blinddarm ist die Übergangsstelle vom Dünn- zum Dickdarm. Von der Resorption im Dünndarm wird hier auf Eindickung des Speisenbreies im Dickdarm umgeschaltet. Die Bakterientätigkeit ist an dieser Stelle besonders intensiv. Damit die bakterielle Nachverdauung unter physiologischen, das heißt normalen Verhältnissen möglich ist und es nicht zur übermässigen Entwicklung schädlicher Bakterien kommt, finden wir schon im unteren Dünndarm Haufen von Lymphfollikeln (Lymphknötchen), die sogenannten *Peyer-Plaques* (nach dem Schweizer Anatomen J. C. PEYER, 1653-1712). Es sind plattenförmig zusammenwachsende Gruppen von Lymphknoten (aus frz. plaque = Platte). Der Blinddarm selbst hat dann noch ein besonderes drüsiges Gebilde, den Wurmfortsatz, der mit dicht nebeneinander sitzenden Lymphknoten fast völlig ausgefüllt ist. Röntgen-Untersuchungen haben gezeigt, daß der Wurmfortsatz sich mehrmals täglich füllt und leert. Demnach ist er ähnlich den Mandeln ein Immunorgan und daher gelegentlich auch schon als "Tonsille des Darmes" bezeichnet worden. Blinddarmentzündungen und Halsentzündungen haben auch ähnliche Erscheinungen; sie beginnen meist plötzlich mit einer ähnlichen Fieberkurve.

Bei der sogenannten Blinddarmentzündung (Appendizitis) denkt man auch heute im allgemeinen nur an eine Operation (Appendektomie). Sie ist lebensrettend, wenn es zur Vereiterung kommt und die Gefahr einer Perforation, das heißt eines Durchbruches in die freie Bauchhöhle besteht. Zu wenig beschäftigt hat man sich aber bisher mit den Ursachen der Blinddarmentzündung. Daher kommt es vor, daß der gesunde Wurmfortsatz schon vorsorglich (prophylaktisch) heraus operiert wurde, weil man sonst keinen anderen Rat zu geben vermochte.

Blinddarmentzündung (Typhlitis)

Man muß sich vorstellen, was sich bei Darmträgheit im Blinddarm abzuspielen vermag. Es gibt Stauungen und Kotansammlungen bis in den aufsteigenden Ast des Grimmdarmes (Colon ascendens). Dieser Zustand ist möglich, wenn der Darm schlaff und spannungslos (atonisch = ohne Tonus) geworden ist oder es zu Durchgangsstörungen in der Leberbiegung, in der Flexura hepatica (Flexura = Biegung; hepatica = die Leber betreffend) kommt. Schädliche Keime finden dann einen günstigen Nährboden, gerade und ganz besonders im Blinddarm, so daß es zu Gasbildung, Darmblähung und erheblicher Reizung der Darmschleimhaut kommt. Es muß deshalb nicht gleich zur Entzündung des Wurmfortsatzes kommen. Manchmal ist es nur eine Entzündung des Blinddarmes selbst, eine Typhlitis, die aber dieselben Erscheinungen aufweist und sich diagnostisch meist nicht von einer Appenziditis unterscheidet. Solche Entzündungen führen zur Stauung des Lymphsystems; die Entzündung vermag sich in den Wurmfortsatz fortzupflanzen.

Am gefährlichsten sind Eiweißfäulnisgifte, die viel giftiger sind als die Produkte der Kohlenhydratgärung. Sie wirken lähmend. Die Darmbewegungen bleiben aus. Der Darm wird träge und schlaff (atonisch). Bei reichlichem einseitigem Fleischgenuß treten Blinddarmentzündungen gehäuft auf.

Nach der operativen Entfernung des Wurmfortsatzes (Appendektomie) sind die Schmerzen und Beschwerden nicht immer restlos verschwunden. Die Ursache, die zur Entzündung des Wurmfortsatzes geführt hat, bleibt schließlich bestehen, wenn nichts für die Normalisierung des Verdauungsorgans und der ganzen Grundregulation getan wird.

Der Querdarm (Colon transversum)

Der wie eine Girlande quer durch den Bauchraum verlaufende Querdarm wird durch den Spannungszustand der Darmmuskulatur in seiner Lage gehalten. Läßt dieser bei Darmträgheit nach, kommt es zur Erschlaffung (Atonie), so wird er nach unten gezogen. Dabei kommt es direkt zu einer Verlängerung (Bild 27). In schweren Fällen kann der Querdarm bis über das Schambein herunter sinken. In der Mitte des Querdarmes, an der tiefst gelegenen Stelle, kommt es dann ebenfalls leicht zu einem vermehrten Kotstau. Außerdem knickt der gesenkte Querdarm an der Leber- und Milzecke ab, so daß an diesen Stellen hochgradige Kotlaufstörungen möglich sind. Entzündungen bis hin zu Geschwürsbildungen im Bereich der beiden Dickdarmecken kommen vor. Besonders häufig ist die *Milzecke* (Flexura lienalis), also die linke Dickdarmkrümmung am Übergang des Querdarmes in den absteigenden Dickdarm von Entzündungen durch Kotstauung betroffen. Entzündungen begünstigen *Verwachsungen*, nachdem der scharf abgeknickte Querdarm nahezu parallel mit dem absteigenden Dickdarm verläuft. Bild 27 zeigt außerdem, wie der mit Kot überfüllte Blinddarm und der absteigende Dickdarm ebenfalls eine Lageveränderung erfahren können. Sie sinken nach abwärts bis ins kleine Becken. Diese Lageveränderung hat besonders bei der Frau ihre Auswirkungen durch die Nachbarschaft des rechten Eierstockes und der Gebärmutter. Bei vielen gynäkologischen Beschwerden spielen Darmstörungen eine Rolle.

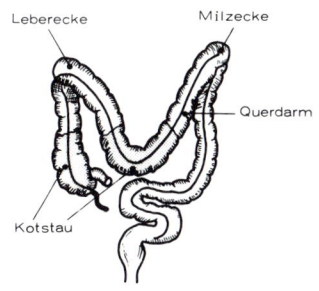

Bild 27: Gesenkter Dickdarm (Enteroptose).

Der Querdarm kann, wenn er stark gebläht ist, aber auch eine entgegengesetzte Lageveränderung erfahren. Der durch starke Blähung bis unter den Rippenbogen hochgedrückte Querdarm drückt auf die Herzspitze. Im Extremfall wird das Herz so weit hochgedrückt, daß es zur Querstellung des Herzens und dadurch zur Knickung und Einengung der Körperschlagader (Aorta) kommt. Größere Blähungen im Querdarm können die Durchblutung des Herzmuskels so beeinträchtigen, daß anfallsweise Herzbeschwerden auftreten (Angina pectoris), die unter Umständen bei entsprechender Vorschädigung sogar einen Herzinfarkt auslösen.

Der Mastdarm

Über den absteigenden Grimmdarm (Colon descendens) gelangt der Darminhalt schließlich in den S-förmigen Dickdarmteil (Bild 28). Hier stauen sich schon normalerweise die eingedickten Kotmassen bis sie eine Säule, die Kotsäule, bilden. Bei der heute allgemein vorherrschenden Darmträgheit mit Stuhlverstopfung (Obstipation) kommt es hier gern zur Ansammlung großer alter Kotmassen, die auch das Endstück, den Mastdarm stark in Mitleidenschaft ziehen. Beim normal arbeitenden gesunden Darm ist der Mastdarm (das Rektum) meist leer. Das Stuhldranggefühl geht mehr von der Biegung des S-förmigen Dickdarmes (Flexura sigmoidea) aus. Der Mastdarm ist von Natur aus nur für den Entleerungsvorgang vorgesehen, nicht als Kotreservoir. Er ist daher auch nicht der Pfortader angeschlossen, jener großen Bauchvene, die das Blut zunächst zur Entgiftung über die Leber führt. Was im Mastdarm aufgesaugt wird, umgeht die Leber. Bei den meisten Menschen ist der Mastdarm krank, ein streuender Krankheitsherd (Fokus) im Körper und Ausgangspunkt vieler chronischer Erkrankungen. Dies zeigt schon die Krebsstatistik. Bei 2293 Dickdarmkarzinomen traten 80 Prozent dieser Krebse im Mastdarm und in der Sigmaschleife auf (Bild 28). Krebs des Dick- und Mastdarmes steht beim Mann an dritter und bei der Frau an vierter Stelle. In der Bundesrepublik gehen jährlich 16000 bis 18000 Menschen an dieser Form des Krebses zugrunde.

Hämorrhoiden

Sehr weit verbreitet ist eine andere Erkrankung des Mastdarmes, die *Hämorrhoiden.* Es sind krampfaderähnliche, meist von entzündlichem Gewebe umgebene knotenförmige Erweiterungen des Venengeflechts im unteren Mastdarm und am After. Es gibt äußere und innere Hämorrhoiden. Sind äußere Hämorrhoiden vorhanden, so finden sich meist gleichzeitig innere. Hämorrhoidalbeschwerden können sehr unangenehm werden, wenn es zur Entzündung kommt. Unangenehm ist auch der Juckreiz am After. Platzt ein voll gefüllter entzündeter Hämorrhoidalknoten, so tritt mit der Blutung eine Entspannung ein. Im Volksmund spricht man daher auch von "goldener Ader". Chronische Verstopfung, die beim Stuhlgang zu starkem Pressen führt, ist die Hauptursache der Hämorrhoiden. Hinzu kommt meist noch eine Bindegewebsschwäche, die nicht nur anlagebedingt ist, sondern auch durch eine Gewebsübersäuerung (Azidose) hervorgerufen oder begünstigt wird. Einem solchen Leiden kann man nur vorbeugen oder sich davon befreien, wenn die Darmträgheit behoben und die Grundregulation normalisiert wird.

Fissuren

Als Komplikation einer chronischen Stuhlverstopfung wäre auch noch die Fissur zu erwähnen, ein schmerzhafter Einriß der Afterschleimhaut, der zu einer äußerst schmerzhaften Stuhlentleerung führt. Solche schmerzhaften Fissuren bewirken einen Krampf der Schließmuskeln und eine Scheu vor dem Stuhlgang.

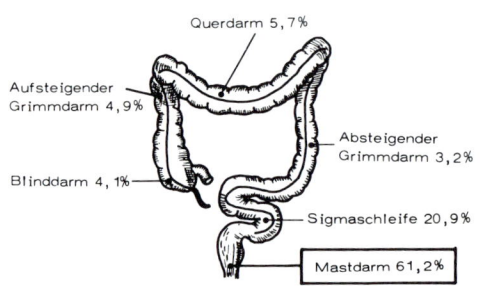

Querdarm 5,7%
Aufsteigender Grimmdarm 4,9%
Absteigender Grimmdarm 3,2%
Blinddarm 4,1%
Sigmaschleife 20,9%
Mastdarm 61,2%

Bild 28: Lokalisation beim Dickdarmkrebs.

Darmdivertikel

Die im Jahre 1899 erstmalig von dem Erlanger Chirurgen ERNST GRASER (1860-1929) beschriebene Dickdarmdivertikulitis wurde noch im Jahre 1913 in dem Standardwerk "Spezielle chirurgische Diagnostik" von DE QUERVAIN als Seltenheit angesehen. Sie wurde daher überhaupt nur mit drei kleingedruckten Zeilen erwähnt. Heute tritt sie in den westlichen zivilisierten Ländern gehäuft auf. Die Ursache ist in der zivilisationsbedingten Verfeinerung der Nahrung und den Übergang auf Fertigprodukte zu suchen. Bei afrikanischen und asiatischen Völkern, soweit sie noch eine einfache, natürliche und unverkünstelte Nahrung zu sich nehmen, ist die Divertikulose unbekannt. Gehen sie auf westliche Ernährungsgewohnten über, werden sie genau so von einer Divertikulose befallen. Divertikel sind Wandausstülpungen, also Aussackungen im Darm. Sie bilden sich vorwiegend an den Eintrittsstellen der Blutgefäße, also an wandschwachen Stellen. Meist sind sie erbsen- bis haselnußgroß, können aber einen Durchmesser von bis zu 2 bis 3 cm erreichen. Etwa 50 Prozent der Divertikel finden sich in der Sigmaschleife, besonders im Übergangsgebiet zum absteigenden Grimmdarm, wo es bei Rückstau des Kotes zu Abknickung und erhöhtem Druck des Darminhaltes auf die meist schon vorgeschädigte Darmwand kommt. 20 Prozent der Divertikel treten im absteigenden, etwa 10 Prozent im Querdarm auf.

Viele Menschen haben bereits Divertikel, ohne daß sie etwas davon wissen, weil sie sich lange Zeit nicht bemerkbar machen. Erst wenn es zu Entzündungen durch Kotstauung im Divertikel kommt, beginnen die Beschwerden. Solche Komplikationen findet man bei jüngeren Menschen kaum, zunehmend aber nach dem 50. Lebensjahr. Neben Stuhlunregelmäßigkeiten sind es vor allem Schmerzen, meist im linken Unterbauch. Sobald Entzündungserscheinungen auftreten, sind Komplikationen möglich. Neben Blutungen kann Geschwürs- und Abszeßbildung beobachtet werden. Gefürchtet ist die Divertikelperforation, das ist der Durchbruch durch die Darmwand in die freie Bauchhöhle (lt. perforare = durchbohren), weil dann die Gefahr der Bauchfellentzündung (Peritonitis) besteht. Sogar ein Darmverschluß (Ileus) kann sich allmählich entwickeln infolge Verengung durch zunehmende Verschwielung im befallenen Darmteil. Dadurch wird leicht ein Darmkrebs vorgetäuscht.

Solche Komplikationen sind bereits lebensbedrohlich und erfordern eine operative Behandlung. Die freie Perforation und auch massive Blutungen sind schon mit einer Sterblichkeit (Letalität) um 40 Prozent belastet. Vorsicht erscheint angebracht bei der Cortison-Therapie, da bei einer Entzündung die Krankheitserscheinungen verschleiert werden und die Perforationsgefahr steigt.

Schon geringfügige Beschwerden müssen ernst genommen werden und erfordern die Umstellung auf eine ballaststoffreiche, zellulosehaltige Kost, die so zusammengestellt sein muß, daß sich die Grundregulation und der Kreislauf der Verdauungssäfte normalisiert.

Geschwürige Dickdarmentzündung (Colitis ulcerosa)

Die Colitis ist zum ersten Male im Jahre 1859 von WILKS beschrieben worden. 1903 prägte BOAS den Begriff der Colitis ulcerosa. Sie ist die schwerste Form der Darmentzündung. Nach wie vor betrachtet man die Ursache (Ätiologie) dieser Erkrankung immer noch als ungeklärt. Sie wird als Crux (lat. crux = Kreuz) der Medizin angesehen, da man es als ungeklärt ansieht, ob diese Erkrankung sich überhaupt konservativ, das heißt ohne Operation heilen läßt.

Diese schwere chronische Erkrankung ist als Folge von Darmwandgeschwüren mit Blutabgang verbunden. Sie kann mit vielen Komplikationen verbunden sein. Häufiger Blutabgang führt zum Beispiel zur Anämie. Der hochgradig geröteten, geschwollenen und verletzlichen Schleimhaut fehlt das Giftabwehrvermögen. Die Folge sind Intoxikationen, nachdem sich vor allem auf dem Boden der schwer geschädigten Schleimhaut die verschiedensten pathologischen Bakterien, insbesondere Streptokokken, ungehindert zu entwickeln vermögen. Es ist daher verständlich, daß im Gefolge dieser Krankheit sogar chronische Gelenkentzündungen (Polyarthritis) und die Bechterewsche Krankheit, eine chronische entzündliche Wirbelsäulenerkrankung, gehäuft vorzukommen pflegen.

Bei den immer wieder auftretenden und manchmal fast unstillbar erscheinenden Blutungen unterliegt der Kranke einer starken seelischen Belastung. Er ist stark auf den Darm fixiert und lebt in Angst vor Darmkrebs, der bei 10 bis 15jähriger Dauer der Krankheit entstehen kann.

Die Ausheilung eines so weit fortgeschrittenen und schwer zu beeinflussenden Darmleidens haben wir wiederholt erlebt. Sie erfordert aber sehr viel Geduld und Ausdauer, nicht nur abseiten des Patienten, sondern auch der Angehörigen, die Verständnis aufbringen müssen für die meist erforderliche totale Ernährungsumstellung. Sonst bleibt im allgemeinen nur noch die Behandlung mit Corticosteroiden, Hormone der Nebennierenrinde, um die Krankheit einigermaßen beherrschen zu können, und schließlich die totale operative Entfernung des kranken Organs (Resektion).

Morbus Crohn

Eine andere chronische entzündliche Darmerkrankung ist die Crohn'sche Krankheit. *Morbus* steht für Krankheit, *Crohn* ist ein Eigenname. Die Krankheit ist nach dem amerikanischen Arzt Dr. BURRILL B. CROHN (geb. 1884) benannt, der sie zuerst beschrieben hat. Er selbst verwandte für diese Krankheit den Begriff der *Ileitis regionalis* (= begrenzte Entzündung des unteren Dünndarmes).

Colitis ulcerosa und Morbus Crohn sind zwar klinisch ähnlich. Die Colitis ulcerosa bleibt jedoch auf die Dickdarmschleimhaut (Mukosa) beschränkt. Der Prozeß geht meist vom Enddarm aus. Die Crohn-Krankheit befällt dagegen bevorzugt den Dünndarm, kann aber auch in anderen Bereichen des gesamten Verdauungstraktes auftreten. Sie ergreift immer nur bestimmte, begrenzte Darmabschnitte. Die Colitis ulcerosa befällt den Darm gleichmäßig. Beim Morbus Crohn kommt es dagegen vor, daß einzelne Darmabschnitte zwischen mehreren befallenen Darmteilen frei bleiben. Die Entzündung beginnt in der Schleimhaut. Es entstehen kleine, runde Geschwüre (Granulome), die langsam an Größe zunehmen. Die Darmwand wird im Entzündungsgebiet dicker und der Darmdurchgang enger (Stenosen). Schließlich können Geschwüre sogar durchbrechen und Fisteln entstehen, das sind Verbindungswege zwischen dem Darm und angrenzenden Gebieten des Körpers. Dies sind schon Späterscheinungen. Charakteristisch für diese Krankheit sind fünf breiige Stühle pro Tag ohne Blutbeimengung. Der geschädigte untere Teil des Dünndarmes nimmt die Gallensäuren nicht mehr auf. Sie gelangen daher in den Dickdarm, führen dort zu einer Reizung der Schleimhaut und damit zu Durchfällen. Auch die Rückresorption des Wassers im Dickdarm ist beeinträchtigt. Es wird daher durch den Stuhl ausgeschieden und macht diesen flüssig und durchfallartig.

Morbus Crohn ist ein Zivilisationsleiden, das in den westlichen Industriestaaten immer mehr um sich greift. In der Klinik in Erlangen wuchs die Zahl der Patienten mit dieser Krankheit seit 1974 beispielsweise um das Fünffache. Es ist ein Leiden der Jüngeren. Über 70 Prozent der Kranken sind zwischen 20 und 49 Jahre alt, die meisten zwischen 20 und 30. Operativ läßt sich die Krankheit nicht heilen, weshalb im allgemeinen chirurgisch nur gegen Komplikationen vorgegangen wird.

Wie alle chronischen Erkrankungen entwickelt sich auch diese Krankheit langsam und bleibt daher zunächst unbemerkt. Ab und zu einmal auftretende unbestimmte Bauchschmerzen oder gelegentliche Übelkeit werden ohnehin nicht ernst genommen. Man ißt was der Lebensmittelmarkt bietet und macht sich keine Gedanken über die Eßgewohnheiten. Sollte es mit Verdauung und Stuhlgang nicht klappen, wird einfach mit Enzympräparaten und Abführmitteln nachgeholfen. Die Zusammenhänge mit der verfeinerten Kost unserer Wohlstandsgesellschaft bei diesen Krankheiten sind eindeutig. Studien aus Marburg, Düsseldorf und Großbritannien erbrachten, daß Patienten mit Morbus Crohn mehr Zucker essen als andere Personen. Ein erhöhter Verbrauch von Zucker und Süßigkeiten ist aber kennzeichnend für eine Kost, die wenig Frischnahrung, wie Vollkornprodukte, Kartoffeln, Obst und Gemüse enthält. Es fehlt dann auch an *Ballaststoffen*, das heißt an faserhaltigen Naturprodukten, die für die Peristaltik (Bewegung) des Darmes und überhaupt für eine normale Darmfunktion unerläßlich sind.

12. Aufgabe und Funktion des Mastdarmes

Wie wir schon ausgeführt haben, entstehen 80 Prozent der Dickdarmkrebse im *Mastdarm* und in der *Sigmaschleife* (Bild 28). Ebenso ist es auch mit der geschwürigen Dickdarmentzündung, die zu etwa 90 Prozent ihren Anfang im Mastdarm nimmt. Man muß sich daher mit der Aufgabe und Funktion des Mastdarmes befassen. Darüber wird im allgemeinen nie etwas gesagt, so daß niemand weiß, wo die Erstursachen dieser Krankheiten liegen und wie man echte Gesundheitsvorsorge betreibt.

Der etwa 20 cm lange Mastdarm ist der Endabschnitt des Dickdarmes und wird auch *Rektum* genannt (aus lat. intestinum rectum = gestreckter, gerader Darm). Der Mastdarm besteht aus der oberen Ausbuchtung, der sogenannten Ampulle (Ampulla recti) und dem unteren Abschnitt (Pars analis recti). Bei normalen Darmverhältnissen sammelt sich der Kot in der Sigmaschlinge, wo die Kotsäule gebildet wird. Sie wird an der Übergangsstelle zum Mastdarm zurückgehalten. Der Dickdarmschlingenmuskel wirkt als oberer Darmverschluß, damit kein Darminhalt vor Auslösung des Stuhldranges in den Mastdarm kommt. Der Mastdarm mit der Ampulle bleibt dann den ganzen Tag frei von Stuhl und ist zusammengezogen. Bild 29 zeigt, durch welche Mechanismen der Darmausgang tagsüber verschlossen bleibt. Neben dem oberen Darmverschluß (2 in Bild 29) ist es die sogenannte Kohlrauschsche Falte (nach dem Arzt A. L. B. KOHLRAUSCH, Hannover, 1811-1854). Es ist eine halbmondförmig ausgebildete Querfalte im Mastdarm, hauptsächlich rechtsseitig ausgebildet, etwa 6-8 cm oberhalb des Afters (4). Sie greift zwischen zwei gegenüberliegende Falten ein.

Der Mastdarm mündet schließlich in eine durch Muskeln verschlossene Öffnung, den After (Anus; Bild 29, 6). Der Verschluß erfolgt durch innere, unwillkürliche (7) und äußere, willkürliche (8) ringförmige Schließmuskeln (Analsphinkter). Weiter innen finden wir mit reichem Venengeflecht versehene Längsfalten (9), die als den After verschließende "Schwellkissen" aufgefaßt werden können. Bei Stauung kommt es zur Erweiterung dieser Venen; es sind die schon besprochenen Hämorrhoiden.

Bei dem beschriebenen sich reflexartig und mühelos abspielenden Entleerungsvorgang ist der Mastdarm kein Kotreservoir, sondern nur ein Durchgangs- und Ausscheidungsorgan. Der Kot wird bei der Stuhlentleerung hindurch- und herausbefördert, sonst bleibt der Mastdarm leer.

Hat die Kotsäule in der Sigmaschlinge eine gewisse Größe und Festigkeit erreicht, reizt sie die Nervenknoten des oberen Darmverschlusses; wir empfinden den Stuhldrang. Wird dem Stuhldrang nachgegeben, kommt es zur Stuhlentleerung (Defäkation). Hierbei schießt der Kot in die sich erweiternde Ampulle. Die Falten ver-

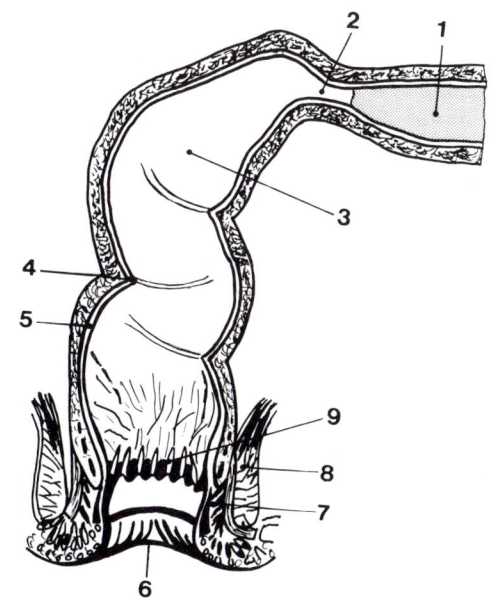

Bild 29: Funktion des Mastdarmes.
1 Sigmaschleife mit Kotfüllung (Faeces).
2 Oberer Darmverschluß (Dickdarmschlingenmuskel).
3 Ampulle.
4 Kohlrauschsche Falte.
5 Muskelwand.
6 Darmausgang (Anus, After).
7 Innerer, unwillkürlicher Analsphinkter.
8 Äußerer, willkürlicher Analsphinkter.
9 Schwellpolster (Columnae rectales).

streichen dabei, die Afterschließmuskeln erschlaffen, und die Wandmuskeln des Mastdarmes bewirken unter Mitwirkung der Bauchpres-
se die Entleerung. Es ist ein sich halb unwillkür-
lich, halb willkürlich abspielender Vorgang.

Verstopfung im Mastdarm als Krankheitsursache

Diese normalen Darmverhältnisse, die den Mastdarm gesund erhalten, sind heute aber bereits
eine seltene Ausnahme geworden. Die meisten
sind *verstopft*, so daß sie nur durch mühsames
Pressen oder mit Hilfe von Abführmitteln zu
Stuhl kommen. Auch wer regelmäßig Stuhlgang
hat, kann verstopft sein und unter Darmträgheit
leiden. Dies zeigt sich dann bei Prüfung der
Nahrungsdurchgangszeit.

Wenn alte Kotmassen mit ihren Zersetzungspro-
dukten und Bakteriengiften zu lange im Mastdarm verweilen, wo sie nicht hingehören, wird
er überdehnt und erschlafft. Schließlich kommt
es zur Entzündung der Darmschleimhaut. Das
ist dann der Beginn von Darmgeschwüren und
Darmkrebs. Gerade der Mastdarm ist dafür besonders empfindlich, da die Mastdarmschleim-
haut nicht für eine lange Kotverweildauer eingerichtet ist. Daher münden die Venen des
Mastdarmes auch nicht in die Pfortader, die das
Blut zur Entgiftung in die Leber führt, sondern
direkt in den Körperkreislauf.

Die Kotansammlung im Mastdarm verursacht
das Gefühl, "ständig verstopft" zu sein. Die
Stauung überträgt sich auf den ganzen Magen-
Darmkanal. Auch der Magen kann nicht richtig
arbeiten, wenn der Darm seinen Inhalt nicht
rechtzeitig annimmt. Der Kreislauf der Verdauungssäfte kommt ins Stocken. Bei Aufstoßen,
Sodbrennen und üblem Mundgeruch sehe man
nicht nur auf den Magen, sondern versuche diesem auch einmal vom Darm her zu helfen. Ein
Spiegel des Verdauungstraktes ist erfahrungsgemäß die *Zunge*. Ein chinesisches Sprichwort
bezeichnet sie als das "Schaufenster" des Körpers. Nur eine reine Zunge von mattrosa Farbe
weist auf einen gesunden Verdauungstrakt hin.

Bei Erkrankung der Darmschleimhaut, selbst
bei Divertikeln und Geschwüren, entstehen
nicht immer eigentliche Schmerzen. Es sind zunächst mehr allgemeine Beschwerden, die nicht
allzu wichtig genommen werden. Auch Hämorrhoiden sieht man meist als harmlos an. Darum
wird im Krankheitsfall so selten an den Darm
gedacht. Nachdem wir uns die Ursachenforschung als Aufgabe gestellt haben, gelangen wir
aber immer mehr zu der Auffassung, daß bei
den chronischen Krankheiten in bis zu Vierfünf-
tel aller Fälle die Darmträgheit als die Erstursa-
che (primäre Ursache) angesehen werden könnte.

Die "Darmwurzel"

Der Darm läßt sich ohne weiteres mit den Wurzeln einer Pflanze vergleichen. So wie die Pflanze über die Wurzeln, wird der Mensch über den
Darm mit Nährstoffen versorgt. Es ist die
Grundlage aller Lebensvorgänge. Daher ist auch
ohne weiteres in diesem Vergleich der Ausdruck
"Darmwurzel" vertretbar. Jeder, der ein kleines
Gärtchen besitzt oder vielleicht nur Topfpflan-
zen auf dem Fensterbrett betreut, weiß genau,
daß eine gesunde Pflanze ein reich entwickeltes
Wurzelwerk besitzt. Bei Pflanzen, die nicht gedeihen wollen und eingehen, wird man kranke,
verkümmerte Wurzeln vorfinden. Der Absterbe-
vorgang beginnt im Feinwurzelbereich. Wir erleben dies zur Zeit bei den Nadelbäumen in vielen
deutschen Ländern. Nicht nur der Kölner Dom
und andere Bauwerke, die Jahrhunderte über-
dauert haben, zerfallen heute. Der Sandstein
wird verätzt durch saure Niederschläge, die vom
Schwefeldioxid (SO_2) und Stickoxiden (NO_x)
aus den Abgasen der Großkraftwerke und
Kraftfahrzeuge stammen. Am Freiburger Münster verwitterten die Skulpturen von 1250 bis
1900 lediglich um fünf Prozent. Heute verursacht der Säureschaden am Freiburger Münster
jährlich Schäden von einer Million Mark, so daß
ständig zehn Steinmetze damit beschäftigt sind,
um vom Säurefraß zerstörte Bauteile zu restau-
rieren. Schlimmer noch als der Säurefraß an den
Bauwerken ist das Waldsterben, vor allem an
niederschlagsreichen Westhängen. Der Regen
war stellenweise schon saurer als Essig
(pH 3,33). In den übersäuerten Böden kann sich
kein gesundes Wurzelwerk mehr entwickeln.
Man hat schon große Verluste in manchen Forsten und glaubt an den Anfang einer verheeren-
den Umweltkatastrophe.

Nicht viel anders ist es mit der "Darmwurzel"
des Menschen. Wenn wir die Ursachen im Vor-
feld der Krankheit suchen wollen, werden wir

uns daher zuerst einmal mit dem Darm zu befassen haben. Das Darmmilieu, die pH-Werte, der Kreislauf der Verdauungssäfte, überhaupt die ganze Grundregulation haben hier ihren Ursprung. Man hat schon bei vielen Krankheiten Zusammenhänge mit den Darmfunktionen aufspüren können. Wir wollen dafür noch einige Beispiele geben.

13. Nerven- und Geisteskrankheiten

Mit der Einführung des Chlorpromazins im Jahre 1952 begann die Behandlung von Nerven- und Geisteskrankheiten mit chemischen Substanzen, die in irgendeiner noch nicht restlos geklärten Weise auf das Zentralnervensystem einwirken. Man kann sie in vier große Medikamentengruppen einteilen. Die *Neuroleptika* sind psychisch dämpfende Stoffe und dienen vornehmlich zur Behandlung der endogenen Psychosen Schizophrenie und Manie sowie zur Ruhigstellung von Patienten. Die Bezeichnung *Tranquilizer* stammt aus dem Englischen und entspricht etwa dem deutschen Begriff Sedativum (Beruhigungsmittel). Man behandelt damit nicht psychotisch bedingte Spannungs-, Angst- und Erregungszustände sowie die daraus entstehende Schlaflosigkeit. Die *Antidepressiva* haben, wie schon der Name sagt, eine antidepressive Wirkung. Die *Psychostimulantia* schließlich wirken antriebssteigernd und vertreiben die Müdigkeit. Zu ihnen gehören die Weckamine, die zur Sucht führen können und auch als Appetitzügler verwendet werden.

So sehr nun die Psychopharmaka für die Ruhigstellung schwer psychisch Erkrankter, in der Psychiatrie, eine Rolle spielen mögen, so muß man sich doch klar darüber sein, daß sie die Krankheit nur symptomatisch beeinflussen und mit zum Teil schweren Begleiterscheinungen (sprich: Nebenwirkungen) belastet sind.

Außerhalb der Psychiatrischen Krankenhäuser werden fast ausschließlich *Tranquilizer* verordnet, und zwar in einem bisher unvorstellbarem Ausmaße, der besorgniserregend erscheint. Immer mehr Menschen werden dadurch medikamentenabhängig. Wohl am bekanntesten sind Librium und Valium. Derartige Mittel gibt es heute mit den verschiedensten Handelsnamen bereits in großer Zahl. Ungefähr 20 Prozent aller Medikamente sollen bereits derartige Mittel sein. 30 bis 40 Prozent der Patienten sollen Rezepte dafür ausgestellt bekommen. Schon im Jahre 1971 wurden rund 50 Millionen Packungen im Gesamtwert von über 200 Millionen Mark verkauft. Alle diese Mittel sind nicht ohne Nebenwirkungen und daher auch rezeptpflichtig. Niemals darf gleichzeitig Alkohol getrunken werden, besonders nicht wenn man Auto fahren muß. Es sind synergetische Drogen, das heißt die Wirkung steigert sich gegenseitig. Wer solche Mittel nimmt, kann schon durch einen Schluck Whisky so betrunken werden, daß er nicht mehr weiß, was er tut. Im Alltag sollte man solche Mittel zu vermeiden suchen, nur um das Gehirn abzustumpfen und die Probleme, die einem Sorgen machen, nicht mehr wahrzunehmen. Es besteht die Gefahr der Gewöhnung, wobei man schließlich erst recht nicht mehr dazu fähig ist, mit Konfliktsituationen fertig zu werden. Die *Ursache* eines gestörten seelischen Verhaltens bleibt.

Bei Nerven- und Geisteskrankheiten sollte man sich zuerst und grundsätzlich um die Darmfunktion kümmern. Es ist bekannt, daß Geisteskranke schwere Stoffwechselstörungen aufweisen. Schizophrene haben oft zehnmal mehr Indikan im Harn als Gesunde. WAGNER-JAUREGG, der bekannte Psychiater der Wiener medizinischen Fakultät (1857-1940, Nobelpreis 1927) nahm bei Geisteskranken grundsätzlich systematisch eine Darmreinigung vor. Er konnte dann Menschen, die an Psychosen schwer erkrankt waren, in kurzer Zeit wieder aus der Anstalt entlassen. Es ist eigentlich unverständlich, warum diese ärztlichen Erfahrungen in Vergessenheit geraten sind.

Darmgifte wirken lähmend auf das Nervensystem. Kopfschmerzen und Migräne, Schlaflosigkeit ebenso wie eine zu rasche körperliche und geistige Ermüdbarkeit lassen sich meist gut beeinflussen, wenn die Darmträgheit beseitigt wird. Auch bei Überempfindlichkeit, Heulstimmung, Reizbarkeit, Wutausbrüchen und Tobsuchtsanfällen, Depressions- und Angstzustände sollte man zunächst erst einmal abzuklären suchen, ob die Grundregulation und Darmfunktion in Ordnung ist.

14. Hautkrankheiten

Die Haut steht wie jedes andere Organ in Wechselbeziehung zum Gesamtorganismus. In der Kosmetik weiß man längst, daß die Schönheit von innen kommt. Daher geht das, was man in den sogenannten Schönheitsfarmen macht, im Grunde genommen auf die Normalisierung der Grundregulation und Darmpflege hinaus. Ohnedem gibt es keine gesunde, gut durchblutete Haut. Hautkrankheiten können sehr hartnäckig sein und sowohl den Patienten selbst als auch den Behandler manchmal zur Verzweiflung bringen. Die Haut ist ein Ausscheidungsorgan. Viele Hautleiden entstehen durch Gifte, die Niere und Darm allein nicht mehr auszuscheiden vermögen. Eine Salben- und Schmierbehandlung drängt einen Ausschlag unter Umständen nur zurück. Das ist noch keine Heilung. Die Haut wird blockiert, so daß sie ihr Ausscheidungsvermögen verliert.

Die normale gesunde Haut erscheint uns samtartig glatt, glänzend und rein ohne Falten und Runzeln. Sie ist straff und prallelastisch, hat einen guten Spannungszustand (Turgor). Sie hat ein gutes Selbstreinigungsvermögen ohne daß dafür besondere Cremes oder ein übermäßiges Waschen mit viel Seife erforderlich ist. Erscheint die Haut stumpf, trocken, rauh und unrein, bekommt sie ein blasses, gelblich graues Aussehen, so sollte man ihr Aussehen nicht nur durch dekorative Kosmetik zu verbessern suchen. Auch die Hautpflege allein genügt dann meist nicht. Übertriebenes und zu häufiges Baden und Abseifen kann eine solche Haut sogar reizen und schädigen.

Die Hautkrankheiten haben sehr zugenommen, sogar solche, die durch Arzneimittel verursacht werden. Sie beginnen oft mit einem lästigen *Hautjucken* (Pruritus). Häufig ist die *Nesselsucht* (Urtikaria) mit ihren schubweise auftretenden stark juckenden Quaddeln. Schon ernster ist die *Juckblattersucht* (Prurigo) mit ihren oft mit Krusten bedeckten kleinen Papeln (Knötchen). Da sie stark jucken, werden sie vom Patienten aufgekratzt. Als *Ekzem* wird eine entzündliche Reaktion der Haut bezeichnet, bei der zur Rötung und Schwellung als Zeichen

der Entzündung Papeln und Bläschen (Vesicula) hinzukommen. Beim Platzen der Bläschen kommt es zum Nässen. Beim chronischen Ekzem kommt es zum flächenhaften Eindringen (Infiltration) in die Haut (Lichenifikation). An Handtellern und Fußsohlen kann ein chronisches Ekzem Krusten und Rhagaden (Hautriß, Schrunde) hervorrufen. Die *Akne* (Finnenausschlag) tritt meist von der Pubertät bis etwa zum 25. Lebensjahr auf. Infolge krankhaft gesteigerter und veränderter Absonderung der Talgdrüsen (Seborrhoe) kommt es durch verstärkte Verhornung zur Verstopfung der Haarbalge (Follikel). Es bilden sich *Mitesser* (Komedonen). Infizieren sich diese, entstehen entzündliche Papeln oder Pusteln, unter Umständen sogar Narben. *Furunkel* sind eitrige Entzündungen eines Haarbalges und seiner Talgdrüse. Sie befallen meist geschwächte Patienten, besonders Diabetiker, und werden durch eine Staphylokokkeninfektion verursacht. Es entstehen schmerzhafte große entzündlich gerötete Knoten mit Eiterpropf. Dicht nebeneinanderstehende Furunkel können zu einem großen schmerzhaften Karbunkel verschmelzen.

Bei all diesen Hautleiden sollte man grundsätzlich den Verdauungstrakt und die Grundregulation normalisieren. Entzündliche Hautveränderungen verschwinden dann oftmals schon ohne weitere örtliche Behandlung. Die Haut braucht als Giftausscheidungsorgan nicht mehr einseitig gefordert zu werden, sobald der Organismus in die Lage versetzt wird, diese auf normalem Wege abzubinden und auszuscheiden. Es verliert sich dann auch die übermäßige Schweißabsonderung (Hyperhidrosis), unter der solche Patienten oftmals leiden.

Psoriasis

Ein besonders hartnäckiges chronisches Hautleiden ist die Schuppenflechte (Psoriasis), bei der man oft vergeblich auf Heilung hofft, auch wenn alles mögliche versucht wird. Diese Krankheit ist recht verbreitet. Sie verläuft in Schüben und tritt durch begrenzte rötliche und mit silberweißen Schuppen bedeckte Herde verschiedener Größe und Gestalt in Erscheinung. Besonders befallen sind Ellbogen, Knie, Kreuzbeingegend und der behaarte Kopf.

Die Heilfaktoren am Toten Meer

Die medizinische Forschung am Toten Meer befaßt sich besonders mit der Behandlung dieser Hautkrankheit. Prof. DOSTROVSKY nutzte die natürlichen Heilfaktoren, Salzbäder und Sonnenbestrahlungen, wie sie in einzigartiger Weise am Toten Meer gefunden werden. Das Wasser des Toten Meeres hat den höchsten Mineralgehalt der Welt. Seit Jahrtausenden ist es hier zu einer Konzentration von Mineralstoffen und Spurenelementen gekommen. Bemerkenswert ist beispielsweise, daß der Magnesiumgehalt fünfzehnmal höher ist als in normalem Meerwasser.

Die zweckmäßig dosierte Sonneneinwirkung ist ein vorzügliches Mittel zur Hebung der Abwehrkräfte. Bei Überdosierung besteht nur die Gefahr des Sonnenbrandes bis hin zu Hautkrebs bei chronischem Sonnenbrand. Der Sonnenbrand entsteht durch ungewohnte ultraviolette Strahlen des Sonnenlichtes. Am stärksten ist bekanntlich die ultraviolette Strahlung in hochgelegenen Gegenden oder bei Bestrahlung mit künstlicher Höhensonne (Quecksilberquarzlampen). Am Toten Meer ist die Heilwirkung der Sonne am wirksamsten. Einmal, weil sie mit etwa sieben Sonnenstunden am Tag an den mehr als 300 wolkenlosen Tagen im Jahr mit tiefblauem Himmel genutzt werden kann. Zum anderen aber auch, weil am Toten Meer die ultravioletten Strahlen infolge der einmalig tiefen Lage von 400 m unter dem Meeresspiegel besser gefiltert werden. Es besteht daher eine wesentlich geringere Gefahr für Verbrennungen am Körper (Sonnenbrand) trotz der wünschenswerten intensiven Sonnenbestrahlung.

Wir hatten am Toten Meer reichlich Gelegenheit, uns mit der Psoriasis zu befassen und diese Krankheitserscheinungen zu studieren, da die Erkrankten sonst im Alltag den Hautausschlag durch die Kleidung zu verbergen trachten. In manchen Fällen hatte sich der Hautausschlag schon über den ganzen Körper ausgebreitet.

Was sich am Toten Meer durch natürliche Heilfaktoren erreichen läßt, ist bemerkenswert. Daher werden beispielsweise die Kosten der Kurbehandlung am Toten Meer vom Dänischen Gesundheitsdienst und in Österreich von den Krankenkassen bereits übernommen. Die Krankheitsneigung verringert sich wesentlich und die weitere Verlaufsform ist milder. Wenn es später doch wieder zu Rückfällen (Rezidiven) kommt, so muß man bedenken, daß die Patienten sich in keiner Weise einer richtigen Lebens- und Ernährungsweise befleißigen und auch nicht dazu angehalten werden. Es wird morgens, mittags und abends üppig gegessen, immer mit Käse, Fisch und Fleisch, meist tüchtig nachgesalzen und dem Kaffee und abends in der Bar auch noch dem Alkohol gehörig zugesprochen.

Hauttuberkulose (Lupus)

Daß aber gerade die Ernährung auch bei Hauterkrankungen ausschlaggebend sein kann, bewies seinerzeit schon Prof. SAUERBRUCH. Er hat Hauttuberkulose, Lupus, eine besonders scheußliche Krankheit, gegen die es damals noch überhaupt kein Mittel gab, nach den Vorschlägen von Dr. GERSON mit salzloser mineralhaltiger Diät heilen können. Von den behandelten 450 Kranken konnten nur vier nicht mehr gebessert werden.

Bei der Psoriasis liegt eine Zellreifungsstörung der Oberhaut (Epidermis) vor. Normalerweise brauchen die Zellen der Oberhaut ungefähr 25 Tage, um von ihrem Entstehungsort, der Keimschicht (Basalschicht), bis zur äußersten Hautoberfläche aufzurücken, um dann dort abgestoßen zu werden. Bei der Psoriasis läuft dieser Prozeß in nur etwa vier Tagen ab. Diese überschüssige Zellbildung läßt nicht zu, daß die Zellen richtig ausreifen.

Eigentlich besteht hier eine gewisse Ähnlichkeit mit Krebszellen, nur daß die Hautzellen nach außen abgestoßen werden, während die bösartigen Krebszellen sich im Körper auszubreiten beginnen. Wie Krebs ist auch die Psoriasis nicht ansteckend. Es erscheint daher nicht ganz abwegig, die Psoriasis als eine Art Vorkrebskrankheit (Praecancerose) zu betrachten. In der Tat spricht die Psoriasis mit ihrer Zellreifungsstörung auf die in der Krebsbehandlung angewendeten chemischen Mittel der Chemotherapie, die sogenannten Zytostatika, an. Allerdings wird man diese Mittel nicht anwenden, da sie schädliche Nebenwirkungen haben und den Krankheitsprozeß nur unterdrücken.

Man sollte sich auch nicht auf die *Vererbung* als Ursache allein verlassen, denn sonst träte diese Krankheit nicht vorwiegend im Erwachsenenalter auf. Bei Kindern ist sie selten. Wird eine Stoffwechselstörung vererbt, muß sie auch nicht unbedingt zum Ausbruch kommen, wenn man eine entsprechende Lebens- und Ernährungsweise einhält.

Auch bei dieser Erkrankung liegt eine falsche Stoffwechsellage vor, die ernährungsabhängig ist. Darauf deuten auch die Nagelveränderungen

und die in manchen Fällen eintretenden arthritischen Entzündungen in zahlreichen Gelenken hin.

> Bei schweren Hautleiden liegt stets eine Störung der Grundregulation und meist auch Darmträgheit vor. Ihre Behebung als Basisbehandlung muß in erster Linie angestrebt werden, wenn Dauerheilungen ermöglicht werden sollen.

15. Haare und Nägel

Von unseren Haustieren wissen wir, daß gesunde Tiere ein glattes glänzendes Fell haben. Ist das Fell struppig und glanzlos, so ist das Tier krank. Mit Recht ist auch der Mensch stolz und freut sich über ein glattes, seidig glänzendes gesundes Haar. Im Altertum galt das Haar allgemein als der Sitz des Lebens. Erinnert sei nur an die Erzählung des Altertums, nach der Simon durch Delila seines Haares beraubt wurde und so seiner Kräfte verlustig ging. Schon im Altertum befaßte man sich mit Störungen des Haarwuchses, da sich immer häufiger Zusammenhänge zwischen Allgemeinerkrankungen und Haarwuchs zeigten. HIPPOKRATES (460-377) widmete dem Entstehen und dem Wachstum der Haare lange Kapitel.

Haarwuchsmittel

Da fehlendes Kopfhaar als Schönheitsfehler betrachtet wird, erscheinen von Zeit zu Zeit immer wieder neue Haarwuchsmittel auf dem Markt, die auch für viel Geld Käufer finden. Haarausfall wird nur selten durch lokale Maßnahmen, also durch Angehen des Symptoms, auf Dauer und nachhaltig gebessert werden können. Bis jetzt ist uns noch kein Mittel bekannt geworden, bei dem die in Aussicht gestellten Erfolge wissenschaftlich nachgewiesen werden konnten. Auch die vielen Haarwässer und Tinkturen, die als haarwuchsfördernd angepriesen werden, erfüllen die in sie gesetzten Erwartungen nicht. Es sind durchweg alkoholische Lösungen (Isoprophylalkohol) mit gewissen Zusätzen. Leider wird meist nicht einmal der Alkoholgehalt angegeben. Liegt der Alkoholgehalt nämlich zu hoch, sind solche Haarwässer eher schädlich. Sie entfetten das Haar dann zu stark

und nehmen dem Haarboden seine natürlichen Schutzstoffe. Wir würden kein Haarwasser nehmen, daß mehr als 45 Prozent Alkohol enthält und dieses auch nicht täglich, sondern nur 1 bis 2 mal wöchentlich nach Bedarf anwenden.

Haarersatz

Eine Befragung hat ergeben, daß starker Haarausfall und Glatzenbildung keineswegs immer erblich bedingt ist. Immer wieder wurde auch bei schwersten Haarschäden ausdrücklich betont, daß sämtliche Vorfahren niemals unter Haarausfall gelitten hätten. Das Haar gilt als Barometer der Gesundheit. Wer ist heute aber noch ganz gesund? Immer mehr Männer und Frauen leiden an so starkem Haarschwund, daß sie sich zum Tragen eines *Haarersatzes* veranlaßt sehen. Haarersatz ist aber eine Belastung für die Kopfhaut und für die noch verbleibenden Haare, da eine gut sitzende Perücke fest und unauffällig haften muß. Haarersatz sollte daher aus gesundheitlichen Gründen nicht ununterbrochen getragen werden, sondern mehrmals am Tage für mindestens eine Stunde gelüftet werden.

Dauerwelle und Haarfärben sind weitere Belastungen, denn sie stellen doch recht empfindliche Eingriffe in die Struktur des Haares dar. Nach den uns vorliegenden Mitteilungen der Berufsgenossenschaft für Gesundheitsdienst und Wohlfahrtspflege haben die Hauterkrankungen seit 1950 besonders im Friseurhandwerk sehr stark zugenommen. Von den im Jahre 1977 gemeldeten 2682 Hauterkrankungen entfallen allein 1846 nur auf Friseure. Der Kontakt mit den Stoffen, die im Friseurgewerbe als Wellmittel, Fixiermittel, Haarwaschmittel und Färbemittel verwendet werden, löst solche Hauterkrankungen aus.

Die Kopfhaut dürfte für Schadstoffe noch weit aufnahmefähiger sein als die Hand des Friseurs. Bei den Händen ist unter Umständen noch ein gewisser Schutz möglich, soweit die Arbeiten mit einem undurchlässigen Handschuh ausgeführt werden können. Bei der Kopfhaut ist ein solcher Schutz überhaupt unmöglich.

Krebsrisiko und Haarfärbemittel

Bedenken gegen Haarfärbemittel tauchten erstmals 1975 auf. Aufgrund eines Bakterientestes wurde von dem Biochemiker Prof. BRUCE AMES bei 90 Prozent der Haarfarben befürchtet, daß sie die Haut durchdringen und ein erhöhtes Krebsrisiko zur Folge haben. Nachdem Tierexperimente und epidemiologische Studien vorlagen, vertraten schon 1978 internationale Krebsexperten der Weltgesundheitsorganisation den Standpunkt, daß ein erhöhtes Krebsrisiko sowohl für die Benutzer von Haarfarben als auch für Personen, die berufsmäßig mit solchen Präparaten umgehen, besteht.

In unserer Familie wird auf die Verwendung von Haarfärbemitteln verzichtet. Für die Körperpflege werden nur Produkte genommen, deren Inhaltsstoffe bekannt sind.

Blutsäurewerte bei Haarausfall leicht erhöht

Der von Nahrung und Darmfunktion abhängige Allgemeinzustand zeigt sich auch am Haar. Es geht aus und wird auch dünner. Eine Regelung der Verdauung und Nahrungsumstellung kann sich schon als hilfreich erweisen. Jedes Haarwürzelchen wird schließlich über das Blut ernährt. Das Haar speichert sogar Gifte. Die Gerichtschemiker vermögen Vergiftungen durch Arsen und Thallium, einem Rattenbekämpfungsmittel, noch nach Ablauf vieler Jahre durch chemische Untersuchung des Haares nachzuweisen. Daß beim Haarausfall eine Störung der Grundregulation vorliegt, konnte an mehreren hundert Personen festgestellt werden. Bei sämtlichen Untersuchten mit Haarausfall, Frauen wie Männer, waren die Blutsäurewerte (Blut-pH-Werte) gegenüber der Norm leicht erhöht.

Haarpflege

Sind die Haarpapillen erst einmal abgestorben, ist überhaupt nichts mehr zu machen. Darum gilt es vorzubeugen. Dies geschieht neben einer Normalisierung der Grundregulation auch durch sachgemäße Pflege. Das Haar wird durch die Haartalgdrüsen gefettet. Damit dieser natürliche Vorgang nicht aus dem Gleichgewicht gerät, sollte man das Haar höchstens einmal wöchentlich waschen. Das gilt nicht nur für trockenes Haar, das sonst spröde und brüchig wird. Fettes Haar möchte man gern häufiger waschen, weil es strähnig erscheint. Aber hier heißt es aufpassen. Eine zu starke Fettabsonderung (Seborrhoe) kann die Kopfhaut so überziehen, daß es zur Schuppenbildung kommt. Juckt die Kopfhaut bereits, so ist es schon ein Warnzeichen. Dann ist die Kopfhaut schon so bedeckt, daß Haare zu ersticken und auszugehen beginnen. Sehr häufiges Waschen würde aber nicht helfen, weil die Drüsen durch den Fettentzug gleichzeitig wieder zu vermehrter Fettabsonderung angeregt werden. Darum weicht man die Schuppen vor dem Waschen mit reinem Rizinusöl auf. Nach dem Waschen wird dann noch wieder etwas Rizinusöl in die Kopfhaut einmassiert. Rizinusöl wird von uns bevorzugt, weil es sehr beständig ist und nicht ranzig wird.

Die Haarwäsche

Nachteilig ist das *gechlorte Wasser*, das heute aus den Leitungen kommt und mit dem dann auch die Haare gewaschen werden. Früher hat man dafür gern weiches Regenwasser genommen, das aber infolge der Luftverschmutzung auch nicht mehr in einwandfreier Beschaffenheit gewonnen werden kann. Haarschädigungen durch gechlortes Wasser können nicht ausgeschlossen werden. Ist das zur Verfügung stehende Wasser kalkhaltig (hart), so enthärtet man es notfalls durch eine Prise Borax. Alkalische Haarwaschmittel sind zu vermeiden. Wir machten die besten Erfahrungen mit einem Shampoo, das den pH-Wert 6,1 aufweist. Nach dem Waschen wird gut durchgespült. Mit Essigwasser (2/3 Wasser, 1/3 gutem Essig, am besten Obstessig aus dem Reformhaus) kann nachgespült werden ohne nochmals mit klarem Wasser nachzuspülen. Auch eine Essigmassage des Haarbodens nach der Haarwäsche hat sich bewährt

und dient zur Bekämpfung des lästigen Hautjuckens. Nach der Waschung läßt man das Haar
am besten unter einem Kopftuch langsam
trocknen. Ein zu rasches Trocknen mit dem
Föhn macht es spröde und brüchig. Zur Haarpflege gehört regelmäßiges Bürsten, täglich morgens und abends. Es wird von der Haarwurzel
nach der Spitze zu durchgebürstet.

Die Nägel

Auch die Nägel geben Auskunft über unseren
Gesundheitszustand. Ein gesunder Nagel hat eine rosa bis leicht rote Tönung, da ein gut durchblutetes Nagelbett durchleuchtet. Er ist glatt,
glänzend und elastisch.

Stoffwechselstörungen machen sich zuerst
durch Brüchigwerden der Nägel bemerkbar. Sie
brechen leicht ab und reißen ein. Auch ihr
Wachstum ist verlangsamt. An ihrer Oberseite
zeigen sich Längs- und Querrillen, manchmal
sogar wellige Unebenheiten. Die Ernährung des
Nagels ist dann bereits stark gestört. Keinesfalls sollte man sich damit abfinden, sondern
den Ursachen nachgehen.

16. Unterleibsbrüche

Neben der operativen Entfernung des Wurmfortsatzes des Blinddarms (Appendektomie)
dürfte wohl die Operation von Unterleibsbrüchen (Hernien) der häufigste chirurgische Eingriff in den Kliniken sein. Was versteht man unter einem solchen Bruch? Es ist der Austritt
eines Teiles der Eingeweide durch eine Lücke
(Bruchpforte). Eine solche Schwachstelle ist vor
allem der Leisten- und der Schenkelkanal, also die Stelle, wo Gefäße in die Bauchhöhle eintreten oder sie verlassen. Die heraustretenden
Teile bilden eine von Haut überdeckte Ausstülpung (Vorfall), wobei das Bauchfell den eigentlichen Bruchsack bildet.

Gefährlich wird es, wenn der Darm im Bruchsack eingeklemmt wird. Ein eingeklemmter
Bruch führt zumeist zum *Darmverschluß* (Ileus)
und muß sofort operiert werden. Da bei der
Einklemmung der Bruchinhalt durch die enge
Bruchpforte in der Durchblutung behindert ist,
kann es sogar vorkommen, daß ein Darmteil
brandig wird und eine Resektion erforderlich
macht.

Ein Leistenbruch tritt häufiger auf der linken
als auf der rechten Körperseite auf, aber auch
doppelseitigen Leistenbrüchen begegnet man

häufig. Bei Männern kommt er weit häufiger
vor als bei Frauen. Etwa jeder vierte der operierten Leistenbruch-Patienten erleidet einen
Rückfall, meist schon innerhalb kurzer Zeit,
weil die Ursache bleibt. Meist gibt man sich
damit zufrieden, daß eben eine Schwäche der
Leistengegend besteht durch Erschlaffung von
Muskeln und Bindegewebe (Bindegewebsschwäche), wobei Husten, Pressen beim Stuhlgang
und schweres Heben auslösend wirken, da der
Binnendruck hierdurch erhöht wird.

> Eine viel wichtigere und häufigere Ursache
> für die Erhöhung des Binnendruckes im
> Bauchraum erscheint die Kot- und Gasan
> sammlung durch Darmträgheit, vor allem bei
> Trägheit des Dünndarmes. Ein solcher chro
> nischer Zustand ist mit einer Erschlaffung,
> dem Verlust des Spannungszustandes (Ato
> nie) verbunden. Darmschlingen mit norma
> lem Tonus werden kaum den Weg durch ei
> ne enge Bruchpforte nehmen. Wenn das
> Grundübel, die chronische Darmträgheit,
> nicht behoben wird, läßt sich auch das
> Bruchleiden nicht verhüten.

17. Der Magendarmtrakt

Wir haben uns zunächst eingehend mit dem Magendarmtrakt (dem Gastrointestinaltrakt) befassen müssen, um verstehen zu können, welche übergeordnete Rolle die von der Nahrung abhängige Grundregulation besitzt. Dabei haben wir erkennen können, wie die einzelnen Organe zusammenwirken und daher kaum ein chronisches Leiden auf Dauer gebessert oder gar geheilt werden kann, wenn dieses Zusammenspiel unbeachtet bleibt. Es beginnt schon mit dem Kreislauf der Verdauungssäfte aus Speicheldrüsen, Magen, Leber, Pankreas und Dünndarm. Wenn diese Verdauungssäfte unterwertig sind, wird nicht nur schlecht verdaut, auch die Darmflora entartet, wirkt toxisch. Störungen des Blutkreislaufes nehmen ihren Anfang im Pfortaderstau. Es kommt schließlich zur Schleimhautschädigung im ganzen Körper und zur allgemeinen Übersäuerung und Entartung des Bindegewebes mit schlechter Sauerstoffversorgung. Es ist eine Kette ohne Ende, der Circulus vitiosus, allgemein bekannt als sogenannter "Teufelskreis", aus dem man nur mit Geduld und Mühe wieder herauskommt und bei dem die einzelnen Leiden sich gegenseitig verschlimmern. Es ist zugleich ein unbemerkter, frühzeitiger Alterungsprozeß. Er tritt durch die ständig zu-

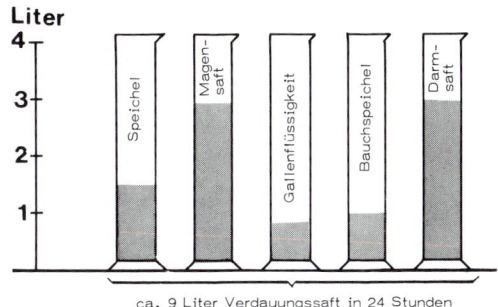

Bild 30: Verdauungssäfte, Durchschnittsmenge pro Tag.

nehmende Frühinvalidität heute deutlich in Erscheinung.

Bild 30 veranschaulicht die Menge der Verdauungssäfte. Bild 31 gibt abschließend eine Gesamtübersicht über die Verdauungssäfte, deren Mengen und Wirkung. Die einzelnen Säfte haben recht unterschiedliche pH-Werte. Diese Variabilität ist Voraussetzung für das normale Zusammenspiel der Körperfunktionen. Der Säftekreislauf ist abhängig von diesem Wandel der pH-Werte, die wie Ebbe und Flut die Steuerung der Stoffwechselfunktionen beeinflussen.

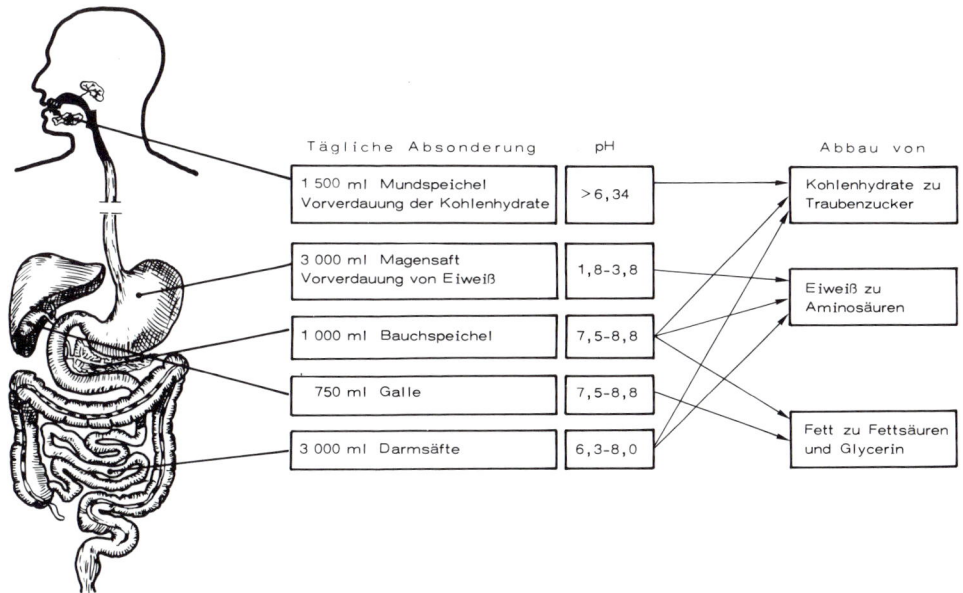

Bild 31: Verdauungssäfte, Mengen, pH-Werte und Wirkung.

III. TEIL

A. DAS BLUT, EIN ORGAN, DAS DEN KÖRPER IM STOFFLICHEN GLEICHGE-WICHT HÄLT

Schon von jeher betrachtete man Blut als einen ganz besonderen und sehr kostbaren Stoff. So ließ GOETHE Mephisto zu Dr. Faust sagen ''Blut ist ein ganz besonderer Saft'', als die beiden ihren Pakt schlossen. Wenn wir durchs Mikroskop schauen, können wir aber feststellen, daß das Blut nicht nur ein roter Saft ist. Es besteht vielmehr aus einer gelblichen Flüssigkeit, der Blutflüssigkeit oder dem Blutplasma, und geformten Bestandteilen, den Blutkörperchen (Bild 32).

1. Funktion und Zusammensetzung des Blutes

Erythrozyten

Der prozentuale Volumenanteil der Blutzellen an der Gesamtblutmenge wird als *Hämatokritwert* (Abkürzung: Hkt) bezeichnet. Er macht normalerweise 42 Prozent aus (Bild 32). Zum weit überwiegenden Teil sind es rote Blutkörperchen, die Erythrozyten (Abkürzung: Ery), die dem Blut auch seine rote Farbe geben. Im Mikroskop erscheinen sie dunkelbeige. Es sind dünne, kreisrunde, beidseitig eingedellte kernlose Scheiben (Bild 33,1), die nur einen Durchmesser von 7 bis 8 Mikrometer haben (ein Mikrometer μm = ein Tausendstel mm). Normalerweise findet man 5 Millionen in einem Mikroliter (μl, früher Kubikmillimeter mm^3) Blut. Da der Körper des erwachsenen Menschen etwa 5 Liter Blut enthält, ergibt sich eine Gesamtzahl von 25 000 Milliarden (= 25 Billionen) roter Blutkörperchen. Da diese nur eine Lebensdauer von etwa 120 Tagen haben, müssen im

roten Knochenmark ständig neue gebildet werden. Es sind in jeder Sekunde zwei bis drei Millionen. Dieselbe Menge wird gleichzeitig in Milz und Leber abgebaut.

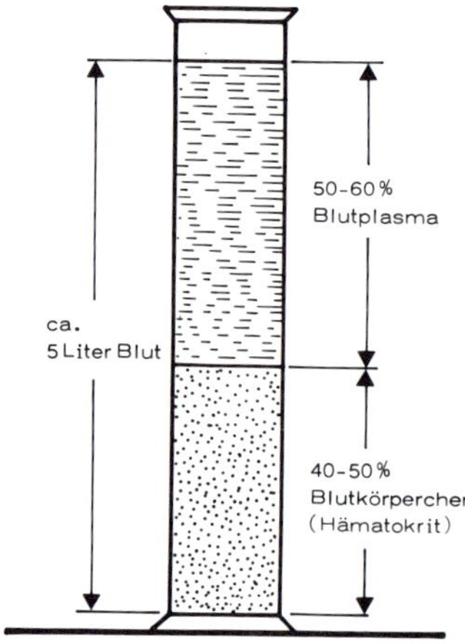

Hämoglobin

Der Farbstoff der roten Blutkörperchen ist gelblich, in dicker Schicht rot und heißt Hämoglobin (Abkürzung: Hb). Es ist ein zusammengesetzter Eiweißkörper. Er besteht aus dem Eiweißanteil *Globin* und dem eisenhaltigen Farbstoffanteil *Häm*. Dieses Eisen verleiht den roten Blutkörperchen die Fähigkeit, Sauerstoff chemisch zu binden. Das Hämoglobin nimmt den Sauerstoff in der Lunge auf und oxidiert dabei zu *Oxihämoglobin* (O_2Hb). Es ist eine lockere Bindung, weshalb der Sauerstoff vom Blut wieder leicht an Zellen und Gewebe des Körpers abgegeben werden kann. Die Zellen benötigen den Sauerstoff zur Oxidation (''Verbrennung'') der Nährstoffe.

Kohlenoxidvergiftung

Das Hämoglobin kann aber nicht nur Sauerstoff (O_2) binden, wie es seine normale Aufgabe ist, sondern auch *Kohlenmonoxid* (CO), im allgemeinen auch Kohlenoxid genannt. Dabei entsteht Kohlenoxid-Hämoglobin (COHb). Die Neigung (Affinität) des Hämoglobins zum Kohlenmonoxid ist sogar dreihundertmal so stark wie zum Sauerstoff. Das mit Kohlenmonoxid beladene Hämoglobin kann keinen Sauerstoff binden. Daraus ergibt sich die hohe Giftigkeit des geruchlosen, unsichtbaren Gases, das in unserer modernen Industriegesellschaft sehr weit verbreitet ist (Auspuffgase, Leuchtgas, Zigarettenrauch, Industrieabgase und Hausbrandabgase, vor allem bei unvollständiger Verbren-

ca.
5 Liter Blut

50–60 %
Blutplasma

40–50 %
Blutkörperchen
(Hämatokrit)

Bild 32: Zusammensetzung des Blutes.

nung). Beim gesunden Menschen sind nur etwa 1,5 Prozent des Hämoglobins mit Kohlenmonoxid besetzt, bei Rauchern jedoch bereits etwa 4 bis über 10 Prozent, so daß von einer latenten (von lat. latens = verborgen, versteckt) Vergiftung gesprochen werden kann. Bei 25 Prozent kommt es zu sichtbaren Vergiftungserscheinungen, bei 50 Prozent zu Bewußtlosigkeit; höhere Werte sind tödlich.

Leukozyten

Neben den roten finden wir im Blut noch weiße Blutkörperchen, die Leukozyten (Abkürzung: Leuko). Es sind 4000 bis 9000 im Mikroliter Blut, so daß auf etwa 1000 rote durchschnittlich ein weißes kommt. Über die Hälfte der weißen Blutkörperchen sind Zellen, die im Plasma zahlreiche Körnchen, sogenannte Granula (aus lat. granulum = Körnchen) aufweisen. Daher bezeichnet man sie als *Granulozyten* (Bild 33,2). Sie enthalten einen mehr oder weniger stark gebogenen Kern, der bei den reiferen Zellformen ein- bis mehrfach eingeschnürt ist, so daß dann nur noch eine fadenförmige Verbindung zwischen den einzelnen Segmenten besteht. Mit einem Durchmesser um 15 Mikrometer sind sie bis doppelt so groß als die Erythrozyten. Sie entstehen im Knochenmark.

Etwa 20 bis 35 Prozent der weißen Blutkörperchen sind *Lymphozyten*, die im lymphatischen System, besonders in den Lymphknoten, im Thymus und in der Milz gebildet werden (Bild 33,3). Sie haben einen Durchmesser um 12 Mikrometer und besitzen einen großen rundlichen Kern, der nur noch einen schmalen Plasmasaum übrig läßt.

Die Leukozyten sind unsere wohl wichtigsten Abwehrorgane gegen Krankheitserreger, weshalb man sie auch schon als "Polizisten des Körpers" bezeichnet hat. Die Granulozyten sind eigenbeweglich, indem sie wie die einzelligen Amöben aus der Zellmembran heraus Ausstülpungen, sogenannte Scheinfüßchen (grch. Pseudopodien), zu bilden vermögen. Sie wandern zum Ort des Krankheitsgeschehens und sind in der Lage, kleine Fremdkörper, Krankheitserreger, Gewebs- und Zelltrümmer in sich aufzunehmen und zu verdauen. Es sind Freßzellen (grch. Phagozyten). Diese Beseitigung schädlicher Stoffe durch Aufnahme in den Zellen wird

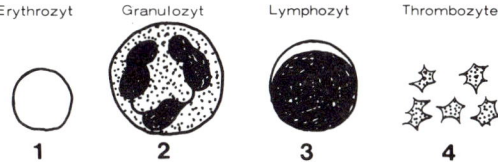

Bild 33: Blutzellen.

als *Phagozytose* bezeichnet (grch. phagein = fressen); sie wurde 1883 von METSCHNIKOW, einem russischen Bakteriologen (1845-1916), entdeckt. Eiter besteht aus Leukozyten, die bei Entzündung ins Gewebe auswandern, die geschädigten Zellen und die Erreger aufnehmen und dabei selbst zugrunde gehen.

Den Lymphozyten fehlt die Fähigkeit der Phagozytose. Sie spielen aber bei den Immunvorgängen, das heißt bei den spezifischen Abwehrvorgängen gegenüber Infektionen und Giften, eine entscheidende Rolle.

Thrombozyten

Die Blutplättchen (Thrombozyten) sind die kleinsten Formbestandteile des Blutes, die nur einen Durchmesser von 2 bis 4 Mikrometer aufweisen (Bild 33,4). Es sind Bruchstücke von Knochenmarkriesenzellen (Megakaryozyten). Sie sind an der *Blutgerinnung* beteiligt. Normalerweise finden sich 200 000 bis 300 000 im Mikroliter. Bei abnormer Blutungsbereitschaft ist die Thrombozytenzählung unerläßlich. Die untere kritische Grenze liegt bei Werten unter 40 000. Eine Verminderung der Thrombozyten, die *Thrombopenie*, kann sogar durch Arzneimittel ausgelöst werden. Schon eine einmalige Dosis Aspirin (Azetylsalizylsäure) verlängert die Blutungszeit eines Gesunden. Die Reaktion wird 4 bis 7 Tage lang gehemmt. Erst dann hat das Knochenmark genügend neue Plättchen nachgeliefert. Neben Aspirin gibt es zahlreiche weitere Arzneimittel, die häufig verschrieben werden und zu einer Thrombozytopenie führen können. Die Abweichung der Plättchenzahl hat dadurch eine erhöhte Bedeutung bekommen. Gerade die Arzneimittel-Nebenwirkungen sollten ständig kontrolliert werden, um das Risiko für den Patienten so klein wie möglich zu halten.

Von einer Abweichung nach oben, der *Thrombozytose*, wird gesprochen, wenn die Plättchenzahl über 400 000 pro Mikroliter liegt. Auch bei normaler Plättchenzahl sind Störungen möglich, wenn diese eine funktionelle Minderwertigkeit aufweisen. Eine solche Funktionsminderwertigkeit der Blutplättchen wird als *Thrombasthenie* bezeichnet. Sie äußert sich meist in einer erhöhten Blutungsneigung.

Die Auszählung der Thrombozyten erfolgt meist mikroskopisch nach der direkten Zählmethode in der Zählkammer. Es gibt Reagenzien, die auch ohne Phasenkontrasteinrichtung im Hellfeldmikroskop eine zuverlässige Plättchenzählung ermöglichen (Objektiv 40x, Okular 6x bis 8x). Die Thrombozyten erscheinen im Mikroskop als leuchtende, runde Gebilde.

Eine Thrombozytose führt zur Verkürzung der

2. Das rote Blutbild

Das Blut ist das wichtigste Transport- und Steuerorgan des Körpers. Stoffwechselvorgänge und Störungen spiegeln sich im Blut wieder. Deshalb wird man immer als erstes die wichtigen Blutwerte bestimmen, wenn der Gesundheitszustand eines Menschen objektiv geprüft und beurteilt werden soll. Für das rote Blutbild werden untersucht:

Hämatokrit (Hkt)
Hämoglobin (Hb)
Erythrozytenzahl (Ery)

Der *Hämatokritwert* wird gewonnen, indem man Blutzellen und Blutplasma durch Zentrifugieren trennt. Die beste Praxismethode ist die Mikrobestimmung durch Zentrifugieren in Kapillaren.

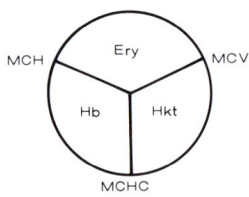

Ery   = Erythrozytenzahl
Hb   = Hämoglobin
Hkt   = Hämatokrit
MCH   = Hb$_E$ = mittlerer Hämoglobingehalt der Einzelerythrozyten
MCHC = mittlere Hämoglobinkonzentration in den Erythrozyten
MCV   = mittleres Volumen der Einzelerythrozyten

Bild 34: Das rote Blutbild.

Blutgerinnungszeit, zur erhöhten Gerinnbarkeit des Blutes, der *Hyperkoagulabilität* (lat. coagulare = gerinnen machen). Die Thromboseneigung (Thrombus = geronnene Blutmasse) wird dadurch verstärkt, das heißt die Gefahr einer Blutpropfbildung. Störungen im Ablauf der Blutgerinnung sind die Ursachen von *Thrombosen* und *Embolien*. Krebskranke haben meist erhöhte Thrombozyten-Werte, oft Werte von 900 000 bis über eine Million. Thromboseneigung begünstigt das Krebswachstum, insbesondere auch die Bildung von *Metastasen*, das sind Tochtergeschwülste, die durch Verschleppung von Geschwulstkeimen auf dem Blutweg in entfernt gelegenen Körperstellen entstehen. Man sollte daher die Thrombozyten im Zweifelsfall kontrollieren, und zwar mehr noch als es bisher der Fall zu sein scheint.

Das genaueste Verfahren zur Bestimmung der *Hämoglobinkonzentration* im Blut ist die photometrische Messung nach der Hämoglobincyanid-Methode. Sie wird als Standardmethode von der Deutschen Gesellschaft für innere Medizin und der Europäischen Gesellschaft für Hämatologie empfohlen. Die Bestimmung mit Farbstoffmessern, wie sie früher einmal üblich gewesen ist, hatte eine mögliche Fehlerbreite bis zu 30 Prozent.

Die *Erythrozytenzahl* messen wir schon seit langem nur noch mit einem elektronischen Blutkörperchenzählgerät. Dieses Verfahren schließt die bei der mikroskopischen Zählung unvermeidbaren methodischen Fehler aus und ergibt die größte zur Zeit erreichbare Meßgenauigkeit. In 30 Sekunden werden etwa 30 000 Blutkörperchen gezählt und durch Wiederholungen die erforderlichen Kontrollzählungen durchgeführt.

Die übliche mikroskopische Zählung ist nicht nur zeitraubend, sondern auch weniger genau. Schon beim Füllen der Kammer kommt es zu Schwankungen (± 20 Prozent). Ganz verworfen werden mußte die Bestimmung der Erythrozytenzahl durch photometrische Messung aufgrund der Trübung einer Erythrozytensuspension in Gowerscher Lösung. Es ergaben sich keine exakten und reproduzierbaren Ergebnisse.

Name: —————————————— geb. am: —————— Datum: ——————

Blutuntersuchung

Korrektur   Richtwerte

1. Ery: ————————————————   ————   Männer: $5,0 \pm 0,5$ Mio./μl
Frauen: $4,5 \pm 0,5$ Mio./μl
Ery vermehrt: Polyglobulie; Ery vermindert: Zellanämie. $(= 4,0 - 5,5 \times 10^{12}/l)$

2. Leuko: ————————————————   ———— $4 - 9000/\mu$l
Leuko vermehrt: Leukozytose; Leuko vermindert: Leukopenie. $(= 4,0 - 9,0 \times 10^{9}/l)$

3. Hämoglobien
(Reaktionslösung Merck Art. 9405; Filter: Hg 546 nm)

Hb = Extinktion $\times$ 36,8 g/dl (g Hb/dl)   Männer: 15 ± 1 g/dl
Frauen: 14 ± 1 g/dl

= ——— $\times$ 36,8 = ——— g Hb/dl = ——— %

Hb vermehrt: Polyglobulie, Polyzythämie; Hb vermindert: Anämie.

4. Mittlerer Hämoglobingehalt des Einzelerythrozyten (MCH)
(mean corpuscular hemoglobin); Färbeindex.

Hb_E normochrom:
30 ± 2 pg

$$\text{MCH oder } Hb_E = \frac{Hb\,(g/dl) \times 10}{Ery\,(Mio./\mu l)} \quad (pg)$$

Hb_E erhöht:
Hyperchrome Anämie
(Zellanämie). Zelldurch-
messer erhöht (Makro-
zytose).

$$= \frac{\rule{2cm}{0.4pt} \times 10}{\rule{2cm}{0.4pt}} = \rule{2cm}{0.4pt} \text{ pg (Pikogramm)}$$

Hb_E vermindert:
Hypochrome Anämie
(Farbstoffanämie).

5. Hämatokrit (Erythrozytengesamtvolumen)

Hkt = ——————— Vol.-% 42 ± 4 %

Hkt erhöht: Polyzythämie, Polyglobulie (Ery vermehrt);
Hkt vermindert: Anämie.

6. Mittlere Hämoglobinkonzentration der Erythrozyten (MCHC)
(mean corpuscular hemoglobin concentration)

$$\text{MCHC} = \frac{Hb\,(g/dl) \times 100}{Hkt\,(\%)} \quad (g/dl)$$

$$= \frac{\rule{2cm}{0.4pt} \times 100}{\rule{2cm}{0.4pt}} = \rule{2cm}{0.4pt} \text{ g/dl}$$

33 ± 2 g/dl

MCHC vermindert bis auf 24 g/dl bei normalem MCV typisch
für hypochrome Anämie;
MCHC meist normal bei hyperchromer Anämie;
MCHC normal, wenn MCH und MCV in gleicher Weise erhöht
oder vermindert sind.

7. Mittleres Erythrozytenvolumen (MCV)
(mean cell volume)

$$\text{MCV} = \frac{Hkt\,(\%) \times 10}{Ery\,(Mio./\mu l)} \quad (fl)$$

$$= \frac{\rule{2cm}{0.4pt} \times 10}{\rule{2cm}{0.4pt}} = \rule{2cm}{0.4pt} \text{ fl (Femtoliter)}$$

$82 - 92$ fl

MCV erhöht: Makrozytose; MCV vermindert: Mikrozytose.

Bild 35: Formular für die Blutuntersuchung.

Werden die drei wichtigen Meßwerte des roten Blutbildes genau bestimmt, lassen sich daraus rechnerisch weitere drei Größen ermitteln (Bild 34). Die diagnostischen Möglichkeiten werden dadurch ergänzt und erweitert. Wir haben dafür in unserem Laboratorium ein *Formular* entwickelt, in das die Meßwerte eingetragen werden. Mit Hilfe der schon vorgedruckten Formeln können die anderen Größen sofort errechnet werden (Bild 35). Ein solches Formular trägt sehr zur exakten und fehlerfreien Meß- und Rechenarbeit bei, ermöglicht wegen seiner Übersichtlichkeit die Richtigkeitskontrolle und diagnostische Bewertung. Es hat sich dadurch als unentbehrlich erwiesen.

Bei großem Probenanfall können für die genaue Bestimmung der Blutwerte Geräte eingesetzt werden, aus denen neben den Zähl- auch die Rechenresultate ganz oder teilweise durch Tastendruck abgerufen werden können. Moderne Geräte können mit einem Drucker verbunden werden, der alle Resultate ausdruckt.

Anämien

Eine Verminderung der roten Blutkörperchen oder ihrer Hämoglobinfüllung wird als Anämie bezeichnet. Die Erythrozytenzahl und der Hämoglobingehalt sind nicht immer gleichzeitig gestört. Erythrozytenbildung und Hämoglobin-produktion sind getrennte Funktionen. Durch Berechnung des mittleren Hämoglobingehaltes der Einzelerythrozyten (Hb_E oder MCH; 4. in Bild 35) ist eine Unterscheidung möglich:

Normozyten: Die Erythrozyten haben Normalwerte mit normalem Hämoglobingehalt.

Hyperchrome Anämie: Gestörte Zellbildung, also verminderte Zahl der Erythrozyten mit hohem Hämoglobingehalt. Das Hb_E kann bis auf 50 pg (Pikogramm = 1 billionstel Gramm) erhöht sein.

Hypochrome Anämie: Die Zellbildung ist nur wenig oder gar nicht gestört, aber der Hämoglobingehalt stark herabgesetzt. Die Zellen sind farbstoffarm. Das Hb_E kann bis auf 15 pg vermindert sein.

Die mittlere Hämoglobinkonzentration in den Erythrozyten MCHC (6. in Bild 35) dient zur Diagnostik hypochromer Anämien, bei der MCHC bis auf 24 g/dl (Gramm pro Deziliter. 1 dl = 100 Milliliter = 1/10 Liter) vermindert sein kann. Bei hyperchromer Anämie ist der Wert meist normal.

Das mittlere Volumen der Einzelerythrozyten MCV (7. in Bild 35) erlaubt eine Beurteilung des mittleren Durchmessers, also der Erythrozytengröße.

Tafel 7: Zusammenhänge zwischen dem mittleren Hb-Gehalt (Hb_E) und der Erythrozytengröße (MCV)

Mittlerer Hb-Gehalt Hb_E (MCH)	Erythrozytengröße MCV		
	makrozytär	normozytär	mikrozytär
hyperchrom	MCHC normal (makrozytär-hyperchrom)		
normochrom	MCHC vermindert (hypochromatisch)	MCHC normal (normochrom-normozytär)	MCHC erhöht (hyperchromatisch)
hypochrom	MCHC vermindert (hypochromatisch)	MCHC vermindert (hypochromatisch)	MCHC normal (mikrozytär-hypochrom)

MCV erhöht deutet auf große unreife Erythrozyten, sogenannte Makrozyten, wie sie bei hypochromen Anämien vorkommen.

MCV vermindert dient als Hinweis auf abnorm kleine rote Blutkörperchen, sogenannte Mikrozyten, wie sie vor allem bei Eisenmangelanämien vorkommen.

Tafel 7 soll Ihnen die Zusammenhänge noch etwas verdeutlichen und die Interpretation erleichtern. MCHC ist normal, wenn sich der Hb_E-Gehalt und die Erythrozytengröße beide im Normalbereich befinden. Sie sind dann *normochrom-normozytär*. MCHC ist aber auch normal, wenn MCV und Hb_E sich gleichsinnig verändern. Sind beide in gleicher Weise erhöht, so haben wir eine *makrozytär-hyperchrome* Anämie. Sind sie in gleicher Weise vermindert, so ist es eine *mikrozytär-hypochrome* Anämie. Erhöhte MCHC-Werte kommen selten vor. Der MCHC-Wert dient in erster Linie zur Diagnose *hypochromer Anämien*.

Polyglobulie

Eine abnorme Vermehrung der Erythrozyten, bei der wohl auch von "Rotblütigkeit" gesprochen wird, faßt man unter der Bezeichnung Polyglobulie oder Polyzythämie zusammen. Eine mögliche Ursache ist die unkontrollierte Steigerung der Entstehung roter Blutkörperchen (Erythropoese) bei Erkrankung des roten Knochenmarks.

Eine andere Möglichkeit wären zu häufige Blutspenden oder Aderlässe. Zur Steigerung der Erythrozytenzahl kommt es auch durch *Sauerstoffmangel*. Wir beobachten dies bei Aufenthalt im Hochgebirge, wo es durch den geringeren Gehalt an Luftsauerstoff zu einer gesteigerten Knochenmarksfunktion kommt. Dieselbe Erscheinung findet sich auch bei einem inneren Sauerstoffmangel, wenn die Sauerstoffzufuhr zum Gewebe infolge Herz-, Kreislauf- oder Lungenerkrankung notleidet. Der Organismus sucht den Sauerstoffmangel durch Vermehrung der Erythrozyten auszugleichen (zu kompensieren).

3. Das weiße Blutbild

Die weißen Blutkörperchen (Leukozyten) haben wichtige Aufgaben in der Abwehr von Krankheitserregern durch Bildung von Fermenten und Schutzstoffen und als Freßzellen (durch Phagozytose). Die Zählung der Leukozyten gehört daher zu den wichtigen Blutuntersuchungen.

Die übliche mikroskopische Zählung aus einer Blutverdünnung ergab bei Mehrfachzählungen unter gleichen Bedingungen bei zehn Patienten Schwankungen bis ± 30 Prozent. Schon die unvermeidlichen Mischungs-, Füll- und Kammerfehler lassen kaum eine größere Genauigkeit zu. Bei der Wichtigkeit, der in der Praxis die Leukozytenzählung zukommt, halten wir daher nur das von uns ausschließlich verwendete genaue elektronische Zählverfahren für vertretbar. Es ist schnell und ermöglicht eine weitgehende Absicherung gegen Fehldiagnosen. Routinemäßig eingebaute Wiederholungen dienen zur weiteren Absicherung und Kontrolle.

Leukopenie (Agranulozytose)

Bei einem starken Rückgang der Leukozytenzahl spricht man von einer Leukopenie (Leukozytenmangel). Der Organismus verliert damit seine wirksamste Abwehrwaffe. Wir finden verminderte Werte durch Knochenmarkschädigung bei Vergiftungen (zum Beispiel durch Benzol, Insektenvertilgungsmittel, Arsen und Quecksilber) oder ionisierende Strahlen. Viele Medikamente verursachen eine krankhafte Verminderung der Granulozyten, die *Agranulozytose*. Da die Granulozyten den Hauptanteil der weissen Blutkörperchen ausmachen, zeigt sich dies in einem Rückgang der Gesamtleukozytenzahl. Man beobachtete dies zuerst bei *Schmerzmitteln*, die Pyramidon enthalten. In Dänemark wurden im Laufe eines einzigen Jahres dreihundert Todesfälle darauf zurückgeführt. Es sind aber noch viele andere sehr häufig verordnete Medikamente, die eine Agranulozytose verursachen können, darunter Antibiotika, Sulfonamide, Zytostatika, Antirheumatika, Butazolidin, Diuretika (harntreibende Mittel), Analgetika, Sedativa, Antidiabetika, Psychopharmaka usw. Auch manche Infektionskrankheiten gehen mit einer Leukopenie einher, insbesondere Virusinfektionen.

Leukozytose

Bei erhöhten Werten, der Leukozytose, wird man zunächst an akute Entzündungs- und Infektionszustände denken.

Leukämien

Gefürchtet ist die Leukämie, die "Weißlütigkeit" oder der sogenannte "Blutkrebs", die man ihrem Charakter nach zu den bösartigen Geschwülsten rechnet. Es können mehrere Krankheitsbilder unterschieden werden:

Chronische myeloische Leukämie: Bei dieser bösartigen (malignen) Wucherung sind die Bildungsstätten, in denen die Granulozyten entstehen, also das Knochenmark, betroffen. Die Werte können zwischen 20 000 und 500 000 Leukozyten pro Mikroliter schwanken.

Chronische lymphatische Leukämie: Es kommt zur Wucherung des gesamten lymphatischen Gewebes, wie Lymphdrüsen, Tonsillen, Thymus und Milz. Das Leiden beginnt gewöhnlich mit Drüsenschwellung am Hals, in der Achsel- und Leistengegend. Starke Vermehrung der Leukozyten, überwiegend der Lymphozyten. Werte von 15 000 bis 50 000 zu Beginn können später bis auf mehrere 100 000 pro Mikroliter steigen.

Akute Leukämie: Sie tritt vorwiegend bei Kindern auf, ist äußerst bösartig und führt normalerweise innerhalb einiger Wochen oder Monate zum Tode. Das Knochenmark produziert nur noch entartete Zellen, die nicht ausreifen. Die Krankheit ist mit Anämie verbunden, da die Erythrozytenvorstufen im Knochenmark durch die enorme Zunahme der weißen Blutzellen verdrängt werden. Blutungen in Haut und Schleimhäuten (Hautblutungen, sogenannte Purpura) sind die Regel, weil auch die Thrombozyten im Knochenmark entstehen und wie die Erythrozyten durch die weißen Zellen verdrängt werden. Man versucht heute durch eine aggressive zytostatische Therapie das Lebensalter der betroffenen Kinder um einige Jahre und die Dauer der Remission, das heißt des vorübergehenden Zurückgehens der Krankheitserscheinungen, zu verlängern. Es sind Langzeitbehandlungen in speziell dafür eingerichteten Zentren. Man sucht die leukämischen Zellen abzutöten in der Erwartung, daß sich das durch die Behandlung mit geschädigte normale Knochenmark wieder erholt. Die zellschädigende, zellvergiftende Wirkung der Zytostatika wirkt sich außer auf das Knochenmark auch noch durch entsprechende Nebenwirkungen auf andere Organe aus, beispielsweise durch Magen-Darm-Schäden, Leberschäden und Haarausfall.

Vorgeburtliche Schädigungen

Die Leukämie wird immer noch als eine Krankheit ohne bekannte Ursache angesehen. Bei der akuten Leukämie im Kindesalter wären aber vorgeburtliche Schädigungen in Betracht zu ziehen. Wir erinnern uns alle noch an das Schlafmittel *Contergan.* Es galt als praktisch unschädlich und war zunächst sogar rezeptfrei. In kurzer Zeit eroberte es als Schlafmittel 40 Prozent Marktanteil. Das Mittel galt als narrensicher und wurde jahrelang verschrieben. Man schätzt, daß bei uns 800 000 Personen regelmäßig Contergan genommen haben. Das entspricht einer Menge von 20 Millionen Tabletten monatlich. Nach vier Jahren wurde es aus dem Handel genommen, nachdem bei uns und in anderen Ländern tausende Kinder mit Gliedmaßen-Mißbildungen geboren wurden, deren Mütter während der Schwangerschaft Contergan (Thalidomid) genommen hatten. Leider hat man aus der Contergan-Tragödie nichts gelernt. Schwangere nehmen heute bereits wieder mehr Medikamente ein als zur damaligen Zeit und unterlassen teilweise nicht einmal das Rauchen. Viele häufig verwendete Medikamente üben nachweislich eine toxische, das heißt eine Schädigung durch *Giftwirkung auf das Knochenmark* aus, so daß bei der akuten Leukämie im Kindesalter an vorgeburtliche Schädigungen während der embryonalen Entwicklung gedacht werden kann. Das solche vorgeburtlichen Schädigungen tatsächlich eine Rolle spielen, sehen wir auch bei der Zunahme der Leukämiehäufigkeit bei Kindern, wenn die Mutter während der Schwangerschaft einer Röntgenuntersuchung unterzogen wurde.

Leukämie als erworbene Krankheit

Die chronischen Leukämieformen befallen vorwiegend Erwachsene nach dem 40. bis 50. Lebensjahr, so daß ähnlich wie bei der Zuckerkrankheit des erwachsenen Menschen (Altersdiabetes) von einer erworbenen Krankheit ausgegangen werden könnte. Man wird daher stets die Vorgeschichte (Anamnese), die bisherige Lebens- und Ernährungsweise, die angewandten Medikamente und sonstige *chemischen Stoffe*, denen der Patient ausgesetzt gewesen ist, sorgfältig zu erheben haben. Gerade das Blut als das für die Selbstregulation im Organismus wichtigste und entscheidende Organ hängt von der Grundregulation ab. Man wird daher die Grundregulation als Basistherapie immer in Betracht zu ziehen haben.

Chronische Leukosen werden oft nur zufällig durch das Blutbild entdeckt. Es gibt sogar Leukämieformen, wie die aleukämische Leukämie, die auf das Knochenmark beschränkt sind. Im Blut treten dann normale Leukozytenzahlen auf, so daß eine sichere Diagnose nur durch eine Untersuchung aus dem Knochenmark (Sternalpunktion) möglich ist.

4. Das Differentialblutbild

Bei den weißen Blutzellen, den Leukozyten, handelt es sich keineswegs um eine einheitliche Zellart. Üblich ist die Unterscheidung in *sieben Formen*, die normalerweise in bestimmten Mengenverhältnissen vorkommen (Tafel 8). Den einzelnen Zelltypen fallen verschiedene Aufgaben zu, so daß aus Veränderungen bestimmte Schlüsse gezogen werden können. Um die Leukozyten bei der Durchmusterung im Mikroskop unterscheiden zu können, wird ein dünner *Blutausstrich* angefertigt. Dieser wird mit basischen und sauren Farbstoffen behandelt. Die basischen Farbstoffe, wie z.B. Methylenblau, gehen Verbindungen mit anderen Zellbestandteilen ein als die sauren, wie z.B. Eosin. Dadurch erscheinen Leukozytenkern und -plasma unterschiedlich gefärbt, was die Beurteilung erleichtert. Am gebräuchlichsten sind die Färbeverfahren nach May-Grünwald, Giemsa und Wright. Eine kombinierte May-Grünwald-Giemsa-Färbung ist auch als Pappenheim-Färbung bekannt.

Wichtig ist jedenfalls eine Verlaufskontrolle, wobei man mit einer aggressiven zytostatischen Therapie zurückhaltend ist, solange es über die Grundregulation noch gelingt, den Patienten beschwerdefrei und leistungsfähig zu erhalten. Es kommt auf das noch vorhandene Reaktionsvermögen an.

> Anämien, die mit vergrößerter Milz oder vergrößerten Lymphknoten und mit Hautblutungen einhergehen, sind auf Leukämie verdächtig.

Ein Blutbild ist dann dringend erforderlich und überhaupt spätestens vom 45. Lebensjahr an regelmäßig zu empfehlen. Auch die Leukämie hat *Vorstadien*, die zehn Jahre und mehr andauern können. Diese können zunächst durchaus auch als Leukopenie in Erscheinung treten. Gerade das zirkulierende Blut hängt von der Beschaffenheit des inneren Milieus ab, so daß wir über die Grundregulation eine so schwere Erkrankung des Blutes und des Knochenmarkes verhindern und aufhalten müssen. Die Leukämien sind schließlich die *Endstadien* und der vollständige Zusammenbruch der Selbstregulation in den blutbildenden Organen.

Das gefärbte Präparat wird unter dem Mikroskop durchgesehen mit etwa tausendfacher Vergrößerung (Ölimmersion). Üblicherweise werden dabei hundert Blutkörperchen ausgezählt. Das Auszählen wird auch *Differenzieren* genannt, da beim Auszählen die verschiedenen Leukozytenformen voneinander unterschieden werden (differenzieren = unterscheiden). Das

Tafel 8: Normalwerte der Leukozyten

			Prozent
Granulozyten	Neutrophile	Jugendliche	0 - 1
		Stabkernige	5 - 16
		Segmentkernige	50 - 70
		Eosinophile	2 - 4
		Basophile	0 - 1
		Lymphozyten	20 - 35
		Monozyten	2 - 6

Zählergebnis ist das Differentialblutbild. Diese Art der Durchmusterung eines Blutausstriches zur Feststellung der prozentualen Anteile der Leukozytenunterarten ist von dem deutschen Hämatologen Viktor SCHILLING (1883-1960) eingeführt worden und heute eine international verbreitete Routine-Methode.

Segmentkernige

Die häufigsten Leukozyten sind nach Tafel 8 die segmentkernigen Granulozyten, meist nur kurz ''Segmentkernige'' genannt. Es sind ausgereifte Formen, deren Kern aus zwei, drei oder vier Segmenten (lat. segmentum = Abschnitt eines Zellkerns) besteht, die durch feine Verbindungsbrücken miteinander verbunden sind (Bild 36,3).

Stabkernige

Eine Vorform des Segmentkernigen ist der Stabkernige. Sein Kern ist nicht segmentiert, sondern gleichmäßig breit und ein bohnen- oder S-förmiger, also etwas gebogenen Stab (Bild 36,2).

Jugendliche

Die nächste noch jüngere Form ist der Jugendliche, in der Fachsprache auch als *Metamyelocyt* bezeichnet. Er hat einen bohnenförmigen, dickeren Kern (Bild 36,1). Es ist eine Zellform, die den Übergang vom Knochenmark zum peripheren Blut bildet. Sie kommt normalerweise im Ausstrich überhaupt nicht oder höchstens bis zu zwei Prozent vor.

Die genannten drei Zellformen sind ''Neutrophile'', weil ihre Granula im gefärbten Präparat neutrophil = neutral = blau-grau-rötlich erscheinen.

Linksverschiebung

Wenn wir eine Verschiebung gegen die jungen Formen hin vorfinden und die Stabkernigen sich über 16 Prozent vermehrt haben, spricht man von ''Linksverschiebung'':

*Linksver-   = Vermehrung der Jugendlichen
schiebung   und stabkernigen Granulozyten*

Man kann sich dies leicht merken, wenn die Namen der drei Zellformen von links nach rechts hin aufgeschrieben werden wie in Bild 36:

Jugendliche – Stabkernige – Segmentkernige

Eine Verschiebung gegen die jungen Formen hin erfolgt dann nach links. Diese Linksverschiebung, bei der vermehrt jugendliche Granulozyten aus dem Knochenmark ausgeschwemmt werden, finden wir bei entzündlichen Vorgängen, bei den meisten bakteriellen Infektionskrankheiten, aber auch bei einer sehr schweren körperlichen Belastung, Alkoholexzeß, Vergiftung (Intoxikation) durch Medikamente oder andere chemische Stoffe. Auch Viruserkrankungen können in der Frühphase eine Linksverschiebung hervorrufen.

Rechtsverschiebung

Weisen die Segmentkernigen fünf und mehr Segmente auf, während Stabkernige fehlen, so spricht man von *Übersegmentierung* oder Rechtsverschiebung:

*Rechtsverschiebung = Granulozyten mit fünf
                      und mehr Segmenten*

Dies deutet auf eine Erschöpfung der Leukozytenproduktion hin und auf eine Überalterung der Zellen. Die Übersegmentierung ist charakteristisch für die sogenannten megaloblastischen Anämien, zu denen die Perniziöse Anämie gehört. Bei diesen Anämien ist die Zellbildung der roten Blutkörperchen gestört. Es treten von den normalen roten Blutzellen abweichende abnorm große kernhaltige Erythrozyten auf, die *Megaloblasten* heißen. Daher stammt der Name dieser Anämieformen. Verdacht auf eine beginnende megaloblastische Anämie besteht bei mehr als einem Segmentkernigen mit sechs Segmenten, mehr als drei mit fünf Segmenten oder mehr als 25 mit vier Segmenten auf hundert Granulozyten.

Eosinophile

Die eosinophilen Granulozyten nehmen eine Sonderstellung ein. Sie haben eine Neigung zur Verbindung (Affinität) mit den roten (sauren) Eosinfarbstoffen (grch. eos = ''Morgenröte''). Daher treten sie im gefärbten Präparat mit zahlreichen rundum gleichmäßig verteilten eosinophilen (rotgelben) bläschenförmigen Granula in Erscheinung (Bild 36,4). Ihr Kern hat meist zwei Segmente und ähnelt dem der Neutrophilen.

Im normalen Blut sind immer 2 bis 4 Prozent vorhanden. Ihre Verminderung oder gar ein Fehlen wird beobachtet bei schweren Infektionen. Verschwinden deutet auf die Verschlechterung der Krankheit, ihr Wiederauftreten dann auf eine Besserung, die beginnende Ausheilung hin. Man spricht dann von einer *eosinophilen Heilphase* (= "Morgenröte der Heilung"). Es gibt allerdings auch Ausnahmen. Bei einigen Infektionskrankheiten tritt von vornherein eine Vermehrung der Eosinophilen auf (Eosinophilie), zum Beispiel bei Scharlach und Masern. Kennzeichnend für eine Vermehrung der Eosinophilen sind *allergische Krankheiten* wie Asthma, Heufieber, sogar Nahrungsmittelallergien, Trichinen. Eine Vermehrung der Eosinophilen auf über fünf Prozent kann auf eine Verstärkung des krankhaften Vorganges hinweisen. SCHILLING fand bei Trichinose und Wurminfekten Werte von bis zu 17 Prozent. Deutlich reagieren die Eosinophilen bei *hormonalen Erkrankungen*. Eine vermehrte Ausschüttung von Nebennierenrindenhormonen (Glukokortikoide) führt zum Abfall der Eosinophilen. Diese vermehrte Ausschüttung kann auch durch Streßzustände verursacht werden. Dasselbe beobachten wir bei einer Behandlung mit Cortison. Es kann auch bei Überfunktion der Schilddrüse (Hyperthyreose) vorkommen.

Basophile

Die basophilen Granulozyten sind seltener und daher weniger wichtig. Der Ausdruck "basophil" wird gebraucht bei einer Affinität zu basischen Farbstoffen. Die basophilen Granulozyten haben einen vielgestaltigen, eingestülpten, rotviolett gefärbten Kern und meist zahlreiche, verschieden große kugelförmige Granula, die basophil (blau- bis schwarzviolett) gefärbt sind. Es sind also mehr oder weniger blaugetupfte Granulozyten. Die Granula liegen auch über dem Kern (Bild 36,5).

Da die Granula reichlich Heparin enthalten, wird vermutet, daß die Basophilen ebenfalls bei Entzündungsvorgängen eine Rolle spielen. Man findet sie vermehrt bei der chronisch myeloischen Leukämie, meist neben einer Eosinophilie. Basophile, die die Blutbahn verlassen, bezeichnet man als Gewebsbasophile oder *Mastzellen*.

Die Lymphozyten

Die Lymphozyten sind die zweithäufigste Zellart. 80 bis 90 Prozent der Gesamtlymphozyten machen normalerweise die kleinen ausgereiften Lymphozyten aus. Sie sind nur wenig größer als Erythrozyten. Sie haben einen dunkel (rotviolett) angefärbten meist runden Kern, oft ohne oder mit nur schmalem hellblauem Plasmasaum (Bild 36,6). Daneben gibt es noch größere Formen mit manchmal etwas eingebuchtetem Kern. Der Kern liegt hier mehr zum Rand hin, nicht in der Mitte der Zelle. Der Plasmarand ist größer und zartblau, also nicht so intensiv gefärbt wie bei den kleineren Zellformen.

Eine krankhafte Verminderung der Lymphozyten, die *Lymphopenie*, findet sich im akuten Stadium bei den meisten Infektionen. Bei chronischer Entzündung oder in der Heilphase sind sie meist vermehrt (Lymphozytose):

Lymphozyten sind die Zellen der Heilphase

Sobald die Infektion durch die Granulozyten unter Kontrolle gebracht ist, beginnt die Ver-

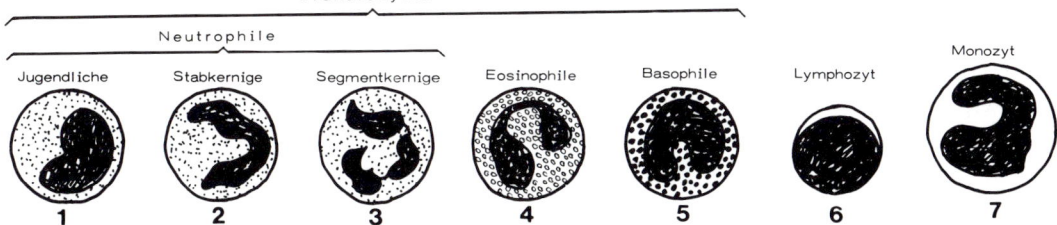

Bild 36: Das weiße Blutbild.

mehrung der Lymphozyten, die bei der Abriegelung von Infektherden und Entgiftung und wohl auch bei der Narbenbildung eine Rolle zu spielen scheinen.

Lymphopenien sehen wir auch nach Bestrahlungen, Behandlung mit Cortison oder Zytostatika.

Als *Lymphozytose* wird eine Vermehrung über 35 Prozent angesehen. Von den Krankheiten, die mit einer ausgeprägten Lymphozytose einhergehen, treffen wir ihre reinste Ausprägung wohl bei der "Chronischen lymphatischen Leukämie" an. Die Leukozytose erfolgt bei dieser Krankheit fast ausschließlich durch Vermehrung der Lymphozyten.

Das *Immunsystem* entscheidet darüber, ob der Körper für Krankheiten unempfindlich, gegen Infekte gefeit ist. Im Rahmen dieses Immunsystems ist in erster Linie das sogenannte *lymphatische System* von Bedeutung. In den Lymphozyten vollzieht sich im Rahmen der körper

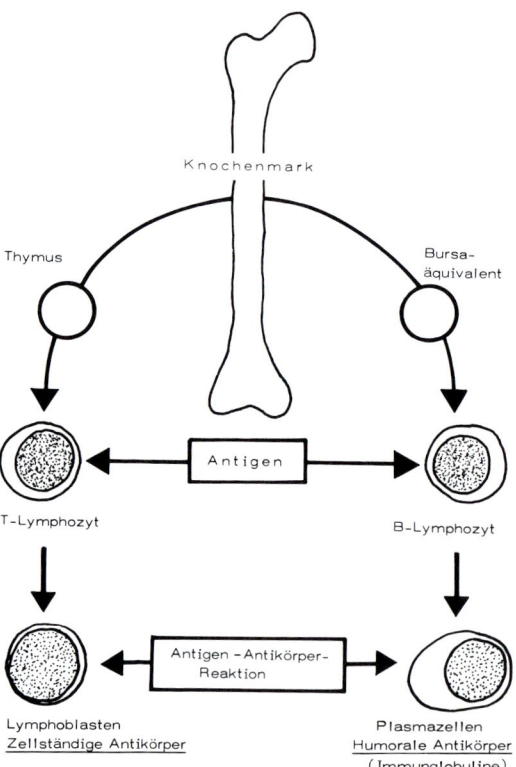

Bild 37: Schema des Immunsystems und der Antikörperproduktion.

eigenen Abwehr die erste Stufe der Antikörperbildung. Mikroben und ihre Gifte, wie überhaupt artfremde Eiweißstoffe, wirken als *Antigene* und lösen eine Antigen-Antikörper-Reaktion aus. Der Antikörper wirkt spezifisch gegen einen bestimmten Fremdkörper. Durch die Bildung der Antikörper kommt es zur Immunität.

T- und B-Lymphozyten

Ein Ausgangspunkt des lymphatischen Gewebes ist die Thymusdrüse. Die im Thymus geprägten Lymphozyten erhalten die Fähigkeit, nach Kontakt mit einem Antigen Abwehrmechanismen in Gang zu setzen. Man nennt die thymusabhängigen Lymphozyten *T-Lymphozyten*. Sie werden unterschieden von den Bursa-abhängigen *B-Lymphozyten* (Bild 37). Diese Bezeichnung ist abgeleitet von der Bursa Fabricii, einem lymphatischen Organ, das bei Vögeln vorkommt und an dem wesentliche Kenntnisse über die Lymphozyten gewonnen wurden. Der Mensch besitzt dieses Organ nicht, doch wird das entsprechende Bursa-ähnliche Gewebe als *Bursa-Äquivalent* bezeichnet. Dazu gehören die mit dem Darm verbundenen lymphatischen Organe wie Tonsillen, Appendix und Peyersche Plaques (Haufen von Lymphfollikeln im unteren Dünndarm). Die B-Lymphozyten sind an der Entwicklung zellulärer und humoraler Abwehrkräfte entscheidend beteiligt.

Lymphozyten, die frei werdende Abbauprodukte von Fremdstoffen und Krankheitserregern während der Phagozytose als körperfremde Antigene erkennen, bewirken die Bildung von *Plasmazellen* oder bilden sich selbst in solche um. Die Plasmazellen, auch als Immunozyten bezeichnet, sind die Bildungsstätten der Antikörper, die ins Blut abgegeben werden und dort als "humorale" Abwehrstoffe wirksam werden. Sie werden als *Immunglobuline* bezeichnet. Ihre Aufgabe ist es, Fremdstoffe (Bakterien, Viren, körperfremde Zellen) zu binden und unschädlich zu machen (Antigen-Antikörper-Reaktion).

Während die Plasmazellen Immunglobuline ans Blut abgeben, bleiben die Antikörper anderer Lymphozyten *zellständig* und werden nicht nach außen abgegeben. Verschiedene Zellgruppen beeinflussen sich bei den Abwehrvorgängen gegenseitig und lösen so gemeinsam die Abwehrreaktionen aus (Bild 37).

Das Immunsystem

Vor Jahren sind die Herztransplantationen sensationell herausgestellt worden; sie machten Schlagzeilen. Inzwischen ist, wie so oft in ähnlichen Fällen, eine Ernüchterung eingetreten. Das Immunsystem, dazu gehört in erster Linie das sogenannte lymphatische System, sucht das Fremdorgan, wie jedes körperfremde Eiweiß, abzustoßen. Darum ist man genötigt, die körpereigene Abwehr (die immunologische Reaktion) zu unterdrücken und abzuschwächen. Das ist beispielsweise mit ionisierenden Strahlen, Nebennierenrinden-Steroiden (Cortison) und Medikamenten, den sogenannten Immunsuppressiva (lat. supprimere = unterdrücken, also eine Immunreaktion unterdrücken) möglich. Als Folge dieser Unterdrückung war festzustellen:

Bei Transplantations-Patienten ist durch die Unterdrückung der körpereigenen Abwehr mehrfach Krebs aufgetreten.

Das war offenbar das Wertvollste, was wir aus den Herztransplantationen lernen konnten. Diese Erkenntnis läßt sich ohne weiteres auch durch Tierversuche nachweisen.

Wenn wir ein Sarkom, das ist eine besonders bösartige Bindegewebsgeschwulst, auf eine Ratte durch Transplantation übertragen, so wird der Tumor kleiner und verschwindet schließlich. Die natürliche Abwehrreaktion im Körper einer gesunden Ratte hindert den Tumor daran, zu wachsen. Wenn man der Ratte jedoch Cortison-Injektionen gibt oder wenn man sie der Bestrahlung mit Röntgenstrahlen aussetzt, dann entwickelt sich der Tumor; er wächst ungestüm, so daß die Ratte daran zugrunde geht.

Ähnlich war es bei einem Tierversuch, über den Prof. YOSHIDA auf einem Krebskongreß in Rom vortrug. Er hat Mäusen Karzinogene (krebserregende Stoffe) ins Trinkwasser gegeben, ohne daß sie krebskrank wurden. Als er aber den Stoffwechsel der Tiere und damit die körpereigene Abwehr störte, traten Tumore auf.

Monozyten

Mit den in Tafel 8 an letzter Stelle aufgeführten Monozyten schließen wir das normale Blutbild ab. Die Monozyten sind einkernig wie die Leukozyten, aber größer. Sie haben einen Durchmesser von 16 bis 20 Mikrometer, sind damit zwei- bis dreimal so groß wie die Erythrozyten und die größte Zelle im gefärbten Präparat. Die Zelle ist nicht immer rund. Sie hat einen grossen, oft eingebuchteten, gelappten, unregelmässig gefärbten Kern mit grob aufgelockerter wolkiger Struktur. Das Plasma ist graublau (Bild 36,7).

Monozyten sind sehr enzymreich und scheinen eine wichtige Aufgabe bei der *Infektionsabwehr* zu besitzen. Wie die Granulozyten können sie phagozytieren und größere Partikel aufnehmen.

Von einer Monozytose spricht man bei einer Vermehrung der Monozyten auf acht Prozent und mehr. Im Verlauf einer akuten bakteriellen Infektionskrankheit treten sie bei der sogenannten "monozytären Abwehr- oder Überwindungsphase" auf. Diese liegt hinter der "neutrophilen Kampfphase" und vor der "lymphozytären Heilphase". Das Ansteigen der Monozyten im Blut ist daher bei einer schwerwiegenden infektiösen Erkrankung das Zeichen einer beginnenden Remission (lat. remittere = zurückgehen bzw. Abklingen der Krankheitserscheinungen). Nur bei chronischen Erkrankungen und bei einigen lang andauernden Infektionskrankheiten (z.B. Tuberkulose, Lues. Malaria u.a.) wird es zu einer länger andauernden Vermehrung der Monozyten kommen.

B. SÄURE-BASEN-GLEICHGEWICHT DES BLUTES

Wie wir im vorhergehenden Abschnitt gesehen haben, ist das Blut ein sehr vielseitiges Organ, das den Körper im stofflichen Gleichgewicht hält. Diese lebenswichtigen Aufgaben kann das Blut aber nur erfüllen, solange die Grundregulation im Gleichgewichtszustand bleibt (Bild 1). Eine Schlüsselstellung nimmt dabei das Säure-Basen-Gleichgewicht ein, wie wir es schon durch Bild 3 zu verdeutlichen suchten.

Azidose und Alkalose

Das Blut hat normalerweise einen pH-Wert von 7,4 (Bild 38). Dieser Wert wird äußerst genau eingehalten. Die normale Schwankungsbreite liegt zwischen 7,35 und 7,45. Neutral ist ein pH von 7,0. Das Blut liegt demnach mit pH 7,4 geringgradig im alkalischen Bereich. pH-Werte unter 7,0 und über 7,8 lassen sich mit dem Leben schon nicht mehr vereinbaren; es besteht Lebensgefahr. In Bild 38 ist dies durch Kreuze angedeutet worden. Solche Störungen sind bereits lebensbedrohlich. In der Notfall- und Intensivmedizin ist daher die Messung der Blutgaswerte unerläßlich, wenn Leben erhalten und gerettet werden muß.

Bei Senkung des pH-Wertes unter 7,35, also Säureüberschuß, spricht man von *Azidose* (lat. acidus = sauer). Eine Erhöhung des pH-Wertes über 7,45 durch Basenüberschuß oder Säuremangel (Säuredefizit) wird als *Alkalose* bezeichnet (von alkalisch = laugenhaft, basisch; arab. al-qali).

Der Organismus besitzt für das Blut unter allen Körperflüssigkeiten die wirksamsten Regulations- und Ausgleichsmechanismen. Bei einem solchen Ausgleich von Störungen im Säure-Basen-Gleichgewicht spricht man von *Kompensation* (lat. compensare = ausgleichen). Nicht kompensierte Störungen sind *dekompensiert*.

Ein geregelter Stoffwechselablauf ist vom Säure-Basen-Gleichgewicht abhängig. Wenn dieser entgleist, sind Störungen im Ablauf der Stoffwechselvorgänge unausweichlich.

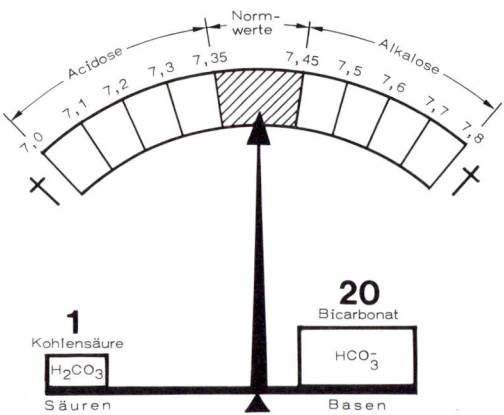

Bild 38: Säure-Basen-Gleichgewicht des Blutes.

Obwohl aus dem Stoffwechsel ständig saure Stoffwechselprodukte (Wasserstoff-Ionen, H^+-Ionen) an das Blut abgegeben werden, bleibt der pH-Wert des Blutes beim Gesunden konstant. Dieser Zustand einer konstanten Wasserstoffionenkonzentration im Blut wird als *Isohydrie* bezeichnet.

Pufferlösungen

Damit plötzliche stoßartige Verschiebungen nach der sauren oder alkalischen Seite hin vermieden werden, verfügt der menschliche Organismus über Puffersysteme. Diese verhüten eine plötzliche und zu weitgehende pH-Änderung, indem sie die Wirkung starker Säuren oder Basen abfangen und vorübergehend chemisch binden.

Wir wollen versuchen, die Wirkungsweise solcher Puffersysteme durch eine einfache Versuchsdarstellung verständlich zu machen. Wir erhalten eine Pufferlösung, wenn wir Essigsäure (CH_3COOH) und Natriumacetat (CH_3COONa) zusammengeben. Essigsäure ist eine schwache Säure. Natriumacetat ist das Salz dieser Säure mit einer starken Base (Natrium Na).

Beispiel:

Wir geben in zwei Reagenzgläser reines Wasser, in zwei andere eine Mischung aus Essigsäure und Natriumacetatlösung. Dann tropfen wir in alle Gläser zwei Tropfen Methylorange. Es ist ein Farbstoff, der die saure oder basische Beschaffenheit chemischer Stoffe durch Farbänderungen anzeigt. Es ist ein *Indikator* (lat. Anzeiger). Methylorange färbt sich durch Säuren rot, durch Basen gelb. Tropfen wir nunmehr in das eine der mit Wasser gefüllten Gläser zwei Tropfen Salzsäure und in das andere Natronlauge, so schlägt die Farbe des Indikators sofort deutlich nach rot und gelb um. In der gepufferten Lösung tritt der Farbumschlag dagegen nicht in Erscheinung. In einer solchen Lösung bleibt der pH-Wert bei Zugabe einer Säure oder Lauge in gewissen Grenzen konstant. Sie heissen daher Pufferlösungen oder einfach *Puffer*. Man sagt auch, sie puffern.

Eine Pufferlösung ist beispielsweise auch eine Mischung aus verdünntem Ammoniak (NH_3) und Ammoniumchloridlösung (NH_4Cl). Ammoniak ist eine schwache Base und Ammoniumchlorid das Salz dieser schwachen Base und einer starken Säure (Salzsäure HCl).

Wir können demnach sagen:

Eine Pufferlösung enthält entweder eine schwache Säure und ihr Salz mit einer starken Base oder eine schwache Base und ihr Salz mit einer starken Säure.

Das wichtigste Puffersystem des Blutes ist das Bikarbonatpuffersystem. Es besteht aus:

$$H_2CO_3 \quad \text{und} \quad NaHCO_3$$
Kohlensäure   Natriumbicarbonat

Die Kohlensäure ist eine schwache Säure und Natriumbicarbonat das Salz dieser schwachen Säure mit einer starken Base (Natrium Na).

Das Blut enthält mehrere Puffersysteme, die anteilmäßig etwa wie folgt aufgeteilt werden können:

Phosphat	5 %
Proteine	7 %
Hämoglobin	35 %
Bicarbonat	53 %

a) Das Phosphat-Puffersystem

Die anorganischen Phosphate sind ein wirksames Puffersystem. Das primäre Phosphat ($H_2PO_4^-$) wirkt als Säure und das sekundäre Phosphat (HPO_4^{2-}) als Base. Der Anteil im Blut ist aber zu gering, so daß ihm für die Pufferung des Blutes keine besondere Rolle zukommt. Für die Pufferung des Harnes hat es aber eine erhebliche Bedeutung.

b) Das Proteinat-Puffersystem

Die Eiweißstoffe des Blutplasmas verhalten sich wie amphotere Stoffe (Ampholyte). Es sind Elektrolyte, die sich je nach dem pH-Wert der Lösung sowohl mit Basen wie auch mit Säuren ohne deutliche Reaktionsänderung verbinden können.

Wichtiger als das Plasmaprotein ist schon rein mengenmäßig das Hämoglobin der Erythrozyten. Man spricht vom *Hämoglobin-Oxyhämoglobinsystem*, das Puffereigenschaften besitzt. In der Lunge bindet das in den Erythrozyten befindliche Hämoglobin (Hb) aus der eingeatmeten Luft Sauerstoff. Es entsteht Oxyhämo-

globin (Oxy-Hb, HbO_2), das den locker gebundenen Sauerstoff an die Zellen und Gewebe des Körpers wieder abgibt. Sowohl das Oxyhämoglobin als auch das einfache sauerstoffreie Hämoglobin können als schwache Säure aufgefaßt werden. Das Hämoglobin ist eine schwächere Säure als das Oxyhämoglobin. Durch die Änderung der Säurestärke bei dem Wechsel Hb/HbO_2 kann es in der reduzierten Form die Kohlensäure binden und bei Sauerstoffaufnahme in der Lunge wieder abgeben, ohne daß eine pH-Änderung aufzutreten braucht.

In Verbindung mit Sauerstoff als Oxyhämoglobin ist das Blut hellrot. Es sieht dunkelrot aus, wenn das Hämoglobin in der reduzierten Form (Hb) vorliegt. Aus dieser Farbänderung des Blutes ist daher schon zu erkennen, ob es sich um arterielles oder venöses Blut handelt. Aus dem gleichen Grunde macht sich Sauerstoffmangel durch blaurote Verfärbung (Zyanose) bemerkbar.

c) Das Kohlensäure-Bicarbonat-Puffersystem

Es ist das wichtigste Puffersystem des Blutes. Die anderen Puffer können bei Belastung unter Umständen schnell abgesättigt sein. Das Kohlensäure-Bicarbonatsystem, auch als Kohlensäure-Hydrogencarbonatsystem bezeichnet, reagiert besonders gut, weil hier zwei Organe, näm-

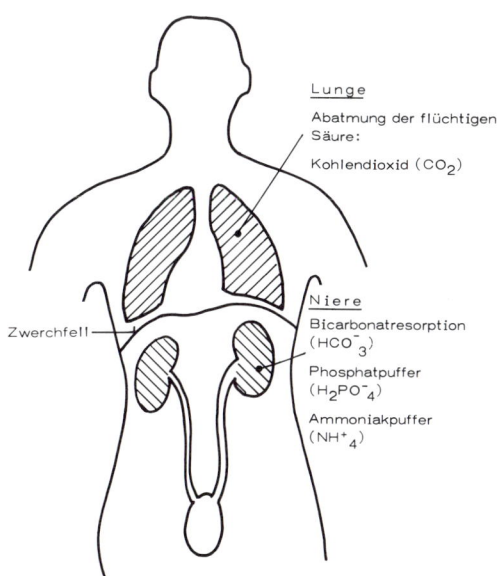

Bild 39: Das Kohlensäure-Bicarbonat-Puffersystem wird über Lunge und Niere aufrecht erhalten.

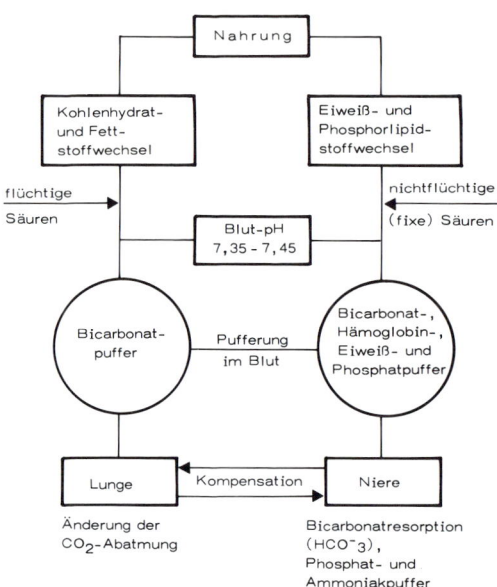

Bild 40: Regulationsmechanismus des Säure-Basen-Haushaltes (schematisch).

lich die Lunge und die Niere beteiligt sind (Bild 39). Über die *Lunge* wird das im Stoffwechsel der Kohlenhydrate und Fette entstehende saure Endprodukt Kohlendioxid (CO_2) abgeatmet. Weil Kohlendioxid ein Gas ist, spricht man von "flüchtiger Säure". Die *Niere* wirkt als Gegenspieler (Antagonist) und ist für die Bicarbonatkonzentration verantwortlich.

Darüber hinaus scheidet die Niere Stoffwechselprodukte (Metabolite) aus, die nicht gasförmig ausgeschieden werden können. Man bezeichnet sie daher als "nicht flüchtige" oder

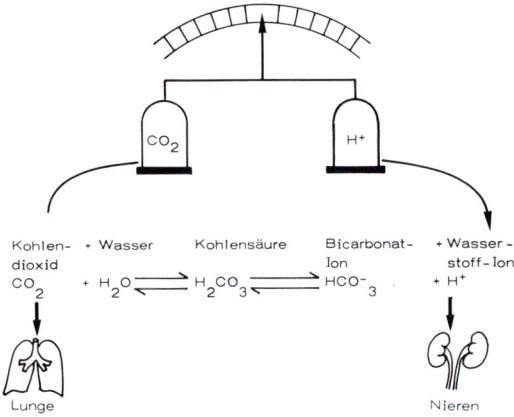

Bild 41: Kohlensäure-Bicarbonatpuffer.

"fixe" Säuren. Es sind starke Säuren, hauptsächlich Phosphor- und Schwefelsäure aus dem Phosphorlipid- und Eiweißstoffwechsel, die bei der heute üblichen Normalkost mit viel tierischem Eiweiß und hohem Säureüberschuß in erheblichem Maße anfallen. Über den *Phosphatpuffer* werden sie als sogenannte "titrierbare Säuren" ausgeschieden. Kommt es bei sehr saurer Stoffwechsellage zur Erschöpfung des Pufferungsvermögens, so ist der letzte Weg, mit dem ein gesunder Organismus mit den Säuren fertig zu werden sucht, der *Ammoniakpuffer*. Die Niere vermag Ammoniak aus Glutamin selbst zu bilden.

Die schematische Darstellung in Bild 40 gibt einen Überblick, um von dem bei der Aufrechterhaltung des Säure-Basen-Gleichgewichtes wirksamen Regulationsmechanismus eine Vorstellung zu ermöglichen.

Den Wirkungsmechanismus des Kohlensäure-Bicarbonatpuffers gibt die Gleichung in Bild 41 wieder. Die beiden entscheidenden Stoffwechselprodukte sind Kohlendioxid (CO_2) und Wasserstoffionen (H^+). CO_2 wird durch die Lunge, H^+ durch die Nieren ausgeschieden. Im Blut wirkt Bicarbonat (HCO_3^-) als Puffer.

Kommt es im Blut zum Säureüberschuß, so werden die Wasserstoffionen durch Bicarbonat-Ionen neutralisiert. Es bildet sich Kohlensäure. Diese zerfällt in Kohlendioxid und Wasser. Das Kohlendioxid wird durch die Lunge abgeatmet. Auf diese Weise kommt es über das Atemzentrum sofort zur Verstärkung der Atmung (Hyperventilation), um das Gleichgewicht wieder herzustellen. Der pH-Wert des Blutes kehrt zur Norm zurück. Die Reaktion in der Gleichung verschiebt sich auf diese Weise nach links (Bild 41). Dabei wird natürlich Bicarbonat verbraucht. Die Regeneration des Bicarbonats erfolgt in der Niere unter Mitwirkung des Fermentes Carbonanhydrase nach derselben Gleichung. Der Vorgang wird jedoch in diesem Falle mit Hilfe dieses Fermentes nach rechts gesteuert. Die Gleichung ist also umkehrbar, wie in Bild 41 durch Pfeile angedeutet.

Respiratorische Störung

Bei Lungenerkrankung kann die Atmung vermindert sein (Hypoventilation), so daß die Kohlensäure unvollständig abgeatmet wird. Dann wird die Niere durch vermehrte Bicarbonat-Resorption und eine verstärkte Ausscheidung von Wasserstoffionen auszugleichen suchen.

Störungen des Säure-Basen-Gleichgewichtes, bei denen die Atmung vermehrt oder vermindert CO_2 abgeben wird, bezeichnet man als respiratorische Störung.

Die verminderte Atmung (Hypoventilation) und unvollständige Abatmung der Kohlensäure führt zur respiratorischen Azidose.

Übermäßige Atmung (Hyperventilation) mit übersteigerter Abatmung der Kohlensäure führt zur respiratorischen Alkalose.

Metabolische Störung

Ähnlich ist es bei Störungen der Nierenfunktion, die als metabolische Störung bezeichnet werden.

Basenmangel durch Verringerung des Gehaltes an Bicarbonat führt zur metabolischen Azidose.

Basenüberschuß führt zur metabolischen Alkalose.

Die Henderson-Hasselbalchsche Gleichung

Gleichgewicht ist nur vorhanden, wenn die durch den pH-Wert gekennzeichnete Wasserstoffionen-Konzentration, der Kohlensäuregehalt (H_2CO_3) und der Bicarbonatgehalt (HCO_3^-) in einem bestimmten Verhältnis zueinander stehen. Dies kommt in der *Henderson-Hasselbalchschen* Gleichung zum Ausdruck (Biochemiker L. J. HENDERSON, 1878-1942, Boston; K. A. HASSELBALCH, 1874-1962, Kopenhagen). Diese Gleichung für das Puffersystem "Kohlensäure/Bicarbonat" des Blutes ist vom Massenwirkungsgesetz abgeleitet:

$$pH = pK + \lg \frac{[Base]}{[Säure]}$$

oder

$$pH = pK + \lg \frac{[HCO_3^-]}{[H_2CO_3]}$$

Das von den norwegischen Forschern GULDBERG und WAAGE 1867 aufgestellte Massenwirkungsgesetz läßt sich auf jede Gleichgewichtsreaktion anwenden. Chemische Vorgänge sind Ionenreaktionen. Ein Gleichgewichtszustand ist bei einer bestimmten Temperatur dann eingetreten, wenn der Quotient aus dem Produkt der Ionen-Konzentration und der Konzentration der undissoziierten Moleküle einen für die Reaktion charakteristischen Zahlenwert erreicht hat. Dieser Zahlenwert heißt Gleichgewichts- oder *Dissoziationskonstante*. Die Konstante einer Säure wird abgekürzt mit dem Formelzeichen K_a (a = acidum) und einer Base mit K_b bezeichnet.

Beispiel:

Für die elektrolytische Dissoziation der *Kohlensäure* wird das Massenwirkungsgesetz folgendermaßen geschrieben:

$$\frac{[HCO_3^-] \cdot [H^+]}{[H_2CO_3]} = K_a = 10^{-6,1}$$

Die Kohlensäure wird in positiv geladene Wasserstoff-Ionen (Kationen) und negativ geladene Bicarbonat-Ionen (Anionen) gespalten. Das Produkt der Konzentration (eckige Klammer = Konzentration) geteilt durch die Konzentration der undissoziierten Kohlensäure ergibt den Wert K_a. Diese Werte hat man durch Versuche ermittelt, so daß sie Tabellen entnommen werden können.

Für die Konzentration der Wasserstoff-Ionen (H^+-Ionen) wird der pH-Wert verwendet. Es ist die negative Hochzahl der Wasserstoff-Ionenkonzentration. Wenn man mit den Hochzahlen allein rechnet, spricht man von Logarithmenrechnen. Ähnlich ist es mit dem K-Wert. Der negative Logarithmus der Dissoziationskonstante der Kohlensäure, der pK_a-Wert, beträgt bei 37° C für Plasma 6,1.

Der Messung zugänglich ist der pH-Wert und der Kohlendioxidpartialdruck des CO_2 (pCO_2). Aus letzterem erhalten wir die Konzentration der undissoziierten Kohlensäure durch Multiplikation mit dem *Löslichkeitskoeffizienten* des CO_2 im Blutplasma bei 37° C. Der Löslichkeitskoeffizient gibt an, wieviel Mol eines Gases sich in 1 Liter Flüssigkeit bei Einwirkung eines Partialdruckes von 1 mm Hg des betreffenden Gases lösen. Der Löslichkeitskoeffizient für CO_2 im Blutplasma beträgt 0,03.

Tragen wir diese Werte ein, so ergibt sich die *Henderson-Hasselbalchsche Gleichung* in der für Blutgasmessungen üblichen Form:

$$pH = 6,1 + \lg \frac{[HCO_3^-]}{0,03 \cdot pCO_2}$$

Normalwerte sind:

Kohlensäurepartialdruck des Blutes pCO_2	= 40 mm Hg
Bicarbonat-Konzentration des Blutes HCO_3^-	= 24 mmol/l

Setzen wir diese Werte in die Formel ein, so erhalten wir

$$pH = 6,1 + \lg \frac{24}{0,03 \cdot 40}$$

$$pH = 6,1 \log \frac{24}{1,2}$$

$$pH = 6,1 + \lg \frac{20}{1} \quad (\log 20 = 1,3)$$

$$pH = 6,1 + 1,3$$

$$pH = 7,4$$

Der normale pH-Wert des Blutes beträgt 7,4. Dieser Wert wird, wie die Rechnung zeigt, durch das Verhältnis von Bicarbonat zu Kohlensäure bestimmt, das 20 : 1 beträgt (Bild 38). Nur wenn dieses Verhältnis bleibt, haben wir ein pH von 7,4. Das Verhältnis von Bicarbonat zu Kohlensäure muß daher konstant gehalten werden.

Die folgende Darstellung mag Ihnen die Zusammenhänge mit der *Henderson-Hasselbalchschen Gleichung* noch besser verdeutlichen:

$$pH = 6,1 \log \frac{[HCO_3^-]}{0,03 \cdot pCO_2}$$

$$= \frac{Bicarbonat}{Kohlensäure} = \frac{Niere}{Lunge} = \frac{métabolische\ Störungen}{respiratorische\ Störungen}$$

Je nachdem, ob sich der Zähler oder Nenner in der Gleichung erhöht und dadurch das Verhältnis 20 : 1 von Bicarbonat zu Kohlensäure verändert, ergeben sich folgende Störungen:

a) Verminderung des Zählers durch Basenverlust und Zunahme des Säuregehaltes im Blut:

   Abnahme des pH-Wertes = metabolische Azidose

b) Erhöhung des Zählers durch übermäßige Bicarbonatzufuhr oder Säureverluste:

   Anstieg des pH-Wertes = metabolische Alkalose

c) Verminderung des Nenners durch übermässige Abatmung der Kohlensäure:

   Anstieg des pH-Wertes = respiratorische Alkalose

d) Erhöhung des Nenners durch unvollständige Abatmung der Kohlensäure:

   Abnahme des pH-Wertes = respiratorische Azidose

Der Partialdruck

Ebenso wie viele feste Stoffe, sind auch Gase in Flüssigkeiten löslich. Kohlendioxid und Sauerstoff sind Gase. Wenn wir sie im Blut messen, spricht man daher von *Blutgasmessung*. Ein wichtiger Begriff ist hierbei der Partialdruck, den wir mit dem Symbol p bezeichnen. Das Gesetz der Partialluftdrücke stammt von Joh. DALTON (engl. Physiker und Chemiker, 1766-1844) und wird nach ihm *Daltonsches Gesetz* genannt. Nach diesem Gesetz ist der Gesamtdruck einer Gasmischung gleich der Summe der Partialdrücke der Einzelgase (lat. partis = Teil).

Der Luftdruck

Die Größe des Partialdruckes hängt vom Luftdruck ab, der mit einem Barometer gemessen wird. Das erste Barometer stammt von TORRICELLI (ital. Physiker, 1608-1647), der 1643 den Luftdruck nachgewiesen und mit Hilfe einer Quecksilbersäule gemessen hat. Man pumpt ein einseitig geschlossenes und etwa 80 cm langes Glasrohr, das am anderen Ende umgebogen und zu einem Gefäß erweitert ist, luftleer und füllt es mit Quecksilber. Im senkrechten Zustande läuft das Quecksilber nicht aus, sondern bleibt mit einer Quecksilbersäule von etwa 760 mm (760 mm Hg) stehen.

Die Lufthülle, die die Erde umgibt, hat ein bestimmtes Gewicht. Mit diesem drückt sie auf das Quecksilber im Gefäß. So wird der Quecksilbersäule im Rohr das Gleichgewicht gehalten. Veränderungen im Luftdruck zeigen sich in Bewegungen der Quecksilbersäule. Steigender

Luftdruck bewirkt ein Ansteigen der Quecksilbersäule im Skalenbereich des Barometers. Fallender Luftdruck bewirkt ein Absinken der Quecksilbersäule. Für genaue Messungen und für Eichzwecke sind solche Quecksilberbarometer nach Torricelli, wie wir es auch in unserem Laboratorium benutzen, immer noch gebräuchlich (Bild 42).

Der mittlere Luftdruck in Meereshöhe beträgt 760 mm Hg. 100 m Höhenunterschied entsprechen etwa 9 mm Quecksilbersäule. Liegt ein Ort 400 m über Meereshöhe (Normal-Null = NN), so ist der mittlere Luftdruck 9 x 4 = 36 mm niedriger als auf Meereshöhe. Liegt er, wie an der tiefsten Stelle der Erde am Toten Meer, 400 m tiefer, so ist der mittlere Luftdruck 36 mm höher als auf Meereshöhe (Bild 43).

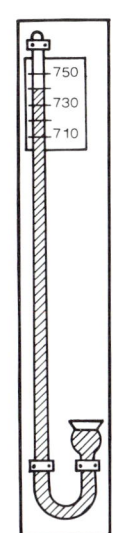

Bild 42: Quecksilberbarometer.

Man kann den mittleren Luftdruck für jede Ortshöhe über Meereshöhe aber auch nach folgender Formel errechnen:

$$\text{Mittlerer Luftdruck} = 760 \text{ mm} - \frac{\text{Ortshöhe in m}}{11}$$

Beispiel:

Ortshöhe in Konstanz $\frac{400 \text{ m}}{11} \approx 36$

760 mm − 36 = 724 mm mittlerer Luftdruck

Bei den für die Wettervorhersage gebräuchlichen Barometern ist die Skala auf den mittleren Barometerstand in Meereshöhe (760 mm Hg) ausgerichtet. Für Blutgasmessungen benötigen wir aber den tatsächlichen (absoluten) örtlichen Luftdruck.

Die Werte in mm Hg lassen sich aber auch mit folgender Formel leicht in mbar umrechnen:

$$\text{mbar} = \frac{\text{mm Hg}}{3} \text{ x 4}$$

Beispiel:

Für den mittleren Luftdruck in Meereshöhe:

$$\frac{760 \text{ mm}}{3} \text{ x 4} = 253,33 \text{ x 4} \approx 1013 \text{ mbar}$$

Kilopascal

Nach dem Internationalen SI-Einheiten-System soll der Partialdruck zukünftig auch nicht mehr in Torr, sondern in Kilopascal (= kPa) angegeben werden Nach diesem System ist die Einheit

Torr und Millibar

Früher wurde der Luftdruck allgemein in Millimeter Quecksilbersäule (mm Hg) angegeben. Anstelle des mm Hg wird heute das Torr als Druckeinheit verwendet. Die Einheit des Luftdruckes wird nach TORRICELLI, dem Erfinder des ersten Barometers, *Torr* genannt. 1 mm Hg = 1 Torr.

1912 wurde das Millibar (mbar) eingeführt und aufgrund zwischenstaatlicher Übereinkünfte allgemein verwendet. Umrechnung: 1 mm Hg = 1 Torr = 1,333 mbar, 1 mbar = 0,7501 mm Hg.

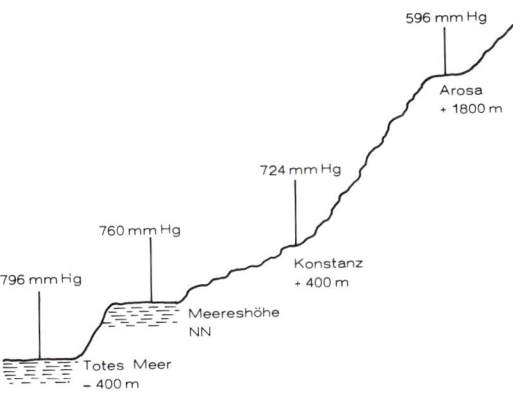

Bild 43: Der mittlere Luftdruck in Abhängigkeit von der Ortshöhe.

des Druckes das Pascal. Diese Einheit ist nach dem französischen Mathematiker Blaise PASCAL (1622-1662) benannt.

Diese vielen Umstellungen haben dazu geführt, daß während der Umstellungszeit verschiedene Symbole und Einheiten nebeneinander benutzt werden. Dies hat in dem ohnehin schwierigen Gebiet das Verständnis nicht vereinfacht. Man muß daher unterscheiden können und die Umrechnungswerte kennen:

1 mm Hg = 1 Torr = 133,322 Pa = 0,1333 kPa

1 kPa = 7,501 mm Hg

Beispiel:

760 mm Hg x 0,1333 = 101,31 kPa

101,31 kPa x 7,501 = 760 mm Hg (= Torr)

Der Sauerstoffpartialdruck

Die Luft ist ein Gasgemisch (Bild 44). Der Rauminhalt (das Volumen V) des Sauerstoffes in der Luft beträgt 20,95 Prozent. 20,95 Vol.-% ergeben einen Sauerstoffpartialdruck (pO_2) bei einem normalen mittleren Luftdruck von 760 mm Hg in Meereshöhe von

$$\frac{760 \times 20,95}{100} = 159,22 \text{ Torr},$$

bei einem mittleren Luftdruck von 760 - 36 = 724 mm Hg in 400 m Ortshöhe

$$\frac{724 \times 20,95}{100} = 151,68 \text{ Torr},$$

bei einem mittleren Luftdruck von 760 + 36 = 796 mm Hg an der tiefsten Stelle der Erde am Toten Meer:

$$\frac{796 \times 20,95}{100} = 166,76 \text{ Torr}.$$

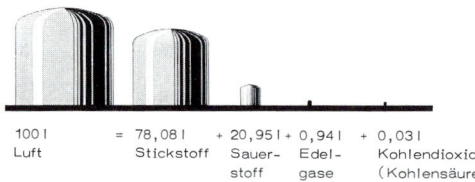

| 100 l Luft | = 78,08 l Stickstoff | + 20,95 l Sauer- stoff | + 0,94 l Edel- gase | + 0,03 l Kohlendioxid (Kohlensäure) |

Bild 44: Zusammensetzung der Luft.

Der Wasserdampfdruck

Bei der Blutgasmessung muß zusätzlich noch berücksichtigt werden, daß sowohl im Blut als auch in den Lungenbläschen (Alveolen) eine Wasserdrucksättigung vorliegt. Der Druck des gesättigten Wasserdampfes beträgt bei 37° C 47 mm Hg. Er ist nur von der *Temperatur*, aber nicht vom Luftdruck abhängig. Für die Berechnung eines Partialdruckes in Gasgemischen gilt bei Blutgasmessungen folgende Formel:

$$p_{gas} = \frac{(p_{atm} - p_{H_2O}) \cdot \text{Vol.-\% Gas}}{100}$$

In diese Formel wird als p_{atm} der zum Zeitpunkt der Blutgasmessung jeweils vorliegende örtliche Luftdruck (z.B. 730 Torr) und für p_{H_2O} der Druck des gesättigten Wasserdampfes (bei 37° C = 47 mm Hg) eingesetzt.

Merksatz:

Bei Blutgasmessungen messen wir an der Meßelektrode in einer wasserdampfgesättigten Atmosphäre unter Berücksichtigung des jeweiligen örtlichen Atmosphärendruckes (Barometerdruck).

Der Löslichkeitskoeffizient

Wenn man Blut oder auch andere Flüssigkeiten mit einem Gas von bestimmtem Druck genügend lange ins Gleichgewicht setzt (äquilibriert), so löst sich das Gas nach Maßgabe des Partialdruckes in der Flüssigkeit. Der Partialdruck des Gases setzt sich also in der Flüssigkeit fort. Wieviel Gas sich lösen kann, hängt vom Löslichkeitskoeffizienten ab, mit dem wir uns schon bei der Darstellung der *Henderson-Hasselbalchschen Gleichung* befaßt haben. Dieser Koeffizient gibt an, wieviel Mol eines Gases sich in 1 Liter Flüssigkeit bei Einwirkung eines Partialdruckes von 1 mm Hg lösen.

Der Löslichkeitskoeffizient hängt ab von der Temperatur, der Art des Gases und der Natur der Flüssigkeit. Er beträgt bei 37° C für CO_2 im Blutplasma 0,03.

Beispiel:

Bei p_{CO_2} = 40 mm Hg, erhalten wir

$$0,03 \cdot 40 = 1,20 \text{ mmol/l}$$

Maßeinheiten

Früher ist die Konzentration der Elektrolyte in mg% (Milligramm-Prozent), also auf Gewichtsbasis, angegeben worden. Hierbei war zunächst schon einmal nicht klar, ob sich die Angaben auf 100 Milliliter oder 100 Gramm bezogen. Gemeint war im allgemeinen eine Konzentration von mg pro 100 ml. Außerdem war kein Vergleich der Elektrolyte untereinander möglich, weil sie nicht Gramm für Gramm, sondern aufgrund der Anzahl ihrer Teilchen (Ionen: Kationen und Anionen) miteinander reagieren. Deshalb ging man, um das chemische Bindungsvermögen zu berücksichtigen, auf eine andere Maßeinheit über. Diese war das Äquivalent (aeq) oder das Val (val).

Äquivalent bedeutet gleichwertig (lat. aequus = gleich; valere = wert sein). Die Elemente haben verschiedene Atomgewichte und Bindungskräfte (Wertigkeit oder Valenz). Kalzium ist beispielsweise 2-wertig. Das Äquivalentgewicht ist das Atomgewicht, dividiert durch die Wertigkeit (Valenz) des Ions. Das Atomgewicht des Kalziums ist 40,1. Daher ist beim Kalzium

$$1 \text{ Milli-Äquivalent (mval)} = \frac{40,1}{2}$$

Natrium hat das Atomgewicht 23. Es ist einwertig, daher ist 1 mval = 23. Die Äquivalentgewichte sind hiernach elektrochemisch gleichwertig. Sie geben die Gewichtsverhältnisse an, in welchen die Elemente sich miteinander verbinden. Als Konzentrationsmaß verwendet man 1 Milli-Äquivalent pro Liter = mval/l.

Die Einheit mval/l ist inzwischen durch die Einheit mmol/l abgelöst worden. Nach dem Internationalen SI-System der Maßeinheiten (Système Internationale d'Unités) ist Mol (Einheitszeichen: mol) die Basiseinheit für Stoffmengen.

Das Gewicht des Moleküls, das sogenannte Molekulargewicht, erhalten wir, indem wir die Atomgewichte aller in dem Molekül einer chemischen Verbindung enthaltenen Atome zusammenzählen. Die altbekannten "Atomgewichte" und "Molekulargewichte" werden jetzt als relative Molekülmassen bezeichnet.

Bei Stoffen mit bekannter relativer Molekülmasse ist an die Stelle der Gewichtseinheiten

das Mol als Basiseinheit der Stoffmenge getreten. Durch diese Einheit ist es möglich, die Anzahl der Teilchen anzugeben, die ein Stoff enthält oder aus denen er besteht (Atome, Moleküle, Ionen, Elektronen).

Gase kommen als Moleküle vor. Dies erkannte zuerst 1811 der italienische Physiker AVOGADRO (Turin, 1776-1856). Er formulierte den Lehrsatz:

Gleiche Volumina aller Gase enthalten bei gleichem Druck und gleicher Temperatur die gleiche Anzahl von Molekülen.

In 1 Mol sind unter Normalbedingungen (760 Torr; $0^{\circ}C$) $L = 6,02252 \cdot 10^{23}$ Moleküle enthalten. Diese Zahl heißt nach ihrem ersten Berechner die Loschmidtsche Zahl oder auch die Avogadrosche Konstante, da sie nach dem Avogadroschen Lehrsatz für alle Stoffe konstant ist.

Löst man 1 Mol in einem Liter, so erhält man die Konzentration in Mol/Liter. Diese Stoffmengenkonzentration beschreibt man als 1 mol/l. Da wir es in der Klinischen Chemie mit kleinen Mengen und Konzentrationen zu tun haben, benutzt man die um den Faktor 1000 kleinere Einheit Milli (Kurzzeichen: m) für das Tausendstel, Millimol (mmol) für die Menge und Millimol/Liter (mmol/l) für die Konzentration:

$$1/1000 \text{ mol/l} = 1 \text{ mmol/l}$$

Gegenüber der Einheit mval/l ergeben sich mit der neuen Einheit mmol/l für alle 1-wertigen Ionen, die im Blutplasma vorherrschen, keine

Tafel 9: Normale Elektrolytkonzentrationen im Plasma

	mval/l	mmol/l
Kationen		
Natrium	142	142
Kalium	5	5
Kalzium	5	2,5
Magnesium	2	1
Anionen		
Chlorid	102	102
Bicarbonat	27	27
Phosphate	2	1
Sulfate	1	0,5

Änderung der bisherigen Zahlenwerte. Die Werte bleiben daher für Natrium, Kalium, Chlorid und Bicarbonat gleich (Tafel 9). Eine Umrechnung ist dagegen bei 2-wertigen Ionen erforderlich. Das gilt für die 2-wertigen Elemente Kalzium (Ca) und Magnesium (Mg), die nur noch 1/2 der bisherigen Werte haben:

Umrechnung von Ca und Mg:

$$1 \text{ mval/l} \times 0,5 = 0,5 \text{ mmol/l}$$

Es ist erforderlich, über diese Zusammenhänge Bescheid zu wissen, wenn in Meßergebnissen oder in der Literatur noch die alten Einheiten auftauchen.

C. DIE MESSMETHODEN

Astrup-Technik

Eine Bestimmung des Säure-Basen-Haushaltes ist nur möglich durch eine pH- und CO_2-Messung. Wenn diese beiden Meßgrößen vorliegen, können nach der Henderson-Hasselbalchschen Gleichung weitere Funktionsgrößen (Parameter) berechnet werden. Die erste Methode zur pCO_2-Messung entwickelte Dr. Poul ASTRUP, der damals das Laboratorium der Klinik für Infektionskrankheiten in Kopenhagen leitete. Die von ihm entwickelte Meßmethode wurde als Astrup-Technik bekannt. Damals grassierte in Kopenhagen die epidemische "spinale Kinderlähmung" (Poliomyelitis epidemica). Bei einsetzender Atemlähmung führte man die künstliche Beatmung durch mit Gummiballons, wie sie damals für diesen Zweck nur zur Verfügung standen. Um diese Beatmung gezielt durchführen zu können, mußte man die pCO_2 kennen. Da es dafür noch keine Meßmethode gab, entwickelte Astrup seine Technik.

Das Grundprinzip der Astrup-Technik ist in Bild 45 dargestellt. Es werden drei pH-Messungen vorgenommen. Zunächst wird der wirkliche (aktuelle) pH-Wert bei 37° C bestimmt. Anschließend führt man pH-Messungen mit zwei verschiedenen Gasen mit genau bekanntem CO_2-Gehalt durch. Bei der Gasflasche mit hohem pCO_2 wird von *High-Gas* (high = hoch), bei der Gasflasche mit niedrigem pCO_2 von *Low-Gas* (low = niedrig, tief) gesprochen. Die Gasmischungen müssen Sauerstoff enthalten, damit das gesamte Hämoglobin in Oxyhämoglobin umgewandelt, also eine vollständige Sauerstoffsättigung erreicht wird. Angenommen, die pCO_2-Werte der beiden Prüfgase sind mit 60 und 30 mm Hg bekannt. Wir bringen die Blutproben mit diesen beiden Gasen genügend lange ins Gleichgewicht. Dies geschieht in *Äquilibriergefäßen* (lat. aequus = gleich, libre = Waage). Mit dem einen Gas wurde ein pH-Wert von 7,3, mit dem anderen von 7,49 gemessen. Damit erhalten wir zwei Punkte, die in Bild 45 mit A und B gekennzeichnet sind. Die Verbindungslinie ist eine Gerade, da zwischen pH und log pCO_2 ein geradliniges Verhältnis besteht. Durch diese Gerade wird mithin das Verhältnis zwischen pCO_2 und pH-Wert gekennzeichnet. Man nennt sie *Pufferlinie*. Der wirkliche (aktuelle) pH-Wert wurde nach Bild 45 mit 7,4 gemessen. Wie durch die gestrichelten Linien angedeutet, erhalten wir dadurch den Punkt C und einen pCO_2-Wert von 40 mm Hg.

Die Neigung der Pufferlinie kennzeichnet die *Pufferkapazität* des Blutes. Diese ist um so grösser, je steiler die Linie verläuft. Die Pufferkapazität des Blutes hängt überwiegend vom Hämoglobingehalt ab. Er ist am wichtigsten unter den Nicht-Bicarbonat-Puffern und daher bei der Blutgasmessung zu berücksichtigen.

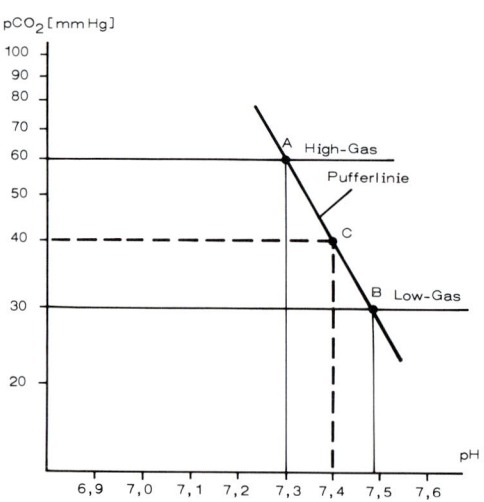

Bild 45: Grundprinzip der Astrup-Technik (pH/log CO_2-Diagramm).

Direkte pCO$_2$-Messung

Der Anaesthesist SEVERINGHAUS konstruierte eine pCO$_2$-Elektrode und führte damit zusammen mit BRADLEY die direkte pCO$_2$-Messung ein, die heute allgemein üblich ist.

Bild 46 zeigt das Herzstück, die *Meßkammer* des Gerätes, mit dem in unserem Laboratorium die Blutgasmessungen durchgeführt werden. In der Kammer befindet sich die Meßkapillare, in die die Blutprobe für die Messung eingegeben wird. Sie besitzt vier eingeschliffene Elektrodensitze, so daß die Elektroden durch einfaches Einsetzen mit Halteklammern dicht an die Kapillare angeschlossen werden können. Sie stehen mit ihrer meßempfindlichen Spitze mit dem Blut in Kontakt.

Die zweite Elektrode von rechts ist die *pCO$_2$-Elektrode*, deren Innenteil in Bild 47 dargestellt wurde. Es ist eine kombinierte Glaselektrode. Sie besitzt am Schaft einen ringförmigen Silber-Silberchlorid-Mantel (Ag-AgCl-Mantel) als Bezugselektrode. Das Elektroden-Innenteil wird in ein Gehäuse eingeschoben. Es ist eine zylindrische Hülse, mit der die Elektrode in die Meßkammer eingesetzt wird. Das Gehäuse wird mit einem *Elektrolyt* gefüllt, wobei sich an der Spitze keine Luftbläschen festsetzen dürfen, die Funktionsstörungen verursachen.

An der Spitze des Gehäuses befindet sich eine Kunststoff-Membran (lat. membrana = zarte, dünne Haut). Für eine solche dünne Scheidewand ist auch die Bezeichnung "Diaphragma" gebräuchlich. Während das Innenteil der Elektrode unter Umständen jahrelang funktionstüchtig bleiben kann, muß die sehr dünne Membran öfters erneuert werden, sobald sie nicht mehr "elektrisch dicht" ist. Man spricht bei der Membranerneuerung vom "Regenerieren" der Elektrode.

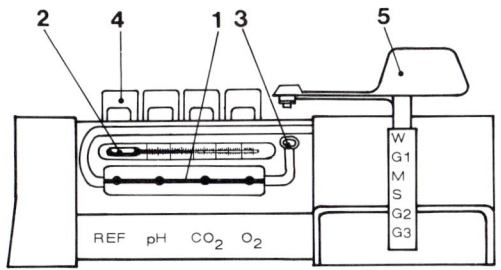

Bild 46: Meßkammer eines Blutgasanalysators.
1 Meßkapillare mit vier Elektrodensitzen
2 Kontrollthermometer
3 Einfüllöffnung mit Meßkapillare.
4 Halteklammern
5 Wählschalter

Die Membran an der Spitze des Gehäuses ist nur für Kohlendioxid (CO$_2$) durchlässig (permeabel = durchlässig, durchdringbar). Dabei verändert sich der pH-Wert der Elektrolytlösung (Bicarbonatlösung). Der pH-Wert stellt sich im gleichen Verhältnis (proportional) zum CO$_2$-Partialdruck ein. Die pCO$_2$-Elektrode ist demnach eine abgewandelte (modifizierte) pH-Elektrode, die für pCO$_2$ geeicht ist.

Die Elektrode zur Bestimmung des Sauerstoffpartialdruckes

Die pO$_2$-Elektrode, mit der wir den Sauerstoffpartialdruck messen (Bild 46, rechts) ist eine Meßelektrode mit ähnlichem mechanischem Aufbau. Es ist eine *Platinelektrode*, mit der die direkte elektrochemische Bestimmung des Sauerstoffpartialdruckes im Blut möglich ist. Ein Platindrähtchen (Pt-Kathodendrähtchen) befindet sich in der Glasspitze. Als Referenzelektrode weist der Schaft einen ringförmigen Silbermantel (Ag-Anode) auf. Durch die Gehäusefüllung mit Elektrolyt besteht eine leitende Verbindung zwischen der Platin- und Referenzelektrode.

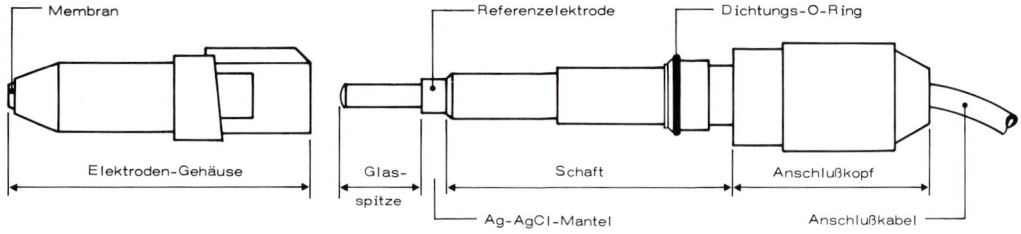

Bild 47: Innenteil und Gehäuse der pCO$_2$-Elektrode.

Die pH-Elektroden

Zur pH-Messung ist eine Meßelektrode (Glaselektrode) und eine dazu gehörige pH-Referenz-Elektrode mit Elektrolyt erforderlich. Die pH-Elektrode hat, im Gegensatz zu den anderen Elektroden, keine Elektrolytfüllung im Elektrodengehäuse und ist weitgehend wartungsfrei. Die Lösung in der Referenz-Elektrode ist eine KCl-Lösung, die den Stromkontakt zwischen Referenz- und Meßelektrode herstellt.

Trennt eine Membran verschieden konzentrierte Elektrolytlösungen voneinander oder besitzt sie für die Ionen eines Elektrolyten eine verschiedene Durchlässigkeit, so treten elektrische Spannungen (Potentialdifferenzen) auf. Die an der Grenzfläche zwischen der Glasmembran der pH-Elektrode und der Blutprobe entstehende Potentialdifferenz ist von der Wasserstoff-Ionenkonzentration (pH) abhängig und wird über den Meßverstärker und das Meßwerk des Gerätes (Potentiometer) gemessen.

Die Meßtemperatur

Die Blut-pH-Werte sind temperaturabhängig. Daher nimmt man solche Messungen heute einheitlich bei 37° C vor. Dazu ist ein *Wasserbad* mit einer elektronischen Temperaturregelung erforderlich. Mittels einer genügend starken Umlaufpumpe durchfließt das Thermostatwasser standig den Meßkopf, in dem sich die Meßkapillare befindet. Weicht die Körpertemperatur von 37° C ab, so ist das Meßergebnis entsprechend zu korrigieren. Dies gilt besonders für Untersuchungen bei unternormaler Körperwärme (Hypothermie), also bei Absinken der Körpertemperatur unter 36° C.

Ist die Körpertemperatur niedriger als 37° C, erhalten wir niedrigere pO_2- und pCO_2-Werte und einen erhöhten pH-Wert.

Beim Blut ist nach ROSENTHAL für jeden Grad einer Temperaturabweichung eine Abweichung von 0,0146 zu berücksichtigen. Bei Temperaturerniedrigung werden je Grad 0,0146 pH-Einheiten dazugezählt, bei Temperaturerhöhung abgezogen. Man kann die Korrektur aber auch nach folgender Formel errechnen:

$$pH_K = pH_{37} - 0,0146 \ (K37)$$

In dieser Formel bedeutet K = Körpertemperatur.

Beispiel:

Bei der üblichen Temperatur des Thermostatwassers von 37° C wurde gemessen pH = 7,345. Die Körpertemperatur bei der Blutentnahme betrug 33° C

$$\begin{aligned} pH_K &= 7,345 - 0,0146 \cdot (\text{-}4) \\ &= 7,345 - (0,0584) = 7,345 + 0,0584 \\ &= 7,403 \end{aligned}$$

Auch pCO_2 ist temperaturabhängig. Der Korrekturfaktor F für pCO_2 kann der Skala in Bild 48 entnommen werden. Die Formel lautet:

$$pCO_{2K} = pCO_2 \ (37^o \ C) \cdot F$$

K = Körpertemperatur. F = Korrekturfaktor (Bild 48).

Beispiel:

Bei 37° C wurde gemessen pCO_2 = 43 mm Hg. Die Körpertemperatur bei der Blutabnahme betrug 34° C. F laut Bild 48 = 0,88

$$pCO_{2K} = 43 \cdot 0,88 = 37,84 \ mm \ Hg$$

Der Barometerdruck

Die Blutgaswerte sind außer von der Körpertemperatur vom jeweiligen Barometerdruck abhängig. An modernen Geräten kann der jeweils herrschende *Luftdruck* eingestellt werden. Auf

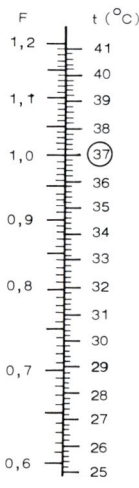

Bild 48: Korrekturfaktor F für CO_2 bei Abweichung der Meßtemperatur von der Körpertemperatur (37° C).

diese Weise wird der Korrekturfaktor durch die Luftdruckschwankungen automatisch berücksichtigt, ohne daß mit Hilfe von Formeln eine Berechnung vorgenommen und Nomogramme zu Hilfe genommen werden müssen. Ebenso ist es mit dem *Wasserdampfdruck*. Im Thermostatenbehälter des Gerätes befindet sich eine Befeuchtungskammer, die mit destilliertem Wasser gefüllt wird. Das Eichgas geht durch die Befeuchtungskammer, wo es bei 37⁰ C wasserdampfgesättigt wird.

Eichung für pH-Messungen

Gemessen wird jeweils die Potentialdifferenz zwischen Referenzelektrode und Meßelektrode. Alle vier Elektroden liefern daher nur relative Werte. Die Qualität der Meßwerte hängt ganz von der Eichung ab.

Für Blut-pH-Messungen werden standardisierte *Eichpufferlösungen* (Phosphatpuffergemische) verwendet, die im Bereich des Blut-pH liegen. Man arbeitet nach dem Zweipunkt-Eichverfahren zur Steilheitskorrektur der sogenannten Kennlinie der Elektrode. Die tägliche Eichung erfolgt mit einem basischen Puffer, einer Pufferlösung von pH = 7,383 bei 37⁰ C. Als zweiter Puffer für die Steilheitskorrektur wird ein saurer Puffer verwendet, eine Pufferlösung von pH = 6,841 bei 37⁰ C. Kurzfristige Änderungen der Elektrodensteilheit sind weniger zu erwarten. Parallelverschiebungen sind aber häufiger. Daher sind oftmalige Eichungen mit dem "basischen Puffer" erforderlich.

Prüfgase

Die moderne Meßtechnik ist nicht mehr auf Spezial-Eichgasflaschen angewiesen. Das von uns verwendete Gerät besitzt beispielsweise eine automatisch arbeitende Gasmischanlage, an die zur Bereitung der Prüfgase eine Flasche Kohlensäure mit Testqualität (CO_2-Gas) und ein Kompressor angeschlossen sind. Es werden also nur die normale atmosphärische Luft und Kohlendioxid benötigt. Der Eingangsdruck liegt zwischen 5 und 6 bar (früher atü = technischer Atmosphärenüberdruck). Die Gasmischanlage arbeitet im Überschallbereich und stellt je ein Abgleich-, Eich- und Nullwertgas ($pO_2 = 0$) zur Verfügung. Mit dem Abgleichgas werden die Elektroden auf Eichsollwerte gebracht. Das Eichgas ist für die Empfindlichkeitskontrolle erforderlich, während reines CO_2 zur Nulleichung des pO_2-Kanals dient. Beim CO_2-Kanal ist mit Änderungen des Nullpunktes zu rechnen, nicht mit Änderungen der Empfindlichkeit. Die Sauerstoffelektrode ist dagegen sehr nullpunktstabil, so daß die laufende Nacheichung mittels der Verstärkerregelung zu erfolgen hat.

Blutentnahme

Die als Kapillare ausgebildete Meßkammer (Bild 46) hat ein Fassungsvermögen von etwa 40 Mikroliter. Diese geringe Blutmenge hat die Blutgasmessung vereinfacht und uns ihre Ausführung im Routinebetrieb ermöglicht. Es hat sich gezeigt, daß "arterialisiertes" Kapillarblut in seiner Zusammensetzung dem arteriellen Blut entspricht. Daher ist eine Arterienpunktion nicht mehr erforderlich. Gefahrloser und für den Patienten so gut wie schmerzfrei ist die kapillare Blutentnahme am *Ohrläppchen*. Zuvor muß das Ohrläppchen hyperämisiert werden. Dies geschieht am einfachsten durch ein tiefenwirksames Einreiben mit einer geeigneten Salbe, wie z.B. Finalgon Salbe extra stark. Man läßt die Salbe nach dem Einreiben etwa 5 bis 10 Minuten lang einwirken. Es kommt zu einer stark empfundenen Wärmewirkung, zur Hyperämie, das heißt zu einer vermehrten Blutansammlung im Ohrläppchen infolge eines verstärkten Blutzuflusses. Die Salbe wird mit trockenem Zellstoff wieder entfernt und das Ohrläppchen in der üblichen Weise mit 70prozentigem Alkohol (am besten Propylalkohol) desinfiziert. Nach dem Trocknen erfolgt ein tiefer Einstich (Punktion) am unteren Rand des Ohrläppchens

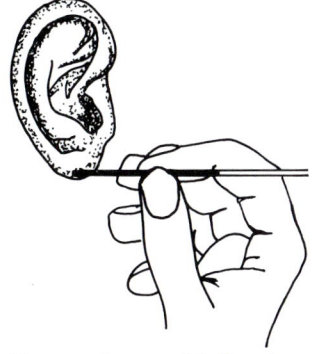

Bild 49: Blutentnahme am Ohrläppchen mit Glaskapillare.

mit einer steril verpackten Wegwerflanzette, die nur für einmaligen Gebrauch bestimmt ist. Man verwende nur beste Lanzetten mit etwa 5 mm langer scharfer Spitze, wie z.B. Haemostiletten, damit Blut in ausreichender Menge frei austritt. Drücken und Quetschen der Entnahmestelle soll unterbleiben, da hierdurch Gewebswasser austreten könnte, das die Meßergebnisse verfälscht.

Der erste Blutstropfen wird mit einem Zellstofftupfer weggenommen. Danach gehen wir mit dem Ende einer heparinisierten *Glaskapillare* in die Mitte des Tropfens. Sie wird waagerecht gehalten und nur wenig gesenkt. Der in die Kapillare einfließende Blutstrom sollte den austretenden Blutstropfen nicht ganz verschwinden lassen, damit der Luftkontakt vermieden und das Blut luftblasenfrei eingesaugt wird (Bild 49).

Eine heparinisierte Kapillare ist erforderlich, weil Heparin die Blutgerinnung hemmt. Heparin hat keine nennenswerte Wirkung auf die Säure-Basen-Werte. Andere Mittel zur Gewinnung von ungerinnbarem Blut (Gerinnungshemmer oder Antikoagulantien) verfälschen die Werte zum Teil erheblich und sind zu vermeiden. Die Durchmischung von Blut und Heparin wird verbessert durch Rollen der Kapillare zwischen den Handflächen. Ein Verschließen der feinen Kapillare ist nicht erforderlich, insbesondere wenn man die Blutgasanalyse schon kurz nach der Entnahme durchführt. In der feinen Kapillare trocknet an den Enden schon bald eine dünne Blutschicht ein, die noch auf die Dauer von 30 bis 60 Minuten einen Gasverlust verhindert. Sonst kann man die beiden Enden auch mit Parafilm verschließen.

Zum Füllen der Meßkammer wird die blutgefüllte Glaskapillare mit der Kuppe des rechten Zeigefingers wie eine Pipette verschlossen. Das andere Ende wird von oben in die Einfüllöffnung eingeführt. Sobald sie den Boden berührt, gibt man das andere Ende frei und beobachtet die Kammerfüllung, die luftblasenfrei erfolgen muß.

Die Messung

Bei der Temperatur von 37° C und unter Berücksichtigung des bei der Messung herrschenden Luftdruckes messen wir den Säuregrad pH,

den Kohlendioxidpartialdruck pCO_2 und den Sauerstoffpartialdruck pO_2. Zuvor wird die Hämoglobinkonzentration Hb im Blut bestimmt. Aus diesen Meßgrößen lassen sich über die *Henderson-Hasselbalchsche Gleichung* weitere Funktionsgrößen (Parameter) ableiten. Früher verwendete man dafür Diagramme (Nomogramme).

Säure-Basen-Nomogramm

Nomogramme sind graphische Darstellungen von zahlenmäßigen Abhängigkeiten mehrerer Größen. Ein solches Schaubild veranschaulicht die Zusammenhänge und erspart die Rechenarbeit. Aus der Fülle von Diagrammen als Beispiel Bild 50.

Die linke Leiter in Bild 50 gibt den pCO_2-Gehalt des Blutes an. Neben mm Hg weist die Skala die Werte in Kilopascal (kPa) aus für den Fall, daß bereits nach dem SI-Einheiten-System gearbeitet werden sollte (1 kPa = 7,502 mm Hg).

Die zweite Leiter gibt den pH-Wert an, die letzte Leiter ganz rechts das aktuelle, das heißt das wirkliche während der Blutentnahme vorliegende Bicarbonat HCO_3^-.

Beispiel:

Gemessen wurde pCO_2 = 40 mm Hg und pH = 7,4. Wir suchen diese beiden Punkte in den pCO_2- und pH-Leitern auf, verbinden sie miteinander und ziehen die Auswertelinie bis zur vierten Leiter ganz rechts durch. Es kann HCO_3^- = 24 mmol/l abgelesen werden. Es sind dies Normalwerte, die wir schon mit der Henderson-Hasselbalchschen Gleichung errechnet hatten.

Liegen die Werte nicht mehr im Normalbereich, so kann die Ursache der Störung mit der Atmung verbunden sein. Man spricht dann von *respiratorischer Störung* (lat. respirare = Atmung). Die Störung kann aber auch durch einen hohen Anfall von nicht flüchtiger Säure oder Base im Stoffwechsel bedingt sein, die von der Niere ausgeschieden werden müssen. Dann spricht man von *metabolischer Störung* (metabolisch = aus dem Stoffwechsel entstanden).

Respiratorische Störung

Ob eine respiratorische Störung vorliegt, kann aus dem CO_2-Partialdruck geschlossen werden.

Leidet jemand beispielsweise an einem chronischen Lungenemphysem (Lungenblähung), so wird die Kohlensäure (CO_2) unvollständig abgeatmet. Es kommt daher zu einer Zunahme des pCO_2 im Blut, zu einer respiratorischen Azidose. Umgekehrt wird bei übermäßiger Steigerung der Atmung (Hyperventilation) abnorm viel CO_2 abgeatmet. Das pCO_2 fällt im Blut, es kommt zu einer respiratorischen Alkalose.

Metabolische Störung

Etwas schwieriger ist es bei den nicht respiratorischen oder metabolischen Störungen des Säure-Basen-Stoffwechsels, die uns besonders wichtig sind, nachdem wir uns speziell mit der Stoffwechsellage im menschlichen Organismus befassen. Es ist nicht möglich, aus dem aktuellen Bicarbonatgehalt HCO_3^- (rechte Leiter in Bild 50) direkt auf eine metabolische Störung zu schließen. Das Bicarbonat im Blut ist nicht nur von der metabolischen Komponente abhängig, sondern über das Gleichgewicht "Kohlensäure-Bicarbonat-Puffer" (vgl. Bild 41) auch von der respiratorischen Komponente des Säu-re-Basen-Stoffwechsels. Deshalb gehen wir von den *Pufferbasen* aus, die unabhängig vom pCO_2 sind. Die beiden wichtigsten Puffersysteme für nichtflüchtige Säuren sind

a) das Bicarbonat, das 72 Prozent der Gesamtpufferkapazität ausmacht,

b) die Proteinpuffer, hauptsächlich Hämoglobin der Erythrozyten, auf das 21 Prozent der Pufferkapazität entfallen.

Der Normalwert für die Pufferbase (PB oder BB vom englischen: buffer base) im Blutplasma beträgt 41,7 mmol/l. Je g/dl Hämoglobin werden 0,43 mmol/l hinzugerechnet. Die Formel für die Normal-Pufferbase lautet daher:

$$NPB = 41,7 + 0,43 \, Hb$$

Beispiel:

Bei einem Hb-Wert von 15 g/dl beträgt

$$NPB = 41,7 + 0,43 \cdot 15 \approx 48 \text{ mmol/l}$$

Im Nomogramm (Bild 50) finden wir die Blut-Pufferbasen in Form eines Netzes für die einzelnen Hämoglobinwerte. Verfolgen wir von dem

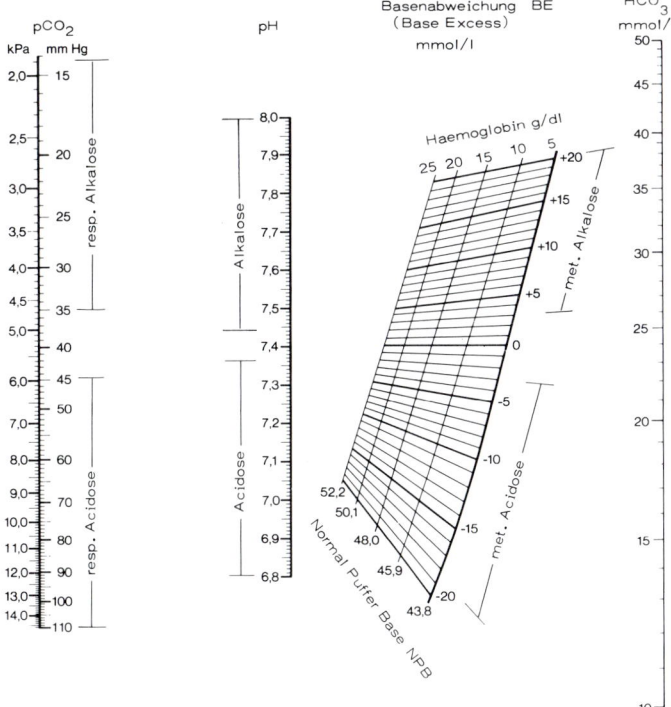

Bild 50: Säure-Basen-Diagramm. (Nach G. Thews, K. Harnoncourt, H. Marsoner.)

oben angegebenen Hb-Wert von 15 g/dl die Linie nach unten, so finden wir für die Normal-Puffer-Base einen Wert von NPD = 48,0, den wir in unserem Beispiel errechnet hatten.

Die Basenabweichung

Am wichtigsten für die Beurteilung des Säure-Basen-Haushaltes ist die Abweichung der Pufferbasen von der Norm. Man spricht hierbei vom Basenexzeß (Abkürzung: BE vom englischen Base-Excess) oder auch vom Basenüberschuß (Abkürzung: BÜ) oder von der Basenabweichung (Abkürzung: BA).

Wir bevorzugen den Ausdruck "Basenabweichung", weil sowohl ein Basenüberschuß als auch ein Basenmangel (Basendefizit) vorliegen kann. Wir unterscheiden

"+" positives BE = Basenüberschuß
"–" negatives BE = Basendefizit

Der BE-Wert gibt diejenige Menge an nichtflüchtigen Säuren oder Basen an, die für eine metabolische (nichtrespiratorische) Säure-Basen-Störung verantwortlich ist. Es ist die titrierbare Base, mit der Blut bei 37° C und $pCO_2 = 40$ mm Hg auf den normalen pH-Wert des Blutes von 7,40 gebracht wird. Der Normalwert ist BE = 0. Die physiologische Schwankungsbreite beträgt ± 3 mmol/l.

Die Basenabweichung ist weder vom pCO_2 noch vom Hämoglobin abhängig. Sie gibt direkt an, wieviel mmol Base überschüssig oder zu wenig vorhanden ist. Dabei wird berücksichtigt werden müssen, daß nach einer Hauptmahlzeit als Folge der Säureausscheidung im Magen im allgemeinen mit einem Anstieg des BE-Wertes mit 3 bis 4 mmol/l zu rechnen ist.

Liegt eine metabolische Säure-Basen-Störung vor, so weicht der BE-Wert vom Normalwert ab. Diese Abweichung ergibt sich beim

Basenüberschuß = gemessener Pufferbasengehalt ($PB_{aktuell}$)
– Normaler Pufferbasengehalt (NPB)

Basendefizit   = Normaler Pufferbasengehalt (NPB)
– gemessener Pufferbasengehalt ($PB_{aktuell}$)

Beim Basenüberschuß sind zu viel alkalische Puffersubstanzen vorhanden (+), während beim Basendefizit pufferfähige Basen fehlen (–).

In der Praxis entnimmt man diese Werte einem *Nomogramm*. In Bild 50 ist es die rechte Kante der netzartigen Leiter für die einzelnen Hämoglobinwerte. Moderne Meßgeräte haben eine elektronische Meßwertberechnung mit eingebautem Kalkulator, so daß alle Werte durch Tastendruck abgerufen werden können und digital angezeigt werden.

In unserem Laboratorium übertragen wir die Meßwerte in ein *Formular*, das von uns für die Blutgasanalyse entwickelt wurde (Seite 93). Die Werte sind in diesem Formular in der Reihenfolge aufgeführt, in der die Messungen durchgeführt werden müssen.

Aktuelles Bicarbonat HCO_3^-

Das aktuelle Bicarbonat HCO_3^- gibt den Bicarbonatgehalt an, der bei dem während der Blutentnahme vorhandenen pCO_2 gemessen wurde. Da es aber nicht nur metabolisch, sondern auch respiratorisch beeinflußt wird, ist der diagnostische Wert etwas eingeschränkt.

Total CO_2

TCO_2 (Total CO_2), manchmal auch als Gesamt-CO_2 bezeichnet, gibt die Menge CO_2 an, die außer dem im Bicarbonat gebundenen noch frei im Blut (pCO_2) enthalten ist. Auch bei diesem Wert muß berücksichtigt werden, daß er sowohl metabolisch als auch respiratorisch beeinflußt werden kann. Diese Werte gestatten daher in den meisten Fällen nur im Zusammenhang eine verläßliche Beurteilung des Säure-Basen-Gleichgewichtes.

Die Berechnung des Gesamt-CO_2 erfolgt mit folgender Formel:

TCO_2 = Aktuelles Bicarbonat + $(0,03 \cdot$ aktuelles $pCO_2)$

Beispiel:

HCO_3^- = 24 mmol/l; pCO_2 = 40 mm Hg
TCO_2 = 24 + $(0,03 \cdot 40)$ = 25,2 mmol/l

BLUTGASANALYSE

Bestimmung der Blutgase und des Säure-Basen-Haushaltes

Name: geb. am: Datum:

	Richtwerte

	Hb	**Hämoglobinkonzentration im Blut.** Hb vermehrt: Polyglobulie, Polyzythämie. Hb vermindert: Anämien.	Männer: 15 ± 1 g/dl Frauen: 14 ± 1 g/dl
	pO_2	**Sauerstoff-Partialdruck** Erniedrigt: Hypoxämie.	Je nach Alter: 20 Jahre 94 mm Hg 30 Jahre 90 mm Hg 40 Jahre 88 mm Hg 50 Jahre 84 mm Hg 60 Jahre 80 mm Hg 70 Jahre 70 mm Hg
	SO_2	**Sauerstoffsättigung** Anteil des Hämoglobins, der sich mit Sauerstoff beladen hat.	94 – 98 %
	pCO_2	**Kohlendioxidpartialdruck.** Zur Beurteilung respiratorischer Störungen. *Erniedrigt:* Respiratorische Alkalose (Hypokapnie, Hyperventilation). *Erhöht:* Respiratorische Azidose (Hyperkapnie, Lungenfunktionsstörung, Hypoventilation).	40 ± 5 mm Hg (Torr)
	pH	**Aktuelles pH des Blutes.** Gesamtsituation im Säure-Basen-Gleichgewicht.	7,36 – 7,44 bei 37°C pH < 7,35 = Azidose pH > 7,45 = Alkalose
	BE	**Basenabweichung** (base-excess). Zur Beurteilung metabolischer Störungen. "+" positives BE = Basenüberschuß (Metabolische Alkalose). "–" negatives BE = Basendefizit (Metabolische Azidose).	± 3 mmol/l
	BB	**Gesamtpufferbasen** (buffer-base). Summe aller Pufferanionen; Bicarbonat, Hämoglobin- und Plasmaproteine in einem Liter Vollblut.	48 ± 2 mmol/l (48 mmol/l bei Hb 15 g/dl)
	HCO_3^-	**Aktuelles Bicarbonat**	24 ± 2 mmol/l
	TCO_2	**Total CO_2** = Gesamt-CO_2, das außer dem im Bicarbonat gebundenen noch frei gelöst im Blut enthalten ist.	23 – 27 mmol/l

Die Interpretation

Die bei einer elektrochemischen Blutgasanalyse gewonnenen Meßwerte bedürfen der Erklärung, Auslegung und Deutung (Interpretation). Bei den zunächst kompliziert erscheinenden Zusammenhängen ergeben sich dadurch für den Unerfahrenen einige Schwierigkeiten. Grundsätzlich muß davon ausgegangen werden, daß der Körper sich bei der heute üblichen Ernährungsform ständig gegen eine *Übersäuerung* wehren muß. Bei der lebenswichtigen Bedeutung der Grundregulation ist er bestrebt, den pH-Wert unter allen Umständen konstant zu halten. Bei diesen Regulationsvorgängen wird der CO_2-Partialdruck durch die *Lunge* und die Bicarbonat-Konzentration durch die *Niere* bestimmt. Der Körper sucht eine metabolische Säuren-Basen-Störung *respiratorisch* auszugleichen und eine respiratorische Störung *metabolisch*, um dadurch den pH-Wert wieder zu normalisieren. Man spricht dann von einer *kompensierten* Säure-Basen-Störung. Der pH-Wert hat dann einen normalen Wert. Trotzdem liegt eine Säure-Basen-Störung vor. Der pH-Wert gibt nur die *Gesamtsituation* wieder, reicht aber für eine Diagnose allein nicht aus.

Die Selbstregulation ist bei Störungen nur bis zu einem gewissen Grade möglich. Bei langandauernder Verschiebung der Stoffwechsellage kann es dazu kommen, daß der Organismus nicht mehr in der Lage ist, den pH-Wert durch Kompensation wieder vollkommen zu normalisieren. Dann wird von einer *teilkompensierten*

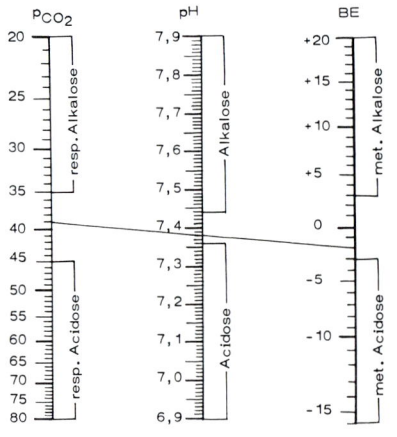

Bild 51: Normaler Säure-Basen-Haushalt. Alle drei Werte liegen im Normalbereich.

Säure-Basen-Störung gesprochen. Es gibt aber auch Fälle, in denen die Selbstregulation überhaupt nicht mehr einsetzt. Dann handelt es sich um eine *nichtkompensierte* Säure-Basen-Störung. Der Säure-Basen-Haushalt gerät völlig aus dem Gleichgewicht mit allen damit verbundenen einschneidenden Gesundheitsgefahren.

Wir wollen nachfolgend die zunächst kompliziert erscheinenden Zusammenhänge zu verdeutlichen suchen und durch Diagramme anschaulich machen.

1. Normaler Säure-Basenhaushalt

pCO_2 = 39, pH = 7,38, BE = -2 (Bild 51)

Alle drei Werte liegen noch im Normbereich: Normaler Säure-Basenhaushalt.

2. Normaler pH-Wert, Störung kompensiert

pCO_2 = 30, pH = 7,42, BE = -5 (Bild 52)

Es liegt eine Störung des Säure-Basen-Gleichgewichtes vor, denn pCO_2 und BE liegen nicht im Normbereich. Die Störung ist aber durch eine entsprechende Gegenregulation ausgeglichen, sie ist *kompensiert*. Daher keine pH-Abweichung! Als Ursache kommen zwei Möglichkeiten in Frage:

a) Respiratorische Alkalose   (Bild 52,1)

Durch übermäßige Atmung (Hyperventilation) kommt es zur übersteigerten Abatmung von CO_2. pCO_2 fällt unter 35 mm Hg, liegt in solchen Fällen im allgemeinen zwischen 30 und 20 mm Hg. pH steigt dadurch über 7,44.

Eine solche übersteigerte Abatmung ist bei Fieber, aber beispielsweise sogar durch atemanregende (atemstimulierende) Arzneimittel möglich, wie Salicylate, die bei Rheuma eingenommen werden. Auch Sauerstoffmangel in großen Höhen (Hypoxie) führt durch die Höhenanpassung zur Hyperventilation. Eine weitere mögliche Ursache wäre erhöhter Sauerstoffbedarf infolge Anämie.

Die Niere reagiert gegenläufig und scheidet vermehrt Basen (Bicarbonat) aus. BE wird durch die Gegenregulation negativ. Der pH-Wert steigt dadurch an und gelangt wieder in den Normbereich.

b) Metabolische Azidose (Bild 52,2)

Durch übermäßige Zufuhr oder Produktion von Säure (H-Ionen), aber auch durch Nierenversagen, Ketose bei Diabetes, Hunger oder Lactoazidose (Minderdurchblutung, Schreck) kann es zu Basenverlusten kommen. Der Gehalt an Bicarbonat (HCO_3^-) wird vermindert (unter 22 mmol/l). Durch den Basenmangel (Basendefizit) fällt BE unter -3, wird also negativ, pH fällt ab unter 7,36. Bei Ketose bei Diabetes ist BE um 10 oder sogar 20 vermindert.

Der niedrige pH-Wert führt zu einer Anregung des Atemzentrums. Es kommt zur Kompensation durch Hyperventilation. Kohlensäure wird abgeatmet und der Wert von pCO_2 gesenkt. Der pH-Wert steigt dadurch an und gelangt bei ausreichender Kompensation wieder in den Normbereich.

Typisch für eine hochgradige Azidose ist die sogenannte Kußmaul-Atmung (nach dem deutschen Arzt Adolf KUSSMAUL, 1822-1902). Es ist eine "große Atmung", eine langsame, vertiefte Atmung, durch die der Organismus CO_2 abzuatmen sucht, um das Säure-Basen-Gleichgewicht wieder herzustellen.

Bei Nierenversagen (Urämie) ist die Kompensation aber nicht immer vollständig möglich. Der respiratorischen Kompensation über die Lunge durch Hyperventilation sind Grenzen gesetzt, sobald es zu Sauerstoffmangel in den Körpergeweben (Hypoxie) kommt.

Wie das Beispiel zeigt, ist es allein durch Messung des pH-Wertes nicht möglich, auf die Grunderkrankung zu schließen. Immer sind noch die respiratorischen (pCO_2) und die metabolischen Werte (Basenabweichung BE; Bicarbonat) zur Beurteilung mit erforderlich. Bei einem normalen pH-Wert wäre in diesem Falle sowohl eine kompensierte respiratorische Alkalose als auch eine kompensierte metabolische Azidose möglich. Daher muß zur Ergänzung der Blutgasanalyse die Krankengeschichte (Anamnese) und der klinische Befund mit hinzugezogen werden.

3. Normaler pH-Wert, Störung kompensiert

pCO_2 = 50, pH = 7,41, BE = +5 (Bild 53)

Es liegt auch hier wieder eine Störung des Säure-Basen-Gleichgewichtes vor, denn pCO_2 und BE liegen nicht im Normalbereich. Die Störung ist kompensiert. Daher keine pH-Abweichung. Als Ursache gibt es auch hier wieder zwei Möglichkeiten:

a) Metabolische Alkalose (Bild 53,1)

Die metabolische Alkalose wird verursacht durch übermäßige Bicarbonatzufuhr, aber auch durch Säureverluste (Verluste von Wasserstoff-Ionen durch Magensaftverlust) durch chronisches Erbrechen, das beispielsweise bei der Pylorusstenose auftritt (Pylorus = Magenausgang, Pförtner, Stenose = Verengung). Ebenso

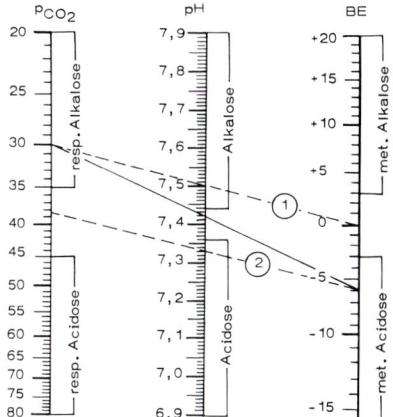

Bild 52: Kompensierte Störung des Säure-Basen-Gleichgewichtes.
1 Respiratorische Alkalose.
2 Metabolische Azidose.

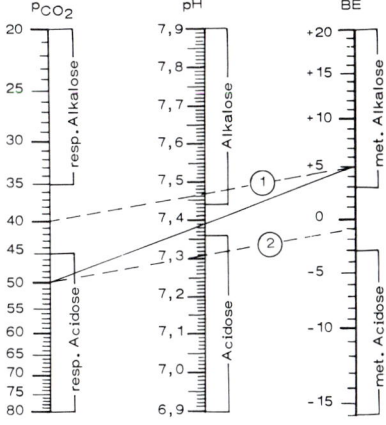

Bild 53: Kompensierte Störung des Säure-Basen-Gleichgewichtes.
1 Metabolische Alkalose.
2 Respiratorische Azidose.

ist aber auch eine Zunahme des Bicarbonats im Blut als Folge von Wasserstoff-Ionenverlusten in der Niere bei Kaliummangel möglich.

pH steigt an über 7,44, Bicarbonat über 26 mmol/l und der Basenüberschuß BE über +3.

Der hohe pH-Wert führt über das Atemzentrum zu einer Verminderung der Atmung (Hypoventilation). Der CO_2-Partialdruck steigt durch CO_2-Retention (lat. retinere = zurückhalten). Durch die respiratorische Kompensation der metabolischen Störung kommt es zu einem annähernd normalen pH.

b) Respiratorische Azidose (Bild 53,2)

Bei der respiratorischen Azidose kommt es zu Hypoventilation, einer verminderten Atmung und dadurch zur unvollständigen Abatmung der Kohlensäure (CO_2). Wir finden einen erhöhten CO_2-Partialdruck. Mögliche Ursachen sind Lungenerkrankungen wie Pneumonie, Emphysem, Atemmuskellähmungen, verringerte Ansprechbarkeit des Atemzentrums, aber auch Vergiftung mit Schlaf- und Beruhigungsmitteln (Sedativa), Narkosezwischenfälle und extreme Fettsucht. pCO_2 steigt an über 45 mmHg. pH fällt ab unter 7,36.

Als Gegenmaßnahme kommt es zur verstärkten Ausscheidung von Wasserstoff-Ionen und vermehrte Bicarbonat-Rückresorption in den Nieren. BE steigt durch Basenüberschuß auf über +3. Durch diese Kompensation kommt es wieder zu einem annähernd normalen pH.

Wie auch dieses Beispiel zeigt, ist es unerläßlich über die Anamnese und den klinischen Befund die Grunderkrankung abzuklären. Niemals darf man sich mit einem annähernd normalen pH allein zufrieden geben.

Beispiel:

Eine metabolische Alkalose ist durch Verminderung der Atmung (Hypoventilation) kompensiert, wie in Bild 53 dargestellt. pH liegt daher im Normalbereich. Der Patient wird operiert. Durch die Narkose wird die Atmung verstärkt (Hyperventilation). Die Kompensation der metabolischen Alkalose wird dadurch aufgehoben. Zur metabolischen Alkalose kommt noch die respiratorische Alkalose hinzu. Dieser Zustand

ist gekennzeichnet durch ein pH über 7,45, BE über +3, pCO_2 unter 35. Der pH-Wert kann dabei unter Umständen so hoch ansteigen, daß Lebensgefahr besteht.

4. Azidosen, nicht kompensiert (dekompensiert)

Eine Azidose liegt vor, wenn pH unter 7,36 abfällt. pCO_2 oder BE liegen im Normbereich. Es gibt zwei Möglichkeiten:

a) Metabolische Azidose (Bild 54,1)

Die Basenabweichung BE liegt unter -3, ist also negativ. pCO_2 liegt im Normbereich.

b) Respiratorische Azidose (Bild 54,2)

BE liegt im Normbereich. pCO_2 steigt über 45 mm Hg.

5. Azidosen, teilweise kompensiert

Dem Organismus ist es nicht immer möglich, eine Störung des Säure-Basen-Gleichgewichtes durch Kompensation voll auszugleichen. Einen Anhalt dafür gibt der pH-Wert, der dann nicht im Normbereich liegt.

a) Metabolische Azidose, teilweise kompensiert (Bild 55)

$pCO_2 = 32$, pH = 7,33, BE = -10

Durch Hypoventilation kam es zur Kompensation. Der Wert von pCO_2 wurde gesenkt. Die

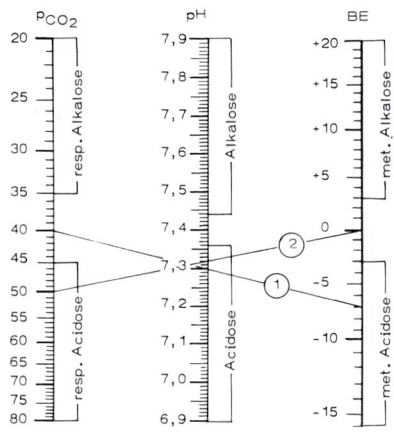

Bild 54: Azidose, dekompensiert.
1 Metabolische Azidose.
2 Respiratorische Azidose.

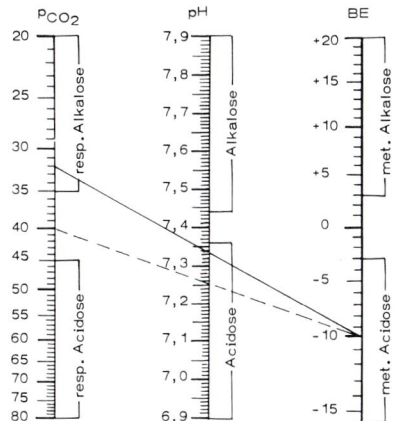

Bild 55: Metabolische Azidose, teilweise kompensiert.

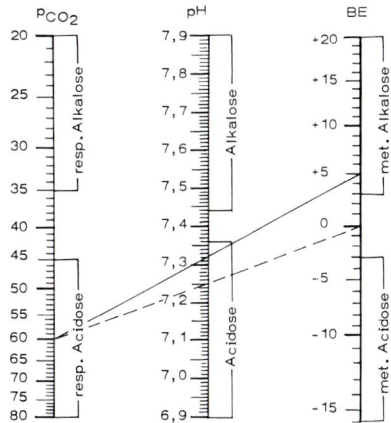

Bild 56: Respiratorische Azidose, teilweise kompensiert.

Kompensation reicht aber nicht ganz aus. Das pH liegt noch unter 7,36.

Eine solche Kompensation ist oftmals unvollständig, da die Atmung wegen der notwendigen Sauerstoffaufnahme nicht unbegrenzt herabgesetzt werden kann.

Bei Nierenversagen ist die Kompensation häufig nur unvollständig möglich.

b) Respiratorische Azidose, teilweise kompensiert (Bild 56)

$pCO_2 = 60$, $pH = 7,32$, $BE = +5$

Durch vermehrte Bicarbonat-Rückresorption in der Niere ist der Basenüberschuß BE angestiegen. Die Kompensation reicht aber noch nicht ganz aus. pH liegt noch unter 7,36.

Bei völligem Versagen der Kompensationsmechanismen ist auch das gleichzeitige Auftreten einer metabolischen und respiratorischen Azidose denkbar. Dieser Zustand ist gekennzeichnet durch ein pH unter 7,36, BE unter -3, pCO_2 über 45 mm Hg.

6. Alkalosen, nicht kompensiert (dekompensiert)

Eine Alkalose liegt vor, wenn pH über 7,44 ansteigt. pCO_2 oder BE liegen im Normalbereich. Es gibt zwei Möglichkeiten:

a) Metabolische Alkalose (Bild 57,1)

Der Basenüberschuß liegt über +3, ist also positiv. pCO_2 liegt im Normbereich.

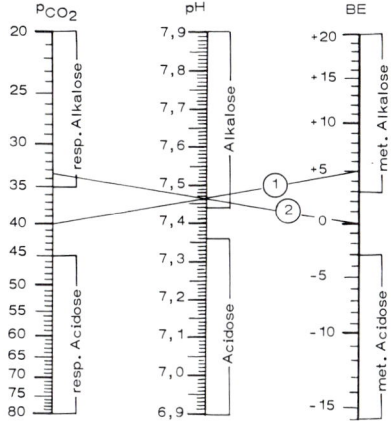

Bild 57: Alkalose, dekompensiert.
1 Metabolische Alkalose.
2 Respiratorische Alkalose.

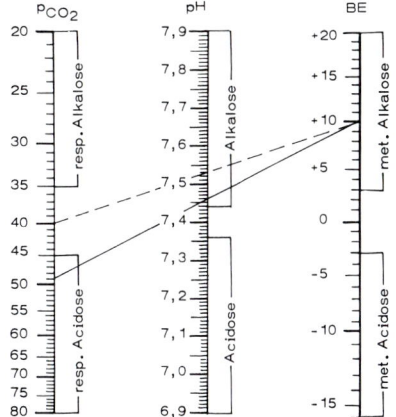

Bild 58: Metabolische Alkalose, teilweise kompensiert.

b) Respiratorische Alkalose (Bild 57,2)

BE liegt im Normbereich. pCO_2 fällt unter 35 mm Hg ab.

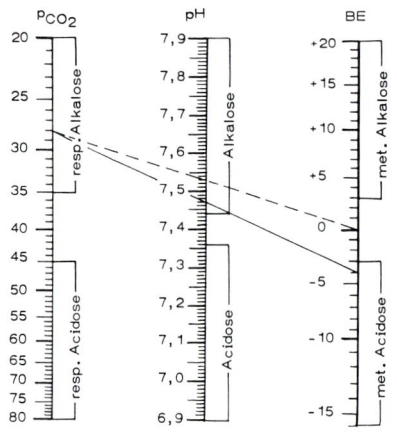

Bild 59: Respiratorische Alkalose, teilweise kompensiert.

7. Alkalosen, teilweise kompensiert

a) Metabolische Alkalose, teilweise kompensiert (Bild 58)

pCO_2 = 49 mm Hg, pH = 7,46, BE = +10

Die Basenabweichung BE liegt über +3, ist also positiv. pCO_2 liegt über 45 mm Hg. Die Kompensation reicht aber nicht aus. pH liegt immer noch über 7,44.

b) Respiratorische Alkalose, teilweise kompensiert (Bild 59)

pCO_2 = 28 mm Hg, pH = 7,47, BE = –4

Die Basenabweichung BE liegt unter –3, ist also negativ. pCO_2 liegt unter 35 mm Hg. Die Kompensation reicht aber nicht aus. pH liegt immer noch über 7,44.

Zusammenfassung

Die drei entscheidenden Meßwerte, um das Säure-Basen-Gleichgewicht des Blutes beurteilen zu können, sind der pH-Wert, der CO_2-Partialdruck (pCO_2) und die Basenabweichung BE. Erst durch die gemeinsame Beurteilung dieser drei Meßwerte ist eine zuverlässige Beurteilung möglich.

Zunächst wird geprüft, ob eine *respiratorische* oder eine *metabolische* Störung des Säure-Basen-Gleichgewichts vorliegt. Dies ist über den CO_2-Partialdruck und die Basenabweichung möglich. Respiratorische Störungen wirken sich aus durch einen erhöhten oder erniedrigten pCO_2. Bei metabolischen Störungen zeigen sich Abweichungen beim BE-Wert. Der Körper sucht diese Störungen auszugleichen oder, wie man sagt, zu kompensieren. Er ist bemüht, den pH-Wert, soweit es möglich ist, wieder in den Normbereich zurückzuführen.

Eine metabolische Störung kann durch eine entsprechende Veränderung der *Lungenatmung* kompensiert werden. Eine respiratorische Störung sucht die *Niere* zu kompensieren. Das erforderliche Zusammenspiel von Niere und Lunge setzt gesunde Organe voraus, deren Funktionstüchtigkeit nur erhalten oder wiederhergestellt werden kann, wenn langandauernde Verschiebungen im Säure-Basen-Gleichgewicht behoben und auf Dauer vermieden werden.

Verschiebungen nach der sauren Seite hin (Azidose) sind bei der heute üblichen Lebens- und Ernährungsweise häufiger als Alkalosen und rufen die meisten und stärkeren Störungen hervor. Sie führen mit der Zeit zu einer *eingeschränkten Nierenfunktion*, die um so schlechter behoben werden kann, je weiter die Stoffwechselentgleisung fortschreitet. Man darf aber durch eine übertriebene Furcht vor Übersäuerung nicht in das andere Extrem verfallen und durch ein fortgesetztes einseitiges Überangebot von basischen Substanzen eine Alkalose hervorrufen. Nur bei einem *Gleichgewicht* zwischen Säuren und Basen ist ein geregelter Stoffwechsel in den Körperzellen möglich. Nur so bestehen im "inneren Milieu" die Möglichkeiten zum optimalen Ablauf der Vitalfunktionen. Zwischen dem Säure-Basen-Haushalt, dem Wasser- und Elektrolyt-Haushalt bestehen enge Beziehungen. Diese Wechselwirkung ist entscheidend für den gesamten Stoffwechsel und die Zelltätigkeit. Außerdem sind die Enzyme pH-abhängig, die das ganze stoffliche Geschehen in der lebenden Zelle steuern.

Wir können heute durch entsprechende Messungen rechtzeitig erkennen, ob sich die Grundregulation im Gleichgewicht befindet und damit gezielt den chronischen Krankheiten die Grundlage entziehen. Sie beginnen meist mit *Funktionsstörungen*, wie vermehrte Ermüdbarkeit, Inappedenz (fehlendes Verlangen, z.B. nach Nahrung), Übelkeit, Erbrechen, Kopfschmerzen, Veränderungen des Blutdruckes, Herzstörungen, Atemstörungen und Funktionsstörungen des Magen-Darmtraktes (abdominelle Schmerzen).

Entscheidend wichtig ist, daß man rechtzeitig und gezielt vorgeht und nicht nur mit dem zumeist üblichen Herumprobieren mit Medikamenten wertvolle Zeit verliert. Man denke an die Grundregulation *zuerst* und nicht erst bei lebensbedrohlichen Zuständen, die einen Klinikaufenthalt erforderlich machen.

Infusionstherapie

Nur bei schweren und akut bedrohlichen, sonst nicht mehr beeinflußbaren metabolischen Störungen des Säure-Basen-Gleichgewichtes wird man zur Normalisierung eine Infusionstherapie in Erwägung ziehen. Die kritische Grenze liegt bei pH-Werten unter 7,2 oder über 7,5.

Bei der Zufuhr alkalischer Puffersubstanzen bei sehr schweren metabolischen Azidosen (Notfälle!) geht man von der Basenabweichung BE aus. Die zur Korrektur einer Basenabweichung benötigte Menge läßt sich annähernd nach folgender Formel bestimmen:

Benötigte Basen (mmol) $= BE \cdot 0{,}3 \cdot$ Körpergewicht in kg

Durch den Faktor 0,3 in dieser Formel berücksichtigen wir die außerhalb der Zelle (extrazellulär) befindliche Flüssigkeit im Verhältnis zum Gesamtflüssigkeitsvolumen des Körpers.

IV. TEIL

A. DIE NIERE

Wohl kein Organ unseres Körpers wird so wenig geschont und so oft mißhandelt wie die Niere. Man kümmert sich erst um dieses Organ, wenn es akut oder chronisch erkrankt ist, während Vorstadien unbeachtet bleiben. Diese pflegen sich zuerst durch Leistungsschwäche und mangelndes Konzentrationsvermögen der Niere bemerkbar zu machen.

Heute sind in der Bundesrepublik schon rund 15 000 Patienten bekannt, deren Niere völlig versagt. Hinzu kommen gegenwärtig weitere 3000 jährlich. Diese schwer Nierenkranken können nur noch mit Hilfe einer künstlichen Niere (Dialyse) am Leben erhalten werden. Das Krankenhaus Konstanz verfügt beispielsweise über acht Dialyseplätze und hat innerhalb eines Jahres 3252 Dialyse-Behandlungen vorgenommen. Hinzu kommen vier Plätze zur ambulanten Behandlung in einer Privatpraxis, die noch um fünf weitere Plätze erweitert werden sollen.

Die erste künstliche Niere wurde 1943 von dem Holländer KOLFF konstruiert, und seit Ende der 50er Jahre steht überhaupt erst ein tech-nisch befriedigend gelöstes Verfahren, das man auch als "Blutwäsche" bezeichnet, zur Verfügung. Die Behandlung an einem Dialyse-Gerät ist eine aufwendige, kostspielige und komplizierte Angelegenheit. Der Patient wird dreimal in der Woche vier bis fünf Stunden lang an das Dialyse-Gerät angeschlossen. Die Belastung für den Patienten ist groß. Daher warten viele auf eine Nierenverpflanzung (Transplantation). Organspender stehen aber naturgemäß nur beschränkt zur Verfügung, so daß 1982 nur 923 Nierenverpflanzungen möglich waren. Die Kosten einer solchen Nierentransplantation sind hoch; sie liegen zwischen 60 000 und 70 000 Mark. Hinzu kommt die Gefahr einer Abstossungsreaktion. Es kommt auf die Gewebeverträglichkeit an. Der Organismus sucht fremdes Gewebe abzustoßen mit Ausnahme einer Übertragung bei eineiigen Zwillingen. Daher ist eine Unterdrückung der immunologischen Abwehrreaktion erforderlich. Auch diese Behandlung ist eingreifend, da die erforderlichen Medikamente nicht harmlos sind und die allgemeinen Abwehrkräfte gegen Infektionen herabsetzen.

1. Die Aufgaben der Niere

Was es bedeutet, wenn die Leistungsfähigkeit der Niere nachläßt oder diese sogar ganz versagt, wird einem erst richtig klar, wenn man sich im einzelnen damit beschäftigt, welche lebensnotwendigen Aufgaben die Niere im Organismus zu erfüllen hat.

a) *Abfiltern und Ausscheiden von Stoffwechselschlacken aus dem zirkulierenden Blut*

Es sind vor allem die beim Eiweißabbau anfallenden stickstoffhaltigen Stoffwechselschlacken, wie Harnstoff und Harnsäure, die die Niere belasten. Bei der heutigen stark eiweißreichen Ernährung in unserer Wohlstandsgesellschaft ist die Niere schon dadurch überlastet und stark gefordert. Der Bundesbürger ißt im statistischen Durchschnitt etwa 90 kg Fleisch jährlich. Das ist eine Menge, die schon etwas größer ist als das eigene Körpergewicht. Hinzu kommen dann noch körperfremde und giftige Substanzen, die zum Teil aus dem eigenen Stoffwechsel stammen, aber auch über die Nahrung und durch Medikamente in den Körper gelangen.

b) *Regulation des Wasserhaushaltes*

Rund 60 Prozent des Körperinhaltes eines erwachsenen Menschen besteht aus Wasser. Ohne Wasser gibt es kein Leben. Man stirbt wesentlich schneller durch Durst als durch Hunger. Schon ein Verlust von nur 11 Prozent des Gesamtkörperwassers läßt sich mit dem Leben nicht mehr vereinbaren. Wasser ist das natürliche Lösungsmittel für den menschlichen Organismus, in dem sich zahlreiche Reaktionen des Zwischenstoffwechsels (Intermediärstoffwechsels) abspielen. Es dient dem Transport der

Nahrungsstoffe für den Zellstoffwechsel und der Ausscheidung von Stoffwechselendprodukten durch die Niere. Die Niere ist das entscheidende Zentralorgan bei der Regulation des Wasserhaushaltes.

c) *Regulation des Mineralhaushaltes (Elektrolythaushaltes)*

Durch die in den Körperflüssigkeiten gelösten Mineralstoffe sind diese für elektrische Ströme leitfähig. Die Mineralstoffe liegen in den Körperflüssigkeiten in Form elektrisch geladener Teilchen, den Ionen (positiv geladene Kationen und negativ geladene Anionen) vor. In der Fachsprache wird daher auch allgemein nicht von Mineral-, sondern von Elektrolythaushalt gesprochen. Die Elektrolyte beeinflussen den gesamten Stoffwechsel. Die Körperflüssigkeiten beim Gesunden haben einen ganz bestimmten charakteristischen und konstanten Gehalt an Elektrolyten. Die Regulation der Elektrolyte steht in engem Zusammenhang mit dem Wasser- und Säure-Basen-Haushalt. Für diese Regulation ist fast ausschließlich die Niere verantwortlich.

d) Regulation des Säure-Basen-Haushaltes

Ein Gleichgewicht zwischen Säuren und Basen ist die erforderliche Voraussetzung für den optimalen Ablauf aller Funktionen im lebenden Organismus. Über die Lunge kann durch die Atmungsluft nur überschüssige Kohlensäure (CO_2) ausgeschieden werden. Die Hauptbelastung durch nichtflüchtige Säuren muß die Niere auffangen. Die heute übliche Kost mit ihrem Säureüberschuß bildet daher auch eine ständige Bedrohung für das Säure-Basen-Gleichgewicht. Wenn der Regulationsmechanismus durch ständige Überforderung mit der Zeit erlahmt, kommt es zu der heute noch kaum beachteten Konzentrationsschwäche und Stoffwechselstörung. Diese bildet die Hauptursache der sich epidemieartig ausbreitenden chronischen Erkrankungen, deren Ursache man durchweg als unbekannt betrachtete und die daher praktisch als unheilbar angesehen werden mußten.

2. Die Homöostase

Bei den durch die Niere aufrecht erhaltenen Stoffwechselregulationen wird von "Homöostase" gesprochen (gr. homöo = ähnlich; stasis = Stehen, Stillstand). Es geht hierbei um das "innere Milieu", um ein gleichförmiges Binnenklima, das aufrecht erhalten werden muß, um alle Organfunktionen und damit das Leben überhaupt erhalten zu können.

Die Voraussetzung dafür ist ein Regulationsvermögen, durch das ein gleichmäßiges Binnenklima bewahrt wird. Wir sehen dies wohl am augenfälligsten und deutlichsten bei der *Körpertemperatur*. Bei Hitze und Kälte, immer bleibt sie in gleicher Höhe. Schon eine geringe Abweichung tritt als krankhaft, als Fieber, in Erscheinung.

Wir kennen eine solche Selbstregulation aus der Technik. Moderne Heizanlagen werden durch Thermostate (gr. thermos = Wärme; stasis = gleichbleibender Zustand) gesteuert. Es ist ein Regler, der das Stellwerk der Heizung abstellt, sobald die Temperatur über das gewünschte Maß ansteigt. Er stellt wieder an, wenn die Temperatur sinkt. Auf diese Weise wird über einen geschlossenen Regelkreis die Raumtemperatur annähernd konstant gehalten. Es findet eine Selbstregulation durch Rückkopplung statt.

Eine ähnliche *Selbstregulation* haben wir beim Säure-Basen-Gleichgewicht und den damit verknüpften Funktionen. Die regulierende Kraft der Niere tritt nur nicht so deutlich in Erscheinung wie bei der Körpertemperatur. Allmählich einsetzende Funktionsschwächen, ein Nachlassen der Regulationskraft, werden nicht bemerkt. Es ist ein schleichender Vorgang, bei dem der *Zeitfaktor* eine Rolle spielt.

Wird durch fortdauernde Überforderung die sich selbst regulierende Kraft der Niere geschwächt, so werden alle Organe des ganzen Organismus irgendwie in Mitleidenschaft gezogen. Eine Veränderung des inneren Milieus wirkt auf alle Organe und Körperzellen ein. Es ist die ursprüngliche erste allgemeine Ursache der gegenwärtig vorherrschenden Krankheiten, wobei die Krankheitserscheinungen sehr mannigfaltig sein können.

Das Binnenklima oder "innere Milieu" ist *nahrungsabhängig* und läßt sich durch die in unserem Laboratorium angewandte Untersuchungstechnik routinemäßig durch Blut- und Harnanalysen kontrollieren. Es ist auf diese Weise möglich, individuell zu verfahren und festzustellen, welche Nahrungsform sich gesundheitlich optimal auswirkt und dem Menschen angemessen ist. Auf diese Weise kann im wahrsten Sinne des Wortes ursächlich (kausal) vorgegangen werden, während die übliche rein medikamentöse Behandlung mehr auf die zu bestimmten Krankheiten gehörenden krankhaften Veränderungen (Symptome) ausgerichtet ist.

3. Lage und Aufbau der Nieren

Die Lage der Nieren

Die Nieren (lat. reni; gr. nephros = Niere) liegen höher als der Laie gewöhnlich annimmt. Wir haben zwei Nieren, sie sind paarig angelegt und befinden sich an der hinteren Wand des Bauchraumes zu beiden Seiten der Wirbelsäule in der Lendenregion (Bild 60). Die rechte Niere grenzt nach oben an die Leber. Sie liegt dadurch etwas tiefer als die linke, die an die Milz angrenzt. Das obere Drittel der Niere ist durch die Rippen geschützt.

Die Nieren sind bohnenförmige Organe. Sie haben die sogenannte "Nierenform", sind 10 bis 12 cm lang und haben einen Querschnitt von 5 bis 6 cm. Das Gewicht beträgt durchschnittlich 120 bis 160 Gramm. Ihre dunkelbraune Farbe weist auf eine kräftige Durchblutung hin. Zu jeder Niere zweigt von der Körperschlagader (Aorta abdominalis), der größten Arterie des Körpers, ein starkes Blutgefäß ab (Bild 61). Ein zweites Blutgefäß, die Nierenvene (Vena renales) führt aus der Niere zur unteren Hohlvene (Vena cava inferior) und führt das in der Niere gereinigte Blut wieder in den Kreislauf zurück. Die Ein- und Austrittsstellen der Nierengefäße befinden sich an der eingebuchteten Seite der Nieren (Nierenpforte oder Hilus). Von hier aus führt auch ein muskelreicher Hautschlauch, der Harnleiter (Ureter; von gr. ureo = ich harne), zu der im Becken liegenden Harnblase. Sie dient als Harnspeicher, ist sehr dehnungsfähig und nimmt etwa 350 bis 500 Milliliter Harn auf.

Aufbau der Nieren

Wenn man dieses wichtige Organ richtig kennenlernen will, besorgt man sich am besten eine Schweineniere und schneidet sie der Länge nach auf (Bild 62). Von außen ist die Niere von einer festen Haut, einer Bindegewebskapsel, überzogen. Außerdem besitzt sie ein dickes Fettpolster, das man Nierenfettkapsel nennt. Die sehr empfindlichen und lebenswichtigen Organe sind demnach bestens geschützt.

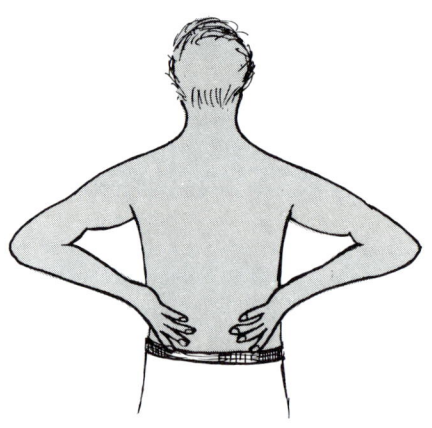

Bild 60: Lage der Nieren.

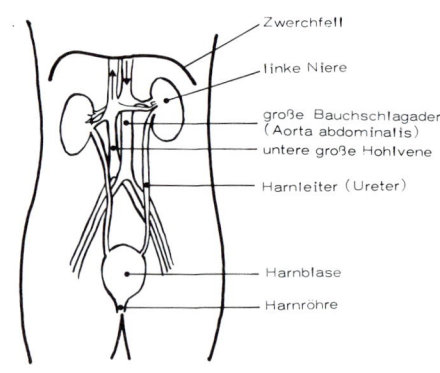

Bild 61: Lage der Nieren mit Harnleiter und Harnblase.

In einer der Länge nach aufgeschnittenen Niere sehen wir in der Mitte einen trichterförmigen Hohlraum, das *Nierenbecken*, in dem sich der Harn sammelt und von dem aus der Harn über den *Harnleiter* (Ureter) in die Blase abgeleitet wird (Bild 62).

Wir sehen in der Schnittfläche zwei Schichten. Außen liegt die feinkörnige Rindenschicht. Bei einer frisch aufgeschnittenen Niere ist sie wie mit feinen Blutpünktchen bedeckt. Die innere Markschicht besitzt eine feine Längsstreifung mit kegelförmigen Fortsätzen, den Nierenpyramiden. Mit ihren abgerundeten Spitzen, den Nierenpapillen, ragen die Markpyramiden in kelchartige Ausziehungen des inneren Beckens, die *Nierenkelche*. Über diese fließt der Harn ins Nierenbecken. Dort wird er gesammelt und geht fortlaufend über den Harnleiter ab.

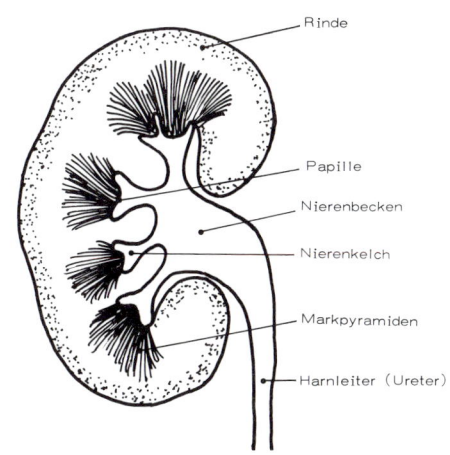

Bild 62: Die Niere (schematische Schnittdarstellung).

Der Feinbau der Nieren

In der Rindenschicht jeder Niere befinden sich etwa 1 Million Nierenkörperchen. Sie haben mit einem Durchmesser von 0,2 mm etwa die Größe der Lungenbläschen, in denen der Gasaustausch zwischen dem Blut und der Lunge stattfindet.

In diesen Nierenkörperchen erfolgt die Filtration des Blutes. Es sind Gebilde, die mit einer becherförmigen Kapsel umgeben sind, die man nach dem Entdecker *Bowman-Kapsel* nennt (William BOWMAN, engl. Anatom und Arzt,

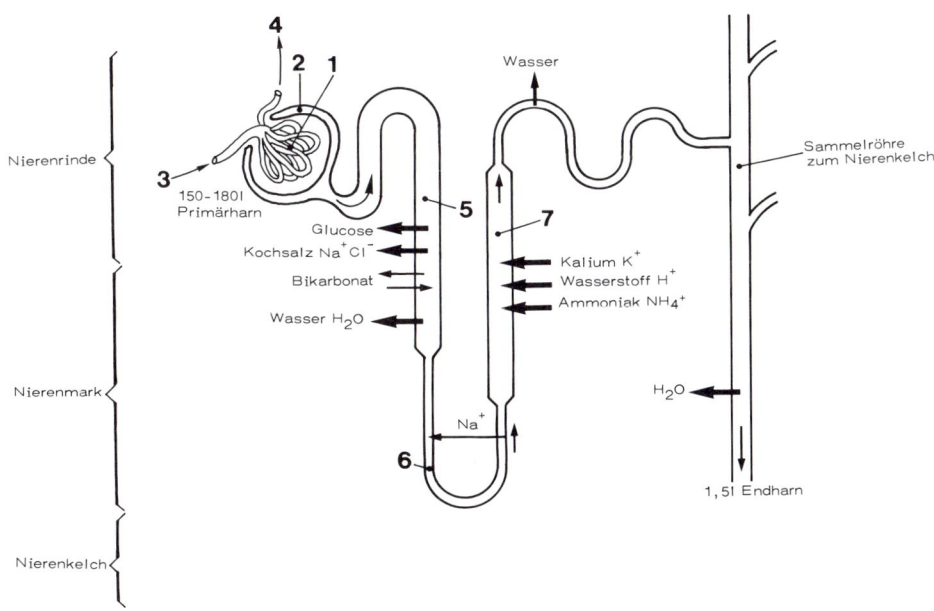

Bild 63: Das Nephron (schematisch vereinfacht).
1 Nierenkörperchen mit Haargefäßknäuel (Glomerulum).
2 Bowmansche Kapsel.
3 Zuführendes Blutgefäß (Vas afferens).
4 Abführendes Gefäß (Vas efferens).
5 Proximaler Tubulus contortus.
6 Henlesche Schleife.
7 Distaler Tubulus contortus.

1816-1892). In dieser Kapsel befindet sich ein winziges Haargefäßknäuel, das als *Glomerulus* (lat. glomerulus = das Knäuel) oder nach dem Entdecker als Malpighi-Nierenkörperchen bezeichnet wird (Marcello MALPIGHI, ital. Anatom und päpstl. Leibarzt, 1628-1694). Es ist ein sogenanntes Wunderknäuel, denn das zuführende Blutgefäß (Vas afferens; Bild 63,3) und das abführende Gefäß (Vas efferens; Bild 63,4) sind beides Arterien.

Das Nephron

Durch den Blutdruck wird aus den feinen Haargefäßschlingen der Vor-, Ur- oder Primärharn abgefiltert. Blutkörperchen und Eiweiß passieren dieses Filter normalerweise nicht. Der *Primärharn* ist zwar blutähnlich; er entspricht dem Blutplasma, ist aber zellfrei und eiweißarm.

Aus dem Glomerulus gelangt der Primärharn in ein Harnkanälchen, den *Tubulus* (aus lat. tubulus = kleine Röhre). Dieser Tubulus bildet nicht nur einen Abflußweg für den Primärharn, sondern dient der Regelung des Wasser- und Salzhaushaltes durch Rückresorption (Aufsaugung) und der Aufrechterhaltung des Säure-Basen-Haushaltes im Blut (Isohydrie = gleichbleibende Wasserstoffionenkonzentration) durch Neutralisierung oder Ausscheidung überschüssiger saurer bzw. alkalischer Substanzen.

Das aus Nierenkörperchen (Glomerulus) und Nierenkanälchen (Tubulus) bestehende funktionelle Hauptstück der Niere wird als *Nephron* (gr. nephros = Niere) bezeichnet (Bild 63).

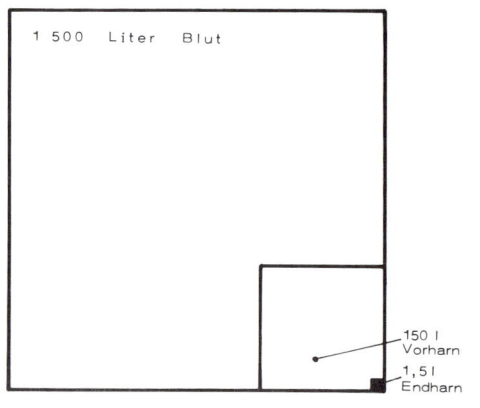

Bild 64: Tagesleistung der Nieren.

Merksatz:

Die der Harnbereitung dienende Arbeitseinheit der Niere besteht aus dem Nierenkörperchen (Haargefäßknäuel oder Glomerulus) und einem Harnkanälchen (Tubulus).

Die Nierendurchblutung

Neben dem Gehirn und dem Herzen ist die Niere das meistdurchblutete Organ. Die Haargefäßknäuel in den Nierenkörperchen (Glomerulus) haben daher auch eine Gesamtfläche von 1,5 qm, während die Länge aller Harnkanälchen auf 100 km geschätzt wird. Die Gesamtblutmenge kann beim Erwachsenen mit etwa 5 Liter angenommen werden. Diese Blutmenge durchfließt beide Nieren einmal in 5 bis 7 Minuten. Es sind also durchschnittlich 1 Liter pro Minute, 60 Liter in der Stunde und 1500 Liter Blut täglich (Bild 64).

Wie empfindlich ein solches Organ, das so sehr auf eine starke Durchblutung angewiesen ist, gegenüber Durchblutungsstörungen reagiert, entdeckte Richard BRIGHT am Guys-Hospital zu London schon 1872. Er fand neben Nierenerkrankungen Vergrößerung des Herzes (Herzhypertrophie), Verdickung und Verhärtung der Arterien, hohen Blutdruck, Wassersucht, Augenstörungen und Eiweißausscheidungen im Harn. Seitdem ist dieser Zustand als *Brighsche Krankheit* bekannt geworden.

Diese Wechselbeziehung zwischen Nieren und Kreislauf macht verständlich, daß eine Leistungsschwäche der Nieren (Niereninsuffizienz) den ganzen Körper in Mitleidenschaft zieht. Die Niere ist ein Ausscheidungsorgan, durch das in erster Linie das "innere Milieu" des Körpers bestimmt wird. Sie hält das erforderliche Gleichgewicht für alle Körperfunktionen aufrecht und ermöglicht damit überhaupt erst die Stabilität der Regulationsmechanismen, ohne die es keine Gesundheit gibt (Homöostase).

Das Gewicht beider Nieren entspricht etwa dem des Herzens. Schon eine alte medizinische Faustregel weist darauf hin. Diese Zusammenhänge ergeben sich auch aus der Redewendung, die man gemeinhin bei einer besonders gründlichen körperlichen Untersuchung anzuwenden pflegt: Er ist auf Herz und Nieren untersucht worden.

4. Die Funktion der Nieren

In den Nierenkörperchen mit ihren Kapillarschlingen (Glomerulum) kommt es mit Hilfe der Triebkraft des Blutes zur Filtration des Blutes. Der Blutdruck bildet dafür also die Voraussetzung; bei starkem Blutdruckabfall kommt die Nierentätigkeit zum Erliegen. Die Filtrierung durch die Wandungen der Haargefäße bildet den sogenannten Vor- oder "Primärharn" (Bild 63). Nur für die Filterporen zu große Moleküle bleiben zurück. Dies gilt für die Blutkörperchen und das Bluteiweiß (Proteine). Der Primärharn enthält Proteine nur in geringen Mengen. Finden sich Bluteiweiß oder rote Blutkörperchen im Harn, so deutet dies auf krankhafte Veränderungen hin. Man spricht beim Vorkommen von Eiweiß im Harn von *Proteinurie* und beim Blutharnen von *Hämaturie*.

Solche Filter wie die dünnen Kapillarwandungen (Basalmembrane) von sehr geringer Porengröße sind Ultrafilter. Der Primärharn ist demgemäß ein Ultrafiltrat, das dem Blutplasma entspricht. Aus den 1500 Litern Blut, die die Niere täglich durchfließen, werden 150 bis 180 Liter *Primärharn* abfiltrert. In den Nierenkanälchen erfolgt eine Rückresorption (Rücksaugung) von Wasser und gelösten Substanzen. Es verbleiben schließlich nur noch 1,5 Liter *Endharn*, die über Nierenbecken, Harnleiter und Blase ausgeschieden werden (Bild 64). 99 Prozent des vom Glomerulum auf diese Weise filtrierten Primärharns werden in den Kanälchen rückresorbiert und wieder dem Blutkreislauf zugeführt. Eine gesunde Niere hat demnach ein großes *Konzentrationsvermögen*. Gesundheit ist nur solange möglich, als die Niere in der Lage ist zu konzentrieren, das Blut ständig chemisch zu überprüfen und alle lebenswichtigen Stoffe im Organismus konstant zu halten.

Die Rückresorption durch die Harnkanälchen (Tubuli) erfolgt sowohl passiv durch Osmose als auch aktiv gegen ein Konzentrationsgefälle unter Verbrauch von Körperenergie. Bei der *Osmose* geht beispielsweise Wasser durch eine feinporige (semipermeable = halbdurchlässige) Membran als Scheidewand von einer weniger konzentrierten zur höher konzentrierten (dichteren) Lösung über. Diese Kraft, mit der das Lösungsmittel durch eine Membran in eine konzentriertere Lösung hineingesogen wird, heißt

osmotischer Druck. Die Dichte ist in Bild 65 durch Punkte angedeutet, durch die gelöste Teilchen dargestellt werden sollen. Die Scheidewand ist bei dem in Bild 65 dargestellten Vorgang für das Lösungsmittel selbst, nicht aber für den gelösten Stoff durchlässig. Die Flüssigkeitsbewegung hört auf, sobald die beiden Lösungen die gleiche Konzentration erreicht haben. Der osmotische Druck ist dann in beiden Flüssigkeiten gleich, man nennt solche Lösungen *isotonisch*. Eine dem Blut isotonische Lösung ist beispielsweise die physiologische Kochsalzlösung, die eine Konzentration von 0,9 Prozent hat. Sie besitzt damit den gleichen osmotischen Druck wie das Blutplasma.

Der Austausch gelöster Stoffe zwischen zwei wässrigen Lösungen kann aber auch in der Weise erfolgen, daß kleinmolekulare Stoffe die halbdurchlässige Membran durchwandern. Die kleinmolekularen Substanzen wechseln hierbei aus der konzentrierteren Lösung in die weniger konzentrierte Flüssigkeit über (Bild 65,2). Die Lösung mit der höheren Konzentration gleicht sich auf diese Weise derjenigen mit der niedrigeren Konzentration an. Diese physikalischen Gesetze werden auch bei der künstlichen Niere (Dialyse) angewendet. Durch Spüllösungen unterschiedlicher Konzentration können dem Körper kleinmolekulare lösliche Stoffwechselschlacken entzogen, aber auch wichtige Stoffe zugeführt und Wasser entzogen werden. Man versucht auf aufwendige Art mittels einer kom-

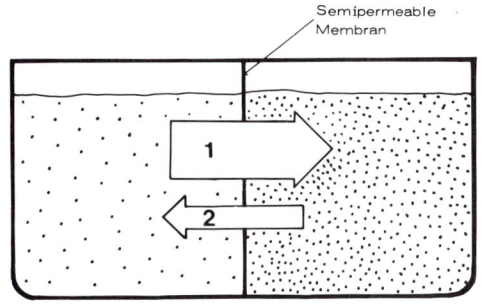

Bild 65: Osmose.
1 Wasseraustausch von der weniger konzentrierten zur konzentrierteren Lösung.
2 Austausch kleinmolekularer Substanzen aus der konzentrierteren Lösung in die weniger konzentrierte Flüssigkeit.

plizierten Apparatur die in der Niere ablaufenden Vorgänge nachzuahmen.

Wichtiger noch ist der *aktive Resorptionsprozeß* in der Niere. Die Zellen der Harnkanälchen entziehen dem Primärharn durch eigene, aktive Stoffwechselarbeit alle Stoffe, die vom Organismus noch benötigt werden. Dies gilt beispielsweise für Glucose (Traubenzucker), Natrium und viele andere Stoffe, die dem Blut über dem Harnkanälchen benachbarte Haargefäße wieder zugeführt werden. Beim aktiven Transport werden dem Primärharn lebenswichtige Stoffe, wie Glucose und die meisten Elektrolyte, gegen ein Konzentrationsgefälle unter Verbrauch von Körperenergie entzogen. Hier liegt der große Unterschied, denn beim passiven Transport durch Osmose hört die Rückresorption auf, sobald auf beiden Seiten der Membran die gleiche Konzentration erreicht ist. Die Fähigkeit zur aktiven Resorption entscheidet in erster Linie über die Leistungsfähigkeit der Niere und damit über den ganzen Gesundheitszustand eines Menschen.

Der abfiltrierte Primärharn gelangt aus der Bowmanschen Kapsel, die in der Nierenrinde liegt, in den Tubulusapparat. Dieses Harnkanälchen ist ein enger Schlauch. Das erste gleich hinter dem Nierenkörperchen gelegene Hauptstück ist vielfach gekrümmt und geht dann in ein gestrecktes, gerades Kanälchen über (Bild 63,5). Dieser Hauptabschnitt wird in der Fachsprache als *proximaler Tubulus contortus* bezeichnet (promximal = der nächste, nahe gelegen; contortus = gewunden). Hier wird schon der Hauptteil der Elektrolyte, des Wassers und Glucose zurückgewonnen. Das gestreckte Kanälchen geht in ein sehr enges auf- und absteigen-

des schleifenartiges Stück über. Es ist die sogenannte *Henlesche Schleife*, die nach Jakob HENLE (Anatom in Göttingen, 1809-1885) ihren Namen hat und sich bis zum Nierenmark herunterzieht (Bild 63,6). In der Henle-Schleife ist ein Haarnadelgegenstrommechanismus wirksam, ein interessantes Prinzip, dem eine wesentliche Aufgabe für die Harnkonzentration zukommt.

Das folgende etwas weitere Mittelstück mit seinen Windungen (Bild 63,7), der *distale Tubulus contortus* (distal = weiter entfernt), mündet in das *Sammelrohr*, das viele Harnkanälchen gemeinsam haben. Die Sammelrohre enden bündelweise in den Spitzen der Markpyramiden (Nierenpapillen) und ergießen den Harn hier in die Nierenkelche (Bild 62).

Die Nierenschwelle

Die Zellen der Nierenkanälchen treffen eine regelrechte chemische Auslese. Die gelösten Substanzen werden nur rückresorbiert, wenn sie eine bestimmte Grenzmenge nicht überschreiten. Sonst werden sie mit dem Endharn ausgeschieden. Das zeigt sich besonders deutlich, wenn Zucker im Urin erscheint. Der *Blutzuckerwert* schwankt beim Gesunden zwischen 80 und 120 mg/100 ml. Als Normwert kann 100 mg/100 ml angenommen werden. Das bedeutet, wir haben 1 g Zucker im Liter Blut. Es sind 0,1 Prozent oder in der gesamten Blutmenge von 5 Litern nur 5 Gramm.

Meist beginnt die Zuckerausscheidung im Harn bei einem erhöhten Blutzucker von etwa 200 mg/100 ml. Denselben hohen Zuckergehalt hat auch der Primärharn. Der überschüssige Zucker wird dann nicht rückresorbiert, sondern mit dem Harn ausgeschieden, sobald die sogenannte Nierenschwelle erreicht ist. Die Nierenschwelle wirkt wie ein Überlauf (Bild 66). Blutzucker und Harnzucker stehen in Wechselbeziehung, so daß man von viel Harnzucker auf viel Blutzucker schließen wird. Meist liegt die Nierenschwelle um 180 mg/100 ml. Sie kann aber auch höher oder tiefer liegen. Besonders bei älteren Menschen kann eine Schädigung der Nierenfunktion zur Heraufsetzung der Schwelle führen, so daß dann trotz Erhöhung des Blutzuckers noch kein Zucker im Urin erscheint. Darum ist eine Zuckerausscheidung im Urin allein meist nicht ausreichend, um mit Sicher-

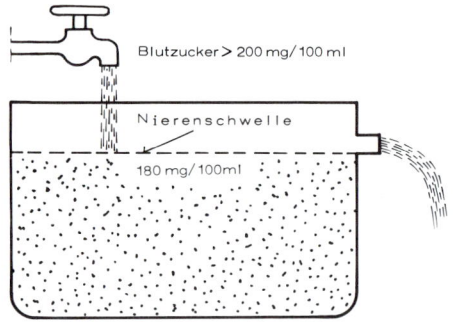

Bild 66: Nierenschwelle wirkt wie ein Überlauf.

Tafel 10: Fremdstoffe in Leber und Nieren (Angaben in ppm)
(nach dem Ernährungsbericht der Bundesregierung, 1976)

	Muskulatur	Leber	Nieren
Hexachlorbenzol (HCB) im Kalbfleisch	0,007	0,002	0,015
Arsen bei Schweinen	0,06	0,53	0,49
Quecksilber bei Kälbern	0,011	0,030	0,043
Blei bei Kälbern	0,068	0,151	0,505
Cadmium bei Kälbern	0,001	0,031	0,214

1 ppm = 1 Teil auf 1 Million (engl. part per million) = 1 mg pro kg oder 1 g auf 1000 kg

heit sagen zu können, daß eine Zuckerkrankheit (Diabetes mellitus) vorliegt. Nur durch die Untersuchung des Blutzuckers kann eine Zuckerkrankheit mit Sicherheit erfaßt werden. Eine solche Untersuchung ist uns heute schon mit nur einem einzigen Tropfen Blut innerhalb von zwei Minuten möglich.

Über den Harn kann nur eine begrenzte Zuckermenge ausgeschieden werden. Daher sind Zuckerausscheidungen mit einer entsprechenden Steigerung der Harnmenge, mit einer *Harnflut*, verbunden. Es werden mehr als 2 Liter innerhalb von 24 Stunden ausgeschieden. Der Wasserverlust zwingt zu reichlichem Trinken. Bei Harnflut und nahezu unstillbarem Trinken besteht Verdacht auf Zuckerkrankheit. Die mit der Ausscheidung von Zucker verbundene Harnflut hat der Krankheit auch ihren Namen gegeben: *Diabetes mellitus* (= süße Harnruhr).

Die bei der Untersuchung einer Harnprobe gewonnenen Zuckerprozente reichen für eine Beurteilung allein noch nicht aus. Man muß die Harnmenge von 24 Stunden sammeln und den Durchschnittsgehalt ermitteln. Der Sammelharn wird in einem mit Skalen versehenen Meßglas abgemessen und in Litern oder Millilitern bestimmt (1 Liter = 1000 ml).

Beispiel:

Innerhalb von 24 Stunden ist ein Sammelharn von 3 Litern (= 3000 ml) gewonnen worden mit einem Zuckergehalt von 3 Prozent. Wie groß ist die insgesamt ausgeschiedene Zuckermenge in Gramm?

Lösung:

$$\frac{\text{Urintagesvolumen in ml}}{100} \cdot \frac{\text{Prozentgehalt}}{} = \frac{\text{Glucoseverlust}}{\text{in Gramm}}$$

$$\frac{3000\ ml}{100} \cdot 3 = 90\ g$$

Tubuläre Sekretion

Die Tubuluszellen sind nicht nur zur Rückresorption fähig, sondern auch zur Sekretion (Absonderung). Dies ist beispielsweise ersichtlich bei an Plasmaeiweiß gekoppelten Stoffen, die nicht filtrierbar sind, aber trotzdem im Harn erscheinen. Auch in den Nierenkörperchen nicht filtrierbare Stoffe können also durch die Tubuluszellen sezerniert werden (sezernieren = absondern). Es sind in erster Linie körperfremde Stoffe. Solche Substanzen gelangen sogar durch Medikamente in den Organismus. Neben Medikamenten ist auch an Umwelt- und Industriegifte (z.B. Farbstoffe und Schwermetalle wie Quecksilber, Blei und Cadmium), Lebensmittelzusätze und an die in der modernen Landwirtschaft in großem Umfange verwendeten Schädlings-, Pilz- und Unkrautbekämpfungsmittel (Insektizide, Fungizide und Herbizide) zu denken.

Das Entgiftungsorgan ist die Leber, das Ausscheidungsorgan sind die Nieren. In diesen Organen sammeln sich daher die chemischen Fremdstoffe vor allem an. D. ATTIG und Mitarbeiter fanden für Hexachlorbenzol und Schwermetalle und H. O. KNOPPLER für Arsen im Mittel die in Tafel 10 aufgeführten Werte. Bei Hexachlorbenzol (HCB), einer chlororganischen Verbindung, handelt es sich um ein Saatbeizmittel (Fungizid). Zu den wegen ihrer Gift-wirkung bedeutsamen Metallen gehören wegen ihrer Anhäufung im Körper (Kumulation) die Schwermetalle Quecksilber, Cadmium und Blei. In den Nieren sind die Rückstände am höchsten. Daher wurde sogar vom Bundesgesundheitsamt bereits empfohlen, vom häufigeren Verzehr dieser Organe abzusehen.

Die Nieren sind durch Fremdstoffbelastung aus Nahrung und Umwelt am meisten betroffen und besonders leicht verletzlich. Nach einer Studie des Umweltbundesamtes sollen heute bereits zwischen zehntausend und hunderttausend Bundesbürger an einer Nierenkrankheit leiden, die nur durch *Cadmium* hervorgerufen wurde. Hinzu kommen die vielen anderen Gifte. Es kommt zu einer Summation der Einzelwirkungen (Kombinationswirkungen). Leider nimmt die Nierenschädigung zumeist einen chronisch schleichenden Verlauf. Sie wird daher gar nicht beachtet und meistens sehr spät erkannt, wenn eine Veränderung der Grundregulation als ursprüngliche erste Ursache unberücksichtigt bleibt.

5. Nierenschäden durch Medikamente

Wir haben heute ganz andere Krankheitsbilder als früher. Mit eine der Ursachen ist der hohe Verbrauch neuzeitlicher Arzneimittel, die früher unbekannt waren. Die zum großen Teil körperfremden Arzneistoffe und ihre Metaboliten (Umwandlungsprodukte) müssen über die Nieren ausgeschieden werden und beeinflussen dadurch mehr oder weniger auch den Wasser-, Elektrolyt- und Säure-Basen-Haushalt, also den für den Gesundheitszustand in erster Linie maßgeblichen Selbstregulationsmechanismus, den wir als Grundregulation bezeichnen.

Die Zahl der Medikamente, die Nierenschäden verursachen, ist recht groß. Bei der stetig wachsenden Zahl neuer Medikamente ist das Problem toxischer Nierenschäden (toxisch = giftig) bereits zu einem wichtigen Gegenstand der Forschung geworden, mit dem sich auch das Bundesgesundheitsamt (BGA) in Berlin sehr beschäftigt. Ins Gespräch kam die Nierenschädigung durch Medikamente vor allem durch *Phenacetin*, einem schmerzstillenden Mittel (Analgetikum).

Rund 26 Prozent unserer Bevölkerung greifen häufig zu Schmerzmitteln, und zwar nicht nur Migränekranke, Asthmatiker oder Rheumatiker. Die *Analgetika* und *Antirheumamittel* gehören zu den meist verkauften Medikamenten. Der Umsatz bei diesen Schmerzmitteln betrug 300 Millionen jährlich. In der Bundesrepublik werden jährlich 6 Milliarden Analgetika-Tabletten oder -Zäpfchen verbraucht. Das sind 100 Einzeldosen pro Person und Jahr! In den USA werden jährlich 15 Millionen kg Schmerzmittel (Salicylate) konsumiert. Das sind 15 000 Tonnen!

Phenacetinhaltige Schmerzmittel

Durch jahrelange Dauereinnahme von Phenacetin hervorgerufene chronisch schleichende Nierenschäden sind schon vor Jahren durch wissenschaftliche Veröffentlichungen bekannt geworden. Bei mehreren tausend Fällen wurden schwere Nierenschäden nach langzeitiger Einnahme analgetischer Kombinationspräparate, die Phenacetin enthielten, nachgewiesen. Wir konnten damals bei 65 verschiedenen Schmerz- und Fiebermitteln feststellen, daß sie phenacetinhaltig waren.

Die sogenannte *Phenacetin-Niere* ist gekennzeichnet durch eine im Zwischengewebe ablaufende Nierenentzündung mit Gewebsuntergang im Nieren-Papillenbereich (interstitielle Nephritis mit Papillennekrose). In mehreren Ländern sind daher bereits die Beipackzettel phenacetinhaltiger Arzneimittel mit einem Warnhinweis versehen. Andere haben es der Verschreibungspflicht unterstellt oder beabsichtigen sogar, es ganz aus dem Verkehr zu ziehen.

Pyrazolone

Auch andere Substanzen aus der Gruppe der sogenannten schwach wirksamen Analgetika, auf die man glaubte ausweichen zu können, erwiesen sich nicht als problemlos. Bei pyrazolonhaltigen Analgetika (z.B. *Metamizol*; vor allem bekannt als Novalgin) kam es nach längerer Dauereinnahme zu Blutbildschäden (Agranulozytose) und Schockzuständen. Dies sind lebensbedrohliche Nebenwirkungen. Eine Agranulozytose beginnt im allgemeinen mit Angina, Fieber, auch Schüttelfrost, Halsschmerzen und

Schluckbeschwerden und nachfolgend schmerzhaften nekrotisierenden (gewebszerstörenden) Entzündungen im Mund-, Rachen-, Nasen-, Ohren-, Genital- oder Analbereich. Durch den Abfall der weißen Blutkörperchen (Agranulozyten) kommt es zur Verminderung der Abwehrkraft im Organismus. Damit verbunden besteht die Gefahr bakterieller Allgemeininfektionen (Sepsis), die lebensbedrohlich werden kann. Diese Arzneigruppe soll daher nur noch mit Warnhinweisen und Nebenwirkungsschilderungen abgegeben werden, bleibt aber rezeptfrei.

Acetylsalicylsäure (Handelsname: Aspirin)

Die acetylsalicylsäurehaltigen Präparate sind die wohl wichtigsten Schmerzmittel mit entzündungs- und fiebersenkenden Eigenschaften, die weltweit eingenommen werden. Der Durchschnittsverbrauch des Amerikaners wird beispielsweise mit 200 Tabletten oder 65 g pro Jahr geschätzt.

Auch hier gibt es Risiken und Kontraindikationen. Die Acetylsalicylsäure liegt im sauren Milieu des Magensaftes. Dadurch ist eine Konzentrierung in der Magenschleimhaut mit Zellschädigungen und Punktblutungen möglich. Dies zeigt sich durch Reizung der Magenschleimhaut mit Magenbrennen, Appetitlosigkeit (Anappetenz) und gelegentlichen oft schmerzlosen Blutverlusten aus Magen- und Darmschleimhäuten. Die Blutgerinnung wird von der Acetylsalicylsäure ebenfalls beeinflußt. Höhere Gaben führen zu Störungen des Säure-Basen- und Elektrolyt-Haushaltes. Die Atmung wird stimuliert (angeregt). Als Folge davon kommt es zur respiratorischen Alkalose, die die Nieren auszugleichen, zu kompensieren suchen. Beobachtet wird daher meist eine kompensierte respiratorische Alkalose.

Paracetamol

Bei Unverträglichkeit von Acetylsalicylsäure wird auch auf Paracetamol ausgewichen. Erfahrungen bei langandauernder Einnahme müssen noch abgewartet werden. Eine akute Leberschädigung ist bei Überdosierung zu erwarten.

Kombinierte Präparate

Der überwiegende Teil der unzähligen auf dem Markt befindlichen Schmerzmittel sind Kombinationspräparate, die unter Markennamen (Phantasienamen) mit erheblichem Werbeaufwand angeboten werden. Sie sind meist rezeptfrei erhältlich. Der Wert solcher Schmerzmittel-Kombinationen wird nicht einheitlich beurteilt. Mehrfach-Kombinationen sind kaum empfehlenswert und vergrößern unter Umständen das Nebenwirkungsrisiko, obwohl zugegeben werden muß, daß die Einnahme gegenüber den individuell zu dosierenden Einzelsubstanzen vereinfacht wird. In den Kombinationspräparaten sind oft Bestandteile wie Codein, Coffein oder Barbiturate (Schlaf- und Beruhigungsmittel) enthalten. Letztere tragen nicht zur analgetischen Wirkung bei, sondern haben mehr eine anregende (stimulierende) und euphorisierende (die Stimmung hebende) Wirkung. Dies begünstigt eine mißbräuchliche Verwendung, da es zur Abhängigkeit von solchen Präparaten kommen kann.

> Schmerzmittel sollten nur in Notfällen zur kurzfristigen Überbrückung lästiger Schmerzen eingenommen werden. Dauereinnahme birgt Nebenwirkungsrisiken und die Gefahr, daß ernste Erkrankungen übersehen und nicht behandelt werden.

Die Nieren müssen viele Medikamente und deren Abbauprodukte ausscheiden. Wir haben dies am Beispiel der Schmerz- und Fiebermittel (Analgetika) darzustellen versucht. Es gibt darüber hinaus aber eine große Zahl weiterer Substanzen und Pharmaka (Heilmittel, Arzneimittel), die toxische Nierenschädigungen verursachen können. Hierzu gehören wichtige Medikamente wie Röntgen-Kontrastmittel, Antibiotika und andere Pharmaka. Man muß sich stets über die Wirkung und Ausscheidung eines Arzneimittels Klarheit zu verschaffen suchen. Auf Nebenwirkungen ist besonders zu achten. Bei Nierenkrankheiten sollte stets die Möglichkeit einer Arzneimittelschädigung in Betracht gezogen werden. Die Zufuhr eines schädigenden Medikamentes muß rechtzeitig unterbunden werden, bevor der Krankheitsprozeß chronisch wird und zur Niereninsuffizienz (Funktionsschwäche) führt (Beispiel: Phenacetinniere).

Nierenschädigungen durch *Kaliumverluste* sind zum Beispiel durch langdauernden Gebrauch von Abführmitteln (Laxantien) und Diuretika (harntreibende Mittel) zu erwarten. Gefährlich werden für die Nieren können schwer lösliche Substanzen. Wir kennen dies von der *Harnsäure* her, da die schwer löslichen harnsauren Salze sich bei ihrer Erhöhung im Blut an verschiedenen Stellen abscheiden. Die Harnsäureausfällung begünstigt die Nierensteinbildung (Gichtniere!).

Medikamentös können durch die Einnahme von Vitamin D in zu hoher Dosis Kalkablagerungen in der Niere hervorgerufen werden. Die Hyperkalzämie führt durch Kalkablagerungen zur Verlegung im distalen Tubulus (Nephrokalzinose). Die Folge ist eine Einschränkung der Nierenfunktion und Störung der Harnkonzentration.

Auch der Ausfall von Medikamentenkristallen in den Harnwegen ist möglich, wenn schwerlösliche Arzneisubstanzen eingesetzt werden. Dies ist eine der Komplikationsformen der älteren, schwer löslichen Sulfonamide. Bei einer Sulfonamidbehandlung muß viel getrunken werden, um eine Kristallbildung zu verhindern.

6. Nierenkrankheiten

Nierenerkrankungen können in erster Linie den empfindlichsten Teil des Nierengewebes, die *Glomerula* (Glomerulonephritis, Glomerulosklerose) oder den *Tubulus* (die Nierenkanälchen) betreffen. Auch die Gefäße oder das interstitielle Füllgewebe können befallen sein (interstitielles Gewebe = Zwischengewebe, das gefäßführende Binde- oder Stützgewebe). Es gibt aber auch Mischformen. Der chronische Verlauf führt zur *Nephrose*, die durch Gewebswassersucht (Ödeme) und starke Eiweißausscheidungen im Urin (Proteinurie) gekennzeichnet ist.

Gefürchtet ist die *Nierenentzündung* (Nephritis), wie sie erstmals im Jahre 1898 von COUNCILMAN beschrieben wurde. Sie kann durch die giftigen Ausscheidungen von Krankheitserregern (Infektionskrankheiten) ausgelöst werden. Daher tritt sie oftmals nach bakteriellen Infekten auf wie Scharlach oder Diphtherie, Gelenkrheumatismus, Mandelentzündung, aber auch nach starken Erkältungen und bedarf strenger Bettruhe. Eine Entzündung des Nierenbeckens (Pyelitis) kann auch auf die Niere übergreifen (Pyelonephritis).

Die Ursachen mancher Nierenkrankheiten gelten noch als unbekannt. Die Nierenmedizin (Nephrologie) kann daher in vielen Fällen keine Heilung versprechen, sondern sucht bei dem in Zunahme begriffenen akuten Nierenversagen die kranke Niere durch künstliche Niere und Nierentransplantation zu ersetzen.

Zwischen Herz, Kreislauf und Nieren bestehen Wechselbeziehungen. Bluthochdruck und Arteriosklerose müssen daher auch in Zusammenhang mit den Nieren gesehen werden. Die Herz-, Gefäß- und Nierenkrankheiten sind die häufigsten Todesursachen. Die heute vorherrschende Ernährungs- und Lebensweise mit einer ständigen Entgleisung des Elektrolyt- und Säure-Basen-Haushaltes verstärkt Niereninsuffizienz und Azidose. Es kommt mit der Zeit zur *Erschöpfung* durch dauernde Überlastung der Nierenfunktion. Dies ist ein schleichender Vorgang. Mit zunehmendem Alter tritt er verstärkt in Erscheinung. Die Veränderung des "inneren Milieus", des Binnenklimas, wird durch eine allmähliche Verschlechterung der Nierenleistung bewirkt und ist die ursprüngliche erste allgemeine Ursache der heute vorherrschenden chronischen Krankheiten.

Nierensteine

Die Nierensteinkrankheit (Urolithiasis) ist ein häufiges, ernstes Leiden (Urolith = Harnstein; ...iasis = Endung weiblicher Hauptwörter aus der Medizin zur Bezeichnung eines Krankheitszustandes). Es handelt sich dabei um die Entstehung krankhafter, fester Gebilde (Konkremente) im Bereich der ableitenden Harnwege.

Die Nierensteine bestehen aus Salzen wechselnder Zusammensetzung. Vorwiegend sind es die Salze der *Harnsäure* (Urate), der *Oxalsäure* (Oxalate) und der *Orthophosphorsäure* (Phosphate), aber auch gemischte Steine (Tafel 11).

Nach einer Untersuchung sollen heute bereits rund drei Millionen Bundesbürger im Laufe ih-

Tafel 11: Harnsteine

Steinart	Entstehung	Vorkommen	Steinanalyse
Harnsäuresteine (Urate)	im sauren Harn	10-20 %	Verbrennbar ohne oder fast ohne Rückstand (organische Substanz). Löslich in Lauge (Kalilauge)
Calcium-Oxalat-Steine	im sauren bis schwach alkalischem Harn	ca. 40 %	Löslich in Salzsäure (HCl). Unlöslich in Essigsäure
Calcium-Phosphat-Steine und Magnesium-Ammonium-Phosphat (Tripelphosphate)	bei Harnwegsinfektionen im alkalischen Harn	40-50 %	Löslich in Essigsäure

res Lebens ein- oder mehrmals an Steinen in den Nieren, der Blase oder den Harnwegen leiden. Diese starke Zunahme der Harnsteinleiden nach dem Krieg beweist, daß nicht eine Veranlagung, also eine erhöhte Anfälligkeit des Körpers für diese Krankheit (Diathese), als Ursache der Steinbildung angesehen werden kann. Es sind vielmehr die mit dem einsetzenden Wohlstand begünstigten Störungen des Wasser-, Elektrolyt- und Säure-Basen-Haushaltes, die eine ausgesprochene *Harnsteinwelle* ausgelöst haben. Eine Vorbeugung (Prophylaxe) und die Verhütung des Wiederauflebens von Harnsteinleiden, von sogenannten Rezidiven, erfordert daher eine Normalisierung der gestörten Regulationsmechanismen. Der Harnstein selbst ist nur ein Krankheitszeichen (Symptom), die Auswirkung einer gestörten Stoffwechsellage.

Der Harn ist, wenn er aus den Nierenkanälchen in die Nierenkelche austritt, eine übersättigte Lösung, in der mehr Salze gelöst sind als sich in Wasser lösen würden. Die im Harn gelösten Salze halten sich gegenseitig in Lösung, so daß es normalerweise nicht zur Ausfällung kommt. Die Löslichkeit der verschiedenen Salze ist unterschiedlich und hängt auch vom *Säuregrad* (pH-Wert) ab. Außerdem ist die Verteilung der Elektrolyte von Bedeutung, die von der Niere im Gleichgewicht gehalten werden muß. Bei Nierensteinbildungen wird man Nierenfunktionsstörungen nachzugehen haben. Bei Nierenentzündung (Nephritis) finden wir im Urinsediment verschiedene Zellelemente, beispielsweise Epithelzellen tubulärer Herkunft, bei Infektionen Bakterien. Solche Eiweißsubstanzen

können als *Kristallisationskerne* (Matrix) wirken. Der Stein bildet sich jahresringähnlich, Schicht um Schicht, um den Kern herum. In vielen Steinen findet man als Keimkristall auch ein anderes Mineral als es der übrige Stein aufweist. So können Calcium-Phosphat-Steine beispielsweise einen Kern aus Oxalat und Calcium-Oxalat-Steine einen Harnsäurekern haben.

Bild 67 veranschaulicht die Steinbildung. Vom stecknadelkopfgroßen Harngrieß bis zum grossen Nierenbeckenstein, der das ganze Nierenbecken ausfüllt, gibt es alle Übergänge. Kleinere Steine befinden sich in den Nierenkelchen (Bild 67, B), können auch regelrechte Steinnester bil-

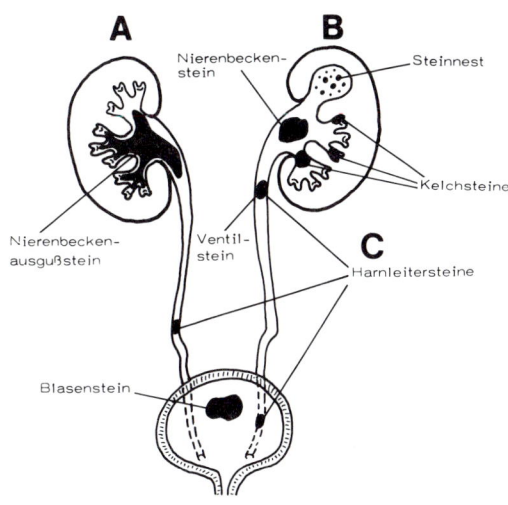

Bild 67: Steinbildung in den ableitenden Harnwegen.

den. Größere Nierenbeckensteine können wachsen und zuletzt als Nierenbeckenausgußstein
das gesamte Hohlsystem hirschgeweihartig aus-
füllen (Korallen- oder Hirschgeweihstein; Bild
67, A). Solange zwischen dem Stein und der
Wand des Nierenbeckens ein Harnabfluß möglich ist, kommt es noch nicht zu charakteristischen Beschwerden. Der klinische Verlauf ist
schleichend und kann mit Druckgefühl oder
dumpfen Schmerzen in der Lendengegend beginnen.

Durch ständiges Reiben des Steines an der Nie-
renbeckenwand können auch kleinere ruhende
Nierenbeckensteine mit der Zeit eine Entzündung des Nierenzwischengewebes (interstitielle
Nephritis) hervorrufen und dadurch die Nierenfunktion schädigen. Durch Steine mit rauher,
stacheliger Oberfläche kann es auch zu Verletzungen des feinen Epithelbelages in den Harnwegen kommen. Man findet dann rote Blutkörperchen im Urin und spricht von Hämaturie
oder Blutharnen. Finden sich Erythrozyten nur
im Sediment des zentrifugierten Harns, der normal aussieht, ist es eine *Mikrohämaturie*. Sieht
der Urin aber schon bei Betrachtung mit dem
bloßen Auge rot aus, ist es eine *Makrohämaturie*.

Verstopft ein Stein das Nierenbecken (Ventil-
stein; Bild 67, B), kommt es durch Rückstauung des Harnes zum *Dehnungsschmerz*. Die auf-
gestaute Niere führt schließlich zur Erweiterung
des Nierenbeckens (Hydronephrose; sog. Sack-
niere) und degenerativen Veränderung des Nierengewebes. Lebensbedrohlich kann es werden,
wenn noch eine Infektion hinzutritt und eine
bakterielle Nierenbeckenentzündung (Pyelonephritis) entsteht. Verdacht darauf besteht beim
Auftreten von Fieber.

Die Nierenkolik

Der Harn, der sich im Nierenbecken ansammelt,
fließt durch den Harnleiter in die Harnblase ab.
Der Harnleiter ist ein etwa 25 cm langer Mus-
kelschlauch, der durch Zusammenziehungen
(Kontraktionen) den Harn weiterbefördert.
Tritt ein Nierenstein in den Harnleiter ein und
bleibt hier hängen, so kommt es zu der gefürchteten Nierenkolik. Die Harnleitermuskulator bemüht sich im Zusammenwirken mit der nach-
drängenden gestauten Harnsäule um die Ab-

wärtsbeförderung des Steines. Dieser Vorgang
kann krampfartige (spasmische) Schmerzen auslösen. Dieser *Krampfschmerz* setzt meist plötzlich und unerwartet ein und gehört mit zu den
schlimmsten Schmerzanfällen, die wir kennen.

Der Harnleiterstein bleibt meist an drei Engstel-
len hängen, die sich am Harnleitereingang, an
der Kreuzung der Schenkelgefäße und beim Bla-
seneingang befinden (Bild 67, C). Glücklicher-
weise erreicht man in den meisten Fällen, das
der Stein von selbst abgeht. Der strohhalmdün-
ne Harnleiter, der im Ruhezustand nur einen
Durchmesser von 1 bis 2 mm hat, läßt noch
Steine mit einem Durchmesser von 5 bis 6 mm
(nicht über bohnengroß) durch.

Eine akute Nierensteinkolik erfordert krampflösende Maßnahmen. Dazu gehören heiße Voll-
bäder, ansteigende Fußbäder und heiße feuchte
Packungen auf die Nierengegend. Auf schmerz-
lindernde und krampflösende Medikamente
kann bei schweren Koliken nicht immer verzichtet werden. Man gibt sie gern in Form von
Zäpfchen (Suppositorien), die in den Darm
(rektal) eingeführt werden. Die Harnleiterbewe-
gung (Peristaltik) und Austreibung des Steines
wird gefördert durch körperliche Bewegung,
wie Hüpfen, Treppensteigen und Seilspringen.
Auch Wasserstöße sind wirksam. Man trinkt
innerhalb von 2 Stunden bis zu zwei Liter Bier,
dünnen Hagebuttentee oder am besten ein sehr
reines Quellwasser (wie Bergquellwasser
VOLVIC) oder destilliertes Wasser. Die kolik-
artigen Wehen müssen ertragen werden, wenn
ein Spontanabgang erreicht werden und eine
Operation vermieden werden soll. Führen kon-
servative Maßnahmen nicht zum Erfolg, wird
man tief sitzende Harnleitersteine mit der von
dem Urologen ZEISS (Dr. Ludwig Zeiss,
Wildungen) entwickelten Schlingensonde zu
entfernen suchen. Es ist ein Harnleiterkatheter
mit einer Perlonschlinge, die sich durch Zug um
den Stein schließen läßt. Bei höher gelegenen
Steinen ist die Operation unter Umständen
nicht mehr zu umgehen, wenn eine vollständige Harnsperre besteht und eine fortschreitende Schädigung des rückwärtigen Harnweges und
der Niere eingesetzt hat.

Neuerdings im Gespräch ist ein operationsloses
schonendes Verfahren zur Beseitigung von Nie-

rensteinen, das von der Dornier System GmbH zusammen mit dem Klinikum München-Großhadern entwickelt wurde (Stoßwellen-Lithotripsie). Die Nierenstein-Zertrümmerung erfolgt berührungsfrei durch außerhalb des Körpers (extrakorporal) erzeugte fokussierte Stoßwellen. Der Patient liegt dabei in einem Wasserbad. Die Stoßwellen zertrümmern die Nierensteine zu etwa 1 mm große Partikel, die dann mit dem Urin auf natürlichem Wege abgehen. Voraussetzung für dieses Verfahren ist, daß die Nierensteine genügend kontrastreich sind, damit sie röntgenologisch genau geortet werden können und nicht größer als eine Kirsche sind. Es ist allerdings auch eine Kostenfrage, denn ein solches Gerät kostet etwa 3 Millionen DM.

Die Nierensteinarten

Tafel 11 enthält die häufigsten Steinarten. Die meisten Steine enthalten *Kalzium* als Kalziumsalz wie Kalziumoxalat, Kalziumphosphat oder Kalziumkarbonat. Hieraus geht die Bedeutung des Kalkstoffwechsels für die Nierensteinbildung hervor, weshalb der Harn auf eine vermehrte Kalziumausscheidung (Hyperkalziurie) kontrolliert werden sollte.

Die *Harnsäuresteine* bilden sich im sauren Harn. Sie wachsen im allgemeinen nur langsam und können unter Umständen jahrelang unverändert bleiben. In Kalilauge lösen sie sich auf. Die Harnsäurebildung wird durch die heute übliche übermäßig fleischreiche Kost begünstigt. Die Ablagerung von harnsauren Salzen führt zur *Gicht* (Hyperurikämie). Diese kann als ausgesprochene Wohlstandskrankheit angesehen werden. Sie ist nach der Währungsreform immer häufiger geworden, während sie in Not- und Mangelzeiten selten war. Die Gicht ist ein Risiko für die Niere (Gichtniere), begünstigt auch die Kristallisation der Harnsäure im Harn und damit die Entstehung von Harnsäuresteinen.

Die Harnsäure ist im sauren Milieu schwer löslich, daher kommt es zur Ausfällung. Sie ist bei pH 7,4 noch zu 97,5 Prozent dissoziiert, bei einem pH 4,5 aber nur noch zu 5 Prozent. Daher läßt sich die Gicht mit all ihren Begleitstoffwechselstörungen verhüten, wenn für eine optimale Säure-Basenflut gesorgt wird, die wir durch Harnanalysen zu kontrollieren pflegen.

Bei Harnsäuresteinen besteht im allgemeinen eine Säurestarre des Harnes mit pH-Werten zwischen 4,8 bis 5,4, während wir beim Gesunden tagsüber Werte zwischen 5,7 bis 6,3 gefunden haben.

Treten Harnsäuresteine auf (Nephrolithiasis), so sollte stets auch der Serumharnsäurespiegel gemessen werden. Werte oberhalb von 6,4 mg/100 ml gelten als kritisch und müssen unter 6 mg /100 ml gesenkt werden. Das Risiko nimmt mit steigendem Harnsäurespiegel zu und führt bei einem Serumharnsäurespiegel von 9 mg/100 ml und mehr so gut wie immer zu einem Gichtanfall und sehr häufig zu Nierensteinen.

Ein hoher Prozentsatz von Harnsteinen besteht aus *Calcium-Oxalat*. Während die Harnsäuresteine eine mehr glatte Oberfläche haben, sind die Calcium-Oxalate oft scharfkantig und zackig. Sie sind deswegen gefürchtet, weil sie leicht Schleimhautverletzungen und Blutungen verursachen und gern im Harnleiter stecken bleiben. Oxalate sind nur in Mineralsäure (z.B. Salzsäure) löslich und kommen auch in neutralem und schwach alkalischem Harn vor.

Phosphatsteine sind wohl am häufigsten. Sie wachsen rasch und bilden sich vorwiegend in alkalischem Harn, der durch eine bakterielle Harn- und Nebeninfektion (chronische Steinpyelonephritis) entstanden ist. Verschiedene Bakterien, darunter besonders die der Proteusgruppe, besitzen die Fähigkeit zur Harnstoffspaltung. Sie spalten Harnstoff in Ammoniak (NH_3) und Kohlendioxid. Dadurch entsteht Ammoniumlauge (Ammoniumhydroxid NH_4OH), eine schwache Base, durch die der Harn alkalisch wird. Diese einseitig alkalische Reaktion begünstigt die Steinbildung, da sich die Löslichkeit der Phosphate verschlechtert. Bei den infizierten Phosphatsteinen ist die Gefahr von Rückfällen (Rezidivgefahr) besonders groß. Daher kann nicht immer auf eine Chemotherapie verzichtet werden, wenn Harndesinfizienzien nicht mehr ausreichen. Da die Wirksamkeit der Chemotherapie mit Sulfonamiden und Antibiotika durch eine zu häufige Anwendung zurückgegangen ist, halten wir eine Sensibilitätsprüfung (Resistenzbestimmung) der Krankheitserreger im Urin für die gezielte Chemotherapie bakterieller Infektionen für unerläßlich. Die Behandlung chronischer Harninfekte ist oft schwierig, denn viele Erreger sind gegen die gebräuchlichen Antibiotika bereits resistent geworden, so daß wir nach einiger Zeit Rezidive erleben. Eine Langzeittherapie ist andererseits mit erheblichen Nebenwirkungen belastet.

Eine chronische Infektion läßt auf eine *geringe körpereigene Abwehrkraft* und eine *ungünstige Reaktionslage* schließen. Es muß daher zugleich alles getan werden, was geeignet erscheint und möglich ist, um die Abwehrbereitschaft zu verbessern. Außerdem sollte berücksichtigt werden, daß die Chemotherapie die Darmflora schädigt. Darum sind Maßnahmen zu empfehlen, die eine Regeneration der Darmflora ermöglichen.

Bei Verdacht auf Nierensteine wird im allgemeinen eine Röntgenuntersuchung vorgenommen. Kalkhaltige Steine ergeben einen Schatten und sind gut sichtbar. Schwierigkeiten bereiten die röntgenstrahlendurchlässigen Harnsäuresteine. Diese nicht schattengebenden Steine können nur mit Hilfe von Kontrastmitteln sichtbar gemacht werden, die leider nicht immer verträglich sind und auch ihre Nebenwirkungen haben. Die röntgenstrahlendurchlässigen Steine werden durch Kontrastmittelaussparung im Röntgenbild sichtbar.

Die Ursache der Steinkrankheit der Niere wird immer noch als nicht ganz geklärt angesehen. Sie gilt bei zwei Drittel aller Steinerkrankungen auch heute noch weitgehend als unbekannt. Daher begnügt man sich mit einer symptomatischen Behandlung, also der Krankheitserscheinungen. Harnsäuresteine, die im sauren Harn entstehen, sucht man durch *Alkalisierung* aufzulösen. Gebräuchlich ist dafür ein Granulat aus zitronensauren Salzen (Uralyt U), das löffelweise eingenommen wird, wobei dreimal täglich, morgens, mittags und abends, mit einem Teststreifen der pH-Wert kontrolliert werden muß. Die Werte sollen bei pH 6,5 und 6,8 liegen. Bei Überdosierung und Einstellung von pH-Werten auf 7,0 oder höher ist mit dem Ausfall von Phosphaten zu rechnen. Mit einem Phosphatmantel umgebene Harnsäuresteine lassen sich nicht mehr auflösen.

Die Alkalisierung ist auch mit der *Eisenbergschen Lösung* möglich. Es ist ein Gemisch aus Citronensäure, Natrium- und Kaliumcitrat. Hier das Rezept:

Acid. citricum	40,0
Natr. citricum	60,0
Kal. citricum	66,0
Tinct. Aurantii	6,0
Sirup. simplex ad 600 ml	

Da es bei den anderen Steinen so gut wie keine Möglichkeit zur Auflösung gibt, begnügt man sich meist mit der Empfehlung, zur Vorbeugung viel zu trinken, damit täglich mindestens 1,5 bis 2 Liter Harn ausgeschieden werden. Der Harn soll dadurch so stark verdünnt werden, daß das spezifische Gewicht unter 1015 liegt. Bei einer Harnmenge unter 1,5 Liter innerhalb von 24 Stunden und einem spezifischen Gewicht über 1015 soll die Trinkmenge erhöht werden.

Eine solche *Trinkkur* belastet Herz und Kreislauf, was berücksichtigt werden muß. Wir bevorzugen für die Flüssigkeitszufuhr ein sehr reines Bergquellwasser (z.B. Volvic), sonst auch mit dem Demineralisator entsalztes oder destilliertes Wasser (Aqua destillata). Mineralwässer mit hohem Mineralsalzgehalt würden wir nicht nehmen, da sie die Übermineralisierung fördern, die Nieren zusätzlich belasten und damit dem eigentlichen Ziel, nämlich der Ausschwemmung steinbildender Mineralien, entgegenstehen.

Die Bildung von Phosphatsteinen und die Vergrößerung schon vorhandener Steine wird auch durch *Säuerung* des Harnes zu verhindern gesucht, um auf einen pH-Wert von 5 bis 6 zu kommen. Dies ist beispielsweise mit Ammoniumchlorid, aber auch mit Ascorbinsäure (Vitamin C) möglich. Man gibt 3 bis 4 g pro Tag. Diese Säuerung bringt meist nichts, solange eine Harnwegsinfektion bestehen bleibt. Außerdem führt eine ständige starke Säuerung zur Azidose mit ihren Folgeerscheinungen. Sogar die Auslösung einer Hypercalciurie ist möglich.

Vorbeugung von Steinleiden

Wir haben gesehen, daß die Harnsteine zum großen Teil vom Harn-pH abhängen. Harnsäure und ihre Salze lösen sich im alkalischen und neutralen, die Phosphatverbindungen dagegen im sauren Harn. Harnsäuresteine entstehen, wenn eine Säurestarre vorliegt. Phosphatsteine entwickeln sich bei einseitig alkalischer Reaktion, die vor allem bei Harnwegsinfekten auftritt.

Eine gesunde Stoffwechsellage ist gekennzeichnet durch den Wechsel von sauer und basisch, durch eine *Flutung*, die mit Ebbe und Flut verglichen werden kann. Salze, die im sauren Milieu zum Auskristallisieren neigen, werden dann von der nachfolgenden Basenflut wieder aufgelöst und ausgeschwemmt. Ebenso verläuft dieser Vorgang in umgekehrter Richtung. Dieser regelmäßige Wechsel im Harn zwischen Säuren und Basen ist nahrungsabhängig und läßt sich durch Harnanalysen kontrollieren. Auf diesem Wege kann nicht nur chronischen Krankheiten ganz allgemein, sondern auch der Steinbildung in den Harnwegen der Boden entzogen werden. Das die *Zusammensetzung der Nahrung* bei der Steinkrankheit eine Rolle spielt, wußte man schon, weil sie in Kriegs- und Notzeiten weit weniger auftrat. So haben sich beispielsweise WILDBOLZ (1924) und GOTTSTEIN (1927) bereits mit den Zusammenhängen zwischen dem Auftreten von Harnsteinen und der Ernährung sowie der Lebensgewohnheiten befaßt. Die alten Diätvorschriften reichten aber nicht aus, während mit Hilfe der Harnanalysen gezielt vorgegangen werden kann, um den Wasser-, Elektrolyt- und Säure-Basen-Haushalt zu regulieren.

Das *Calcium-Oxalat* ist zwar nicht ausgesprochen pH-abhängig, kann aber zur Steinbildung führen, wenn überreichlich Calcium über den Harn ausgeschieden wird (Hypercalciurie). Den Ursachen muß nachgegangen werden. Wichtig erscheint uns die Frage, ob nicht eine bereits langandauernde Azidose (Übersäuerung) besteht. Werden die Nieren durch fortdauernde hohe Säureausscheidung überfordert, kann es zur Mobilisierung von Calcium und Phosphor aus dem Knochensystem kommen. Mit der Zeit sind dann Knochenveränderungen möglich. Die *Knochenentkalkung* (Osteoporose) hat bedenklich zugenommen. Man denke an die vielen Wirbelsäulenbeschwerden und Hüftkopfprothesen, die heute schon bei verhältnismäßig jungen Menschen eingesetzt werden müssen. Von der ursprünglichen ersten Ursache durch Verschiebungen im Elektrolyt- und Säure-Basen-Haushalt wird dabei kaum gesprochen, obwohl wir heute wissen, daß die Knochen eine Stoffwechselfunktion besitzen. Sie sind die großen Calcium- und Phosphorspeicher im Organismus und haben eine wichtige Funktion als Mineralsalzdepot und Mineralsalzregulator. Laufend erfahren sie eine Änderung und befinden sich im ständigen Ab- und Wiederaufbau. Die Knochen sind daher ebenfalls von der Stoffwechsellage abhängig, die wiederum nahrungsabhängig ist. Die Zusammenhänge sind allerdings schwer durchschaubar, da eine Skelettdemineralisation im Frühstadium schlecht nachzuweisen ist. Sogar im Röntgenbild ist sie erst nachweisbar, wenn der Knochen bereits mehr als 30 Prozent seines Calciumbestandes verloren hat.

Von Bedeutung erscheint uns beim Auftreten von Calciumoxalatsteinen eine magnesiumreiche Ernährung. *Magnesium* ist ein Gegenspieler des Calciums und steigert die Löslichkeit von Calciumoxalat. Magnesiumreiche Nahrung schützt daher gegen Ausfall von Calciumoxalat im Harn. Wir machten gute Erfahrungen mit dem von uns mit Bergquellwasser zubereiteten Magnesiumwasser, das auch eine genaue Dosierung zuläßt und in ionisierter Form eine gute Resorption gewährleistet. Als Erhaltungsdosis dienen 50 ml täglich.

B. DIE HARNANALYSE

Auf den Bildern alter Meister ist der Arzt meist mit einem Harnglas dargestellt, das er gegen das Licht hält. Diese "Harnschau" erstreckte sich nur auf die Farbe, den Geruch und die Durchsichtigkeit. Mit den heute verfügbaren chemischen und mikroskopischen Untersuchungsmethoden können wir einen *Urinstatus* bestimmen, der große Aussagekraft hat. Eine sorgfältige Urinuntersuchung sollte daher stets an erster Stelle stehen. Wir können dadurch manche Frühsymptome erkennen, die sich im Blut noch gar nicht bemerkbar machen. Vor allem können wir über den Harn die Stoffwechsellage bestimmen und damit unsere Ernährung gezielt so gestalten, wie es für die Heilung chronischer Krankheiten sowie für eine krankheitsvorbeugende Lebensführung erforderlich ist. Für den Patienten ist die Untersuchung des Harns die angenehmste Untersuchungsmethode, die man sich denken kann. Es sind dafür weder direkte persönliche Untersuchungen noch unangenehme oder gar riskante körperliche Eingriffe erforderlich.

Die Harnfarbe

Die Urinuntersuchung beginnt mit der Beurteilung der Farbe des Urins. Der normale Urin ist von *hellgelber Farbe*, die von dem natürlichen gelben Harnfarbstoff *Urochrom* herrührt. Die Harnfarbe ist aber auch von der Flüssigkeitsaufnahme abhängig. Bei der Wasserharnruhr (Diabetes insipidus) und nach vielem Trinken wird er heller.

Haben wir bei normaler Harnmenge ständig einen *blassen Harn*, so kann ein Unvermögen der Niere vorliegen, die farblose Vorstufe des Harnfarbstoffes, das Urochromogen, durch Oxidation in das Urochrom umzuwandeln. Diese Feststellung ist möglich, wenn der Harn dem ultravioletten Licht ausgesetzt wird. Das Urochromogen wird dadurch in Urochrom umgewandelt; der Harn erhält seine normale, der Verdünnung entsprechende gelbe Farbe. Ein solcher Befund läßt auf eine bereits fortgeschrittene Niereninsuffizienz (Funktionsschwäche) schließen.

Bei wenig Flüssigkeitsaufnahme wechselt die Farbe beim Gesunden infolge größerer Konzentration von hellgelb bis dunkelbernsteinfarben. Auch die Harnreaktion beeinflußt die Harnfarbe. Sauer reagierende Harne pflegen dunkler gefärbt zu sein als alkalisch reagierende.

Eine besondere Rolle spielt der *rote Urin*, bei dem chemisch festzustellen ist, ob die Rotfärbung durch Blutfarbstoff bedingt ist oder nicht. Eine Rotfärbung tritt schon nach Zusatz von nur 0,1 ml Blut zu 250 ml Harn auf. Eine Rotfärbung ist aber auch bei Fieber und Leberstauungen möglich.

Berücksichtigt werden muß, daß die Harnfarbe durch Medikamente beeinflußt werden kann, ebenso auch durch stark färbende Nahrungsstoffe, wie beispielsweise Rote Bete, Heidelbeeren und Kaffee. Eine grünblaue Urinverfärbung tritt auf bei der Magensäurebestimmung mit der Desmoidpille durch Methylenblau. Eine grüngelbliche Fluoreszenz kann manchmal beobachtet werden nach der Einnahme von Vitamin B-Präparaten (Riboflavin = Vitamin B_2).

Der Geruch

Der von einem Gesunden frisch entleerte Urin weist einen ihm eigentümlichen aromatischen Geruch auf, der aber stark von der Ernährung abhängt. Allgemein bekannt ist der nach dem Genuß von Spargeln und Kaffee auftretende Geruch. Im fortgeschrittenen Zustand der Zuckerkrankheit (Diabetes mellitus) nimmt der Harn durch Anwesenheit von *Azeton* zuweilen einen obstartigen Geruch an. Ein strenger, stechender Geruch kann auf eine Entzündung der Harnblase (Zystitis) hinweisen. Enthält der Urin Bakterien, so zersetzt er sich schnell und nimmt bald einen stechenden, ammoniakalischen Geruch an.

Abweichungen vom normalen Geruch, soweit sie nicht offensichtlich nahrungsbedingt sind, wird man nachzugehen und die Ursache durch weitergehende Untersuchungen abzuklären haben.

Klarheit

Der normale frisch gelassene Harn ist klar und durchsichtig. Läßt man ihn stehen, so bildet sich oftmals ein wolkiger Niederschlag, den man als Nubekula bezeichnet (lat. nubecula = kleine

Tafel 12: Urintrübungen

Salzart	Bei Erwärmung	Löslich in
Urate	leicht löslich	—
Phosphate	unlöslich	Essigsäure
Karbonate	unlöslich	Essigsäure (Luftblasen!)
Kalziumoxalat	unlöslich	Salzsäure
Harnsäure	unlöslich	Kalilauge

Wolke). Er stammt meist aus der obersten Zellschicht (Deckgewebe) des Schleimhautgewebes der Harnwege und besteht aus Epithelien und Schleimstoffen (Mucine).

Harnproben, die bis zur Untersuchung im Kühlschrank aufbewahrt werden, zeigen oft eine Trübung, die durch harmlose Salze (Urate) hervorgerufen ist. Der Harn wird bei *Erwärmung* sofort wieder klar. Verschwindet die Trübung bei Erwärmung nicht, so kann die Art der Salze mit verdünnter Essigsäure, Salzsäure und Kalilauge abgeklärt werden (Tafel 12). Harnsaure Salze, die als sogenanntes Ziegelmehlsediment ausfallen, verursachen eine mehr rötliche Trübung, Phosphate und Karbonate eine weißliche Trübung.

Erfolgt auf diese Weise keine Klärung oder wird der Harn gar bereits trübe entleert, so besteht Verdacht auf Bakterien oder andere pathologische Trübungsstoffe (z.B. Leukozyten und Eiter), die auf Harnwegsinfektionen und Entzündungen schließen lassen. Durch Fett getrübter Harn, den man bei Nierenerkrankungen findet, wird durch Ausschütteln mit Alkohol-Äther (Mischung 1:3) klar.

Das spezifische Gewicht

Das spezifische Gewicht erlaubt wertvolle Rückschlüsse auf die Funktionstüchtigkeit der Niere. Das spezifische Gewicht, auch als ”Einheitsgewicht” oder heute als ”Wichte” bezeichnet, ist das Gewicht je Raumeinheit (Volumen) eines Körpers.

Ein Liter Wasser wiegt 1000 g. Eisen wiegt nun beispielsweise das 7,8fache einer Wassermenge desselben Volumens. Solche Stoffe, die schwerer sind als Wasser, wie alle Metalle, Glas und Salze gehen unter. Holz, Öle, Benzin und Alkohol sind leichter als Wasser und schwimmen.

Urin ist schwerer als Wasser, denn er enthält in gelöster Form Salze. Je nach dem Salzgehalt, der Konzentration, schwankt das spezifische Gewicht des Urins. Gemessen wird mit einem *Aräometer.* Man nennt es auch Senkwaage oder Senkspindel und spricht, wenn die Gewichtsskala für die Urinmessung bestimmt ist, von Urinspindel oder *Urometer.* Es ist ein zylindri-

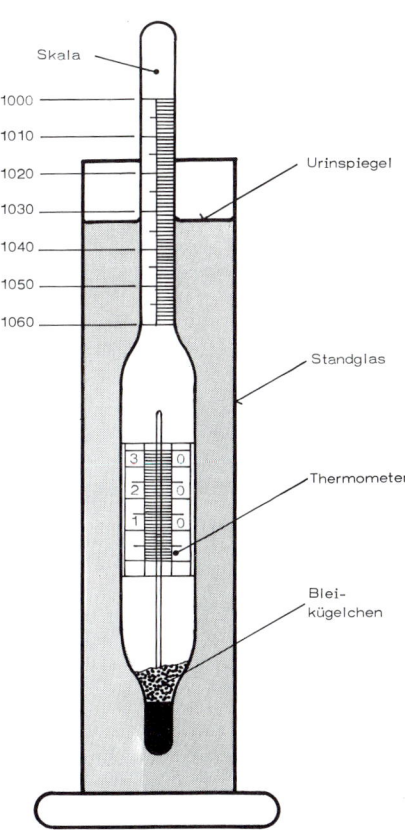

Bild 68: Urometer zur Bestimmung des spezifischen Gewichtes.

scher Schwimmer, der unten in einer kugelförmigen Erweiterung mit Bleikügelchen beschwert ist. Das obere Ende ist lang und dünn ausgezogen und mit einer Papierskala versehen, die normalerweise einen Meßbereich von 1.000 bis 1.060 aufweist (Bild 68). Es kann daher mit einer Genauigkeit von 0.001 gemessen und abgelesen werden.

Zur Ausführung der Untersuchung benutzt man einen Standzylinder aus Glas mit Standfuß, der zu etwa zwei Drittel mit Harn gefüllt wird. Taucht man das Urometer ein, so schwimmt die Spindel lotrecht und sinkt so weit ein, bis das Gewicht der verdrängten Flüssigkeit genau so groß ist wie ihr eigenes Gewicht. Das spezifische Gewicht kann dann unmittelbar an dem Teilstrich der Skala abgelesen werden, bis zu dem sie einsinkt. Das eingesetzte Urometer muß frei schwimmen; es darf die Zylinderwand nicht berühren und schon gar nicht auf den Boden stossen. Auf der Urinoberfläche befindliche Schaumbläschen werden am besten entfernt, um genau ablesen zu können. Das ist mit Filterpapier oder mit einer Saugpipette möglich. Reicht die vorhandene Urinmenge nicht aus, um den Standzylinder füllen zu können, so kann man sich helfen, indem man den Urin im Verhältnis 1:1 mit destilliertem Wasser verdünnt. Das Meßergebnis muß dann verdoppelt werden.

Urometer werden allgemein mit der normalen Temperatur-Justierung 20° C geliefert und befinden sich mit Thermometer im Handel, die eine Einteilung 0 bis +35° C haben. Ist die Harntemperatur höher als 20° C, so muß für je 3° C ein Teilstrich hinzugezählt werden. Ist die Harntemperatur niedriger, wird für je 3° C unter 20° C ein Teilstrich abgezogen.

Beispiel:

In einem Urin von 14° C ist ein spezifisches Gewicht von 1.022 gemessen worden. Die Eichtemperatur des Urometers ist 20° C. Die Harntemperatur ist 20-14 = 6° niedriger. Es sind daher 6:3 = 2 Teilstriche abzuziehen. Der genaue Wert ist 1.022 - 0.002 = 1.020.

Das spezifische Gewicht beim 24-Stunden-Harn schwankt beim Gesunden zwischen 1.015 und 1.026. Die einzeln gelassenen Harnproben können noch größere Abweichungen zeigen. Dies hängt weitgehend von der aufgenommenen Flüssigkeitsmenge und der Harnmenge ab. Nach reichlichem Biergenuß beispielsweise ist die Harnmenge groß, die Harnfarbe hell und das spezifische Gewicht unter Umständen auf 1.001 bis 1.003 abgesunken. Umgekehrt sehen wir bei starkem Schwitzen und Durstzuständen normalerweise einen dunkel-bernsteinfarbenen Urin und ein hohes spezifisches Gewicht bis maximal 1.040. Bei einem solchen stark gefärbten Harn mit einem hohen spezifischen Gewicht wird auch von einem "hochgestellten Harn" gesprochen. Diese Zusammenhänge zwischen der Harnfarbe und dem spezifischen Gewicht finden sich aber nur beim gesunden Menschen. Bei der Zuckerkrankheit (Diabetes mellitus) sehen wir eine große Ausscheidung (Diurese) und helle Harnfarbe; das spezifische Gewicht ist aber durch die Zuckerausscheidung erhöht. Es steigt durch 270 mg/dl um 0,001, oder anders ausgedrückt, 1 Prozent Zucker im Harn erhöht das spezifische Gewicht um etwa 4 Teilstriche der Urometerskala.

Beim *Fieberharn* ist ein wechselndes Verhalten möglich. Kritisch ist es, wenn ständig ein sehr blasser Harn mit niedrigem spezifischem Gewicht auftritt. Diese Erscheinung läßt Nierenstörungen vermuten bis hin zur Schrumpfniere. Die Nierenfunktion wäre dann unbedingt zu prüfen.

Der Stoffumsatz-Index

Die Gesamtmenge der durch den Harn ausgeschiedenen festen Harnbestandteile läßt sich aus dem spezifischen Gewicht mit Hilfe des *Haeserschen Koeffizienten* bestimmen (Heinrich HAESER, Arzt in Breslau, 1851-1881). Man multipliziert die Zahl 2,23 mit den letzten beiden Stellen des auf drei Stellen bestimmten spezifischen Gewichts und erhält so die im Liter Harn enthaltenen festen Harnbestandteile.

Beispiel:

Spezifisches Gewicht 1.020. Koeffizient 2,23

20 · 2,23 = 44,6 g feste Bestandteile im Liter Harn.

Bei einer 24stündigen Harnmenge von 1500 ml beträgt die Menge an ausgeschiedenen festen Bestandteilen somit

$$44,6 \cdot 1,5 = 66,9 \text{ g}.$$

Die so errechnete Zahl wird als Stoffumsatz-Index bezeichnet. Sie gibt einen groben Anhalt und erfordert für die Bestimmung einen 24-Stunden-Harn. Normaler Harn beim normalgewichtigen Erwachsenen mit einem durchschnittlichen Körpergewicht von 65 kg enthält ungefähr 4 Prozent feste Bestandteile, so daß wir bei einer Harnausscheidung von 1500 ml ungefähr auf eine Ausscheidung von 60 g kommen. Bei Unter- und Übergewicht können für 15 kg etwa 10 g abgezogen oder zugerechnet werden. Demnach rechnen wir bei einem Körpergewicht von 50 kg mit einer Ausscheidung an festen Stoffen von ungefähr 50 g, bei 80 kg mit 70 g.

Nur größere Abweichungen haben Aussagekraft und weisen auf Stoffumsatz-Störungen hin, deren Ursache nachgegangen wird. Im Alter ist der Stoffwechsel herabgesetzt, weshalb man das Lebensalter mit berücksichtigen muß.

Diese Berechnung ist nicht anwendbar, wenn der Harn stark eiweißhaltig ist (über 5 g/l Eiweiß). Dann sollte man das Eiweiß vor der Bestimmung entfernen. Der Urin wird aufgekocht, mit einigen Tropfen Essigsäure versetzt und filtriert. Ist der Eiweißgehalt gering, so besteht die Möglichkeit, für jedes Gramm Eiweiß je Liter Harn 0,026 vom spezifischen Gewicht abzuziehen. Der Gehalt an festen Substanzen wird dann mit dem so korrigierten Wert durch Multiplikation mit 2,23 errechnet.

Nierenfunktionsprüfung

Ein Verfahren, die Nierenfunktionsprüfung durch die Bestimmung des spezifischen Gewichts des Harnes zu prüfen, entwickelte der Internist Franz VOLHARD (1872 bis 1950), der in Frankfurt wirkte und auf dem Gebiet der Nierenkrankheiten (Nephrologie) bahnbrechende Arbeit leistete.

Volhard ermittelte, daß sich das spezifische Gewicht des Harnes mit Abnahme der Nierenfunktion immer mehr dem spezifischen Gewicht des Blutes nähert und schließlich diesem, das auf etwa 1.010 ermittelt wurde, gleich wird.

Bei dem sogenannten Wasser- und Konzentrationsversuch werden die Nieren einer Belastung ausgesetzt, die die Nieren zu ihrer Höchstleistung zwingt. Man schafft Bedingungen, unter denen die gesunde Niere ein viel höheres oder viel niedrigeres spezifisches Gewicht herzustellen vermag. Nach reichlichem Trinken werden größere Harnmengen mit einem niedrigen spezifischen Gewicht (1.002) abgesondert, der Harn ist stark verdünnt und blaßgelblich. Beim Dursten ist die Harnmenge gering und hat ein hohes spezifisches Gewicht (1.030). Die gesunde Niere hat ein hohes Regulationsvermögen. Sie leistet in einem Fall eine Verdünnungs-, im anderen Fall eine Konzentrationsarbeit. Die Leistung der Niere kann daher durch Wasserbelastung und Dursten geprüft werden.

Das spezifische Gewicht des Harnes erlaubt Rückschlüsse auf die Leistungsfähigkeit der Niere. Wir haben die hier bestehenden Zusammenhänge durch ein Diagramm zu veranschaulichen versucht:

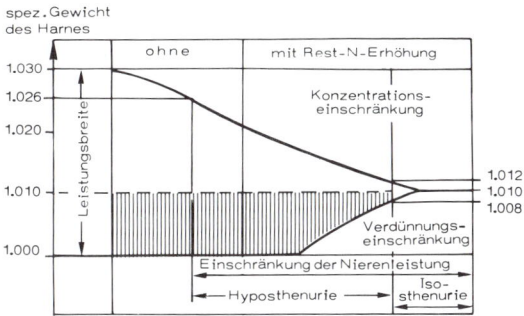

Ein Nierenschaden zeigt sich zuerst durch Abnahme der Konzentrationsfähigkeit im Durstversuch. Bei einem Wert unter 1.026 liegt bereits eine Einschränkung der Nierenleistung (Hyposthenurie) vor. Erst bei schweren Nierenschäden mit Rest-N-Erhöhung kommt es dann auch zusätzlich zu einer Verdünnungseinschränkung. Ein annäherndes Gleichbleiben der Harnkonzentration mit Werten zwischen 1.008 und 1.012 sowohl beim Dursten als bei höchster Wasserbelastung (Wasserversuch) stellt eine Harnstarre (Isosthenurie) dar. Zur Rest-Stickstoff- (Rest-N-)Gruppe gehören stickstoffhaltige Substanzen des Blutes, die nach Enteiweißung des Blutes mit Trichloressigsäure als Rest nachgewiesen werden: in erster Linie Harnstoff, Kreatinin, Harnsäure und Aminosäure.

Wassertrinkversuch (Verdünnungsversuch)

Vor der Durchführung des Versuches führt man drei Tage lang die gewohnte normale Lebensweise durch, wobei aber keine stark wirkenden Medikamente eingenommen werden sollten. Am Versuchstag wird morgens nüchtern Harn gelassen. Die Blase wird völlig entleert. Anschließend in der Zeit von 7.30 bis 8.00 Uhr wird innerhalb einer viertel Stunde 1,5 Liter Tee (am besten dünner Schachtelhalmtee) getrunken.

Man bleibt für die nächsten vier Stunden nüchtern und hält möglichst Bettruhe ein, da körperliche Bewegung die Harnausscheidung vermindern könnte. In der Zeit von 9.00 bis 13.00 Uhr wird der Harn mindestens stündlich abgegeben und jeweils Menge und spezifisches Gewicht bestimmt. Normalerweise erreicht das spezifische Gewicht beim Gesunden seinen tiefsten Wert (bis 1.001) nach 2 Stunden, während die Flüssigkeitsmenge nach vier bis fünf Stunden ausgeschieden ist.

Bild 69 zeigt das Ergebnis eines von uns durchgeführten Verdünnungs- und Konzentrationsversuches. Wir haben die gefundenen Werte graphisch aufgetragen.

Bei Niereninsuffizienz ist die Wasserausscheidung trotz der Flüssigkeitszufuhr verzögert. Das spezifische Gewicht bleibt sowohl beim Wasserversuch als beim Dursten annähernd gleich (zwischen 1.008 und 1.012). Es ist fixiert, man spricht von einer *Harnstarre* (Isosthenurie).

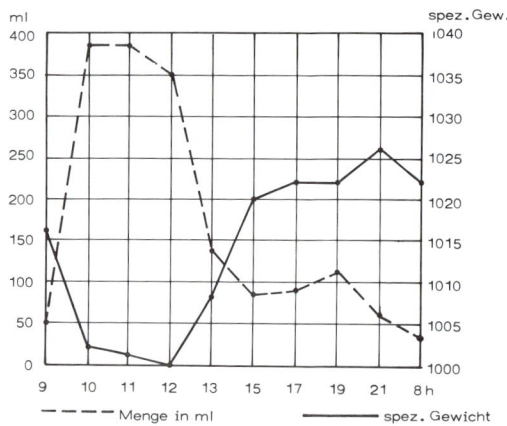

Bild 69: Verdünnungs- und Konzentrationsversuch nach VOLHARD.

Eine Wasserbelastung sollte nicht erfolgen bei Herzinsuffizienz, starker Hypertonie (Bluthochdruck), Ödembereitschaft und Oligurie (tägliche Harnausscheidung unter 500 ml).

Der Konzentrationsversuch (Durstversuch) ist bei dem in Bild 69 dargestellten Test gleich im Anschluß an den Verdünnungsversuch durchgeführt worden. Dies empfiehlt sich aber nur dann, wenn bis 13.00 Uhr die gesamte aufgenommene Flüssigkeitsmenge ausgeschieden wurde, damit nicht ausgeschiedene Flüssigkeit das Ergebnis des Konzentrationsversuches nicht verfälscht. In solchen Fällen wird sich zwischen den beiden Versuchen eine ein- bis mehrtägige Pause empfehlen.

Konzentrationsversuch (Durstversuch)

Im Anschluß an den Wassertrinkversuch wird ein trockenes Mittagessen ohne Flüssigkeitszufuhr gereicht (wie z.B. Brot, Butter und Aufschnitt). Es dürfen keine Flüssigkeiten und auch keine flüssigkeitshaltigen Speisen und Nahrungsmittel (wie z.B. Obst und Gemüse, Kartoffeln, Saucen, Suppen, Getränke jeder Art) eingenommen werden.

Der Urin wird ab 13.00 Uhr zweistündlich bis 20.00 Uhr gesammelt und ausgewertet. Der Nachturin wird am nächsten Morgen um 8.00 Uhr gesammelt und ebenfalls noch untersucht.

Beim Durstversuch vermindert sich die Harnmenge normalerweise, während sich das spezifische Gewicht entsprechend erhöht auf 1.028. Der Höchstwert liegt bei 1.035, der untere Grenzwert ist 1.026.

Eine Niereninsuffizienz liegt vor, wenn das spezifische Gewicht auch noch nach einer 20stündigen Versuchsdauer unter 1.026 liegt. Diese Verminderung der Nierenleistung wird als *Hyposthenurie* bezeichnet, wobei der osmotische Druck des Harns von dem des Blutes zu wenig abweicht.

Werte zwischen 1.018 und 1.026 = mäßiggradige Hyposthenurie,

Werte unter 1.018 = deutliche Hyposthenurie.

Bei einem spezifischen Gewicht zwischen 1.008 und 1.012 vermag die Niere überhaupt nicht mehr zu konzentrieren. Es liegt eine *Harnstarre* (Isosthenurie) vor.

Modifizierter Konzentrationsversuch für die ambulante Praxis

Eine Niere, die konzentrieren kann, ist stets auch in der Lage, entsprechend zu verdünnen. Daher hat der Verdünnungsversuch seine Bedeutung verloren und wird kaum noch ausgeübt. Da es beim Konzentrationsversuch nun in erster Linie auf den Höchstwert (spezifisches Gewicht über 1.026) ankommt, ist die Durchführung dieses Suchtestes zunächst auch in vereinfachter Form möglich. Nach dem Frühstück ist tagsüber nur noch trockene Kost erlaubt. Der Abendurin wird um 20.00 Uhr und der Nachturin am nächsten Morgen um 8.00 Uhr aufgefangen und untersucht. Sollte der Abendurin bereits ein spezifisches Gewicht von 1.028 erreicht haben, kann der Versuch schon am Abend abgebrochen werden.

Diagnostische Bewertung

Der Konzentrationsversuch ist wegen seiner einfachen und jedem Praktiker zugänglichen Methodik sowie wegen seiner Aussagekraft von Bedeutung. Eine Verminderung der Nierenleistung zeigt sich zuerst in einer Verminderung der Konzentrationsfähigkeit (Hyposthenurie). Dieses verminderte Konzentrationsvermögen tritt schon auf, bevor stickstoffhaltige Stoffwechselendprodukte wie Kreatinin und Harnstoff im Blutserum ansteigen.

Das Verdünnungsvermögen bleibt länger erhalten als die Konzentrationsfähigkeit. Eine Einschränkung der Verdünnungsfähigkeit wird man erst nach stark eingeschränkter Konzentrationsfähigkeit feststellen können, wenn auch schon durch Serumharnstoff und Serumkreatinin eine Niereninsuffizienz und verminderte glomeruläre Filtrationsleistung nachgewiesen wird.

Der Konzentrationsversuch ist gut geeignet zur Abklärung chronischer Entzündungen des Nierenbeckens und der Nieren (Pyelonephritis). Denn die Harnkanälchen, in denen der Primärharn konzentriert wird, sind bei dieser Erkrankung schon frühzeitig betroffen.

Bei der krankhaften Vermehrung der Harnmenge (Polyurie) wird sich im allgemeinen auch eine Konzentrationsschwäche auffinden lassen. Typisch für einen großen Flüssigkeitsdurchsatz ist die Wasserharnruhr (Diabetes insipidus), eine Erkrankung mit anhaltender Ausscheidung einer reichlichen Harnmenge mit niedrigem spezifischem Gewicht bei quälendem Durst, wobei im Harn weder Eiweiß noch Zucker auftritt.

Ein solcher krankhafter Durst ist aber auch auf neuropathischer Grundlage möglich (psychogene Polydipsie). Die psychogene Wassertrinksucht läßt sich von der Wasserharnruhr mit Hilfe des Konzentrationsversuches gut unterscheiden. In diesem Fall zeigt sich beim Durstversuch eine normale Harnkonzentration, während beim Diabetes insipidus das spezifische Gewicht zwischen 1.001 und 1.006 stehen bleibt.

Clearance-Untersuchungen

Die Prüfung der Nierenfunktion mit Hilfe des Konzentrationsversuches ermöglicht eine Beurteilung der *Gesamtfunktion* der Niere. In Einzelfällen mag ein Einblick in die unterschiedliche Arbeitsleistung der Niere wünschenswert erscheinen. Bei der Niere haben wir vier wichtige Funktionsgrößen:

1. die Nierendurchblutung,
2. die glomuläre Filtration,
3. die tubuläre Rückresorption und
4. die tubuläre Sekretion.

Hierfür gibt es sogenannte Clearance-Untersuchungen. Der Clearance-Begriff ist 1928 von MÖLLER, McINTOSH und van SLYKE eingeführt worden. Unter Clearance (Klärwert) wird die Plasmamenge verstanden, die in einer Minute durch die Nierentätigkeit von einer bestimmten Substanz befreit wird. Will man beispielsweise die glomeruläre Filtration prüfen, so ist eine Substanz erforderlich, die in den Tubuli weder rückresorbiert noch sezerniert wird. Eine solche Substanz ist Inulin. Die Inulin-Clearance wie auch die Clearance mit p-Aminohippursäure (PAH), die auch zur Bestimmung der Nierendurchblutung eingesetzt wird, ist jedoch sehr aufwendig und mit starken Beeinträchtigungen des Patienten verbunden. Für die Inulin-Clearance ist eine Dauertropfinfusion erforderlich. Die Gewinnung des Urins erfolgt über ein Blasenkatheter. Die Gefahr der Keimeinschleppung durch Blasenkatheter muß berücksichtigt werden. Auch Unverträglichkeitsreaktionen kommen vor (allergische Reaktionen, Fieber, Schüttelfrost).

Wegen ihrer einfacheren Durchführbarkeit und geringeren Belastung des Patienten hat die endogene Kreatinin-Clearance in der funktionellen Nierendiagnostik praktische Bedeutung erlangt. Die Kreatininkonzentration wird im Serum und im gut gemischten Sammelharn bestimmt und auf eine Körperoberfläche von 1,73 m² umgerechnet. Zur Bestimmung der Körperoberfläche aus Größe und Gewicht gibt es Nomogramme. Normalerweise wird Kreatinin ausschließlich glomerulär filtriert. Wenn die Nierenfunktion bereits über 30 Prozent eingeschränkt ist, wird Kreatinin aber auch tubulär sezerniert. Diese

Einschränkung ist zu berücksichtigen. Entscheidend wichtig ist eine gewissenhafte Harnsammlung. Harnsammelfehler verfälschen die Testergebnisse.

Clearance-Untersuchungen haben bei fortgeschrittenen schweren Nierenerkrankungen, die bereits eine klinische Behandlung erfordern, ihre Bedeutung und erfordern besonders darauf eingerichtete Speziallaboratorien. Im mehr auf die Vorsorge (Prophylaxe) eingestellten Routinelabor sind sie nicht erforderlich. Diese kurzen Hinweise sollen daher genügen.

C. CHEMISCHE HARNUNTERSUCHUNG

Die alte Harnküche mit ihrer Chemie des Reagenzglases, in der mit einer Vielzahl von Reagenzien und durch Erhitzung und Kochproben Untersuchungen durchgeführt wurden, ist tot. Der Arbeitsaufwand war groß, und die einzelnen Bestimmungen und Proben wiesen zum Teil auch nur eine geringe Spezifität auf. Im Zuge der Entwicklung und dem Trend zur Rationalisierung entstanden *Teststreifen*, die eine große

Zuverlässigkeit erreicht haben. Als Suchtest routinemäßig eingesetzt, ermöglichen sie frühzeitig den Nachweis, ob bereits ernsthafte Veränderungen im Stoffwechselgeschehen vorliegen und Stoffe ausgeschieden werden, die auf ein krankhaftes Geschehen im Körper hinweisen.

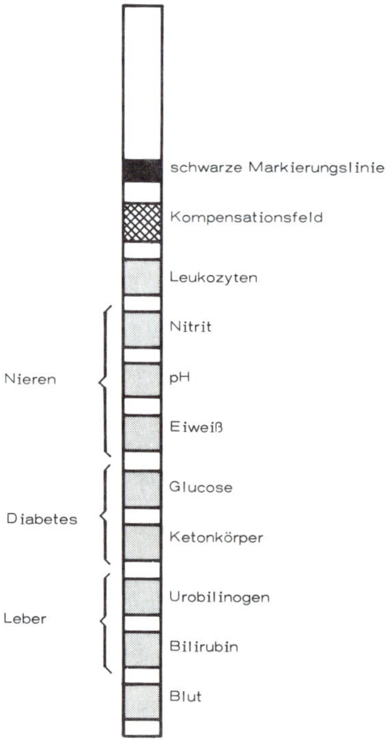

Es stehen bereits *Neunfachstreifen* zur Verfügung (Bild 70). Sie dienen zur Früherkennung und Verlaufskontrolle von drei großen Krankheitsgruppen:

1. Kohlenhydrat-Stoffwechselstörungen,
2. Erkrankungen der Nieren und des Urogenitaltraktes,
3. Leber- und hämolytische Erkrankungen.

Ein solcher Teststreifen besteht aus einer stabilen weißen Trägerfolie mit 6 x 6 mm großen Testfeldern, die das Testergebnis durch Farbumschläge anzeigen. Das Reagenzpapier ist mit einem hauchdünnen Nylonnetz überspannt und befestigt. Ein untergelegtes Saugpapier nimmt überschüssigen Harn auf und verhindert dadurch Störungen (Bild 71).

schwarze Markierungslinie

Kompensationsfeld

Leukozyten

Nitrit

Nieren

pH

Eiweiß

Glucose

Diabetes

Ketonkörper

Urobilinogen

Leber

Bilirubin

Blut

Bild 70: Neunfachteststreifen für reflexionsphotometrische Auswertung.

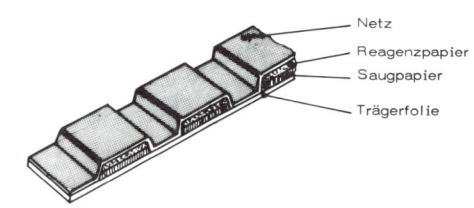

Netz
Reagenzpapier
Saugpapier
Trägerfolie

Bild 71: Aufbau der Harnteststreifen.

Die Harnprobengewinnung

Die Zuverlässigkeit von Harnanalysen hängt verständlicherweise weitgehend von der Art der Gewinnung und Aufbewahrung der Urinproben ab. Wir verwenden als Probengefäß nur noch die als "uro-box" im Handel befindlichen Sammelgefäße. Diese sind glasklar, erlauben daher die Beurteilung der Harnfarbe und etwaiger Trübungen. Die Öffnung ist breit genug für das direkte Sammeln des Urins. Das Gefäß hat die richtige Höhe für das Eintauchen von Teststreifen und sein Verschluß ist absolut dicht, so daß Urin darin verschickt werden kann.

Die Gefäße müssen selbstverständlich absolut sauber sein, mit heißem Wasser gespült und mit demineralisiertem Wasser (Aqua demineralisata), das mit Hilfe von Ionenaustauschern gewonnen wird, nachgespült werden. Für bakteriologische Untersuchungen wird die "uro-box" mit unversehrtem Originalverschluß als Einmalgefäß verwendet, das steril geliefert wird.

Für die meisten Untersuchungszwecke wird üblicherweise der erste Morgenharn genommen. Daneben ziehen wir in manchen Fällen zur Gegenkontrolle und weiterer Abklärung Harnproben heran, die gegen 9 Uhr und 16 Uhr genommen wurden. Dem Patienten wird mit den erforderlichen Sammelgefäßen eine Anleitung für die Gewinnung eines sogenannten *Mittelstrahlurins* ausgehändigt. Vor der Probengewinnung ist die Umgebung der Harnröhrenöffnung mit Wasser und Seife zu reinigen, wird gründlich mit Wasser abgespült, aber nicht abgetrocknet. Dann läßt man zuerst einen Teil des Harnstrahls in die Toilette fließen und fängt erst den weiteren Strahl in dem Sammelgefäß auf, das den Körper nicht berühren soll. Auch die Berührung der Innenseite des Deckels und des Gefässes ist zu vermeiden.

Nach Möglichkeit sollte vor Durchführung einer Untersuchung drei Tage lang die gewohnte normale Lebensweise eingehalten werden unter Vermeidung der Einnahme stark wirkender Medikamente. Bei Frauen vermeidet man eine Urindiagnostik während der Menstruation. Bei Scheidenausfluß (Fluor) empfiehlt es sich, durch Benutzung von Tampons eine Beeinflussung (Kontamination) der Urinausscheidung zu verhüten.

Urin, der nicht sofort untersucht werden kann, sollte im Kühlschrank bei + 4° C aufbewahrt werden, bei Zimmertemperatur nach dem Harnlassen (der Miktion) aber längstens 4 Stunden stehen bleiben. Eine Untersuchung der Harnsedimente kann sonst nicht mehr erfolgen, da geformte organische Bestandteile zerstört werden. Notfalls muß der Harn für die Untersuchung der Harnsedimente durch Zusatz von 10 Tropfen einer 30prozentigen Formalinlösung zu 100 ml Harn konserviert werden. Für die Untersuchung des Säure-Basen-Gleichgewichtes setzen wir dem Harn, wenn eine Konservierung erforderlich wird, einige Thymolkriställchen zu.

Für bestimmte quantitative Untersuchungen (z.B. Glucose und Elektrolyte) wird ein 24-Stunden-Harn benötigt. Die Blase wird früh um 8 Uhr entleert und danach mit der Harnsammlung begonnen. Der am nächsten Tag um 8 Uhr gelassene Harn wird noch zugegeben, die Gesamtharnmenge gut durchgemischt und hieraus die Probe zur Harnanalyse entnommen. Wir verwenden hierfür Urinsammelflaschen aus transparentem Material mit Schraubverschluß und ml-Skala, von der die Gesamtmenge abgelesen werden kann. Diese Sammelflaschen haben eine große Einfüllöffnung, so daß der Urin direkt in das Sammelgefäß entleert werden kann und nicht umgefüllt werden muß. Die durchschnittliche normale Harnmenge liegt bei 1500 ml täglich, wofür wir ein Gefäß mit 2000 ml Fassungsvermögen bereitzustellen pflegen.

Handhabung von Harnteststreifen

Die Teststreifen zur Erstellung des chemischen Urinstatus sind in einer Aluminiumröhre verpackt, die mit einem Trockenmittelstopfen verschlossen ist. Auf diese Art sind sie vor Luftfeuchtigkeit geschützt und lange haltbar. Die Packung kann bei Zimmertemperatur (4° bis 30° C) gelagert werden.

Man entnimmt die Teststreifen einzeln für den Gebrauch und muß die Teststreifenröhre sofort wieder mit dem Trockenmittelstopfen verschließen. Die Testpapiere sind empfindlich gegenüber längerer Einwirkung von Luftfeuchtigkeit. Der Teststreifen wird nur kurz (maximal 1 Sekunde) in den gut gemischten Harn eingetaucht. Alle Testfelder müssen vollständig benetzt werden (Bild 72a). Beim Herausnehmen wird die seitliche Kante des Teststreifens am Gefäßrand abgestreift, um überschüssigen Harn zu entfernen (Bild 72b).

Auswertung der Ergebnisse

Bisher wurden Farbveränderungen der Testbezirke nach 60 Sekunden mit einer Farbskala verglichen. Farbveränderungen, die nur an den Rändern der Testbezirke oder nach 2 Minuten auftreten, blieben unberücksichtigt. Diese Methode war noch nicht standardisiert. Beim Farbvergleich mit dem Auge (visuell) können unterschiedliche Beleuchtungsverhältnisse, unterschiedliche Urineigenfarbe, mangelndes Farbunterscheidungsvermögen sowie auch unterschiedliche Ablesezeiten das Ergebnis beeinflussen. Diese Einflüsse werden ausgeschaltet bei der reflexionsphotometrischen Auswertung von Harnteststreifen. Diese photometrische Teststreifenauswertung ist der erste Schritt zur sogenannten "Trockenchemie", die vielleicht einmal die wichtigsten Standardmethoden der klinischen Chemie erfassen könnte. Die moderne Technologie mit Teststreifen und Elektronik kann zu einer Zeit, in der wir auf Zeit- und Kosteneinsparung angewiesen sind, eine Rationalisierung der Labormedizin zur Folge haben und die herkömmliche Labordiagnostik im Einzellabor mit Reagenzglas und Pipette in Frage stellen.

Das in unserem Laboratorium verwendete *Reflexionsphotometer* zur Harnanalyse mit Teststreifen (urotron, Bild 73) wird durch eine Pro-

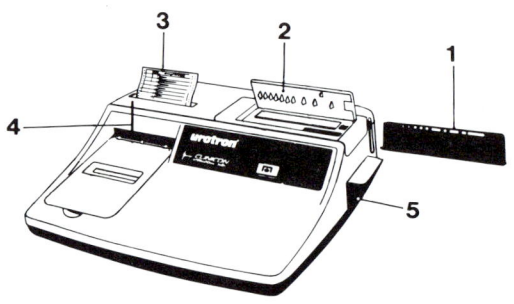

Bild 73: Reflexionsphotometer mit Mikroprozessor und Schreiber zur Harnanalyse mit Teststreifen.
1 Programmkarte.　　　3 Urinprofil-Formular.
2 Eingabeklappe.　　　4 Schreibarm mit Schreibmine.
　　　　　　　　　　　5 Abfallbehälter.

grammkarte gesteuert, die rechts seitlich in das Gerät gesteckt wird. Teststreifen für reflexionsphotometrische Auswertung haben zusätzlich eine schwarze Markierungslinie und ein weißes Kompensationsfeld, das reagenzienfrei ist (Bild 70). Sie werden bis unter die schwarze *Markierungslinie* in den Harn eingetaucht. Das *Kompensationsfeld* dient zur Ausschaltung (Eliminierung) der Urineigenfärbung bei der Messung. Die schwarze Markierungslinie auf dem Teststreifen schaltet Bedienungsfehler aus. Das Gerät kontrolliert mit seiner Hilfe, ob der Teststreifen richtig eingelegt wurde. Auch andere Fehler, wie beispielsweise der Einfall von Streulicht, werden automatisch registriert.

Nach Öffnen der Einlegeklappe wird der Teststreifen eingelegt. Er kommt auf eine *Transportwalze*, die sich alle 26 Sekunden um 45 Grad weiterdreht (Bild 74). Bei Serienmessungen kann daher jeweils im Abstand von 26

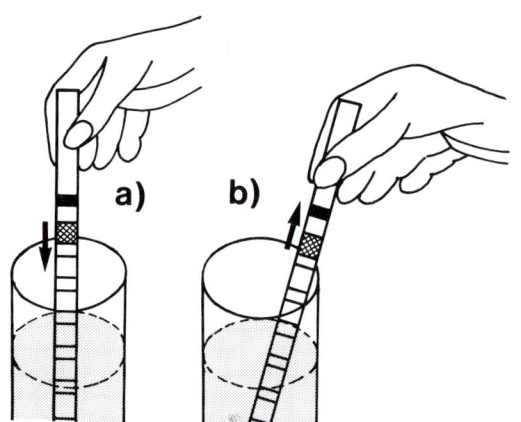

Bild 72: Handhabung von Harnteststreifen.

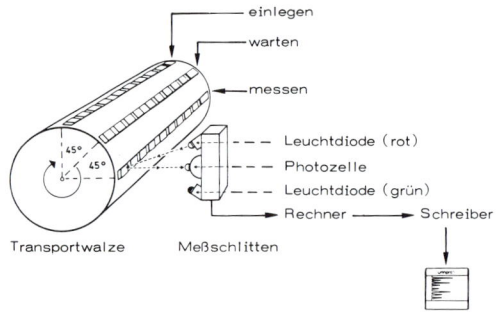

Bild 74: Funktionsablauf im Reflektionsphotometer.

Sekunden ein neuer Streifen eingelegt werden. Nach 2 x 26 = 52 Sekunden gerät der Streifen in Meßposition. Die Ablesezeit beträgt daher einheitlich 52 Sekunden. Das optische Meßsystem besteht aus einer roten (634 nm) und einer grünen *Leuchtdiode* (565 nm) und einer *Fotozelle*. Dieses optische System befindet sich auf einem Meßschlitten, der am Teststreifen entlang fährt und nacheinander im Abstand von etwa 1 Sekunde die einzelnen Testfelder auswertet. Die Dioden blitzen auf, und das vom Testfeld reflektierte Licht fällt auf die Fotozelle. Ihr Meßsignal wird über einen Mikroprozessor verarbeitet und in Form eines Urinprofils (Bild 75) ausgeschrieben.

Das Urinprofil

Bild 75 zeigt das Befundformular "Urinprofil" mit den von dem Urinanalysengerät aufgezeichneten Ergebnissen. Negative Befunde verlaufen im grau gerasterten Bereich des Urinprofils. Bei positiven, also pathologischen Befunden reicht die Aufzeichnung bis in den weißen Bereich des Urinprofils. Die Konzentrationsangaben können auf dem Urinprofil abgelesen werden.

Die Einheit für Leukozyten und Erythrozyten ist *Mikroliter* (μl). Das Vorzeichen μ (gespro-

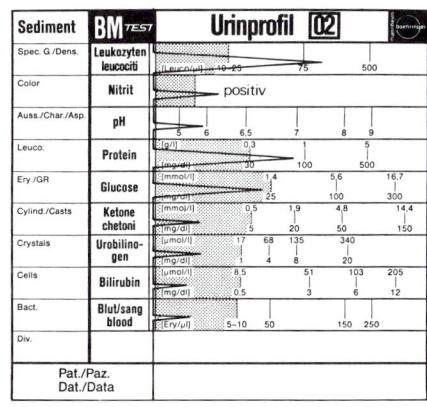

Bild 75: Urinprofil mit den ausgeschriebenen Testergebnissen.

chen "My") ist die Einheit "Mikro-"; es ist der Kleinbuchstabe m des griechischen Alphabetes. 1 μ = 0,000 001 l oder 10^{-6} fache. 1 l = 1 Million μl.

Die anderen Befunde sind in *Milligramm pro Deziliter* (mg/dl) ausgewiesen. Das Vorzeichen m ist die Einheit "Milli-". 1 mg = 0,001 g oder 10^{-3} fache. 1 kg = 1000 g = 1 Million mg.

Das Vorzeichen d ist die Einheit "Dezi-". 1 Liter = 10 Deziliter (0,10 oder 10^{-1} fache).

Wir wollen die einzelnen Testfelder durchgehen:

1. Leukozyten

Ein vermehrtes Auftreten von Leukozyten im Urin deutet auf entzündliche Veränderungen im Bereich der Nieren (Pyelonephritis), Blase (Zystitis) oder Harnröhre (Urethritis) hin. Die Ausscheidung weißer Blutkörperchen, die *Leukozyturie*, ist daher ein wichtiges Symptom bei entzündlichen Erkrankungen der Nieren oder ableitenden Harnwege. Es ist ein wichtiger Fortschritt, daß heute durch den Teststreifen bereits ein Suchtest zum Nachweis von Leukozyten im Harn zur Verfügung steht. Früher konnten Leukozyten nur durch eine Untersuchung unter dem Mikroskop ermittelt werden.

Die durch den Harn ausgeschiedenen Leukozyten sind fast ausschließlich Granulozyten, deren Enzyme, die *Esterasen*, durch den Teststreifen nachgewiesen werden. Der Streifentest ist dadurch sogar empfindlicher (sensibler) als es die mikroskopische Methode sein kann, denn

es werden auch Zellen nachgewiesen, die bereits aufgelöst (gr. lysiert = aufgelöst) sind.

Häufig ist die Leukozyturie mit einem bakteriellen Harnwegsinfekt verbunden, weshalb bei positivem Ausfall der Probe eine Keimzahlbestimmung angezeigt ist. Bei schwerer akuter Entzündung der Nieren (Pyelonephritis) kann der Urin durch Eiterbeimischungen trübe erscheinen und übel riechen. Man spricht dann von *Pyurie*. Ein alkalisch bis schwach sauer reagierender Harn kann aber auch durch Erdalkaliphosphate in höherer Konzentration getrübt sein. Ein solcher Harn läßt sich durch Zusatz von zweiprozentiger Essigsäure klären. Eine durch Leukozyten und Protein hervorgerufene Trübung bleibt unverändert. Finden sich bei der mikroskopischen Untersuchung des Harnsediments Leukozytenzylinder, so liegt eine *Pyelonephritis* vor, weil Leukozytenzylinder nur in den Nierentubuli gebildet werden.

Zwei-Gläser-Probe

Man kann den Befund auch durch die Zwei-Gläser-Probe abzuklären suchen. Strahlurin wird nacheinander in zwei verschiedene Gläser entleert. Ist nur das erste Glas getrübt, so stammen die Beimengungen aus der Harnröhre. Sind beide Portionen gleichmäßig gefärbt, stammen sie aus der Blase oder Niere.

Die akute Pyelonephritis, eine gleichzeitige Entzündung des Nierenbeckens und der Niere, ist am leichtesten zu diagnostizieren, da *Begleitsymptome* auftreten. Diese sind unübersehbar, wie Fieber, evtl. sogar Schüttelfrost, Kopf- und Nierenschmerzen. Im Harn finden wir neben Leukozyten Eiweiß und Bakterien. Schwieriger ist es mit der chronischen Form, bei der der Befund neben einer Leukozyturie nicht auffällig zu sein braucht. Manchmal sind Leukozyten das einzige Symptom. Dabei erfordert gerade die chronische Pyelonephritis besondere Aufmerksamkeit, weil sie schlecht ausheilbar ist und zu renaler Hypertonie, Schrumpfniere und Urämie führen kann.

Auch Harnabflußbehinderungen sind in Betracht zu ziehen, z.B. durch Nierensteine, Tumoren und Prostatitis. Leukozytose ohne bakteriellen Infekt ist möglich bei Krankheiten, die durch Pilze hervorgerufen werden (Mykosen), aber auch bei den heute weit verbreiteten Trichomonaden sowie bei Nierentuberkulose. Bei Anwesenheit von *Trichomonaden* kann der Streifentest lysierte Leukozyten ausweisen, die mikroskopisch nicht mehr sichtbar sind.

Das Urinprofil in Bild 75 weist eine Leukozytose aus, die mit einer Infektion und gleichzeitigen Proteinurie verbunden ist. Leukozyten, Nitrit und Protein sind positiv. Bei einem Grenzwert von über 20 Leukozyten/μl kann das Testergebnis als positiv angesehen werden. Mehr als 20 Leukozyten/μl gelten als pathologisch. Bei einer gering erhöhten Leukozyturie von 10 bis 25 Leuko/μl wird eine wiederholte Harnkontrolle mit einer neu gewonnenen Urinprobe empfohlen.

Die Reaktion des Leukozyten-Testfeldes wird abgeschwächt durch Einnahme größerer Mengen Vitamin C sowie durch hohe Eiweißausscheidungen über 500 mg/dl. Auch Harnkonservierungsmittel können diesen Test stören.

2. Nitrit

Die Harnwegsinfektionen sind hinter den Atemwegserkrankungen die zweithäufigste mikrobakterielle Erkrankung. Fast jeder Fünfte hat einmal im Leben schon eine Harnwegserkrankung gehabt. Harnwegsinfektionen sind schon zur Volkskrankheit geworden. Die Frau ist mehr gefährdet als der Mann wegen ihrer kürzeren Harnröhre. Besonders gefährdet sind Frauen während der Schwangerschaft, die Männer etwa ab 60 Jahren. Prostataleiden führen häufig zur Urinverhaltung. Durch eine vergrößerte Prostata kommt es nicht mehr zur völligen Entleerung. Nach dem Harnlassen (der Miktion) bleibt Restharn zurück. Dieser erleichtert und beschleunigt das Bakterienwachstum. Verstärkt gefährdet ist auch der Zuckerkranke. Glukosehaltiger Urin ist ein besonders gutes Nährmedium für alle Keime.

Der Harnröhrenausgang ist im allgemeinen nicht keimfrei. Daher können die Bakterien, die sich am Anfang der Harnröhre befinden, durch Katheter nach oben geschoben werden. Das Katheterisieren ist mit der Gefahr einer Harnwegsinfektion verbunden, besonders weil Kranke, deren Blase katheterisiert werden muß, ohnehin meist schon eine Abwehrschwäche haben. Da bei Harnwegsinfekten oft keine oder nur geringe Beschwerden auftreten, wird das Leiden gern verschleppt. Es wird chronisch, weil dem Organismus zu viel Zeit gelassen wird, sich dem chronischen Zustand anzupassen. Wird der Körper dann durch irgendeine Krankheit noch zusätzlich geschwächt, kann es sogar zur Pyelonephritis kommen, die schwer zu heilen ist. Darum kann nur geraten werden, sich durch einen regelmäßigen Suchtest alljährlich davon zu überzeugen, ob die Harnbeschaffenheit stimmt.

Vorwiegend werden *Harnwegsinfekte* durch die in Tafel 13 aufgeführten Erregergattungen verursacht. Diese Erreger, Streptokokken-, Enterokokken und Candida albicans (Soorpilz) ausgenommen, reagieren auf den *Nitrittest*. Die Keime haben die Fähigkeit, das im Harn vorhandene Nitrat zu Nitrit zu reduzieren. Dies zeigt sich auf dem Testfeld durch Farbumschlag von

Tafel 13: Erreger von Harnwegsinfektionen

Erreger	Häufigkeit in %	Laktose vergärend
A. Gramnegative Bakterien		
Escherichia coli	24-60	ja
Proteus	8-23	nein
Klebsiella und Enterobacter	7-22	ja
Pseudomonas	3-14	nein
Serratia	2- 9	
Citrobacter	0,5- 2	
B. Grampositive Bakterien		
Staphylococcus	2- 5	ja
Streptococcus-Enterococcus	1-16	ja
C. Hefen		
Candida	2- 4	

weiß nach hellrosa bis rot. Auf diese Weise erfolgt ein indirekter Nachweis von nitritbildenden Keimen im Harn.

Für diese Untersuchung sollte der Harn möglichst lange in der Blase verweilt haben. Daher wird der erste Morgenharn bevorzugt. Außerdem hängt das Resultat dieser Suchprobe davon ab, ob in dem Urin ausreichende Mengen an reduzierbarem Nitrat enthalten sind. Bei einer normalen gemüsehaltigen Kost ist dies der Fall. Das Nitrat gelangt über die Nahrung in den Urin. Bei einer gemüsefreien Kost und an Fastentagen kann dieser Test daher falschnegative Resultate ergeben.

Auch durch hohe Vitamin C-Dosen kann beim Nitritnachweis ein negatives Ergebnis vorgetäuscht werden.

Schon die Tatsache, daß die meisten Erreger von Harnwegsinfektionen imstande sind, Nitrat zu Nitrit zu reduzieren, sollte Anlaß sein, sich möglichst schnell um die mögliche Sanierung einer Harnwegsinfektion zu bemühen. Nitrit kann aus den Harnwegen resorbiert werden. Zusammen mit den natürlich im Körper und in Lebensmitteln vorkommenden Aminen können sich im salzsauren Milieu des Magens Nitrosamine bilden. Diese gehören aber nach dem heutigen Stand unseres Wissens zu den stärksten krebserzeugenden Stoffen, die wir kennen. Sie könnten für die Krebsentstehung beim Menschen Bedeutung haben, besonders wenn die Nahrung arm an Vitamin C (Rohkost!) ist, das die Bildung von Nitrosaminen verhindern kann.

Die Umwandlung des Nitrats in das wesentlich giftigere Nitrit im Körper des Menschen hemmt aber auch den Sauerstofftransport im Blut. Das Nitrit raubt dem roten Blutfarbstoff, dem Hämoglobin, den Sauerstoff. Der mit zweiwertigem Eisen besetzte Blutfarbstoff wird in die dreiwertige Form umgewandelt. Es entsteht Methämoglobin. Diese dreiwertige Oxydationsform des roten Blutfarbstoffs bindet den Sauerstoff, statt ihn an die Körperzellen abzugeben.

Keimzahlbestimmung

Bei jedem Verdacht auf Harnwegsinfekt und daher besonders bei positivem Nitrat-Test-Befund, sollte eine kulturelle Keimzählung erfolgen. Dafür gibt es gebrauchsfertig beschichtete Nährbodenträger mit Schraubverschluß in durchsichtigen sterilen Kunststoffröhrchen. Wir verwenden zur Bestimmung der Gesamtkeimzahl einen Nährbodenträger mit drei verschiedenen Agarmedien. Den Nährmedien sind Indikatoren zugesetzt. Aufgrund von Stoffwechselvorgängen kommt es zu Farbstoffreaktionen, die für bestimmte Keimarten typisch sind. Die Beurteilung der sichtbaren Bakterienkolonien wird dadurch erleichtert.

Die Agarschicht (1 in Bild 76) ist ein CLED-Agar. CLED ist die Abkürzung für C = Cystin, L = Lactose und ED = Elektrolytarm. Cystin (C) soll Proteus am Schwärmen hindern. Proteus bildet nicht Einzelkolonien, sondern schwärmt über die ganze Platte, überschwemmt dabei auch die anderen Bakterien. Durch Lactose (L) lassen sich Laktose vergärende und

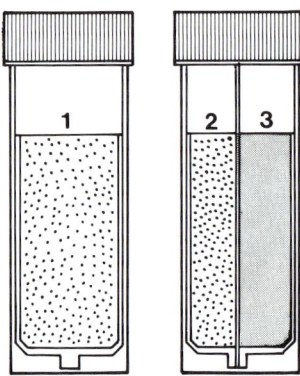

Bild 76: Nährbodenträger mit Schraubverschluß in Kunststoffröhrchen zur Keimzahlbestimmung im Urin. 1 CLED-Agar. 2 MacConkey-Agar. 3 Cetrimid-Agar.

Bakterien pro ml Harn

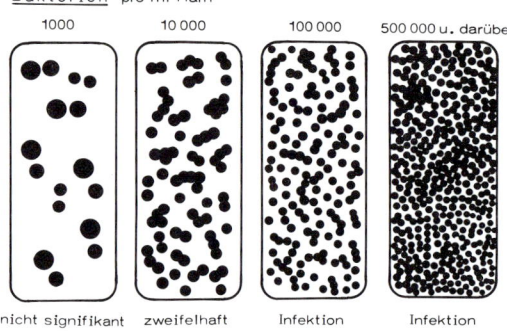

Bild 77: Vergleichstafel zur Keimzahlbestimmung.

nicht vergärende Bakterien unterscheiden. Die Elektrolyte (EL) halten den pH-Wert konstant.

Der CLED-Agar ist anfänglich grün. Auf ihm wachsen alle im Urin vorhandenen Bakterien, also grampositive und gramnegative Bakterien. Er dient nach erfolgter Bebrütung zur Bestimmung der *Gesamtkeimzahl*. Man vergleicht mit einer Vergleichstafel (Bild 77). Bei der Keimzahlbestimmung aus dem Mittelstrahlurin ist die Grenze für eine Infektion mit 100 000 Keimen pro ml (10^5) festgelegt. Oft sind die Keimzahlen noch höher. Bei einer massiven Infektion wachsen die Kolonien regelrecht ineinander. Es bildet sich ein gleichartiger (homogener) Bakterienrasen, der die Beurteilung erschweren kann. Man benötigt dann eine gute Lichtquelle und wird unter Umständen eine Lupe zu Hilfe nehmen. Auch die Farbänderung sowie starker Geruch werden als Anhalt dienen.

Bei weniger als etwa 20 Kolonien aus Mittelstrahlurin wird davon ausgegangen, das keine Infektion vorliegt, man spricht von Kontamination oder sagt "Nicht signifikant". Zwischen 10 000 und 100 000 liegende Werte sind zweifelhaft. Eine Wiederholung der Untersuchung wird empfohlen, da diese Keimzahlen bei chronischen Harnwegsinfekten vorkommen können.

Die Agarschicht auf der Rückseite (2 in Bild 76) ist ein MacConkey-Agar (anfänglich rot). Er dient nicht zur Bestimmung der Keimzahl, sondern ist nur ein Hilfsmittel zur Identifizierung der vorhandenen Bakterien. Auf ihm wachsen nur *gramnegative* Bakterien.

Die Agarschicht 3 (3 in Bild 76) ist ein Cetrimid-Agar (anfänglich farblos). Auf diesem Nährboden wächst nur *Pseudomonas*. Durch Cetrimid wird das Wachstum anderer Bakterien unterdrückt. Ein Wachstum von Kolonien sowie grünliche Verfärbung weist auf diesen Infektionserreger hin. Wegen der Resistenzentwicklung gegen Antibiotika ist seine Bekämpfung schwierig. Man spricht von einem Problemkeim. Da er einen verhältnismäßig hohen Anteil der akuten und chronischen Harnwegsinfektionen verursacht, sollte man ihn möglichst schnell zu erkennen suchen.

Zur Identifizierung der Keimgattung benutzt man die Feststellung, ob die Bakterien *Laktose* vergären oder nicht vergären. Wie Tafel 14 entnommen werden kann, wachsen die Laktose nicht vergärenden auf einem blauen und grünen, die Laktose vergärenden Bakterien auf dem gelblichen Grund. Auf der Rückseite wachsen auf dem MacConkey-Agar aber nur gramnegative Bakterien. Finden wir Wachstum nur auf der Vorderseite auf dem CLED-Agar, müssen demnach grampositive Keime vorliegen.

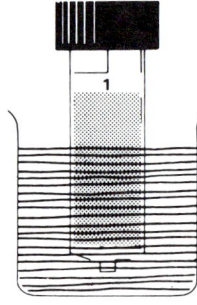

Bild 78: Eintauchen des Objektträgers in den Urin.

Tafel 14: Wachstumscharakteristik der Bakterienkolonien auf Nährbodenträger

Erreger	Agar-Farbänderung
A. CLED-Nährboden	
I. Keine Lactose vergärend	
a) *Gram negativ*	
Proteus	
Durchscheinend, gering erhaben, farblos	blau
Pseudomonas	
Unregelmäßig gezackte Kolonien, einzelstehend,	
undurchsichtig, farblos	grün bis grün-blau
II. Lactose vergärend	
a) *Gram positiv*	
Streptococcus und Staphylococcus	
Undurchsichtig, gelb	gelblich
b) *Gram negativ*	
Escherichia coli	
Große glatte runde Kolonien, einzelstehend, durch-	
sichtig, gelb	gelblich
Klebsiella	
Große schleimige Kolonien, undurchsichtig, gelb	gelblich
B. Mac Conkey-Nährboden	
Nur Nachweis von Gram negativen Bakterien	
I. Keine Lactose vergärend	
Proteus, farblos	bräunlich
Pseudomonas, farblos	bräunlich
II. Lactose vergärend	
Escherichia coli, rot	rot
Klebsiella	
Undurchsichtig, verschmolzen, rosa	rötlich

Beimpfung und Bebrütung

Nach dem Aufschrauben wird der Objektträger vorsichtig aus dem Kunststoffröhrchen genommen. Er darf dabei nicht berührt werden, da keine fremden Keime eingeschleppt werden dürfen. Man taucht ihn dreimal in die Harnprobe ein. Die Objektträger müssen vollständig benetzt werden (Bild 78). Da eingetaucht wird, spricht man bei dieser Bestimmungsmethode vom *Objektträger-Eintauchverfahren*. Sollte für das vollständige Eintauchen zu wenig Urin zur Verfügung stehen, so wird man die Agarflächen nur übergießen. Überschüssiger Urin wird am Rande des Bechers abgestreift und mit Filterpapier am unteren Rand des senkrecht gehaltenen Objektträgers abgesaugt. Man gibt den Objektträger dann wieder ins Kunststoffröhrchen zurück und schraubt zu.

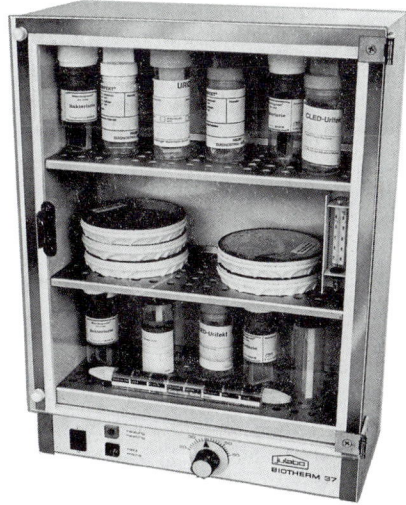

Bild 79: Kleinbrutschrank für bakteriologische Zwecke.

Die beimpften Röhrchen werden in einen Brut-schrank gegeben und bei 37° C 24 Stunden lang bebrütet (Bild 79). Das ist die optimale Wachstumstemperatur, weil die hier nachzuweisenden Bakterien ihren Hauptvermehrungsort im Verdauungstrakt des Menschen haben und sich deshalb bei einer Temperatur von 37° C am schnellsten vermehren können. Grundsätzlich pflegen wir bei diesem Verfahren nicht unter 18 Stunden, aber auch nicht über 24 Stunden zu bebrüten. Es gibt nämlich Reaktionen, die nach 24 Stunden wieder zurückgehen. Wir beobachteten dies beispielsweise bei *Klebsiella*. Diese wurden nach 24 Stunden gelb, aber später wieder grün. Wahrscheinlich tritt diese Farbänderung ein, sobald dieser Laktose vergärende Keim die Laktose aus dem Nährboden verbraucht hat. Man kann sich daher bei längerer Bebrütung nicht immer auf die Farbe verlassen, weil es dann wieder zu einer Farbänderung kommen kann.

Bakterienarten

Von den gramnegativen Laktose vergärenden Bakterien ist am häufigsten *Escherichia coli*. Sie führen diesen Namen, weil sie normalerweise im Dickdarm (Colon) vorkommen. In anderen Körperteilen können sie aber zu gefährlichen Krankheitserregern werden und sind wohl für den größeren Teil der Harnblasen- und Nierenentzündungen verantwortlich zu machen. Sie sind, wenn der Befund chronisch wird und eine geschwächte Abwehrlage vorliegt, oftmals schwer zu bekämpfen und neigen zur Resistenzbildung gegenüber Antibiotika.

Wohl an zweiter Stelle stehen die *Proteusbakterien*, mit die wichtigsten aeroben Eiweißzersetzer, also Fäulniserreger. Sie gehören zu den Bakterien der normalen Darmfäulnis, können außerhalb des Darmes aber gefährliche Entzündungen verursachen und sind, wenn die Schleimhaut erst einmal geschädigt ist, entsprechend schwer zu bekämpfen. Die wichtigste Stickstoffverbindung im Harn, ein Endprodukt des Eiweißstoffwechsels, ist *Harnstoff*. Die Proteusbakterien bilden das Enzym *Urease*, das den Harnstoff spaltet. Dabei bildet sich *Ammoniak*, wodurch der Morgenharn, wenn man ihn stehen läßt, schon bald einen unangenehmen, ammoniakalischen Geruch annimmt. Dieses Bakterium ist ein gramnegatives stark bewegliches

Stäbchen, das seine Größe sehr schnell verändern kann. Es schwärmt, das heißt es pflegt sich auf dem Nährboden hauchartig auszubreiten und andere Keime zu überwuchern.

Klebsiella und *Enterobacter* sind unbewegliche, gramnegative Stäbchen, die Schleimkapseln aufweisen und sich am besten auf dem MacConkey-Nährboden erfassen lassen. Sie gehören zu den Erregern von Harnwegsinfekten, deren Bekämpfung ähnliche Probleme aufwirft wie bei den Colibakterien.

Von den verschiedenen Arten der Gattung *Pseudomonas* ist Pseudomonas aeruginosa die wichtigste, die beim Menschen Krankheitserscheinungen hervorruft. Es war früher ein ziemlich bedeutungsloser Bewohner des menschlichen Darmkanals, gehört zu den Saprophyten, die von abgestorbenen organischen Substanzen leben. Durch einen übertriebenen Einsatz von Antibiotika ist dieser Keim zu einem Problem geworden. Er hält sich hartnäckig in Krankenhäusern und gehört zu den gefürchteten Hospitalkeimen, die einen hohen Anteil der akuten und chronischen Harnwegsinfektionen verursachen. Wahrscheinlich ist dieser Keim seit Einführung der Antibiotika durch Ausschaltung anderer Keime, mit denen er in Symbiose lebt, durch Selektion in seiner Ausbreitung begünstigt worden. Abwehrschwache jeden Alters sind gefährdet. Die Diagnose kann daher nicht früh genug erfolgen, denn die Behandlung ist auf Grund der hohen Resistenz schwierig.

Anzüchtung auf Nährböden

Wir pflegen den Suchtest und das Objektträger-Eintauchverfahren, das in erster Linie zur Bestimmung der Gesamtkeimzahl im Urin bestimmt ist, noch durch die mikroskopische Untersuchung zu ergänzen. Diese Methode ist nicht standardisiert und hängt von der Erfahrung des Untersuchers ab. Man kann auch nicht zwischen toten und lebenden Zellen unterscheiden. Eine genaue Identifizierung und Empfindlichkeitsprüfung erfordert die Anzüchtung der Bakterien auf Nährböden. Wir verwenden dafür feste Nährböden, die als Fertignährböden zur Verfügung stehen. Zuerst wird zur Gewinnung einer Reinkultur eine *Vorkultur* hergestellt.

Mittels einer durch Ausglühen über dem Bunsenbrenner sterilisierten Impföse nimmt man aus einer typischen, einzeln gewachsenen Kolonie etwas Untersuchungsmaterial und streicht es in engen Schlangenlinien auf die Oberfläche des Nährbodens (Bild 80). Der Nährboden für die Bakterienkultur befindet sich in einer runden flachen Glasschale mit einer zweiten Glasschale als Deckel, die man *Petrischale* nennt (nach dem Bakteriologen Rich. Jul. PETRI, Berlin, 1852-1921). Es erfolgt eine Bebrütung über 18 Stunden. Die Bakterien wachsen auf dem Nährboden in sogenannten Kolonien. Die Form dieser Kolonien ist unterschiedlich, aber charakteristisch für die einzelnen Arten. Oft wachsen verschiedene Keimarten auf einer Nährbodenplatte, es sind *Mischkulturen*. Dann kann von einzeln stehenden Kolonien mit der Impföse erneut Untersuchungsmaterial entnommen und auf einen neuen Nährboden übertragen werden. So erhält man die verschiedenen Keimarten in *Reinkultur*.

Resistenzbestimmung mittels Antibiogramm

Soll eine bakterielle Infektion gezielt behandelt werden, muß eine Sensibilitätsprüfung erfolgen. Man erstellt ein *Antibiogramm*. Zu diesem Zweck wird von der Reinkultur in eine sterile physiologische Kochsalzlösung so viel Material eingegeben, daß es zu einer gut sichtbaren Trübung kommt. Von dieser Aufschwemmung (Suspension) werden 0,1 ml mit einem Glasspatel (nach DRIGALSKI) auf dem Nährboden ausgestrichen. Mit einer abgeflammten Pinzette werden Filterpapier-Blättchen von 6 mm Durchmesser aufgelegt, die mit einer Lösung der auf ihre Wirksamkeit zu prüfenden Antibiotika getränkt sind. Es gibt für Harnwegsinfektionen auch Testringe mit acht Testblättchen, die mit je einem der gebräuchlichsten Antibiotika getränkt sind. Die so beschickte Petrischale wird im Brutschrank bei 37° C 18 bis 24 Stunden lang bebrütet. Ist ein getestetes Antibiotikum wirksam, so zeigt sich nach der Bebrütung ein bakterienfreier Hof. Die Größe dieses *Hemmhofes* ist ein Maß für die Empfindlichkeit des Bakteriums. Diese Empfindlichkeit wird in drei Abstufungen gemessen: Gut empfindlich (sensibel), mäßig empfindlich und resistent.

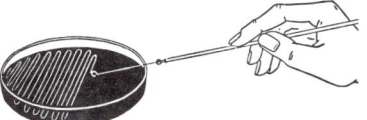

Bild 80: Ausstreichen auf Nährboden.

Empfindlich ist der Keim dann, wenn die Hemmzone größer als 20 mm ist, mäßig empfindlich 13 bis 20 mm und resistent 12 mm und kleiner. Bild 81 zeigt einen Blättchentest mit unterschiedlichen Hemmhöfen. Die Blättchen 2 und 4 weisen überhaupt keinen Hemmhof auf. Die Bakterien sind gegen die betreffenden Antibiotika resistent. Eine solche heute bereits weit fortgeschrittene Resistenz ist durch ungezielte, übertriebene und voreilige Antibiotikabehandlung gefördert worden.

Bakterieller Hospitalismus

Die zur Bekämpfung pathogener Mikroorganismen eingesetzten Chemotherapeutika (Sulfonamide, Antibiotika) kennen wir noch nicht allzulange. Das erste Sulfonamid, *Prontosil*, wurde 1932 von DOMAGK entdeckt, das erste Antibiotikum, *Penicillin*, 1929 von FLEMING. Inzwischen wurden zahlreiche weitere antibiotische Substanzen gefunden mit zum Teil sehr breitem Wirkungsbereich. Zu diesen Breitbandantibiotika gehören beispielsweise die *Tetrazykline* und *Streptomyzin*, das sich besonders gegen Tuberkulose als wirksam erwies.

Diese Waffe gegen Krankheitserreger beginnt immer stumpfer zu werden. Die gezüchtete Bakterienresistenz führte zur Infektion von Patienten in Krankenhäusern, zum bakteriellen Hospitalismus. Antibiotikaresistente "Haus- oder Hospitalkeime" werden zwischen Patienten und Pflegepersonen weiter verschleppt. Zu

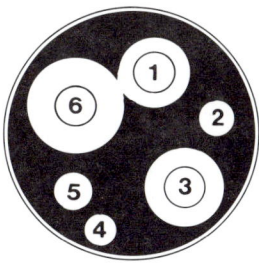

Bild 81: Blättchentest mit unterschiedlichen Hemmhöfen.

diesen zur Antibiotikaresistenz neigenden Hospitalkeimen gehören von den Erregern der Harnwegsinfektionen die Koli-, Proteus- und Pseudomonasbakterien. Bei einer längeren Behandlung mit Breitbandantibiotika besteht auch die Gefahr einer Störung der normalen Mikroflora mit Haut- und Schleimhauterkrankungen. Das Gleichgewicht zwischen Bakterien und Pilzen auf unserer Haut und unseren Schleimhäuten wird gestört. Die erschreckend hohe Zunahme von Erkrankungen durch Pilze (Mykosen) wird dadurch gefördert und begünstigt. Wohl der am weitesten verbreitete menschliche Haut- und Schleimhautpilz ist Candida albicans (Soormykose).

Das macht verständlich, warum die Bewahrung und Förderung der *körpereigenen Abwehrkraft* immer an erster Stelle stehen sollte. Dies bringt nachhaltigere Erfolge als die schnelle, aber vorübergehende Wirkung wiederholt eingesetzter Antibiotika, die wirklich ernsten, lebensbedrohlichen Erkrankungen vorbehalten bleiben sollten. Die Basis für die Abwehrkraft ist der Elektrolyt- und Säure-Basen-Haushalt. Antibiotika sind kein Ersatz für eine gesunde Stoffwechsellage.

Identifizierung gramnegativer Bakterien

Wegen ihrer Wichtigkeit sind wir auf die mit der Testung von Harnwegsinfektionen zusammenhängenden Fragen ausführlicher eingegangen, um aufzuzeigen, wie verantwortungsbewußt und gezielt vorzugehen ist, um mit einem Mindestmaß von Nebenwirkungen auszukommen. Normalerweise gehört die Erstellung eines Antibiogrammes zu den Aufgaben bakteriologischer Institute. Diese führen aus der angezüchteten Reinkultur eine Bestimmung (Identifizierung) des Erregers durch. Die bei Harnwegsinfektionen vorherrschenden gramnegativen Bakterien gehören zur Familie der Enterobacteriaceae. Diese bestimmen wir mit einer Methode zur biochemischen Differenzierung.

Sie erfolgt durch Prüfung der Stoffwechselleistungen, die der angezüchtete Keim vollbringt. Wir bedienen uns dazu eines gebrauchsfertigen Teströhrchens mit acht Kammern, die verschiedene Spezialnährböden enthalten. Durch Durchziehen einer Impfnadel durch alle Kammern werden diese beimpft und bei 37° C 24 Stunden bebrütet. Dadurch ist der gleichzeitige Nachweis von elf verschiedenen biochemischen Eigenschaften der Bakterien möglich. Die positiven Reaktionen werden in einer sogenannten "Bunten Reihe" registriert, während der unveränderte Kammerinhalt als negative Reaktion gilt. Nach dem positiven oder negativen Ausfall mehrerer Reaktionen ist eine sichere Bestimmung des angezüchteten Keimes möglich.

3. Die Reaktion des Harnes (pH-Wert)

Der frisch gelassene, normale Harn ist meist schwach sauer und liegt zwischen pH 5,5 bis 7, also im Mittel bei 6,0. Es gibt aber Tagesschwankungen, die zwischen 4,5 und 9,0, also in weiten Grenzen liegen können. Daher können im allgemeinen aus der Messung einer einzigen Harnprobe noch keine großen Schlüsse gezogen werden.

Die Säure-Basen-Flut

Der pH-Wert ist ernährungsabhängig. Bei einer ausgeglichenen Ernährung sehen wir einige Stunden nach einer Hauptmahlzeit eine Basenflut. Dieser Rhythmus wird bei einer optimalen Stoffwechsellage durch die Absonderung der Magensalzsäure während des Essens und den dadurch ausgelösten Kochsalz-Kreislauf bewirkt.

Wir sehen dann in der Zeit von 9 bis 10 und 14 bis 16 Uhr einen alkalischer werdenden Harn. Fehlen diese rhythmischen Tagesschwankungen, so können wir mit Hilfe einer Harnanalyse aus acht Harnproben gezielt aufzeigen, welche Nahrungsumstellung zur Erlangung einer optimalen Stoffwechsellage erforderlich ist. Dabei wird ursächlich verfahren. Es ist der sicherste Weg, um sich die Gesundheit zu bewahren und eine bereits angeschlagene Gesundheit wieder herzustellen.

Die Säurestarre

Spricht der körpereigene Regulationsmechanismus überhaupt nicht mehr an, wie bei schon zu weit fortgeschrittenen schweren Erkrankungen, so ist der Befund ungünstig, unter Umständen bereits aussichtslos (infaust). Wir finden dann meist eine ausgesprochene *Säurestarre* mit pH-Werten von 4,8 bis 5,0 ohne die rhythmischen Tagesschwankungen, die für eine gesunde Stoffwechsellage kennzeichnend sind. Ein Beispiel dafür ist die Zuckerkrankheit, sobald sie so weit fortgeschritten ist, daß sie sich diätetisch nicht mehr beherrschen läßt. Damit ist sie unheilbar geworden, so daß das normalerweise im Körper gebildete lebensnotwendige Insulin gespritzt werden muß, um Leben erhalten zu können. Es ist eine Substitutionstherapie, eine Ersatzbehandlung, keine Heilung (lat. substituere = ersetzen).

Die Säurestarre ist kennzeichnend für chronische Erkrankungen. Wir finden sie beispielsweise bei rheumatischen Erkrankungen, insbesondere bei der chronischen Polyarthritis, der Gicht und auch beim Krebs. Die Prüfung der Stoffwechsellage durch Harnanalysen gibt uns die Möglichkeit, den Anfängen zu wehren, so daß die Gesundheit bewahrt werden kann und bereits eingetretene Erkrankungen durch Normalisierung der Stoffwechsellage kausal angegangen werden können (lat. causa = Ursache).

Der Gesamtsäuregehalt

Die Messung der Harn-pH-Werte gibt aber nur einen groben Anhalt; es ist nur eine erste Orientierung. Die Niere scheidet die Säure nur zum Teil in Form freier Wasserstoffionen (H^+) aus. Bei der pH-Messung erfassen wir nur diesen Teil. Wir messen den aktuellen, das heißt tatsächlich vorhandenen Säuregrad. Der überwiegende Teil der ausgeschiedenen Wasserstoffionen wird durch Phosphate und Ammonium gepuffert. Um einen genauen Einblick in die Stoffwechsellage zu bekommen, machen wir die Pufferung durch Titration mit 0,1 Natronlauge unter Verwendung eines Indikators rückgängig.

Man bezeichnet diesen Anteil in der Fachsprache als die potentielle Säure oder Azidität (lat. acidus = sauer, Säuregrad). Die aktuelle und die

potentielle Azidität zusammen ergeben die titrierbare Azidität. Die Harnanalyse wird vervollständigt durch Bestimmung der Säuren, die durch den zweiten wichtigen Puffer, das Ammoniak, neutralisiert werden. Der Gesamtsäuregehalt ergibt sich dann aus der Summe von titrierbarer Azidität und Ammoniak-Konzentration:

$$\text{Gesamtsäuregehalt} = \underbrace{\text{Aktuelle Azidität} + \text{Potentielle Azidität}}_{\text{Titrierbare Azidität}} + \text{Ammoniak-Konzentration}$$

Grundsätzlich kann jedoch davon ausgegangen werden, daß der Harn bei stark fleischhaltiger Ernährung, aber auch bei einseitiger Getreidekost sauer reagiert. Dasselbe bewirkt gesteigerter Eiweißzerfall bei diabetischer Ketose, bösartigen (malignen) Prozessen und im Fieber. Auch bei Hunger (Fasten-Azidose!), nach starker Muskelarbeit, langwierigen Durchfällen (Diarrhöen) und nach starkem Schwitzen kann man einen sauren Harn erwarten.

Ammoniakalischer Harn

Hat frisch gelassener Morgenharn eine alkalische Reaktion mit pH-Werten bis zu 8,0 - 9,0, so besteht Verdacht auf eine Infektion der Harnwege durch Proteusbakterien. Diese produzieren das Enzym Urease, das Harnstoff spaltet. Dadurch wird *Ammoniak* gebildet, das den pH-Wert nach der alkalischen Seite verschiebt. Das Ammoniak ist auch schon am Geruch erkenntlich. Man wird die Untersuchung dann nach dieser Richtung hin zu vervollständigen haben. Ein unverändert, also konstant alkalischer Harn ist auch bei respiratorischer Alkalose (Hyperventilation), Magensäureverlust durch Erbrechen, Kaliumverarmung und laufende Alkali-Überdosierung (durch Einnahme von Bikarbonat) zu erwarten.

Veränderungen des pH-Wertes dürfen stets nur im Zusammenhang mit dem Lebensstil und einer eventuellen Grunderkrankung bewertet werden.

4. Harneiweiß (Proteinurie)

Den Zusammenhang zwischen der Ausscheidung von Eiweiß (Proteinurie) und Nierenerkrankungen wurde durch BRIGHT 1827 erstmals erkannt. Seitdem wird dem Nachweis von

Eiweiß im Urin in der Frühdiagnostik von Nierenkrankheiten eine große Bedeutung beigemessen. Die Filtermembran der Nierenkörperchen (Glomerulum) hält größere Eiweißkörperchen normalerweise zurück. Eiweiß im Urin weist daher auf eine grundlegende Störung hin, auf eine Zunahme der Durchlässigkeit der Glomerulumkapillaren.

Bei der Untersuchung des ersten Morgenharns wird der Grenzwert für eine Proteinurie mit 30 mg/dl (= 0,3 g/l) angenommen (Bild 75). Fällt der mehr qualitative Nachweis mit dem Teststreifen positiv aus und besteht Verdacht auf eine Nierenerkrankung, so sollte eine quantitative Bestimmung im 24 Stunden-Sammelharn durchgeführt werden. Dafür bedienen wir uns der photometrischen Eiweißbestimmung mit der *Biuret-Methode*. Bei einer Eiweißausscheidung über 150 mg/Tag liegt eine Proteinurie vor. Gesunde scheiden in 24 Stunden nur etwa 50 mg/Tag Eiweiß im Urin aus.

Bei schweren Nierenerkrankungen (z.B. Nephrose) sollte der Krankheitsverlauf durch fortlaufende quantitative Bestimmung der Proteinausscheidung kontrolliert werden.

Bei hochgradiger Nierenerkrankung ist die Proteinurie in der Regel persistent, das heißt der krankhafte Zustand hält an, bleibt dauernd bestehen (lat. persistere = stehen bleiben, verharren). Die Eiweißausscheidung wird sowohl im Nacht- als auch im Tagesharn gefunden. Sie liegt gewöhnlich über 2-3 g/l. Ab 3 g Eiweiß pro Tag kann sich ein *nephrotisches Syndrom* entwickeln (nephro = von der Niere ausgehend; Syndrom = Krankheitsbild mit mehreren charakteristischen Symptomen). Das nephrotische Syndrom ist ein klinischer Begriff, der durch eine massive Proteinurie, Ödeme (Wassersucht) und Nierenkrankheit gekennzeichnet ist. Das Blutcholesterin ist erhöht und das Bluteiweiß vermindert (Hyperlipidämie und Hypoproteinämie). Die häufigste Ursache ist eine Nierenentzündung, die vorwiegend die Glomeruli ergreift (Glomerulonephritis).

Gutartige Proteinurie

Geringgradige Proteinurien, die nur zwischenzeitlich mit Unterbrechungen auftreten, sind meist gutartig. Wir finden sie, meist in Verbindung mit Mikrohämaturie (Ausscheidung von Erythrozyten im Urin in geringen Mengen) nach großen körperlichen Anstrengungen, langen Märschen, übertriebenen sportlichen Leistungen, die bis an die Erschöpfungsgrenze herangehen. Gutartige Proteinurien treten intermittierend auf, das heißt nur zeitweilig (lat. intermittere = dazwischenlegen). Der Morgenurin kann dabei normal sein, während im Tagesurin Werte bis zu 500 mg/dl möglich sind. Schon dadurch läßt sich eine gutartige Proteinurie von einer pathologischen, bei der eine Erkrankung der Niere vorliegt, unterscheiden.

Eine geringgradige positive Eiweißreaktion ist auch möglich bei Fieber, psychischem Streß, Schwangerschaft, erheblicher Hitze- oder Kälteeinwirkung. Übertrieben lange durchgeführte Kaltwasseranwendungen, Durchkältung und Durchnässung kann Durchblutungsstörungen der Nieren verursachen und zu Nierenschädigungen führen.

Lordotische Proteinurie

Als gutartig wird auch die orthostatische oder *lordotische Proteinurie* angesehen, die bei Kindern und Jugendlichen auftritt. Schon eine halbe Stunde Stehen kann in solchen Fällen genügen, um eine Proteinurie auszulösen (gr. ortho = Stehen). Es sind Jugendliche mit Haltungsschwäche, mit lordotischer, das heißt nach vorn gekrümmter Lendenwirbelsäule (gr. lordose = vorwärts gekrümmt). Der Morgenharn, der im Liegen nach Bettruhe gewonnen wird, ist dann eiweißfrei. Beim Lordoseversuch wird daher zunächst der Morgenharn untersucht und dann noch der Harn nach einer halben Stunde Stehen in lordotischer Haltung.

Eine positive Eiweißreaktion bedeutet somit nicht immer gleich eine organische Nierenerkrankung. Daher wird man bei Nachweis von Eiweiß immer differenzieren müssen, damit die richtigen therapeutischen Maßnahmen vorgenommen werden können.

5. Glucose

Die Glucose ist auch als Frucht- oder Traubenzucker und als Dextrose bekannt, da sie in fast allen Früchten vorkommt. Es ist ein Einfachzucker (Monosaccharid; von gr. Saccharum = Zucker; mono = allein, einzeln; poly = viel, zahlreich). Die meisten Kohlenhydrate der Nahrung sind Mehrfachzucker (Polycaccharide) und gehen bei der Verdauung in Glucose über. Der Organismus benötigt diesen Nahrungsstoff, es ist sein wichtigster Energiespender. Die Aufrechterhaltung eines normalen Blutzuckerspiegels gehört daher zu den lebenswichtigen Regulationen des Körpers.

Das Auftreten von Glucose im Urin, die Glukosurie, deutet darauf hin, daß die *Nierenschwelle* überschritten wurde. Diese liegt bei einer gesunden Niere etwa bei 160 bis 180 mg/dl Blutglucose (Bild 66). Ein Harnsuchtest auf Diabetes ist am aussagefähigsten, wenn der Harn zwei Stunden nach einer kohlenhydratreichen Mahlzeit (Brot, Teigwaren, Kartoffeln) genommen wird. Zu niedrige oder falsch-negative Ergebnisse ergeben sich durch Einnahme einer größeren Menge von Vitamin C (Ascorbinsäure). Man sollte daher vor der Harnuntersuchung Vitamintabletten und größere Mengen Obst vermeiden. Falsch-positive Ergebnisse sind möglich durch Oxidationsmittel, wie beispielsweise peroxidhaltige Waschmittel im Uringefäß oder durch die Einwirkung von direktem Sonnenlicht auf die Harnprobe. Harnkonservierungsmittel, wie Thymol, stören den Glucose-Test nicht.

Diabetes als Erbkrankheit

Durch Über- und Fehlernährung ist die Zuckerkrankheit bereits zu einer Volkskrankheit geworden. 3 Prozent der Bevölkerung sind schon manifest erkrankt (lat. manifestus = handgreiflich, offenbar). Jeder zehnte wird als latenter Diabetiker angesehen (lat. latere = verborgen, versteckt). Es treten noch keine Krankheitszeichen auf, aber der Betreffende befindet sich im Vorstadium, aus dem sich ein Diabetes entwickeln kann. Jeder vierte ist erblich (genetisch) belastet. Daß Diabetes erblich ist, ist seit langem bekannt. Auch wir konnten bei unseren Untersuchungen feststellen, daß es Diabetiker-Familien gibt. Allerdings wird nicht die Krankheit, sondern nur die Anlage dazu vererbt. Ob sich wirklich ein Diabetes einstellt, hängt von dem Lebensstil, insbesondere von der Ernährung ab. Da sich die Krankheit häufig erst im Alter einstellt (Erwachsenen- oder Altersdiabetes), sollte man bei einem Alter von über 40 Jahren grundsätzlich alljährlich eine Kontrolle durchführen.

Der große Durst

Da die Zuckerkrankheit keine Schmerzen verursacht und sich zunächst unbemerkt entwickelt, wird sie oft zu spät erkannt. Der Beginn der Erkrankung ist meist unauffällig. Verdächtig ist *großer Durst* mit entsprechend häufigem Urinlassen. Der Diabetiker ermüdet schneller, fühlt sich matt und abgeschlagen. Wunden heilen schlechter. Das Sehvermögen läßt nach. Die schlechte Stoffwechsellage begünstigt eitrige Ausschläge (Pyodermien) und Pilzerkrankungen (Candida-Mykosen) im Genitalbereich, die als erste Zeichen eines Diabetes sogar zur Entdeckung der Erkrankung führen können.

$$\text{Gesamtsäure-} \atop \text{gehalt} = \underbrace{\text{Aktuelle} \atop \text{Azidität} + \text{Potentielle} \atop \text{Azidität}}_{\text{Titrierbare Azidität}} + \text{Ammoniak-} \atop \text{Konzentration}$$

Spätfolgen des Diabetes

Der Diabetes mellitus ist eine schwere Stoffwechselkrankheit, bei der außer dem Kohlenhydratstoffwechsel auch der Fett- und Eiweißstoffwechsel in Mitleidenschaft gezogen sind. Es erscheint nicht angebracht, diese Erkrankung durch Schlagworte wie ”bedingt gesund” oder ”Diabetes ist keine Krankheit, sondern ein Zustand” verharmlosen zu wollen. Der Diabetiker ist durch Begleitkrankheiten und Spätkomplikationen gefährdet. Vor allem ist mit *Gefäßschäden* zu rechnen. Das Risiko, gefäßkrank zu werden, steigt mit zunehmender Diabetesdauer. Jeder Diabetiker sollte daher ständig nach dieser Richtung hin (angiologisch) überwacht werden. Das durch Diabetes mellitus bedingte Gefäßleiden, die ”diabetische Angiopathie”, betrifft Veränderungen der großen und kleinsten Blutgefäße. Entsprechend wird von diabetischer Makro- und Mikroangiopathie gesprochen (gr. makro = groß; mikro = klein). Die *Makroangiopathie* zeigt sich als vorzeitige allgemeine Arteriosklerose. Sie bestimmt seine Lebenserwartung.

Die diabetische *Mikroangiopathie* läßt sich am einfachsten an den Augen (Retinopathie) und Nieren (Nephropathie) nachweisen. Es kommt zu einer Verdickung der Kapillarwände, die bei schwerem Diabetes mellitus bis um das zehnfache zunehmen können. Zwischen dem Blutkreislauf und der Netzhaut des Auges bestehen enge Beziehungen. Da der Augenhintergrund mit seinen Netzhautgefäßen mit Hilfe des Augenspiegels betrachtet werden kann, werden die ersten Krankheitsymptome am Augenhintergrund gefunden. Die durch Diabetes mellitus ausgelöste Netzhauterkrankung (Retinopathia diabetica) ist die häufigste Blindheitsursache.

Im allgemeinen pflegt sich beim Diabetes mellitus die Netzhauterkrankung und die diabetische Niere (Nephropathie) gleichzeitig zu entwickeln. Bei den typischen Veränderungen am Augenhintergrund wird man daher auch mit einer Erkrankung der Nierengefäße zu rechnen haben. Die diabetische Glomerulosklerose tritt im allgemeinen auf, wenn der Diabetes länger als fünf bis zehn Jahre bestanden hat. Sie ist heute bei 20 bis 40 Prozent der Diabetiker nachweisbar und oftmals die Todesursache. Das erste Zeichen ist eine innerhalb von Monaten und Jahren zunehmende Eiweißausscheidung im Harn (Proteinurie).

Diabetische Gangrän

Gefürchtet ist die diabetische Gangrän, ein fressendes Geschwür (Brand), das im allgemeinen infolge Durchblutungs- und Ernährungsstörungen an Zehen, Fersen und Ballen der Füße aufzutreten pflegt. Es beginnt mit einem trockenen *Brand*, einem örtlichen Gewebstod (Nekrose), der durch Hinzutreten von Fäulnisbakterien in einen feuchten Brand übergehen kann. Die Gangrän entwickelt sich häufig schmerzlos, da die Zuckerkrankheit zusätzlich mit einer *Nervenkrankheit* (Neuropathie) verbunden sein kann, die nicht nur periphere Durchblutungsstörungen verstärkt, sondern auch Taubheitsgefühl (Parästhesien) bewirken kann. Die ersten Veränderungen werden daher oft nicht beachtet. Der Diabetiker muß daher besonders auf gute Fußhygiene, passendes Schuhwerk, sorgfältige Nagelpflege achten und selbst geringfügige Fußverletzungen zu vermeiden suchen.

Bild 82 (rechte Seite): Zitronensäurezyklus und Atmungskette

Die Energiegewinnung im Zwischenstoffwechsel (Intermediärstoffwechsel) findet in den 1894 von ALTMANN entdeckten Mitochondrien durch Oxydation der verschiedenen Nährstoffe (Eiweiße, Kohlenhydrate und Fette) statt. Die stäbchenförmigen Mitochondrien sind über das ganze Zellplasma verteilte Zellorganellen. Sie sind die eigentlichen Träger der Zellatmung und "Kraftwerke der Zellen".

Der erste Schritt wird als *Glykolyse* bezeichnet (Glykose = Traubenzucker; Lyse = auflösen). Er läuft anaerob (ohne Sauerstoff) im Zellplasma ab und führt bis zur *Brenztraubensäure*. Beim weiteren Abbau entsteht die "aktivierte Essigsäure". Diese wird in einen Kreisprozeß eingeschleust, der nach der ersten dabei entstehenden Verbindung als Zitronensäurezyklus oder nach dem Entdecker als *Krebszyklus* (H. A. KREBS, Oxford, geb. 1900, Nobelpreis 1953) bezeichnet wird. Dieser unter Sauerstoffverbrauch (aerob = oxydativ) in den Mitochondrien ablaufende Verbrennungsprozeß erfolgt über zahlreiche Zwischenprodukte in vielen Teilschritten. Es ist ein kreislaufartiger (zyklischer) Vorgang des intermediären Stoffwechsels, der unter Energiegewinn dem Endabbau dient. Die Endprodukte sind Kohlendioxid (CO_2) und Wasserstoff (H_2).

In der Endphase kommt es zur Verbrennung des Wasserstoffes unter Beteiligung des Atmungssauerstoffes. Die bei dieser Reaktion erfolgende Bildung von Wasser ist mit der Gewinnung von Energie verbunden. Soweit diese nicht in Wärme verwandelt wird, wird sie als chemische Energie gespeichert in einer für die Zelle verwendbaren Form, nämlich als Adenosintriphosphat (ATP). Dieser Vorgang der Endatmung wird als "Atmungskette" bezeichnet.

Die ganze chemische Reaktionsfolge erfolgt unter Beteiligung und durch Steuerung der in den Mitochondrien enthaltenen Enzyme. Es kommt dabei nicht zu einer plötzlichen Verbrennung. Die Gesamtreaktion erfolgt langsam, schrittweise und kontrolliert in zahlreichen Folgen, wodurch die Energie genügend ausgenutzt wird und nicht nur in Wärme übergeht.

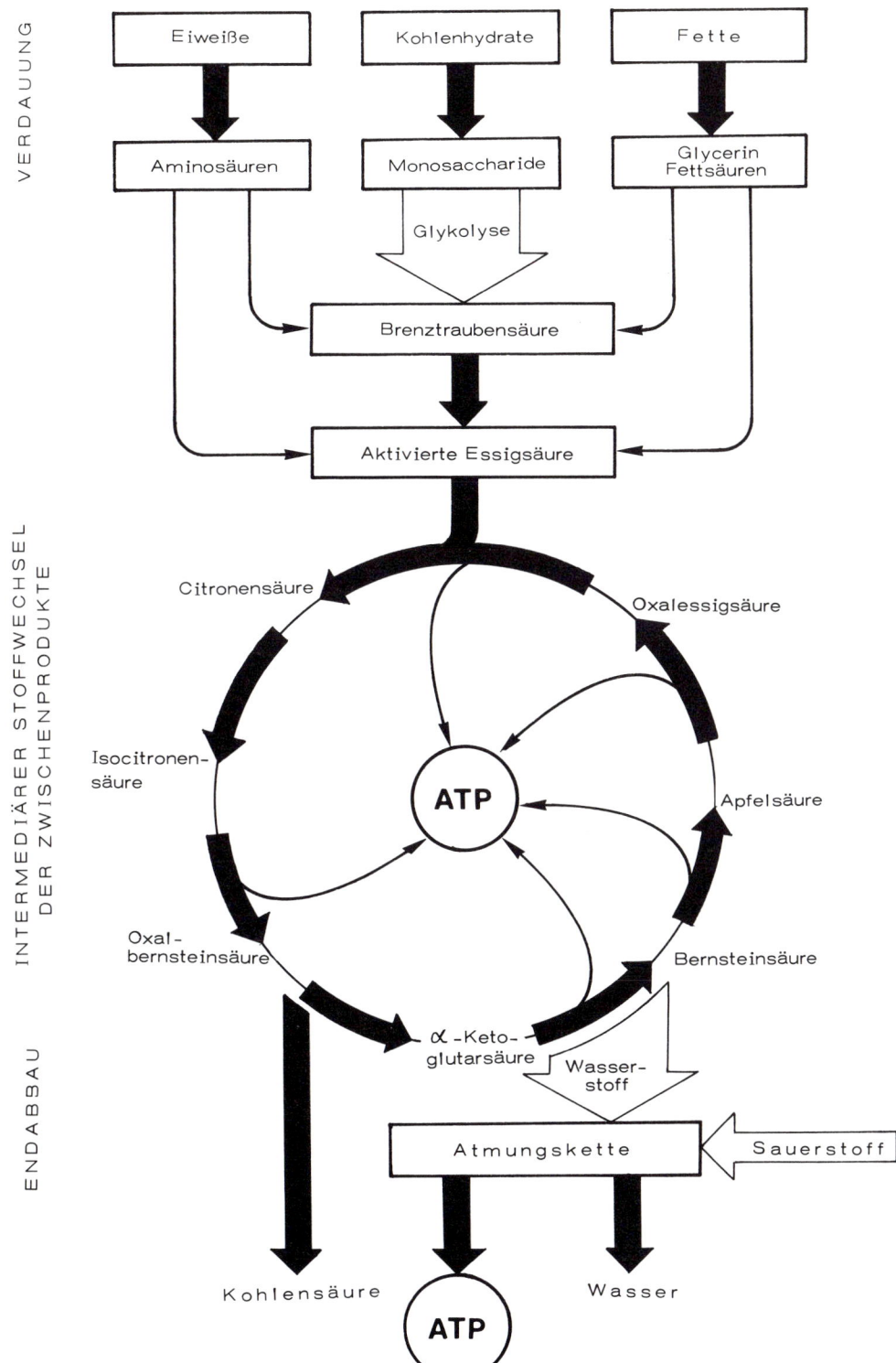

Zusammenfassung

Die Zuckerkrankheit, Diabetes mellitus, ist eine schwere Stoffwechselerkrankung und zeigt deutlich und augenfällig, welche zentrale Bedeutung die Stoffwechsellage für den ganzen Organismus hat. Der Diabetiker ist vor allem durch eine stoffwechselbedingte *metabolische Azidose* gefährdet. Eine optimale Stoffwechselkontrolle ist für ihn die einzig wirksame kausale Maßnahme, wobei nicht nur einseitig der Blutzucker, sondern zugleich der Elektrolyt- und Säure-Basen-Haushalt berücksichtigt werden sollte. Die Anlage zum Diabetes ist viel weiter verbreitet, als früher angenommen wurde.

Die Diabetes-Früherkennung hat dadurch an Bedeutung gewonnen. Ein Freibleiben von Spätkomplikationen über lange Zeit und völlige Leistungsfähigkeit wird aber nur schwer erreicht, wenn die Krankheit bereits manifest geworden, also deutlich zutage getreten ist. Bei der heute vorherrschenden Lebensweise ist jeder vermeintlich noch Gesunde bereits durch chronisch werdende Krankheiten gefährdet. Diesen kann wirksam vorgebeugt werden, wenn die Grundregulation berücksichtigt und die Ernährung so gestaltet wird, daß es zu einer optimalen Stoffwechsellage kommt.

6. Keton

Der Endzustand des Diabetes mellitus ist eine durch einen starken Blutzuckeranstieg ausgelöste lebensgefährliche Bewußtlosigkeit, die durch keinen äußeren Reiz zu durchbrechen ist. Man spricht vom *Coma diabeticum* (aus gr. = tiefer Schlaf). Ursache eines solchen Comas ist ein vollständiger Zusammenbruch des Stoffwechsels, an dem neben dem Kohlenhydrat- auch der Fett-Stoffwechsel beteiligt ist. Die Regulation der Stoffwechselwege im Fettstoffwechsel erfolgt in enger Verbindung mit denen des Kohlenhydratstoffwechsels. Ist der Glukosestoffwechsel gehemmt, so kommt es zu einem verstärkten Fettsäureabbau. Der Fettsäureabbau (ß-Oxidation) ist überhaupt nicht beeinträchtigt, sondern sogar erhöht. Der Fettsäureaufbau (die Fettsäuresynthese) ist aber gehemmt und unter Umständen fast völlig unterbunden, denn die Fette verbrennen, wie man sagt, im Feuer der Kohlenhydrate. Beim Diabetes steht aber bei Versagen des Leber-Kohlenhydrat-Stoffwechsels, also infolge Glykogenar-

mut der Leber, nicht genügend Glucose zur Verfügung, die verbrannt werden könnte.

Entgleisung des Fett-Stoffwechsels

Beim Abbau der Fette wird ”aktivierte Essigsäure” (Acetyl-CoA) gebildet, die eine zentrale Stellung im Stoffwechsel einnimmt (Bild 82). Es ist das Ausgangsmaterial für den Endabbau der Nährstoffe. Das Überangebot an aktivierter Essigsäure kann in dem 1937 von KREBS, MARTIUS und KNOOP entdeckten Zitronensäurezyklus und der Atmungskette, in dem die Stoffe des Protein-, Fett- und Kohlenhydratstoffwechsels zusammenlaufen, nicht mehr umgesetzt werden. Der vollständige Abbau zu Kohlensäure (CO_2) und Wasser (H_2O) wird nicht mehr bewerkstelligt (Bild 82). Durch chemische Fehlsteuerung kommt es zur Entgleisung des Fett-Stoffwechsels und zur Bildung von *Acetessigsäure*. Dieses Zwischenprodukt des Fettsäurestoffwechsels kann nicht mehr vollständig abgebaut werden. Aus der Acetessigsäure bildet sich im Körper durch Anlagerung von Wasserstoff *ß-Hydroxybuttersäure* und im Urin durch Abspaltung von Kohlendioxid (CO_2) *Aceton*. Diese Stoffe treten immer gemeinsam auf und werden als ”Ketonkörper” bezeichnet (Bild 83).

Die Teststreifen sind besonders empfindlich für Acetessigsäure. Die Empfindlichkeit für Aceton ist geringer. Die praktische Nachweisgrenze liegt bei 5 mg/dl Acetessigsäure bzw. 40-70 mg/dl Aceton. Glucose, Eiweiß und

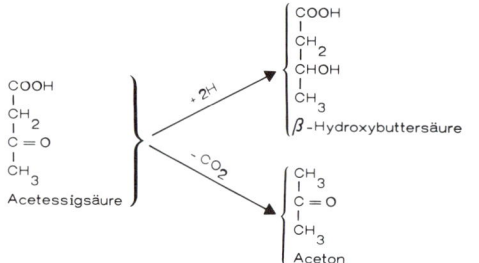

Bild 83: Entgleisung des Fettstoffwechsels bei Diabetes.

Ascorbinsäure sowie Harnkonservierungsstoffe wie Thymol stören den Test in den üblichen Konzentrationen nicht.

Ketonämie

Eine Überflutung des Körpers mit den genannten drei Substanzen heißt Ketose. Es kann im Blut zum Konzentrationsanstieg von 20 mmol/l kommen (Ketonämie). Das führt dann auch zum Übertritt der Ketonkörper in den Urin (Ketonurie). Da es sich um saure Stoffwechselprodukte handelt, kann eine Ketonämie zu gefährlichen pH-Verschiebungen im Blut führen. Der Körper wird durch eine Ketoazidose übersäuert und vergiftet. Es kommt zur metabolischen Azidose. Die Übersäuerung kann nach Erschöpfung des Basenvorrates, der Alkalireserve, bis zur lebensbedrohlichen tiefen Bewußtlosigkeit führen, dem diabetischen Coma. Atemluft und Urin riechen nach Aceton (Geruch nach Nagellackentferner). Das diabetische Coma wird durch die narkotische Wirkung des Acetons noch verstärkt.

Gluconeogenese

Da zur Ausscheidung der Ketonkörper und der Glucose große Wassermengen erforderlich sind, besteht die Gefahr der Austrocknung des Körpers durch Flüssigkeitsverlust (Exsikkose) und Störung des Elektrolythaushaltes. Der Harnstoff im Blut kann ansteigen, da die Kohlehydratneubildung aus Aminosäuren, also Nichtzuckerstoffen, bei Insulinmangel ansteigt. Man nennt diesen Vorgang Gluconeogenese. Es ist die Umkehrung der Glykolyse. Aminosäuren sind Bausteine der Eiweißkörper. Das umgesetzte Eiweiß ergibt als Ausscheidungsprodukte *Harnstoff* und *Harnsäure* (Bild 84). Diese Endprodukte sind nicht so leicht ausscheidbar wie Kohlensäure und Wasser, die Endprodukte der Glykolyse. Das führt zu besonderen Anforderungen an den Stoffwechsel und die Nieren. Der Harnstoff ergibt schon mehr als die Hälfte aller Harnsalze. Die Harnsäure ist schwer wasserlöslich. Sie neigt zu übersättigten Harnlösungen und im sauren Milieu zur Entwicklung der Gichtniere.

Kussmaulsche Atmung

Das diabetische Coma ist gekennzeichnet durch die sogenannte Kussmaulsche Atmung, eine große, langsame, vertiefte und beschleunigte Atmung, da infolge der hochgradigen Azidose im Blut CO_2 abgeatmet werden muß (benannt nach Adolf KUSSMAUL, Heidelberg, 1822-1902). Wir finden starken Durst, trockene Haut, hohen Harn- und Blutzucker sowie Ketonkörper im Harn (Aceton-Geruch). Im Coma diabeticum müssen daher neben dem Urin- und Blutzucker zusätzlich die Ketonkörper, der Harnstoff, aber auch der Säure-Basen-Haushalt und die Elektrolyte im Blut bestimmt werden.

Das hypoglykämische Coma

Beim diabetischen Coma ist der Blutzucker hoch. Bei der Hypoglykämie haben wir das genaue Gegenteil, nämlich eine *Unterzuckerung* (hypo ... = Vorsilbe mit der Bedeutung unter, darunter). Der Blutzucker sinkt unter 70 mg/dl. Ein solcher Zustand macht sich beim Gesunden beispielsweise nach großen körperlichen Anstrengungen durch Muskelzittern bemerkbar. Gefährlich wird er beim Diabetiker durch zu hohe Insulingaben. Sinkt der Blutzucker dadurch plötzlich zu stark ab, so kann es zur Bewußtlosigkeit bis zum tiefen hypoglykämischen Schock kommen. Gekennzeichnet ist das hypoglykämische Coma durch Unbehagen, Zittern, Hungergefühl, Schweißausbruch und Pulsbeschleunigung. Die Atmung ist normal, Urin- und Blutzucker fehlen. Ketonkörper sind im Urin nicht vorhanden.

Die Unterscheidung der beiden Coma-Arten ist wichtig. Die Hypoglykämie erfordert die sofortige Zufuhr von Kohlenhydraten, wie Traubenzucker, der schnell ins Blut übergeht. Zuckerkranke, die Insulin spritzen müssen, sollten daher stets etwas Zucker bei sich führen. Eine wiederholte langanhaltende Unterzuckerung kann sogar zur Hirnschädigung führen. Gefährlich kann eine hypoglukämische Reaktion für

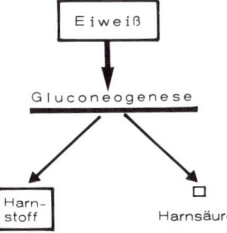

Bild 84: Anstieg der Stoffwechselschlacken aus dem Stickstoff-Stoffwechsel bei der Gluconeogenese.

Autofahrer werden. Es ist auch schon vorge-
kommen, daß Zuckerkranke im Zustand der
Unterzuckerung für Betrunkene gehalten wurden, so daß die richtige Hilfe unterblieb.

Fasten-Ketonurie

Für das Fasten interessieren sich heute im allgemeinen diejenigen, die nach Über- und
Falschernährung glauben, endlich an Gewicht
abnehmen zu müssen. Es sind aber sogar solche, die schon krebskrank geworden sind oder
sich durch Krebs bedroht fühlen müssen.

Wer bei Schlankheitskuren Kohlenhydrate ganz
ausschaltet oder eine strenge Fastenkur, die sogenannte Null-Diät, durchführt, scheidet Ketonkörper aus. Es kommt zur *metabolischen Azidose*. Der Körper wehrt sich gegen diese Übersäuerung. Die Niere ist gefordert. Der Harn
wird sauer, und die Ammoniakausscheidung
steigt an.

Fasten als Mittel zur Selbsterziehung

Wir nehmen diese durch die Ketonurie bedingte Säurevergiftung des Körpers auch beim Fasten ernst, da sie sonst zur Erhaltung oder Wiederherstellung der Gesundheit mit allen Mitteln durch eine geeignete Nahrungszufuhr bekämpft werden muß. Das Fasten macht den
Körper zunächst noch kränker. Der Organismus kommt in eine Stoffwechsellage, die die
ursprüngliche erste Ursache organischer Leiden
darstellt. Das Fasten ist daher absolut kein in-
differenter Eingriff und kann nicht kritiklos
und uneingeschränkt als Wunderkur betrachtet werden. Es hat seine Bedeutung zur Umstimmung auf eine einfachere, bescheidenere
Lebensweise, als Mittel zur Selbsterziehung
und als geistiges Exerzitium. Auch der wö-
chentliche Fastentag kann durchaus als Fe-
rientag, als ''Sonntag für den Stoffwechsel''
bezeichnet werden.

Die Grenzen beim Fasten

Wenn man nach jahrelanger Mißernährung und
bereits eingetretener ernsthafter gesundheitlicher Schädigung das Fasten als letzte Ret-
tungsmöglichkeit betrachtet, bleiben Enttäu-
schungen nicht aus. Wird von den Stoffwechselvorgängen, der Biochemie im menschlichen
Organismus ausgegangen, so sind, wie bei je-

der Art Therapie, auch beim Fasten Grenzen
gesetzt. Die metabolische Azidose beansprucht
in besonderem Maße die Ausscheidungsleistung
der Niere, die den Wasser-, Elektrolyt- und Säure-Basen-Haushalt aufrecht zu erhalten hat.
Leber- und Nierenstörungen sind aber die wichtigste und ursprüngliche erste Ursache der heute
vorherrschenden Krankheiten.

Regelung der Wasserzufuhr

Die metabolische Azidose kann auch nicht, wie
man glaubt, nur durch reichliche Flüssigkeitszufuhr ausgeglichen werden, die Herz, Kreislauf und Niere zusätzlich belasten. Ein ange-
schlagener Organismus vermag sich nicht mehr
ohne weiteres den wechselnden Bedürfnissen
anzupassen, weshalb individuell verfahren werden muß, wenn man verantwortungsbewußt
sein will. Eine vernünftige Regelung der Wasserzufuhr ist gerade beim Fasten ungemein wichtig. Beim Fasten sollte man im allgemeinen
nicht mehr trinken, als durch Haut und Lungen
an Flüssigkeit abgegeben wird. Es kommt sonst
nur zur Gewebsverwässerung.

Franz VOLHARD (1872 bis 1950), der auf
dem Gebiet der Nierenkrankheiten bahnbrechend war, erreichte gerade bei akuter Nierenerkrankung durch mehrtägige vollständige Ent-
ziehung der Nahrungs- *und* Flüssigkeitszufuhr,
eine richtige Hunger- und Durstkur, oft in erstaunlich kurzer Zeit Heilung, wobei auch die
von Seiten des Herzens drohenden Gefahren
beseitigt wurden. Dies sind therapeutische Maßnahmen, welche die Wechselbeziehungen zwischen Niere und Kreislauf berücksichtigen. In
vielen Fällen spielt gerade die Flüssigkeits- und
Salzentziehung eine große Rolle, die sich in
geradezu idealer Weise mit *Rohkost* erreichen
läßt. Der Kreislauf wird entlastet, und man erlebt manchmal erstaunliche Wirkungen, wenn
auch nur 24 Stunden lang jede Flüssigkeitsaufnahme unterbleibt.

Auch Johann SCHROTH (1798 bis 1856) in
Nieder-Lindewiese konnte bei einer Verminderung der Flüssigkeitszufuhr gute Erfolge erzielen. Einer der bekanntesten Fürsprecher dieser Trockenkur wurde Dr. MÖLLER vom
''Weißen Hirsch'' in Dresden.

Wir möchten damit sagen, daß nicht einfach nur
durch reichliche Flüssigkeitszufuhr die Auswir-

kungen der Ketose und metabolischen Azidose ausgeglichen werden können. Jede langdauernde Fastenkur bleibt nicht ohne Einfluß auf Herzmuskel und Niere. So erlebten wir in einem Fall, den wir genau verfolgen konnten, nicht nur einen Kreislaufzusammenbruch (Kollaps) während des Fastens, sondern auch noch nach Beendigung des Fastens eine unerwartet einsetzende Nierenentzündung, die lebensbedrohlich war. Durch strenges Fasten verursachte oder beschleunigte Todesfälle sind bisher in der Literatur kaum beschrieben worden, obwohl wir in den letzten Jahren schon solche registrieren konnten. Das gilt auch für Krebskranke. Unsere erfahrensten Fastenärzte wie BUCHINGER und ZABEL wußten, warum sie Krebskranke nicht mehr fasten ließen. Der Krebskranke verliert durch längeres strenges Fasten die letzten Abwehrkräfte. In allen uns bisher bekannten Fällen wurde das Ableben beschleunigt. In die Literatur finden sie leider keinen Eingang, da nicht die wissenschaftliche Wahrheit, sondern sensationell wirkende Heilungsversprechen er-

folgversprechend erscheinen. Der unverständliche blinde Glaube für unbewiesene aber Heilung oder gar letzte Rettung versprechende Empfehlungen ist weit verbreitet und wird von interessierter Seite kräftig ausgenutzt und angeheizt.

Euphorie durch Ketonstoffe

Fastenpatienten berichten nicht nur über Fastenbeschwerden und Fastenkrisen, die sogar dazu zwingen, das Fasten abzubrechen oder zu einer anderen Fastenform überzugehen. Manche fasten merkwürdig leicht, finden sich meist angeregt und haben das Empfinden, das Denken sei beim Fasten klarer. Das sind gesunde reaktionsfähige Naturen mit guter Nierenleistung, bei denen die Ketonstoffe keine Beschwerden bereiten, sondern zu einer gewissen Euphorie führen. Die beschwingte Geisteshaltung ist ein rein subjektives Empfinden. Bekanntlich gibt es auch Acetonschnüffler, die sich dadurch bewußt in einen ähnlichen Zustand versetzen.

7. Urobilinogen

Die Erythrozyten haben eine Lebensdauer von etwa 120 Tagen. Das Hämoglobin der zugrunde gehenden Erythrozyten wird abgebaut. Dieser Abbau erfolgt zum größten Teil in der Leber. Von den Abbauprodukten, den sogenannten *Gallenfarbstoffen*, interessieren uns für diagnostische Zwecke vor allem Bilirubin, Urobilinogen und Urobilin.

Zunächst entsteht Bilirubin, ein rötlich-brauner Gallenfarbstoff, der über die Galle in den Darm ausgeschieden wird (von lt. bilis = Galle; ruber = rot). Im Darm wird der überwiegende Teil durch die Darmbakterien reduziert zu Urobilinogen und Stercobilinogen. Das im Dickdarm gebildete gelb-braune *Stercobilinogen* wird fast völlig mit dem Stuhl ausgeschieden und gibt diesem die für den normalen Stuhl typische Farbe. Das Urobilinogen wird im Dünndarm fast völlig rückresorbiert und gelangt über die Pfortader zum weiteren Abbau wieder zur Leber. Nur ein geringer Teil gelangt über den grossen Kreislauf zur Niere und wird mit dem Harn ausgeschieden. Die obere Grenze für diese normale Ausscheidung liegt bei 1 mg/dl.

Das Urobilinogen ist im Jahre 1868 von JAFFÉ entdeckt worden (Max Jaffé, Pharm., Königsberg, 1841-1911). Es ist der erste Harnfarbstoff, mit dem man sich eingehender beschäftigte. Sein Name weist auf Beziehungen zur Galle hin (uro = Harn; bilis = Galle). Das farblose oder nur schwach gelblich gefärbte Urobilinogen hat zwar selbst keinen Farbstoffcharakter, ist aber Träger eines Körperfarbstoffes (Chromogen) und geht durch Oxidation wieder in einen Farbstoff über, in Urobilin, das zwei Wasserstoffatome weniger hat als das Urobilinogen. Bei der Urobilinogenbestimmung mit dem Harnteststreifen führt die eintretende Reaktion zur Bildung eines roten Farbstoffes. Die Intensität der Rotfärbung ist ein Maß für die Konzentration des vorhandenen Urobilinogens.

Urobilinogennachweis mit frischem Harn

Zum Nachweis von Urobilinogen ist möglichst frischer Harn erforderlich. Bei Einwirkung von Licht und Sauerstoff bei längerem Stehen des Harns entsteht durch Oxidation *Urobilin*. Dadurch kann es zu falsch-negativen Befunden kommen. Besonders bei saurer Reaktion des Harns findet diese Umwandlung bei Lichteinwirkung rasch statt, während der Harn bei alkalischer Reaktion länger unverändert bleibt. Die Urobilinogen-Ausscheidung ist am höchsten im Nachmittagsharn, etwa zwischen 14 und 16 Uhr, 2 bis 3 Stunden nach einer kohlenhydratreichen Mahlzeit.

Erkrankung der Leber- und Gallenwege

Wird Urobilinogen im Harn vermehrt ausgeschieden, so besteht Verdacht einer Erkrankung der Leber- oder Gallenwege, zum Beispiel infolge Stauung, Steinverschluß oder entzündlicher Schwellung. *Stauungen*, die zu Zirkulationsstörungen in den Blut- und Gallenwegen der Leber führen, sind die Hauptursache. Dabei tritt im allgemeinen auch eine Leberschwellung auf. Jede Erkrankung der Leber, die ihre Funktionsfähigkeit herabsetzt, kann eine Urobilinogie auslösen. Dies sind beispielsweise entzündliche Erkrankungen wie Virushepatitis und Leberzirrhose (Leberschrumpfung). Die Entzündung kann auch von den Gallenwegen ausgehen (Cholangitis). Bei mit gesteigertem Blutzerfall einhergehenden Erkrankungen kann auch eine Überlastung der Leber durch eine vermehrte Gallenproduktion erfolgen, ohne daß bereits eine wirkliche Leberschädigung vorliegt. Eben-

so ist eine vermehrte Urobilinogenbildung und -resorption durch Darmerkrankungen möglich, wie die Entzündung des Dünndarmes (Enteritis).

Es gibt demnach eine ganze Anzahl Möglichkeiten. Wird Urobilinogen vermehrt im Harn ausgeschieden, so wird daher durch die Anamnese, den klinischen Befund und weitere Laboruntersuchungen die Ursache jeweils abgeklärt werden müssen.

Fehlende Urobilinogenausscheidung

Die Urobilinogenausscheidung kann vermindert sein oder fehlen nach Zerstörung der Darmflora durch Breitbandantibiotika, weil dann die Umwandlung des Bilirubins in Urobilinogen nicht mehr erfolgt. Ebenso fehlt das Urobilinogen bei fehlender Gallenproduktion oder vollständigem Gallenwegsverschluß (Ikterus). Eine völlige Abwesenheit von Urobilinogen im Harn läßt sich mit dem Harnteststreifen aber nicht nachweisen.

Unterscheidung von Gallen- und Nierensteinkoliken

Die Untersuchung auf Urobilinogen kann unter Umständen mithelfen, Gallensteinkoliken von Nierenkoliken zu unterscheiden, da Urobilinogen bei Nierenkoliken gewöhnlich fehlt.

8. Bilirubin

Bilirubin ist der wichtigste, durch den Abbau des Hämoglobins entstehende Gallenfarbstoff. Im Blut ist Bilirubin normalerweise nur in einer geringen Konzentration bis 1 mg/dl vorhanden. Es ist im Blut an Bluteiweiß (Albumin) gebunden und nicht wasserlöslich, so daß es in dieser Form nicht durch die Nieren ausgeschieden werden kann. Um es im Blut nachweisen zu können, muß die Bilirubin-Albumin-Bindung durch eine besondere Vorbehandlung mit Coffein freigesetzt werden. Daher ist es in der klinischen Chemie üblich, das normale im Plasma vorhandene Bilirubin als "indirektes" Bilirubin zu bezeichnen. "Indirekt" bedeutet in diesem Zusammenhang also, erst nach Zusatz von einem geeigneten Agens, wie Coffein, ist das Bilirubin mit einem Farbtest nachweisbar.

"Direktes" und "indirektes" Bilirubin

Das indirekte Bilirubin gelangt über den Blutweg in die Leber und erfährt hier eine Kopplung mit Glukuronsäure. Dadurch wird es wasserlöslich und ausscheidungsfähig. Das mit Glukuronsäure gebundene oder konjugierte Bilirubin wird dann als Bilirubinglucuronid durch die Gallenwege in den Darm ausgeschieden. Das Bilirubindiglucuronid läßt sich "direkt", also ohne Zusätze, mit einem Farbreagens bestimmen. Es wird deshalb auch als "direktes" Bilirubin bezeichnet. Es ist normalerweise nur in Leber und Galle, nicht jedoch im Plasma vorhanden. Nur das direkt reagierende (konjugierte) Bilirubin ist ausscheidungsfähig und erscheint im Urin. Normaler Harn enthält kein

Bilirubin. Sein Auftreten ist ein Zeichen für eine Lebererkrankung oder von Gallestauung.

Etwa ab 2 mg/dl Bilirubin im Serum kommt es zur *Gelbsucht* (Ikterus). Dabei kann "direktes" und "indirektes" Bilirubin in das Blut übergehen, wenn das Bilirubin nicht mit der Galle ausgeschieden oder von der Leber nicht mit Glukuronsäure konjugiert wird. Es reichert sich dann im Blutserum an, diffundiert in die Gewebe und führt zu einer gelben Pigmentierung der Haut und Schleimhäute. Die Gelbfärbung erkennt man zuerst an der Lederhaut (Sklera) der äußeren, festen Hülle des Augapfels. Die "Gelbsucht" (Ikterus) kann verschiedene Ursachen haben. Es kommt auf die Art der Störung des Bilirubinstoffwechsels an.

Überproduktions-Ikterus (hämolytischer Ikterus)

Bei einem übermäßigen Abbau von roten Blutkörperchen, der Hämolyse, kann die Leber den überschießenden Bilirubinanfall nicht mehr auffangen und mit Glukuronsäure umsetzen. Daher ist die Konzentration des unkonjugierten indirekten Bilirubins im Serum erhöht. Da die Leberfunktion selbst normal sein kann (Leberfunktionsproben normal!), spricht man auch von einem *prähepatischen Ikterus* (von hepar = Leber; prae = vor). Der Harn bleibt frei von Bilirubin. Die Urobilinausscheidung im Urin ist erhöht.

Ein solcher gesteigerter Erythrozytenabbau kommt vor bei den hämolytischen Anämien, massivem Blutabbau und perniziöser Anämie.

Hepatischer Ikterus (parenchymatöser Ikterus)

Das eigentliche, der spezifischen Funktion der Leber dienende Organgewebe wird zum Unterschied vom Binde- und Stützgewebe als *Parenchym* bezeichnet. Daher spricht man vom hepatischen oder parenchymatösen Ikterus, wenn die Leberzellen so geschädigt sind, daß es zu einer Störung des Bilirubinstoffwechsels kommt. Diese Störung kann sich auf den Bilirubintransport, die Bilirubinglukuronsäurekupplung und die Bilirubinausscheidung (Exkretion) erstrecken. Die Folge ist ein Übertritt von Gallenflüssigkeit in den Blutkreislauf. Im Serum finden sich vermehrt direktes und indirektes Bilirubin. Konjugiertes direktes Bilirubin wird mit dem Harn ausgeschieden; es kommt zur Bilirubinurie.

Diese Form des Ikterus finden wir beispielsweise bei der ansteckenden Leberentzündung (Hepatitis epidemica), bei chronischen, degenerativen Lebererkrankungen (Hepatosen), Leberschrumpfung (Leberzirrhose) und Gifteinwirkung.

Verschlußikterus (posthepatischer Ikterus)

Bei einem mechanischen Verschluß der abführenden Gallenwege durch Stein, Tumor oder Entzündung kann das konjugierte Bilirubin nicht mehr in den Darm abfließen. Es wird zurückgestaut und tritt rückwärts in das Blut über. Im Serum ist direktes Bilirubin nachweisbar, das auch im Harn auftritt. Wir finden eine ausgeprägte Bilirubinurie. Im Gegensatz zu den anderen Ikterusformen fehlt jedoch Urobilinogen, das im Darm aus dem Bilirubin entstehende Umwandlungsprodukt. Der Stuhl ist entfärbt und lehmfarben. Der Urin wird bei verstärkter Bilirubinausscheidung dunkelbraun und bildet beim Schütteln einen gelben Schaum.

Im Serum bestimmen wir das Gesamt-Bilirubin und bei einer erhöhten Konzentration ab etwa 3 mg/dl auch das "direkte" Bilirubin. Die Konzentration des "indirekten" Bilirubins kann aus der Differenz zwischen Gesamtbilirubin und "direktem" Bilirubin errechnet werden.

Bilirubin im Harn bewirkt auf dem Harnteststreifen einen Farbumschlag nach rosa bis violett. Die Intensität der Färbung nimmt mit steigender Bilirubinkonzentration zu. Die Empfindlichkeit des Tests wird durch Vitamin C (Ascorbinsäure) beeinträchtigt. Vitaminpräparate, Obstsäfte und größere Mengen Obst sollten daher vor der Harnuntersuchung vermieden werden. Bei Harninfekten wird die Empfindlichkeit durch Nitrit herabgesetzt. Durch Lichteinwirkung kann es zur Oxidation des Bilirubins und damit fälschlich zu niedrigeren Meßwerten kommen. Harnproben sollten stets unter Lichtabschluß gehalten und bei Aufbewahrung im Kühlschrank bei +4° C abgestellt werden.

9. Blut

Der Blutnachweis im Harn ist zur Früherkennung von Nieren-, Blasen- und Harnleitererkrankungen von besonderer Bedeutung. Beim Blutharnen, der Hämaturie, finden sich Beimengungen von intakten, also ungelösten roten Blutkörperchen im Urin. Beim eigentlichen Blutharnen, der *Makrohämaturie*, ist der Urin rot. Man sieht das schon mit dem bloßen Auge. Daher kommt sofort der Verdacht auf, daß der Urin Blut enthalten könnte und etwas nicht stimmt. Bei der Makrohämaturie finden wir eine Blutbeimengung von mehr als 2500 Erythrozyten pro μl Harn. Wird der Harn zentrifugiert, so wird er entfärbt. Die Erythrozyten setzen sich im Harnsediment ab.

Enthält der Harn nur soviel Erythrozyten, daß er noch seine normale Harnfarbe behält, so spricht man von *Mikrohämaturie*. Der Harnteststreifen reagiert außerordentlich empfindlich, so daß Mikrohämaturien damit sehr früh erfaßt werden können. Werte ab 5 Ery/μl werden als pathologisch angesehen. Intakte Erythrozyten zeigen sich auf dem Testpapier als grüne Punkte.

Bei der allgemein vorherrschenden und angefachten Krebsfurcht denkt man bei Blut im Harn wohl in erster Linie an Nieren-, Blasen- und Harnleiterkarzinome. 92 Prozent aller Tumoren dieser Organe äußern sich auch durch Hämaturie. Der Harntest ist daher die beste Vorsorge, denn die Blutbeimengungen im Harn werden damit bereits in einem Stadium erkannt, wo überhaupt noch keine Beschwerden auftreten.

Man muß aber nicht gleich an Krebs denken. Am häufigsten ist die Makrohämaturie bei *Blasenentzündung* (Zystitis), wobei auch an Ausstülpungen der Blasenwand (Blasendivertikel) und Blasenpapillome (gutartige Gewebs- und Schleimhautgeschwülste der Harnblase) gedacht werden muß. Die Nierensteinkrankheit (Nephrolithiasis) führt vor allem dann leicht zu Blutungen, wenn es sich um Calcium-Oxalat-Steine handelt, die scharfkantig und eckig sind, daher leicht Schleimhautverletzungen verursachen und gern im Harnleiter (Ureter) stecken bleiben. Weitere mögliche Ursachen sind vor allem Nierenentzündungen (Nephritis),

Wassersacknieren (Hydronephrose), Nierentuberkulose (Urogenitaltuberkulose) und natürlich auch Verletzungen (Trauma).

Die Drei-Gläser-Probe

Eine gewisse Abklärung, aus welcher Stelle des Harnapparates die Blutung kommt, ist mit der Drei-Gläser-Probe möglich. Der Urin wird nacheinander in drei Gläser entleert. Findet sich die Blutbeimengung nur in der ersten Urinportion, so dürfte die Blutungsquelle in der Harnröhre liegen. Ist auch die zweite Portion bluthaltig, so stammt die Blutung aus der Blase oder den oberen Harnwegen. Blutbeimengungen in allen drei Portionen spricht für einer höheren Sitz der Blutung im Nierenbecken oder in der Niere.

Mikrohämaturie

Mikrohämaturien lassen sich meist schwer abklären. So fanden wir in einem Fall wiederholt geringe Blutspuren im Urin, für die es zunächst keine Erklärung gab. Mit Hilfe einer Ultraschall-Sonographie wurde schließlich eine *Zystenniere* festgestellt. Dies sind durch eine Kapsel abgeschlossene mit Zystenflüssigkeit gefüllte sackartige Geschwülste im Nierengewebe. Lange Zeit brauchen sie keine Beschwerden zu bereiten. Die ersten Anzeichen zeigen sich im allgemeinen in einem Alter von etwa 40 Jahren, wie in diesem Fall bei der Urinuntersuchung durch eine Hämaturie. Da die Zysten nur langsam, aber stetig zu wachsen pflegen, wird die sich anbahnende Nierenfunktionseinschränkung lange nicht beachtet. Die wichtigste Komplikation ist eine chronische Niereninsuffizienz. Die Erkrankten sind blaß und klagen über Leistungsminderung. Nachweisen läßt sich eine sich allmählich anbahnende krankhafte Vermehrung der Harnmenge (Polyurie). Der Harn kann nicht mehr konzentriert werden. Es kommt zur Harnstarre (Isosthenurie); der Harn hat schließlich nur noch ein gleichbleibendes spezifisches Gewicht zwischen 1010 und 1012. Die reduzierte Nierenfunktion erfordert, daß durch eine entsprechende Nahrungsauswahl der Säure-Basen-, Elektrolyt- und Wasserhaushalt bestmöglich im Gleichgewicht gehalten und jede Überforderung der Niere vermieden wird. Dies erscheint als die einzige Möglichkeit, um ein

Wachstum der Zysten aufzuhalten und die Nieren so lange wie möglich funktionsfähig zu erhalten. Beim Fortschreiten der Erkrankung kann es über die metabolische Azidose, Azotämie und Anämie bis zur Harnvergiftung (Urämie) kommen.

Die Zystenniere betrifft normalerweise beide Nieren. Sie ist erblich und nicht geschlechtsgebunden. Die Vererbung erfolgt über Chromosomen (Bestandteile des Zellkerns, auf denen die Erbanlagen angeordnet sind), die nicht Geschlechtschromosen sind (Autosomen). Die Erbanlage ist vorherrschend (dominant), wird daher nicht von anderen überdeckt.

Hämoglobinurie wird auch beobachtet bei Infektionskrankheiten, Blutkrankheiten (hämolytischen Anämien), nach Transfusion gruppenfalschen Blutes, Vergiftungen, Verbrennungen und Kälteeinwirkung. Eine Überdosierung oder längere Behandlung mit die Blutgerinnung hemmenden oder verzögernden Mitteln, den sogenannten Antikoagulantien (gr. anti = gegen; lat. coagulare = gerinnen machen) kann ebenfalls zur Hämaturie führen.

Durch Vitamin C (Ascorbinsäure) werden die Bluttestfelder nicht gestört. Nitrit bei mehr als 10 mg/dl im Harn verzögert die Nachweisreaktion. Diese Menge wird bei Harnweginfekten aber nur selten erreicht. Auch Protein schwächt die Farbreaktion erst bei über 500 mg/dl ab.

Bei Frauen ist sehr darauf zu achten, daß die Blutbeimengungen nicht aus der Scheide stammen. So wurde beispielsweise bei einer Bakteriurie zunächst angenommen, daß auch das Blut nur aus dem Harntrakt stamme, während gleichzeitig ein Gebärmutterkrebs (Uterussarkom) vorlag. Während der Menstruation sollte möglichst keine Harnprobe genommen werden oder, wenn zeitlich nicht anders möglich, unter Verwendung von Vaginaltampons.

Hämoglobinurie

Bei der Hämoglobinurie werden im Harn keine intakten Erythrozyten vorgefunden. Der Harn enthält vielmehr freies Hämoglobin, also gelösten Blutfarbstoff nach vorangegangenem Erythrozytenzerfall (Hämolyse). Das Testpapier reagiert auf das freie Hämoglobin, das durch die übliche mikroskopische Sedimentuntersuchung überhaupt nicht erfaßt werden kann. Außerdem hat auch die Verwendung von natürlichem, unzentrifugiertem Harn (Nativurin) den Vorteil, daß die Untersuchung unter gleichbleibenden Untersuchungsbedingungen erfolgt und die bei der Sedimentuntersuchung möglichen Fehlerquellen unterbleiben. Das freie Hämoglobin führt zu einer gleichartigen (homogenen) Grünfärbung des Testfeldes. Die praktische Nachweisgrenze für Hämoglobin liegt bei einer Menge aus etwa 10 Erythrozyten μl.

Myoglobinurie

Myoglobin ist ein roter Muskelfarbstoff, der dem Hämoglobin ähnelt und Sauerstoff aufnimmt und abgibt. Eine Myoglobinausscheidung in den Harn findet sich nach großen körperlichen Anstrengungen wie Märschen. Man spricht von "Marschhämoglobinurie". Es handelt sich dabei jedoch um Muskelhämoglobin, also um Myoglobin. Das Testpapier reagiert auf Hämoglobin und Myoglobin. Beide sind nur schwer zu unterscheiden. Ein Teil der bisher als Hämoglobinurie bezeichneten Erscheinungen, wie bei großen körperlichen Anstrengungen, Muskelverletzung und Muskelnekrosen stellt im allgemeinen wohl eine Myoglobinurie dar.

Bei langen Märschen, scharfem körperlichem Training und übertriebenem Langlauf (Jogging) finden sich immer wieder Hämoglobien, Eiweiß und sogar Zylinder im Urin. Man pflegt diese Erscheinungen unter Sportlern gern als "gutartig" und "harmlos" hinzustellen. Bei jungen, gesunden und einigermaßen trainierten Personen verschwinden diese Erscheinungen zwar ziemlich schnell. Trotzdem muß man sich klar darüber sein, daß die Niere überfordert wurde. Wer seine Gesundheit auf Dauer erhalten will, sollte Hämaturie und Proteinurie nicht leichtfertig übersehen, sondern sportliche Betätigungen mit Maß und Ziel ausüben. Dies gilt ganz besonders für Altersläufer, die nicht unbedingt gleich den Marathonlauf anstreben, sondern nie an die Erschöpfungsgrenze herangehen sollten.

D. HARNSEDIMENT

Zur Ergänzung des Urinprofils wird im Verdachtsfall die mikroskopische Untersuchung des Urinsediments durchgeführt. Das Sediment ist der Bodensatz des Urins, also das, was sich unten absetzt, wenn man den Urin in einem Spitzglas länger stehen lassen würde. Um das Absetzen zu beschleunigen, wird der Urin mit einer Zentrifuge zur Trennung des Harnsedimentes von der Harnflüssigkeit ausgeschleudert (zentrifugiert).

Verwendet werden spitze Zentrifugengläser, weil sich das Sediment in der ausgezogenen Spitze besser ansammelt als in dem für Blutuntersuchungen üblichen rund endenden Glas. Wir geben 15 ml gut gemischten Harn in das Zentrifugenglas und zentrifugieren 5 Minuten bei 3000 Umdrehungen pro Minute (Bild 85, a und b). Diese Bedingungen sollten stets einheitlich eingehalten werden, um bei etwaigen Nachuntersuchungen bessere Vergleichsmöglichkeiten zu haben. Der Überstand wird dekantiert (frz. décanter = eine Flüssigkeit von ihrem Bodensatz abgießen). Er muß schnell und in einem Zuge abgegossen, fast abgeschleudert werden, damit das Sediment zurückbleibt und nicht aufgewirbelt wird. Mit der zurückbleibenden geringen Urinmenge schütteln wir den Bodensatz auf und geben mit einer Pipette einen Tropfen auf einen Objektträger (d). Ein kleines Deckgläschen wird vorsichtig aufgelegt; der Tropfen soll sich darunter gleichmäßig verteilen (e). Das Sediment ist nunmehr fertig zum Mikroskopieren (f).

Wir verschaffen uns zunächst bei 100facher Vergrößerung mit dem Objektiv 10 einen Überblick. Dann schalten wir mit Hilfe des Revolvers auf das Objektiv 40 oder 45 um. Wir haben dann zur genauen Durchmusterung (Differenzierung) eine 400- bis 450fache Vergrößerung. Der Revolver ist eine drehbare Scheibe, ein Objektivwechsler, in den die Objektive in der Reihenfolge steigender Vergrößerung eingeschraubt werden. Durch einfaches Drehen dieser Scheibe kann auf das jeweils benötigte Objektiv umgeschaltet werden. Den Kondensor läßt man in der höchsten Stellung oder kurz darunter und schließt die Kondensorblende soweit, wie es gerade erforderlich ist, um einen ausreichenden Kontrast zu erzeugen.

Das Phasenkontrastmikroskop

Eine Steigerung der Bildkontraste gegenüber der üblichen Hellfeldbeleuchtung ermöglicht das Phasenkontrastmikroskop, das 1935 von dem Holländer Fritz ZERNIKE konstruiert wurde (Nobelpreis 1953). Vor allem lichtdurchlässige (transparente) Strukturen, deren Drehungsindex sich wenig von dem des Wassers unterscheidet, werden besser sichtbar. Wir bedienen uns des Phasenkontrastes daher vorzugsweise bei der Untersuchung des frischen, ungefärbten Urinsedimentes, aber auch bei sonstigen nicht vorbehandelten und lebenden Objekten (Nativ- und Vitalpräparate). Der Phasenkontrast erfordert besondere mit Ringblenden ausgerüstete Phasenkontrastkondensatoren und Phasenkontrastobjektive mit Phasenring.

Bei den Harnsedimenten unterscheidet man die anorganischen und organischen Bestandteile. Man spricht auch von nicht organisierten und

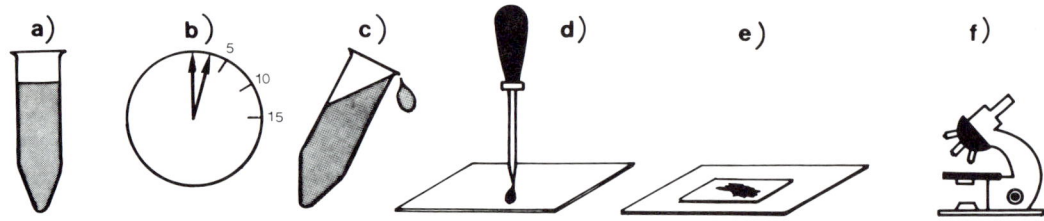

Bild 85: Herstellung des Harnsediments.
a) 15 ml Harn in spitzes Zentrifugenglas füllen.
b) 5 Minuten bei 3000 Umdrehungen pro Minute zentrifugieren.
c) Der Überstand wird dekantiert.
d) Einen Tropfen auf Objektträger geben.
e) Mit Deckglas bedecken.
f) Mikroskopieren.

organisierten Sedimentsbestandteilen. Nicht organisierte Sedimentanteile sind Kristalle und amorphe (formlos, nicht kristallin) Ausscheidungen. Organisierte Bestandteile des Harnsediments enthalten dagegen organische Formelemente.

1. Anorganische Sedimentbestandteile

Im Urin gelöste Salze sind nicht sichtbar, sondern nur Kristalle, deren Ausfall vor allem vom pH-Wert und von der Temperatur abhängt. Dem Nachweis von Kristallen im Urinsediment wird im allgemeinen wenig Beachtung geschenkt, nachdem man sich mit den Zusammenhängen zwischen der Nahrungszufuhr und dem Elektrolyt- und Säure-Basen-Haushalt wenig beschäftigte.

Saurer Harn

Frischer saurer Harn ist normalerweise klar. Er kann sich bei Abkühlung durch Ausscheidung von harnsauren Salzen trüben. Es sind die sogenannten *Urate*, amorphe Natrium- oder Kaliumsalze der Harnsäure (Bild 86). Größere Mengen fallen bei Abkühlung als sichtbarer sandähnlicher Niederschlag aus. Sie können sich durch Harnfarbstoffe gelb-rötlich verfärben und werden dann als "Ziegelmehlsediment" bezeichnet. Bei Erwärmung lösen sie sich wieder auf.

Die *Harnsäure* ist ein normaler Harnbestandteil, der aber beispielsweise bei übermäßigem Fleischgenuß und Gicht vermehrt ausgeschieden wird. Die Harnsäure ist zwar farblos, jedoch sind die Harnsäurekristalle durch Harnfarbstoffe meist gelblich gefärbt. Es sind plattenförmige Kristalle (Bild 86). Sie kommen aber auch in

Wetzstein-, Tonnen- und Rosettenform vor. Im Gegensatz zu den Uraten löst sich die Harnsäure nicht beim Erwärmen, dagegen in Laugen (Kali- und Natronlauge). Die Harnsäure und ihre Urate haben Bedeutung bei der Bildung von Harnsteinen.

Kalziumoxalatkristalle sind im mikroskopischen Bild leicht zu erkennen. Es sind meist Oktaeder. Das sind Achtflächner, regelmäßige, von acht gleichseitigen Dreiecken begrenzte Körper. Sie treten in der für diese Kristalle charakteristischen *Briefkuvertform* in Erscheinung und sind stark lichtbrechend (Bild 86). Sie lösen sich ebenfalls nicht beim Erwärmen, aber bei Zugabe von Salzsäure. Kalziumoxalat besitzt Bedeutung für die Bildung von Harnsteinen.

Alkalischer Harn

Im ammoniakalisch zersetzten alkalischen Harn findet man nicht selten Magnesiumammoniumphosphat, die sogenannten *Tripelphosphatkristalle*. Es sind rhombische Prismen. Die farblosen, stark lichtbrechenden Kristalle können durch ihre "Sargdeckelform" gut erkannt werden (Bild 87). Zum Unterschied von Kalziumoxalatkristallen sind sie leicht löslich in Essigsäure.

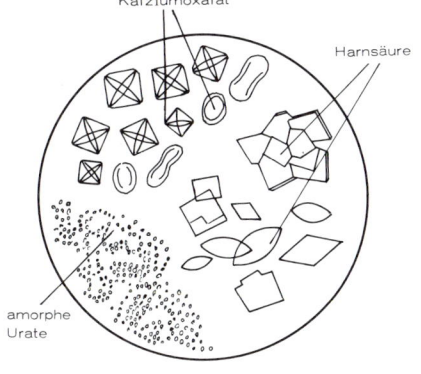

Bild 86: Saurer Harn.

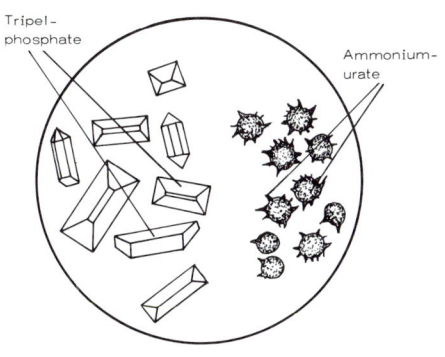

Bild 87: Alkalischer Harn.

Ammoniumurate kristallisieren aus alkalischem Harn gewöhnlich in Form einzelner oder zu mehreren zusammengelagerten gelblichen Kugeln, die Stechapfelform annehmen können (Bild 87). Sie lösen sich beim Erwärmen und fallen beim Erkalten wieder aus.

Andere als die vorgenannten anorganischen Bestandteile des Harnsediments treten selten auf, Aminosäuren (Leuzin und Tyrosin) im Sediment saurer Harne nur bei schweren Leberparachymschäden.

2. Organische Sedimentbestandteile

Für die Erkennung von Erkrankungen der Nieren und ableitenden Harnwege sind uns die organischen Sedimentbestandteile besonders nützlich. Es sind Zellen, Zylinder und Bakterien. Zur Gewinnung des Harnsedimentes sollte möglichst frisch gelassener Harn verwendet werden. Man läßt ihn nicht länger als 20 Minuten nach der Gewinnung stehen, da die organischen Sedimente durch längeres Stehen verändert oder zerstört werden können.

Für diese Untersuchung bevorzugen wir in unserem Laboratorium ein Mikroskop mit Phasenkontrasteinrichtung. Zylinder und Bakterien werden mit der Phasenkontrastmikroskopie im ungefärbten Präparat besser sichtbar. Auch Epithelzellen und Leukozyten lassen sich besser unterscheiden.

a) Epithelien

Das Epithelium ist die oberste Zellschicht (Deckgewebe) des Haut- und Schleimhautgewebes. Zum Epithelgewebe gehört nicht nur die äußere Haut, sondern auch die innere Haut, die die Körperhöhlen auskleidet. Die innere Oberfläche der Nieren und ableitenden Harnwege ist von einer schützenden und anfeuchtenden Schleimschicht überzogen. Darum heißt sie *Schleimhaut*. Von dieser Schleimhaut werden ständig einzelne Zellen abgestoßen, die in den Urin und damit ins Sediment gelangen.

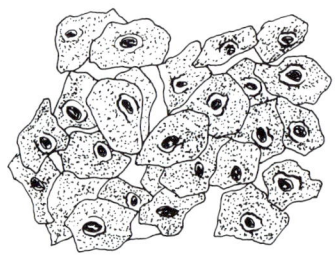

Bild 88: Plattenepithelien.

Die Epithelien sind im allgemeinen nur dann von diagnostischer Bedeutung, wenn sie in großer Zahl und in Verbindung mit zahlreichen Leukozyten auftreten. Dies läßt auf Entzündungsprozesse schließen. Je nach dem Abschnitt der Niere und Harnwege, aus dem die Epithelzellen stammen, lassen sich drei verschiedene Formen unterscheiden.

Plattenepithelzellen

Wie der Name schon sagt, sind es große, breite, flache Zellen, die aus der oberen Schleimhautschicht, dem *Deckepithel* der Haut, stammen (Bild 89a). Sie haben eine unregelmäßige mehreckige Form und verfügen über einen deutlich sichtbaren kleinen Kern (Bild 88). Häufig befinden sich mehrere in einem zusammenhängenden kleinen Zellverband. Es sind in der Regel abgeschilferte Epithelzellen der äußeren Geschlechtsorgane (Genitalien), können eventuell auch aus dem vorderen Teil der Harnröhre

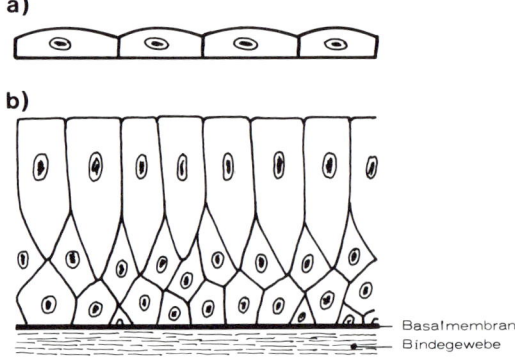

Bild 89: a) Plattenepithel (einschichtig).
b) Übergangsepithel.

und bei der Frau aus der Scheide (Vagina) stammen. Kleine Mengen sind eine normale Erscheinung. Man findet sie vor allem, wenn der Urin nicht sorgfältig genug entnommen wurde und daher eine Verunreinigung vorliegt.

Epithelien der abführenden Harnwege (Übergangsepithel)

Diese Epithelien entstammen dem mehrschichtigen Epithel der Schleimhaut, also bereits den tieferen Schleimhautschichten. Sie können verschiedene Formen haben, je nach der Schicht, aus der sie stammen. In der Regel haben sie einen zwei- bis vierfach größeren Durchmesser als Leukozyten. Sie sind vieleckig (polygonal) und zeigen meist Birnen- oder Spindelform. An der Grenze zwischen Epithel und Bindegewebe liegt eine dünne Baselmembran (Bild 89b). Zellen, die durch einen Fortsatz mit dieser Basalmembran verbunden sind, sind meist spitz ausgezogen, so daß sie wie ”geschwänzt” erscheinen (Bild 90). Diese Deckzellen können mehrere Kerne haben.

Diese Epithelzellen können aus dem Nierenbecken, aber auch aus den tieferen Abschnitten der ableitenden Harnwege stammen, wie Harnleiter (Ureter), Harnblase und Anfangsteil der Harnröhre (Urethra). Im ganzen Bereich der ableitenden Harnwege, also Nierenbecken, Ureter, Blase und Urethra, liegt ein einheitlicher Epitheltyp, das sogenannte *Übergangsepithel*, vor. Daher kann nicht unterschieden werden, aus welchem Abschnitt der Harnwege die Zellen stammen. Vermehrtes Auftreten deutet lediglich auf einen entzündlichen, unter Umständen sogar bösartigen Prozeß im Bereich der ableitenden Harnwege hin, besonders bei gleichzeitiger Anwesenheit von Leukozyten, Erythrozyten oder Bakterien. Übergangsepithelien können oft massenhaft bei Blasenentzündung (Zystitis) im Sediment beobachtet werden.

Nierenepithelien

Die Nierenepithelien, die dem Nierenkanälchen (Tubulus) entstammen, sind bis zu einem Drittel größer als Leukozyten. Sie haben meist eine runde Form und einen vergleichsweise großen bläschenförmigen Kern (Bild 91). Wir haben gefunden, daß sie selten vorkommen. Einzeln

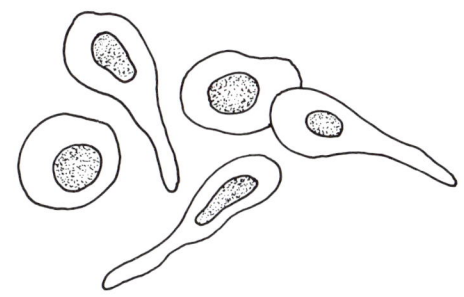

Bild 90: Übergangsepithelien.

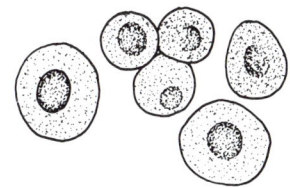

Bild 91: Nierenepithelien.

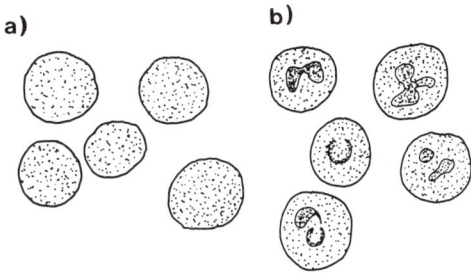

Bild 92: Leukozyten.
a) Gewöhnliches Aussehen.
b) Kerne mit Essigsäure sichtbar gemacht.

vorkommende Nierenepithelzellen sind im Sediment von aus den ableitenden Harnwegen stammenden Übergangsepithelien und sogar von Leukozyten schwer zu unterscheiden. Sie sind zudem wenig haltbar, vor allem wenn der Urin alkalisch und infiziert ist.

Findet man diese Epithelien in Form von *Zylindern*, so kann davon ausgegangen werden, daß sie aus den Nierenkanälchen stammen. Ebenso wenn *Fettkörperchen* eingelagert sind, die lichtbrechend sind und auf eine fettige Degeneration hindeuten.

b) Leukozyten

Die Leukozyten sind runde Zellen, die etwas größer sind als Erythrozyten, aber kleiner als die meisten im Urinsediment auftretenden Epithelzellen. Typisch ist für sie die *Granulation*, das heißt die feinen Körnchen, die sie in ihrem Innern aufweisen. Die Kerne der Leukozyten sind gewöhnlich durch die Granulation verdeckt. Sie lassen sich durch Zusatz von zweiprozentiger Essigsäure, die Erythrozyten auflöst, besser sichtbar machen (Bild 92). Auch die Unterscheidung gegen Übergangsepithelien, die einen runden und ziemlich großen Kern haben, wird dadurch verbessert.

Während die Leukozyten im sauren und konzentrierten Harn (hypertonen Urin) lange Zeit erkennbar bleiben, lösen sie sich im alkalischen Harn, bei Vorliegen von Infekten und auch im dünnen Harn mit niedrigem spezifischem Gewicht (hypotonen Urin) ziemlich schnell auf. Granula und Zellkonturen verschwinden allmählich, so daß man unter dem Mikroskop nichts mehr sieht.

Die Färbung nach Sternheimer und Malbin erleichtert es, Leukozyten von Epithelien zu unterscheiden. Außerdem ermöglicht diese Färbung den Nachweis einer Zellart, die als *Sternheimer-Malbin-Zellen*, Glitzerzellen oder blasse Zellen bezeichnet werden. Der Kern dieser Zellen färbt sich nicht oder höchstens blaß-bläulich, die Granula ist fein und grau blau glitzernd. Bei starker Vergrößerung zeigt die Granula dieser Zellen eine eigentümlich vibrierende Bewegung, die sogenannte Brownsche Molekularbewegung. Die normalen dunklen Eiterzellen sind demgegenüber intensiv angefärbt; ihre Zellmembran ist für Farbstoffe durchlässiger. Der Kern ist rot-violett. Die Granula sind gröber und intensiv violett gefärbt; die Brownsche Molekular-Bewegung fehlt.

Die Sternheimer-Malbin-Zellen werden in der Regel bei einer chronischen Pyelonephritis vorgefunden, gelten aber nach heutiger Auffassung nicht als spezifisch für das Vorliegen einer Pyelonephritis. Sie sind kennzeichnend für eine Leukozyturie bei hypertonem Urin.

Einzelne Leukozyten findet man auch bei Gesunden. Von einer *Leukozyturie* spricht man erst bei einem Vorkommen von mehr als 5 Leukozyten pro Gesichtsfeld bei 400facher Vergrößerung. Beim gesunden Mann sollte sich sogar nicht mehr als ein Leukozyt pro Gesichtsfeld finden. Das Gesichts- oder Blickfeld ist das Feld, das man beim Einblick in das Mikroskop überblickt, ohne das Präparat zu verschieben. Man durchmustert mehrere Felder nacheinander und schreibt den Mittelwert auf. Die Leukozytenmenge pflegen wir wie folgt zu protokollieren:

—	=	nicht mehr als 1 Leukozyt pro Gesichtsfeld
(+)	=	bis 5 Leukozyten ” ”
+	=	7 - 20 ” ” ”
++	=	20 - 30 ” ” ”
+++	=	massenhaft

Ein vermehrtes Auftreten deutet auf Entzündungen oder Eiterungen (Pyurie) in der Niere, im Bereich der ableitenden Harnwege oder den Genital-Organen hin. Durch die Zweigläserprobe läßt sich unter Umständen abgrenzen, ob sich die krankhafte Veränderung im Bereich der Nieren (Pyelonephritis), Blase (Zystitis), Prostata (Prostatitis) oder Harnröhre (Urethritis) befindet. Finden sich Leukozytenzylinder, so muß auf eine Pyelonephritis geschlossen werden, weil diese nur in den Harnkanälchen (Nierentubuli) gebildet werden. Die akute Blasenentzündung ist durch Leukozyturie und Bakteriurie gekennzeichnet. Dasselbe ist bei einer chronischen Prostatitis möglich, wenn es durch Abflußbehinderung zur Bildung von Restharn kommt.

c) Erythrozyten

Während es sich bei den Leukozyten um kugelrunde Zellen handelt, haben die roten Blutkörperchen, die Erythrozyten, eine flache Rundform. Der Rand ist an beiden Seiten leicht erhaben, so daß die Erythrozyten in der Mitte nach innen gewölbt (konkav) erscheinen (Diskusform, Bild 93). Im Mikroskop stellen sie sich als gleichgroße, kreisrunde, scharf begrenzte Scheiben ohne Kern dar (Bild 94 und 95a). Das Zellplasma ist klar, ohne Granulation. Beim

Drehen der Mikrometerscheibe am Mikroskop wird ein doppelt konturierter Rand sichtbar mit einem zentralen Schatten. Normalerweise sind die Erythrozyten mattgelb. Sie sind erheblich kleiner als Leukozyten oder Epithelien.

Beim Gesunden finden wir bei 400facher Vergrößerung keine oder gelegentlich ein rotes Blutkörperchen im Sediment. Bei mehr als 4 Erythrozyten pro Gesichtsfeld spricht man in jedem Falle von Erythrozyturie oder *Hämaturie* (Blutharnen). Wir pflegen die Erythrozytenmenge wie folgt zu protokollieren:

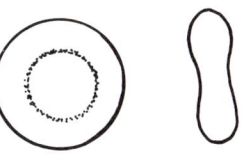

Bild 93: Erythrozyt, Ansicht von oben und Schnittdarstellung.

—	=	keine Erythrozyten im Blickfeld		
(+)	=	1- 4	"	" "
+	=	5-10	"	" "
++	=	10-20	"	" "
+++	=	20-30	"	" "
++++	=	massenhaft		

pH-Wert und Harnkonzentration

Je nach pH-Wert und Harnkonzentration verändern die Erythrozyten leicht ihre Form (Bild 94). In Urin mit einem spezifischem Gewicht von etwa 1018 haben die Erythrozyten die gleiche Größe wie im Blut (7-8 µm Durchmesser). Im konzentrierten (hochgestellten) Harn mit einem spezifischen Gewicht über 1025 und saurem pH unter 6,5 geben sie Wasser ab. Sie verkleinern sich zunächst zu *Mikrozyten* (5-7 µm Durchmesser) und dann zu *Spärocyten*. Dies sind Kugelzellen ohne zentrale Delle. Bei weiterem Wasseraustritt schrumpfen sie schließlich in *Stechapfelform*. Die Färbung wird dann meist intensiv rot, weil der Hämoglobingehalt bei der Verkleinerung des Volumens gleich bleibt.

In Urin mit alkalischem pH über 6,5 und mit einem spezifischen Gewicht unter 1010 kommt es durch Wasseraufnahme zu einer allmählichen Schwellung der Erythrozyten. Es entstehen *Makrocyten* mit einem Durchmesser von 7-10 µm. Das Hämoglobin wird ausgelaugt, so daß im Mikroskop schließlich nur noch blasse farblose Ringe, die sogenannten *Blutschatten*, erscheinen (Bild 94 und 95c).

Hefezellen

Nicht verwechselt werden dürfen Erythrozyten mit *Hefezellen*. Diese besitzen meist eine ovale Form, sind ungleich groß und bilden durch

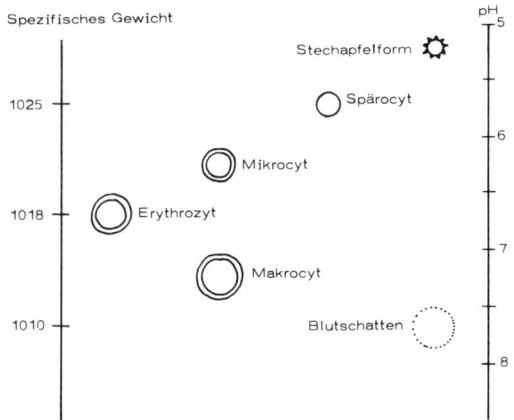

Bild 94: Abhängigkeit der Erythrozytenform und -größe vom pH-Wert und spezifischen Gewichts des Harns.

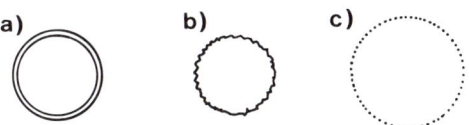

Bild 95: Erythrozyten.
a) Normale Form. b) Stechapfelform. c) Blutschatten.

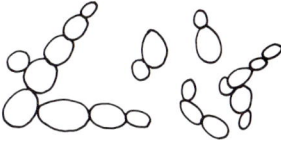

Bild 96: Hefezellen.

Sprossung Ketten (Bild 96). Im Gegensatz zu Erythrozyten haben sie keinen doppelt konturierten Rand und keinen gelben Farbton. Mit Sicherheit lassen sie sich durch Zusatz von 5prozentiger Essigsäure unterscheiden. Die Erythrozyten werden aufgelöst, die Hefezellen dagegen nicht angegriffen.

Die Blutbeimengung im Urin kann die verschiedensten Gründe haben. Sie wird bei vielen Erkrankungen der Harn- und Geschlechtsorgane (des Urogenitaltraktes) beobachtet. Es kann zunächst versucht werden, den Ort der Blutungsquelle mit Hilfe der Drei-Gläser-Probe näher zu bestimmen. Im allgemeinen wird davon ausgegangen, daß bei der Nierensteinkrankheit (Nephrolithiasis) gleichmäßig gerundete und farbstoffreiche Erythrozyten gefunden werden.

Ausgelaugte Erythrozyten (Blutschatten) sprechen mehr für eine Nierenentzündung, die das Haargefäßknäuel der Nierenrinde (Glomerulum) betreffen. Auch stark unterschiedlich große Erythrozyten lassen vermuten, daß die Blutung im Bereich der Niere liegt, da die stark wechselnde Osmolarität in den Harnkanälchen solche Veränderungen verursachen kann. Das gleichzeitige Auftreten von Erythrozytenzylindern dient immer als Beweis, daß die Blutung aus der Niere stammt.

d) Harnzylinder

Die Harnzylinder entstehen im distalen Tubulus und in den Sammelrohren der Niere und weisen auf eine Nierenstörung hin. Sie sind daher für die mikroskopische Untersuchung des Sediments sehr bedeutungsvoll. Es sind Ausgüsse der Harnkanälchen (Bild 97). Sie bestehen aus einer eiweißartigen Grundsubstanz, in die Nierenepithelien oder andere Bestandteile, wie Leukozyten und Erythrozyten, eingelagert sein können. Es sind längliche, zylinderförmige Gebilde mit abgerundeten oder scharf abgebrochenen Enden und von unterschiedlicher Länge.

Die Zylinder sind im Mittel etwa dreimal so dick wie der Durchmesser eines Leukozyten ($3 \cdot 15 = 45\ \mu m$). Zylinder, die auffallend breit sind (mehr als $50\ \mu m$), deuten auf eine Ausweitung der Sammelrohre hin, die bereits auf eine fortgeschrittene schwere Nierenschädigung hindeutet (Bild 97, rechts und 98h). Vor allem, wenn sie in größerer Zahl auftreten, müssen sie ernst genommen werden. Sie sprechen für eine chronische Niereninsuffizienz.

Zylindroide und Schleimfäden

Nicht verwechselt werden mit echten Zylindern dürfen die sogenannten Zylindroide, die vorwiegend aus Schleimstoffen (Muzine) zu bestehen scheinen. Es sind band- oder fadenartige lange Gebilde, meist mit Längsfaserung versehen und an den Enden spitz auslaufend oder aufgefasert (Bild 98a). Man geht davon aus, daß sie aus Bestandteilen des normalen Harns bestehen, weshalb sie diagnostisch keine Bedeutung haben.

Hyaline Zylinder

Die hyalinen Zylinder sind durchscheinend und farblos und haben normalerweise keine Einschlüsse (Bild 98b). Im Lichtmikroskop sind sie schlecht zu erkennen. Der Kontrast wird verbessert durch Vorsatz eines Grünfilters oder durch die Phasenkontrastmikroskopie. Hyaline Zylinder bestehen aus Mukoproteinen (lat. mucus = Schleim). Diese werden von den Zellen im distalen Tubulus gebildet (sezerniert), beim Übergang in die Nierenkanälchen ausgefällt (dehydriert), klumpen sich zusammen und bilden so den hyalinen Zylinder. Einzelnen hyalinen Zylindern mißt man keine Bedeutung bei. Sie kommen auch beim Gesunden nach

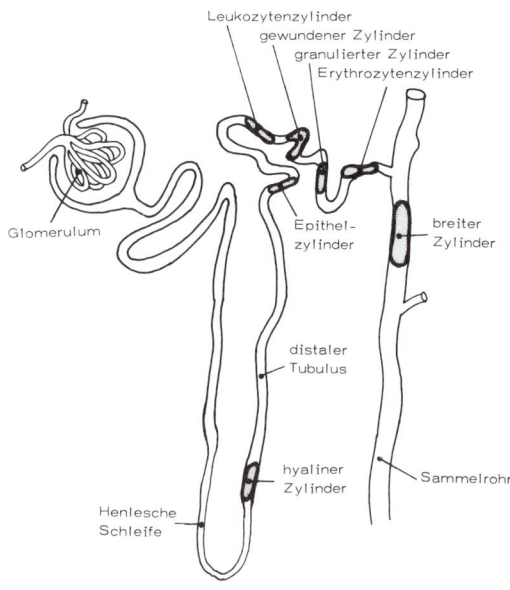

Bild 97: Bildung von Harnzylindern.

größerer körperlicher Anstrengung vor. Man findet sie normalerweise bei den gleichen Zuständen, die mit einer Proteinurie einhergehen. Ihre Bewertung erfolgt nur im Zusammenhang mit anderen Befunden.

Epithelzylinder

Diese Zylinder entstehen durch Verschmelzung abgeschilferter Nierenepithelien als Folge einer Nierenerkrankung. Nur die frisch abgestoßenen Epithelien sind noch erkennbar. Sie sind etwas größer als Leukozyten und haben einen großen, runden Kern (Bild 98c). Durch Zerfall der Zellstruktur zerfallen sie zu Bruchstücken, sogenannten Granula, und zwar zu grobgranulierten, feingranulierten und schließlich wachsartigen Zylindern. Oftmals liegt eine fettige Degeneration der Nierenepithelzellen vor, die als lichtbrechende Fetteinschlüsse in Erscheinung tritt. Epithelzylinder lassen sich bei fast allen chronischen Nierenkrankheiten beobachten.

Granulierte Zylinder

Granulierte Zylinder entstehen durch die Einlagerung von feinen bis gröberen Granula (lat. granulum = Körnchen), die Bruchstücke oder Reste degenerierter Zellen darstellen (Bild 98d). Granulierte Zylinder entstehen vermutlich nicht nur aus zerfallenden Epithelzellen, sondern können auch Proteine, Erythrozyten oder Leukozyten und Fett enthalten. Granulierte Zylinder deuten stets auf Nierenerkrankungen hin.

Wachszylinder

Die Wachszylinder unterscheiden sich von den hyalinen Zylindern durch ein höheres Lichtbrechungsvermögen, ihre gelbliche Farbe und ihren wachsartigen Mattglanz. Kennzeichnend ist die Einkerbung ihrer Ränder (Bild 98e).

Es wird vielfach angenommen, daß es sich bei den Wachszylindern um das Endstadium einer zunehmenden Degeneration von Epithel- und granulierten Zylindern handelt. Es entsteht dann eine homogene, amorphe Masse mit hohem Lichtbrechungsvermögen, die man "Wachszylinder" nennt. Wachszylinder haben die gleiche klinische Bedeutung wie Epithel- und granulierte Zylinder. Sie deuten auf eine schwere Nierenerkrankung hin.

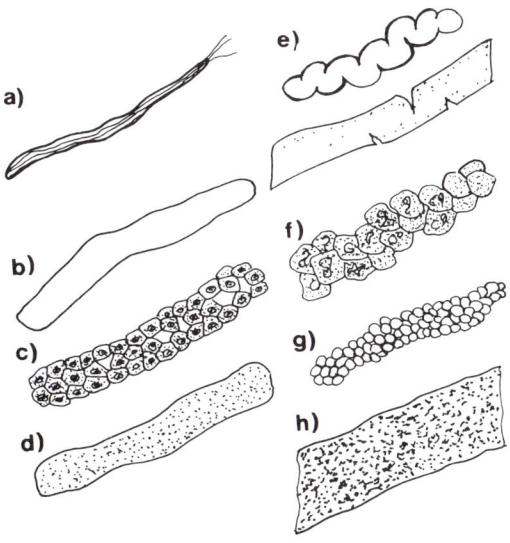

Bild 98: Harnzylinder.

a) Zylindroid.
b) Hyaliner Zylinder.
c) Epithelzylinder.
d) Granulierter Zylinder.

e) Wachszylinder.
f) Leukozytenzylinder.
g) Erythrozytenzylinder.
h) Breiter Zylinder.

Leukozytenzylinder

Die Leukozytenzylinder, also Leukozyten in zylindrischer Anordnung, sind oft schlecht von Epithelzylindern zu unterscheiden (Bild 98f). Sie treten vor allem bei Entzündung der Nieren (Pyelonephritis) auf. Bei Verdacht auf chronische Pyelonephritis ist ihr Nachweis von Bedeutung. Es empfiehlt sich in solchen Fällen die Anfärbung des Sediments, um die Unterscheidung zu erleichtern.

Erythrozytenzylinder

Erythrozytenzylinder bestehen aus Erythrozyten in zylindrischer Anordnung (Bild 98g). Diese können zusammengepreßt und verformt erscheinen. Gewöhnlich sind sie durch die Farbe des Hämoglobins gelbrot bis bräunlich, können aber durch Auslaugung auch fast farblos erscheinen. Ihr Auftreten ist charakteristisch für eine Nierenentzündung, die vorwiegend die Glomeruli ergreift (Glomerulonephritis).

Die Bildung von Zylindern

Wir haben gesehen, welchen weitgehenden Einblick in Veränderungen der Nieren und ableitenden Harnwege die Untersuchung des Harnsediments ermöglicht. Dabei sind diese Untersuchungen, im Gegensatz zu den meisten anderen Untersuchungsmethoden, ohne jede Belastung des Patienten möglich. Da wir uns nicht mit der Feststellung einer Erkrankung begnügen, sondern den *Ursachen* nachzugehen pflegen, ist es von Interesse, unter welchen Bedingungen es zur Bildung von Harnzylindern kommt.

Zylinder bilden sich vorwiegend im distalen Tubulus und in den Sammelrohren. Die Zylinderbildung wird durch einen stark sauren Harn gefördert. Im Bereich der Henleschen Schleife erfährt der Harn eine Säuerung, der pH-Wert sinkt ab. Die Voraussetzungen für die Zylinderbildung sind daher in dem hinter der Henleschen Schleife liegenden Bereich, also im distalen Tubulus und in den Sammelrohren in besonderem Maße gegeben.

Auch hier zeigt sich daher wieder die grundlegende Bedeutung des Säure-Basen- und Elektrolyt-Haushaltes, den wir als Grundregulation bezeichnen. Chronische Krankheiten sind durch eine saure Stoffwechsellage, oftmals durch eine völlige Harnstarre gekennzeichnet. Indem wir über die Ernährung eine Säure-Basen-Flut, also den erforderlichen Wechsel zwischen sauer und basisch herbeiführen, entfallen die Voraussetzungen für die Zylinderbildung, die im stark sauren Harn besonders günstig sind. Zugleich kommt es zu einer verbesserten Harnausscheidung (Diurese) und einer Korrektur des Elektrolyt-Haushaltes und damit zu Bedingungen, die den für die Bildung von Zylindern erforderlichen Voraussetzungen den Boden entziehen. So zeigt sich immer wieder die Grundregulation als ursprüngliche erste Ursache, ohne die es keine Erhaltung oder Wiederherstellung der Gesundheit gibt.

e) Mikroorganismen

Für den Nachweis von Bakterien ist ein frisch gelassener und sauber aufgefangener Mittelstrahlurin erforderlich. Nach Möglichkeit wird Morgenurin genommen. Bei positivem Ausfall der Nitritreaktion pflegen wir stets eine mikroskopische Untersuchung und meist auch eine kulturelle Prüfung anzuschließen. Bei der weiten Verbreitung von Harnwegsinfektionen (Bakteriurien) sollte die bakteriologische Untersuchung des Urins nie unterbleiben und routinemäßig erfolgen. Nicht immer macht sich eine bakterielle Infektion durch Beschwerden, wie Brennen beim Wasserlassen und häufigen Harndrang (Pollakisurie), bemerkbar. Das gilt in erhöhtem Maße für Zuckerkranke (Diabetiker) und Schwangere, bei denen Harnwegsinfektionen häufiger vorkommen.

Der geübte Mikroskopiker ist in der Lage, den größten Teil aller Bakteriurien durch eine einfache mikroskopische Untersuchung zu erfassen. Es genügt im allgemeinen, wenn mit 400facher Vergrößerung mikroskopiert wird. Die Kondensorblende wird soweit geschlossen, wie es der Kontrast erfordert. Eine Färbung ist im allgemeinen nicht einmal erforderlich. Wenn uns eine Färbung angezeigt erscheint, so begnügen wir uns mit der Färbung nach Sternheimer und Malbin. Bei dieser Färbung erscheinen tote Bakterien rot, lebende (vitale) Bakterien blau.

Harnwegsinfektionen werden so gut wie ausschließlich von Bakterien verursacht, die zur normalen Darmflora gehören. Am häufigsten sind *Kolibakterien* (Escherichia coli). Es sind plumpe, bewegliche Stäbchen, die im Mikroskop gut beobachtet werden können. Weitere Stäbchenbakterien, die im Harn vorkommen können, sind Proteus, Klebsiella, Pseudomonas und Enterobacter. Streptokokken, auch als Enterokokken bekannt, und Staphylokokken sind Kugelbakterien. Man erkennt sie im Mikroskop als winzige Pünktchen, die eine Art Zitterbewegung aufweisen. Während *Streptokokken* (Sepsis- und Eitererreger) Ketten bilden, liegen *Staphylokokken* (Eitererreger) traubenförmig. Mischinfektionen sind häufig, bei denen oftmals die gramnegativen Kolibakterien an erster Stelle stehen. Falls es auf eine genaue Identifizierung ankommt, wird man das nicht mikroskopisch versuchen, sondern sich biochemischer Methoden bedienen.

f) Pilzerkrankungen

Die Erkrankungen durch Pilze (Mykosen) haben erheblich zugenommen. Rund 20 Millionen Menschen leiden schätzungsweise darunter. Mehr als 30 Prozent der Frauen klagen zumindest vorübergehend über Scheidenausfluß (Fluor vaginalis), der oftmals durch eine Pilzinfektion ausgelöst wird (Vaginalmykose). Dies kann einmal auf eine übertrieben häufige und langdauernde Anwendung von Antibiotika zurückgeführt werden, die das Gleichgewicht der physiologischen Bakterienflora stört und dadurch das Wachstum der Pilze fördert. Zum anderen kann aber auch eine Verminderung der natürlichen Abwehrlage (Resistenzminderung) zur Ausbreitung der Pilzerkrankungen beitragen. Diese kann auf einen ungesunden Lebensstil, aber auch auf andere schwere Krankheiten, wie beispielsweise Diabetes, Krebs oder Infektionskrankheiten, zurückzuführen sein. Die Bereitschaft zu einer Erkrankung hängt ab vom abwehrgeschwächten Milieu und von der Konstitution. Ein Milieu, das Pilzinfektionen begünstigt, findet sich beispielsweise auch während der Schwangerschaft, bei langzeitiger Einnahme von Ovulationshemmern (Anti-Baby-Pille) und bei Adipositas (Fettsucht).

Die Schädigung der Immunabwehr durch stark wirkende Medikamente trägt ebenfalls zur Ausbreitung dieser Erkrankungen gewaltig bei. Neben einer langwährenden Antibiotika-Therapie handelt es sich hierbei vor allem um Hormone der Nebennierenrinde (Corticosteroide), Immunsupressiva und Zytostatika.

Auch hier muß wieder als erste ursprüngliche Ursache an Ernährungs- und Stoffwechselstörungen gedacht werden. Die Grundregulation, also ein optimal gesteuerter Elektrolyt- und Säure-Basen-Haushalt, gibt nun einmal die Basis ab. Sie bildet das Terrain, von dem in höchstem Maße die körpereigene Abwehrkraft abhängt und damit die Möglichkeit, ob sich Krankheiten entwickeln und ausbreiten können.

Fuß- und Nagelpilz

Am weitesten verbreitet und daher allgemein bekannt ist der Fuß- und Nagelpilz (Fuß- und Nagelmykosen), der vor allem in öffentlichen Badeanlagen leicht übertragen werden kann.

Feuchtigkeit und Wärme sowie ungeeignete Fußbekleidung begünstigt das Wachstum der Fußpilzflechte, die sich vor allem gern im vierten Zehenzwischenraum ansiedelt. Man schätzt, daß schon bis zu 50 Prozent der Bevölkerung von Pilzerkrankungen der Haut (Dermatomykosen) befallen sind. Es gibt aber auch Pilzerkrankungen, die innere Organe befallen (Organverpilzung), sehr schwer zu bekämpfen sind und lebensbedrohlich werden können.

Zu unterscheiden ist zwischen Erkrankungen durch

1. Dermatophyten, den Pilzerkrankungen der Haut (Dermatomykosen),

2. Hefen, den Hefemykosen oder Levurosen,

3. Schimmelpilzen.

Nach den Anfangsbuchstaben bezeichnet man diese Einteilung als D-H-S-System.

Wir unterscheiden zwischen Fadenpilzen (Hyphenpilzen) und Sproßpilzen (Hefen). Die *Fadenpilze* bilden Pilzzellen von Fadenform, die als Pilzfäden oder Hyphen bezeichnet werden. Das Geflecht dieser Pilzfäden heißt Myzel. Die *Sproßpilze* (Hefen) bilden dagegen eiförmige oder auch langgestreckte Zellen (Bild 99). Sie vermehren sich durch Sprossung, indem sie knospenartige Ausstülpungen bilden. Diese wachsen zu Tochterzellen heran, die sich abschnüren, aber meist beieinander liegen bleiben. Die so entstehenden Zellverbände bezeichnet man als Pseudomyzel.

Früher sprach man bei Dermatophyten vom "Fadenpilz". Dieser Begriff ist jedoch überholt, da auch Schimmelpilze Fadenpilze sind und auch bestimmte Hefen ein Myzel bilden können.

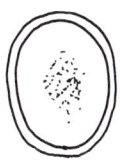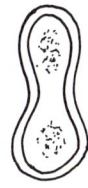

Bild 99: Vermehrung der Sproßpilze (Hefen).

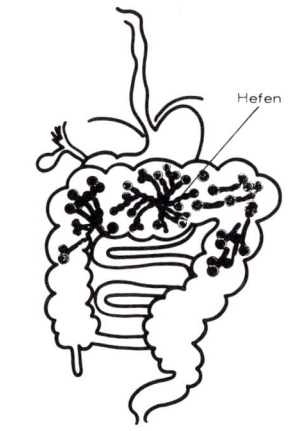

Bild 100: Hefebesiedlung des Darmes.

Hefen

Im Urinsediment muß das Vorkommen von Hefen ernst genommen werden. Das gilt ganz besonders während einer Behandlung mit Medikamenten, die das Hefewachstum im Magen-
Darm-Trakt fördern, wie Breitbandantibiotika
und Kortikoide. Der mikroskopische Nachweis
einzelner Sproßzellen ist allerdings schwierig
und erfordert große Übung. Die kleinen ovalen
sprossenden Zellen sind meist von unterschiedlicher Größe und haben einen Durchmesser von
etwa 3-6 μm (Bild 99). Sind Pseudomyzelien
vorhanden, so ist der mikroskopische Nachweis
schon leichter (Bild 101).

Bei der Untersuchung von Urinproben muß berücksichtigt werden, daß es genitale Hefe-Infek-
tionen gibt, die sich bei der Frau von der Scheide (Vagina) auf die äußeren Geschlechtsteile
(Vulva) sogar weiter in der Umgebung des Afters (Perianalregion) ausbreiten können. Urinproben können daher von einem infizierten Genitalbereich her mit Sproßpilzen verunreinigt
(kontaminiert) sein. Urin ist durch den Harnstoff ein Nährmedium für Sproßpilze, so daß
diese sich im Urin vermehren. Daher sollten
solche Untersuchungen nur im frisch gewonnenen Urin vorgenommen werden, damit es
nicht zu einer Verfälschung der Untersuchungsergebnisse kommt und eine Mykose der Niere
und ableitenden Harnwege vorgetäuscht wird.
Urin, der nicht unverzüglich untersucht werden
kann, gehört daher auch in den Kühlschrank.

Die Feststellung, um welche Pilzgattung es sich
handelt, ist nur durch eine kulturelle Untersuchung möglich. Dafür gibt es Spezialnährböden
zur Züchtung, Isolierung und Identifizierung
von Pilzen, wie den KIMMIG-Pilz-Agar und den
Reisextrakt-Agar.

Candida albicans

Der wichtigste Erreger ist Candida albicans, ein
Haut-Schleimhaut-Pilz. Man kennt ihn auch als
Soorpilz. Infolge Infektion mit Candida-Hefen
bildet sich ein grauweißer Belag auf der Mundschleimhaut. Gefährdet sind insbesondere Säuglinge und Menschen mit geschädigter Immunabwehr. Bei Schwerkranken und alten Menschen
ist es oft das erste Zeichen einer Hefemykose.

Candida albicans befällt aber nicht nur die Haut
und Schleimhäute, sondern auch den Magen-
Darmtrakt (Bild 100). Die Hefebesiedlung des
Darmes führt durch Gärungsvorgänge zur Gasbildung und dadurch zum Bläh- und Trommel-
bauch mit den bekannten Störungen und Nebenerscheinungen (Herzbeschwerden durch
Zwerchfellhochstand). Vom Darm aus können
die Hefesporen durch Persorption über den
Blutweg sogar in viele Organe gelangen, sofern
Immunabwehr, Stoffwechsellage oder Blutversorgung geschwächt sind. Mykosen, die sich im
Körperinneren (endogen) ausbreiten, sind ein
gefährliches schwerwiegendes Krankheitsbild,
an dem die Patienten nicht selten versterben.

Candida albicans kann durch die Kultur auf
Reis-Agar mikroskopisch bestimmt werden. Auf
Reis-Agar bilden sich ganz charakteristische
Wuchsformen. Es genügt eine Bebrütung von
1-2 Tagen bei etwa 22° C (Raumtemperatur).

Die einzelnen, ursprünglich als runde oder ovale
Sproßzellen (Blastosporen) vorliegenden Hefezellen machen während des Brutvorganges ein
Streckungswachstum durch. Sie nehmen dabei
eine lang-ovale Form an. Aneinandergereiht,
bilden sie ein sogenanntes *Pseudomyzel*. Seitlich entsprießen meist wieder *Blastosporen*.

An Sproßenden entwickeln sich als Dauerform
die für Candida albicans typischen *Chlamydo-
sporen*. Es sind doppelwandige Mantelsporen.
Sie sind meist kugelförmig, stark lichtbrechend
und etwa zwei- bis dreimal größer als die Blastosporen (Bild 101).

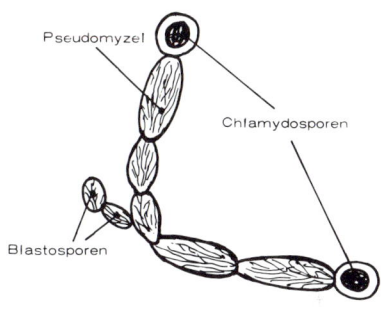
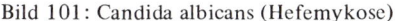
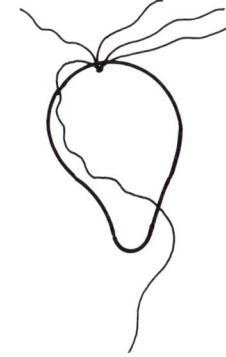

Bild 101: Candida albicans (Hefemykose).   Bild 102: Trichomonas vaginalis.

g) Tierische Parasiten

Trichomonaden

Gelegentlich wird im Urinsediment auch zufällig ein tierischer Einzeller (Protozoen) gefunden, der ein Genitalparasit des Menschen ist: Trichomonas vaginalis. Die birnenförmigen Trichomonaden sind zwischen 10 bis 30 µm groß und damit im allgemeinen etwas größer als Leukozyten. Sie haben für die Fortbewegung vier Vordergeißeln und eine fünfte, die sich nach hinten auf einer wellenförmigen (undulierten) Membran um die Zelle windet und als Schleppgeißel endet (Bild 102). Es sind Geißeltierchen (Flagellaten). Man erkennt die Trichomonaden im frischen Sediment unter dem Mikroskop durch die eigentümliche zackige Art der Fortbewegung.

Die Erkrankung durch Trichomonaden, die Trichomoniasis, hat sich gewaltig ausgebreitet. Ein großer Teil der Bevölkerung ist befallen. Die Übertragung erfolgt in der Hauptsache direkt durch Geschlechtsverkehr mit wechselnden Partnern (Promiskuität). Trichomonaden sind Erreger von Harnröhren- und Blasenentzündun-

gen, bei der Frau von Urethritis und Scheidenentzündungen (Vaginitis, Trichomonadenkolpitis) mit Ausfluß (Trichomonadenfluor), beim Mann von Harnröhrenentzündung (Urethritis) und Entzündung der Prostata (Prostatitis).

Madenwurmeier

Würmer und Wurmeier werden bei uns im Gegensatz zu den tropischen Ländern im Urin selten beobachtet. Nur gelegentlich erscheinen Oxyureneier, die Eier des Madenwurms (Enterobius vermicularis), im Urinsediment. Der Madenwurm lebt im Dickdarm. Das Weibchen verläßt vor allem nachts den Darm und legt die Eier in der Umgebung des Afters (Perianalgegend) ab. Bei Mädchen gelangen sie gelegentlich in den Urinstrom und erscheinen als Zufallsbefund im Sediment. Man erkennt die doppelt konturierten, durchsichtigen und fast farblosen Oxyureneier an ihrer längsovalen, asymmetrischen Form und glatten Oberfläche. Sie messen etwa 50 x 20 µm.

E. DIE REGULATION DES SÄURE-BASEN-GLEICHGEWICHTS IN DER NIERE

Die Ernährungsweise und die Zusammensetzung der Nahrungsbestandteile entscheidet darüber, ob die Säurebasenbilanz des Organismus auf Dauer bestehen bleibt. Bei der heute üblichen Ernährungsform fallen ständig erhebliche Mengen an sauren Stoffwechselendprodukten im Organismus an. Damit muß die Niere fertig werden, die die Wasserstoff-Ionen (H^+-Ionen) auszuscheiden hat, um das Stoffwechselgleichgewicht aufrecht zu erhalten.

Die Nieren des noch Gesunden haben erhebliche Leistungsreserven. Daher sind die Auswirkungen der heutigen normalen Misch- und Kochkost mit Fertiggerichten und Konserven auf die Stoffwechsellage zunächst schwer durchschaubar. Es sind *Langzeitprozesse*, die anfangs unbemerkt und schleichend zur Verschlechterung der Stoffwechsellage führen und damit den Boden bereiten für die Entstehung der vorherrschenden chronischen Krankheiten, deren Ursachen man meist als unbekannt betrachtet. Die Niere hat das sogenannte innere Milieu konstant zu halten. Dabei bildet das Säure-Basen-Gleichgewicht zusammen mit der Regulation des Wasser- und Elektrolythaushaltes eine komplexe Einheit. *Das Säure-Basen-Gleichgewicht ist Voraussetzung für alle anderen Funktionen. Es ist die Basis für alle Lebensvorgänge im gesamten Organismus und die Grundvoraussetzung, um gesund zu bleiben oder im Krankheitsfall wieder gesund werden zu können.*

Vergleich mit dem "sauren Regen"

Man könnte Vergleiche ziehen mit dem Waldsterben durch den "sauren Regen", das sich epidemieartig auszubreiten und zu einer Katastrophe größten Ausmaßes auszuwachsen beginnt. Unbestreitbar ist, daß schwefeldioxidhaltige Niederschläge und Stickoxide die eigentliche Haupt- und Grundursache des Waldsterbens sind. Das gasförmige Schwefeldioxid (SO_2) reagiert in der Luft mit dem Wasser und wird zu Schwefelsäure (H_2SO_4). In den übersäuerten Böden kann nichts mehr gedeihen. Das Feinwurzelwerk der Bäume wird geschädigt und stirbt ab. Die geschwächten Bäume werden anfällig auch für andere Krankheiten, Pilz- und Insektenbefall, von denen sie sich nicht mehr erholen, da das natürliche Regenerationsvermögen bei Dauerbelastung verloren geht. Neuerdings findet man sogar schon Wachstumsmißbildungen bei jungen Bäumen. Fatal ist, daß sich nicht sofort Krankheitszeichen erkennen lassen. Oftmals machen die Bäume von außen noch einen gesunden Eindruck, während sie bereits abzusterben beginnen.

Fraglich erscheint, ob auf den geschädigten Böden überhaupt noch eine Wiederaufforstung erfolgen kann, solange man die Dinge schleifen läßt und die Ursachen nicht energisch genug angegangen werden. Die Folge ist eine Versteppung mit minderwertigen Gräsern. Das Waldsterben wird unweigerlich auch ein Wild- und Vogelsterben nach sich ziehen. Der Landesbauernverband schließt nicht aus, daß sich der saure Regen auch noch als "Zeitbombe" für landwirtschaftlich genutzte Wiesen und Äcker auswirkt.

Wie sehr nicht nur pflanzliches, sondern auch tierisches Leben vom Säuregrad abhängt, zeigt sich in südschwedischen Seen, begünstigt durch die Kalkarmut des Urgesteins. In tausenden von Seen ist der pH-Wert gesunken und zum Teil bereits auf einen Wert von 5,5 und darunter gefallen. 5,5 ist die kritische Grenze für die meisten der in den Seen lebenden Organismen. Das Wasser der übersäuerten Seen ist zwar klar, aber die Seen sind praktisch tot, so daß kein Leben mehr darin gedeihen kann. Nicht selten sieht man bei den Fischen in übersäuerten Gewässern Hautkrankheiten und Geschwüre, die zu krebsähnlichen Verwachsungen und Überwucherungen, der sogenannten Blumenkohlkrankheit, führen.

So wie mit der Krankheit der Bäume und Tiere ist es im Grunde genommen auch mit den chronischen Krankheiten des Menschen, denn im Biologischen gelten überall die gleichen Gesetze. So wie für die Pflanzen der Boden, ist für den Menschen die Nahrung der Umweltfaktor Nummer 1.

Fatal ist auch hier, daß Krankheitszeichen erst spät in Erscheinung treten und die Zusammenhänge zwischen Nahrung und Stoffwechsel nicht ohne weiteres erkennbar sind, im Bewußtsein auch verdrängt oder gar abgestritten werden, wenn man keine Nahrungsumstellung wünscht oder sich gar dagegen wehrt. *Man muß sich aber klar darüber sein, daß die Puffer-, Transport- und Ausscheidungsmechanismen im menschlichen Organismus ständig stark gefordert sind und in einem schmalen Bereich ausgeglichen werden müssen, um das innere Milieu konstant halten zu können.*

Die Niere hat dafür drei Regulationsmöglichkeiten:

1. Rückresorption von Natriumbikarbonat,

2. Bildung und Ausscheidung von titrierbarer Säure (Natriumdiphosphat) und

3. Bildung und Ausscheidung von Ammoniumchlorid.

1. Rückresorption von Natriumbikarbonat

Die Niere hat die Fähigkeit, Säuren auszuscheiden, ohne dabei das Natrium (Na^+) und das Bikarbonat (HCO_3^-) zu verlieren. Im Nierentubulus wird unter Einwirkung des dort reichlich vorhandenen Enzyms Carboanhydrase aus Kohlendioxid (CO_2) und Wasser (H_2O) Kohlensäure gebildet (H_2CO_3). Die Kohlensäure zerfällt wiederum in Bikarbonationen (HCO_3^-) und Wasserstoffionen (H^+), wie durch die Reaktionsgleichung in Bild 103a wiedergegeben. Bei hohem Anfall von Wasserstoffionen verläuft die Reaktion von rechts nach links. Die Pufferbase Bikarbonat nimmt Wasserstoffionen auf unter Bildung der Kohlensäure. Im Überschuß gebildete Kohlensäure führt ihrerseits zur Erhöhung des Kohlensäurepartialdruckes (pCO_2) im Blut. Dadurch wird das Atemzentrum stimuliert, so daß im Überschuß gebildetes CO_2 abgeatmet werden kann.

Natriumbikarbonat ($NaHCO_3$) zerfällt nach Bild 103b in den Tubuli in Natriumionen (Na^+) und Bikarbonationen (HCO_3^-). Natriumionen werden mit Wasserstoffionen (H^+) ausgetauscht. Letztere reagieren mit dem Bikarbonat und bilden Kohlensäure. Die Kohlensäure zerfällt in Kohlendioxid und Wasser. Kohlensäure gelangt zurück ins Blut. Sie ist eine flüchtige Säure. Bei Körpertemperatur geht sie in den gasförmigen Zustand über und kann daher durch die Lungen abgeatmet und reguliert werden. Lungenkrankheiten können dabei allerdings zu Störungen führen.

Natrium gelangt gemeinsam mit Bikarbonat wieder ins Blut. Durch die Bikarbonatrückresorption kann das filtrierte Bikarbonat fast vollständig zurückgewonnen werden, so daß dieser wichtige Puffer erhalten bleibt. Die Bikarbonatrückresorption ist weitgehend vom Kohlensäurepartialdruck (pCO_2) des arteriellen Blutes abhängig. Eine Zunahme des arteriellen pCO_2 steigert die Bikarbonatrückresorption, während ein Abfall des pCO_2 die Rückresorption herabsetzt. Die regulatorische Anpassung an Veränderungen des arteriellen pCO_2 ermöglicht die renale Kompensation der respiratorischen Azidose und Alkalose. Nur wenn Bikarbonat im Blutplasma im Überschuß vorhanden ist, erscheint es im Harn und wird ausgeschieden, bis der Plasmaspiegel zurückgegangen ist. Der Normalwert liegt bei 24 mval/l.

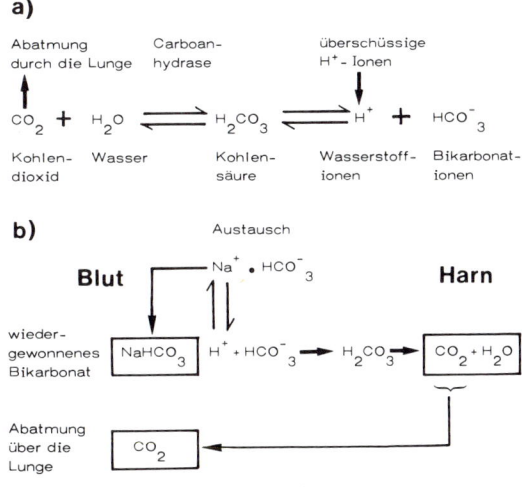

Bild 103: Rückresorption von Natriumbikarbonat.

2. Ausscheidung titrierbarer Säure (Phosphatpuffer)

Die gasförmige und daher flüchtige Kohlensäure wird durch die Lunge reguliert. Durch Veränderungen der Lungenfunktion kommt es zu einer Zunahme oder Abnahme des CO_2 beziehungsweise dessen Meßwertes, des Kohlensäurepartialdruckes pCO_2. Es fallen im Organismus durch die Nahrung aber erhebliche Mengen an nichtflüchtigen Säuren an, die bei Körpertemperatur nicht in Gasform vorkommen. Diese müssen durch die Nieren ausgeschieden werden. Im wesentlichen handelt es sich dabei um Schwefelsäure aus dem Stoffwechsel schwefelhaltiger Aminosäuren und um Phosphorsäure aus dem Phosphat-Stoffwechsel. Man spricht dabei auch von *fixen Säuren* (von lat. fixus = fest, unverändert). Das Säure-Basen-Gleichgewicht zusammen mit dem Elektrolyt- und Wasserhaushalt hängt daher wesentlich von der Nierentätigkeit ab. Bis zu 86 Prozent, also der größte Teil der anfallenden Wasserstoffionen, wird durch Salze der Phosphorsäure (Phosphate) gepuffert und über die Niere ausgeschieden.

Es gibt ein- und mehrbasische Säuren. Eine einbasische Säure ist beispielsweise die Salzsäure. Sie enthält nur ein Wasserstoffatom, das durch ein Metall ersetzt werden kann.

Beispiel:

HCl	+ Na	= NaCl
Salzsäure	Natrium	Natriumchlorid
		(Kochsalz)

Die Phosphorsäure ist dreibasisch

Die Phosphorsäure hat die Formel H_3PO_4. Da sie drei Wasserstoffatome besitzt, nennt man sie "dreibasisch". Werden Wasserstoffatome in dieser Säure durch Metallatome ersetzt, so entstehen phosphorsaure Salze. Diese Salze der Phosphorsäure heißen *Phosphate*.

Als dreibasische Säure bildet die Phosphorsäure drei Reihen von Salzen, je nachdem, ob ein, zwei oder alle drei Wasserstoffatome (H^+) durch Metall ersetzt werden. Mit dem einwertigen Natrium-Metallatom (Na^+) erhalten wir:

NaH_2PO_4	primäres Natriumphosphat: Natriumdihydrogenphosphat oder Mononatriumphosphat (einbasisch, da nur ein H^+-Atom ersetzt!)
Na_2HPO_4	sekundäres Natriumphosphat: Dinatriumhydrogenphosphat (zweibasisch, da zwei H^+-Atome ersetzt!)
Na_3PO_4	tertiäres Natriumphosphat: Trinatriumphosphat (dreibasisch, alle Wasserstoffatome der Phosphorsäure sind durch Natriumatome ersetzt!)

"Primär" hat die Bedeutung von zuerst, an erster Stelle stehend, "sekundär" an zweiter Stelle stehend, nachfolgend, und "tertiär" bezeichnet die dritte Stelle (drittes Stadium).

Von *Hydrogenphosphaten* wird gesprochen, wenn von den drei durch Metalle ersetzbaren Wasserstoffatomen nur ein oder zwei H-Atome durch Metall verdrängt werden (von Hydrogenium = Wasserstoff).

Die Vorsilbe "mono...", die oft weggelassen wird, bedeutet ein, "di-" = zwei und "tri-" = drei. Beim primären Natriumphosphat drücken wir die zwei Wasserstoffatome, beim sekundären Natriumphosphat die zwei Natriumatome durch die Vorsilbe "di-", beim tertiären Natriumphosphat die drei Natriumatome durch die Vorsilbe "tri-" aus. Die Vorsilben stehen immer vor dem Atom, auf das sie sich beziehen.

Das Phosphatpuffersystem

Der wichtigste Harnpuffer zur Ausscheidung von Wasserstoffionen (H^+-Ionen) in der Niere ist das Phosphatpuffersystem. Nur ein sehr kleiner Teil der Wasserstoffionen erscheint im Harn in freier Form. Daher gibt der pH-Wert des Harns keine Auskunft über die wirkliche Säurebelastung. Der überwiegende Teil der H^+-Ionen wird durch Bildung von primärem Natriumphosphat (Natriumdihydrogenphosphat, NaH_2PO_4) gepuffert.

Das Glomerulusfiltrat, also der Primärharn, hat den Blutplasma-pH-Wert 7,4. Bei pH 7,4 liegt das Phosphat zu 80 Prozent in sekundärer Form (Dinatriumphosphat, Na_2HPO_4) und zu 20 Prozent in primärer Form (Natriumdiphosphat, NaH_2PO_4) vor (Bild 104).

Die Niere hat die Fähigkeit überschüssige Wasserstoffionen durch Umwandlung des sekundären Natriumphosphats in primäres Natriumphosphat ausscheidungsfähig zu machen (Bild 105). Beim Phosphatpuffersystem wirkt das primäre Natriumphosphat als schwache Säure, das sekundäre Natriumphosphat als korrespondierende Base.

Überschüssige H^+-Ionen, die ausgeschieden werden müssen, führen zur Urinsäuerung, indem im distalen Nierentubulus mehr und mehr primäres Phosphat entsteht:

$$Na_2HPO_4 + H^+ \longrightarrow NaH_2PO_4 + Na^+$$

Sekundäres Phosphat	Wasserstoff-ion	Primäres Phosphat	Natriumion

Bei dieser Reaktion werden Natrium-Ionen (Na^+-Ionen) frei. Es erfolgt ein Austausch von Natrium- gegen Wasserstoffionen. Für jedes Phosphorsäuremolekül wird ein Natriumatom eingespart, das zusammen mit einem HCO_3^- rückresorbiert wird, also nicht durch Ausscheidung im Urin verloren geht. Der Puffer wird regeneriert. Es wird wieder Natriumbikarbonat gebildet, das auf diese Weise dem Organismus erhalten bleibt (Bild 106).

Phosphat ist ein schlecht rückresorbierbares Anion und ermöglicht damit die Ausscheidung (Elimination) der bei der Bikarbonatbildung frei gesetzten H^+-Ionen als NaH_2PO_4 mit dem Harn aus dem Organismus.

Der Urin kann bei starker Säurebelastung bis auf einen pH von 4,5 absinken oder im Extremfall bis auf etwa 9 ansteigen. Dies sind die Grenzwerte. Bei einem mittleren pH-Wert von 6,8 liegen 50 Prozent der Phosphate als sekundäres und 50 Prozent als primäres Phosphat vor. Demnach ist in diesem Falle das Verhältnis $Na_2HPO_4/NaH_2PO_4 = 1$. Bei pH 7,4 beträgt das Verhältnis 80 : 20 Prozent = 4 : 1, während wir bei dem pH-Wert von 4,5 davon ausgehen können, daß praktisch alle Phosphatanionen in die saure Form NaH_2PO_4 übergeführt sind (Bild 104):

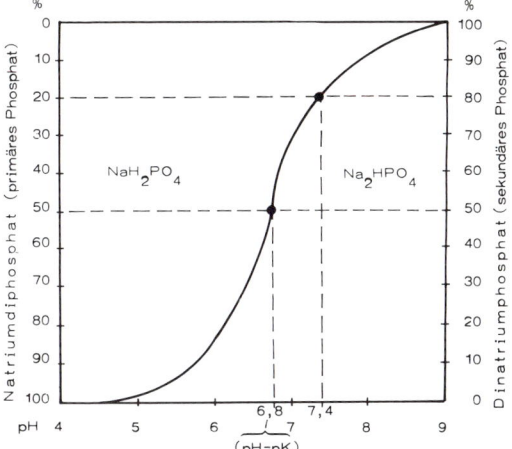

Bild 104: Phosphatpufferkurve.

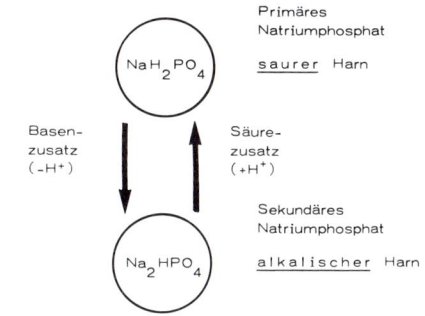

Bild 105: Das Phosphatpuffersystem.

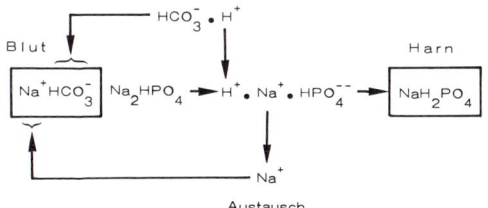

Bild 106: Schema der Ausscheidung titrierbarer Säure über das Phosphatpuffersystem in der Niere.

pH	H_2PO_4	HPO_4
4,5	100	0
5,2	97	3
6	83,7	16,3
6,8	50	50
7	33,9	66,1
7,4	20	80
9	0	100

Diese Zusammenhänge sind in der *Phosphatpufferkurve* graphisch dargestellt (Bild 104). Die beiden Achsen, auf denen die Werte aufgetragen sind, bezeichnet man als Koordinaten, wobei die senkrechte Achse Ordinate, die waagerechte Achse Abszisse genannt wird. Auf der Abszisse sind die pH-Werte, auf der Ordinate die davon abhängigen Prozentwerte für das Pufferpaar aufgetragen. In der Mitte der Pufferungskurve, am Umkehrpunkt, liegt der pK-Wert. Die beste Pufferung wird erreicht, wenn der pH-Wert der Lösung gleich der Säurekonstanten, dem pK-Wert, des Puffers ist. Das Pufferpaar HPO_4/H_2PO_4 mit einem pK_a von ca. 6,8 puffert optimal und ist daher für die Säureausscheidung besonders wichtig.

Die im Urin ausgeschiedene Säure läßt sich bestimmen, indem mit Lauge die Wirkung des Puffersystems wieder aufgehoben wird. Man tropft aus einer Bürette Natronlauge bekannter Konzentration bis zur vollständigen Neutralisation zu. Diesen Vorgang bezeichnet man als Maßanalyse oder *Titration* (franz. titre = Gehalt). Bei der im Urin ausgeschiedenen Säure wird daher allgemein von "titrierbarer Säure" oder "titrierbarer Azidität" gesprochen. Bei der Titration kommt es zur Rückbildung der H_2PO_4- zu HPO_4-Ionen.

Azidose und Knochenabbau

Bei der titrierbaren Säure handelt es sich vorwiegend um Phosphat. Sobald das sekundäre

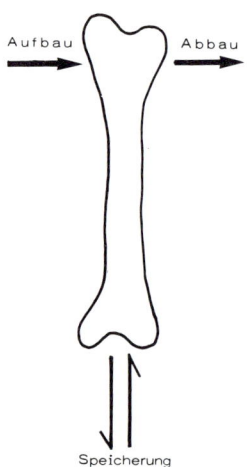

Aufbau   Abbau

Speicherung

Bild 107: Der Auf- und Abbau des Knochengewebes, einem wichtigen Mineralspeicher.

Phosphat in primäres Phosphat umgewandelt ist, ist die Kapazität des Puffers erschöpft. Bei anhaltender Azidose kann es dann zu einer Phosphatmobilisation aus den Knochen kommen.

Kalziumphosphat, $Ca_3(PO_4)_2$, das Kalziumsalz der Phosphorsäure, bildet den Hauptbestandteil der Knochen. Phosphor ist also maßgeblich am Aufbau des Skelettsystems beteiligt. Rund 85 Prozent des Phosphats entfallen auf die Knochen.

Das Knochengerüst ist keineswegs nur ein Stützwerk für die Weichteile des Körpers, sondern gleichzeitig ein wichtiger *Mineralspeicher*. Das Knochengewebe befindet sich in einem ständigen Auf- und Abbau während des ganzen Lebens, also auch nach beendetem Längenwachstum (Bild 107). Dieser ständige Austausch kann mit Hilfe radioaktiver Isotope nachgewiesen werden. Schon die Tatsache, daß sich im Knochenmark die Blutbildungsstätte befindet, weist auf eine reiche Gefäßversorgung dieses lebenden Organs hin. Die Kalzium- und Phosphationen sind durch *Schwermetalle* teilweise ersetzbar. In den Knochen können sich daher mineralische Gifte speichern, die dort in Nähe der Blutbildungsstätte eine besonders gefährliche Wirkung auszuüben vermögen. Bekanntlich wird radioaktives Strontium eingelagert, das durch Atombombenexplosionen entsteht und bei Einbau in die Knochensubstanz gefährliche Strahlenschäden verursacht.

Auch *Blei* wird im Knochensystem gespeichert, und zwar als Bleiphosphat, $Pb_3(PO_4)_2$, oder als Calcium-Bleiphosphat. Neben Blei scheint auch *Cadmium* unter bestimmten Bedingungen Knochenveränderungen auszulösen. Bekannt wurde die Gefährlichkeit des Cadmium vor allem durch das Auftreten der sehr schmerzhaften sogenannten Itai-Itai-Krankheit (wörtlich: Aua-Aua-Krankheit) nach chronischer Cadmiumverseuchung in Japan. Über Jahre hinweg kam es zu heftigen Schmerzen in Knochen und Gelenken und zur Veränderung des Skeletts, das bis zu 30 cm geschrumpft ist.

Der Auf- und Abbau des Knochengewebes muß ausgeglichen sein. Überwiegt der Abbau, so kommt es zu einem *Substanzverlust*. Es kann dabei regelrecht von einer Umkehrung des Stoffwechsels gesprochen werden, wenn der

Aufbauvorgang und damit die Regeneration gestört ist. Mineralisationsstörungen des Knochengewebes sind heute weit verbreitet. Besonders augenscheinlich ist dies in manchen Fällen bei *Schwangeren*, die Zähne verlieren und deren Knochen an Festigkeit einbüßen. Das Kind bezieht seinen Mineralstoffbedarf somit nicht direkt aus der Nahrung der Mutter, sondern aus dem Depot in Zähnen und Knochen.

Wirbelsäulen- und Gelenkleiden

Erschreckend ist die ständige Zunahme der Wirbelsäulen- und Gelenkleiden. Es ist schon direkt ein Massenleiden geworden, dem man überall begegnet und das jeder kennt. Schon Kinder weisen schwere Haltungsschäden auf. 70 Prozent haben kein anatomisch normales Gebiß mehr, so daß immer mehr Zahnfehlstellungen kieferorthopädisch behandelt werden müssen.

Besonders schmerzhaft sind Erkrankungen im Bereich der *Hüftgelenke*. Es sind meist Abbau- und Verschleißerscheinungen (Coxarthrosen; griech. arthron = Gelenk, lat. coxa = Hüfte). Sie verursachen Schmerzen im Hüftgelenk und in der Leiste, die mit der Zeit immer stärker werden. Da die Betroffenen die oft langjährigen Qualen und Behinderungen nicht mehr ertragen können, entschließt man sich zur Operation und zur Implantation einer künstlichen Hüftgelenksprothese. Diese Operation ist die letzte Möglichkeit und ein Eingriff, der von den Orthopäden schon bald routinemäßig in immer größerem Umfang durchgeführt wird. Es ist eine große Operation, bei der es darauf ankommt, wie der Körper auf den verhältnismäßig großen Fremdkörper reagiert. Der Erfolg ist in Frage gestellt, wenn sich Wundentzündungen und Infektionen einstellen und die Prothese sich lockert.

Knochenveränderungen sind stoffwechselbedingt

Man spricht bei Knochenschwund und Gelenkdeformierungen gern von Verschleiß- und Abnutzungserscheinungen oder *Altersosteoporose*, womit man sich eben abfinden müsse. Die Ursachen seien nicht ausreichend bekannt. Knochenveränderungen sind aber stoffwechselbedingt und von der Aufrechterhaltung der Kalzium-Phosphat-Homöostase abhängig. Der pH-

Wert hat einen entscheidenden Einfluß auf den Knochenauf- und abbau. Bei einer Azidose ist ein Abtransport von Kalzium und Phosphor auf dem Blutweg möglich. Es wird zusätzlich Phosphor aus den Knochen mobilisiert, das sich am Pufferungsvermögen beteiligt. Bei einer Azidose steigt die Phosphatausscheidung. Zugleich kann es, sobald der Organismus auf das Mineraldepot der Knochen zurückgreift, zu einer beträchtlichen Vermehrung der Kalziumausscheidung im Harn kommen (Hyperkalzämie). Es ist wohl mit das erste faßbare Zeichen einer sich anbahnenden Knochenveränderung.

Knochenveränderungen bei Niereninsuffizienz

Diese Zusammenhänge treten besonders deutlich bei einer *Niereninsuffizienz* in Erscheinung. Liegen tubuläre Nierenfunktionsstörungen vor und ist die Niere nicht mehr fähig, die Säuren ausreichend auszuscheiden, so sind nach längerer Krankheitsdauer stets schwere Knochenveränderungen (*Osteopathien* = allgemeine Bezeichnung für Knochenleiden) zu erwarten. In der Regel kommt es dabei auch zu einer Kalkablagerung in den Nieren (Nephrokalzinose). Wie zu erwarten, sprechen solche Knochenveränderungen gut auf Maßnahmen an, die der Azidose entgegenwirken.

Die Knochengewebsveränderungen, die sich als Folge einer renalen Azidose entwickeln, können verschiedene Formen annehmen oder als Kombination dieser Formen in Erscheinung treten. Knochenveränderungen werden als *Osteomalazie* (Knochenerweichung, Abnahme der Knochenhärte und -festigkeit), *Osteofibrose* (bindegewebige Knochenveränderung), *Osteoporose* (Schwund des festen Knochengewebes und Vergrößerung der Markräume) und *Osteosklerose* (Verdichtung und Verhärtung der Knochensubstanz) gekennzeichnet.

Bei der heute üblichen Ernährungsform ist die latente Azidose (von lat. latere = verborgen sein) vorherrschend. Die Folgen zeigen sich dabei erst nach längerer Zeit. Die ursächlichen Zusammenhänge sind daher schwer durchschaubar. Zunächst gibt es überhaupt noch keine Beschwerden, später vielleicht Rückenschmerzen und ähnliche Erscheinungen als Vorboten einer stoffwechselbedingten Knochenveränderung.

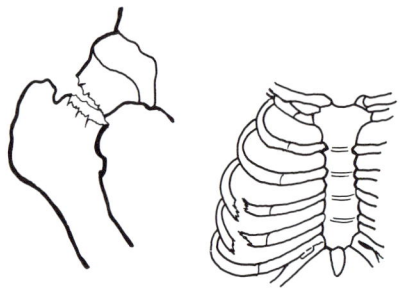

Bild 108: Schenkelhals- und Rippenfrakturen.

Ernährungsweise und Stoffwechsellage

Durch eine Urinanalyse aus acht Harnproben (Urin-Tagesprofil) ergibt sich die Stoffwechsellage bei der im Einzelfall vorliegenden Ernährungsweise. Das Säure-Basen-Gleichgewicht ist mit dem Elektrolythaushalt eng verknüpft. Beide bilden eine komplexe Einheit. Daher führt eine eventuell erforderliche gezielte Korrektur der Ernährungsform zugleich auch zur Behebung von Mineralisationsstörungen und einer gestörten Homöostase. Eine Beteiligung der Knochensubstanz am Pufferungsvermögen erübrigt sich dadurch. Es kommt zur Regeneration und einem ausgeglichenen Auf- und Abbau. Die sich über viele Jahre hinweg unbemerkt anbah-

nenden Spätschäden in Form von Knochen- und Gelenkdeformationen lassen sich über eine Kontrolle der Stoffwechsellage verhüten. Solche Spätschäden mit den damit verbundenen ernsthaften Beschwerden sind irreparabel und nicht mehr zu beseitigen.

Verhütung der Altersosteoporose

Solche Schäden treten auch schon bei Kindern und jugendlichen Erwachsenen auf. Sie drohen vermehrt, wenn ein höheres Alter erreicht wird, denn ihre Entwicklung erfolgt in der Regel ganz allmählich über viele Jahre. Häufig wird man den Abbau erst gewahr, wenn es zu einem Knochenbruch (Fraktur) kommt. Die häufigste Fraktur bei alten Menschen ist der *Schenkelhalsbruch*. An zweiter Stelle stehen *Rippenbrüche* (Bild 108). Die Aktivität der knochenbildenden Zellen läßt mit dem Alter naturgemäß nach. Für den älteren Menschen ist es daher doppelt wichtig, für die Aufrechterhaltung der Kalzium-Phosphor-Homöostase zu sorgen und Stoffwechselkontrollen vornehmen zu lassen. Es gibt genug sehr alte Menschen, die kaum etwas von einer Altersosteoporose erkennen lassen und beweisen, daß sich diese Leiden vermeiden lassen.

3. Ammoniumpuffer

Neben dem Bikarbonat-Kohlensäure-Puffer und dem Phosphatpuffersystem besitzt die Niere im Ammoniak einen weiteren Puffer. Dieser setzt ein, wenn das Säurepufferungs- und ausscheidungsvermögen der Niere überlastet bzw. erschöpft ist und starke Säuren, wie Sulfate oder auch zahlreiche organische Säuren gebunden und ausgeschieden werden müssen. Ammoniak (NH$_3$) wird im Tubulus der Niere zum größten Teil aus Glutamin, aber auch aus anderen Eiweißbausteinen (Aminosäuren), wie Glycin und Alanin, durch Enzyme gebildet. Die wirksamen Enzyme sind hauptsächlich Glutaminasen, die durch Azidosen so wirksam werden, daß die Ammoniakausscheidung verzehnfacht werden kann.

Ammonium ist eine Base, die bei starker Säurebelastung von der Niere selbst gebildet wird. Sie ist in wässriger Lösung als Ammoniumlauge

oder Salmiakgeist bekannt. Diese Base vermag Wasserstoff-Ionen zu binden. Bei dieser Reaktion, die einen pH-Wert von 9,25 hat, entstehen Ammonium-Ionen:

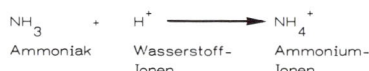

$$NH_3 \quad + \quad H^+ \longrightarrow NH_4^+$$
Ammoniak   Wasserstoff-   Ammonium-
            Ionen   Ionen

Ammoniak ist ungeladen (undissoziiert) und kann daher leicht in das Tubuluslumen diffundieren. Für die Ammonium-Ionen ist die Zellmembrane dagegen undurchlässig (impermeabel), so daß sie nicht mehr rückresorbiert werden können und mit dem Urin zur Ausscheidung gelangen. Die Ammonium-Ionen sind nun ihrerseits in der Lage, die Anionen starker Säuren (wie SO$_4^=$ und Cl$^-$), die einen niedrigen pH haben und daher nicht über das Phosphat-Puffer-System ausgeschieden werden können, zu binden und auszuscheiden (Bild 109).

Wie wir schon beim Phosphatpuffer in Bild 104 gesehen haben, liegen beide Anteile eines Puffersystemes zu jeweils 50 Prozent vor, wenn der pH-Wert der Lösung gleich dem pK-Wert des Puffersystems ist. Für das System $NH_3 + H^+ \rightleftharpoons NH_4^+$ ist diese Bedingung bei einem pH-Wert von 9,25 gegeben. Die Harnflüssigkeit ist aber normalerweise wesentlich saurer. Daher ist das Gleichgewicht auf die rechte Seite verschoben. Bei dem normalen Blut-pH-Wert von 7,4 liegen daher etwa 97,5 Prozent des Ammoniaks als NH_4^+ und nur etwa 2,5 Prozent als NH_3 vor.

Die Ammonium-Ionen können basische Kationen (Na^+- und K^+-Ionen) aus den Salzen im Primärharn verdrängen. Diese verbinden sich mit Bikarbonat-Ionen und werden in das Blut rückresorbiert. Der Vorgang wird durch das Schema in Bild 109 veranschaulicht. Auch bei der Ammoniumsekretion wird somit Bikarbonat zurückgewonnen. *Der Organismus geht außerordentlich haushälterisch vor und sucht die Alkalireserven unter allen Umständen aufrecht zu erhalten, denn der Säure-Basen-Haushalt ist die lebenswichtige Grundvoraussetzung für alle Körperfunktionen.*

Rückgang der Harnammoniumausscheidung

Die Gesamtsäureausscheidung im Harn wird durch Bild 110 nochmals veranschaulicht. Wie ersichtlich, wird die Säureausscheidung durch den Phosphatpuffer und, bei größerem Anfall stärkerer Säuren, durch den Ammoniakpuffer bewirkt. Die Ausscheidung freier Wasserstoffionen (Protonen) ist demgegenüber praktisch bedeutungslos.

Handelt es sich um einen gesunden jüngeren Menschen mit guter Konstitution, so ist der Körper zunächst auch bei Fehlernährung über Jahre hinweg noch in der Lage, die in erheblichem Maße anfallenden Säuren auszuscheiden und das Stoffwechselgleichgewicht aufrecht zu erhalten. Daher kann der Eindruck entstehen, daß man essen und trinken könne was man will und es nur darauf ankomme, daß man satt wird und das Essen schmeckt. Bei der heute üblichen Ernährungsweise kann sich aber auch beim noch vermeintlich Gesunden schon nach 10 Jahren eine *Erschöpfung der Regulationsmechanismen durch dauernde Überlastung* einstellen. Wir treffen diese Feststellung

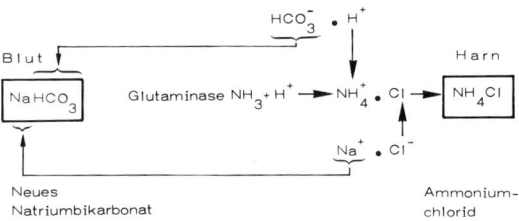

Bild 109: Schema der Säurepufferung und -ausscheidung durch Ammonium bei hoher Säurebelastung.

laufend schon nach so kurzer Zeit bei Personen, die ständig auf Gaststätten- und Kantinenkost angewiesen sind oder sich gar mit einem Schnellimbiß-Essen begnügen.

Veränderungen des inneren Milieus als Krankheitsursache

Durch Störungen des Enzym- und Nährstoffhaushaltes, des ganzen inneren Milieus, werden viele biologische Abläufe im Organismus gebremst. Es kommt zu den ersten, meist noch unspezifischen Beschwerden. Da der *Zeitfaktor* hierbei eine Rolle spielt, blieben die Zusammenhänge bisher unerkannt. Sie sind auch schwer durchschaubar, und es bedurfte einer jahrelangen Arbeit und vieler Versuche und Untersuchungen, um sie wissenschaftlich nachzuweisen. Man erwartet zumeist Hilfe von Medikamenten, die im Übermaß verschrieben werden. Damit kann man zwar meist ganz gut an den Symptomen herumkurieren und das Krankheitsgeschehen etwas verzögern. Gewisse Erholungsphasen täuschen unter Umständen sogar das Ende einer Erkrankung vor. Die Ursachen sind aber damit nicht beseitigt, und viele Medikamente haben Nebenwirkungen, die nicht

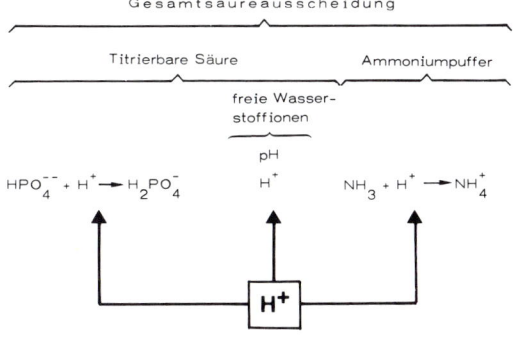

Bild 110: Gesamtsäureausscheidung im Harn.

unterschätzt werden sollten. Manche erwarten wieder alles von einer physikalischen Therapie, psychotherapeutischen Maßnahmen, Trink- und Badekuren oder einem Gesundheitstraining gegen Bewegungsmangel. Umfangreiche Untersuchungen haben jedoch gezeigt, daß die Veränderungen des inneren Milieus die wesentliche Ursache der heute vorherrschenden Krankheitserscheinungen sind. Diese können aber auf die vorgenannte Weise nicht endgültig oder nur teilweise aufgehoben werden. *Daher muß man immer wieder feststellen, daß auch Therapien, in die man große Hoffnungen setzt und die daher in Mode kommen, ihre Grenzen haben, wenn nicht gleichzeitig für ein Gleichgewicht im Mineral- und Säurebasenhaushalt gesorgt wird.*

Heilung nur durch Behebung der Krankheitsursachen

Zum Vergleich können wir uns ein Haus mit einem undichten Dach vorstellen. Bei jedem Regen läuft Wasser durch. Die Bewohner versuchen es durch Unterstellen von Eimern und Wannen an den undichten Stellen aufzufangen, damit nicht das ganze Haus in Mitleidenschaft gezogen wird. An regenfreien Tagen gewinnt man den Eindruck, es sei wieder alles in Ordnung. Beim nächsten Regen beginnt aber alles wieder von vorne, solange man nicht auf den Gedanken kommt, das Dach instandsetzen zu lassen.

In diesem Vergleich stellt der Dachschaden die *Krankheitsursache* dar. Das Unterstellen von Eimern beim Regen entspricht der üblichen symptomatischen Krankheitsbehandlung. Die regenfreien Tage entsprechen den *Erholungsphasen*, die das Ende einer Erkrankung vorzutäuschen vermögen. Die nächsten Regenfälle entsprechen den *Rezidiven* (Rückfällen; von recidere = zurückfallen). Das schadhafte Dach läßt sich mit der ersten (primären) Ursache einer Erkrankung vergleichen. Nur wenn diese möglichst frühzeitig behoben wird, ist Heilung möglich. Sonst muß man sich mit einer Dauerbehandlung abfinden, so wie mit dem Unterstellen von Eimern beim undichten Dach. Wird das Dach nicht ausgebessert, so wird der Schaden mit der Zeit immer größer und das Haus baufällig. Sogar der Hausschwamm kann sich ausbreiten, so daß das Haus sich unter Umständen

gar nicht mehr richtig instandsetzen läßt und abgebrochen werden muß. Ebenso ist es mit einer Krankheit, wenn zu viel wertvolle Zeit verstreicht, so daß die Krankheit chronisch wird und es zu nicht mehr rückbildungsfähigen organischen Veränderungen kommt. Der Hausschwamm könnte in diesem Zusammenhang mit der Krebskrankheit des Menschen verglichen werden.

Erkrankungen beginnen mit Funktionsstörungen

Nicht nur jede Erkrankung, sondern jede Störung des gesundheitlichen Befindens beginnt mit *Funktionsstörungen*. Im funktionellen Frühstadium, in der der Organismus noch reaktionsfähig ist, gelingt die Heilung, wenn die auslösende Ursache nicht weiter bestehen bleibt und für ein Stoffwechselgleichgewicht gesorgt wird. Die schleichend beginnende biologische Funktionsstörung ist als das erste und wesentliche zu betrachten, damit es gar nicht erst zu rückbildungsunfähigen organischen Veränderungen und zur chronischen Erkrankung kommt.

Bei einer Erschöpfung der Niere durch dauernde Überlastung kann es mit der Zeit zu einer Schädigung der Regulationsmechanismen kommen, die normalerweise die Säure-Basen-Homöostase aufrecht erhalten. Zuerst ist mit einem Rückgang der Harnammoniumausscheidung zu rechnen. Die Niere ist nicht mehr imstande, Ammoniak zur Säureneutralisation zu bilden und bereit zu stellen. Bei Übersäuerung tritt kein oder nur noch ein ungenügender Anstieg der Ammoniakausscheidung mehr ein. Beim Gesunden, dessen Niere noch voll leistungsfähig ist, beobachten wir dagegen nach Salzsäuregaben eine Ammoniakausscheidung, die erheblich gesteigert sein kann.

Die Säureausscheidung ist, wenn weniger Ammoniak zur Verfügung steht, zunehmend oder fast vollständig von der Ausscheidung titrierbarer Säure abhängig. Die Gefahr der Erschöpfung durch dauernde Überlastung wächst, wenn auch weiterhin nichts getan wird, um über die

Nahrung für Harnpuffer und ein Elektrolytgleichgewicht zu sorgen.

Zunächst macht sich die Verminderung des Säureausscheidungsvermögens noch nicht durch eine Veränderung des Blut-pH-Wertes bemerkbar. Man kann sie durch Säurebelastungsversuche aufdecken. Diese sind durch Einnahme von Ammoniumchlorid (NH_4Cl) oder 0,33prozentiger Salzsäurelösung (HCl) möglich (per os; von per = durch, os = Mund). Wir sammeln am Kontrolltag zweistündlich acht Harnproben und bestimmen titrierbare Säure und ausgeschiedenes Ammoniak. Die Gesamtsäureausscheidung ergibt sich aus der Summe der titrierbaren Säure plus Ammoniak. Die Bestimmung des pH-Wertes allein würde nicht genügen, da die Wasserstoffionen weitgehend abgepuffert sind, also vorwiegend in Verbindung mit Pufferanionen ausgeschieden werden. Nur ein ganz geringer Anteil wird in Form freier Wasserstoffionen ausgeschieden (Bild 110).

Zusammenfassung

Bei der heute vorherrschenden Fehlernährung ist eine allmähliche Erschöpfung der Säureausscheidungsmechanismen und die Veränderung des damit verbundenen Wasser- und Elektrolythaushaltes die ursprüngliche erste Ursache chronischer Krankheiten. Die Überlastung zeigt sich zuerst durch eine verstärkte Ammoniakbildung, das der Niere nicht über das Blut zugeführt, sondern von der Niere selbst unter dem Einfluß des Enzyms Glutaminase gebildet wird. Die Ammoniakbildung ist das letzte Mittel, das der Niere zur Verfügung steht zur Aufrechterhaltung des Säurebasengleichgewichtes und der Alkalireserven. Erlahmt dieser Schutzmechanismus und damit seine Anpassungsfähigkeit und sein Reaktionsvermögen, so kommt es allmählich zu deutlich ausgeprägten Krankheitserscheinungen. Dies zeigt sich verstärkt mit steigendem Alter, da die zur Ammoniakbildung erforderliche Enzymwirkung mit der Alterung nachläßt.

Die durch eine Überforderung verursachte Überfunktion ist die Ursache der Störungen. Die Funktionsschwäche läßt sich daher nicht kausal beheben, indem man medikamentös eine Leistungssteigerung zu erreichen sucht. Die Niere muß vielmehr funktionell entlastet und die Nahrung ihrem Leistungsvermögen angepaßt werden, damit es zu einer ausgeglichenen Stoffwechsellage kommt. Dies ist das eigentliche Geheimnis und die Grundvoraussetzung für die Gesundheit bis ins hohe Alter.

V. TEIL
A. DAS BINDEGEWEBE ALS VOR- UND VORFLUTNIERE

Die Niere, mit deren Säureausscheidungsmechanismus wir uns ausführlich befassen mußten, darf nicht isoliert gesehen werden. Man muß das Zusammenwirken miteinander korrespondierender Organe berücksichtigen und den Organismus als Ganzes betrachten. Wichtig ist, daß wir uns über das Zusamenwirken der Niere, unseres Blutfilters, mit dem Bindegewebe klar werden, daß von dem Internisten VOLHARD (1872-1950), der auf dem Gebiet der Nierenkrankheiten bahnbrechend war, mit Recht als Vor- oder Vorflutniere bezeichnet wurde.

Das embryonale Bindegewebe, das aus dem mittleren Keimblatt (Mesoderm) entsteht, wird als *Mesenchym* bezeichnet. Es ist ein gallertartiges Gewebe, das der Konsistenz nach etwa mit halberstarrtem Tischlerleim verglichen werden könnte, ein Kolloid. Kolloid (gr. = Leim) bezeichnet also nichts weiter als gallertig. Aus dem Mesenchym als Muttergewebe entstehen bei der embryonalen Entwicklung alle übrigen Binde- und Stützgewebe, auch Blut und Lymphe. Dieses Gallertgewebe ist also die ursprüngliche, älteste und einfachste Form des Bindegewebes, die nur noch bei niedersten Tieren als Dauergewebe vorkommt.

Wie der Name schon sagt, verbindet das eigentliche Bindegewebe die verschiedenen Gewebe und Organteile miteinander. Es ist eine Art

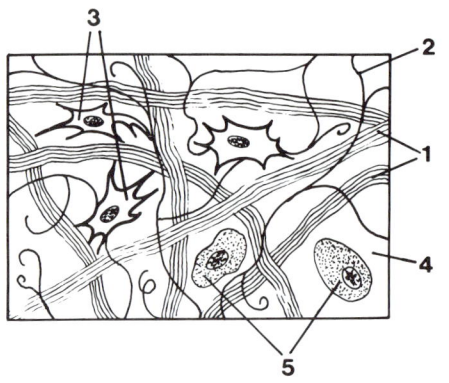

Bild 111: Lockeres Bindegewebe (schematisch).

1 Kollagene Fasern.   4 Interzellularsubstanz.
2 Elastische Fasern.   5 Zellen des retikulo-
3 Fibrozyten.   endothelialen Systems.

Hüllsubstanz und kommt überall im Körper auf, unter und zwischen den einzelnen Organteilen und Organen vor. Von der Beschaffenheit des Bindegewebes hängt die Elastizität des Gewebes, die Gewebespannung, ab. Als geformtes Stützgewebe gibt es dem Körper als Sehnen-, Knorpel- und Knochengewebe Stütze und Halt. Welche überragende Bedeutung dem Bindegewebe zukommt, ergibt sich schon aus der Tatsache, daß seine Gesamtmasse etwa das Zwei- bis Dreifache der größten Drüse des menschlichen Körpers, der Leber, ausmacht. Das ungeformte lockere Bindegewebe besitzt entscheidend wichtige Aufgaben in der Grundfunktion des Stoffwechselgeschehens.

Bindegewebe unter dem Mikroskop

Wenn wir die Gewebebestandteile durch geeignete Färbemethoden mit Anilinblau deutlich sichtbar machen und ein Schnittpräparat unter dem Mikroskop betrachten, so sehen wir kreuz und quer gespannte Fasern. Sie sind aus parallel angeordneten Fibrillen (lat. fibra = Faser) zusammengesetzt und haben dadurch ein längsgestreiftes Aussehen. Diese Fasern quellen in Säuren auf und bilden beim Kochen Leim. Es sind die sogenannten leimbildenden oder *kollagenen Bindegewebsfasern* (gr. kolla = Leim). Sie sind undehnbar und zugfest. Bei Beginn einer Zugwirkung vermögen sie lediglich ausgleichend zu wirken, denn sie verlaufen im lockeren Bindegewebe im entspannten Zustand etwas gewellt (Bild 111, 1).

Neben den breiten kollagenen Fasern können wir im Mikroskop nach Färbung eines Schnittpräparates mit Resorzin-Fuchsin ein weiteres Fasernetz sichtbar machen. Es ist ein gestrecktes, verzweigtes Gewirr feiner Fäden (Bild 111, 2). Diese sind nicht aus Fibrillen zusammengesetzt, sondern bestehen nur aus je einer Faser. Beim Kochen bilden sie keinen Leim. Sie sind widerstandsfähig gegen Säuren und Alkalien. An den Knotenstellen sind sie miteinander verbunden und sehr dehnbar. Nach der Dehnung gehen sie wieder in ihre ursprüngliche Länge zurück. Sie heißen daher *elastische Fasern*. Das elastische Fasernetz ist stärker ausgebildet in

solchen Organen, die auf eine höhere Gewebselastizität angewiesen sind, wie beispielsweise
die Lunge und die Schlagadern.

Die eigentlichen Bindegewebszellen im lockeren
Bindegewebe liegen mehr oder weniger auseinan-
ander. Es sind spindelförmige Zellen, die orts-
beständig fest liegen und sich durch oft lange
Ausläufer berühren (Bild 111, 3). Sie bilden so
ein schwammartiges Maschenwerk. Da sie mit
der Faserbildung in Zusammenhang gebracht
werden, heißen sie *Fibrozyten* (lat. fibre = die
Faser; gr.... zyt = die Zelle). Dazwischen liegt
reichlich zwischenzellige Substanz (Interzellularsubstanz, Bild 111, 4). Das Bindegewebe
kann große Mengen Wasser (Ödeme) und Fett
speichern. Fettgewebe ist ein Bindegewebe,
dessen Zellen durch Fettaufnahme in Fettzel-
len verwandelt sind. Das Fett füllt kugelig die
ganze Zelle aus und drängt den Zellkern an den
Rand des Zelleibes.

Daneben enthält das Bindegewebe noch weitere
Zellen, wie die *Retikulumzellen*, die zum reti-
kulo-endothelialem System (Abkürzung: RES)
gehören und bei der Immunabwehr eine besondere Rolle spielen (Bild 111, 5). Die meisten
können Fremdkörper und Krankheitserreger
phagozytieren, das heißt aufnehmen und unschädlich machen. Anorganische Stoffe werden
dabei gespeichert, organische durch Enzyme
aufgelöst und verdaut. Das ganze Bindegewebs-

system mitsamt den aus ihm hervorgegangenen
Blut- und lymphatischen Organen entscheiden
über die *Immunität*, das heißt über die natürliche Fähigkeit zur körpereigenen Krankheitsabwehr (lat. immunis = frei, unberührt, also für
Krankheiten unempfänglich). Die Bindegewebszellen sind auch an der Wundheilung beteiligt.
Sie verbinden die Wundränder und bewirken
die Narbenbildung. Die Narbe ist eine Über-
brückung des Defektes durch Bindegewebsfasern.

Das lockere Bindegewebe dringt in die Spalten
aller anderen Gewebe und auch in das Innere
der Organe ein. Man findet es also überall. Es
ist von Nerven und feinsten haarfeinen Verzweigungen der Lymph- und Blutgefäße durchzo-
gen, den sogenannten Kapillaren (lat. capillus =
Haar).

Das Dreikammersystem

Die Zellen der Organe, das Organgewebe oder
sogenannte *Parenchym*, steht nirgends direkt
mit den Blutkapillaren in Berührung. Wir haben
überall in den Zwischenräumen das Bindegewebe. Es wird in der Fachsprache daher auch entsprechend als *Interstitium* (lat. interstitium =
Zwischenraum) bezeichnet. Heinrich SCHADE,
der frühere Direktor des Institutes für Physiko-
chemische Medizin an der Universität Kiel,
sprach daher bereits 1935 von einem Dreikam-

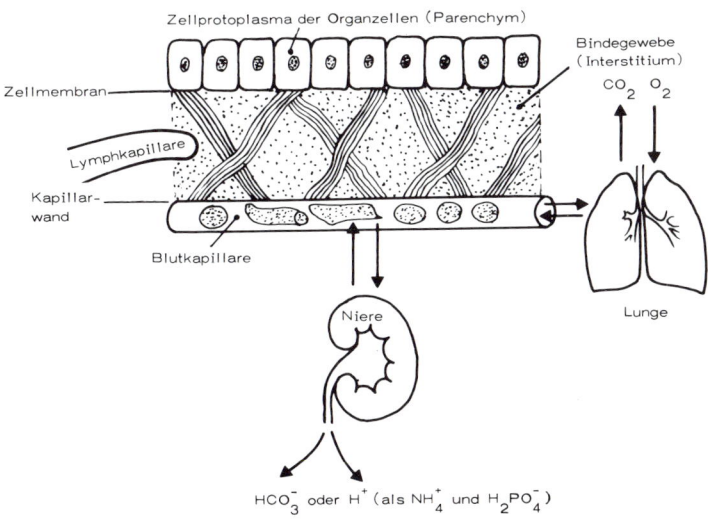

Bild 112: Schema des Dreikammersystems.

mersystem. Diese drei Kammern sind einmal das Zellprotoplasma, wie die von der Zellmembran umhüllte Grund- und Innensubstanz der lebenden Zelle, in der alle Lebensvorgänge ablaufen, heißt. Zum anderen ist es das Bindegewebe (Interstitium) und der flüssige Teil des Blutes, das Blutplasma. Wir haben diese wichtigen Zusammenhänge in Bild 112 schematisch zu veranschaulichen versucht. Die Kammern sind sehr deutlich durch zwei Scheidewände, die Zellmembran und die Kapillarwand, abgegrenzt.

Das Bindegewebe, die mittlere Kammer, steht ganz im Dienste des Stoffwechsels und hat hierfür eine wichtige Grund- und Schlüsselfunktion zu erfüllen. Nährstoffe, Elektrolyte, Sauerstoff und Wasser gelangen von den Blutkapillaren aus nur über das Bindegewebe zu den zu ernährenden Zellen. Entsprechend gelangen auch die Ausscheidungsprodukte, zu denen die Kohlensäure und andere Säuren nichtflüchtiger Art sowie die Harnsäure gehören, von den Zellen nur über das Bindegewebe zu den abführenden Blutkapillaren und Lymphgefäßen. Die eigentlichen Stoffwechselumsetzungen, die der Energiegewinnung dienen, spielen sich zwar in der Zelle ab. Trotzdem dürfen wir nicht annehmen, daß das Bindegewebe nur dem Stoffwechseltransport dient, also lediglich als Transitstrecke aufzufassen ist (lat. transitus = hinübergehen, durchgehen).

Das Bindegewebe als Säurefänger

Das Bindegewebe hat ein Speicherungs-, Filter- und Pufferungsvermögen. Von seiner Beschaffenheit und regulativen Fähigkeit hängen alle Organe des ganzen Organismus ab. Es bildet den eigentlichen Nährboden, das Milieu, für die Zellen. Wie die Pflanze von der Bodenbeschaffenheit, ist die menschliche Zelle von der Beschaffenheit des mesenchymalen Bindegewebes abhängig. Aus ihm entnimmt die Zelle die für den Zellstoffwechsel erforderlichen Stoffe, wobei die besondere Art der *Permeabilität* der Zellmembran (lat. permeare = durchlässig, durchgängig für Flüssigkeiten) eine Auswahl ermöglicht. Als kolloides Filter sorgt das Bindegewebe für die Reinhaltung der Körpersäfte, die auf dem Hin- und Rückweg dieses Filter zu passieren haben. Dabei dürften die Retikulumzellen eine besondere Rolle zu spielen haben. Das Puf-

ferungsvermögen zeigt sich vor allem durch die Wirkung der kollagenen Fasern als Säurefänger. Eine Überflutung des Körpers mit den im Stoffwechsel ständig anfallenden Säuren wird dadurch verhindert. Das Bindegewebe als extrazelluläre, das heißt außerhalb der Zellen gelegene Gewebsmasse wirkt ausgleichend. Werden die Blutwerte künstlich gestört, so tritt auch nach Ausschaltung der Niere in kürzester Zeit eine Rückkehr zu normalen Blutwerten ein. Der Organismus sucht die Blutwerte unter allen Umständen so lange wie möglich konstant zu halten. Es tritt ein Ausgleich zum Bindegewebe hin ein. Andererseits erfolgt eine Entlastung des Bindegewebes von Säuren und anderen ausscheidungspflichtigen Stoffen durch Eintritt in die Blutbahn, durch die sie der Niere zur Ausscheidung angeboten werden. Dieser Wiedereintritt hängt vom Ausscheidungsvermögen der Niere ab, da der Organismus auch hierbei die Blutwerte konstant zu halten sucht.

Es sind demnach, wie überall im Lebendigen, ständige *Fließvorgänge*, die hier über das Blut zwischen dem mesenchymalen Bindegewebe und der Niere stattfinden. Es kann daher durchaus von einem regelrechten Vorniere-Nierensystem gesprochen werden. Die Säureentlastung stellt hierbei eine Grundfunktion dar. Wir erhalten daher über die Kontrolle der Säure-Basenflut durch Harnanalysen auch Einblick in dieses Stoffwechselgeschehen und in die Reaktionsfähigkeit des Bindegewebes.

Bindegewebsveränderungen bei chronischen Krankheiten

Bei allen chronischen Krankheiten finden wir Veränderungen des Bindegewebsstoffwechsels. Ist dieser geschädigt oder blockiert, dann wird der ganze Körper in Mitleidenschaft gezogen, so daß eigentlich alle Organe betroffen sein können. Man sollte sich daher jeweils nicht nur mit dem erkrankten Organ beschäftigen, sondern die ganze Stoffwechsellage in betracht ziehen. Nur wenn es noch gelingt, durch eine gezielte Ernährungsumstellung eine Umstimmung herbeizuführen und die Selbstregulation wieder in Gang zu setzen, ist wirkliche Heilung möglich.

Die heute meistverbreiteten Krankheiten benötigen Jahre und oft Jahrzehnte bis sie sich deutlich bemerkbar machen. Die ersten Anzeichen, die noch ganz uncharakteristisch sein können, werden nicht ernst genommen, nur rein medikamentös angegangen oder gar verdrängt. Dabei ist es mit Hilfe der empfohlenen Harnanalyse jederzeit möglich, Einblick in die Stoffwechsellage zu bekommen und erforderlichenfalls für eine Umstimmung der Reaktionslage zu sorgen, bevor ein Krankheitszustand manifest wird.

Rheumatismus als Erkrankung des Bindegewebes

Ein Beispiel dafür wären die rheumatischen Erkrankungen, die sich meist im Laufe vieler Jahre zu entwickeln pflegen, also ebenfalls keineswegs plötzlich unbemerkt vom Himmel fallen. Rheumatismus ist eine Erkrankung des Bindegewebes. Entsprechend der Verbreitung des Bindegewebes im ganzen Körper können die Schmerzen daher an den verschiedensten Stellen auftreten und wandern. Das Wort Rheumatismus deutet hierauf sogar hin. Es stammt aus dem Griechischen (rheo = fließen). In der antiken Medizin hatte man die Vorstellung, daß der Rheumatismus von im Körper herumfliessenden Krankheitsstoffen verursacht würde. Solange man die rheumatischen Erkrankungen lediglich einer medikamentösen und physikalischen Behandlung unterzieht, wird man sie als unheilbar ansehen, bestenfalls die Krankheitszeichen unterdrücken und mit einer Linderung zufrieden sein müssen. Ursächlich können die rheumatischen Erkrankungen nur gezielt über das Vorniere-Nierensystem angegangen werden. Wir haben gesehen, daß sich dadurch der Ausbruch weiterer rheumatischer Schübe verhindern ließ, auch wenn eine erbliche Veranlagerung vorlag, die als gesichert betrachtet werden kann. Man muß nur schon die ersten Beschwerden ernst nehmen, damit es unter keinen Umständen zu Gewebsveränderungen kommt, die unter Umständen nicht mehr rückbildungsfähig sein werden. Man denke nur an *Gelenkentzündungen*, die einen geradezu dramatischen Verlauf nehmen und zu schweren Verkrüppelungen führen können. Die ersten Zeichen zeigen sich früh beim Aufstehen an den Händen durch ein Gefühl der Steifigkeit. Vor allem die Mittelgelenke der Finger schwellen an und werden schmerzhaft.

Warum sind die Gelenke besonders gefährdet? Man muß bedenken, daß auch der Gelenkknorpel keinen direkten Anschluß an das Blutgefäß-system besitzt. Er wird nur über die Gelenkflüssigkeit ernährt. Der Transportweg von ernährenden Substanzen und Stoffwechselschlakken im Knorpel hat längere Strecken zurückzulegen als es beispielsweise im Muskel oder in den parenchymatösen Organen der Fall ist. Die längere Transportstrecke hat zur Folge, daß die Gelenke in erhöhtem Maße von der Qualität des Bindegewebes und damit von dem Säftefluß und der gesamten Stoffwechsellage (Homöostase) abhängig sind. Jede Beeinträchtigung des Stofftransportes führt dann auch zu einer verminderten Widerstandsfähigkeit gegenüber mechanischen Belastungen.

Im Körper des Gesunden besteht ein H-Ionengefälle von der Zelle über das Bindegewebe zum Blut. Dabei kann von folgenden Mittelwerten ausgegangen werden:

Zelle	pH = etwa 6,90
Bindegewebe	pH = 7,09 - 7,29
Blut	pH = 7,35 - 7,45

Durch elektrometrische Messungen bei Entzündungen ist übereinstimmend nachgewiesen worden, daß jeder Entzündungsherd durch eine starke Überladung mit Säuren gekennzeichnet ist. Dieser *Säureanstieg* erfolgt bereits, bevor die ersten Symptome einer Entzündung in Erscheinung treten, das heißt schon im Stadium der Latenz (lat. latere = verborgen sein, versteckt). Die Azidose nimmt zu mit dem Steigen der Entzündung. Das Säurepufferungsvermögen des Gewebes ist bei dieser Stoffwechsellage erheblich vermindert oder ausgeschaltet. Die Gewebespannung geht verloren. Bei schweren Entzündungszuständen kann der Säureanstieg auch zu einer Belastung der Blutflüssigkeit führen, so daß bei der Blutgasmessung eine kompensierte Azidose nachgewiesen wird. Es ist einleuchtend, daß unter solchen Verhältnissen die Blockade durchbrochen und zuallererst durch Auslösung einer Säure-Basenflut, das heißt durch den ständigen Wechsel eine Neutralisierung und Ableitung des entzündlichen Gewebssaftes angestrebt und damit die Bedingungen zur Wiederannäherung an die Normalwerte geschaffen werden müssen.

Wir sind auf die rheumatischen Erkrankungen etwas näher eingegangen, weil sie schon als Erkrankung des Bindegewebes bekannt sind. Aber auch bei den anderen sogenannten Zivilisationskrankheiten ist die Stoffwechselstörung im Bindegewebe als der primäre Krankheitsvorgang anzusehen. So treten beispielsweise bei der *Arteriosklerose*, an deren Folgen in den industrialisierten Ländern immerhin etwa jeder zweite stirbt, Änderungen des Bindegewebsstoffwechsels ein, schon lange bevor sich Schäden an den Gefäßwänden der Arterien erkennen lassen.

Bei der *Krebskrankheit* hat sich allmählich die Erkenntnis durchgesetzt, daß es sich um einen totalen Zusammenbruch des körpereigenen Abwehrvermögens handelt. Die Geschwulst ist bereits das Endstadium. Sie hat eine lange Vorgeschichte. Das für die Stoffwechselvorgänge und die Immunkörperbildung biologisch hochwirksame System des RES hängt aber von den regulativen Fähigkeiten des mesenchymalen Bindegewebes ab. Dieses wird bei langzeitiger Überforderung in seinem Reaktionsvermögen geschwächt. Gesundheit erfordert ein Stoffwechsel- und Fließgleichgewicht, das sich durch die Kontrolle des Vorniere-Nierensystems überwachen läßt.

Biochemie der Alterungsvorgänge

Ein Schwund (Atrophie) des Bindegewebes ist kennzeichnend für das Altern. Beim gesunden jungen Menschen erscheint die Haut von unten her gut ausgefüllt, sie ist elastisch, fest und straff. Im Alter kommt es durch Schwund unter gleichzeitiger Entquellung zur Bildung von Runzeln und Falten. Die Haut erscheint schlaff und welk.

Diese allgemein bekannte Erscheinung zeigt deutlich, welche Grundfunktion das Bindegewebe beim Alterungsvorgang besitzt. Nun ist der Wunsch alt und dennoch möglichst jung und gesund zu bleiben, ein uralter Traum der Menschheit. Er kehrt in den Überlieferungen aller Völker immer wieder. Man suchte nach dem "Stein der Weisen", dem "Elixier des Lebens" (arab. Heiltrank) oder nach einem "Jungbrunnen". Dieser Wunsch besteht auch heute noch in unserem modernen Zeitalter. Man hofft durch irgendwelche Mittel, die sogenannten *Geriatrika*, den natürlichen Alterungsprozeß aufzuhalten oder wenigstens verlangsamen zu können, ohne den bisherigen Lebensstil ändern

zu müssen. Für solche Mittel, Kuren und Behandlungen wird viel Geld ausgegeben. Nichts erscheint dafür zu teuer, wenn wirksame Wege der Verjüngung in Aussicht gestellt werden. Es gibt viele Mittel, Multivitaminpräparate, Hormone, Seren, Procain, Frisch- und Trockenzellen und ausgesprochene "Wundermittel", mit denen man nicht nur ein glückliches Alter, sondern womöglich sogar eine zweite Jugend oder neue Sexualkraft zu erlangen sucht. Manchmal sieht das Geschäft mit der Verjüngung wie eine Modeerscheinung aus, die man einfach mitmacht, wenn man es sich leisten kann, denn der Wunsch sich Gesundheit kaufen zu können, wird wohl immer bestehen bleiben.

Jeder Kunstgriff, mit dem das Altern aufgehalten werden soll, setzt irgendwie einen Reiz, um Reserven zu mobilisieren und damit die Lebenskräfte anzufachen. Voraussetzung dafür ist, daß noch genügend Reserven vorhanden sind. Sonst kann die Behandlung nichts nützen oder sogar schaden. Sie muß unter Umständen, damit noch ein Erfolg in Erscheinung tritt, ständig wiederholt werden. Die Reserven brauchen sich dabei um so schneller auf. Es ist wie mit einer brennenden Kerze, die sich schneller verbraucht, wenn man die Flamme ständig anfacht.

Nun sollte man meinen, daß man durch Menschen, die sehr alt geworden sind, am besten erfahren könne, wie sich ein hohes gesundes Alter erreichen läßt. Wir haben daher seit Jahren alle uns zugänglichen Informationen über Neunzig- und vor allem Hunderjährige gesammelt. Dabei hat sich ergeben, daß diese keineswegs ein Lebenselixier besaßen und irgend einem Mittel vertrauten. Es gab im Gegenteil viele unter den sehr Alten, die noch nie in ihrem Leben Tabletten eingenommen haben. Sie haben auch nicht nach asketischen Grundsätzen, sondern ganz normal gelebt, wobei sie jedoch *Mäßigkeit* in allen Dingen zu wahren wußten.

Kennzeichnend für sehr alte Menschen ist ein regelmäßiges, bescheidenes Leben. Sie ernähren sich knapp und legen Wert auf Auswahl und Zubereitung der Speisen. Sparsame Ernährung ist danach die beste Voraussetzung für ein gesundes Leben, während zu üppige Kost die Hauptursache für eine verringerte Lebenserwartung abgibt.

Hundertjährige sind durchweg zufriedene, einfache und bescheidene Menschen, die sich noch
das natürliche Gefühl für eine einfache, eher
karge Lebensführung bewahrt haben. Es sind
langsame Esser. Sie essen mäßig, nie hastig. Un-
bewußt und instinktiv halten sie eine Ernährungsform und einen Lebensstil ein, der trotz
des natürlichen Alterungsvorganges das Stoffwechselgleichgewicht bis ins hohe Alter aufrecht erhält.

Die wirkliche Ursache des Alterns ist die allmähliche Verlangsamung des Stoffwechsels. Die
Aktivität der Enzyme, die als Biokatalysatoren
wirken und die chemischen Stoffwechselreaktionen steuern und antreiben, nimmt ab. Altern
ist ein physiologischer Rückbildungsvorgang.
Dabei sind die Veränderungen des Bindegewebes dafür verantwortlich, ob die Alterung schon
vorzeitig eintritt oder ob ein bestimmter Al-
terszustand sich noch über viele Jahre oder gar
Jahrzehnte erhalten läßt.

Zusammenfassung:

Das Altern des Organismus wird weitgehend
durch den Zustand des Bindegewebes bestimmt,
denn das mesenchymale Bindegewebe ist entscheidend für Stoffwechsel und Ernährung aller
lebenswichtigen Organe sowie für die Immunabwehr. Das Niere-Blutgefäß-Vorniere-Bindege-
webssystem spielt beim Altern die entscheidende Rolle. Dieses ist aber vollständig von den Er-
nährungsverhältnissen abhängig. Es darf nicht
überlastet werden, denn das Leben im hohen
Alter läuft in einer Art Sparflamme ab. *Die entscheidende Voraussetzung für ein gesundes Alter ist daher das pH der Körperflüssigkeiten, die
Homöostase, das innere Gleichgewicht.*

Wer sich so ernährt, daß die regulativen Fähigkeiten der mesenchymalen Bindegewebszellen
nicht überfordert werden, erfüllt mit einiger
Sicherheit die Voraussetzungen für Gesundheit
und langes Leben.

B. DIE BLUTKAPILLAREN

Das Blutgefäßsystem

Vom linken Herzen als Mittelpunkt und An-
triebsmotor des Kreislaufs nimmt das Blut mit
jedem Pulsschlag (lat. pulsus = Stoßen, Schlagen) über die große Körperschlagader (Aorta)
seinen Weg durch die Blutgefäße (Bild 113).

Durch die Arterien (Schlagadern) wird das Blut
durch den Blutdruck vom Herzen weg zu den
einzelnen Körperteilen geleitet. Es gelangt von
den großen Arterien über die Nebenäste in zunehmend kleinere Verzweigungen. Diese letzten
feinen Verzweigungen der Arterien, die das Blut
überall hinleiten, heißen *Arteriolen* (lat. arterio-
la = kleinste Arterie). Die Arteriolen verzweigen
sich in die haarfeinen, kleinsten Blutgefäße, die
Blutkapillaren (lat. capillus = Haar), mit denen
wir uns besonders befassen müssen.

Das mikroskopisch feine Kapillarnetz geht dann
wieder in etwas größere Gefäße, die *Venulen*
(venule = kleine Vene) über. Aus den Venulen
werden nach und nach Blutadern (Venen, lat.
venae = Blutader) mit größerem Durchmesser,
die das Blut zum Herzen zurücktransportieren
und schließlich über die große Hohlvene (Vena

cava, lat. cavus = hohl) in den rechten Vorhof
des Herzens einmünden. Dieser Blutkreislauf
wurde übrigens erst vor 350 Jahren von dem
englischen Arzt William HARVEY (London,
1578 bis 1657) entdeckt. Wie so oft bei wichtigen Entdeckungen, wurde diese Erkenntnis zunächst heftig bekämpft.

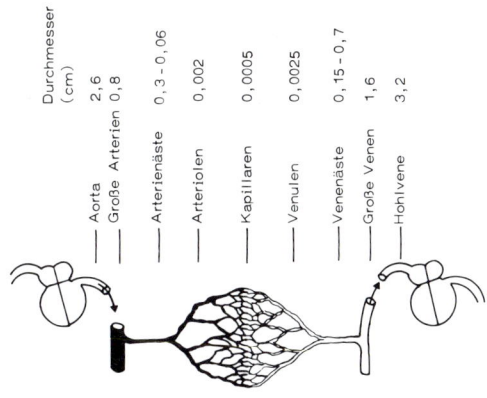

Bild 113: Das Blutgefäßsystem.

Blutbeförderung in den Venen

In den Venen ist der Blutdruck nicht mehr wirksam, so daß das Blut nicht mehr aus eigener Kraft zum Herzen zurückgelangen kann. Nützlich für die Blutbeförderung in den Venen ist die Tätigkeit benachbarter Skelettmuskeln. Wenn sich die Muskeln beim Bewegen der Beine zusammenziehen, werden die Venen zusammengedrückt und das in den Venen befindliche Blut ausgepreßt. Man spricht daher von einer "Muskelpumpe". Das Blut kann dabei nur in Richtung zum Herzen hin ausweichen. Ein Zurückfließen wird durch *Venenklappen* verhindert. Es sind Taschenklappen. Wenn die Strömungsrichtung umzukehren droht, füllen sich die Taschenklappen mit Blut und verschließen die Gefäßlichtung (Bild 114).

Pulswellenübertragung von Arterie zu Vene

Am wichtigsten für die Blutbeförderung in den Venen sind aber die Pulswellen benachbarter Arterien (Bild 114). Arterien und Venen sind von einer gemeinsamen, aus elastischer Fasermasse aufgebauten Gefäßscheide umgeben. Dieses Bindegewebe, welches die elastische Venenwand umgibt, ermöglicht die Pulswellenübertragung von Arterie zu Vene. SCHADE hat durch ein aus Kolloidmaterial hergestelltes Modell die Pulsationsübertragung von Arterie zur Vene veranschaulicht und nachgewiesen. Eine Arterie und eine mit Klappen ausgestattete Vene wurden ohne direkte Berührung miteinan-

der angebracht. Man setzte die Arterie bei körperähnlichen Druckverhältnissen durch eine maschinelle Herzpumpe in pulsatorische Bewegung. Dabei ergab sich die überraschende Tatsache, daß in diesem Modell auch die Vene und der Mechanismus ihrer Klappen automatisch mit in Funktion geriet. Mit der gleichen Schlagzahl, in der die Arterie pulsierte, wurde rhythmisch aus der Vene nach oben hin Flüssigkeit ausgepreßt und gleichzeitig von unten her unter Mitwirkung der Klappen Flüssigkeit nachgesogen, also entgegen der Schwerkraft von unten nach oben.

Diese Pulswellenübertragung von Arterie zu Vene, die nirgends eine direkte Verbindung hatte, wurde lediglich durch die Elastizität des Kolloidmaterials wirksam. Der Blutkreislauf ist demnach im Körper des Menschen in ganz entscheidendem Maße mit von der *Gewebselastizität* abhängig. Venenleiden, wie Krampfadern und Unterschenkelekzeme und -geschwüre (offene Beine) als deren Folgezustände sind die häufigsten Krankheiten der Beine. Die tiefere Ursache ist eine Bindegewebsschwäche. Es kommt zu Stauungen, Venenerweiterungen und Funktionsbeeinträchtigung der Taschenklappen.

Man darf Durchblutungsstörungen, insbesondere Venenleiden, wie Krampfadern und deren Folgezustände, nicht als rein lokale Krankheitserscheinung ansehen. Die tiefere Ursache liegt im Bindegewebe (Mesenchymschwäche). Als Basisbehandlung muß eine Ernährung angesehen werden, die bindegewebsaktivierend wirkt. Mit Hilfe der von uns angewandten Harnanalysen aus acht Harnproben kann dabei gezielt vorgegangen werden.

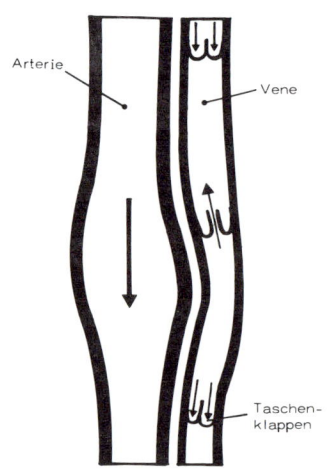

Bild 114: Blutbeförderung in den Venen.

Der Stoffaustausch zwischen dem Blut und dem Gewebe erfolgt über die Kapillaren. Es sind die feinsten Gefäße, die nur mit dem Mikroskop erkennbar sind und den Übergang von den Arterien (Schlagadern) zu den Venen (Blutadern) bilden. Sie haben einen Durchmesser von nur 5 bis 20 μm, so daß die feinsten Gefäße nur noch einem Blutkörperchen nach dem anderen den Durchgang gestatten (1 μm = ein Millionstel m oder ein Tausendstel mm). Wegen ihrer Feinheit spricht man von Haar- oder Kapillargefässen (lat. capillus = Haar). Die Kapillaren bilden ein dichtes Gefäßnetz. Während der Querschnitt der großen Körperschlagader (Aorta) in Nähe des Herzens etwa 5 cm² beträgt, nimmt der Gesamtquerschnitt der Haargefäße etwa um das Siebenhundertfache des Aortenquerschnittes zu. Dadurch nehmen natürlich auch die Strömungsgeschwindigkeit des Blutes und der Blutdruck ab. Dieser langsame, gleichmäßige Durchfluß des Blutes begünstigt den Stoffaustausch.

Über die Kapillaren werden der Sauerstoff und die Aufbaustoffe für die Organzellen ins Gewebe abgegeben. Die Kohlensäure und alle anderen Produkte des Organstoffwechsels (Abfallstoffe) wandern dagegen in Gegenrichtung vom Gewebe ins Blut ab. Täglich gelangen auf diese Weise etwa 20 Liter Flüssigkeit in den Zwischenzellraum (Interstitium), während etwa 18 Liter zurückgelangen. Die restlichen 2 Liter erreichen das Blut erst wieder über die Lymphbahnen.

Die Kapillarpermeabilität

Die Austauschvorgänge erfolgen über die zarte, durchsichtige Kapillarwand. Sie ist der Umschlagplatz. Von der Durchlässigkeit der Kapillarmembran, der sogenannten Permeabilität (von lat. permeare = durchlässig, durchgängig), hängt das Fließen der Gewebsflüssigkeit und damit das ganze Stoffwechselgeschehen ab.

Krankheiten werden in erster Linie durch Veränderungen an den Blutgefäßen, den *Angiopathien* ausgelöst (nach den griech. Wörtern angeion = Gefäß und pathos = Leiden, Krankheit, Schmerz). Bei derartigen Veränderungen an den Kapillaren, den feinsten Blutgefäßen, spricht man von Mikroangiopathie im Gegensatz zur Makroangiopathie bei arteriosklerotischen Erscheinungen an den größeren Gefäßen (griech. mikros = klein, makros = groß).

Eine Mikroangiopathie, die Änderung der Kapillarpermeabilität, finden wir so gut wie bei allen Krankheiten. Sie führt zur Funktions- und einer allgemeinen Stoffwechselstörung. Eine gut funktionierende Mikrozirkulation ist Vorbedingung für die Gesundheit. Eine Schädigung der Kapillarwand kann eine Erhöhung der Durchlässigkeit oder Permeabilität oder eine Verdickung der Kapillarwand zur Folge haben.

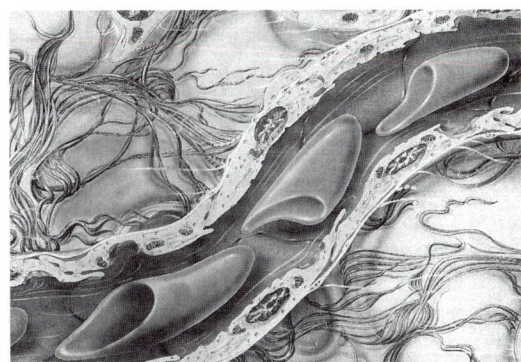

Bild 115: Flexible Erythrozyten bei normaler Kapillardurchströmung (nach EHRLY; Fa. Albert-Roussel).

Verformbarkeit der Erythrozyten

Die Strömung des Blutes in den Kapillaren und damit der Stoffaustausch zwischen Blut und Gewebe stehen in Zusammenhang mit dem Säure-Basen-Haushalt. Dabei erfüllt der Erythrozyt eine Schlüsselfunktion. Durch seinen Gehalt an Hämoglobin bewirkt er die Sauerstoffzufuhr und die Kohlendioxidabgabe (Austausch von O_2 und CO_2). Erythrozyten haben einen Durchmesser von 7 bis 8 μm. Um Kapillaren bis hinunter zu einer lichten Weite von etwa 3,5 μm passieren zu können, müssen sie verformbar sein. Sie sind sehr biegsam (flexibel), wie Flüs-

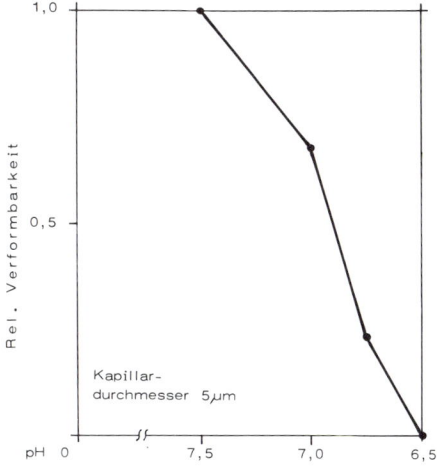

Bild 116: Verformbarkeit der Erythrozyten bei zunehmender Azidose des Blutes.

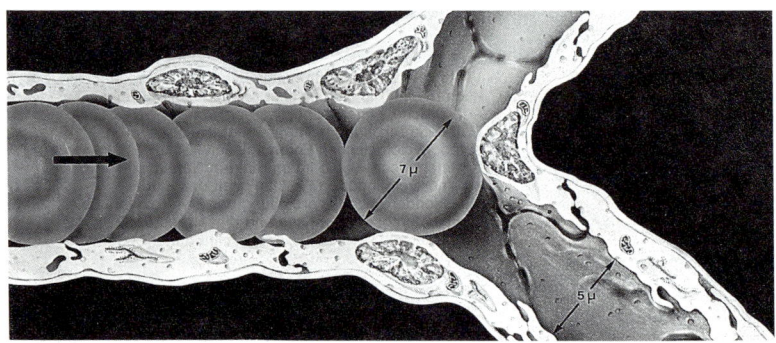

Bild 117: Versteifte Erythrozyten behindern die Kapillardurchströmung.

sigkeitstropfen fließfähig und passieren in Geschoßform auch kleinste Kapillaren (Bild 115). Diese Verformbarkeit vermindert sich bei zunehmender Azidose des Blutes. Der Erythrozyt wird mit zunehmender Verschlechterung der Verformbarkeit rigide (lat. rigere = steif, starr). Bei einer Verminderung des pH-Wertes von 7,4 auf 7,0 kommt es zu einer Einschränkung der Verformbarkeit der Erythrozyten um etwa 35 Prozent (Bild 116). Die versteiften Erythrozyten füllen den Gefäßdurchmesser mehr oder weniger aus. Es kommt unter Umständen zur geldrollenförmigen Zusammenlagerung, zur Verlegung von Kapillarabzweigungen und zum Stillstand der Strömung (Stase, Bild 117). Die Sauerstoffversorgung des Gewebes verschlechtert sich dabei zunehmend, während saure Stoffwechselendprodukte vermehrt ins Blut einströmen. Dabei kommt es zu einer verstärkten lokalen Azidose; der pH fällt weiter ab. Dieser Vorgang hindert den Kreislauf, hemmt die Zellernährung und die Zellatmung. Auch hoher Blutdruck läßt sich fast immer darauf zurückführen.

Der Niederländer Antony van LEEUWEN-HOEK (Delft, 1632-1723), der Erfinder der ersten Mikroskope, beobachtete die Verformbarkeit der Erythrozyten mit seinen primitiven Instrumenten schon an sich selbst. Wie er bemerkte, waren seine Blutkörperchen im Krankheitsfall steif und starr, nach Wiederherstellung der Gesundheit aber wieder weich und verformbar. Damals konnte man diese Erscheinung noch nicht weiter erklären. Heute aber weiß man, welche Rolle die Verformbarkeit der Erythrozyten in der Mikrozirkulation spielt.

In jüngster Zeit beginnt man sich langsam mit diesem "Neuland der medizinischen Forschung" zu beschäftigen. Hier findet sich die Erklärung für Krankheitszustände, deren Ursachen bisher noch als unbekannt angesehen wurden. *Gesundheitliche Störungen sind mit einer ungenügenden Mikrozirkulation verbunden, und die Wiederherstellung normaler Kapillarfunktionen ist Grundvoraussetzung für die Überwindung von Krankheitsprozessen, die sonst chronisch und damit unheilbar werden können.*

Fließfähigkeit des Blutes

Die Fließfähigkeit des Blutes hängt hauptsächlich von der Verformbarkeit der Erythrozyten ab. Außerdem wird die Blutviskosität (Zähflüssigkeit, innere Reibung) aber auch noch von der Erythrozytenzahl, dem Hämatokritwert, der Eiweißkonzentration und dem Albumin-Globulin-Verhältnis beeinflusst. Bei der heutigen üppigen Ernährungsform mit überhöhtem großem Eiweißanteil ist stets mit einer latenten Azidose zu rechnen, die die Stoffaustauschfunktion des Bindegewebes und die Zellatmung beeinträchtigt. Kommen dann noch hohe Blutwerte hinzu, sind geschädigte Kapillarmembranen die Regel.

Im allgemeinen fürchtet der Patient sich vor einer Verminderung der roten Blutkörperchen oder ihrer Hämoglobinfüllung, die man als *Anämie* bezeichnet. Daher ist er glücklich, hohe Meßwerte zu haben. Durch hohe Werte wird jedoch die Blutviskosität beeinträchtigt (Bild 118).

Nachdem in jüngster Zeit endlich die große Rolle der *Mikrozirkulation*, also der Fließfähigkeit des Blutes in den Kapillaren für die Gewebsernährung ins Gespräch kommt, ergibt sich daher die Frage, ob die oberen Richtwerte für Blutuntersuchungen nicht zu hoch angesetzt sein könnten. Es sind Mittelwerte einer größeren Anzahl "Gesunder". Von den vermeintlich heute noch Gesunden stirbt aber bei der vorherrschenden Fehl- und Überernährung etwa die Hälfte an Herz- und Kreislaufkrankheiten. Hoher Blutdruck, Arteriosklerose, Angina pectoris (wörtlich "Herzenge"), Herzinfarkt und Schlaganfall werden bereits als Volkskrankheiten angesehen. In zweiter Linie auch Zuckerkrankheit, Rheuma und Krebs. Es sollte daher durch Viskositätsmessung des Vollblutes ausreichend Untersuchungsmaterial erarbeitet werden, um über eine Korrektur der Richtwerte, die erforderlich werden könnte, Klarheit zu bekommen. Eine noch größere Rolle spielt aber zweifellos nach wie vor die Verformbarkeit der Erythrozyten selbst.

Eine zuverlässige Bewertung von Richtwerten erfordert eine eingehende Anamnese, wobei insbesondere zwischen eiweißreicher Überernährung und "pathologischen" Fällen zu unterscheiden ist. Möglicherweise ist allerdings das Auftreten pathologischer Veränderungen bereits eine Folge der Wohlstandskost. Die Übergänge sind fließend.

Die in der Hämatologie (Wissenschaft vom Blut und den Blutkrankheiten) gebräuchlichen Normwerttabellen weisen für den Mann im Blut höhere "Normalwerte" aus als für die Frau. Die Monatsblutung (Menstruation) der geschlechtsreifen Frau führt periodisch zu Blutverlusten, die niedrigere Meßwerte zur Folge haben. Damit kommt es zur Verbesserung der Blutviskosität und der Fließfähigkeit des Blutes. Bei der Frau ist vor Aufhören der Regelblutungen in den Wechseljahren (Menopause) das Herzinfarkt-Risiko viel geringer als bei gleichaltrigen Männern. Erst nach der Menopause ist auch die Frau durch Herzinfarkt genau so gefährdet wie der Mann. Hier zeigt sich daher besonders

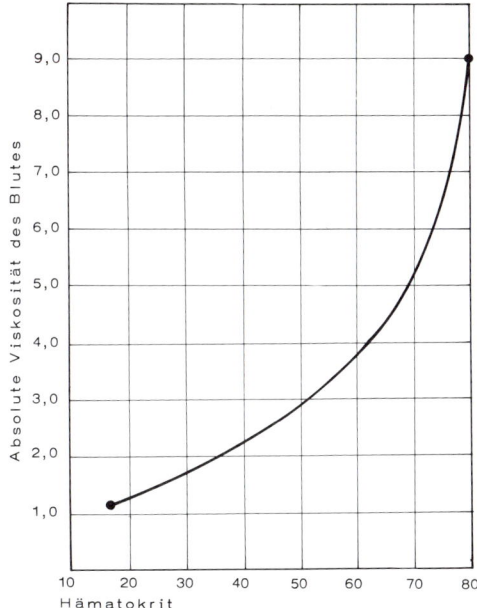

Bild 118: Zusammenhang zwischen Hämatokrit und Blutviskosität.

deutlich die große Bedeutung der Mikrozirkulation des Blutes. Ein hoher Hämatokrit-Wert ist ein Risikofaktor. Er erhöht die Thrombosegefahr. Auch die Hirndurchblutung ist um so niedriger, je höher die Hämatokrit- und Hämoglobinwerte liegen. Senkt man den Hämatokrit durch einen Aderlaß, so steigt die Hirndurchblutung deutlich an. Aufgrund unserer Erfahrungen und Beobachtungen würden wir die Unterschiede bei Mann und Frau daher nicht nur auf unterschiedliche hormonelle Beeinflussung zurückführen und eine Angleichung der Normwerte des Mannes an diejenigen der Frau in Betracht ziehen. Als obere Richtwerte könnten in Frage kommen:

Erythrozyten	5 Mill./μl
Hämoglobin	14-15 g/dl
Hämatokrit	40-42/Vol. %
Gesamteiweiß	7,9 g/100 ml

C. KAPILLARMIKROSKOPIE

Man kann die Kapillaren mit dem Mikroskop sichtbar machen. Die ersten derartigen Untersuchungen wurden 1875 von dem Chirurgen HUETER mit 52facher Vergrößerung durchgeführt. Er beobachtete die Haargefäße in der nach außen umgeschlagenen Unterlippe bei seitlich auffallendem Licht. 1911 untersuchte der Amerikaner LOMBARD die Haargefäße am Nagelfalz. Für eine solche Untersuchung am Nagelfalz ist jedes Mikroskop geeignet, das eine 40 - 60fache Vergrößerung ermöglicht. Die Belichtung geschieht schräg von oben unter einem Winkel von etwa 45 Grad. Man fixiert den Finger auf dem Objekttisch durch eine der Fingerbreite und -länge angepaßte Rinne und sorgt für eine Unterstützung des Ellbogens, um das erforderliche Stillhalten zu erleichtern.

Systematisch ist seit 1910 das Kapillarproblem von Otfried MÜLLER (1873-1944), der Vorstand der medizinischen Klinik und Poliklinik in Tübingen war, bearbeitet worden. Er machte dieses Forschungsgebiet zu seiner Lebensaufgabe und suchte dem Kapillarproblem auch klinisch näher zu kommen. Dabei wurden möglichst zahlreiche Untersuchungsstellen herangezogen, um die wichtigsten physiologischen und pathologischen Fragen abzuklären. Er beobachtete die Haut bei auffallendem Licht unter gleichzeitiger Aufhellung und optischer Einebnung der Hornschicht. Man gibt dazu einen Tropfen Paraffinöl auf die Haut und kann dann die Kapillaren durch ein Spezialmikroskop direkt beobachten.

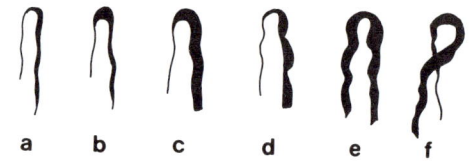

Bild 119: Kapillarformen am Nagelrand (schematisch).
a) Normal (Haarnadelform).
b) Schaltstück erweitert.
c) Erweiterung des venösen Schenkels.
d) Ausbuchtungen bzw. Einkerbungen.
e) Dicker, plumper und erweitert; Knickung und evtl. Schlängelung beider Schenkel. Venöser vom arteriellen Schenkel kaum noch unterscheidbar.
f) Schlängelung mit erweitertem venösem Schenkel.

Kapillarformen am Nagelfalz

Die eigentliche Kapillarforschung hat wegen der bequemen Technik am Fingernagelrand begonnen. Wir finden hier Endschlingen, die nicht so oft gewunden sind wie an der Haut und mehr die *Form der Haarnadel* haben. Auch der Durchmesser der Haargefäße am Nagelrand ist größer (0,005 bis 0,008 statt 0,003 bis 0,006 mm). Bei diesen Kapillarschlingen, die eine durchschnittliche Höhe von 0,3 bis 0,4 mm haben, ist der arterielle Schenkel dünn und nicht sehr weit abwärts sichtbar. Der venöse ist dicker und läßt sich etwas weiter nach unten verfolgen. Die Umbiegungsstelle ist die Stelle der größten Durchlässigkeit (Bild 119, a).

Bei krankhaften Zuständen kommt es zu einer Veränderung der Kapillarformen. So ist beispielsweise bei den eigentlichen Stoffwechselkrankheiten meist das Schaltstück erheblich erweitert (Bild 119, b). Wir finden auch Erweiterungen des venösen Schenkels (c) sowie Ausbuchtungen bzw. Einkerbungen (d). Diese wenigen Beispiele mögen veranschaulichen, wie sich an der Stoffwechselstelle "Blut-Gefäßwand-Gewebe" die Störung der lokalen Durchblutung anzeigt. Die Folge sind zunächst *Funktionsstörungen* und damit der Gewebsatmung, -ernährung und -durchflutung. Diese anfangs funktionellen und noch umkehrbaren (reversiblen), das heißt heilbaren Vorgänge können im Laufe der Zeit organische und dann auch irreparable Veränderungen ergeben. *So entstehen viele, zunächst ganz verschieden erscheinende chronische Krankheiten. Die meisten Krankheiten entstehen daher im Grunde genommen über eine Stoffwechselstörung unter Veränderung der kleinsten Blutgefäße, der Kapillaren.*

Azidosen schädigen die Kapillargefäße

Heute leben die meisten mit einem gestörten Stoffwechsel. Ahnungslos essen sie, was ihnen schadet und eine Verschiebung des Säure-Basen-Gleichgewichts nach der sauren Seite hin bewirkt. GÄNSSLEN (1927) und BOCK (1930) haben an der Klinik in Tübingen durch ihre Versuche übereinstimmend nachgewiesen, wie die Art der Ernährung die Stoffwechsellage und damit auch die Beschaffenheit der Kapillargefäße bestimmt. Versuchspersonen wurden zehn Tage lang mit einer abwechslungsreichen Fleischkost und Weißbrot ernährt, so daß sie in eine saure Stoffwechsellage kamen. Die Kost wurde gut vertragen und führte sogar zu einer Gewichtszunahme von 3 und 5 Pfund. In den letzten Tagen zeigten sich skorbutähnliche Erscheinungen. Es bestand Neigung zu Zahnfleischblutungen. Die feinen Gefäße waren gequollen. Da und dort bildeten sich Kapillaraneurysmen (krankhafte, örtlich begrenzte Erweiterungen), und an den verschiedensten Stellen traten im Gewebe Blutungen auf. Der arterielle Blutdruck wies eine deutliche Zunahme von RR 116/76 auf 137/86 im einen, von RR 120/84 auf 140/105 mm Hg im anderen Fall auf, während gleichzeitig infolge ihrer Erweiterung im feinsten Gefäßabschnitt der Kapillardruck absank.

Am Nagelfalz zeigten die Kapillaren ebenfalls schwere Schädigungen. Sie waren dicker und plumper geworden (Bild 119, e). Das vorderste Schaltstück war teilweise erweitert. Die Unterscheidung von venösem und arteriellem Schenkel war kaum möglich. Zum Teil bildeten sich Schlängelungen und Knickungen der Kapillaren aus, die dem Blutstrom erhebliche Hindernisse entgegenstellen (Bild 119, f).

Nach Umstellung auf eine lakto-vegetabile Kost waren Blutungen im Zahnbereich bereits nach wenigen Tagen verschwunden. Die Veränderungen der Kapillaren bildeten sich im Zeitraum von etwa fünf Wochen vollständig zurück. Die Kapillaren streckten sich wieder; die Krümmungen und Schlängelungen glichen sich aus. Die Kapillaren bekamen wieder ihre normale, gerade Haarnadelform. Die Blutdruckwerte entsprachen wieder den Ausgangswerten.

Die Versuche Gänßlens sind später an mehreren Stellen wiederholt und bestätigt worden. Sie haben eine erhebliche praktische Bedeutung, da sie in sinnvoller Weise den entscheidenden Einfluß des Säure-Basen- und Elektrolyt-Haushaltes veranschaulichen, der nahrungsabhängig ist. Nur nach Beseitigung der Übersäuerung kommt es wieder zu freiem Kapillarkreislauf und normalem Stofftransport. Mit Analysen aus in zweistündigen Abständen gewonnenen Harnproben können wir aus der Stoffwechselkurve allein schon schließen, ob die Nahrung richtig ge-

wählt ist und die körpereigenen Regulationsmechanismen optimal zur Wirksamkeit kommen.

Permeabilitätsstörungen der Kapillarwand

Die Kapillarwand hat den Charakter einer semipermeablen (halbdurchlässigen; aus lat. semis = halb, permeare = durchgehen) Membran (lat. membrana = zarte, dünne Haut). Eine Schädigung durch Säureanhäufung und Stase (Stauung) führt zu Permeabilitätsstörungen der Kapillaren. Es kommt zum Durchtritt von Plasmaeiweiß durch die Kapillaren, für das die Kapillarwand normalerweise undurchlässig ist, und zu Störungen des Mineralstoffwechsels (Transmineralisation). Die Folge ist eine mangelnde Stoffaustauschfunktion des Bindegewebes. Das normale Fließen der Gewebsflüssigkeit, der sogenannte innere Kreislauf ist beeinträchtigt und damit auch die Ernährung der Parenchymzellen, in denen sich die eigentlichen Stoffwechsel- und Lebensprozesse abspielen.

Auch *Ödeme* (Gewebswassersucht) mit ihrer krankhaften Ansammlung seröser Flüssigkeit in den Interzellularräumen entstehen nur bei einer Schädigung der Blutkapillaren. Sie sind Folge einer gestörten Mikrozirkulation. Wir finden dann neben einer vermehrten Durchlässigkeit zugleich eine gestörte Kapillarresorption, also eine verminderte Aufsaugefähigkeit der Blut- und Lymphkapillaren.

Die geschädigte Mikrozirkulation steht am Anfang eines krankhaften Geschehens. Heilung ist möglich, solange die Stoffaustauschfunktion sich wiederherstellen läßt und das Bindegewebe noch eine Regenerationsfähigkeit besitzt. Durch Ernährungsumstellung läßt sich der Mikrokreislauf und die Kapillarwandtätigkeit normalisieren, wobei mit Hilfe von Harnanalysen ganz gezielt vorgegangen werden kann.

Diabetes als "Säurekrankheit"

Besonders augenfällig zeigen sich die Veränderungen an den Blutkapillaren beim Diabetes, der Zuckerkrankheit. Es ist ein Leiden des gestörten Kohlenhydrat-Stoffwechsels, bei dem der Fett-Stoffwechsel in Mitleidenschaft gezogen ist. Jede Entgleisung des Fett-Stoffwechsels führt zur Bildung von Säuren, den *Ketonkörpern*, und damit zur Azidose. Diabetes ist daher eine "Säurekrankheit", die sich in empfindlicher Weise durch Veränderungen an den Kapillaren auswirkt. Diese führen zu den gefürchteten sogenannten Spätkomplikationen des Diabetes, die sich auch durch Insulinbehandlung in der Regel nicht auf Dauer vermeiden lassen, wenn man sich nicht sehr ernsthaft um eine Einregulierung des Stoffwechsels bemüht.

Beim Diabetes wird der Zucker im Gewebe mit erheblicher Verzögerung verbrannt. Es befindet sich mehr Zucker im Gewebe als verbrannt werden kann. Daher stockt der Übertritt von Flüssigkeit aus dem Blut. Beim schweren Diabetes tritt dies als die charakteristische Hauttrockenheit in Erscheinung, soweit nicht mit Insulin behandelt wird.

Bei elektronenmikroskopischen Untersuchungen findet man beim Diabetiker eine Verdickung der sogenannten *Basalmembran*, der inneren Gefäßschicht der Kapillarwand. Damit beginnen die Krankheitszustände, die sich schleichend entwickeln und zunächst noch keine Beschwerden auslösen. Man spricht bei diesen Vorstufen daher von latenten Krankheitszuständen (lat. latere = verborgen, versteckt), die zunächst kaum oder nicht in Erscheinung treten und meist nur zufällig oder verspätet entdeckt werden.

Manchmal entdeckt der Augenarzt die ersten Anzeichen einer diabetischen Mikroangiopathie bei einer Untersuchung des *Augenhintergrundes* mit dem Augenspiegel. Auf der Netzhaut des Auges, der Retina (lat. rete = Netz), haben wir die Möglichkeit, Arteriolen, Venulen und Kapillaren am lebenden menschlichen Körper direkt zu beobachten. Darum ist die Netzhaut besonders geeignet für das Studium der feinen Blutgefäße in gesunden wie an kranken Tagen, die auch Rückschlüsse auf den übrigen Organismus zulassen.

Die ersten Anzeichen einer diabetischen Erkrankung der Netzhaut, der sogenannten Retinopathie diabetica, sind *Netzhautblutungen*. Es beginnt meist mit unregelmäßig verteilten, flohstichartigen und strichförmigen roten Flecken.

Es sind sackartige Erweiterungen von Netzhautkapillaren (Mikroaneurysmen) und Blutungen. Größere braunrote Flecke, die durch Blutungen entstanden sind, und grauweiße Herde weisen bereits auf einen fortgeschritteneren Krankheitszustand hin. Bei schlechter Stoffwechselführung ist es mit die häufigste Erblindungsursache.

Ebenso empfindlich für Veränderungen an den Kapillaren sind die *Nieren*. Die diabetische Nephropathie (nephro = Niere; pathie = Erkrankung, Leiden) wird nach dem Pathologen Paul KIMMELSTIEL auch Kimmelstiel-Wilson-Syndrom genannt. Die Veränderungen entwickeln sich als diabetische Glomerusklerose im Innern der Nierenkörperchen in den Gefäßknäueln (Glomerulus). Die Wände der Glomerulikapillaren verdicken sich, daher die Bezeichnung Glomerulosklerose (griech. skleros = trocken, spröde, hart). Die Nierenveränderung pflegt sich bei Diabetikern mit schlechter Stoffwechseleinstellung und häufigem Auftreten von Azidosen schleichend zu entwickeln. Zu den ersten Anzeichen gehört eine zunächst geringe Ausscheidung von Eiweiß mit dem Harn.

Zusammenfassung

Veränderungen der feinsten Blutgefäße, der Kapillaren, zeigen sich bei jeder Stoffwechselstörung. Sie können als Vorstufe von später eintretenden Krankheiten aufgefaßt werden. Es sind latente Krankheitszustände, die mit einer Verschiebung des Säure-Basen- und Elektrolyt-Haushaltes beginnen. Nur wenn wir erkennen, daß Stoffwechselstörungen nahrungsabhängig sind und nicht erst beim Auftreten von Beschwerden, sondern bereits im allerersten Frühstadium angegangen werden müssen, ist eine Gesundheitsvorsorge und die Verhütung von Krankheiten (Prophylaxe) möglich. Dazu gehört auch die bestmögliche, peinliche Ausschaltung von Giften aus unserer Nahrung. Vor allem die Schadstoffbelastung mit *Schwermetallen*, die heute in früher nicht bekanntem Umfange in die Umwelt gelangen, ist bedenklich. HEUBNER hat bereits 1907 am Tier nachgewiesen, daß alle Schwermetalle starke Kapillargifte sind.

D. DER ELEKTROLYT-HAUSHALT

Zwischen dem Säure-Basen-, Elektrolyt- und Wasserhaushalt bestehen enge Beziehungen. Sie sind miteinander verknüpft und beeinflussen sich gegenseitig, weshalb immer wieder von der Ganzheit ausgegangen werden muß. Die Mineralstoffe kommen im Körperwasser in gelöster Form vor. Salze sind in festem Zustand Nichtleiter, leiten in gelöstem Zustand, ebenso wie Säuren und Basen, jedoch den elektrischen Strom. Daher wird allgemein nicht mehr von Mineral- sondern von Elektrolyt-Haushalt gesprochen. Die Moleküle zerfallen beim Lösen in Wasser in elektrisch geladene Teilchen, die Ionen. Es kommt zur Aufspaltung, zur Dissoziation. Die Anzahl der positiv geladenen Ionen, der Kationen, entspricht der Anzahl der negativ geladenen Ionen, der Anionen. Die elektrolytische Dissoziation verläuft im Gleichgewicht. Es besteht Elektroneutralität. In der Formelsprache bezeichnen wir die positiv geladenen Ionen (die Kationen) mit einem Pluszeichen (+), die negativ geladenen Ionen (die Anionen) mit einem Minuszeichen (-). Man setzt diese Zeichen rechts oben an das Formelzeichen (Bild 120).

Der intrazelluläre und extrazelluläre Raum

Durch Bild 112 haben wir schon das Dreikammersystem zu veranschaulichen versucht. Dieses besteht aus dem Blutplasma, dem bindegeweblichen Zwischenraum, dem Interstitium, und dem Zellplasma, dem Innenraum der Zelle. Bei dem innerhalb der Zelle gelegenen Flüssigkeitsraum spricht man von dem intrazellulären, bei dem außerhalb der Zelle gelegenen Flüssigkeitsraum von dem extrazellulären Raum (Bild 120).

Bemerkenswert ist, daß die prozentuale Zusammensetzung der Elektrolyte im extrazellulären Raum weitgehend dem des Meereswassers gleicht. Entwicklungsgeschichtlich läßt sich daraus schließen, daß das Leben im Meer entstanden ist und die Landbewohner in Urzeiten vom Ozean auf das Land hinüberwechselten. Dieses Erbstück der Meeresnatur unseres Körperwassers ist über endlose Zeiträume erhalten geblieben. Ein geregelter Elektrolytkreislauf ist Voraussetzung für Leben und Gesundheit. Die elektrisch geladenen Ionen der Körperflüssigkeit,

die Ionenwanderung und die Elektronenabgabe spielt im Haushalt der Körperflüssigkeiten die entscheidende Rolle, ohne die es keine Lebensvorgänge gibt.

Die Zusammensetzung im Körperwasser ist in Bild 120 in Form von Säulendiagrammen (Ionogrammen) aufgetragen, um die unterschiedliche Ionenkonzentration zwischen intra- und extrazellulärem Raum deutlich herauszustellen. Der amerikanische Kinderarzt GAMBLE war einer der ersten, der umfassende Mineralstoffwechselanalysen durchgeführt hat, so daß wir heute genaue Kenntnisse über die Elektrolytkonzentration in den Körperflüssigkeiten haben.

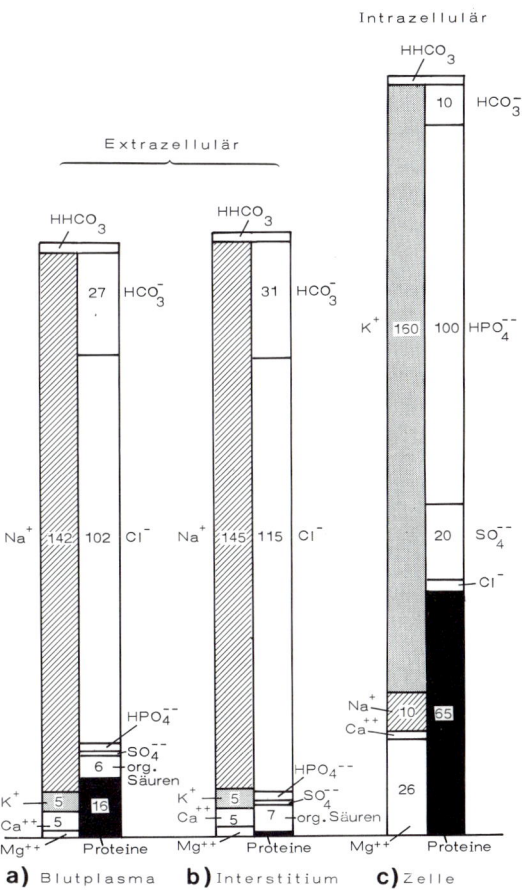

Bild 120: Elektrolytzusammensetzung (mval/l) nach J.L. GAMBLE.

Tafel 15: Elektrolytzusammensetzung (mval/l)

	Blutplasma mval/l	Interstitium mval/l	Zelle mval/l
Kationen			
Natrium	142	145	10
Kalium	5	5	160
Calcium	5	5	2
Magnesium	2	2	26
	154	157	198
Anionen			
Chlorid	102	115	3
Bikarbonat	27	31	10
Phosphate	2	2	100
Sulfate	1	1	20
Organische Säuren	6	7	–
Proteine	16	1	65
	154	157	198
Kationen + Anionen, total	308	314	396

Die Maßeinheit in Bild 120 ist mval/l. Wir haben uns mit dieser Maßeinheit, die das chemische Bindungsvermögen der Kationen und Anionen untereinander berücksichtigt, bereits auf Seite 85 näher beschäftigt. Wie aus Bild 120 und Tafel 15 ersichtlich, entsprechen aus Gründen der Elektroneutralität die Anzahl der Kationen und Anionen einander.

Der Extrazellulärraum

Im Extrazellulärraum haben wir als Kationen die Alkalimetalle Natrium und Kalium sowie die Erdalkalimetalle Kalzium und Magnesium. Anionen sind Bikarbonat, Chlorid, Phosphat, Sulfat, organische Säuren und Proteine.

Bei den Kationen steht *Natrium* an erster Stelle, das im Elektrolyt- und Wasserhaushalt eine wichtige Rolle spielt. Auf der Anionenseite sind es Chlorid und Bikarbonat. In der Zusammensetzung der Elektrolyte bestehen zwischen Plasma und interstieller Flüssigkeit nur geringe Unterschiede. Der einzige wesentliche Unterschied ist die Eiweißkonzentration. Das Plasma hat gegenüber der interstiellen Flüssigkeit einen nicht ganz unbeträchtlichen Anteil an *Plasmaprotein* (Bild 120, a). Die Plasmaproteine haben neben ihrer Mitwirkung als Puffersubstanz im Blut vor allem eine Aufgabe für die Wasserbindung und den Wassertransport.

Auf Grund ihrer kolloidalen Beschaffenheit halten sie das Wasser in der Blutbahn fest, so daß das Blutgefäßsystem mit der für den Kreislauf erforderlichen Menge Wasser aufgefüllt bleibt. Im Gegensatz zu den mineralischen Elektrolyten können die Proteine wegen ihrer Molekülgröße beim gesunden Menschen mit normaler Permeabilität der Kapillarmembran die Membran nicht durchdringen. Daher der wesentlich geringere Proteinanteil im Interstitium (Bild 120, b).

Der Intrazellulärraum

Die intrazelluläre Flüssigkeit zeigt ein völlig anderes Bild (Bild 120, c). Hier dominieren als Kationen Kalium und Magnesium, während auf der Anionenseite Phosphate und Proteine vorherrschen. Diese Feststellung traf WIECHOWSKI schon um 1920, der daraufhin Kalium und Phosphat als "Gewebesalze", Natrium und Chlor als "Säftesalze" bezeichnete. Dieser grundlegende Unterschied zwischen Zelle und extrazellulärem Raum findet sich bei allen Lebewesen, von den Einzellern bis zu hochentwickelten Warmblütern. *Eine ausgeglichene Elektrolytzusammensetzung und die Aufrechterhaltung der Konzentrationsdifferenzen zwischen intrazellulärem und extrazellulärem Raum gehört zu den Vitalfunktionen, ohne die es kein Leben und keine Gesundheit gibt.*

Die Natrium-Kalium-Pumpe

Die Zellmembran trennt die salzwasserartige extrazelluläre Flüssigkeit von der Kalium- und Magnesium-reichen Zellflüssigkeit. Sie besitzt ein elektrisches Potential und außerordentlich hohe dielektrische oder isolierende Eigenschaften. Sie ist ein besserer Isolator als Porzellan, das man als Isolator bei Hochspannungsleitungen verwendet. Die Spannung oder Potentialdifferenz wird aufrecht erhalten durch eine Ionenpumpe, die sogenannte "Natrium-Kalium-Pumpe", durch die unter Aufwendung von Energie das beschriebene Konzentrationsgefälle an der Zellmembran aufrecht erhalten wird. Diese Energie liefert das zelleigene ATP (siehe Bild 82) und wird durch Enzyme gesteuert. Dieser aktive Transportmechanismus bringt ähnlich wie eine Pumpe Kalium in die Zelle und schleust gleichzeitig Natrium hinaus. Daher auch die Bezeichnung als Natrium-Kalium-Pumpe. Es findet ein aktiver Transport, kein unbehinderter, freier Durchtritt durch die Zellmembrane statt. Es entsteht ein Konzentrations- und Ladungsgefälle, das Voraussetzung ist für die elektrische Erregbarkeit der Zelle und damit für die Lebenstätigkeit des Organismus überhaupt (Bild 121).

Chemische Reaktionen, Transportvorgänge und elektrische Potentiale sind eng gekoppelt. Der Elektrolythaushalt ist aufs engste mit dem Wasser- und Säure-Basen-Haushalt verknüpft. Ohne Wasser sind Elektrolytumsätze nicht möglich. Es ist das Transportmittel und Reaktionsmilieu. Andererseits reagiert die Membran auch schon auf geringste Änderungen des pH-Wertes (Säurewertes). Ein Abfall des pH-Wertes geht mit einer verstärkten Durchlaßfähigkeit der Zellmembran für Natrium (Na+) einher, das wiederum die Potentiale auf beiden Seiten der Membran verändert. Über die Membran von Nervenenden führt dies beispielsweise zu einer verstärkten Übertragung von Schmerzempfindungen.

Bei Nichtfunktionieren der Natrium-Kalium-Pumpe und Versagen der Regulationsmechanismen tritt vermehrt Wasser, Natrium und Kalzium in die Zelle ein und Kalium heraus. Diese Verschiebung führt zu einem Absinken des elektrischen Potentials und zur Krankheit. Tod bedeutet vollständigen Verlust des Ionen-

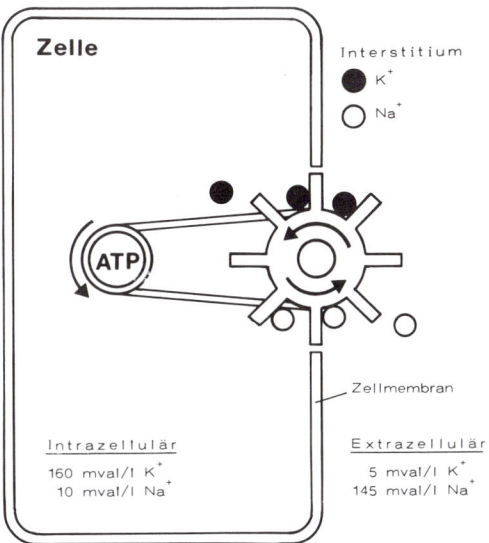

Bild 121: Stofftransport durch die Zellmembran über die Natrium-Kalium-Pumpe (schematisch).

Gleichgewichtes der Zelle und den Zusammenbruch des elektrolytischen Potentials.

Elektrische Potentiale als wichtigste Lebenserscheinung

Das elektrische Kräfte im lebenden Organismus eine Rolle spielen, ist heute allgemein bekannt. So werden beispielsweise die bei der Aktion des Herzmuskels auftretenden Potentialdifferenzen durch das *Elektrokardiogramm* (Abkürzung: EKG) gemessen. Eine elektrische Reizung des Herzens kann bekanntlich durch einen Herzschrittmacher auch von außen erfolgen. Es ist ein elektrischer Impulsgeber zur Behebung von Reizleitungsstörungen, von dessen Batterie etwa einmal je Sekunde Stromstöße über Elektroden zum Herzen geleitet werden. Durch das *Elektroenzephalogramm* (Abkürzung: EEG) werden die elektrischen Aktionsströme des Gehirns aufgezeichnet, die von der Schädeldecke mittels geeigneter Verstärker- und Registriergeräte abgeleitet werden. Der Jenaer Professor Hans BERGER entdeckte diese Gehirnwellen schon im Jahre 1924, was aber zunächst niemand ernst nahm. Heute betrachtet man die elektrische Gehirntätigkeit als wichtigste Lebenserscheinung. Erst das völlige Verschwinden der Gehirnwellen im EEG wird als sicheres Zeichen des Todes angesehen.

Flammenphotometrie

In der klinischen Chemie spielen die photometrischen Bestimmungsmethoden, die in den fünfziger Jahren Eingang gefunden haben, weitaus die größte Rolle. Photometrie heißt Lichtmessung. Zur Kontrolle des Elektrolythaushaltes dient das Flammenphotometer, das routinemäßig eine exakte Überwachung ermöglicht und mit dem die besonders wichtigen Alkalimetalle Natrium und Kalium und das Erdalkalimetall Kalzium genau gemessen werden können. Die Färbung einer Flamme durch diese Metalle ist allgemein bekannt. Natriumverbindungen geben der Flamme eine charakteristische intensiv gelbe, Kaliumverbindungen eine violette und Kalzium eine orangerote Färbung. Die schwächere Violettfärbung durch Kalium kommt allerdings neben Natrium nicht zur Geltung, wenn beide Metalle vorhanden sind. Man kann die gelbe Farbe aber durch ein blaues Glas unterdrücken, das kein gelbes Licht durchläßt, und sieht dann durch das blaue Glas die typische Violettfärbung des Kaliums. Diese Besonderheit der Kationen Natrium, Kalium und Kalzium ermöglichte das Meßverfahren mit dem Flammenphotometer.

Aufbau des Flammenphotometers

Bild 122 zeigt schematisch den Aufbau des Flammenphotometers, mit dem wir in unserem Laboratorium arbeiten. Zur Untersuchung können nur Flüssigkeiten verwendet werden, die keine festen Partikel enthalten, wie Blutserum und Harn. Die Untersuchungsflüssigkeit wird als ”Probe” mit Druckluft in einer Zerstäuberkammer vernebelt und einer Flamme zugeführt. Für die Druckluftversorgung ist ein Membrankompressor angeschlossen.

Wir arbeiten mit der Brenngasmischung Azetylen/Luft. Azetylen (C_2H_2) erreicht bei der Verbrennung mit Luft eine Flammentemperatur von 2400° C. Diese Temperatur ist erforderlich für die Bestimmung von Kalzium. Da wir Natrium, Kalium und Kalzium nebeneinander bestimmen, ist die heiße Azetylenflamme für uns vorteilhafter. Für Natrium und Kalium genügt schon eine Flammentemperatur von 1900° C, die sich mit einem Propan-Luft-Gemisch erreichen ließe. Es darf nur einwandfrei gereinigtes Azetylen verwendet werden. Die Flasche darf auch nicht völlig entleert werden, denn zum Schluß kommt es sonst leicht zum Austritt von Azeton, das als Lösungsmittel für Azetylen dient. Um eine Verwechslung der Gasflaschen zu vermeiden, ist die Kennfarbe für Azetylen gelb, für Propan rot.

Wichtig ist mit Hilfe der Manometer die richtige Einstellung des Luft- und Gasdruckes, damit Zerstäubung und Flamme bei allen Messungen gleich bleiben und vergleichbare Meßergebnisse erzielt werden. Nach dem Einbrennen und vor Beginn der Messung und Eichung des Instrumentes reduziert man die Flamme bis zur Leuchtgrenze. Werden die Lösungen, die Alkali- oder Erdalkalimetalle enthalten, in einer Flamme zerstäubt und damit erhitzt, so zerfallen sie in Atome. Diese Atome werden aufgrund der Energiezufuhr durch die Flamme dazu angeregt, daß kurzzeitig Elektronen von einer inneren auf eine weiter außen liegende

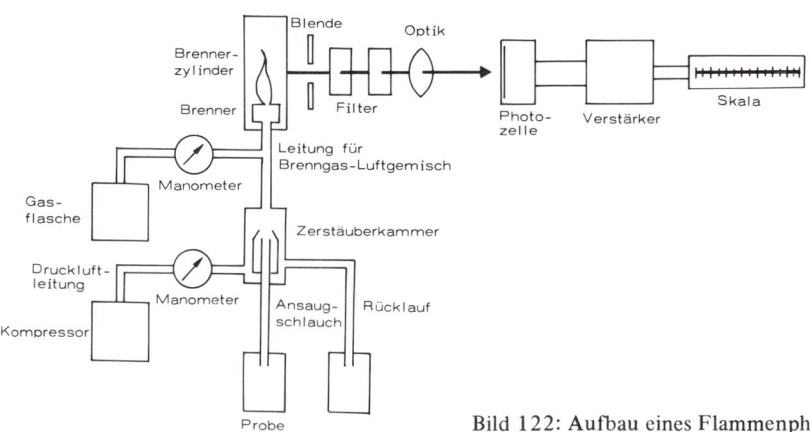

Bild 122: Aufbau eines Flammenphotometers.

Elektronenschale angehoben werden. Sie erreichen dadurch einen höheren Energiezustand. Nach Austritt aus der Flamme erfolgt eine Rückkehr in den Ausgangszustand. Dabei wird die aufgenommene Energie in Form von Licht mit einer bestimmten Wellenlänge ausgestrahlt. Am leichtesten lassen sich die Alkalimetalle (Na^+ und K^+) anregen, denn sie haben auf der äußeren Hülle nur ein Elektron. Erdalkalimetalle wie Kalzium (Ca^{++}) mit zwei Elektronen auf der äußeren Hülle erfordern bereits eine höhere Temperatur (Azetylen-Flamme).

Meßfilter

Da in der Meßsubstanz (Serum oder Harn) gleichzeitig mehrere Elemente enthalten sind, sind für den Meßvorgang optische Filter erforderlich, die nur die Strahlung des jeweils gewünschten Elementes durchlassen und die Strahlung der übrigen Elemente zurückhalten. Für die photometrische Messung ist nur Licht von einer bestimmten Wellenlänge, also einfarbiges (monochromatisches) Licht geeignet. Zerlegt man sichtbares weißes Licht, so erhält man farbiges Licht mit verschiedenen Wellenlängen, die etwa zwischen 400 und 760 nm (1 nm = 1 Nanometer = 1 Milliardstel = 1^{-9} m) liegen.

Farbe	Wellenlänge
violett	400-450 nm
blau	450-500 nm
grün	500-570 nm
gelb	570-590 nm
orange	590-620 nm
rot	620-760 nm

Wir haben in unserem Flammenphotometer Interferenzfilter mit folgenden Wellenlängen, mit denen man die höchstmögliche Meßgenauigkeit erreicht:

für Natrium	589 nm
Kalium	768 nm
Kalzium	623 nm

Da ein Filterwechsler vorhanden ist, kann mit einem Elementwahlschalter wahlweise das jeweils gewünschte Element eingestellt werden. Die auf diese Weise isolierte Emissionsstrahlung wird von einer Photozelle aufgenommen. Es ist ein lichtelektrischer Wandler (Multiplier), der die Lichtenergie in elektrische Energie umwandelt und sie so verstärkt, daß auf einer Skala Meßwerte abgelesen werden können.

Eichung und Meßvorgang

Die Messung selbst ist eine Relativmessung. Man benötigt für die Eichung eine Standard-Stammlösung mit bekannter Konzentration, mit deren Hilfe das Flammenphotometer eingestellt wird. Die Konzentration der zu untersuchenden Lösung kann dann direkt abgelesen werden. Das Gerät hat Konzentrationsskalen (mval/l oder mmol/l) für Natrium, Kalium und Kalzium.

Wegen der Begleitelemente, die die Messung beeinflussen können, ist die Standard-Lösung in ihrer Zusammensetzung dem Blutserum angeglichen. Die Serum-Standard-Lösung hat folgende Zusammensetzung:

Natrium	143,50 mval/l	(143,50 mmol/l)
Kalium	3,84 mval/l	(3,84 mmol/l)
Kalzium	5,00 mval/l	(2,50 mmol/l)
Phosphat	2,90 mval/l	(0,97 mmol/l)

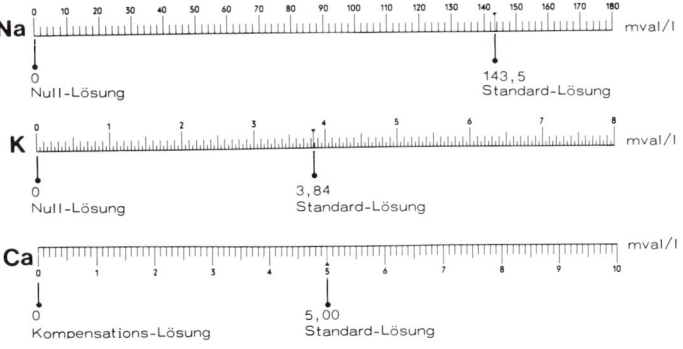

Bild 123: Eichungsvorgang am Flammenphotometer.

Die Standard-Stammlösung für Harnanalysen enthält die zehnfache Menge an Kalium mit 38,40 mval/l (38,40 mmol/l) sowie noch 2,00 mval/l (2,00 mmol/l) Lithium.

Für die Eichung müssen zwei Punkte der Skala festgelegt werden. Der *Nullpunkt* ist der erste Eichpunkt, der mit einer Null-Lösung eingestellt wird. Diese wird durch Verdünnung einer Lithium-Stammlösung mit destilliertem Wasser (Aqua bidest.) gewonnen. Lithium wirkt als Donator (Elektronenspender) und hilft die bei stärkeren Verdünnungen (1:201) auftretenden Ionisationsstörungen verhüten. Zur Einstellung des zweiten Eichpunktes dient die Standard-Lösung mit ihrer bekannten Konzentration. Für Natrium muß die Lichtmarke daher auf 143,50 mval/l, für Kalium auf 3,84 mval/l und für Kalzium auf 5,00 mval/l stehen (Bild 123). Der Ausgleich mit Null- und Standard-Lösung wird so lange wiederholt, bis sich die Lichtmarke ohne Nachregulierung auf den Standard-Wert einregelt.

Bei der Kalziumbestimmung ist die Störung von Natrium zu berücksichtigen, das im Serum mit mehr als dem zehnfachen enthalten ist. Ohne Berücksichtigung des Natriumgehaltes ist keine zuverlässige Kalzium-Messung möglich, da sich die Kalzium-Linie bei 622 nm durch das Filter nicht vollständig von der benachbarten Natrium-Linie bei 589 nm trennen läßt. Daher wird zur Einstellung des Nullpunktes eine sogenannte *Kompensations-Lösung* verwendet, die Natrium in der gleichen Konzentration wie die Standard-Lösung mit 143,50 mval/l enthält. Auf diese Weise wird die Emissionsstrahlung des Natriums, die stören würde, gelöscht, also ausgeschaltet.

Harnbestimmung

Im Serum liegt die Konzentration der Natrium-, Kalium- und Kalzium-Ionen innerhalb enger Grenzen. Im Harn ist die Elektrolytkonzentration jedoch größeren Schwankungen unterworfen. Eine zuverlässige Bestimmung von Natrium, Kalium und Kalzium im Harn erfordert daher eine andere Standardlösung. Außerdem muß die gegenseitige Beeinflussung von mit Acetylen gemessenen und in hohen Konzentrationen vorliegenden Natrium- und Kaliumwerten an Hand von Tabellen korrigiert werden (Tafel 16). Bei 1800 untersuchten Harnproben fand man folgende Konzentrationen:

Natrium   10 bis 330 mval/l
Kalium   5 bis 200 mval/l
Kalzium unter der
Nachweisgrenze   bis 40 mval/l

Die zu untersuchenden Seren und Urine, der Standard und die Kompensationslösung werden mit der gleichen netzmittelhaltigen Lithium-Lösung (Null-Lösung) im vorgeschriebenen Verhältnis verdünnt. Diese Verdünnung kann von Hand (manuell) mittels Pipetten und Meßkolben durchgeführt werden oder teilautomatisch mit einem *Diluter*. Dilutoren sind Verdünnungsgeräte (lat. diluere = verdünnen). Der in unserem Laboratorium für die Automatisierung der Flammenphotometrie benutzte Diluter ist, wie erforderlich, für zwei Verdünnungen eingerichtet. Er nimmt eine bestimmte Probemenge auf und spült sie im fest eingestellten Verhältnis mit der Reagenzflüssigkeit (Null-Lösung) aus. Die Verdünnungen sind 1:201 für Na und K und 1:21 für Ca.

Tafel 16: Natrium-Korrektur für mit Acetylen gemessene Harnproben (Verdünnung 1:201)

Na-Gehalt (mmol/l)	K-Gehalt (mmol/l)		
	50	100	150
75	-2	-6	- 8
100	-1	-9	-11
150	0	-7	-13
200	0	-5	-15

1. Der Wasserhaushalt

Zwischen dem Wasserhaushalt und den Elektrolyten, vor allem mit dem Natrium, bestehen enge Zusammenhänge. Elektrolytausscheidungen führen auch zu einer Veränderung des Wasserhaushaltes und umgekehrt, weshalb wir uns mit dem für den menschlichen Organismus lebenswichtigen Wasserhaushalt befassen müssen.

Wasser als Ur- und Lebensstoff

Wasser ist kein toter, sondern der Ur- und Lebensstoff. Es ist der Träger allen Lebens. Wir können zwar ohne Nahrung einen Monat leben, aber ohne Wasser treten schon nach drei Tagen schwere gesundheitliche Schäden ein. Spätestens nach dem Verlust von 20 Prozent des Körperwassers tritt bereits Bewußtlosigkeit und Tod durch Verdursten ein. Trotz Rückresorption in den Nieren und im Darmkanal kann eine tägliche Mindestabgabe von 500 ml Wasser mit dem Harn und von 800 ml über Lunge und Haut nicht unterschritten werden. Bei höherer Umgebungstemperatur und Schweißbildung steigt die Wasserabgabe erheblich. Der Wassergehalt des Organismus schwankt mit dem Lebensalter. Beim Kind sind es 70-75 Prozent des Körpergewichtes, beim Erwachsenen im Mittel 60 Prozent und bei älteren Menschen etwa 50 Prozent. Auch bei Fettleibigen nimmt der Wassergehalt ab, da das Fettgewebe weniger Wasser enthält. Die Flüssigkeitsräume des Menschen haben wir in Bild 124 darzustellen versucht. Wir finden hier wieder das Dreikammersystem mit der Gliederung in den intrazellulären und extrazellulären Raum.

Die Wasserbilanz

Der Mensch ist auf ständige ausreichende Wasserzufuhr angewiesen. Zwischen Wasserzufuhr und Wasserabgabe soll ein Gleichgewicht bestehen. Bei einem gesunden Erwachsenen halten sich Zufuhr und Ausscheidung von Flüssigkeit und Elektrolyten die Waage (Bild 125). Man spricht daher von einer Wasserbilanz (ital. bilancia = die Waage). Der Erwachsene nimmt in 24 Stunden 2000 bis 2600 ml an Flüssigkeit auf und scheidet sie über Niere, Lunge, Haut und Stuhl wieder aus. Bei dem in Bild 125 wiedergegebenen Flüssigkeitsumsatz handelt es sich um Mittelwerte bei einem gesunden Er-

wachsenen unter Normalbedingungen und bei der üblichen Mischkost. Natürlich sind je nach der Zusammensetzung der Nahrung Verschiebungen möglich. Wer viel pflanzliche Frischkost (Rohkost) ißt, die einen hohen Wassergehalt hat, kommt mit weniger oder unter Umständen sogar ohne Getränke aus.

Normalbedingungen liegen vor bei gemäßigten Klimabedingungen, kein Fieber und keine vermehrte Hautausdünstung (Schwitzen = Transpiration). Unter krankhaften (pathologischen)

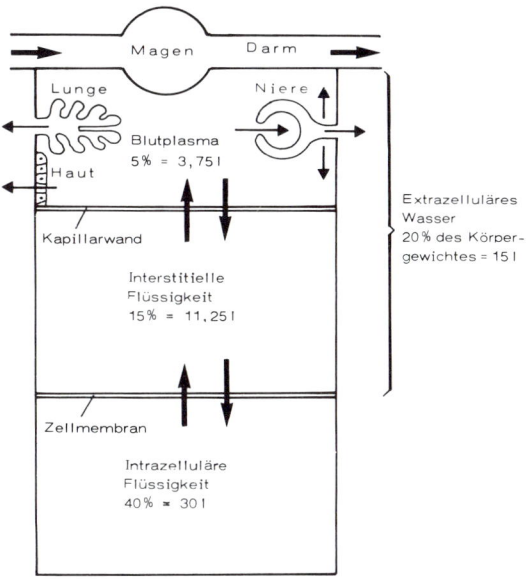

Bild 124: Flüssigkeitsräume des Menschen unter Annahme eines Körpergewichtes von 75 kg.

Wasseraufnahme		Wasserabgabe	
Getränke	1300 ml	Harn	1500 ml
Speisen	1000 ml	Lunge	550 ml
Oxidationswasser	300 ml	Haut	450 ml
		Stuhl	100 ml
Total:	2600 ml		2600 ml

Wasseraufnahme + Oxidationswasser   Wasserabgabe

Bild 125: Die Wasserbilanz.

Bedingungen wie Durchfall, Erbrechen und vermehrter Transpiration kommt zum Ausgleich
der normalen Wasser- und Elektrolytverluste,
dem sogenannten Erhaltungsbedarf, noch ein
Korrekturbedarf. Dieser beträgt im Mittel bei
geringer Temperaturerhöhung (bis 38,5° C und
leichtem Schwitzen) etwa 500 ml, bei hohem
Fieber und anhaltendem Schwitzen etwa
1000 ml. Häufig werden derartige Flüssigkeitsverluste zu niedrig eingeschätzt, vor allem bei
anhaltendem Durchfall oder längerem Erbrechen. Das bei der Verbrennung im Organismus
entstehende Oxidationswasser spielt beim Menschen keine wesentliche Rolle, im Gegensatz
zu manchen Wüstentieren, wie beispielsweise
die Beutelratte Australiens, die kein Wasser benötigt und mit dem in den Nahrungsstoffen
enthaltenen und dem Oxidationswasser auskommt. Man kann davon ausgehen, daß bei der
Verbrennung von 1 g Kohlenhydrate 0,56 ml
Oxidationswasser entstehen. 1 g Fett ergibt
1,07 g, 1 g Eiweiß 0,34 g Oxidationswasser.

Am gefährlichsten sind größere Flüssigkeitsverluste beim Kleinkind. Bei Kindern unter zwei
Jahren können Durchfälle, besonders wenn sie
mit Erbrechen einhergehen, rasch gefährlich
werden. Durch den Flüssigkeitsverlust kommt
es schnell zur Austrocknung des Körpers, die
um so leichter eintritt je jünger das Kind ist.
Säuglinge und Kinder haben einen hohen Wasserumsatz. Der Säugling benötigt etwa 150 ml
Wasser je kg Körpergewicht täglich, ein zehn-
jähriges Kind noch 80 ml je kg und der Erwachsene nur noch 40 ml. Es bleibt zu berücksichtigen, daß ein Säugling im Verhältnis zum Körpergewicht eine zwei- bis dreimal größere Körperoberfläche besitzt als ein Erwachsener. Ausserdem hat der Säugling mit 47 Prozent einen
erheblich höheren extrazellulären Flüssigkeits-
gehalt und einen drei- bis viermal größeren Flüssigkeitsumsatz als ein Erwachsener. Der Säugling scheidet täglich fast die Hälfte seiner extrazellulären Flüssigkeit aus, ein Erwachsener nur
etwa ein Sechstel. Dieser hohe Wasserumsatz
und auch der noch nicht so gut wirksame Regulationsmechanismus der Niere machen beim
Säugling die lebenswichtige Bedeutung des
Wasserhaushaltes im menschlichen Organismus
besonders augenfällig.

Die Trinkwassergewinnung

Das Wasser genießt bei uns, wo es zum täglichen
Gebrauch jederzeit zur Verfügung steht, noch
nicht die ihm gebührende Wertschätzung. Nur
wenige machen sich Gedanken über die Bedeutung des Wassers für die Stoffwechselvorgänge,
die an das Wasser gebunden sind. Dabei beginnt
vollwertiges und damit wirklich gesundes Wasser Mangelware zu werden. Der Anteil des Süß-
wassers am Gesamtwasserbestand der Erde beträgt ohnehin nur 2,8 Prozent, und ein großer
Teil davon ist als Eis an den Polen gebunden.

Sauberes Grundwasser, das früher als Trinkwasser oft direkt genutzt werden konnte, wird immer knapper, so daß Oberflächenwasser aus
Talsperren, Seen und Flüssen oder Uferfiltrat
in Anspruch genommen werden muß. Hierbei
sind zum Teil sehr aufwendige und kostspielige
Aufbereitungsverfahren erforderlich, um wenigstens "sauberes" Wasser zur Verfügung stellen
zu können. Trübstoffe sucht man durch mechanische Filterung zurückzuhalten, während gelöste organische Stoffe durch Behandlung mit
Ozon oder durch Adsorption an Aktivkohle
entfernt werden. Auch Flockungsmittel und
Sandfilter werden in Kombination miteinander
in verschiedenen Aufbereitungsstufen nacheinander eingesetzt. Auf Chlorung nach der letzten
Aufbereitungsstufe zur Entkeimung oder nur
wegen der Beeinträchtigungsmöglichkeiten im
Wassernetz kann kaum mehr verzichtet werden.
Hierbei kommt es zur Bildung von leicht- und
schwerflüchtigen Organohalogenverbindungen,
die gesundheitlich nicht unbedenklich sind.
Eine ganze Reihe US-amerikanischer Arbeiten
deuten auf einen Zusammenhang zwischen erhöhten Krebsraten und dem Genuß von ge-
chlortem Trinkwasser hin. In vielen Städten
wird zur Trinkwasserentkeimung anstelle von
Chlor das Chlordioxid (ClO_2) angewendet. Dadurch wird die Bildung leichtflüchtiger Or-
ganohalogene zwar stark vermindert, es entstehen jedoch bedenkliche Gehalte an schwerflüchtigen Organohalogenen, wie z.B. Chlorit.
Diese Substanzen sind gesundheitlich bedenklich, sie haben sich in verschiedenen Bakterientestes als mutagen (Erbänderungen verursa-
chend) erwiesen. In Norwegen ist das Chlordioxid daher beispielsweise praktisch bereits ver-
boten; es darf dort kein Chlorit im Trinkwasser
enthalten sein.

Schadstoffe im Trinkwasser

Bei der zunehmenden Verschmutzung der Gewässer gelangen auch Schadstoffe ins Wasser, die durch die Filter der Wasserwerke nicht zurückgehalten werden können. Hierzu gehören beispielsweise Schwermetalle und chlorierte Kohlenwasserstoffe, die sich im Körper anzureichern und bei laufender Zufuhr selbst geringer Mengen mit der Zeit eine chronische Gesundheitsschädigung zu verursachen vermögen. Von den hunderten Schadstoffen schreibt die Trinkwasserverordnung überhaupt nur für 12 Wasserinhaltsstoffe Grenzwerte vor. Die vielen Schadstoffe, die heute in das Wasser gelangen, lassen sich auf herkömmliche Art kaum mehr analytisch kontrollieren. Oft wird man auf Schadstoffe in Oberflächengewässern erst aufmerksam, wenn es zu einem Fischsterben kommt, während chronisch wirkende geringe Mengen ganz unberücksichtigt bleiben.

Beim Grundwasser macht uns vor allem ein erhöhter Nitratgehalt im immer knapper werdenden Grundwasser zu schaffen. In verschiedenen gärtnerisch und landwirtschaftlich intensiv genutzten Gebieten war er schon so hoch, daß davor gewarnt werden mußte, mit dem Leitungswasser Kindernahrung zuzubereiten. Was beim Säugling zur akuten Erkrankung führt, gefährdet mit der Zeit auch den Erwachsenen. Diese sind zwar weit weniger empfindlich, jedoch chronisch gefährdet durch Langzeitwirkung. Der erhöhte Nitratgehalt im Grundwasser wird hauptsächlich bei dem in der modernen konventionellen Landwirtschaft üblichen hohen Einsatz von mineralischen Stickstoffdüngemitteln beobachtet. Wenn das Nitrat nicht von den Pflanzen aufgenommen wird, besteht die Gefahr der Auswaschung aus dem Boden in das Grundwasser. An vielen Orten war schon ein Höchstwert von 90 mg/l überschritten worden. Zur Zeit gilt als Grenzwert für Trinkwasser 50 mg Nitrat/l. Nach der Tafelwasserverordnung darf der Höchstwert nur 10-15 mg Nitrat/l betragen, wenn das Wasser für die Säuglingsnahrung genommen werden soll. In den USA gilt seit langem die Obergrenze von 10 mg Nitrat/l.

Der Wasserverbrauch

Der durchschnittliche Wasserverbrauch in unseren Haushaltungen wurde 1978 mit 146 Liter je Einwohner und Tag errechnet. Die Werte

Tafel 17: Durchschnittlicher privater Wasserverbrauch im Haushalt 1978 je Einwohner und Tag

Baden und Duschen	20- 40 Liter
Wäschewaschen	20- 40 Liter
WC	20- 40 Liter
Körperpflege	10- 15 Liter
Wohnungsreinigung	3- 10 Liter
Geschirrspülen	4- 6 Liter
Trinken und Kochen	3- 6 Liter
	80-157 Liter

schwanken natürlich (Tafel 17). Wesentlich ist dabei, daß der eigentliche Bedarf von Wasser als Lebensmittel vergleichsweise sehr gering ist. Trotzdem wird allgemein dem Organismus dasselbe Wasser zugeführt, das man auch zur Raumreinigung und zur WC-Spülung benutzt, wofür natürlich eine geringere Wasserqualität ausreicht. Vom gesundheitlichen Standpunkt ergibt sich jedoch die Frage, ob das heute allgemein verfügbare durch mechanische und chemische Mittel aufbereitete und dadurch weitgehend von Schmutzstoffen und Bakterien befreite Wasser, das im üblichen Sinne als hygienisch einwandfrei angesehen wird, noch ein "Lebensmittel" darstellt.

Das Wassermolekül

Wasser ist das Medium für die Stoffwechselprozesse der Zellen. Es dient als Lösungsmittel, als Dielektrikum, vollzieht Transportaufgaben und dient als Mittel zur Regulation des Wärmehaushaltes. Wasser ist eine chemische Verbindung von zwei Atomen Wasserstoff und einem Atom Sauerstoff (H_2O). Der zweiwertige Sauerstoff ist mit dem einwertigen Wasserstoff durch jeweils ein Elektronenpaar verbunden (Bild 126, a). Der Winkel zwischen den beiden O-H-Bindungen beträgt 105° (Bild 126, b). Die Wasserstoffatome haben nur ein Elektron, das negativ geladen ist, und dementsprechend auch nur eine positive Kernladung. Das Sauerstoffatom hat dagegen acht Elektronen und dementsprechend mit acht Protonen eine stärkere Kernladung. Im Wassermolekül tritt am Sauerstoffatom daher eine schwach negative, an den beiden Wasserstoffatomen eine positive Teilladung auf. Wegen der dreieckigen Gestalt des Wassermoleküls führt dies zur Ausbildung zweier elektrischer Pole. Die Spitze des Dreiecks (das O-Atom) bildet den negativen, die

Grundseite (mit den beiden H-Atomen) den positiven Pol (Bild 126, b). Einen solchen Körper, der wie das Wassermolekül ständig zwei verschieden geladene Pole besitzt, bezeichnet man als *Dipol*. Die Dipolarisierung des Wassermoleküls erklärt die charakteristischen chemischen und physikalischen Eigenschaften des Wassers und seine Besonderheit als Lösungsmittel, in dem sich zahlreiche Reaktionen des Stoffwechsels abspielen.

Die Wassermoleküle vermögen Ionen oder Moleküle der im Wasser gelösten Stoffe einzuhüllen. Man spricht bei dieser Anlagerung von Molekülen des Lösungsmittels an Ionen oder Moleküle der darin gelösten Stoffe von *Solvation* (nach dem belg. Chemiker Ernest SOLVAY, 1838-1922). Hierauf beruht die gute Löslichkeit vieler fester Stoffe in Wasser. Die Ionen eines zu lösenden festen Stoffes werden von einer Hülle aus Wassermolekülen, einer *Hydrathülle*, umgeben. Bei der *Quellung* drängen die Hydrathüllen benachbart liegender Makromoleküle dagegen nur auseinander, ohne das das gesamte Molekül in Lösung geht. Lebensvorgänge sind nur bei gequollenem Plasma möglich.

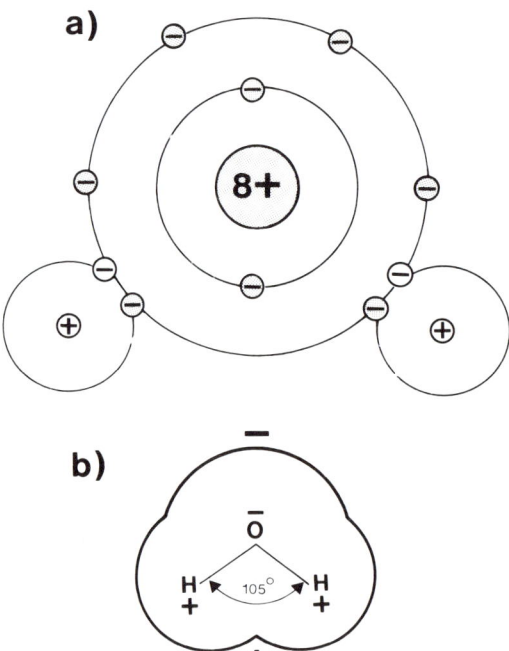

Bild 126: Das Wassermolekül als Dipol.

Tafel 18: **Meßdaten aus Oberflächengewässern** (Rohwasser 1980)

Mittelwerte für elektrische Leitfähigkeit (mS/m)	
Bodensee	30
Rhein (Unterlauf)	84
Mosel (Koblenz)	115
Neckar (Mannheim)	125
Emscher (Duisburg)	439

Daß Wasser flüssig ist, ergibt sich aus der Dipol-Anziehung, die zur Bildung von *Wasserstoffbrücken* führt. Dieser Ordnungszustand des Wassers wird vor allem bei der Eisbildung als "Eisstruktur" sichtbar. Im Kristallgitter des Eises ist jedes O-Atom tetraedrisch von Wasserstoffatomen umgeben, die jeweils auf der Verbindungslinie benachbarter O-Atome liegen. Unter einem Tetraeder versteht man einen von vier gleichseitigen Dreiecken begrenzten regelmäßigen Körper.

Die Leitfähigkeit des Wassers

Die spezifische elektrische Leitfähigkeit des Wassers erlaubt Rückschlüsse auf den Gesamt-Mineralstoffgehalt (Elektrolytgehalt). Die Messung erfolgt mit einem Leitwertmesser (Konduktometer). Die Einheit für die Messung des elektrischen Leitwertes ist das Siemens (Kurzzeichen: S), benannt nach dem deutschen Physiker Werner von SIEMENS (1816-1892). Je mehr Elektrolyte im Wasser gelöst sind, desto niedriger wird sein spezifischer Widerstand, so daß wir höhere Meßwerte erhalten. Die gelösten Substanzen zerfallen in Ionen und machen damit einen Stromfluß möglich. Die elektrische Leitfähigkeit des Wassers kann als Maßstab für den Reinheitsgrad des Wassers herangezogen werden. Tafel 18 gibt eine Übersicht über die sehr unterschiedliche Beschaffenheit des Rohwassers.

Oberflächenspannung

Die elektrischen Kräfte, welche die Atome und Moleküle des Wassers aufeinander ausüben, werden auch in der hohen *Oberflächenspannung* des Wassers sichtbar. Wir können uns davon überzeugen, wenn wir eine Rasierklinge vorsichtig flach auf eine Wasseroberfläche legen.

Obwohl dieser Gegenstand bedeutend schwerer als Wasser ist, wird er von der Wasseroberfläche getragen. Bekanntlich können auch bestimmte Insekten, die sogenannten Wasserläufer, auf der Wasseroberfläche laufen. Es sind molekulare Kräfte, die die Oberflächenspannung des Wassers hervorrufen.

Man kann diese wichtige Eigenart des Wassers auch an einem tropfenden Wasserhahn beobachten. Der Wassertropfen bildet eine Kugel und erscheint wie von einer gespannten dünnen Haut umhüllt. Die Bindungskräfte sind also noch nicht ganz aufgehoben, so daß die Moleküle sich gegenseitig anziehen. Diese zwischen den Molekülen wirkenden Anziehungskräfte werden auch Kohäsionskräfte genannt (vom lat. cohaerere = zusammenhängen). Theodor SCHWENK entwickelte eine Tropfenbild-Methode zur Beurteilung der Trinkwasserbeschaffenheit. Es ist eine Testmethode zur Qualitätsbestimmung, die geeignet erscheint mit exakten und jederzeit wiederholbaren Ergebnissen die analytischen Methoden zu ergänzen. Die Oberflächenspannung, durch die es zur kugeligen Tropfenform kommt, reagiert sehr empfindlich auf Spuren von Fremdstoffen. Auch stehendes Wasser zeigt eine veränderte Oberflächenspannung gegenüber frischem.

Wasch- und Spülmittel (Tenside und Detergenzien)

Eine besonders beachtliche Rolle als Wasserverschmutzer spielen die Netzmittel, die als Detergentien oder Tenside (waschaktive Substanzen, synthetische Seifen) die Schmutzlösung fördern und in ungeheuren Mengen als Wasch-, Spül- und Reinigungsmittel verbraucht werden. Sie stören den Zusammenhalt der Wassermoleküle und bewirken dadurch eine Herabsetzung der Oberflächenspannung. Keinesfalls sollten sie in den menschlichen Körper gelangen, da sie die Darmdurchlässigkeit für schädliche Substanzen zu erhöhen scheinen und damit unübersehbare Wirkungen hervorrufen könnten. Wir verwenden im eigenen Haushalt keine derartigen Spülmittel. Das "Spülen ohne Abtrocknen" beruht auf einem wasserabstoßenden Tensidfilm, der bei der nächsten Mahlzeit in den Körper gelangen könnte, auch wenn nur Spuren davon auf dem Eßgeschirr zurückbleiben sollten.

Tafel 19: Die Wasserhärte

Deutscher Härtegrad (^{o}dH)	Bewertung
0 - 4	sehr weich
4 - 8	weich
8 - 12	mittelhart
12 - 18	ziemlich hart
18 - 30	hart
über 30	sehr hart

Die Wasserhärte

Die Wasserhärte ist ein Maß für den Gehalt des Wassers an Calcium- und Magnesiumverbindungen. Sie wird in "Deutsche Härtegrade" (dH^{o}) angegeben (Tafel 19). Ein deutscher Härtegrad entspricht einem Gehalt von 10 mg Calciumoxid (CaO) oder 7,14 mg Magnesiumoxid (MgO) in einem Liter Wasser. Bei grober Unterteilung könnte man unterhalb von 10° dH noch von weichem, oberhalb von etwa 18° dH von hartem Wasser sprechen.

Statistische Studien in England haben ergeben, daß die Sterblichkeit an Herz- und Gefäßerkrankungen in Städten, die sehr weiches Wasser an den Verbraucher lieferten, um 10-15 Prozent höher war gegenüber Städten mit normalem Wasser. Die Engländer sind große Teetrinker. Das Teearoma kommt aber am besten zur Geltung, wenn der Teeaufguß mit weichem Wasser zubereitet wird. Daher hat man in einigen Städten im Wasserwerk das Wasser künstlich enthärtet, um sehr weiches Wasser zur Verfügung stellen zu können. Vielfach bauen die Verbraucher auch selbst Enthärtungsgeräte in die Hausinstallation ein. Was für den Teeaufguß gut ist, erwies sich für das Kochen der Speisen als nachteilig. Beim Kochen reißt sehr weiches Wasser die Mineralstoffe an sich. Auf diese Weise wird die bei der üblichen Kochkost schon ohnehin schlechte Mineralstoffversorgung noch erheblich verringert. Niederländische Wissenschaftler fanden dies heraus.

Der Einfluß des weichen Wassers auf die Gesundheit ergibt sich also aus der Auslaugung der Mineralstoffe aus der Nahrung über das Kochwasser. Diese Gefahr besteht bei einseitiger Kochkost, also dem Fehlen von Frischkost (Rohkost). Es empfiehlt sich überhaupt, bei jeder Erhitzung der Nahrung die schonendste

Zubereitungsart zu verwenden. In unserer Küche verwenden wir dafür einen Dampfentwickler, bei dem das Garen mit der geringstmöglichen Temperatur unter 100° C erfolgt. Das Kochgut kommt nicht direkt mit Wasser in Berührung. Das Garen der Speisen wird auf die schonendste Art nur durch den aufsteigenden Dampf ermöglicht. Mineral- und Nährstoffverluste werden dadurch ausgeschaltet; auch die Geschmacksstoffe bleiben erhalten.

Die Mineralstoffversorgung ist grundsätzlich über die Nahrung sicherzustellen. Die Pflanze nimmt die mineralischen Elemente über die Wurzel in flüssiger Form aus dem Erdboden, der ja aus verwittertem Gestein besteht, auf und baut sie bei der Photosynthese in organische Substanz ein. Die von der Pflanze durchgeführte Substanzumwandlung ermöglicht die Aufnahme (Resorption) durch den Dünndarm. Eine Mineralstoffversorgung durch Trinkwasser spielt demgegenüber eine unwesentliche Rolle. Eine überhöhte Aufnahme anorganischer mineralischer Elemente über hartes Trink- und Mineralwasser kann vielmehr zu einer Überlastung des Körpers führen, zu einer Art Übermineralisierung und Überforderung der Ausscheidungsorgane.

Totes oder lebendes Wasser

Manchmal wird zwischen totem und lebendem Wasser unterschieden, ohne das es allerdings bisher eine ausreichende Interpretation zu geben scheint, was man unter einem lebenden und wirklich gesunden Wasser zu verstehen hat. Als tot muß natürlich ein Wasser angesehen werden, in dem keine Fische mehr gesund bleiben und leben können. Dies ist der beste Indikator. "Tot" wird ein Wasser durch Fremdstoffe verschiedenster Art und bleibt es mehr oder weniger auch nach chemischer Aufbereitung, die die Oberflächenspannung herabsetzt, wobei es durchaus möglich sein kann, daß es in üblichem Sinne als hygienisch einwandfrei anzusehen ist. Das beste, wertvollste und daher gesündeste Trinkwasser ist ein mineralarmes Bergquellwasser, besonders wenn es von Vulkangestein gefiltert ist. Der pH-Wert liegt dann meistens um 7. Ein solches Wasser erfüllt seine Aufgabe als Lösungsmittel und ermöglicht den unveränderten Ablauf der biologischen Prozesse im Organismus. Es überzeugt schon durch die Feinheit

und Frische des Geschmacks. Es ist schwer, heute noch solche Quellen ausfindig zu machen. Wo sie vorkommen, erkennt die Bevölkerung meist bald den Wert eines solchen Wassers. Wir erlebten dies beispielsweise bei der Romäusquelle in Villingen, wo wir wegen des großen Andrangs anstehen mußten, um unsere Wasserkanister auffüllen zu können.

Von einem lebenden Wasser kann vor allem dann gesprochen werden, wenn es bereits in einen biologischen Vorgang eingeschaltet ist, wie bei lebenden Pflanzenzellen. Man muß sogar zwischen freiem und gebundenem Wasser unterscheiden. Das "gebundene" Wasser geht mit den Molekülen des Protoplasmas der Zelle selbst Verbindungen ein, ist an Oxidations- und Reduktionsreaktionen beteiligt. Das Wasser tritt dabei nicht nur durch seine Moleküle, sondern auch durch seine Ionen in Aktion.

Wasser ist der häufigste Bestandteil in lebenden Pflanzenzellen; am Frischgewicht hat es bei manchen Pflanzenteilen einen Anteil von 90 oder mehr Prozent. Wir kennen die Qualitätsunterschiede rückverdünnter Fruchtsäfte gegenüber einem naturbelassenem Fruchtsaft, der noch das Pflanzenwasser besitzt. Dabei unterscheiden sich diese Säfte nur durch die Qualität des Wassers, da die Mineralstoffe bei der Gewinnung der Konzentrate für die rückverdünnten Säfte erhalten bleiben.

Ödeme (Wassersucht)

Schwere Störungen im Wasserhaushalt führen zur krankhaften Ansammlung von wasserähnlicher Flüssigkeit in den Gewebsspalten oder Leibeshöhlen des Körpers. Man spricht von *Hydrops* oder *Ödematose*. Die betroffenen Partien schwellen beim Ödem an. Druck auf die geschwollenen Glieder hinterläßt Dellen, da die Gewebsflüssigkeit in die Nachbarschaft ausweicht. Am häufigsten sehen wir solche Ödeme im Zusammenhang mit Herz- und Nierenkrankheiten. Dekompensierte Herzkrankheiten, das heißt das Versagen der Ausgleichsfunktion im Organismus, führen zu Kreislaufschwäche und zu einer allgemeinen Stauung. Die Ödeme zeigen sich dann meist an den tiefsten Körperstellen, an den Füßen und Knöcheln. Bei Nierenleiden treten sie dagegen vor allem im Gesicht, besonders an den Augenliedern auf. Als Begleiterscheinung schwerer Herz-, Lungen- und Nierenkrankheiten tritt Wassersucht (Aszites) auf. Dabei kommt es bisweilen zu einer bedeutenden Ansammlung von Flüssigkeit in den Körperhöhlen. Ist die Stauung auf die Bauchhöhle beschränkt, so liegt meist Leberschrumpfung (Leberzirrhose) vor. Die Schrumpfung führt zur lokalen Stauung im Pfortaderbereich.

Rohkost zur Entwässerung und als Heilnahrung

Bei so schweren Störungen des Wasserhaushaltes erleben wir am deutlichsten die Auswirkungen einer pflanzlichen Frischkost, der sogenannten Rohkost, mit dem darin reichlich vorhandenen lebenden Pflanzenwasser. Es kommt beim Übergang auf eine solche Kost sofort zu einer raschen Körpergewichtsabnahme, die schon beim Gesunden durchschnittlich 1,5 kg beträgt und in der Regel so lange anhält, bis die überzähligen Wasser- und Kochsalzvorräte des Körpers entleert sind. Dieser Gewichtssturz ist ein reiner Wasserverlust und bestätigt die auf diese Weise einsetzende hervorragende Entwässerung. Dieser Wasserverlust steht in engem Zusammenhang mit dem Kochsalzgehalt des Organismus. Wenn man aus der gewöhnlichen gemischten Kochkost nur einfach das Kochsalz wegläßt, tritt eine so starke Wirkung dagegen keineswegs ein. Die Wirkung der Rohkost beruht neben ihrer Kochsalzarmut auch noch auf ihre ausgleichende Wirkung auf den Elektrolythaushalt sowie auf ihren Basenüberschuß. Diese Kost hat also auch einen Einfluß auf den Säure-Basen-Haushalt, der eng mit dem Wasser- und Elektrolythaushalt verknüpft ist und immer mit in Betracht gezogen werden muß.

Diese Kost wird nicht gesalzen und enthält nur den natürlichen Kochsalzgehalt von 2,5 g gegenüber gut 15,0 g normaler Kochkost. Der natürliche Kochsalzgehalt reicht vollkommen aus und ist Voraussetzung für eine mögliche Heilung von Krankheiten, die mit starker Wasserretention (lat. retinere = zurückhalten) im Organismus einhergehen. Schon vor einem halben Jahrhundert haben sich EIMER und Mitarbeiter an der Medizinischen Universitäts-Klinik Marburg eingehend mit der systematischen Untersuchung der sogenannten Rohkost gegenüber der üblichen gemischten Kochkost beschäftigt. Dabei prüfte man ihre Wirkung als Heilnahrung, aber auch auf den Gesunden. *Bei nüchterner und objektiver Prüfung am Kranken und Gesunden hat sich die einschneidende positive Beeinflussung des Wasser- und Elektrolythaushaltes durch die Rohkost bestätigt. Man behandelte Jugendliche und Erwachsene beiderlei Geschlechtes. Die vorliegenden Krankengeschichten sind besonders eindrucksvoll im Hinblick auf eine Entwässerung und Entsalzung beim kreislaufgestörten Organismus.*

Kreislaufschwäche zeigt sich oft durch eine Störung des Wasserhaushaltes in Ödemen und Stauungsorganen, darunter in erster Linie der Stauungsleber, der Stauungsniere, der Wassersucht (Aszites) und der Stauungslunge. Unter klinischer Kontrolle konnte auch bei schweren Krankheitszuständen objektiv nachgewiesen werden, welch einschneidende Wirkung die Nahrung auf den Wasser- und Elektrolythaushalt besitzt. Röntgenaufnahmen zeigten bei der Stauungslunge schon nach kurzer Zeit ein normales Thoraxbild. Die Entwässerung und Kreislaufentlastung unter dem Einfluß der Koständerung zeigte sich besonders eindrucksvoll bei den Kranken, die vor Aufnahme in die Klinik lange erfolglos mit Herzmitteln (Kardiaka) und harntreibenden, also entwässernden Mitteln (Diuretika) behandelt worden waren. Die Behandlungserfolge waren eindeutige und gute, sie übertrafen alle Erwartungen. Auch KAUNITZ (1. Medizinische Klinik der Wiener Universität) kam mit seinen an Versuchspersonen erhobenen Befunden zu denselben Ergebnissen. Dabei wurden im Verlaufe von zwei Jahren immerhin etwa 200 Fälle beobachtet.

Zusammenfassung

Der Wasser- und Elektrolythaushalt ist nahrungsabhängig, so daß er nur auf diese Weise im Gleichgewicht gehalten werden kann. Harntreibende, das heißt entwässernde Mittel, die Diuretika genannt werden, können eine erforderlich werdende Nahrungsumstellung nicht ersetzen. Der Versuch einer Ausschwemmung von Ödemen durch Diuretika ist mit Nebenerscheinungen verknüpft. Bei längerer Anwendung können Störungen im Wasser- und Elektrolythaushalt sogar verstärkt werden und Kaliummangelerscheinungen auftreten. Bei Bauchwassersucht (Aszites) führen häufige Punktionen zu erheblichen Eiweiß- und Mineralverlusten.

Viel oder wenig trinken?

Die Meinung über den richtigen Flüssigkeitsumsatz war früher wenig einheitlich, da man über die Zusammenhänge zwischen dem Wasser- und Elektrolythaushalt noch zu geringe Kenntnisse besaß. So wird beispielsweise auch heute noch reichliches Wassertrinken angeraten, weil man glaubt dadurch "Abfallstoffe hinausspülen" zu können. Dieser Standpunkt ist eine unzulässige Vereinfachung, der die für die ausscheidungspflichtigen Stoffe verantwortlichen Stoffwechselwege und biochemischen Vorgänge im Organismus unberücksichtigt läßt. Wir haben eine besondere Ausschwemmungswirkung durch größere Wasserzufuhr bisher nicht nachzuweisen vermocht. Es kommt auf das natürliche Gleichgewicht an. Der Körper kann mit überschüssigem Wasser, das bei der Ausscheidung auch Elektrolyte mitnimmt, nichts anfangen. Es nimmt an den Reaktionen des Intermediärstoffwechsels nicht als Reaktionspartner teil und muß ausgeschieden werden. Reichliches Wassertrinken ohne Rücksicht darauf, ob wir durstig sind oder nicht, sollte nicht verallgemeinernd empfohlen werden. Man darf Nieren und Kreislauf nicht durch dauernde Aufnahme größerer Flüssigkeitsmengen überlasten, wie es sonst nur Trinker tun. Der vermehrte Harndrang führt bei diesen zu einem Salzverlust im Körper. Gleichzeitig tritt aber wieder Durst ein, den man als den alkoholischen "Nachdurst" kennt. Der Salzverlust führt zu dem Verlangen nach Salzigem und Saurem. Man nimmt dann gern Rollmops, Salzgurken oder Salzstangen zu sich, um den Elektrolyt- und Wasserhaushalt wieder in Ordnung zu bringen.

Der Gesunde hat ein großes Anpassungsvermögen, so daß sich durch vieles Trinken zunächst noch keine Nachteile bemerkbar zu machen brauchen. Man kann sich aber leicht an das viele Trinken gewöhnen und schließlich überhaupt nicht mehr auf das Regulationszentrum im Zwischenhirn – das Durstzentrum – verlassen. Das Trinken wird zur Gewohnheit und immer

schwieriger, das natürliche Gleichgewicht der Wasser-Elektrolyt-Bilanz aufrecht zu erhalten.

Es kommt bei der Flüssigkeitszufuhr natürlich auch auf die Kostform an. *Frische Pflanzenkost* hat beispielsweise einen so großen Gehalt an höchstwertiger Flüssigkeit, daß ein Verlangen nach weiterer Flüssigkeitszufuhr schnell entfällt. Auch der quälende Durst vieler Kranker wird aufgehoben. Die unterstützende Wirkung auf den Kreislaufapparat durch Flüssigkeitsbeschränkung vermag Herz- und Nierenkrankheiten günstig zu beeinflussen. Sie zeigt sich auch bei Bluthochdruck (Hypertonie). Für Herzkranke ist die Angewohnheit, größere Mengen Wasser zu trinken, besonders nachteilig. Es kommt leicht zur Störung des Wasserhaushaltes.

Die meisten Menschen haben bei der üblichen Kochkost einen nicht unbeträchtlichen *Wasserballast* und im Zusammenhang damit Leistungsschwäche und Ermüdungserscheinungen. Der entwässerte und in ein natürliches Gleichgewicht gebrachte Organismus ist leistungsfähiger. Sportler, die Höchstleistungen anstreben, müssen hierauf achten.

Eine unkritisch und ohne Kenntnis der hier bestehenden Zusammenhänge vorgenommene reichliche Wasserzufuhr kann unter Umständen sogar einen Zustand hervorrufen, den man oft auch als "Wasservergiftung" bezeichnet. In der Fachsprache spricht man von *hypotoner Hyperhydration*. Gefährdet sind Nierenkranke mit Ausscheidungsinsuffizienz. Gelegentlich treten derartige Zustände aber auch bei schwerer kardialer Insuffizienz, bei Leberschäden, nach Schädeltraumen und bei chronischen Lungenerkrankungen auf. Außerdem kann zu reichliches Wassertrinken unter Umständen nach starkem Schwitzen, Durchfällen und Erbrechen gefährlich werden, weil hierbei erhebliche Natriumverluste auftreten können. Die Flüssigkeitszufuhr sollte in solchen Fällen unter genauer Kontrolle von Wasser- und Elektrolythaushalt geschehen.

2. Natrium

Störungen des Wasser- und Natriumhaushaltes

Der Natriumhaushalt ist eng mit dem Wasserhaushalt verbunden. Störungen im Natrium-

haushalt haben in der Regel auch Störungen des Wasserhaushaltes zur Folge und umgekehrt. Sie lassen sich nicht voneinander trennen. Im Blutplasma kann mit Hilfe des Flammenphotometers das Natrium direkt gemessen werden, so daß sich auf diese Weise auch der Wasserhaushalt kontrollieren läßt. Bei den Störungen des Natrium- und Wasserhaushaltes gibt es sechs verschiedene Möglichkeiten. Wir haben diese Abweichungen in Bild 127 zu veranschaulichen versucht, wobei die Elektrolyte durch schraffierte Flächen gekennzeichnet sind, die weißen Flächen versinnbildlichen das Wasser.

Begriffsbestimmung

Zunächst müssen wir uns mit verschiedenen Begriffen vertraut machen:

Hyponatriämie = Mangel an Serum-Natrium
Hypernatriämie = Überschuß an Serum-Natrium

Die Vorsilbe "hypo..." hat die Bedeutung "unter, darunter", die Vorsilbe "hyper..." hat die Bedeutung "über, übermäßig".

Die Abweichungen erstrecken sich aber nicht nur auf den *Natriummangel* oder *Natriumüberschuß*. Bei der engen Verknüpfung des Natriumhaushaltes mit dem Wasserhaushalt kann auch noch ein *Flüssigkeitsmangel* oder *Flüssigkeitsüberschuß* vorliegen. Wir müssen daher weiter differenzieren:

Dehydration = Wassermangel (Defizit)
Hyperhydration = Wasserüberschuß

Die Vorsilbe "de..." hat die Bedeutung "ent..., weg, herabsetzen". Hydrat (gr. hydor) = Wasser.

Osmose

In Bild 127 finden wir noch drei weitere Begriffe:

isoton = gleichbleibende normale osmotische Konzentration
hypoton = verminderte osmotische Konzentration
hyperton = erhöhte osmotische Konzentration

Sind zwei Flüssigkeiten mit unterschiedlicher Konzentration durch eine feinporige (semipermeable = halbdurchlässige) Scheidewand voneinander getrennt, so strömt das Wasser von der weniger konzentrierten zur höher konzentrierten Lösung. Diesen Vorgang bezeichnet man als Osmose (Bild 65). Er hält so lange an, bis die beiden Lösungen die gleiche Konzentration

(Dichte) erreicht haben. Die Einhaltung eines normalen osmotischen Druckes ist für den Organismus lebenswichtig. Hauptträger des osmotischen Druckes im Blut sind die *Natriumionen*. Hieraus ergibt sich die enge Beziehung zwischen dem Natrium- und Wasserhaushalt.

Wir können den Vorgang der Osmose unter dem Mikroskop gut beobachten, wenn wir je einen Tropfen Blut auf einen Objektträger geben und mit unterschiedlich konzentrierten Salzlösungen versetzen. Nur mit einer 0,9prozentigen Kochsalzlösung bleiben die Blutkörperchen unverändert. Sie wird daher auch als "physiologische Kochsalzlösung" bezeichnet. Sie hat denselben osmotischen Druck wie die roten Blutkörperchen; es ist eine *isotonische* Lösung. In einer 10prozentigen Kochsalzlösung schrumpfen die Blutkörperchen ein. Sie nehmen eine zackige, stechapfelähnliche Form (Stechapfelform) an (Bild 128). Die 10prozentige Kochsalzlösung hat einen höheren osmotischen Druck als die roten Blutkörperchen; es ist eine *hypertonische* Lösung. Den Blutkörperchen wird daher Wasser entzogen; sie schrumpfen allmählich ein. Gegenüber dem destillierten Wasser weisen die Blutkörperchen dagegen eine höhere Konzentration auf. Sie nehmen daher Flüssigkeit auf, werden größer und platzen schließlich. Dabei tritt ihr Farbstoff aus; es kommt zur *Hämolyse* (Auflösung). Das destillierte Wasser hat einen geringeren osmotischen Druck; es ist eine

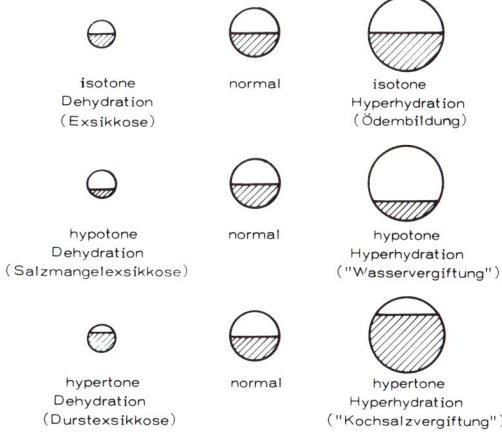

Bild 127: Störungen im Natrium- und Wasserhaushalt. (Schraffur: Elektrolyte; unschraffiert: Wasser.)

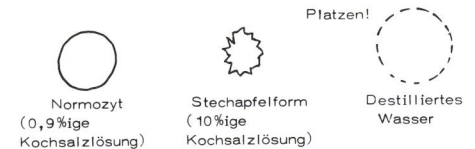

Bild 128: Wirkung von unterschiedlichen Salzkonzentrationen auf Blutkörperchen.

hypotonische Lösung. Die wassergefüllten Zellen, aus denen das Hämoglobin ausgelaufen ist, sind im Mikroskop unter Umständen noch als sehr blasse sogenannte "Blutschatten" erkennbar.

Osmotisches Gleichgewicht

Nach Bild 124 besteht ein osmotisches Gleichgewicht im menschlichen Organismus bei einem Wassergehalt von 15 Prozent des Körpergewichtes im Interstitium und 40 Prozent im intrazellulären Raum. Kommt es zum Anstieg von Natrium im Interstitium, so führt dies zum Wasserentzug aus den Zellen. Fällt umgekehrt die Natriumkonzentration im Interstitium ab, so kommt es zu einem übermäßigen Einstrom von Wasser in die Zellen.

Das Interstitium grenzt einmal an den Intrazellulärraum, bei dem die *Zellmembrane* als semipermeable Membran wirkt. Zum anderen grenzt es aber auch an den Blutplasmaraum, bei dem die *Kapillarwand* als semipermeable Membran wirksam ist. Das Blutplasma hat normalerweise einen Wassergehalt von 5 Prozent des Körpergewichtes. Hier spielt wegen der Wasserbindungsfähigkeit der Eiweißteilchen die *Eiweißkonzentration* eine Rolle, die wesentlich größer ist als in der interstitiellen Flüssigkeit. Bei Hungerzuständen kommt es zum Abfall des Bluteiweißes und damit zum Abfluß von frei werdendem, also nicht mehr gebundenem Wassers in das Interstitium. In Extremfällen führt das zur Gewebswassersucht (Ödeme) und Bauchwassersucht (Aszites).

Dehydration (Wassermangel)

Zeichen starker Flüssigkeitsverluste und damit einer Austrocknung des Körpers, die man auch als *Exsikkose* (Austrocknung) bzeichnet, sind trockene und schuppige Haut und Stehenbleiben der Hautfalte bei Anhebung. Schleimhäute und Zunge sind trocken. Das Körpergewicht wäre zu kontrollieren, da es sich kurzfristig ändert.

Isotone Dehydration

Wenn ein Verlust oder Mangel an Natrium und Wasser *im gleichen Verhältnis* auftritt, so spricht man von einer isotonen Dehydration (Bild 127). Die Natriumkonzentration im Serum bleibt dabei normal, die Osmolarität daher unverändert. Die Ursache sind vor allem anhaltende Durchfälle, Erbrechen, aber auch Darmfisteln, größere Blutverluste und Verbrennungen.

Die Natrium- und Flüssigkeitsverluste führen zu Durstgefühl, Müdigkeit und Leistungsschwäche. Der Flüssigkeitsverlust muß durch Natrium- und Flüssigkeitszufuhr wieder ausgeglichen werden, wobei der Flüssigkeitsausgleich nicht zu schnell erfolgen sollte. Man richtet sich dabei nach den Exsikkosezeichen der Haut und Schleimhäute, beobachtet auch die Pulsfrequenz.

Hypotone Dehydration

Dieser Zustand liegt vor, wenn der Natriumverlust oder Natriummangel *größer* ist als der Flüssigkeitsverlust (Bild 127). Man spricht daher von "Salzmangelexsikkose". Die Ursache sind häufig Erkrankungen des Magen-Darm-Traktes, die mit Erbrechen und Durchfällen einhergehen, die sogenannten gastrointestinalen Erkrankungen (Gastro.. = Magen, intestinum = Darm). Auch häufige Darmeinläufe mit kochsalzfreien Lösungen können erhebliche Natriumverluste zur Folge haben, ebenso übermäßiges Schwitzen oder der häufige Gebrauch von harntreibenden Mitteln (Diuretika). Auch einige chronische Nierenerkrankungen sind mit erheblichen Natriumverlusten verbunden. Man spricht dann direkt von einer "Natriumverlustniere", bei der die Natriumrückresorption über den Tubulus gestört ist. Es gibt also auch *Salzmangelzustände*. Natrium ist das wichtigste extrazelluläre Ion. Daher müssen jeweils die besonderen Umstände mit berücksichtigt werden, bevor man verallgemeinernd eine sehr kochsalzarme Ernährungsform empfiehlt.

Hypertone Dehydration

Bei diesem Zustand liegt im Vergleich zum Natrium ein Mangel an Wasser vor (Bild 127). Daher spricht man auch wohl von Wassermangel- oder Durstexsikkose. Ein solcher *Wassermangel* ist vor allem bei einer krankhaft vermehrten Harnausscheidung (Polyurie) zu erwarten, beispielsweise bei Zuckerkrankheit (Diabetes mellitus), der Wasserharnruhr (Diabetes insipidus) und der Hyperkalcämie (Stoffwechselstörung mit erhöhtem Serum-Kalziumspiegel).

Bei bestimmten Krankheitszuständen sucht man die Flüssigkeitszufuhr zu beschränken, um den Kreislauf zu entlasten und eine erkrankte Niere zu schonen. Bei der hypertonen Dehydration ist dagegen eine ausreichende Zufuhr von elektrolytfreier Flüssigkeit erforderlich, um das Wasserdefizit auszugleichen. Besonders gefährdet erscheinen Patienten mit Bewußtseinstrübung, weil sie oftmals kein Durstgefühl äußern können. Wir kennen solche Zustände nach Operationen (in der postoperativen Phase) und bei Hirnarteriosklerose.

Die Gefahr liegt bei der hypertonen Dehydration in der Erhöhung der intrazellulären Natriumkonzentration, da ein Flüssigkeitsstrom vom Intra- in den Extrazellulärraum stattfindet. Die Gehirnzellen reagieren darauf besonders empfindlich. Der Zustand zeigt sich zunächst durch die typischen Zeichen der Austrocknung (Exsikkose). Ihnen folgen Kopfschmerzen, Unruhe, Verwirrtheitszustände bis hin zu Koma und Krampfanfällen. Der Zustand ist gefährlich, weil es schon nach wenigen Tagen zu Schädigungen der Hirnzellen kommen kann, die nicht rückgängig zu machen (irreversivel) sind, wenn die Hypernatriämie nicht schnell beseitigt wird.

Hyperhydration (Wasserüberschuß)

Auch bei der Hyperhydration unterscheidet man eine isotone, hypotone oder hypertone Hyperhydration, je nachdem ob eine normale, erniedrigte oder erhöhte Natriumkonzentration vorliegt (Bild 127).

Isotone Hyperhydration

Bei der isotonen Hyperhydration ist das extrazelluläre Flüssigkeitsvolumen vermehrt. Das Verhältnis von Wasser zu Natrium ist jedoch unverändert (Bild 127). Wir haben eine gleichbleibende normale osmotische Konzentration. Typisch für diesen Zustand ist die Ausbildung von *Ödemen*, da bei der isotonen Hyperhydration Flüssigkeit in den interstiellen Raum austritt, und *Gewichtszunahme*. Neben den Ödemen finden sich Bauchwassersucht (Aszites) und Flüssigkeitsansammlungen im Brustfellraum (Pleuraerguß). Die isotone Hyerphydration ist daher zu erwarten bei allen Erkrankungen, die mit Ödemen verbunden sind, wie Herzinsuffizienz, Leberzirrhose, Nierenerkrankungen und Proteinmangel im Blutplasma durch extreme Hungerzustände oder Proteinverluste über die Niere. Die Behandlung erfordert den strikten Entzug von Kochsalz und Flüssigkeit. Ursächlich sollte man auch an Medikamente denken. Es gibt Medikamente, die zu einer vermehrten Natrium- und Wasserretention führen können.

Hypotone Hyperhydration

Es besteht ein *Wasserüberschuß*, der sich auf den extrazellulären und den intrazellulären Raum erstreckt, da die Zellmembranen Wasser ungehindert passieren lassen. Man spricht von Verdünnungshyponatriämie oder oft auch von ”Wasservergiftung”. Ein solcher Zustand ist unter Umständen sogar nach größeren Natriumverlusten durch anhaltende Durchfälle, Erbrechen oder sehr starkem Schwitzen möglich, wenn der Durst nur durch übergroße Mengen reinen Wassers gestillt wird. Die ersten Symptome sind Übelkeit, Schwäche und Anstieg des Körpergewichtes bis hin zur Verwirrtheit, Delirium, Krämpfe, Koma und Wasseransammlung in der Lunge. Erforderlich ist Flüssigkeitseinschränkung und vorsichtiger Ausgleich der Natriumverluste durch dreiprozentige Kochsalzlösung.

Hypertone Hyperhydration

Dies ist die gefährlichste Form, die besonders für Kinder gefährlich werden kann und dann auch wohl als ”Kochsalzvergiftung” bezeichnet wird. Sie entsteht durch erhöhte Zufuhr oder verminderte Ausscheidung von Natrium. Den Extremfall haben wir bei Schiffbrüchigen, denen nur Salzwasser zur Verfügung steht. Das Konzentrationsvermögen der Niere des Menschen reicht für Meerwasser nicht aus. Für jeden Liter Salzwasser werden daher 1 1/2 Liter Urin ausgeschieden. Es kommt zum Wasseraustritt aus dem intrazellulären Raum. Todesursache ist dann schließlich eine ”zelluläre Exsikkose”.

Tafel 20: Störungen im Natrium- und Wasserhaushalt
  (n = normal; + = erhöht; – = erniedrigt)

Art der Veränderung	Na⁺	Hämatokrit	Hb	Ery	Protein (Gesamteiweiß)
Wassermangelzustände					
isotone Dehydration	n	+	+	+	+
hypotone Dehydration	–	+	+	+	+
hypertone Dehydration	+	+	+	+	+
Wasserüberschuß					
isotone Hyperhydration	n	–	–	–	–
hypotone Hyperhydration	–	–	–	–	–
hypertone Hyperhydration	+	–	–	–	–

Als Folgeerscheinung einer überhöhten Zufuhr von Natriumchlorid kennen wir den *Blutdruckanstieg* und in schweren Fällen auch das Lungenödem. Eine isotone Hyperhydration ist auch möglich bei Überfunktion der Nebennierenrinde, die aber seltener vorkommt.

Labormeßwerte

Zur Bestimmung der Wasser- und Elektrolytbilanz bestimmen wir in unserem Laboratorium das Natrium im Flammen-Photometer. Man findet

erniedrigte Werte bei hypotonen Veränderungen,

erhöhte Werte bei hypertonen Veränderungen

Isotonische Veränderungen sind auf diesem Wege jedoch nicht erfaßbar, denn die Osmolarität bleibt unverändert und die Natriumkonzentration normal. Daher wird zur Beurteilung des Wasserhaushaltes zusätzlich der *Hämatokritwert*

Tafel 21: Normbereichtabelle für den Natrium-, Kalium- und Calciumhaushalt

Serum			
Na	135 - 145 mval	=	135 - 145 mmol/l
	unter 130 mval/l	=	Hyponatriämie
	über 150 mval/l	=	Hypernatriämie
Ka	3,6 - 5,4 mval/l	=	3,60 - 5,40 mmol/l
Ca	4,5 - 5,5 mval/l	=	2,25 - 2,75 mmol/l

Harn / 24 Std., mittlere renale Ausscheidung			
Na	80 - 220 mval	=	80 - 220 mmol/l
Ka	25 - 90 mval	=	25 - 90 mmol/l
Ca	2 - 20 mval	=	1 - 10 mmol/l

bestimmt. Der Hämatokritwert ist das prozentuale Verhältnis der roten Blutkörperchen (Ery) zum Blutplasma. Dieser Wert ist erhöht nach Flüssigkeitsverlust, erniedrigt nach Flüssigkeitszufuhr. Außerdem kann zur Beurteilung von Störungen im Wasserhaushalt zusätzlich auch noch die Bestimmung des *Hämoglobingehaltes* (Hb), der *Erythrozytenzahl* (Ery) und des *Gesamteiweißes* herangezogen werden. Diese Grössen verändern sich ebenfalls mit dem Plasmavolumen. Tafel 20 gibt eine Übersicht über die Veränderung der Meßwerte. Die alleinige Bestimmung der Natriumkonzentration reicht zur Beurteilung des Wasserhaushaltes nicht aus.

Normwerte

Die Normwerte des Natrimhaushaltes sind in Tafel 21 ausgewiesen. Als Mittelwert für die Natriumkonzentration im Plasma können 142 mval/l angesehen werden. Erst Werte unter 130 mval/l werden als Hyponatriämie, Werte über 150 mval/l als Hypernatriämie angesehen.

Natriumbestimmung im Harn

Die Natriumausscheidung im Harn entspricht beim Gesunden der *Natriumzufuhr* und kann im 24 Stunden-Harn zwischen 10 und 330 mval/l und mehr betragen. Bei Salzmangel kann sie unter 10 mval/l sinken. Ohne Kenntnis der Natriumzufuhr sind daher keine diagnostischen Rückschlüsse möglich, sondern nur eine Beurteilung des Kochsalzgehaltes der aufgenommenen Nahrung.

Unter Umständen kann es nützlich sein, den Natriumgehalt der Nahrungsmittel zu bestimmen, die bevorzugt gegessen werden. Für die flammenphotometrische Messung muß von festen Nahrungsmitteln mit destilliertem Wasser ein wässriger Auszug hergestellt werden.

Zusammenfassung

Natrium- und Wasserhaushalt lassen sich nicht trennen. Eine Beurteilung ist möglich über die Konzentration von Natrium im Blut. Niedrige Natriumwerte sind meist auf eine *übermäßige Flüssigkeitszufuhr* und nur in Einzelfällen auf einen echten Natriummangel zurückzuführen. Ein Beispiel dafür ist die Bier-Trinker-Krankheit oder eine in Unkenntnis der bestehenden Zusammenhänge gegebene Empfehlung, daß der Körper durch vieles Trinken "durchspült" werden müsse. Gefährlich werden kann dies vor allem, wenn eine Nierenfunktionseinschränkung (Niereninsuffizienz) vorliegt. Bei Serum-Natriumwerten unter 120 mval/l ist mit Verwirrtheitszuständen, später mit Koma zu rechnen. Natriumwerte unter 110 mval/l werden oft nicht überlebt.

Zu hohe Natriumwerte sind zu erwarten bei Verlust von Körperflüssigkeit, denn dabei geht mehr Wasser als Natrium verloren. Bei einem Serum-Natrium von 160 mval/l sind zunächst Bewußtseinsstörungen, bei Werten zwischen 170 und 180 mval/l tiefe Bewußtlosigkeit (Koma) zu erwarten. Serumwerte über 190 mval/l werden kaum überlebt.

Zu hoch ist die Natriumzufuhr über die Nahrung in der Überflußgesellschaft der westlichen zivilisierten Welt. Der Organismus muß den Überschuß ausscheiden, denn ein ausgeglichener Wasser- und Elektrolythaushalt ist von vitaler Bedeutung und muß vom Organismus eingehalten werden. Die Überlastung von Kreislauf und Nieren durch diese "schleichende Kochsalzvergiftung" zeigt sich erst mit der Zeit. Ein erstes Warnzeichen ist der *Bluthochdruck*, der bereits als Volkskrankheit anzusehen ist. Es ist auffallend genug, daß in Ländern mit hohem Salzverzehr die höchsten Bluthochdruck- und Herzinfarktraten auftreten, während salzarm lebende Völker kaum davon betroffen sind.

Gründe des hohen Salzkonsums ist die vielfach *ausgelaugte Kochkost*, die als geschmacklos und fad empfunden wird, wenn sie nicht gesalzen wird. Außerdem enthält die heutige Kost mit ihren Konserven und Fertiggerichten erhebliche Salzmengen in versteckter Form. Kochsalz dient auch als Konservierungsmittel. Wir finden daher viel überschüssiges Kochsalz in Fisch- und Fleischprodukten, Käse, Tomatenketchup und sogar im üblichen Bäckerbrot. Die tägliche Salzzufuhr beträgt gegenwärtig durchschnittlich 15 g und mehr, während 3 g ausreichen würden. Nach neueren Untersuchungen beträgt die tägliche Mindestdosis für Erwachsene weniger als 1 g.

3. Kalium

Kalium als wichtigstes intrazelluläres Kation

Wie Natrium für den extrazellulären Raum, ist Kalium das wichtigste Kation für den intrazellulären Raum. 98 Prozent des Kaliums befindet sich in den Zellen, lediglich 2 Prozent sind Serumkalium. Der Mensch ist auf ständige Kaliumzufuhr durch die Nahrung angewiesen, das im oberen Dünndarm resorbiert wird. Normalerweise entspricht die Ausscheidung von Kalium der Zufuhr. Das Gesamtkörperkalium beträgt 50 mval/kg des Körpergewichtes. Das ergibt für einen 70 kg schweren Erwachsenen: 50 mval · 70 = 3500 mval = 140 g. Die Regulation erfolgt über die Nieren. 90 Prozent des Kaliums verlassen den Körper über die Nieren, über den Stuhl nicht mehr als 10 Prozent.

Kalium übt in der Zelle wichtige Funktionen aus. Störungen sind mit einem vermehrten Ein- oder Ausstrom von Kalium verbunden. Starke Abweichungen können lebensbedrohlich werden. Sie zeigen sich sogar im Elektrokardiogramm (EKG). Kalium hat Einfluß auf die Erregbarkeit der Muskulatur. Es kommt zu neuromuskulären Störungen, die sich auch auf den Herzmuskel auswirken. Ein ausgeglichener Kaliumhaushalt ist von großer Bedeutung für den Säure-Basen-Haushalt. Beide beeinflussen sich wechselseitig, so daß Störungen des Kaliumhaushaltes zugleich mit einer alkalotischen oder azidotischen Stoffwechsellage verbunden sein können.

Herzmuskel und Kaliummangel

Herz-Kreislauf-Erkrankungen haben in der ganzen zivilisierten Welt innerhalb einer verhältnismäßig kurzen Zeitspanne so zugenommen, daß heute bereits jeder zweite daran stirbt. Der Herzinfarkt ist schon ein alltägliches Ereignis. Diese Herztodesfälle betreffen vorwiegend Menschen mittleren Lebensalters. Ältere Menschen bedürfen zunehmend einer medizinischen Betreuung wegen Herzerkrankung. Viel Mühe wurde daher von denkenden und forschenden Menschen aufgewendet, um die Ursachen abzuklären, die diesen Krankheiten zugrunde liegen. Man hat eine Liste von *Risikofaktoren* zusammengestellt und dabei besonders dem Blutfettspiegel eine erhöhte Bedeutung beigemessen. Die Messung der Blutfettwerte, Cholesterin und Triglyceride, wird routinemäßig durchgeführt. Die Annahme, daß ein hoher Cholesterinspiegel die Haupt- oder fast alleinige Ursache der Infarkte sein könne, hat sich jedoch nicht bestätigt, obwohl damit keineswegs Überernährung und übermäßiger Verbrauch von Fett verharmlost werden darf. Der eigentlichen Grundursache der Herz-Kreislauf-Erkrankungen ist man nicht viel näher gekommen, so daß die Ausbreitung dieser Krankheiten bisher noch nicht aufgehalten werden konnte.

Es blieb unberücksichtigt, wie sehr gerade der Herzmuskel (Myocard) vom inneren Milieu, das heißt vom Elektrolyt- und Säure-Basen-Gleichgewicht abhängt. Man muß bedenken, daß das Herz mit 60 bis 70 Herzschlägen in der Minute während des ganzen Lebens ununterbrochen tätig sein muß. Es handelt sich wirklich um eine Schwerstarbeit. Daher wird Kaliummangel vom Herzen besonders schlecht toleriert und vermag schwere Funktionsstörungen auszulösen.

In Ländern, die noch nicht auf die übliche Zivilisationskost übergegangen sind, ist der Herzinfarkt unbekannt. Dort enthält die Nahrung ein Vielfaches an Mineralstoffen. Bei uns werden mit der üblichen Ernährung täglich höchstens 2 g Kalium aufgenommen, während sie 4 g betragen sollte. Statt dessen ist der Kochsalzgehalt überhöht, der auf 3 g reduziert werden müßte.

Das zweitwichtigste Kation für die Zelle ist *Magnesium*. Für das Herz ist der Kalium- und Magnesiummangel am gefährlichsten. Im Tierversuch konnten auf diese Weise ohne weiteres schwere Herzfunktionsstörungen, Herzmuskelnekrose und Herztod hervorgerufen werden. Bei der menschlichen Ernährung ist diese Tatsache noch nicht ausreichend berücksichtigt worden. Es gilt, wissenschaftliche Erkenntnisse auch in die Lebenspraxis umzusetzen. Im Elektrolytgehalt der Herzmuskelzellen spielt der Kaliummangel eine besondere Rolle, bei dem auch der vielbeklagte körperliche und seelische Stress auslösend wirkt, vor allem wenn auch noch der Kochsalzgehalt in der Nahrung überhöht ist. Auch übermäßige Muskelarbeit läßt bei Kaliummangel und Natriumüberschuß an Versuchstieren verschiedene Anteile der Herzmuskulatur absterben. Man darf daher nicht glauben, daß einseitige sportliche Betätigung allein Herzkrankheiten verhütet, wenn die Erkenntnisse der Ernährungswissenschaft unberücksichtigt bleiben.

Kalium ist in der Niere gegen Natrium austauschbar. Daher kann Natrium zurückgehalten, dagegen Kalium und Magnesium ausgeschieden werden. Solche Störungen des Kaliumstoffwechsels sehen wir bei der *Azidose*. Sie führen zu einem Kaliumverlust in der Zelle und zu einer vermehrten Ausscheidung durch die Niere. Dies kann zu schweren gesundheitlichen Störungen führen.

Das Serumkalium

Zuverlässige Untersuchungsergebnisse mit Hilfe der Flammenphotometrie können nur erzielt werden, wenn bei der Serumgewinnung mit der erforderlichen Sorgfalt verfahren wird. Es darf keine zu starke Stauung bei der Blutabnahme erfolgen. Außerdem muß das Serum innerhalb einer Stunde von den Erythrozyten getrennt werden, da man sonst zu hohe falsche Werte bekommt. Kalium liegt in den Erythrozyten in erheblich höherer Konzentration als im Serum oder Plasma vor. Darum muß der Übertritt durch Auflösung der roten Blutkörperchen (Hämolyse) bei der Bestimmung von Kalium unter allen Umständen vermieden werden. Bei der Flammenphotometrie dürfen zur Verdünnung auch keine Glasgefäße verwendet werden. Glas wirkt als Ionen-Austauscher.

Die *Normwerte* des Serumkaliums zeigen gewisse Schwankungen in Abhängigkeit von der Meßmethode (Tafel 21). Werte unter 3,6 mval/l werden als Kaliummangel (Hypokaliämie), Werte über 5,4 mval/l als Kaliumüberschuß (Hyperkaliämie) gewertet. Eine Verminderung des Serum-Kaliumspiegels um 1 mval/l entspricht einem Kaliummangel von 300-400 mval, bezogen auf den Gesamtkörper.

Diese Schlußfolgerungen aus dem Serum-Kaliumgehalt darf man aber nur ziehen, wenn keine Störung des Säure-Basen-Haushaltes vorliegt. Trotz normaler Serum-Kaliumwerte kann bei *Azidose* ein Kaliummangel, bei *Alkalose* ein Kaliumüberschuß vorliegen. Kalium- und Wasserstoff-Ionen vermögen sich nämlich in der intrazellulären Flüssigkeit gegenseitig auszutauschen und zu ersetzen. Bei der Azidose führt der Überschuß an Wasserstoff-Ionen (H^+) zu einem Eintritt in den intrazellulären Raum und zugleich zu einem Austritt von Kalium (K^+) aus den Zellen. Bei der Alkalose ist es genau umgekehrt. Kalium tritt in die Zellen ein, um Wasserstoff-Ionen zu ersetzen (Bild 129). *Azidose steigert, Alkalose vermindert demnach das Serumkalium.* Eine verläßliche Beurteilung und Interpretation ist daher nur unter Berücksichtigung des Säure-Basen-Gleichgewichtes möglich. Wir pflegen daher mit dem Blutgas-Analysator gleichzeitig den Säure-Basen-Haushalt zu bestimmen und lesen aus einem Nomogramm die Abweichung des Kaliumbestandes in Prozent von der Norm ab (Bild 130). Vom Serum-Kaliumwert legen wir nach rechts eine Waagerechte bis zum Schnittpunkt mit dem Serum-pH-Wert, den wir ermittelt haben. Gehen wir von diesem Schnittpunkt aus senkrecht nach unten, so erhalten wir einen Kaliummangel oder -überschuß in Prozent als Abweichung von der Norm.

Kaliummangel (Hypokaliämie)

Ein normaler Serum-Kaliumspiegel schließt einen Kaliummangel nicht aus. Der Einfluß des Säure-Basen-Gleichgewichtes muß berücksichtigt werden. Zu den wichtigsten Ursachen gehört:

Fehl- oder Mangelernährung

Bei der üblichen Kochkost muß mit einer zu niedrigen Kaliumaufnahme gerechnet werden,

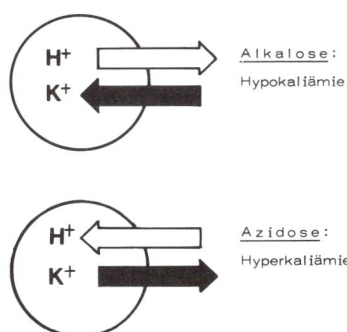

Bild 129: Beziehungen zwischen Kalium- und Säure-Basen-Haushalt.

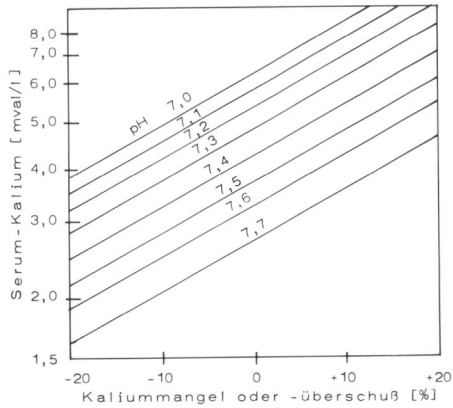

Bild 130: Nomogramm zur Bestimmung von Kaliummangel oder -überschuß (nach SCRIBNER).

besonders wenn darin zu wenig Gemüse enthalten und dieses abgebrüht (blanchiert) wird. Solche Mangelzustände wirken sich erst allmählich aus, sie kommen schleichend. Sie werden daher kaum oder zu spät richtig erkannt, da sie sich zunächst nur durch Allgemeinsymptome wie Müdigkeit, mitunter auch durch geistige Apathie, Darmatonie mit Blähsucht (Meteorismus), Muskelschwäche, Herzjagen (Tachykardie) und erniedrigtem Blutdruck (Hypotonie) bemerkbar machen. An einen Zusammenhang mit der Nahrung denken bei der heutigen Einstellung die wenigsten.

Fehlernährung ist in unserer Überflußgesellschaft durchweg mit *Überernährung* verbunden. Unterernährung gibt es in den Zivilationsländern im allgemeinen nicht, wohl aber Störungen im Elektrolythaushalt, besonders einen Kaliummangel im Verlauf von Fastenkuren.

Gut mit Kalium versorgt werden wir durch
Frischkost und eine möglichst schonende Zubereitung der Speisen durch Dämpfen. Reichlich
Kalium enthalten Vollkornprodukte und Ge-
treidekeime, Hefe, Kartoffeln, Petersilie, viele
Gemüsearten, Nüsse, Trockenobst, Bananen sowie Hülsenfrüchte, vor allem Sojabohnen.

Verluste durch Erbrechen und Diarrhoe

Bei häufigem Erbrechen und länger anhaltenden Durchfällen ist immer mit einer Hypokaliämie zu rechnen. Dazu gehört auch der Fettstuhl (Stearrhoe) bei Pankreasinsuffizienz.
Auch Resorptionsstörungen im Magen-Darm-
Bereich durch Entzündungen wären zu nennen
sowie Erkrankungen des Dickdarms wie Colitis,
Polypen im Darmtrakt (Polypose) und Entzündung von Divertikeln (Divertikulose).

Medikamente

An erster Stelle stehen Kaliumverluste durch ge-
wohnheitsmäßige mißbräuchliche Verwendung
von *Abführmitteln* (Laxantien). Kaliummangel
ist außerdem nach Anwendung von Cortisonen,
Überdosierung von Digitalis-Herzmitteln und
harntreibenden Mitteln (Saluretika) zu erwarten.

Nierenerkrankungen

Da die Niere das Hauptausscheidungsorgan für
Kalium ist, sind bei Nierenerkrankungen erhebliche Kaliumverluste möglich. Wir sehen dies
vor allem bei der gleichzeitigen Entzündung der
Nieren und des Nierenbeckens (Pyelonephritis)
und krankhaft vermehrten Harnausscheidungen
(Polyurie). Wenn die Niere nicht mehr in der
Lage ist, den Kaliumhaushalt im Gleichgewicht
zu halten, kann daher regelrecht von einer "Ka-
liumverlustniere" gesprochen werden.

Koma diabeticum

Gefürchtet ist die Hypokaliämie beim Zuckerkranken (Diabetiker). Kommt es infolge starken
Blutzuckeranstiegs durch Zusammenbruch des
Stoffwechsels zur Bewußtlosigkeit, so kann es
bei zu schneller Verabfolgung der erforderlichen größeren Insulinmengen zu einer bedrohlichen Hypokaliämie kommen, die Komplikationen auszulösen vermag (Kollaps, Herzstillstand). Der Diabetiker weist ohnehin bereits
häufig eine Hypokaliämie auf wegen seiner vor-

wiegend sauren Stoffwechsellage und einer vermehrten Harnausscheidung (Polyurie). Die bereits bestehende Hypokaliämie wird noch erheblich verstärkt infolge einer Verteilungsstö-
rung zwischen dem extra- und intrazellulären
Raum.

Symptome der Hypokaliämie

Die wichtigsten Erscheinungen des Kaliumman-
gels finden sich im Bereich des *Herzens* und der
Muskulatur. Es kommt zu stark beschleunigter
Herztätigkeit, dem Herzjagen (Tachykardie),
und zu Rhythmusstörungen mit Extrasystolen
bis hin zum Kammerflimmern und Herzversagen. Die Muskelschwäche führt bei der Skelettmuskulatur bis hin zu leichten, unvollständigen
Lähmungen (Paresen), zu abgeschwächtem oder
aufgehobenem Reaktionsvermögen (Reflexen)
und auch zum Einschlafen der Glieder (Parästhesien der Extremitäten). Bei der glatten
unwillkürlichen Muskulatur des Darmes kommt
es zu einer Erschlaffung (Atonie) bis hin zum
Darmverschluß infolge Lähmungserscheinungen
(paralytischer Ileus) sowie zu hartnäckiger Verstopfung (Obstipation). Bei fortgeschrittenem
Kaliummangel kann sich sogar eine Lähmung
der Atemmuskulatur und eine Blasenlähmung
entwickeln.

Kaliumüberschuß (Hyperkaliämie)

Eine gesunde Niere bewältigt die normalerweise
anfallende Zufuhr von Kalium. Ein Kaliumü-
überschuß entwickelt sich daher im allgemeinen nur bei *gestörter Nierenfunktion*, praktisch
eigentlich nur bei akuten und chronischen Nierenerkrankungen, die mit einer stark verminderten (Oligurie) oder fehlenden Urinausscheidung
(Anurie) verbunden sind. Bei einer vollständigen Anurie ist mit einem Anstieg des Serumkaliums um 1,0 mval/l pro Tag zu rechnen.

Andere Ursachen sind Nebennierenrindeninsuffizienz und ein stark vermehrter *Zelluntergang*,
wie wir ihn beispielsweise bei Verbrennungen,
starken Eiterungen, Auflösung der roten Blutkörperchen (Hämolyse), Abbauerscheinungen
(Katabolismus) und bei vorgeschrittenen Krebs-
fällen erleben. In der Zelle ist ein Teil des Kaliums an Protein gebunden. Gewöhnlich wandert
nur der nicht an Eiweiß gebundene Anteil
durch die Zellmembran aus der Zelle aus. Bei

abnormem Zelluntergang werden aber auch proteingebundene Kalium-Ionen freigesetzt und gelangen in den Extrazellulärraum, von wo sie über die Niere mit dem Urin ausgeschieden werden. Dieser Vorgang ist mit einem Einstrom von Wasserstoff-Ionen in die Zelle verbunden (Bild 129). Die Krebszelle enthält daher auch viel mehr Wasserstoff-Ionen als die Normalzelle; der pH-Wert ist niedriger. Bei einer azidotischen Stoffwechsellage ist mit Abfall des pH um je 0,1 pH-Einheit mit einem Anstieg des Serum-Kalium-Spiegels um etwa 0,4-1,2 mval/l zu rechnen.

Die Symptome der Hyperkaliämie ähneln oft denen der Hypokaliämie. In erster Linie ist wieder der *Herzmuskel* (das Myokard) betroffen. Es kommt zu einer Verlangsamung der Herzschlagfolge (Bradykardie), später zu Rhythmusstörungen bis hin zu Kammerflimmern und Herzstillstand. Darüber hinaus können neurologische Symptome mit allgemeiner Schwäche, Ameisenlaufen und Einschlafen der Glieder (Parästhesien), ferner Ohrgeräusche und Störungen des Geschmackssinnes (metallischer Mundgeschmack) auftreten.

Eine zuverlässige Differentialdiagnose erfordert die Messung des Serum-Kaliumwertes im Flammenphotometer, des Blut-pH durch eine Blutgasanalyse und ein Elektrokardiogramm (EKG).

EKG-Veränderungen bei Kaliummangel und Kaliumüberschuß

Das Aufzeichnen eines EKG, eines Elektrokardiogramms, gehört zu den Routinemethoden der ärztlichen Praxis. Jede Muskelzusammenziehung erzeugt einen elektrischen Strom, der gemessen und aufgezeichnet werden kann. Die bei der Herztätigkeit im Herzmuskel auftretenden feinen elektrischen Ströme werden *Aktionsströme* genannt. Sie ergeben typische Kurvenbilder während der Herzzusammenziehung (Systole) und Erschlaffung der Herzkammer (Diastole). Diese schwachen elektrischen Ströme verstärkt der Elektrokardiograph und zeichnet sie direkt sichtbar in Kurvenform auf Millimeterpapier auf, so daß das EKG sofort abgelesen werden kann (Direktschreiber).

Zur Erfassung der Aktionsströme werden Elektroden angelegt. Sie werden von den Armen und Beinen oder von der Brustwand abgeleitet.

Die sogenannte Standardableitung ist eine Extremitäten-Ableitung nach EINTHOVEN (Willem Einthoven, niederländ. Physiologe, 1860-1927, Nobelpreis 1924).

Das normale Elektrokardiogramm

Bild 131 zeigt ein normales Elektrokardiogramm. Die verschiedenen Phasen des Kurvenverlaufs mit ihren Zacken und Wellen werden mit Buchstaben bezeichnet, die bereits von Einthoven, dem Begründer der klinischen Elektrokardiographie, angegeben wurden. Es beginnt mit dem Buchstaben P und geht in alphabetischer Reihenfolge weiter bis zum Buchstaben U.

Das Herz ist ein Hohlmuskel, der sich in kurzen, regelmäßigen Abständen zusammenzieht und wieder erweitert. Jede Pumpbewegung entspricht einem Herzschlag. Die Herzkammern empfangen das Blut aus den Vorhöfen. Die Erregungsausbreitung in der Vorhofmuskulatur zeigt sich als P-Welle. Es folgt als Überleitungszeit zur Herzkammer eine Pause, die PQ-Strecke. Die Einleitung der elektrischen Erregung der Herzkammern (Ventrikel) zeigt sich im QRS-Komplex als Ausdruck der Hauptkammerschwankungen. Die Q-Zacke ist nach unten gerichtet und wird daher als negativ bezeichnet. Sie tritt nicht immer auf. Auf die Q-Zacke folgt die nach oben gerichtete positive große R-Zacke und darauf die nach unten gerichtete negative S-Zacke. Mit dem gesamten QRS-Komplex beginnt die Zusammenziehung (Kontrak-

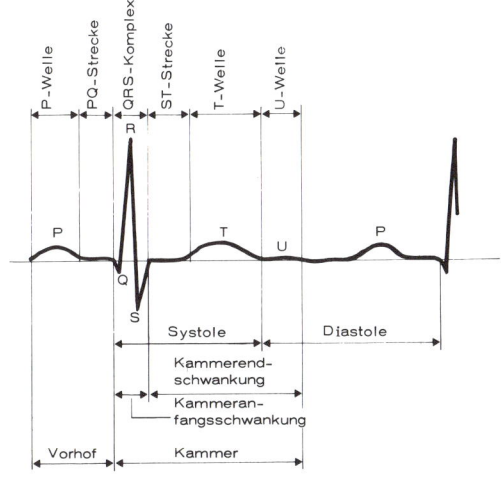

Bild 131: Schema eines normalen Elektrokardiogramms.

tion) der Herzkammern, also die Kammersystole. Auf den QRS-Komplex folgt die ST-Strecke, die im normalen EKG in der Nullinie liegt, weil alle Teile der Kammermuskulatur während dieser Periode gleichmäßig erregt sind. Deshalb treten keine Spannungsdifferenzen auf. Der ST-Strecke schließt sich die nach oben gerichtete T-Welle an. Sie zeigt den Erregungsrückgang in den Kammern an und ist Ausdruck der Repolarisation des Herzmuskels, durch die er die Bereitschaft zur Aufnahme eines neuen Reizes wiedererlangt. Mit diesem EKG-Zeichen fällt die deutliche Erschlaffung der Herzkammern zusammen.

Ein *Herzzyklus* besteht demnach aus P-Welle (Vorhofkontraktion), QRS-Komplex (Beginn der Kammerkontraktion), ST-Strecke (Zwischenstrecke) und T-Welle (Endschwankung und Repolarisation). Dieser Zyklus wiederholt sich andauernd. Aus der Art seiner Kurven kann man Schlüsse auf den Funktionszustand des Herzmuskels und den Ablauf der Herzrhytmik ziehen.

Für uns ist von Bedeutung, daß das EKG in vielen Fällen auch Hinweise auf eine Störung des Kaliumhaushaltes gibt. Bei schweren Störungen des Kaliumhaushaltes sollte es daher stets mit herangezogen werden, obwohl die direkte Messung des Serumkaliums und des Säure-Basen-Haushaltes am wichtigsten bleibt.

Hypokaliämie im EKG   (Bild 132)

Fällt das Serumkalium ab, so kommt es zu gesenkten ST-Strecken, zu einer Abflachung der T-Wellen und zur Entstehung einer zusätzlichen U-Welle, die mit einer Rückwanderung von Kalium-Ionen in die Muskelzelle während der Diastole zusammenzuhängen scheint. Diese U-Welle verstärkt sich, je mehr der Kaliumgehalt abfällt. Die T-Welle kann dabei sogar negativ werden. Es kommt zur Verschmelzung von T und U, wobei die U-Welle sich immer deutlicher ausprägt.

Hyperkaliämie im EKG   (Bild 132)

Bei Anstieg des Serumkaliums flacht die P-Welle ab und ist in extremen Fällen fast nicht mehr zu erkennen. Der QRS-Komplex wird breiter, und die T-Welle wird spitz und zeltförmig, besonders in den Brustwandableitungen. Bei der Hyperkaliämie dauert die Einleitung der elektrischen Erregung der Herzkammern länger, weshalb sich der QRS-Komplex entsprechend verbreitert. Das zeltförmige T ist charakteristisch für *Kaliumvergiftung* (Kaliumintoxikation). Aus ihm kann sich schließlich im Extremfall über eine Erregungsleitungsstörung, den sogenannten Schenkelblock, eine sinusförmige EKG-Linie entwickeln als Vorbote eines sterbenden Herzens. Es treten Extrasystolen (Arrhythmien) und als schlimmste Folge im Endstadium Kammerflattern oder Kammerflimmern auf.

Kaliumausscheidung im Urin

Die Urin-Kaliumausscheidung pflegen wir grundsätzlich mit zu bestimmen. Bei normaler Nierenfunktion wird die Kaliumausscheidung der Zufuhr entsprechen und schwankt bei Normalkost etwa um 40 bis 50 mval täglich. Ein Kaliummangel kann vermutet werden, wenn weniger als 25 mval im 24 Stunden-Harn ausgeschieden werden. Bei Werten unter 10 mval ist ein intrazelluläres Kaliumdefizit sicher.

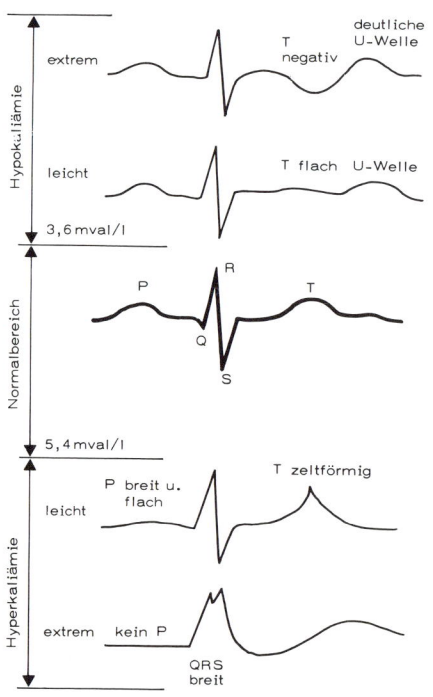

Bild 132: Hypo- und Hyperkaliämie im EKG.

Übersteigt das Urinkalium 50 mval täglich bei erniedrigtem Serumkalium (Hypokaliämie), so wird man den Ursachen nachzugehen haben. Dazu gehören beispielsweise eine renale Azidose sowie endokrin (z.B. Nebennierenrindeninsuffizienz) oder medikamentös (z.B. Digitalisintoxikation oder Überdosierung mit Corticoiden) bedingte Kaliumverluste.

4. Calcium

Calciumhaushalt und Knochenstoffwechsel

Calcium dient bekanntlich zum Aufbau der Knochen, also des Körperskelettes. 99 Prozent der Gesamtkörpermenge sind in den Knochen lokalisiert. Nur 1 Prozent befinden sich im Gewebe und im Blut. Dieser Anteil spielt aber eine wichtige Rolle für die Muskel-, Herzmuskel- und Nervenerregung. Er löst die Muskelkontraktion (lat. contractio = Zusammenziehung des Muskels) aus und hat Einfluß auf die Blutgerinnung. Calcium beeinflußt auch die Membranpermeabilität und ist an der Steuerung enzymatischer Vorgänge beteiligt. Der Organismus ist daher darauf angewiesen, den Kalziumspiegel im Blut unbedingt konstant zu halten. Er besitzt für den Calciumstoffwechsel einen Regulationsmechanismus, an dem Vitamin D, Leber und Nieren, Schilddrüsenhormone, die Knochen als Calciumspeicher und der Dünndarm als Resorptionsorgan beteiligt sind (Bild 133). Störungen im Calciumhaushalt sind ein besonders eindrucksvolles Beispiel für das Zusammenwirken verschiedener Organe, des Elektrolyt- und Säure-Basen-Haushaltes, des Vitaminstoffwechsels und der Hormonwirkung.

Der Gesamtcalciumgehalt beträgt 980 mval/kg Körpergewicht. Für einen 75 kg schweren Menschen sind das 980 mval x 75 kg = 73500 mval = 36750 mmol = 1470 g.

Normwerte

Die normale Calciumkonzentration im Plasma beträgt 5 mval/l (Bild 120). Der Normalbereich ist 4,5-5,5 mval/l = 2,25-2,75 mmol/l = 9,0-11,0 mg/dl.

Wir haben den Normalbereich in drei verschiedenen Maßeinheiten angegeben, da Sie diese in der Literatur immer noch vorfinden werden. Die Umrechnungsfaktoren für Calcium sind

mg/dl   x   0,50   =   mval/l
mg/dl   x   0,25   =   mmol/l
mval/l   x   0,50   =   mmol/l

Bei Serumkalziumwerten über dem Normalbereich liegt eine *Hypercalcämie*, unter dem Normalbereich eine *Hypocalcämie* vor.

Das ionisierte Calcium

Im Serum kommt Calcium in mehreren Formen vor:

Ca. 50 Prozent ionisiertes Calcium
Ca. 45 Prozent proteingebundenes Calcium
Ca. 5 Prozent komplexgebundenes Calcium
(in Komplexbindung mit Phosphat, Citrat und Bikarbonat)

Die eigentliche physiologisch aktive Form ist das *ionisierte Calcium*. Es entscheidet in erster Linie über die Wirksamkeit bei den genannten Funktionen. Der Ionisationsgrad hängt wieder-

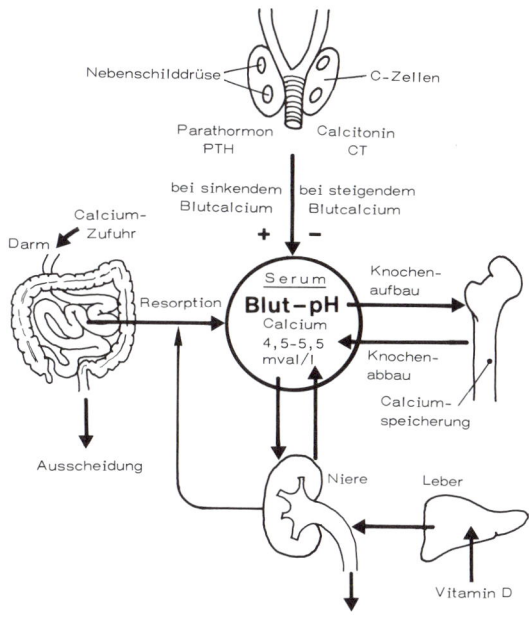

Bild 133: Calciumhaushalt und Knochenstoffwechsel.

um von der Wasserstoffionen-Konzentration, dem pH-Wert, des Blutes ab. Verschiebungen im Säure-Basen-Haushalt führen dadurch auch zu Veränderungen des Calcium-Haushaltes.

Verschiebungen des pH-Wertes zur alkalischen Seite führen zu einer Verminderung des ionisierten Calciumanteiles. Verschiebungen des pH-Wertes zur acidotischen Seite führen zu einer Vermehrung des ionisierten Calcium-Anteiles.

Die Resorption, Ausscheidung und Speicherung des Calciums erfolgt über Darm, Niere und Knochen:

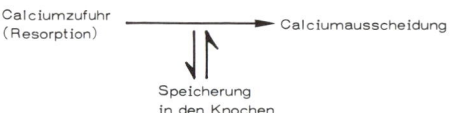

Die Regulation erfolgt unter dem Einfluß von Vitamin D (Calciferol), dem Parathormon der Nebenschilddrüse und dem Calcitonin der Schilddrüse.

Vitamin D (Calciferol)

Bei Mangel an Vitamin D (neue Bezeichnung "Calciferol"; vom lat. calcium = Kalk und fero = ich trage, also "Kalküberträger") kommt es zur Rachitis, die früher auch "Englische Krankheit" genannt wurde, da sie dort im nebligen Klima, in lichtarmen Wohnungen und unter der Dunstglocke der Industriestädte bei Säuglingen beobachtet und von dem englischen Arzt GLISSON (1597-1677) im Jahre 1650 zuerst beschrieben wurde. Sie nahm mit der Industrialisierung und schlechten Wohnverhältnissen in lichtarmen Kellerwohnungen und Hinterhöfen auch in anderen europäischen Ländern zu. Erst Anfang der zwanziger Jahre erhielt man durch Adolf WINDAUS (1876-1959) Kenntnis von der antirachitischen Wirkung eines Produktes, das man Vitamin D nannte. Windaus hat 1928 den Nobelpreis für die Erforschung des Vitamins D erhalten.

Vitamin D hat einen entscheidenden Einfluß auf die *Resorption* von Calcium aus der Nahrung; es reguliert den Calcium- und Phosphathaushalt. Fehlt es, so wird Calcium im Darm nicht resorbiert. Die Folge davon ist ein gestör-

tes Knochenwachstum durch Calciummangel, besonders bei den in starkem Wachstum befindlichen Kleinkindern.

Die Ausgangsstoffe, die erst im Organismus in die biologisch wirksame Form umgewandelt werden, sind *Cholesterin* (bei Mensch und Tier) und das aus der Pflanzennahrung stammende *Ergosterin*. Daraus entstehen die Vorstufen, die sogenannten Provitamine: 7-Dehydro-Cholesterol und Ergosterol. Da Cholesterin und damit auch das Provitamin im menschlichen Organismus selbst gebildet (synthetisiert) werden kann, sieht man das daraus gebildete Calciferol nach neuer Auffassung nicht mehr als Vitamin, sondern als *Hormon* an. Vitamine sind lebensnotwendige Stoffe, die dem Körper zugeführt werden müssen. Hormone sind dagegen Wirkstoffe, die der Organismus selbst herstellen kann.

Die in der Haut befindlichen Vorstufen werden erst durch *Lichteinwirkung* in das natürliche Vitamin D_2 (Ergocalciferol) und das Hormon D_3 (Cholecalciferol) umgewandelt (Bild 134). Diese Wirkung übt das UV-Licht, die ultraviolette Strahlung aus. Das ist der unsichtbare Anteil des Sonnenlichtes (290 bis 320 nm). Mit dem Auftreten der Rachitis muß in unseren Breiten bei ungenügender Sonnenbestrahlung und demnach vor allem in den Wintermonaten und bei lichtarmen Wohnungen gerechnet werden. In südlichen Ländern tritt diese Krankheit wegen der intensiveren Sonnenbestrahlung selten auf. Mit Kalkgaben allein läßt sie sich nicht verhüten.

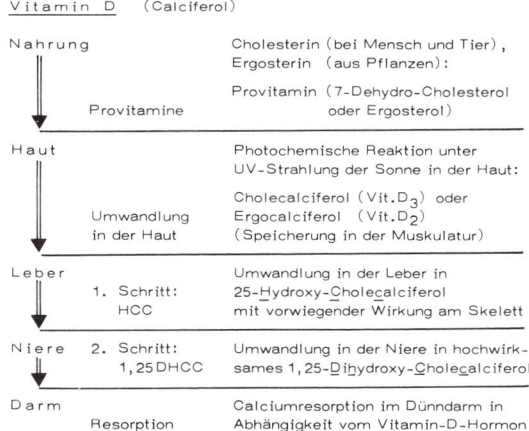

Bild 134: Umwandlung der Provitamine in das Vitamin-D-Hormon.

Vitamin D_2 und Hormon D_3 sind noch nicht voll im Organismus wirksam. Sie müssen erst noch in aktivere Formen umgewandelt werden. Dies erfolgt in zwei Schritten (Bild 134). Der erste Schritt erfolgt in der *Leber*. Es ist eine Hydroxylierung, das heißt der Einbau einer OH-Gruppe (Hydroxylgruppe). Es entsteht 25 Hydroxy-Cholecalciferol (25 HCC) mit vorwiegender Wirkung am Skelett. Eine zweite Hydroxylierung erfolgt in der *Niere*. Es entsteht das hochwirksame 1,25-Dihydroxy-Cholecalciferol (1,25 DHCC) mit Wirkung auf die Calciumresorption im Dünndarm (Bild 134).

Rachitisvorbeugung

Gefährdet ist der wachsende Organismus des Kleinkindes durch Rachitis in den ersten beiden Lebensjahren bei Mangel an Sonnenlicht und ungenügender Ernährung. Die Hauptstörung liegt in einer mangelhaften Ausbildung der Knochen. Es kommt zur Verbiegung der Knochen (O- und X-Beine), der Schädelknochen, der Rippen ("rachitischer Rosenkranz") und der Wirbelsäule. Letztere kann gebogen (kyphotisch) oder krumm (skoliotisch) werden.

Gefährdet sind vor allem überernährte, mit aufgelöster Pulvermilch und Fertigkost ernährte Kinder. Man sollte daher zu allererst auf *Frischkost*, aber natürlich auch auf genügend Besonnung und Frischluft achten und sich nicht allein auf die Verabreichung von künstlichem Vitamin D verlassen. Bewährt haben sich neben Getreideschleimen und -breien vom vierten Lebensmonat an Wurzelgemüse und Rohsäfte, vor allem Möhrensaft.

Vitamin-D-Vergiftung

Nach der Entdeckung von Vitamin D begann man mit der Verhütung (Prophylaxe) von Rachitis mit künstlichem Vitamin D (Vigantol). Da man die Gefahren einer Überdosierung noch nicht kannte, wurden den Kleinkindern während des ersten Lebensjahres große Vigantolstöße gegeben mit 400-600 000 Internationalen Einheiten. Eine internationale Einheit (I.E.) entspricht 0,025 μg kristalliertem Vitamin D_3. Dadurch kam es zu einer raschen und starken Mineralisierung des kindlichen Körpers, zu einer Art *Kalkvergiftung*. Die Folge waren Gefäßverkalkungen schon bei Kleinkindern, also die vorzeitige Auslösung einer Alterserkrankung, die normalerweise als Arterienverkalkung (Arteriosklerose) erst beim älteren Menschen auftritt. Die Gefahr der Verkalkung besteht bei allen Organen; sie ist am größten an der Herzschlagader und an den Nierengefäßen. Es gibt Menschen, denen während der Kindheit damals durch Vigantolstöße ein bleibender Schaden zugefügt wurde, der nicht rückbildungsfähig ist.

Eine Vitamin-D-Vergiftung zeigt sich in ihrer ganzen Auswirkung meist erst etwa einen Monat nach der Verabreichung. Typische Symptome sind Appetitlosigkeit (Anorexie), Erbrechen, Verstopfung (Obstipation), Durst und Polyurie (krankhaft erhöhte Harnausscheidung).

Der Normalbedarf bei Säuglingen beträgt täglich 400-500 I.E. Dieselbe Menge erscheint auch für die Frau während der Schwangerschaft und während des Stillens (der Laktation) wegen des Kalkentzuges durch das Kind angemessen.

Die Zufuhr von künstlichem Vitamin D sollte, besonders bei höherer Dosierung und Anwendung über längere Zeit, nie unkontrolliert erfolgen. Die Calciumwerte in Blut und Harn werden im Flammenphotometer gemessen. Es darf nicht zu einem erhöhten Serum-Calciumspiegel (Hypercalcämie) und nicht zu einer vermehrten Calciumausscheidung im Harn (Hypercalciurie) kommen. Bei bestehenden Nierenkalksteinen scheidet die Anwendung ganz aus.

Vitamin D ist ein *fettlösliches Vitamin* und vor allem in tierischen Fetten zu finden, in Butter, Eiern (Eigelb), Lebertran und in geringen Mengen auch in der Milch. Vorstufen finden sich vor allem in Samenölen (Weizenkeimöl), Hefen und Pilzen. Vitamin D ist empfindlich gegen den Luftsauerstoff, aber wenig hitzeempfindlich. Die Zufuhr des natürlichen Vitamins und seiner Provitamine über die Nahrung ist schon deswegen von Bedeutung, weil die Vitamine erst im Verbund mit anderen Vitaminen voll zur Wirkung kommen. Für Vitamin D ist offenbar von Bedeutung, das gleichzeitig die Vitamine A und C vorhanden sind.

Normalerweise entstehen in der Haut bei genügender Ultraviolettstrahlung aus Cholesterol ausreichende Mengen an Vitamin D_3, das von der Leber und der Niere in das hochwirksame Vitamin-D-Hormon überführt wird. Für den Erwachsenen ist bei vernünftiger Ernährung die Versorgung mit Vitamin D eine Frage des Sonnenlichtes. Man könnte daher von einem "Sonnenvitamin" sprechen. Normales Fensterglas verwehrt den Durchtritt der ultravioletten Strahlen, auf die es hier ankommt. Wer ständig hinter geschlossenen Fenstern, bei künstlicher Beleuchtung oder sogar unter Tage im Bergwerk arbeiten muß, wird Pausen und Freizeit zum Sonnenlicht-Tanken einsetzen müssen. Der moderne Stadtmensch scheint dies auch zu empfinden, wie der Massenandrang zum Skilaufen unter der Gebirgssonne vor allem während der lichtärmsten Monate Dezember und Januar zeigt. Eine Überdosierung durch Sonnenstrahlen sucht die Haut durch Schutzbräunung zu verhindern. Man darf aber nicht nur eine möglichst dunkel und gesund erscheinende Bräune anstreben, weil es durch übertriebene Sonnenbestrahlung gerade in Hochgebirgslagen zu Sonnenbrand und vorzeitiger Alterung der Haut kommen kann. Es können sich unter Umständen sogar Hauttumore entwickeln. Wie lange Sonnenbestrahlung nützt und wann sie schädlich zu werden beginnt, ist individuell und von Mensch zu Mensch recht verschieden.

Regulation des Calciumhaushaltes durch die Nebenschilddrüse

Der Gehalt des Calciums im Blut muß konstant gehalten werden. Schon geringfügige Änderungen wirken sich aus. Der Organismus verfügt daher über eine Selbstregulation, die sofort anspricht. Der Calciumspiegel wird durch Vitamin D zusammen mit dem *Parathormon* (PTH), einem Hormon der Nebenschilddrüse, gesteuert. Die Nebenschilddrüse besteht aus vier linsengroßen, lebenswichtigen innersekretorischen Drüsen (Epithelkörperchen), die der Schilddrüse von außen und hinten anliegen (Bild 133).

Ein weiteres Hormon, *Calcitonin* (CT), wird in den C-Zellen der Schilddrüse gebildet (Bild 133). Es wird abgegeben, wenn das ionisierte Calcium im Plasma ansteigt, führt zur Hemmung des Knochenabbaues und damit auch zu einer Erniedrigung des Plasmacalciums. Es ist damit ein Gegenwirker (Antagonist) des Parathormons. Normalerweise spielt es keine entscheidende Rolle.

Umwandlung in Leber und Niere

Mangel an Vitamin D führt zu verminderter Kalkresorption aus dem Darm mit Absinken des Serumkalkspiegels (Hypocalcämie). Die Umwandlung des Vitamin D_3 zum wirksamen Vitamin-D-Hormon erfolgt in zwei Schritten durch die Leber und die Niere (Bild 134). Bei schweren Leber- und Nierenerkrankungen sind diese Stoffwechselschritte gestört (Bild 133). Daher können Leber- und Niereninsuffizienzen ebenfalls zu einem Mangel an Vitamin-D-Hormon führen. Die verminderte Calciumkonzentration im Serum bewirkt gegenregulatorisch eine verstärkte Ausscheidung von Parathormon durch die Nebenschilddrüse. Dieses Hormon bewirkt eine verstärkte Mobilisation von Calcium aus den Knochen. Die Calciumkonzentration im Serum steigt dadurch wieder an, aber auf Kosten des Skeletts. Das *Skelett* ist das große Calcium-Reservoir und unterliegt einem ständigen An- und Abbau. Der Calciumspiegel im Serum kann daher auf diese Weise lange konstant gehalten werden. Auf Dauer können aber schwere Skelettveränderungen durch den verstärkten Knochenabbau ausgelöst werden.

Bei der durch Vitamin-D-Hormonmangel oder kalkarmer Ernährung ausgelösten Hypocalcämie kommt es zu einem erhöhten Bedarf an Parathormon. Die dadurch ausgelöste Überfunktion der Nebenschilddrüse mit vermehrter Bildung von Parathormon wird als *sekundärer Hyperparathyreoidismus* bezeichnet (Vorsilbe hyper = über; Parathyreoidea = Nebenschilddrüse; sekundär = an zweiter Stelle, Begleitfolge einer mangelhaften Zufuhr und Resorption von Calcium im Darm). Dieser Zustand kann auch während einer *Schwangerschaft* und während des *Stillens* (Laktation) eintreten infolge des Kalkentzuges durch das Kind. Eine stillende Frau gibt täglich etwa 0,4 g Calcium an das Kind ab.

Osteoporose und Osteomalazie

Der eintretende Schwund des Knochengewebes (Osteoporose) ist ein schleichender Vorgang, der sich über lange Zeit entwickelt und überhaupt erst bei 30 bis 50 Prozent Kalkverlust durch eine sichtbare Aufhellung im Röntgenbild sichtbar wird. Es ist daher besonders wichtig, über die im Calciumstoffwechsel bestehenden Zusammenhänge Bescheid zu wissen, um vorbeugen zu können. Zum verstärkten Knochenabbau hinzukommen kann noch eine Mineralisationsstörung, also ein mangelhafter Einbau von Mineralstoffen in das Knochengerüst, die *Osteomalazie* (osteo.. = Knochen; malazie = Erweichung). Dadurch kommt es zu erhöhter Knochenerweichung und auch zur Verbiegung von Knochen, wie wir es vor allem im Kindesalter bei der Rachitis und bei Erwachsenen als Altersprozeß beobachten können.

Dialyseosteopathie

Chronisch Nierenkranke, die durch eine Hämodialyse ("Blutwäsche" durch eine künstliche Niere) am Leben erhalten werden, sind durch Knochenkrankheit, die Dialyseosteopathie, gefährdet. In diesem Falle führt die Unfähigkeit der Niere zur Aktivierung des Vitamin-D_3-Hormons zur schlechten Calcium-Resorption im Darm und damit zum sekundären Hyperparathyreoidismus und zur Osteomalazie mit den dadurch bedingten Skelettveränderungen.

Primärer Hyperparathyreoidismus

Eine ursprünglich (primär = ursprünglich, zuerst) durch Überfunktion der Nebenschilddrüse mit vermehrter Bildung von Parathormon ausgelöste Hypercalcämie ist seltener. Meist sind es im Drüsengewebe auftretende Geschwülste (Adenome). Die Folge sind ein stark erhöhter Calciumgehalt des Blutes, Entkalkung der Knochen und eine vermehrte Ausscheidung von Calcium im Urin (Calciurie). Der hohe Calciumgehalt des Harns kann Nierensteine zur Folge haben. Gewöhnlich sind es Calciumoxalat- oder Calciumphosphatsteine. Das Blutcalcium weist stets hohe Werte auf.

Hypocalcämie

Die Hypocalcämie mit einem erniedrigten Calciumspiegel im Blut unter 5,0 mval/l ist bei ungenügender oder vollständig versiegender Funktion der Nebenschilddrüse zu erwarten. Am deutlichsten tritt die Folge eines starken Abfalls des Blutcalciums in Erscheinung, wenn bei einer *Kropfoperation* (Strumektomie) die Nebenschilddrüsen verletzt oder gar mitentfernt worden sind. Zu viel Calcium wirkt lähmend, Calciummangel führt zu Krämpfen, zur *Calciummangeltetanie*. In vielen Fällen sind diese Erscheinungen allerdings nicht bleibend, da die ungenügende Funktion der Nebenschilddrüsen oft nur auf eine ungenügende Blutversorgung zurückzuführen ist, die während der Strumektomie vorübergehend gelitten hat.

Typisch für die Calciummangeltetanie sind schmerzhafte Krämpfe, denen auch Parästhesien (z.B. Kribbeln und Einschlafen der Glieder) vorausgehen können. Charakteristisch für die Tetanie ist die sogenannte Pfötchen- oder Geburtshalterstellung (= Schreibhaltung) der Hände. Auch die Beine und Arme können betroffen sein durch Karpopedalspasmen (gr. pedis = Fuß; spasmos = Krampf). Wird die Mund- und Gesichtsmuskulatur vom Krampfzustand befallen, dann prägt sich die "Karpfenmaulstellung" und tonische Starre auch der übrigen Gesichtsmuskeln aus.

Von der charakteristischen Calciummangeltetanie durch Unterfunktion der Nebenschilddrüse sind Tetanien zu unterscheiden, die durch Kalkmangel als Schwangerschafts- und Laktationstetanie sowie bei respiratorischer oder metabolischer Alkalose auftreten.

Infolge übermäßig vertiefter Atmung (Hyperventilation) kommt es zur übersteigerten Abatmung von Kohlensäure. Die Folge ist eine *respiratorische Alkalose*, durch die sich das Verhältnis von ionisiertem zu gebundenem Calcium verschiebt. Verschiebungen zur alkalischen Seite führen zu einer Verminderung des ionisierten Calciumanteils, das im Blutserum die wirksame Form darstellt. Als Folge davon kann ein tetanischer Anfall, eine Hyperventilationstetanie, auftreten.

Säureverluste durch chronisches Erbrechen können eine *metabolische Alkalose* zur Folge haben. Diese führt ebenfalls zur Abnahme des ionisiertem Calciums im Blut. Als Folge des sauren Erbrechens ist eine *Magentetanie* möglich, während beim Schwangerschaftserbrechen von *Graviditätstetanie* gesprochen wird.

Für die Veränderungen im Elektrolythaushalt gelten folgende Zusammenhänge:

Für die Wirkung des Calciums entscheidet in erster Linie der Anteil des ionisierten Calciums im Blut, der von der Wasserstoffionen-Konzentration (pH-Wert) abhängt. Neben der Bestimmung der Calciumwerte im Serum sollte daher auch eine Analyse des Säure-Basen-Haushaltes erfolgen.

Beziehungen zwischen Elektrolyt- und Säure-Basen-Haushalt

Die Wirkung des Calciums ist auch noch mit derjenigen anderer Ionen verknüpft. Verschiebungen des Ionengleichgewichts sind aber auch ohne Nebenschilddrüseninsuffizienz möglich. Primäre Tetanien werden durch eine Unterfunktion der Nebenschilddrüse verursacht, sekundäre allein durch Störungen im Elektrolythaushalt. Vor allem der Stoffwechsel von Calcium und Phosphat ist eng miteinander verknüpft. Das Phosphat verhält sich im Blut im allgemeinen umgekehrt wie das Calcium. Das Ansteigen der Calciumkonzentration führt zum Abfall der Phosphorkonzentration und umgekehrt. Calcium und Magnesium zeigen dagegen im Blut meistens ein gleichsinniges Verhalten.

Diese Zusammenhänge und die Beziehungen zwischen dem Elektrolyt- und Säure-Basen-Haushalt werden durch die Formel von SZENT GYÖRGYI zum Ausdruck gebracht:

Kalium · Phosphate · Bicarbonat

Calcium · Magnesium · Wasserstoffionen

oder in der chemischen Formelsprache:

$$\frac{K^+ \cdot HCO_3^{--} \cdot HPO_4^{--}}{Ca^{++} \cdot Mg^{++} \cdot H^+}$$

Eine Zunahme der im Zähler stehenden Werte von Kalium, Phosphat und Bicarbonat und damit eine Verschiebung zur alkalischen Seite führt zur Steigerung der nervösen Erregbarkeit und damit unter Umständen zur Tetanie. Eine relative Zunahme der im Nenner angegebenen Werte für Calcium, Magnesium und Wasserstoffionen und damit eine Verschiebung zur acidotischen Seite führt dagegen zu einer Herabsetzung der nervösen Erregbarkeit, denn eine Zunahme von Calcium wirkt dämpfend.

Einnahme von Kalkpräparaten und Säurebindern

Diese Zusammenhänge zeigen auf, daß die unkontrollierte andauernde Einnahme von Kalkpräparaten und Säurebindern sehr nachteilige Auswirkungen auf das Stoffwechselgeschehen haben kann. Diese binden die Magensalzsäure, belasten den Körper und bringen den natürlichen Ablauf des Elektrolyt- und Säure-Basen-Haushaltes durcheinander.

Ein Gleichgewicht der Stoffwechselregulation sollte auf natürliche Art durch die richtige Nahrungsauswahl aufrecht erhalten werden. Dies läßt sich durch Harnanalysen kontrollieren. Bei langzeitiger unkontrollierter Einnahme von Calciumpulver und von Alkalien in Form von Natriumbicarbonat, Calcium- und Magnesiumcarbonat besteht die Gefahr der *Hypercalcämie* mit langdauernder Schädigung der Nieren. Durch eine längerdauernde Hypercalcämie kann durch vermehrten Knochenanbau oder verminderten Knochenabbau eine *Osteosklerose* entstehen. Auch Kalkablagerungen in den Gelenken sind möglich oder sogar bandförmige Kalkniederschläge in den Augen (Bandkeratitis). Die Kenntnis der Auswirkungen einer infolge längerer Zufuhr leicht resorbierbarer Alkalien ausgelösten Hypercalcämie sind nicht neu. Sie sind bereits 1936 von COPE, 1947 von WALSH und HOWARD und 1949 von BURNETT beschrieben worden.

Calcium in der Herzmuskelzelle

Das Herz ist ein Muskel, und da Calcium für die normale Erregbarkeit der Muskeln und Nerven verantwortlich ist, kann die Herztätigkeit ohne Calciumionen nicht aufrecht erhalten werden. Dies wissen wir seit der Veröffentlichung von Sidney RINGER (London, 1835-1910) aus dem Jahre 1882. Ringer führte Studien an einem isolierten Froschherzen durch. Dieses schlug weiter und ließ sich für längere Zeit außerhalb des Körpers am Leben erhalten in einer Lösung, die Natrium-, Kalium- und Kalziumchlorid enthielt. Ohne Calciumionen ging es nicht. Auf dieselbe Weise kann man auch das isolierte Herz eines Warmblüters schlagen lassen, wenn die Körpertemperatur und der richtige pH-Wert eingehalten werden und eine kleine Menge Magnesiumionen hinzugegeben wird. Dabei ist es aufschlußreich, daß das richtige Verhältnis der verschiedenen Ionen und der Gesamtgehalt an Salzen ungefähr dem des Ur-Meeres entspricht. Die Elektrolytwerte des Blutes entsprechen noch heute denen des Ur-Meeres, so daß das Leben ursprünglich im Meer entstanden sein dürfte, das danach die Quelle allen Lebens ist.

Für die Herzaktion ist Calcium unentbehrlich, aber es darf weder zu einem Calciummangel noch zu einem Calciumüberschuß kommen.

Die Ionen-Homöostase wird auch für das Calcium durch eine Ionenpumpe, die "Natrium-Kalium-Pumpe", aufrecht erhalten. Der rhythmische Konzentrationswechsel von Calcium in der Herzmuskelzelle (Myokard) ist die Voraussetzung für die Anspannung (Kontraktion) und das Erschlaffen des Herzmuskels. Versagen die Regulationsmechanismen und tritt zuviel Calcium in die Herzmuskelzellen ein, so treten krankhafte starke und langanhaltende Kontraktionen, Vasospasmen, auf. Seit Jahren sind nun sogenannte Calcium-Antagonisten im Gespräch. Antagonisten sind Gegenspieler oder Gegenwirker, die die Wirkung des Calciums aufheben und den erhöhten Einstrom von Calcium-Ionen in die Zellen drosseln und dadurch Gefäßkontraktionen verhindern sollen. *Bei dem Überhandnehmen koronarer Herzkrankheiten ist die Normalisierung des Elektrolyt- und Säure-Basen-Haushaltes vorrangig, wenn eine wirksame Prophylaxe geleistet werden soll.* Leider werden die ersten Symptome meist nicht ernst genug genommen und einfach verdrängt. Kommt es erst zum Versagen der körpereigenen Regulationsmechanismen mit Herzversagen und Dauerschaden, so können stark wirkende Medikamente nicht mehr umgangen werden, deren unerwünschte Nebenwirkungen dann in Kauf genommen werden müssen.

Calcium im EKG

Calciummangel, die Hypocalciämie, wirkt dämpfend und wirkt sich daher im Herzmuskel durch eine Verlängerung der Herzaktion aus. Im EKG kommt es zu einer Verlängerung der QT-Zeit (Bild 135). Die QT-Zeit wird vom Beginn der Q-Zacke bis zum Ende der T-Welle gemessen.

Bei der Hypercalciämie, dem Anstieg des Serumcalciums über den Normalbereich, verkürzt sich die Repolarisationsdauer, also der Erregungsrückgang. Dies zeigt sich in einer Verkürzung der QT-Zeit (Bild 135).

Urin-Calcium

Wir pflegen Calcium in Blut und Harn flammenphotometrisch zu messen. Steht kein Flammenphotometer zur Verfügung, so kann man sich notfalls einen groben Anhalt über die Urincalciumausscheidung qualitativ mit Hilfe der

einfach auszuführenden *Sulkowitch-Probe* verschaffen. Das dafür erforderliche Reagenz auf Calcium kann man fertig beziehen oder selbst ansetzen:

2,5 g   Oxalsäurekristalle
2,5 g   Ammoniumoxalat
  5 ml Eisessig
Aqua dest. ad 150 ml

Das Prinzip dieser Testmethode beruht darauf, daß im sauren Milieu das Calcium als Oxalat gefällt wird.

Am besten ist es natürlich, wenn für den Test ein 24 Stunden-Harn gesammelt werden kann. Wir erzielten aber auch gute Meßergebnisse mit einem Mischharn, der in der Zeit von 6 bis 20 Uhr, also tagsüber während eines Zeitraums von 14 Stunden gesammelt wurde. Der Harn soll sauer reagieren. Erforderlichenfalls wird er mit 1 bis 2 Tropfen Essigsäure angesäuert. Trüber Harn wird filtriert.

Wir bestimmen zunächst das spezifische Gewicht des Mischharns. Eine 5 ml-Portion wird dann tropfenweise mit 2 ml Oxalsäure-Reagenz versetzt. Nach 2 Minuten erfolgt die Beurteilung, wobei die Trübung in *vier Sulkowitch-Graden* erfolgt. Fehlende Trübung ist Grad 0 und spricht für eine Hypocalciurie, der eine Hypo-

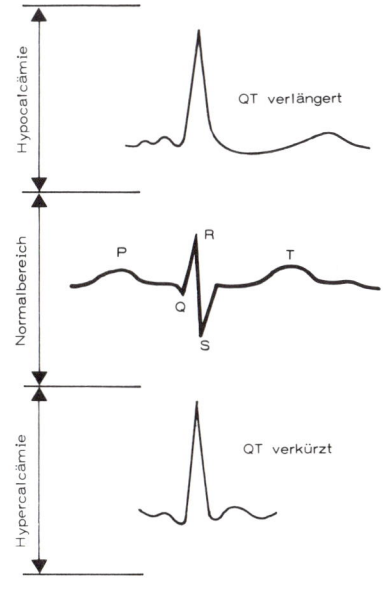

Bild 135: Hypo- und Hypercalcämie im EKG.

calcämie zugrunde liegen kann. Die Nieren-schwelle liegt bei 3,5-4,0 mval/l Serumcalcium. Grad 1 ist eine schwache, Grad 2 eine deutliche Trübung, die in etwa einer Normalcalcurie entspricht mit einem Serumcalcium von 4,5-5,5 mval/l. Bei Grad 3 bildet sich sofort eine milchig-wolkige Trübung, während sich bei Grad 4 innerhalb von 5 Minuten bereits ein Bodensatz bildet. Beim Auftreten eines stark milchartig-wolkigen Niederschlages besteht Verdacht auf Hypercalcämie oder Vermehrung der Calciumausscheidung aufgrund eines Nierenleidens.

Normalerweise geht man davon aus, daß die Calciumausscheidung im Harn weitgehend dem Calciumgehalt des Blutes entspricht, so daß ein gewisser Rückschluß auf das Serumcalcium möglich erscheint. Bei einer Hypercalcämie wäre demnach auch die Calciumausscheidung im Harn erhöht, bei einer Hypocalcämie vermindert. Da die Ausscheidung von Calcium im Harn aber stark von der Nahrung abhängt, sollte mindestens drei Tage vor dem Test eine *calciumarme Nahrung* gewählt werden. Zu vermeiden sind Kalkpräparate, ferner Milch und deren Produkte, vor allem Käse, aber auch Nüsse, Sesam-Samen, Schokolade, Bier- und Turolahefe sowie Hülsenfrüchte, vor allem Sojabohnen. Außerdem sollten keine Magnesiumpräparate eingenommen werden.

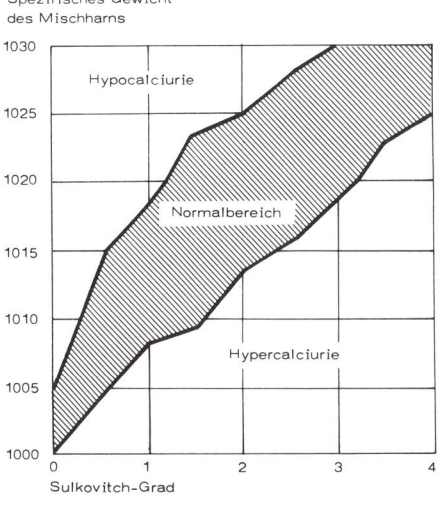

Bild 136: Abhängigkeit des Sulkovitch-Testes vom spezifischen Gewicht der Harnprobe (nach Rauch-Stroomann).

Aus Bild 136 ist ersichtlich, wie stark der Sulkowitch-Test vom *spezifischen Gewicht* des Harns beeinflußt wird. Solche Tests können zu erheblichen Fehldeutungen führen, wenn das spezifische Gewicht unberücksichtigt bleibt. Wir pflegen sie daher zu standardisieren. Nach Bild 136 ist die übliche Art der Beurteilung nur beim spezifischen Gewicht 1020 zutreffend.

Störungen des Calciumhaushaltes durch Medikamente

Solche Störungen durch Medikamente, die sich durch Erkrankungen der Knochen und der Gelenke bemerkbar machen, wurden früher kaum beobachtet. Sie sind eigentlich erst seit Einführung des Cortisons, der in der Nebennierenrinde gebildeten Steroidhormone und seiner Derivate (Derivate = Abkömmlinge der Corticoide) in Erscheinung getreten. Da heute Menschen mit schweren Allgemeinerkrankungen häufig eine Langzeittherapie mit diesen Steroiden erfahren, ist die *Steroidosteoporose* wohl zur häufigsten, durch Arzneimittel hervorgerufenen Knochenerkrankung geworden. Man schätzt, daß mindestens ein Drittel der dauernd damit behandelten betroffen sein werden. Es kommt zu einer Störung der Knochengewebsregeneration und der Calciumaufnahme. Mit dem Stuhl wird vermehrt Calcium ausgeschieden.

Bei einer Langzeittherapie besteht die Gefahr, daß sich nach einer gewissen Zeit Schmerzen und eine verstärkte Knochenbrüchigkeit einstellen, besonders wenn es auch noch an Bewegung und körperlicher Betätigung fehlt. Die Heilungsaussichten sind unter Cortison ebenfalls vermindert. Vor allem kommen Wirbelfrakturen vor.

Eine Hypocalciämie kann sich auch nach längerer Verabreichung von *Diuretika*, die zur Verstärkung der Harnproduktion eingesetzt werden, entwickeln, da sie die Calciumausscheidung über die Nieren steigern.

Die Gefahren einer Vitamin-D-Vergiftung wurden bereits erwähnt. Sie trat vorwiegend bei Kindern auf, wird heute aber relativ selten beobachtet, da man die Auswirkungen einer Überdosierung kennt. Auch im Erwachsenenalter sollte eine unkontrollierte Einnahme von Vitamin-D-Präparaten unterbleiben. Bei länger dauernder Verabreichung kann es zu Kalkablagerungen in den verschiedensten Organen und zu irreversiblen Schädigungen, insbesondere der Nieren kommen. Eine Kontrolle des Calciumspiegels und der Nierenfunktion sollte nicht unterbleiben.

Störungen durch erhöhte Calcium- und Alkalizufuhr

Solche Störungen und Komplikationen sind vor allem bei Patienten beobachtet worden, die an Magengeschwüren (Ulcus ventriculi) oder Zwölffingerdarmgeschwüren (Ulcus duodeni) leiden. Bei solchen Patienten kann es vorkommen, daß sie über Jahre hinweg neben großen Mengen Milch zur Neutralisierung der Magensalzsäure *alkalische Medikamente* (auch Antazida genannt) einnehmen. Man gibt sie in verschiedenen Formen, häufig als kombinierte Magenpulver, zum Beispiel mit Calciumpulver, zusammen mit Natriumbicarbonat, Calcium- oder Magnesiumcarbonat. Dies sollte nur kurzzeitig geschehen und sofort abgesetzt werden, wenn sich Abneigung gegen Milch, Trockenheit in Mund und Rachen, Appetitlosigkeit oder gar Augenbindehautentzündung (Konjunktivitis) einstellen sollte. Andere Frühsymptome sind allgemeines Unwohlsein, Schwächegefühl und Apathie. Es kann vorkommen, daß sich solche Symptome schon nach wenigen Wochen bemerkbar machen. Gelegentlich wurden sogar Bewußtseinstrübungen beobachtet, Knochenschmerzen, Hautjucken (Pruritus) und eine krankhafte Vermehrung der Harnmenge (Polyurie).

Sehr wichtig ist die frühzeitige Erkennung dieses Zustandes, da es als Folge der Hypercalzurie und Alkalose zu einer gesteigerten Calciumablagerung in den Knochen, zur Osteosklerose, kommen kann. Kalkablagerungen können auch in Gelenken und in den Augen zustande kommen. Wohl die häufigste Komplikation sind Störungen der Nierenfunktion (Nephrocalcinose), die bei langdauernder Schädigung der Nieren zu irreversiblen Veränderungen führen können.

Dieselben Gefahren bestehen, wenn aus Furcht vor Übersäuerung über längere Zeit unkontrolliert Alkalien als *Säurebinder* eingenommen werden. Selbst bei einer geringen Hypercalcämie, die über längere Zeit andauert, besteht die

Tafel 22: **Gehalt wichtiger Lebensmittel an Kalzium**
(nach Cremer)

	mg/100 g
Sesam-Samen	1500
Käse	382-1290
Turolahefe	425
Sojabohnen	257
Petersilienblatt	248
Grünkohl	230
Haselnuß	225
Gartenkresse	214
Bierhefe	210
Brennesselsaft	190
Petersilienwurzel	190
Kakaopulver	190
Schafmilch	183
Brunnenkresse	180
Schnittlauch	167
Feige, getrocknet	160
Hühnerei	138
Kuhmilch (rohe Vorzugsmilch)	120
Kichererbsen	110
Bohnen, weiß	106
Sonnenblumenkerne	100

Tafel 23: **Lebensmittel mit geringerem Kalziumgehalt**
(nach Cremer)

	mg/100 g
Geflügel	11-12
Fleisch	2-14
Wurstwaren	5-41
Getreide, Vollkorn	22-38
Hafer, Korn	79
Teigwaren (Nudeln)	20
Weizenmehl, Type 405	15
Reis, poliert	6
Bienenhonig	4
Grieß, gelb	4
Maismehl, gekocht	1

Gefahr von Verkalkungen in verschiedenen Organen. Die Wiederherstellung eines normalen Elektrolyt- und Wasserhaushaltes kann unter Umständen längere Zeit benötigen. Dabei wären auch Kaliummangelzustände zu berücksichtigen.

Calciumgehalt von Lebensmitteln

Langfristig kann man sich nur richtig ernähren, wenn man weiß, was die Lebensmittel enthalten und wie sie sich für den chemischen Betrieb im Organismus auswirken. Tafel 22 enthält eine Aufstellung solcher Lebensmittel, die einen höheren Gehalt an Calcium aufweisen. Es sind

Durchschnittswerte. Eine wichtige Rolle als Calciumspender spielen in unserer Klimazone die Milch und Milchprodukte. Bei den Asiaten ist es die Sojabohne. Daraus wird auch eine quarkähnliche Speise hergestellt, die nicht nur in den USA, sondern neuerdings auch bei uns als "Tofu" eine Rolle als Spender von hochwertigem pflanzlichem Eiweiß zu spielen beginnt.

In Tafel 23 sind Lebensmittel mit geringerem Calciumgehalt aufgeführt. Daraus ist ersichtlich, daß bei reiner Fleischkost Calciummangel entsteht. Auch Getreide ist kein guter Calciumspender. Als einzige Getreideart enthält Hafer Calcium in höherer Konzentration. Reis ist kalkarm, besonders in der polierten Form, in der er hauptsächlich gehandelt wird. Die Chinesen essen auch nicht nur Reis, es sei denn unter der Bedingung äußerster Armut.

Phytinsäure als Kalkräuber

Die Resorption von Calcium im Darm wird gehemmt durch Phytinsäure. Das Phytin, ein Hexaphosphorsäureester, kommt besonders reichlich in den Außenschichten des Getreides, also in den Kleiebestandteilen der Getreidekörner vor. Die Phytinsäure bildet mit Calcium schwerlösliche Salze, so daß es im Darm nicht mehr aufgenommen werden kann. Im Rahmen einer richtig zusammengestellten und zubereiteten Nahrung spielt der Einfluß des Phytins auf die Calciumausnutzung aber keine Rolle. Hier überwiegt der hohe diätetische Wert der anderen Kleiebestandteile, mit denen sogar Vitamin-Mangelkrankheiten, wie Beri-Beri, geheilt werden können. Diese Mangelkrankheiten hatten sich seuchenartig ausgebreitet, nachdem der weiße polierte Reis eingeführt worden war, der durch die modernen Schälmaschinen von der Reiskleie befreit wurde. Der holländische Arzt Christiaan EIJKMAN erhielt 1929 den Nobelpreis für Medizin für die Entdeckung dieser Vitaminmangelkrankheit, die auf einen Vitamin-B-Mangel zurückzuführen ist.

Eine nachteilige Wirkung der Phytinsäure auf den Calciumhaushalt tritt eigentlich nur in Erscheinung bei langzeitiger *einseitiger Getreidenahrung*, nachdem das Getreide ohnehin schon ein schlechter Calciumspender ist. Außerdem kommt es auf die Art der Zubereitung an. Das Phytin wird erst unwirksam, wenn es durch die im Getreide ebenfalls vorhandenen Phytasen

(Enzyme, die Phytinsäure abbauen) gespalten wird. Diese Spaltung erfolgt beispielsweise beim Keimprozeß. Dabei wird der im Phytin blockierte Phosphor für die Pflanze freigesetzt. Dieser Abbau benötigt Zeit. Daher empfiehlt sich für Getreidespeisen eine schonende Erhitzung mit einem möglichst langen Quellprozeß in der *Kochkiste*. Diese Zubereitungsart, die früher allgemein üblich war, hat sich als richtig erwiesen und sollte wieder eingeführt werden. Dafür stehen heute Kochkisten zur Verfügung, die sehr zweckmäßig und praktisch sind und aus modernen Dämmstoffen preiswert hergestellt werden.

Bei der Brotbereitung wird die Phytinsäure durch die althergebrachten Methoden am besten abgebaut, bei denen man den Teig langsam "Gehen" ließ. Die Phytinsäure wird dann größtenteils abgebaut, so daß eine Wirkung des Vollkornbrotes als "Kalkräuber" nicht mehr befürchtet werden muß. Heute sucht man die Broterzeugung mittels Hefe zu beschleunigen. Beim Sauerteig dauert es länger. Außerdem haben wir durch die Bildung von Milchsäure einen höheren Säuregrad, und zwar pH 4,4-4,6 gegenüber 5,5-5,8 bei Brot aus Hefeteig. Dieser Säuregrad begünstigt ebenfalls den Abbau der Phytinsäure; die Spaltung erfolgt im sauren Milieu.

Calciumresorptionsstörung durch Oxalsäure

Calcium wird auch durch Oxalsäure im Darm gebunden und ausgeschieden. Die Oxalsäure bildet zusammen mit Calcium und Magnesium unlösliche Calciumsalze, die wir im Harnsediment als briefkuvertähnliche Kristalle von oxalsaurem Kalk gut beobachten können. Oxalsäure haben wir in Rhabarber, Spinat, Sauerampfer, Spargel, Brunnenkresse und Kakao.

Bei einer vernünftigen Ernährung besteht jedoch überhaupt kein Grund, nur wegen der Oxalsäure auf die genannten Lebensmittel verzichten zu müssen, deren gesundheitlicher Wert unbestritten ist. Normalerweise ist die Oxalsäureausscheidung belanglos, sofern nicht eine übermäßige Zufuhr oder eine schwere Stoffwechselstörung vorliegt. Die Gefahr besteht dann in der Bildung von Harnsteinen. Rund zweidrittel aller Harnsteine enthalten Calciumoxalat.

Weniger bekannt ist, daß auch beim Abbau von Vitamin C (Ascorbinsäure) als Abbauprodukt Oxalsäure entsteht. Dies ist bedeutungslos, wenn das lebenswichtige antiskorbutische Vitamin C über die Nahrung aufgenommen wird. Eine überhohe Verabreichung von synthetischem Vitamin C braucht aber nicht so harmlos abzulaufen, wie manche anzunehmen scheinen.

Calcium und Fettverdauung

Eine schlechte Aufnahme von Calcium kann auch bei Störungen der Fettverdauung auftreten. Die unlöslichen Calciumsalze der Fettsäuren ("Kalkseifen") verhindern die Resorption. Lange Zeit hat man geglaubt, daß man durch Fette mit mehrfach ungesättigten Fettsäuren, wie Distelöl, Sonnenblumenöl und Maiskeimöl, den Cholesterinspiegel senken und die Arterienverkalkung verhüten könne. Viele haben daher Fette mit gesättigten Fettsäuren, wie Butter und andere tierische Fette, eingeschränkt oder sogar vollständig durch Öle und bestimmte ungehärtete Margarinesorten ersetzt. Calcium bindet sich aber an freie Fettsäuren. Bei übermäßiger Anreicherung der Nahrung mit Pflanzenölen besteht daher die Gefahr, daß ein zu großer Calciumanteil nicht resorbiert, sondern mit dem Stuhl ausgeschieden wird. Untersuchungen von Dr. Hans BRÄUER, München, haben sogar ergeben, daß ein ausschließlicher Verzehr von Distelöl oder Diätmargarine mit einem hohen Gehalt an mehrfach ungesättigten, sogenannten essentiellen Fettsäuren Leber und Nieren schädigen und Anämie auslösen können. Auch Untersuchungen von Prof. KOLLATH haben gezeigt, daß die einseitige Bevorzugung und ein Überschuß an ungesättigten Fettsäuren unter bestimmten Bedingungen schädlich zu wirken vermag.

Von Bedeutung ist offenbar die Neigung ungesättigter Fettsäuren zum Ranzigwerden. Sie oxidieren durch Sauerstoffaufnahme und scheinen durch diesen Oxidationsprozeß eine nachteilige Wirkung wie chemische freie Radikale ausüben zu können, die unter Umständen sogar die Krebsentwicklung und das Gallensteinrisi-

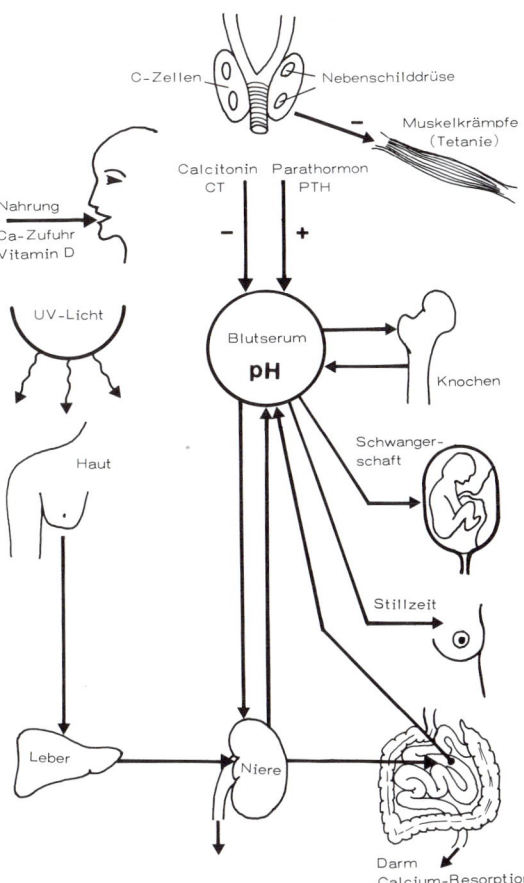

Bild 137: Einflüsse auf den Calciumhaushalt.

ko zu fördern vermögen. Der Oxidation entgegengewirkt wird durch antioxidative Stoffe, wie Vitamin C und E, die die natürlich vorkommenden Antioxidantien sind. Ungesättigte Fette sollten daher eine Mindestmenge Vitamin E enthalten. Es wird oft künstlich zugesetzt. Raffinierte Speiseöle, denen Vitamin E fehlt, suchen wir zu vermeiden. Außerdem treten wir aber überhaupt für ein ausgewogenes Gleichgewicht von gesättigten und ungesättigten Fettsäuren ein. Dies ist auch am günstigsten für den Kalkstoffwechsel.

Zusammenfassung

Die zuvor näher besprochenen Einflüsse auf den Calciumhaushalt werden abschließend in Bild 137 schaubildlich dargestellt. Entscheidend für den Calciumspiegel im Blut ist die Calciumresorption im Dünndarm. Diese hängt nicht nur von dem Gehalt der Lebensmittel an Calcium ab. Entscheidend ist die Steuerung durch Vitamin D. Calcium wird im Skelett abgelagert und bei Bedarf wieder aus den Knochen gelöst. In den aus einer Calciumphosphorverbindung aufgebauten Knochen finden in den Osteoblasten (knochenbildenden Zellen) und Osteoklasten (knochenabbauenden Zellen) ständig Auf- und Abbauvorgänge statt. Sinkt der Calciumspiegel des Blutes, so kommt es zur Abgabe des Parathormons der Nebenschilddrüse und zu einem Wiederanstieg der Calciumkonzentration im Serum durch Freisetzung von Calcium aus dem Skelett. Ansteigende Calciumwerte hemmen die Produktion von Parathormon und führen umgekehrt zur Ausschüttung von dem in den C-Zellen der Schilddrüse gebildeten Calcitonin. Es hemmt den Kochenabbau durch die Osteoklasten.

Ein Mangel von Parathormon führt rasch zum Absinken des Calciumspiegels im Blut und zu dem mit Übererregbarkeit des Nervensystems und mit Muskelkrämpfen einhergehenden Krankheitsbild der Tetanie. Schwangerschaft und Stillzeit sind mit einem erhöhten Calciumverbrauch verbunden infolge des Kalkentzuges durch das Kind.

Der Säure-Basen-Haushalt nimmt auch beim Kalkhaushalt eine Schlüsselrolle ein. Entscheidend für die Wirksamkeit des Calciums ist in erster Linie der ionisierte Anteil im Blut. Dieser ist vom pH-Wert, also von der Wasserstoffionen-Konzentration abhängig. Eine acidotische Stoffwechsellage führt zu vermehrter Ionisation von Calcium, eine alkalische dagegen zu einer verminderten Calciumionisation. Ein ausgeglichener Calcium-Phosphor-Stoffwechsel setzt daher ein Säure-Basen-Gleichgewicht voraus.

E. DER SAUERSTOFF

Zusammensetzung der Ein- und Ausatmungsluft

Der Mensch ist ein Aerobier (sprich: A-erobier), der zum Leben Sauerstoff benötigt. Die Atemluft enthält 20,94 Prozent, also rund 21 Prozent Sauerstoff; der Rest besteht in der Hauptsache aus Stickstoff. Wir atmen den *Sauerstoff* der Luft ein und die als Endprodukt des Energiestoffwechsels entstehende *Kohlensäure* aus. Dabei werden etwa 4-5 Prozent des Sauerstoffes ausgewertet (Bild 138). Der Gasaustausch erfolgt in den Lungenbläschen (Alveolen).

Volumenaufteilung der Lunge

Der Gasaustausch in der Lunge wird als *äußere Atmung* oder Lungenatmung, der Gasaustausch in den Geweben als *innere Atmung* bezeichnet. Der Sauerstoff- und Kohlensäuretransport erfolgt auf dem Blutweg (Bild 139). Wenn man so tief wie möglich einatmet und dann so vollständig wie möglich ausatmet, ergibt sich bei einer Lungenfunktionsprüfung mit einem Atemmeßgerät, dem sogenannten *Spirometer*, das Fassungsvermögen der Lungen an Atemluft, die Atmungsgröße oder *Vitalkapazität* (Abkürzung: VC). Es ist ein Maß für die Ausdehnung des Brustkorbes. Die Vitalkapazität besteht nach Bild 140 aus der Summe von Inspirationskapazität (IC) und exspiratorischem Reservevolumen (ERV). Nicht mit dem Spirometer gemessen werden kann die *Restluft*, das Residualvolumen (RV); es ist die Luftmenge, die nach maximaler Ausatmung noch in den Lungen verbleibt. Normalerweise beträgt sie maximal 25 Prozent. Beim Lungenemphysem ("Lungenblähung") mit übermäßiger Erweiterung der Lungenbläschen, steigt dieser Wert bis über 55 Prozent an und ist damit ein Maß für den Schweregrad dieser Erkrankung.

Bei normaler ruhiger Ein- und Ausatmung werden etwa 0,50 Liter Atemluft, das *Atemzugvolumen* (VT) aufgenommen (Bild 141). Bei körperlicher Anstrengung nimmt der Sauerstoffverbrauch zu. Dann können dazu noch zusätzlich 1,50 bis 3,00 Liter Ergänzungsluft, das inspiratorische Reservevolumen, eingeatmet werden, wobei Vorratsluft ausgeatmet wird (exspiratorisches Reservevolumen, ERV).

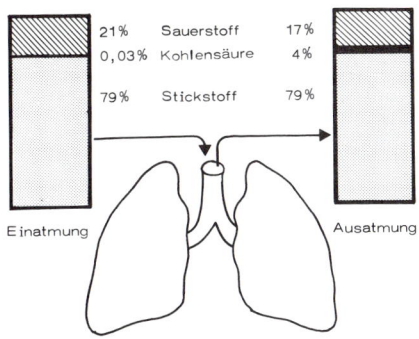

Bild 138: Zusammensetzung der Ein- und Ausatmungsluft.

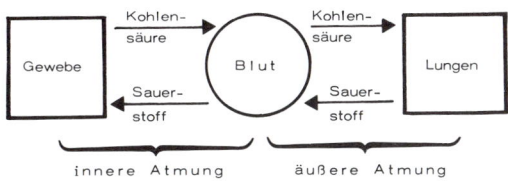

Bild 139: Prinzip der inneren und äußeren Atmung.

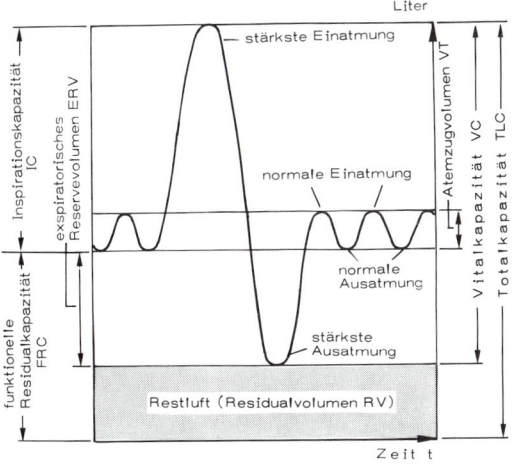

Bild 140: Volumenaufteilung der Lunge in der spirometrischen Aufzeichnung. Die Abkürzungen sind die international festgelegten Standardsymbole.

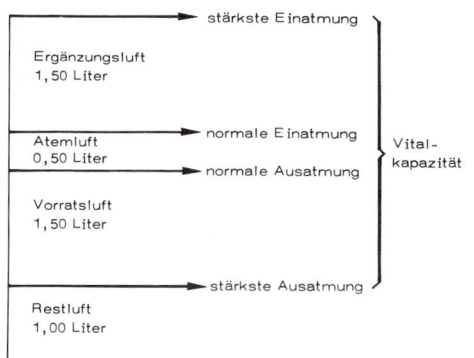

Bild 141: Schema einer normalen Vitalkapazität von 3,5 Litern.

Gleichzeitig steigt die Anzahl der Atemzüge pro Minute, die *Atemfrequenz*, an. Erwachsene atmen in Ruhe etwa 15 bis 18mal in der Minute. Sie kann bis zu 50 Atemzüge in der Minute ansteigen. Die Atemfrequenz steht in engem Zusammenhang mit der Herzschlagfolge, und zwar im Verhältnis 1:4.

Die Soll- oder Normalwerte der Vitalkapazität hängen von Alter, Größe und Geschlecht ab. Als Faustformel kann davon ausgegangen werden, daß ein Sportler eine Vitalkapazität von 5 Liter haben wird. Ein gesunder Erwachsener sollte mindestens 3 Liter ausweisen. 1 Liter ist wohl die unterste Grenze, wobei von Invalidität gesprochen werden muß und auch leichtere Arbeiten nicht mehr ausgeführt werden können.

Das Atemzeitvolumen

Das Atemzugvolumen mal Atemfrequenz ergibt das *Atemzeitvolumen*. Der Antrieb für die Zunahme des Atemzeitvolumens bei körperlicher Anstrengung ist weniger der erhöhte Sauerstoffbedarf, sondern der vermehrte Anfall von Kohlendioxid. Dieses regt das Atemzentrum zur Verstärkung der Atmung an. Das Atemzentrum reagiert also in erster Linie auf den Gehalt des Blutes an Kohlendioxid. Der Kohlensäuregehalt des Blutes muß möglichst konstant gehalten werden. Daher ist die Atmung flacher, wenn wenig CO_2 entsteht und verstärkt, wenn der Stoffwechsel durch körperliche Anstrengung angefacht wird. Entscheidend ist das Gleichgewicht zwischen Kohlensäureproduktion und -abgabe. Wird mehr CO_2 produziert als abgeat-

met werden kann, entsteht *Atemnot*. Wir erleben dies beim Asthmaanfall. Hier ist die Ausatmung mehr behindert als die Einatmung durch die Schleimhautschwellungen in den feinsten Luftröhren, den Bronchien und Bronchiolen. Der Kohlensäurespiegel des Blutes steigt infolgedessen an, und es entsteht Atemnot (Lufthunger).

Atemtypen

Bei normalem Gehalt des Blutes an Kohlendioxid haben wir eine regelmäßige Atmung, die *Normalatmung* mit normalem Rhythmus (Eupnoe, Bild 142a). Eine flache, frequente Atmung zeigt sich bei Kurzatmigkeit. Es besteht Atemnot. Man spricht von *Dyspnoe* (Bild 142b). Bei starker Übersäuerung des Blutes beobachten wir eine vertiefte, langsame Atmung. Wir sehen sie beispielsweise im diabetischen und urämischen Koma, da infolge der hochgradigen Azidose im Blut CO_2 abgeatmet werden muß, um das Säure-Basen-Gleichgewicht aufrecht zu erhalten. Diese "große Atmung" wird nach dem deutschen Arzt Adolf KUSSMAUL (Heidelberg, 1822-1902) als *Kußmaul-Atmung* bezeichnet (Bild 142c). Eine krankhafte Atmung mit An- und Abschwellen der Atemzüge mit dazwischen liegenden Atempausen (Apnoe) kommt bei schwerer Herzinsuffizienz, Arteriosklerose des Gehirns und Nierenversagen (Urämie) vor (Bild 142d). Es ist die *Cheyne-Stokes-Atmung*, benannt nach dem schottischen Arzt John CHEYNE (Dublin, 1777-1836) und dem irischen Arzt

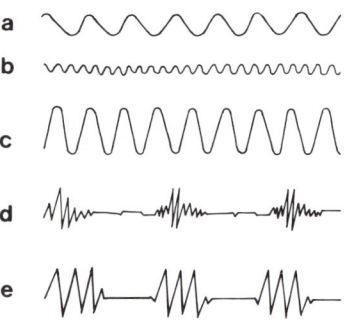

Bild 142: Atemtypen.
a) Normalatmung (Ruheatmung).
b) Flache frequente Atmung.
c) Kußmaulsche Atmung.
d) Cheyne-Stokessche Atmung.
e) Biotsche Atmung.

William STOKES (1804-1878). Ernste Störungen des Atemzentrums lösen die *Biotsche Atmung* aus, die nach dem französischen Arzt Camille BIOT (Lyon, 1878) benannt ist. Zwischen zwei bis sechs tiefen Atemzügen treten kürzere Atmungspausen auf (Bild 142e).

Störungen der Atmungsregulation erfordern unsere besondere Aufmerksamkeit und sind stets in die Beobachtung mit einzubeziehen, da sie sich nicht nur auf die Sauerstoffversorgung, sondern auch auf das Säure-Basen-Gleichgewicht und damit auf das ganze innere Milieu auszuwirken vermögen.

Der Blutfarbstoff (Hämoglobin)

Dem Sauerstoff- und Kohlendioxidtransport im Blut dient der Farbstoff der roten Blutkörperchen, das Hämoglobin (Abkürzung: Hb). Es besteht aus einem Eiweißanteil, dem *Globin*, und dem eisenhaltigen *Häm:*

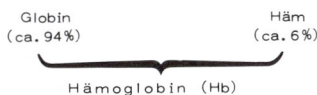

Globin
(ca. 94 %)
Häm
(ca. 6 %)

Hämoglobin (Hb)

Das Hämoglobinmolekül besteht aus vier Eiweißkörpern (Polypeptidketten), die knäuelartig angeordnet sind und sich in ihrer Aminosäurenzusammensetzung unterscheiden (α- und β-Ketten). Jede der vier Hämoglobinketten enthält jeweils wieder eine Hämgruppe mit einem zweiwertigen Eisenatom (Fe^{++}) (Bild 143). Das Hämoglobin verbindet sich leicht mit dem Sauerstoff, wobei auf jedes Eisenatom ein Sauerstoffatom kommt:

$$Hb + O_2 \rightleftharpoons O_2\text{-}Hb$$
Hämoglobin Sauerstoff Oxyhämoglobin

Der Sauerstoff wird nur lose gebunden, so daß er im Gewebe wieder abgegeben werden kann. Die Reaktion ist umkehrbar. Dieser Vorgang wird als *Oxigenation* bezeichnet im Gegensatz zur Oxidation. In oxidiertem Zustand ist das Hämoglobineisen dreiwertig. Es kann dann keinen Sauerstoff mehr reversibel binden und fällt damit für den Sauerstofftransport aus.

Die Sauerstoffbindungskurve

Wie die physikalische Löslichkeit eines jeden Gases in einer Flüssigkeit, so hängt auch die

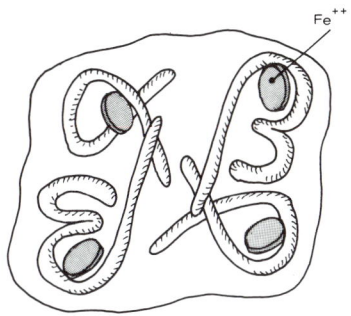

Bild 143: Hämoglobinmolekül (schematisch). Die Scheiben versinnbildlichen die Hämgruppen mit den Eisenatomen.

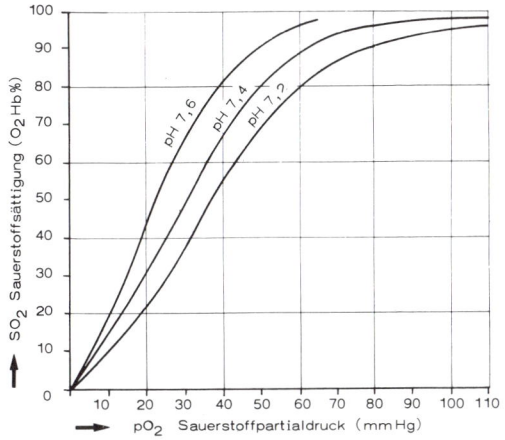

Bild 144: Sauerstoffbindungskurve bei 37° C in Abhängigkeit vom pH-Wert (Bohr-Effekt).

Sauerstoffanlagerung an das Hämoglobin vom Sauerstoffdruck ab. Die Sauerstoffbindungskurve (Dissoziationskurve) des Blutes hat einen S-förmigen Verlauf (Bild 144). In dieser Graphik ist der Sauerstoffteildruck (Sauerstoff-Partialdruck pO_2) in mm Hg (= Torr) auf der Abszisse, die Sauerstoffsättigung SO_2 auf der Ordinate aufgetragen. Der Verlauf der Sauerstoffbindungskurve ist außer von der Temperatur vom pH-Wert und damit von der Kohlensäure abhängig. Mit zunehmendem Kohlensäuredruck und abnehmendem pH-Wert verschiebt sich die Sauerstoffbindungskurve nach rechts. Die Sauerstoffbindungsfähigkeit wird dadurch verringert.

Diese Abhängigkeit der Sauerstoffbindung vom pH-Wert wird nach dem Entdecker, dem däni-

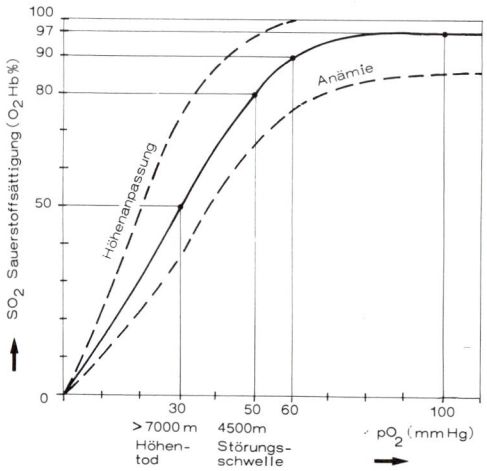

Bild 145: Sauerstoffbindungskurven beim Höhenaufstieg und bei der Anämie.

schen Physiologen Christian BOHR (1855-1911), *Bohr-Effekt* genannt. In Bild 144 ist die stark ausgezogene mittlere Kurve die normale Sauerstoffbindungskurve bei dem normalen Blut-pH 7,4. Man sieht, daß die Kurve bei pH 7,2 parallel nach rechts verschoben ist. Der Sauerstoff ist nur locker an das Hämoglobin gebunden und wird bei dem im Gewebe herrschenden Sauerstoffpartialdruck von 30 bis 40 mm Hg leicht wieder abgegeben. Infolgedessen wird bei niedrigem pH-Wert mehr Sauerstoff an das Gewebe abgegeben. Das läßt sich ohne weiteres aus der Kurve ablesen, wenn Sie dabei nur einmal von einem Sauerstoffpartialdruck von 40 mm Hg ausgehen (steiler Bereich der Kurve, Bild 144). Dieser Fall tritt beispielsweise nach schwerer körperlicher Belastung ein, wenn viel Kohlendioxid gebildet wird und ins Blut gelangt. Durch die dadurch bewirkte pH-Verschiebung gelangt sofort mehr Sauerstoff in das arbeitende Gewebe. Eine *Rechtsverschiebung* der Kurve findet sich auch bei metabolischer Azidose und bei Fieber. Eine Verminderung der Kohlensäurespannung in der Lunge bewirkt andererseits eine *Linksverschiebung* der Kurve und begünstigt damit die Sauerstoffaufnahme (Kurve pH 7,6 in Bild 144).

Der Bohr-Effekt ist wegen der wechselnden CO_2-Beladung des Blutes von großer Bedeutung. In der Lunge wirken sich die normalerweise auftretenden Schwankungen des Sauerstoffpartialdruckes relativ gering aus. Infolge

der S-förmigen Form der Sauerstoffbindungskurve verläuft sie am oberen Ende über 80 mm Hg fast horizontal. Dies ist ein Schutz gegen natürliche Schwankungen des Sauerstoffdruckes, die sich daher praktisch nicht auszuwirken pflegen. Wie aus Bild 145 ersichtlich, bewirkt selbst eine Verringerung der arteriellen Sauerstoffspannung von 100 auf 60 mm Hg lediglich eine Verminderung der Sauerstoffsättigung auf 90 Prozent. Im Idealfall liegt der Sauerstoffteildruck im arteriellen Blut bei 81 bis 104 mm Hg. Dabei kommt so gut wie auf jedes Eisenatom des Hämoglobins ein Sauerstoffatom, und die Sauerstoffsättigung beträgt 94 bis 98 Prozent.

Höhenanpassung

Sehr aufschlußreich ist der Verlauf der Sauerstoffbindungskurve, wenn wir die Verhältnisse im Höhenklima betrachten. Mit zunehmender Höhe sinkt der atmosphärische Druck. Obwohl die prozentuale Zusammensetzung der Luft gleich bleibt, nimmt die Sauerstoffsättigung des arteriellen Blutes mit sinkendem Barometerstand ab. Die Sauerstoffbindungskurve verschiebt sich daher nach links. Die stark ausgezogene Kurve in Bild 145 stellt die normale Sauerstoffbindungskurve dar, während die Kurve, die sich durch die Höhenanpassung ergibt, gestrichelt eingetragen ist. Die Druckkabinen der modernen Verkehrsflugzeuge sind auf Druckbedingungen eingestellt, wie sie bei einer Höhe von 1000 bis 2000 m herrschen. Erste Störungen machen sich über 3000 m Höhe bemerkbar. Bei etwa 4500 m liegt die Störschwelle. Über 5000 m kann es schon zu Bewußtseinsstörungen kommen. Die kritische Höhe liegt über 6000 m. Bei noch größeren Höhen besteht die Gefahr des Höhentodes. Durch Beschleunigung der Herzfrequenz und Vertiefung der Atmung sucht der Organismus die Verminderung der Sauerstoffaufnahmefähigkeit auszugleichen. Bei längerem Höhenaufenthalt kommt es zu einer Vermehrung der Erythrozyten und damit auch des Hämoglobins als Anpassung an den verringerten Sauerstoffdruck. Nur dieses Anpassungsvermögen, wie in der Kurve "Höhenanpassung" in Bild 145 dargestellt, ermöglicht menschliches Leben in der dünnen Luft im Himalaja und in den Anden bis hinauf in 4500 m Höhe.

Wie sich eine Verminderung der Zahl der roten

Blutkörperchen oder ihrer Hämoglobinfüllung, die Anämie, auszuwirken vermag, haben wir in Bild 145 durch die rechte Kurve zu veranschaulichen versucht. Die Sauerstoffbindungskurve verschiebt sich nach rechts. Die Übergänge sind fließend. Die Anämiekurve in Bild 145 gibt nur die Tendenz an.

Das Kohlenmonoxyd

Noch leichter als mit Sauerstoff verbindet sich das Hämoglobin mit Kohlenmonoxyd (CO). Es kann an Stelle von O_2 an das Hämoglobin gebunden werden. Dabei entsteht Carboxyhämoglobin (Hb-CO):

$$\begin{array}{ccccc} \text{Hb} & + & \text{CO} & = & \text{HbCO} \\ \text{Hämoglobin} & & \text{Kohlenmonoxyd} & & \text{Carboxy-} \\ & & & & \text{hämoglo-} \\ & & & & \text{bin} \end{array}$$

Kohlenmonoxyd ist ein farb- und geruchloses Gas. Es entsteht bei einer unvollständigen Verbrennung, beispielsweise in den Auspuffgasen von Automotoren, im Leuchtgas, in Industrie- und Hausbrandabgasen und im Zigarettenrauch. Bereits 0,3 Prozent CO in der Einatmungsluft besetzen bereits 80 Prozent des Hämoglobins, so daß es keinen Sauerstoff mehr binden kann. Kohlenmonoxyd ist daher mit eine der Hauptursachen für Vergiftungen, die tödlich ausgehen können. Normalerweise ist beim Gesunden etwa 1 bis 1,5 Prozent des Hämoglobins mit Kohlenmonoxyd besetzt. Bei Rauchern fanden wir 3 Prozent, in manchen Fällen bei Kettenrauchern und tiefen Lungenzügen sogar 4 bis über 10 Prozent.

Methämoglobin

Wie schon gesagt, kommt es bei der Atmung durch Anlagerung von je einem Sauerstoffmolekül an das Eisenatom des Häm zur Bildung von Oxyhämoglobin. Dieser Vorgang wird als Oxygenierung bezeichnet. Das Eisenatom bleibt dabei zweiwertig. Nun gibt es aber Substanzen, die das im Hämoglobin enthaltene zweiwertige Eisen zur dreiwertigen Form oxidieren. Das Hämoglobin mit dreiwertigem Eisen heißt Methämoglobin. Für die Atmung fällt es dann aus, denn es kann keinen Sauerstoff mehr transportieren. Methämoglobinvergiftungen werden beispielsweise bewirkt durch Anilin-Derivate, Sul-

fonamide, Chinin, Nitrosegase und Nitrite. Besonders gefährdet sind Säuglinge, wenn Kindernahrung mit nitrithaltigem Brunnenwasser angemacht wird, weil die spontane Rückbildung des Methämoglobins langsamer erfolgt als beim Erwachsenen. Der verminderte Sauerstoffgehalt des Blutes führt zu einer bläulichen Verfärbung der Haut und der Schleimhäute, *Zyanose* (Blausucht) genannt.

Bei langandauernder Einnahme von Medikamenten, die Methämoglobinbildner enthalten, muß auch eine Giftwirkung auf die blutbildenden Organe mit in Betracht gezogen werden.

Sauerstoffpartialdruck und Lebensalter

Der arterielle Sauerstoffpartialdruck ist altersabhängig. Dabei kann von den in Tafel 24 angeführten Mittelwerten ausgegangen werden, wie sie an einem größeren Untersuchungsgut gefunden wurden. Das Absinken des arteriellen Sauerstoffpartialdruckes mit zunehmendem Lebensalter ist ein natürlicher Vorgang, den man nicht nur auf Veränderungen der Durchblutung und der Lungenfunktion, sondern auch des intermediären Stoffwechsels zurückführen muß. Diese Werte dürfen nicht überbewertet oder gar als alleiniger Maßstab für das "biologische Alter" angesehen werden. Hohe Werte könnten auch durch Beschleunigung der Herzfrequenz und Vertiefung der Atmung erzwungen worden

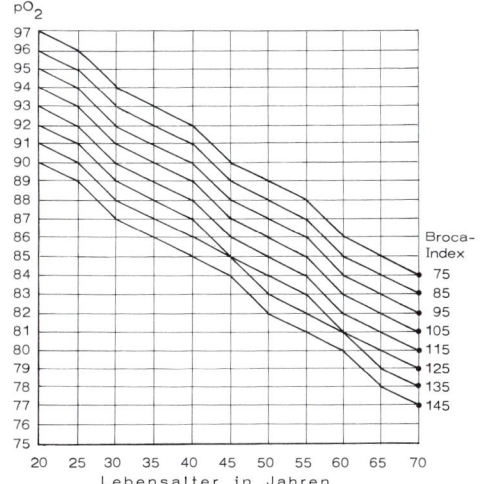

Bild 146: Abhängigkeit des Sauerstoffpartialdruckes vom Lebensalter und dem relativen Körpergewicht (Broca-Index). (Nach Ulmer, Reichel, Nolte: Die Lungenfunktion, Thieme 1970.)

Tafel 24: Arterieller Sauerstoffpartialdruck und Lebensalter (eingeklammert die unteren und oberen Grenzwerte)

Lebensalter	pO$_2$ (mm Hg)
ältere Kinder	80 (65 - 95)
20 - 29	94 (84 - 104)
30 - 39	91 (81 - 101)
40 - 49	88 (78 - 98)
50 - 59	84 (74 - 94)
60 - 69	81 (71 - 91)

sein. Außerdem sollten im Zweifelsfall stets der Gesamtbefund, die anderen Lungenfunktionsgrößen und auch die Konstitution mit berücksichtigt werden. So zeigte sich beispielsweise bei einem Untersuchungsgut von 11 000 Männern, daß der arterielle Sauerstoffpartialdruck nicht nur vom Lebensalter, sondern auch noch vom relativen Körpergewicht beeinflußt wird (Bild 146). Die Untersuchungsergebnisse wurden nach dem Broca-Index aufgeschlüsselt:

$$\text{Broca-Index} = \frac{\text{Körpergewicht (kg)}}{\text{Körpergröße (cm)} - 100} \cdot 100$$

Paul BROCA, ein französischer Anthropologe und Chirurg (1824-1880) stellte die nach ihm benannte Formel zur Berechnung des Körpersollgewichtes (in kg) auf aus Körperlänge (in cm) abzüglich 100. Dividiert man das tatsächliche Gewicht (Istgewicht) durch das Sollgewicht und multipliziert mit Hundert, so ergibt sich eine Meßzahl, ein Index, der in diesem Fall das Verhältnis von Ist- zu Sollgewicht wiedergibt. Der Index drückt im vorliegenden Fall die konstitutionellen Abweichungen aus. Er beträgt im Idealfall 100.

Die Blutgasanalyse

Im Gerät für die Blutgasanalyse sind in der Meßkammer die Elektroden für pO$_2$, pCO$_2$ und pH zur gleichzeitigen Messung angeordnet, so daß der Sauerstoffpartialdruck routinemäßig mitgemessen wird. Die Bestimmung des Sauerstoffpartialdruckes erfolgt mit einer Platinelektrode. Die Sauerstoffsättigung ist der Anteil des Hämoglobins, der sich mit Sauerstoff beladen hat. Sie läßt sich errechnen, wobei die Temperatur, der pH-Wert und die Basenabweichung berücksichtigt werden müssen. Moderne Blutgasauto-

maten haben eingebaute Rechner, durch die auch die Sauerstoffsättigung SO$_2$ angezeigt wird, so daß sich besondere Berechnungen oder die Ablesung aus Nomogrammen erübrigen.

Die Bestimmung des Sauerstoffpartialdruckes ist wichtig, denn die Lungenfunktion ist nicht nur von besonderer Bedeutung für die Sauerstoffversorgung, sondern auch für die Regulation des Säure-Basen-Haushaltes. Der Säure-Basen-Haushalt weist bei Erkrankungen der Lungen nicht selten erhebliche Abweichungen von der Norm auf. Lungenkrankheiten behindern den Gasaustausch. Eine Beeinträchtigung der Atmung führt zur Verminderung des Sauerstoffgehaltes im Blut, zur *Hypoxämie*. Störungen der Lungenbelüftung, die sogenannten obstruktiven Atemwegserkrankungen, müssen rechtzeitig angegangen werden, damit sie nicht chronisch werden. Sie können von Entzündungsprozessen herrühren. Bei einer jahrelang vor sich hinschwelenden Entzündung der Schleimhäute im Bereich der Luftwege, einer *Bronchitis*, kommt es zu einer Verminderung der Gasaustauschfläche. Degenerative Veränderungen des Lungengewebes finden sich auch beim chronischen *Lungenemphysem*, der "Lungenblähung", die zur übermäßigen Erweiterung und Zerstörung der Lungenbläschen führt. Sie ist oft die Folge jahrelangen Rauchens und tritt auch bei Bronchialasthma auf. Hinzu kommen Durchblutungsstörungen (Perfusionsstörungen), die zu einer ungenügenden Übertragung des Sauerstoffes aus der Lungenalveole in das Blut der Lungenkapillare führen. Schon bei einer geringen Verengung eines Bronchuslumens kann es zu einer verminderten Durchblutung örtlicher Lungenabschnitte kommen. Eine solche Reflexerscheinung wurde erstmals von EULER-LILJESTRAND beobachtet und wird daher als Euler-Liljestrand-Reflex bezeichnet. Auch schwere Herzstörungen können durch chronische Lungenkrankheiten, vor allem chronische Bronchitis und Lungenemphysem, verursacht werden, denn die durch die Erkrankung der Lunge bedingte Drucksteigerung im Lungenkreislauf bedeutet für das rechte Herz eine vermehrte Last (Cor pulmonale). Umgekehrt sind aber auch Veränderungen an der Lunge infolge Druckerhöhung im Lungenkreislauf durch Versagen des linken Herzens möglich (Stauungslunge).

Lungenventilationsmessung

Ohne ein funktionstüchtiges Atmungssystem zur Aufrechterhaltung des arteriellen Blutgasspiegels ist keine Gesundheit möglich. Daher sollte es notwendig erscheinen, die Funktion der Lunge und der Atemwege regelmäßig vorsorglich mit zu überprüfen. Eine Umfrage von D. NOLTE, Bad Reichenhall, hat jedoch ergeben, daß zwar 94 Prozent der Internisten und 63 Prozent der Allgemeinärzte Elektrokardiogramme anfertigen, aber nur 20 bzw. 5 Prozent Lungenfunktionsuntersuchungen machen. Dabei stehen uns heute Geräte zur Verfügung, mit denen die wichtigsten Lungenfunktionsgrößen auf recht einfache Art bestimmt werden können.

Das in unserem Laboratorium verwendete geeichte Keilbalgspirometer besitzt einen keilförmigen Meßbalg, einen Schreibarm und Schreibmotor. Man kann damit die Leistungsfähigkeit der "äußeren Atmung" bestimmen, indem man den Patienten tief einatmen und dann durch ein Mundstück kräftig in das Gerät hineinblasen läßt.

Es werden zwei Messungen durchgeführt. Zunächst wird die *Vitalkapazität* bestimmt. Hierzu muß nach tiefer vollständiger Einatmung so kräftig und vollständig wie möglich ausgeatmet werden. Es soll das gesamte Luftvolumen ausgeatmet werden ohne Berücksichtigung der Zeitdauer. Die in der Lunge zurückbleibende Restluft, das *Residualvolumen RV*, wird dabei nicht mit erfaßt. Es kann aber in der Regel davon ausgegangen werden, daß sich Vitalkapazität und Restluft gleichsinnig verhalten. Nimmt die Vitalkapazität, wie etwa bei einem Emphysem ab, so nimmt die Restluft im gleichen Maße zu.

Bei der zweiten Messung soll festgestellt werden, wie *schnell* der Patient ausatmen kann. Es muß daher nach tiefer vollständiger Einatmung so schnell und kräftig wie möglich ausgeatmet werden. In der Apparatur wird während dieses Meßvorganges eine Meßkarte durch einen Motor horizontal am Schreibstift vorbei bewegt.

Man erhält auf diese Weise eine Kurve (Bild 147). Sie gibt Auskunft über die Luftgeschwindigkeit in den Atemwegen. Der höchste Punkt dieser Kurve, die sogenannte "Forcierte Vitalkapazität" (Abkürzung: FVC), ist im Normal-

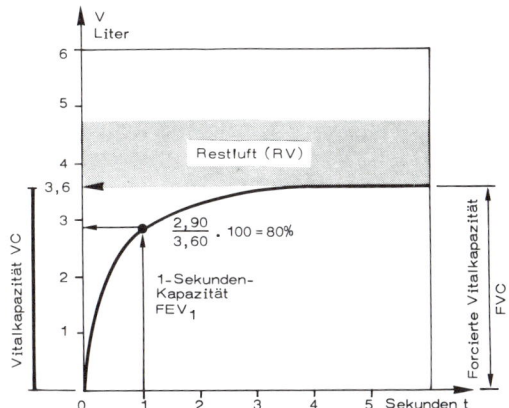

Bild 147: Kurvenbild im Vitalogramm, das aufzeigt, wie schnell ein Patient seine Vitalkapazität auszuatmen imstande ist.

fall dieselbe wie für die Vitalkapazität VC. Die benötigte Zeit kann stark schwanken. Ein Sportler schafft es unter Umständen schon in 1 1/2 bis 3 Sekunden, ein normaler erwachsener Nichtraucher in 3 bis 4 Sekunden. Raucher und Lungengeschädigte brauchen 5 und mehr Sekunden.

Die übliche Auswertung dieser Kurve erfolgt nach TIFFENEAU. Dabei entnehmen wir der Kurve das während einer Zeitdauer von 1 Sekunde gemessene Luftvolumen. Es ist der Atemstoßwert oder das sogenannte "Forcierte Exspirationsvolumen" (Abkürzung für einen Zeitraum von 1 Sekunde = FEV_1). Diese in einer Sekunde gemessene Luftmenge wird in ein prozentuales Verhältnis zur Vitalkapazität gebracht. Wir drücken die "1-Sekunden-Kapazität" in Prozent der Vitalkapazität aus (Bild 147).

Beispiel:

Die Vitalkapazität beträgt nach Bild 147 3,60 Liter. In der ersten Sekunde sind 2,90 Liter ausgeatmet worden. Dann beträgt der Tiffeneau-Wert:

$$FEV_1 = \frac{\text{1-Sekunden-Kapazität}}{\text{Vitalkapazität}} \cdot 100 = \frac{FEV_1}{FVC} \cdot 100$$
$$= \frac{2,90}{3,60} \cdot 100 = 80\%$$

Der Atemstoßwert liegt um so höher, je weniger die Lungenausdehnung behindert und je geringer der Strömungswiderstand in den Atemwegen ist. Bei normaler Lungenfunktion liegt die 1-Sekunden-Atemkapazität nicht unter 70 bis 80 Prozent der Vitalkapazität. Bei der Auswertung werden die Meßwerte noch mit den *Normalwerten* verglichen. Es gibt Lungenfunktionstabellen und Nomogramme, mit deren Hilfe die Soll- oder Normalwerte aufgrund von Alter, Größe und Geschlecht des Patienten bestimmt werden können. Neben der Standardauswertung sind auch noch Zusatzauswertungen möglich, durch die man aufgrund objektiver Daten zu einer genauen Beurteilung gelangt. Bei einer gestörten Lungenfunktion kann es sich um restriktive, obstruktive oder kombinierte Ventilationsstörungen handeln, die leicht, mittelgradig oder schwer sein können.

Restriktive Ventilationsstörungen

Bei der restriktiven Störung der Lungenfunktion handelt es sich um eine Störung der Lungenbelüftung als Folge einer *Behinderung der Lungenausdehnung* (lat. restrictio = Einengung, Einschränkung). In solchen Fällen ist die Vitalkapazität vermindert, während die relative 1-Sekunden-Kapazität weniger oder nicht betroffen ist. Der Strömungswiderstand in den Atemwegen, die sogenannte Resistance (frz.), bleibt normal, solange keine kombinierte obstruktive/restriktive Ventilationsstörung vorliegt.

Eine Störung der Lungenbelüftung durch verminderte Blähungsfähigkeit der Lunge ist allgemein auf eine mechanische Behinderung der Ausatmung von Seiten des Brustfells (gr. Pleura) oder des Brustkorbes zurückzuführen. Sie findet sich beispielsweise als Endzustand chronisch-entzündlicher Lungenprozesse mit narbigem Umbau des Lungengerüstes, der *Lungenfibrose* (Fibrose = Vermehrung des Bindegewebes).

Es kann aber auch eine *Pleurafibrose* vorliegen als Folgezustand einer Entzündung des Brustfells, einer serösen Haut, die die inneren Wände des Brustkorbs auskleidet. Kommt es bei einer Brustfellentzündung (Pleuritis) durch Entzündungsherde zu einer Verklebung von Rippen- und Lungenfell, so bildet sich eine *Pleuraschwarte*. Dieser Zustand behindert die Atmung, weil infolge der Verklebung keine ausreichende Ausdehnung der Lunge und kein genügendes Herabtreten des Zwerchfells mehr möglich ist.

Obstruktive Ventilationsstörungen

Bei den obstruktiven Ventilationsstörungen handelt es sich um eine *Erhöhung des Strömungswiderstandes*, der bei der Atmung dem Luftstrom in den Ästen der Luftröhre (Bronchien) entgegengebracht wird. In solchen Fällen ist der Atemstoß stärker beeinflußt als die Vitalkapazität. Wir finden erniedrigte Meßwerte für die absolute und relative Sekundenkapazität.

Dieser Zustand findet sich beispielsweise bei einer chronischen Entzündung der Bronchialschleimhaut (Bronchitis) und auch beim Krampf der Bronchialmuskeln beim *Bronchialasthma*, dem Bronchospasmus. Spasmus (gr. = Krampf) und Schwellung verursachen eine Verlegung der Luftwege. Wenn das Asthma länger andauert, so besteht die Gefahr einer *Lungenblähung* (Lungen-Emphysem).

Sauerstoffinhalationen

Bei chronisch-obstruktiven Lungenerkrankungen und schweren Herzstörungen mit Lungenstauung können Sauerstoffinhalationen zur Bekämpfung der Hypoxämie verwandt werden. Angezeigt ist eine solche Behandlung bei chronischen Erkrankungen nach den Empfehlungen der Deutschen Gesellschaft für Pulmonologie (Lungenkrankheiten) jedenfalls bei einem Sauerstoffpartialdruck unter 60 mm Hg und einem FEV_1 (forciertes expiratorisches Volumen in 1 Sekunde) von weniger als 1,5 Liter. Die Bestimmung der 1-Sekunden-Ausatmungskapazität mit Hilfe eines Spirometers dient zur Abschätzung der Atmungswiderstände. Man bestimmt dabei dasjenige Volumen, das nach tiefster Einatmung in 1 Sekunde ausgeatmet werden kann. Beim jugendlichen Lungengesunden beträgt dieses Volumen 70-80 Prozent der Vitalkapazität. Eine Abnahme der auf die Vitalkapazität bezogenen 1-Sekunden-Ausatmungskapazität deutet auf eine Zunahme des Atmungswiderstandes hin.

Vor Aufnahme einer Sauerstoffinhalation wäre zu prüfen, welche Sauerstoffaufnahme der Lunge überhaupt noch möglich ist. Bei unvorsichtiger Verabreichung von Sauerstoff ist mit *Komplikationen* zu rechnen, bei chronischer respiratorischer Azidose bis hin zu plötzlichem Atemstillstand.

Da die Erregung des Atemzentrums in erster Linie vom Kohlensäuregehalt des Blutes abhängt, darf dieser durch forcierte Sauerstoffatmung nicht zu sehr herabgesetzt werden. Darum darf diese bei Schädigung des Atemzentrums nicht eingesetzt werden und scheidet für die Cheyne-Stokessche und Biotsche Atmung aus. Auch die Gehirndurchblutung wird durch den pCO_2 reguliert und weitgehend über den pH-Wert des Liquors gesteuert, so daß eine plötzliche Herabsetzung eine Minderdurchblutung des Gehirns zur Folge hat. Die Gehirndurchblutung ist innerhalb gewisser Grenzen unabhängig vom Blutdruck, weshalb von einer Blut-Hirn-Schranke und "Autoregulation der Hirndurchblutung" gesprochen wird. CO_2 kann praktisch ungehindert die Blut-Hirn-Schranke passieren. Bei einer Erhöhung der CO_2-Spannung im arteriellen Blut, der Hyperkapnie, kommt es daher zur Liquorazidose und damit zu einer Zunahme der Hirndurchblutung. Der verminderte Kohlensäuregehalt des arteriellen Blutes, die Hypokapnie, führt andererseits zur Liquoralkalose und vermindert die Hirndurchblutung.

Die ganzen Zusammenhänge erfordern eine exakte Indikationsstellung, weshalb neben einer Lungenfunktionsprüfung nicht nur der arterielle pO_2 gemessen, sondern möglichst eine vollständige Blutgasanalyse durchgeführt werden sollte. Dazu gehören auch die Hb-Konzentration und der Hämatokrit, wegen der Zusammenhänge mit der Mikrozirkulation.

Von dem Zusammen- und Wechselspiel zwischen O_2 und CO_2 kann man sich überzeugen durch eine genügend lang fortgesetzte, übermässig tiefe Atmung. Diese führt zu einer vermehrten Ausatmung von Kohlensäure. Dieser Säureverlust führt zur respiratorischen Alkalose, durch die tetanische Erscheinungen ausgelöst werden können. Flugzeugführer kennen die Gefahr der Hyperventilation, da auch bei falscher Dosierung der Sauerstoffzufuhr durch das Atemgerät eine Alkalose ausgelöst werden kann.

Vermarktung von Sauerstoff als Gesundbrunnen

Die Sauerstoffinhalations-Therapie ist üblich bei Ateminsuffizienzen und in Notfallsituationen. Sie wird aber auch mit Schlagworten wie "Sauerstoff ist der Spender des Lebens", "Sauerstoff kann das Alter aufhalten" oder "Sauerstoff wirkt Wunder" propagiert mit dem Versprechen, daß der Mensch dadurch jung erhalten werden und das Leben verlängert werden kann. Mit dieser Hypothese wird die Erfüllung eines uralten Wunschtraumes der Menschheit in Aussicht gestellt, so daß man sich damit, wie schon vorher zu allen Zeiten, sofort Gehör verschaffen kann. Derartige Versprechungen werden voreilig gegeben, obwohl in wissenschaftlichen, nicht für die große Allgemeinheit bestimmten Veröffentlichungen gleichzeitig zugegeben werden muß, daß manche der entwickelten Vorstellungen sich noch im Stadium spekulativer Hypothesen befinden. Gesicherte Schlußfolgerungen im Hinblick auf die Revitalisierung und Steigerung der Lebenserwartung beim alternden Organismus könnten daher noch nicht gezogen werden. Dies benötige noch Jahrzehnte (!).

Nun ist es so, daß ein Sauerstoffmangel besonders schnell und deutlich in Erscheinung tritt. Daher glaubt man das Oxydationsmittel Sauerstoff höher einschätzen zu müssen als andere ebenso lebenswichtige Funktionen, die keine akut sichtbare Auswirkung zu haben scheinen. Mit Vorliebe denkt man daher nur oder zuerst an den Sauerstoff. Hinzu kommt, daß noch um die Jahrhundertwende der Körper wie eine Art menschliche Maschine angesehen wurde, in dem die Nahrungsmittel mit Hilfe des Oxydationsmittels Sauerstoff verbrannt werden. Als Maßeinheit für den damals allein als maßgeblich angesehenen "Brennwert" der Nahrung verwandte man daher auch die Kalorie (lat. calor = Wärme), die physikalische Maßeinheit der Wärmemenge. Heute wird der physiologische Brennwert in Joule angegeben. Diese alte Anschauung führte zu der hohen einseitigen Einschätzung der "Oxydation". Dabei handelte es sich zunächst nur um eine Teilwahrheit. Von den nur in der lebenden Nahrung enthaltenen Wirkstoffen, wie Vitaminen und Enzymen, wußte man noch nichts und konnte sich die trotz ausreichender Kalorienzufuhr auftretenden Erkrankungen noch nicht erklären.

Oxydation und Reduktion

Die Stoffwechselprozesse im lebenden Organismus sind nicht nur Reaktionen mit Sauerstoff. Es sind vielmehr zahlreiche miteinander gekop-

Tafel 25: Oxydation und Reduktion

Oxydation

Anlagerung von Sauerstoff, also Oxydation
Abgabe von Wasserstoff (Dehydrierung)
Abgabe von Elektronen
Alkalität
Energieentbindung (Abbau)

Reduktion

Abtrennung von Sauerstoff, also Reduktion
Aufnahme von Wasserstoff (Hydrierung)
Aufnahme von Elektronen
Azidität
Energiebindung (Synthese)

Das Oxydationsmittel wirkt oxydierend, wird selbst reduziert. Das Reduktionsmittel wirkt reduzierend, wird selbst oxydiert.

Veranschaulichen können wir uns diesen chemischen Vorgang mit Eisenoxyd (Fe_2O_3). Eisen verbindet sich bekanntlich sehr leicht mit Sauerstoff; es rostet. In einer geeigneten Apparatur kann dem Eisen bei erhöhter Temperatur mit Wasserstoff der Sauerstoff entzogen werden. Wasserstoff entzieht der sauerstoffhaltigen Eisenverbindung den Sauerstoff nach der Formel:

$$Fe_2O_3 + 3H_2 \longrightarrow 2Fe + 3H_2O$$

Eisenoxyd   Wasserstoff   Eisen   Wasser

pelte Einzelprozesse im biochemischen Geschehen, die schrittweise (stufenweise) im Wechsel in reduzierter (Red) und oxydierter (Ox) Form ablaufen. Man spricht daher kurz von *Redox-Systemen*, wobei an den Reaktionen Sauerstoff, Wasserstoff oder Elektronen beteiligt sind (Tafel 25).

Früher verstand man unter Oxydation lediglich die Aufnahme von Sauerstoff und unter dem umgekehrten Vorgang, der Reduktion, einen Entzug von Sauerstoff aus einer Verbindung. Mit Reduktion wurde auch die Anlagerung von Wasserstoff bezeichnet. Nach Einführung der Elektronentheorie versteht man heute unter Redoxreaktionen Vorgänge, die mit Übertragung von Elektronen verbunden sind. Elektronenabgabe bezeichnet man als Oxydation, die Elektronenaufnahme als Reduktion. Der Name Oxydation hängt mit Oxygenium (= Sauerstoff) zusammen. Wenn ein Stoff mit Sauerstoff reagiert, gibt er selbst Elektronen ab. Der Sauerstoff nimmt sehr leicht Elektronen auf, er ist daher ein starkes Oxydationsmittel. Oxydation und Reduktion sind immer miteinander gekoppelt. Es besteht folgende Beziehung:

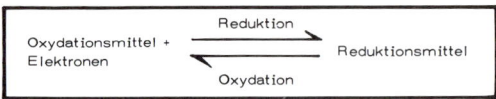

Das Oxydationsmittel nimmt Elektronen auf. Es wird dabei reduziert und geht in ein Reduktionsmittel über. Das Reduktionsmittel gibt Elektronen ab. Es geht durch Oxydation in ein Oxydationsmittel über.

Bei diesem Vorgang, bei dem dem Eisenoxyd durch Wasserstoff der Sauerstoff entzogen wird, ist der Wasserstoff das Reduktionsmittel. Bei der Reduktion verbindet sich der Wasserstoff aber gleichzeitig mit dem Sauerstoff; er wird also oxydiert.

Im lebenden Organismus können Oxydations- und Reduktionsvorgänge nicht durch hohe Temperaturen ausgelöst werden, die ihn selbst zerstören würden. Statt dessen werden die Stoffwechselvorgänge durch *Biokatalysatoren* ausgelöst und gesteuert. Dies sind Wirkstoffe, wie Vitamine, Spurenelemente und Enzyme, die zum großen Teil nicht im Körper selbst gebildet werden, sondern in natürlicher Form nur in der Frischkost enthalten sind und dem Körper mit der Nahrung zugeführt werden müssen.

Die Oxydations- und Reduktionsenergie kann mit der elektrochemischen Spannungsreihe verglichen werden. Es ist ein elektrochemischer Prozeß, so daß bei der herrschenden Spannung von einer Redoxpotentiale gesprochen werden kann. Das Redoxpotential ist für den Energiehaushalt der Zelle entscheidend wichtig.

Das Leben hängt nicht nur vom Sauerstoff ab. Die Wasserstoffionenkonzentration ergibt das Milieu, das davon abhängige Redoxpotential die elektrische Zellenenergie. Es muß ein reversibles Gleichgewicht zwischen Oxydation und Reduktion bestehen, wobei Säure die Oxydationstendenz, Alkali die Reduktionstendenz fördert.

Das Redoxsystem pendelt zwischen der oxydierten und reduzierten Stufe hin und her unter

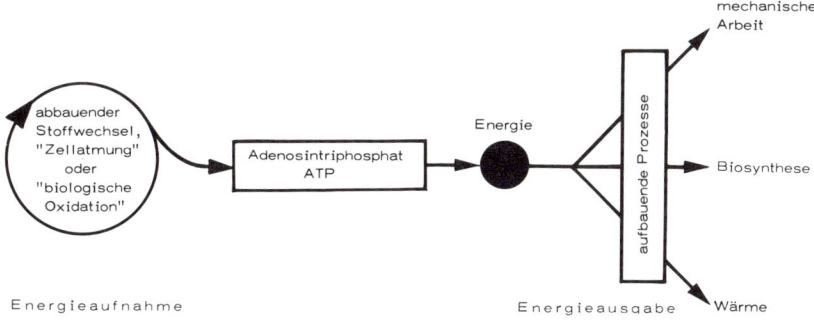

Bild 148: Energiehaushalt der Zelle.

Beteiligung des wechselnden Sauerstoffdruckes. Der Körper sucht die mittlere Redoxlage einzuhalten. Der Wechsel erfolgt jedoch nicht im Blut, sondern ausschließlich im Gewebe, wo wir es leider mit den heute verfügbaren Untersuchungsmethoden noch nicht bestimmen können.

Im Stoffwechsel einer Zelle muß man zwischen aufbauenden und abbauenden Prozessen unterscheiden. Die Oxydation führt zum Abbau, die Reduktion jedoch zur Synthese, dem Aufbau (Bild 148). Diese Reaktion hängt auch von Redoxkatalysatoren ab, von Wirkstoffen, die in natürlicher Form nur in der lebenden Nahrung vorkommen und zu denen die Mehrzahl der Vitamine, Spurenelemente und Enzyme gehören, die man in diesem Zusammenhang daher auch mit einem Sammelbegriff als "Reduktone" bezeichnen könnte, wie es Hans VON EULER vorgeschlagen hat. Wachstum, Leistungsfähigkeit und Gesundheit bis ins hohe Alter sind daher weitgehend von der Qualität der Nahrung abhängig. Eine erhitzte Nahrung verliert zum großen Teil ihre Reduktionsfähigkeit und besitzt in der Hauptsache nur noch Kalorienwert.

Die Lebenskurve

Die Zusammenhänge werden vielleicht noch verständlicher, wenn wir uns die Lebenskurve anschauen, die schon von Werner KOLLATH (1892-1970) schematisch dargestellt wurde (Bild 149). In der Jugend herrscht der Aufbau-Stoffwechsel vor, so daß die Synthese und damit Reduktionsvorgänge eine besondere Rolle spielen. Auffallenderweise finden wir während des stärksten Wachstums im ersten Lebensjahr

nur pO_2-Werte zwischen 69 und 79 mm Hg und bei älteren Kindern einen Mittelwert um 80 mm Hg. Dies sind Werte, die dem altersgemäßen durchschnittlichen Normalwert des Sauerstoff-Partialdruckes der über 60jährigen entsprechen. Die natürliche Alterung ist mit Rückbildungsprozessen verbunden. Daher herrscht beim älteren Menschen der Abbau-Stoffwechsel vor, so daß der genannte Wert physiologisch erscheint und ein gewaltsam hochgetriebener Sauerstoff-Partialdruck möglicherweise sogar schaden und die Lebenserwartung verkürzen könnte. Statt dessen muß beim älteren Menschen der Aufbau-Stoffwechsel gefördert werden mit qualitativ höchstwertiger Frischkost mit größter Reduktionskraft.

Daß keineswegs alle Stoffwechselvorgänge im menschlichen Organismus unter Mitwirkung des Sauerstoffes verlaufen, zeigt schon die Anaerobiose des Darminneren. Viele Vitamine und Enzyme werden bei Sauerstoffzutritt schnell oxidiert und damit unwirksam. Die Anaerobiose

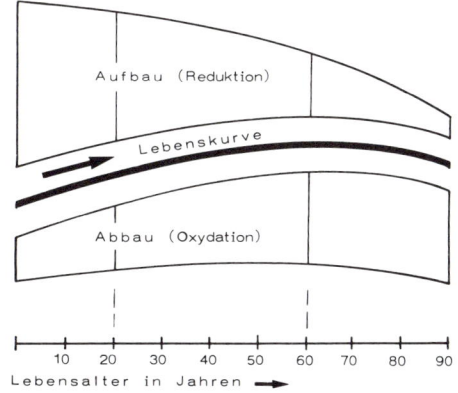

Bild 149: Lebenskurve mit Aufbau- und Abbau-Stoffwechsel (Reduktion und Oxydation).

des Darminneren dient daher dem Schutz der Reduktionsfähigkeit unserer Nahrungsstoffe und ist lebensnotwendig. Aber auch die Körperzellen sind mindestens teilweise frei von Sauerstoff. Die Zellen besitzen verschiedene Reaktionsräume (Kompartimente). Der Eintritt von Sauerstoff beschränkt sich auf bestimmte Zellorganellen, wie die Mitochindrien, als Oxydationsorte. Hierauf hat schon Paul EHRLICH (Arzt und Biologe, Frankfurt, 1854-1915, Nobelpreis 1906) in seinem Werk "Das Sauerstoffbedürfnis des Organismus" 1885 hingewiesen. Im Übermaß in die Zelle eindringender Sauerstoff wirkt gleichsam als Gift, würde zu einer schnellen Verbrennung führen und keine Reduktion mehr ermöglichen. Eine inspiratorische Sauerstoffanreicherung wird nur bei gesunden Zellen keinen Schaden anrichten, weil diese über eine gerichtete Permeabilität verfügen und sich gegen einen zu hohen Sauerstoffeintritt zu schützen vermögen. Bereits geschädigte kranke Zellen verlieren diese Schutzfunktion. Sie reagieren zunächst mit einer Stoffwechselsteigerung, die sich mit den Lebensvorgängen nur in gewissen Grenzen vereinbaren läßt, wie wir es beim Fieber erleben.

Hier findet sich auch die Erklärung für die günstige Wirkung von Vitamin E, das zu den natürlichen Antioxidantien gehört, gerade auch beim älteren Menschen. Es normalisiert den Sauerstoffverbrauch der Gewebe und schützt damit vor zerstörenden Sauerstoffeinflüssen und Bildung schädlicher Sauerstoffverbindungen, den freien Radikalen.

Die Erythrozyten sind auch nicht nur als Sauerstoffüberträger von Bedeutung, sondern besitzen darüber hinaus als Nicht-Bicarbonat-Puffer ein Pufferungsvermögen gegen im Stoffwechsel auftretende Säuren. Diese Pufferfähigkeit wird vermindert, wenn wir eine volle Sauerstoffsättigung betreiben und den Sauerstoff-Partialdruck absichtlich über einen dem Lebensalter entsprechenden Normalwert hochzutreiben trachten. Das Pufferungsvermögen des Oxyhämoglobins ist viel geringer als das des Hämoglobins im reduzierten Zustande. Sauerstoff wirkt über die Verbrennung abbaufördernd im Stoffwechsel. Über das physiologische Maß hinaus sollte keine Stoffwechselsteigerung erzwungen werden. Wir erreichen sonst nur einen schnelleren Verbrauch wie bei einer Kerze, deren Flamme man ständig anfacht. Man darf nicht nur den Sauerstoff sehen und einseitig für den Alterungsvorgang des Menschen verantwortlich machen. Es kommt auf die Zusammenhänge und gegenseitigen Einflüsse von Atmung, Herz-Kreislauf-System, Wasser-, Elektrolyt- und Säure-Basen-Haushalt und Stoffwechselfunktionen an. An erster Stelle steht die Aufrechterhaltung der *Homöostase*, die nahrungsabhängig ist. Für den älteren Menschen wird der Einfluß der Nahrung auf den Gesundheitszustand und das Altern immer deutlicher. Sie sollte qualitativ höchstwertig sein, aber mengenmäßig verringert werden. Die Lebensdauer hängt vom Zellstoffwechsel ab, von der Fähigkeit zu reduktiven und oxydativen Leistungen, die sämtliche physiologischen Stoffwechselprozesse bestimmen. Diese spielen bei der Alterung die entscheidende Rolle. Wir sehen dies in der Tierwelt, wo Tiere, die sehr große Mengen an Nahrung zu sich nehmen und einen sehr intensiven Stoffwechsel haben, auch sehr kurzlebig sind. Andererseits leben Tiere, die immer wieder eine Art von Winterschlaf durchmachen, in dem ihr Stoffwechsel sehr träge verläuft, sehr lange. Im Tierversuch läßt sich die Lebensdauer durch verringerte Nahrungszufuhr merklich verlängern.

Schon Max RUBNER (1854-1932) gelangte im Jahre 1908 zu der Vorstellung, daß jedes höhere Lebewesen mit einer bestimmten Stoffwechselkapazität ausgestattet ist. Diese wird um so eher verbraucht, je mehr wir den Stoffwechsel einer augenblicklichen Leistungssteigerung und des objektiven Wohlbefindens wegen zu beschleunigen suchen. Menschen, die ein überdurchschnittlich hohes Lebensalter erreichten, haben nicht an Wunder- und Zauberkuren geglaubt, an irgendwelche Kunstgriffe, deren Wirksamkeit durch die wissenschaftliche Altersforschung bis heute nicht bestätigt werden konnte. Ihr Rezept für ein gesundes, langes Leben war Mäßigkeit in allen Dingen. Im hohen Alter läuft das Leben in einer Art Sparflamme ab. Die aufbauenden Stoffwechselvorgänge müssen dabei möglichst lange erhalten bleiben, so daß ein gewisses Gleichgewicht zwischen Aufbau und Abbau (Reduktion und Oxydation) als Voraussetzung für jeden Lebensvorgang gewahrt bleibt (Bild 148 und 149).

F. ENZYME

Erst die Erforschung der Enzyme hat zu tieferen Einsichten in die Mechanismen der Lebenserscheinungen geführt. Das stoffliche Geschehen in der lebenden Zelle ist von der Wirksamkeit von Enzymen abhängig. Oft wird die Frage gestellt: "Was sind Enzyme?" Durch zwei einfache Beispiele soll daher versucht werden, auch dem chemisch weniger vorgebildeten gesundheitsbewußten Laien eine Vorstellung von der Wirkung der Enzyme zu geben.

1. Beispiel:

Wenn man versucht, ein Stück Würfelzucker mit einem brennenden Streichholz anzuzünden, so gelingt dies nicht. Wir streuen daher etwas Asche auf das Zuckerstück; es genügt Zigarettenasche. Jetzt beginnt der Zucker zu brennen, wenn das brennende Streichholz an die Stelle gehalten wird, die mit der Asche bestreut wurde (Bild 150). Die Asche beschleunigt die Reaktionsgeschwindigkeit; sie setzt die Entzündungstemperatur herab. Solche Substanzen, die chemische Reaktionen beschleunigen und in der Mehrzahl der Fälle selbst auslösen, ohne selbst verändert zu werden, heißen *Katalysatoren*. Die Asche wirkt bei unserem Versuch als Katalysator.

2. Beispiel:

Das Zellgift Wasserstoffperoxyd wird im Organismus mit Hilfe eines eisenhaltigen Enzyms, der *Katalase*, durch Aufspaltung in Wasser und Sauerstoff unschädlich gemacht. Besonders Leber und Erythrozyten besitzen eine hohe Konzentration von Katalase. Eine Verminderung oder der Mangel an Katalase führt zu Störungen des Erythrozytenstoffwechsels (Erythrozytenenzymopathie).

Die Katalasereaktion verläuft nach der Gleichung:

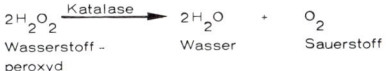

$$2 H_2O_2 \xrightarrow{\text{Katalase}} 2 H_2O + O_2$$

Wasserstoff-peroxyd   Wasser   Sauerstoff

Katalase ist ein Enzym, das auch in Pflanzenzellen vorkommt. Es ist außerordentlich hitzeempfindlich und wird schon durch eine kurze Erhitzung inaktiviert. Der *Katalase-Test* eignet sich daher zur Untersuchung von Getreideprodukten. Es läßt sich dadurch nachweisen, ob sie frischkostwertig, überlagert oder hitzebehandelt sind.

Wir geben 15 g Getreidemehl, Schrot oder Flocken in ein geeignetes Glas. Wir verwenden sogenannte Erlenmeyer-Kolben mit 300 ml Inhalt, befeuchten das Prüfgut mit 50 ml destilliertem Wasser und geben dann 30 ml Wasserstoffperoxyd hinzu.

Bei einem frisch gemahlenen Vollkornmehl kommt es sofort zu einer lebhaften Freisetzung von Sauerstoff. Der Inhalt schäumt auf und quillt schon nach wenigen Minuten oben aus dem Kolben heraus (Bild 151). Dies ist ein Beweis dafür, daß das Untersuchungsgut reichlich Katalase enthält; es ist frischkostwertig. Ist das Untersuchungsgut dagegen erhitzt, so rührt sich überhaupt nichts; es bleibt tot liegen, weil die Katalase durch die Hitzebehandlung vernichtet wurde.

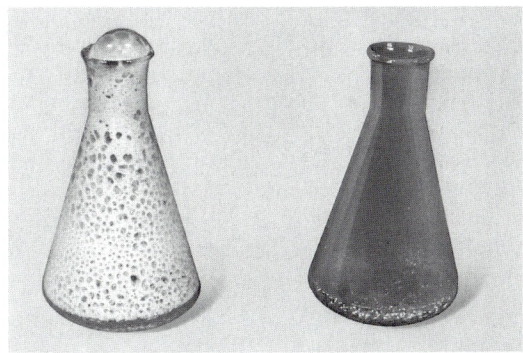

Bild 151: Katalase-Test zur Untersuchung von Getreideprodukten. Rechts gekochtes, links frischkostwertiges Vollkornmehl.

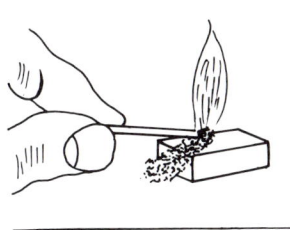

Bild 150: Asche wirkt als Katalysator.

Tafel 26: Katalase-Test mit Getreideerzeugnissen

Untersuchtes Produkt	Reaktion
Weizen, frisch geschrotet	stürmische Gasentwicklung
Gekauftes Vollkornmehl	starke Reaktion
Vollkornmehl, überlagert	schwache Reaktion
Haferflocken, grobe	schwache Reaktion
Weizen, geröstet	fast ohne Reaktion
Vollkornmehl, gekocht	ohne Reaktion
Gekauftes weißes Mehl	ohne Reaktion
Fertigmüsli	ohne Reaktion

Der Katalase-Test zeigt den grundsätzlichen Unterschied zwischen erhitzten Vollkornprodukten, bei denen ebenfalls fälschlich gern von "Vollwertkost" gesprochen wird, und wirklicher Frischkost. Der Frischkostwert läßt sich abschätzen, je nachdem, ob es zu einer stürmischen oder nur mäßigen Gasentwicklung kommt. Bei Kochkost bleibt sie ganz aus.

Tafel 26 zeigt die Ergebnisse für verschiedene Getreideerzeugnisse, die wir mit dem Katalase-Test untersucht haben.

Wesen und Entdeckung der Enzyme

Die vielen chemischen Reaktionen des Stoffwechsels im Körper werden durch Enzyme gesteuert und dadurch überhaupt erst möglich gemacht. Da sie von lebenden Zellen gebildet werden, bezeichnet man sie als *Biokatalysatoren* ("Bio-" ist die Vorsilbe aus gr. bios = Leben) und spricht von Enzymen oder Fermenten. Es sind Eiweißkörper. Ohne sie ist kein Leben möglich.

Eines der ersten, die entdeckt wurden, war das *Pepsin*, ein proteinabbauendes Enzym des Magensaftes. Nachdem Louis PASTEUR, der große Chemiker (Paris, 1822-1895), die Gärungsvorgänge erforscht hatte, kam es schließlich zur Entdeckung des Hefeenzyms, der *Zymase*, durch Eduard BUCHNER. Obwohl Enzyme schon seit Jahrtausenden zur Vergärung und für Backvorgänge benutzt werden, kam es erst in diesem Jahrhundert zu einer systematischen Untersuchung. Heute besitzen wir bereits ein großes Wissen über die Wirkung der Enzyme und damit auch über die Lebenserscheinungen. Bisher sind schon nahezu 1000 verschiedene Enzyme bekannt geworden. Eine ganze Reihe konnte sogar schon isoliert und rein dargestellt werden.

Erst die Erforschung der Enzyme hat zu vorher nicht gekannten Einsichten in den Mechanismus der Lebenserscheinungen geführt. Sie wirken fast bei allen Lebenserscheinungen mit und ermöglichen überhaupt erst die chemischen Reaktionen, durch die das Leben aufgebaut wird. Sie sind der Schlüssel zum Verständnis der molekularen Basis des Lebens und der Biosynthese des Eiweißes.

Einteilung der Enzyme

Für schon länger bekannte Enzyme sind noch unsystematische Namen (Trivialnamen) im Gebrauch, wie Ptyalin, Pepsin, Trypsin. Später erfolgte die Namensgebung, indem man an den Namen des durch das betreffende Ferment umgesetzten Stoffes die Nachsilbe "ase" angefügt hat.

Beispiele:

Amylase:	Enzym, das Stärke (lat. Amylum = Stärke) abbaut.
Carboanhydrase:	Enzym für Bildung oder Spaltung der Kohlensäure.
Diastase:	Enzyme, die Stärke abbauen (syn. Amylase).
Katalase:	Enzym, das Wasserstoffperoxyd in Sauerstoff und Wasser aufspaltet.
Lipasen:	Enzyme für den Fettabbau.
Peptidasen:	Enzyme, die Peptide zu Aminosäuren abbauen. (Peptide sind Spaltprodukte des Eiweißabbaues, die aus zwei oder mehreren Aminosäuren bestehen. Aminosäuren sind Bausteine der Eiweißkörper).
Phosphorylase:	Enzym, das die Verbindung organischer Stoffe mit Phosphorsäure auslöst.
Proteasen:	Eiweiß spaltende Enzyme.
Transaminasen:	Enzyme, die bestimmte Aminosäuren übertragen.

Durch Empfehlungen der Internationalen Vereinigung für Biochemie (International Union of Biochemistry = IUB) versucht man die Einteilung und Bezeichnung der Enzyme zu vereinheitlichen. Für neu aufgefundene Enzyme hält man sich heute an diese Empfehlungen, wobei alle Enzyme in sechs Hauptgruppen eingeteilt werden. Für die schon länger bekannten Enzyme hat man aber bis heute fast ausnahmslos die alten Bezeichnungen beibehalten.

Enzyme, die die Spaltung der umgesetzten Substanz unter Anlagerung von Wasser als Reaktionspartner vollziehen, sind *Hydrolasen* (gr. hydro.. = Wasser; lysis = Lösung).

Beispiel:

Amylase: Stärke + H_2O → Maltose

Die *Verdauung* ist der erste chemische Prozeß, dem die aufgenommene Nahrung unterliegt. An diesem Vorgang sind eine ganze Anzahl Hydrolasen beteiligt. Die Nahrungsbestandteile werden dabei in ihre einfacheren Bestandteile zerlegt, nämlich Proteine in Aminosäuren, Stärke in Einfachzucker (Monosaccharide) und Fette in Glycerin und Fettsäuren. Diese können vom Darm resorbiert werden und treten in die Blutbahn über. Über das Blut gelangen sie an die einzelnen Körperorgane und werden hier weiteren enzymatisch gesteuerten chemischen Vorgängen unterworfen. Es sind umfangreiche verwickelte Schritt-für-Schritt-Operationen, wie sie Ihnen schon in Bild 82 für den Zitronensäurezyklus vorgestellt wurden. Dabei ist für jede einzelne Zwischenstation ein Enzym erforderlich. Alles ist miteinander gekoppelt. Der Stoffwechsel ist eine komplexe Angelegenheit voller Querverbindungen. Mit der Aufklärung dieser verwickelten Vorgänge befassen sich die Biochemiker.

Der Intermediärstoffwechsel

Den ersten Hauptteil des Stoffwechsels umfaßt die *Assimilation*. Dazu gehört die Aufnahme der Nahrungsstoffe, der Abbau im Darm, die Resorption der Spaltstücke, ihr Aufbau in körpereigene Stoffe und deren Einbau in die Gewebssubstanz. Der Abbau der durch die Assimilation in das Gewebe eingebauten Stoffwechselsubstanzen und die Freisetzung der in ihnen enthaltenen und für die Lebensvorgänge erforderlichen Energie wird als *Dissimilation* bezeichnet. Derjenige Teil des Stoffwechsels, der zwischen den Ausgangs- und Endstufen der Assimilation und Dissimilation liegt, ist der Zwischenstoffwechsel, dem man den Namen *Intermediärstoffwechsel* (lat. medium = Mitte) gegeben hat.

Die Gesamtheit aller Stoffwechselvorgänge wird auch als *Metabolismus* bezeichnet (gr. metaballo = verändern; syn. Stoffwechsel). Dieser kann wieder unterteilt werden in Anabolismus und Katabolismus. Der *Anabolismus* ist der Aufbaustoffwechsel, bei dem beispielsweise aus Aminosäuren Körpereiweiß aufgebaut wird. Der *Katabolismus* ist der Abbaustoffwechsel, dessen Endprodukte in der Hauptsache Wasser, Kohlendioxid und Harnstoff sind.

Der Organismus ist auf ein Gleichgewicht zwischen Aufbau (Anabolismus) und Abbau (Katabolismus) angewiesen. Allerdings treten durch das Lebensalter Verschiebungen des Gleichgewichts auf. Beim wachsenden Organismus überwiegt der Anabolismus, während beim alternden Menschen die Abbauvorgänge zunehmen.

Störungen im Intermediärstoffwechsel sind in den meisten Fällen die tiefere Ursache für Erkrankungen im Organismus. Es genügt dabei nicht, nur einzelne Vorgänge zu sehen. Entscheidend ist vielmehr das komplizierte durch Regulationsmechanismen mit Hilfe von Enzymen gesteuerte Zusammenwirken chemischer Reaktionen im Körper. Die Grundlage für das regulative Zusammenwirken der biochemischen Reaktionen ist der Sauerstoff-, Wasser-, Elektrolyt- und Säure-Basen-Haushalt, also das, was wir als inneres Milieu oder ganz allgemein als *Grundfunktion* zu bezeichnen pflegen.

Enzymwirkung als Kreisprozeß

Die Enzymwirkung kann als Kreisprozeß betrachtet werden. Es kommt zur lockeren Bindung zwischen dem Enzym und der Substanz, die bei diesem Vorgang abgebaut wird und die man als *Substrat* bezeichnet. In dieser Bindung, dem *Enzym-Substrat-Komplex*, wird das Substrat umgesetzt. Durch das Enzym wird die Reaktion leichter und mit viel weniger Energie in Gang gesetzt. Sie läuft mit hoher Geschwindigkeit ab. Von einem Enzym kann in einer Minute bis zum tausendfachen seines Eigengewichtes an Substrat umgesetzt werden. Nach Ablösung der Reaktionsprodukte steht das frei werdende Enzym erneut zur Umsetzung weiterer Substratteile zur Verfügung (Bild 152). Solche Vorgänge spielen sich im intermediären Stoffwechsel ununterbrochen ab, also nicht nur bei den Verdauungsvorgängen durch die Verdauungsfermente, sondern auch in den Zellen.

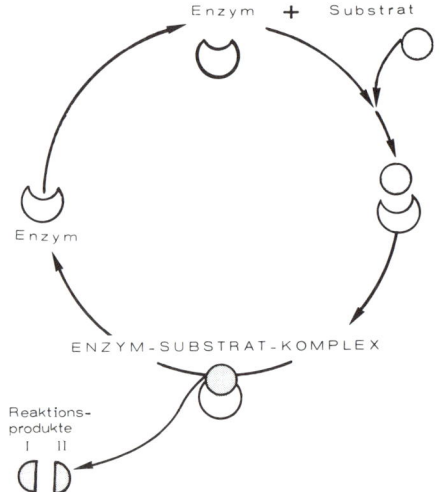

Bild 152: Enzymwirkung als Kreisprozeß.

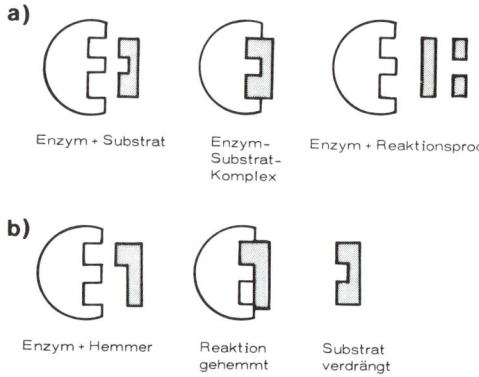

a) Enzym + Substrat   Enzym-Substrat-Komplex   Enzym + Reaktionsprodukte

b) Enzym + Hemmer   Reaktion gehemmt   Substrat verdrängt

Bild 153:   a) Enzymatische Reaktion. Das Enzym paßt zum Substrat wie der Schlüssel zum Schloß.
b) Verdrängungshemmung. Ein dem Substrat ähnlicher Stoff blockiert die Reaktion.

Die Wirkungsspezifität der Enzyme

Jedes Enzym bewirkt nur eine ganz bestimmte chemische Reaktion und übt seine Wirkung nur auf bestimmte Substrate aus. Die besondere Eigenschaft der Enzyme ist ihre Wirkungs- und Substratspezifität. Darum benötigt der Organismus für den Ablauf seiner chemischen Reaktionen eine sehr große Anzahl von Enzymen.

Der Chemiker Emil FISCHER (1852-1919, Nobelpreis 1902) verglich im Jahre 1894 das Enzym mit einem Schloß, in das das Substrat an dessen Oberfläche wie ein Schlüssel passen müsse. Dies ist eine gut vorstellbare Erklärung für die Enzymspezifität (Bild 153a).

Das Enzym paßt zum Substrat wie das Schloß zum Schlüssel.

Das Enzym bildet in Bild 153a eine Art Form, in die das Substrat wie ein genau geformter Abguß oder wie ein Schlüssel paßt. Die beiden Körper können sich nur an der vorgesehenen Stelle anlagern. Nur dann passen die Bindungskräfte zueinander, und es können Elektronenverschiebungen vor sich gehen.

Enzymhemmung

Dem Substrat ähnliche Substanzen, die teilweise an das Enzymschloß passen, können das Substrat verdrängen. Solche Stoffe konkurrieren gewissermaßen mit dem Substrat um die Bindungsstelle am Enzym (Bild 153b). Man spricht daher von kompetitiver oder Verdrängungshemmung (engl. compete = konkurrieren). Derartige kompetitive Hemmstoffe, die ein Enzym von seinem Substrat verdrängen, nennt man *Inhibitoren*.

Beispiel:

Die Oxidation der Bernsteinsäure, die wir aus dem Zitronensäurezyklus in Bild 82 kennen, wird durch das Enzym Bernsteinsäure-Dehydrogenase katalysiert. Die Malonsäure, eine Ausgangssubstanz der Fettsäuresynthese, hat eine ähnliche Struktur wie die Bernsteinsäure. Sie lagert sich daher an das Enzym an und nimmt den Platz der Bernsteinsäure ein. Die Malonsäure blockiert damit das Enzym und bewirkt eine "kompetitive Hemmung" der Enzymkatalyse.

Es gibt zahlreiche Stoffe (Inhibitoren; Katalysegifte), die als "Hemmstoffe" wirken und Enzyme verändern oder blockieren. Auch viele Arzneimittel und gewerbliche Gifte wirken durch Hemmung bestimmter Enzyme. Enzymstörungen sind bei der heute vorherrschenden Fehl- und Überernährung mit den latenten Störungen des Wasser-, Elektrolyt- und Säure-Basen-Haushaltes eine wesentliche Krankheitsursache. Stoffwechselkrankheiten können durch einen Enzymausfall hervorgerufen werden. Er führt zu einem Stoffwechselblock (Enzymdefekt). Es staut sich das Substrat, während das Endprodukt, das sonst durch den Weiterabbau oder die normale Umwandlung gebildet wird, fehlt.

Angeborene Enzymmangelkrankheiten

Enzymstörungen, die sogenannten Enzymopathien, können auch angeboren sein. Ein Beispiel dafür ist die *Galaktose-Krankheit* (Galaktosämie). Es fehlt das Enzym Galaktose-l-phosphat-UDPG-Tranferse. Dadurch ist der Abbau der Galaktose, ein Bestandteil des Milchzuckers, gestört, der sonst in der Leber in Glukose umgewandelt wird. Freie Galaktose und Galaktose-l-phosphat sammeln sich im Blut und Gewebe an und führen zu toxischen Erscheinungen. Es kommt zu vermehrter Ausscheidung im Harn (Galaktosurie). Bei den betreffenden Kindern ist die geistige Entwicklung gestört. Es tritt Schwachsinn auf, ferner eine Entartung der Leber, Nierenschädigungen und Augenstörungen (Katarakt), wenn solche Säuglinge nicht schleunigst auf milchfreie Kost umgestellt werden.

Ein anderer ziemlich weit verbreiteter erblicher Enzymdefekt ist die *Phenylketonurie*. Es fehlt das Enzym Phenylalaninoxydase. Die essentielle Aminosäure Phenylalanin kann daher nicht in Tyrosin umgewandelt werden. Dies führt zu schweren geistigen Defekten, wenn nicht frühzeitig eine phenylalaninarme Diät angewendet wird. Phenylalanin ist eine praktisch in allen Proteinen enthaltene Aminosäure.

Enzyme und Coenzyme

Manche Enzyme bestehen nur aus Eiweißstoffen. James B. SUMNER (amerik. Biochemiker; Enzymforscher, 1887-1955; Nobelpreis 1946; entdeckte 1937 auch das Enzym Katalase) stellte 1926 das erste Protein-Enzym, die *Urease*, in reiner isolierter Form dar. Es ist ein Enzym, das Harnstoff unter Bildung von Ammoniumkarbonat spaltet (urea = Harnstoff). Harnstoff, ein Endprodukt des Eiweißstoffwechsels, ist die wichtigste Stickstoffverbindung im Harn. Das im Eiweißstoffwechsel entstehende schädliche Ammoniak (NH_3) wird durch CO_2 in die ungiftige Form des Harnstoffs übergeführt. Der Harnstoff wird in der Leber gebildet und dann im Harn ausgeschieden.

Andere Enzyme, die Proteid-Enzyme, bestehen aus einem Eiweißanteil und einer nicht eiweißartigen ”prosthetischen” Gruppe (hinzugefügten Gruppe). Man nennt den Eiweißanteil Apoenzym und die Nichteiweiße, also die prosthetische Gruppe, Coenzym:

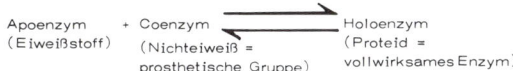

Durch Verbindung des Apoenzyms mit dem Coenzym wird das vollwirksame, das Holoenzym, gebildet.

Die Substratspezifität wird durch das Apoenzym bestimmt, während das Coenzym an der Reaktion beteiligt ist. Die Coenzyme spielen vor allem in der Glykolyse, dem Abbauweg von Kohlenhydraten im Organismus (Aufspaltung des Traubenzuckers in Milchsäure), und im Zitronensäurezyklus (Krebs-Zyklus, Bild 82) eine Rolle. Zu den Coenzymen gehören beispielsweise Adenosintriphosphat (ATP) und Coenzym A (CoA), dessen wichtigste Verbindung die aktivierte Essigsäure (Acetyl-CoA) ist (Bild 82).

Vitamine

Auch Vitamine sind Bestandteile von Coenzymen und üben dadurch katalytische Funktionen aus. Das gilt vor allem für B-Vitamine. Vitaminmangelkrankheiten, die sogenannten Avitaminosen, sind schwere Stoffwechselkrankheiten. Sie stehen meist im Zusammenhang mit Störungen der Enzymtätigkeit. Da die Coenzyme bei der Reaktion Veränderungen erfahren, verbraucht werden und im Organismus nicht selbst gebildet werden, müssen sie mit der Nahrung zugeführt werden. Hieraus ergibt sich die Bedeutung möglichst naturbelassener Nahrungsmittel, die nicht durch Erhitzen oder durch chemische Zusätze verändert (denaturiert) wurden.

Spurenelemente

Viele Enzyme benötigen zu ihrer Wirksamkeit noch ein *Metallion*, um die Bildung eines Enzym-Substrat-Komplexes zu ermöglichen. Man nennt es einen *Aktivator*. Er ist am katalytischen Prozeß beteiligt:

Metallion-Aktivator + Apoenzym → Enzym

Die Metalle sind in ganz geringen Mengen ebenfalls lebensnotwendig und in der Biochemie als "Spurenelemente" schon lange bekannt. Zu den Metallionen, die in Enzymsystemen der Zelle vorkommen, gehören: Magnesium, Kupfer, Zink, Eisen, Mangan, Kobalt, Molybdän.

Der Gehalt der Nahrungsmittel an Spurenelementen ist recht unterschiedlich. Er hängt vom Mineralgehalt der Böden ab, aber auch von der Anbauweise, da durch starke Düngung getriebene Pflanzen mit ihrem aufgeschwemmten Pflanzengewebe einen geringeren Gehalt an anorganischen Bestandteilen haben. Da viele Enzyme nur in Gegenwart von Metall-Ionen voll wirksam werden, kann davon ausgegangen werden, daß bei der gegenwärtig vorherrschenden Ernährungsweise viele Gesundheitsstörungen mit auf Spurenelementmangel zurückzuführen sind. Welche Rolle Spurenelemente als Aktivator von Enzymen spielen, konnten wir besonders beim *Magnesium* feststellen. Durch die von uns bevorzugten Magnesiumgaben in flüssiger, also ionisierter Form war eine auffallende Verbesserung der körpereigenen Abwehrkräfte zu erreichen. Günstig ist die Wirkung auf das Herz. Durch Untersuchungen verschiedener Forschergruppen wurde inzwischen bestätigt, daß bei Herzversagen akuter Magnesiummangel herrscht.

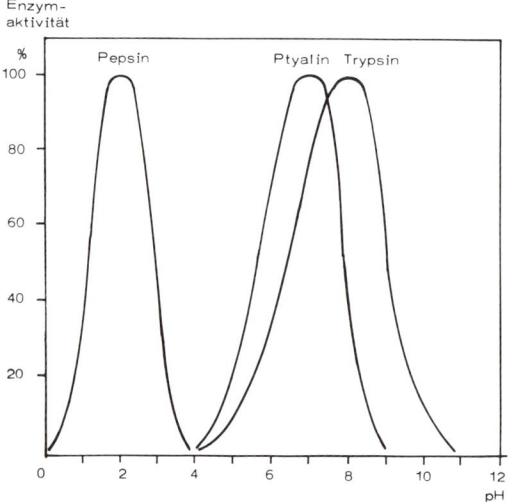

Bild 154: Abhängigkeit der Enzymwirkung vom pH.

Temperaturabhängigkeit der Enzyme

Wie bei allen chemischen Umsetzungen ist auch die Geschwindigkeit enzymatischer Umsetzungen von der Temperatur abhängig. Sie ist bei der normalen Körpertemperatur von 37° C am günstigsten. Bei erhöhter Temperatur (Fieber) steigt die Stoffwechselumsetzung zunächst an, fällt aber bei Temperaturen über 40° C schnell ab. Enzyme sind temperaturempfindlich (thermolabil) und werden im allgemeinen schon bei Temperaturen von 40 bis 50° C irreversibel geschädigt. Dies liegt an ihrer Eiweißnatur. Die Aktivitätsdauer der Enzyme ist nicht unbegrenzt. Biokatalysatoren unterliegen einem natürlichen Alterungsprozeß und müssen daher laufend in der lebenden Zelle neu gebildet werden. Dafür müssen mit der Nahrung die entsprechenden organischen Eiweißbausteine zugeführt werden. Diese sind um so wertvoller, je schonender die Nahrung behandelt und zubereitet wird. Man spricht allgemein von "Denaturierung", wenn das Eiweiß durch Erhitzung gerinnt oder chemische Veränderungen erfährt.

pH-Optimum

Alle enzymgesteuerten Lebensvorgänge hängen von der Wasserstoffionenkonzentration, also vom pH-Wert ab. Sie zeigen nur bei einem bestimmten pH-Wert ein *Wirkungsoptimum*. Bei den meisten Enzymen liegt es im mittleren oder schwach sauren Bereich. Ganz unterschiedliche Extremwerte weisen einige Verdauungsenzyme auf.

In Bild 154 wurde die Abhängigkeit vom pH für drei Enzyme mit sehr unterschiedlichen pH-Bereichen in einer Kurve aufgetragen. Beim eiweißspaltenden *Pepsin* des Magensaftes haben wir die höchste Wirksamkeit, das pH-Optimum, bei pH 2. Zu beiden Seiten dieses Optimalwertes fällt die Aktivität mit einer Veränderung des pH schnell ab. Die meisten Enzyme haben nur einen Aktivitätsbereich von nicht über 2-3 pH-Einheiten.

Ähnlich ist es mit dem *Ptyalin*, der Stärke spaltenden Speichelamylase mit einem Optimum von pH 6,5 bis 7. Beim *Trypsin*, einem Enzym des Dünndarmsaftes, findet man das Optimum bei pH 7,8 bis 8,7. Durchweg sinkt die Enzymaktivität bei einer Verschiebung um eine Ein-

Tafel 27: Enzyme für die Enzymdiagnostik

Name	Abkürzung	Organspezifität
Transferasen		
Glutamat-Pyruvat-Transaminase	GPT	Leber (Zytoplasma)
Glutamat-Oxalacetat-Transaminase	GOT	Leber (Zytoplasma und Mitochondrien), Herz
Gamma-Glutamyl-Transferase	γ-GT	Leber, Gallenwege
Creatinkinase	CK	Herz, Skelettmuskel
Hydrolasen		
Cholinesterase	CHE	Leber, Vergiftungen
Alkalische Phosphatase	AP	Knochen (Osteoblasten), Gallenwege
Saure Prostataphosphatase	SP	Prostata
α-Amylase (Diastase)	AMYL	Pankreas
Lipase	LIP	Pankreas
Leucinarylamidase	LAP	Gallenwege
Redox-Enzyme		
Lactat-Dehydrogenase	LDH	Herz, Leber, Tumoren, Erythrozyten
α-Hydroxybuttersäure-Dehydrogenase	HBDH	Herz
Glutamat-Dehydrogenase	GLDH	Leber (Mitochondrien)

heit schon um die Hälfte und geht bei pH-Veränderungen von zwei Einheiten ganz verloren.

Die Enzyme reagieren auf pH-Änderungen sehr empfindlich. Auch hier sehen wir wiederum den starken Einfluß des Säure-Basen-Haushaltes auf den gesamten Organismus, den Intermediärstoffwechsel, die Zellfunktionen und somit auf alle Lebensvorgänge.

Enzymdiagnostik

Enzymatische Methoden haben Eingang in die klinische Chemie gefunden und gehören heute bereits zu den wichtigsten Hilfsmethoden der Diagnostik. In den Organen sind verschiedene Enzyme und in unterschiedlichen Mengen vorhanden; Organe mit bestimmten Aufgaben haben auch eine spezielle Enzymausrüstung ("Enzymmuster"). Bei Erkrankung dieser Organe werden die Zellwände für die Enzyme durchlässig; es kommt zu einer krankhaft erhöhten Membranpermeabilität der Zellen. Die Enzyme gelangen dadurch in die Blutbahn, so daß sie mit Hilfe enzymatischer Test-Methoden im Blutserum nachgewiesen werden können. Es gibt auch Krankheiten, bei denen Enzyme ausfallen. In all diesen Fällen erhält man durch Bestimmung des Enzyms im Serum Informationen über normale oder gestörte Stoffwechselvorgänge, also über die Funktionstüchtigkeit oder Schäden von Organen, die spezielle Enzyme herstellen.

Tafel 27 enthält für die Enzymdiagnostik wichtige und gebräuchliche Enzyme, die Hinweise für Diagnose und Verlaufsbeobachtung bestimmter Krankheiten liefern. Da der Gebrauch der von den Biochemikern festgelegten Namen zu umständlich wäre, werden Abkürzungen benutzt, die in Tafel 27 ebenfalls aufgeführt sind.

Die Leberzelle ist reich an *Transaminasen*, so daß diese für die Leberdiagnostik eine Rolle spielen. Mehr als 95 Prozent aller Leberschäden sind durch ein Muster von vier Enzymen zu erkennen: GPT, GOT, γ-GT und CHE. Bei Erkennung und Verlaufskontrolle des Herzinfarktes sind CK und HBDH von besonderer Bedeutung.

Man ermittelt die Konzentration eines Enzyms (z.B. Transaminasen im Serum) durch eine *Aktivitätsbestimmung*. Es wird das zu dem Enzym passende Substrat zugegeben. Die Konzentration des Enzyms ergibt sich dann aus der Geschwindigkeit, mit der das Substrat umgewandelt wird. Diese wird im Photometer mit der Stoppuhr über einen bestimmten Zeitraum verfolgt. Als Maßeinheit dient die Internationale Einheit (U von Unit).

Entscheidend wichtig für die Nachweisgenauigkeit der enzymatischen Testverfahren ist die Einstellung eines konstanten pH. Dem Enzym-Reagenz wird deshalb ein Phosphat-Puffer beigegeben. Weiter ist eine gleichmäßige Temperatur von Bedeutung und eine genau festgelegte konstante Zeitdauer für die Vorinkubation von Reagenzien und Testsätzen. Für die genaue Einstellung der Temperatur sind ein Wasserbad mit Thermostat und ein temperierbarer Küvettenhalter erforderlich. Eine Änderung der Meßtemperatur um nur 1 Grad kann bei Messung von Enzymaktivitäten bereits eine Verfälschung des Ergebnisses um 10 Prozent bewirken.

Auch für die Ermittlung der Konzentration eines Substrates, wie zum Beispiel Zucker im Blut (Blutglucose), sind hoch spezifische enzymatische Testmethoden eingeführt worden. Bei der *Substratbestimmung* gibt man das passende Enzym zum Substrat und mißt, sobald die Reaktion zum Stillstand gekommen ist, die entstandene Menge an Umwandlungsprodukten photometrisch. Daher auch die Bezeichnung "Endwertmethode" für diese Testverfahren. Üblicherweise werden die im Blut selbst enthaltenen Enzyme bei der Substratbestimmung unmittelbar nach der Blutentnahme zerstört. Das geschieht durch Enteiweißung.

Zusammenfassung

Das neue Wissen über die Wirkungsweise der Enzyme gab überraschende Einblicke in die Lebensvorgänge. Nur Enzyme ermöglichen den Ablauf der chemischen Umsetzungen im lebenden Organisimus. Ohne sie ist keine lebende Zelle und damit auch kein Organismus lebensfähig. Bei allem, was im Körper geschieht, sind Enzyme wirksam. Das Leben ist ein System miteinander verbundener Enzym-Reaktionen.

Die im lebenden Organismus gebildeten Enzyme sind katalytisch wirksame Eiweißkörper, organische Wirkstoffe oder Biokatalysatoren. Die ständige Neusynthese von Enzymen in der lebenden Zelle erfordert *organische Eiweißbausteine*, die in möglichst hochwertiger, nicht denaturierter Form über die Nahrung zugeführt werden müssen.

Zwischen Enzymen und *Vitaminen* bestehen Wechselbeziehungen. Sie sind Bestandteile von Coenzymen und üben in dieser Bindung katalytische Funktionen aus. Als Aktivator von Enzymen sind *Spurenelemente* erforderlich. Entscheidend wichtig für die Enzyme ist außerdem der *pH-Bereich*. Sie sind nur wirksam in einem bestimmten, oft eng begrenzten pH-Bereich.

Die Grundlage für alle Lebensvorgänge, die von durch Enzymen gesteuerten Stoffwechselvorgängen begleitet sind, ist daher die Qualität der Nahrungsmittel und richtige Nahrungsauswahl. Diese entscheidet nicht nur über die Zufuhr der erforderlichen Bausteine, sondern auch über die Beschaffenheit des inneren Milieus, den Elektrolyt- und Säure-Basen-Haushalt. Die meisten Krankheiten beginnen mit einem Versagen des Enzymmechanismus und damit als "funktionelle" Erkrankungen, bei denen zunächst noch keine morphologischen Veränderungen zu erkennen sind. Die chemischen Verbindungen und Reaktionen bei allen Lebensvorgängen bilden die Grundlage, auf der sich die Ursachenforschung entwickeln wird. Sie geben einen tieferen Einblick in die Natur gesundheitlicher Störungen und sind damit grundlegend wichtig für die Gesundheitsvorsorge.

VI. TEIL

1. Die Säure-Basen-Flut

Die Zellen der Organe, das Organgewebe oder sogenannte Parenchym, stehen nirgends mit den Blutkapillaren in Berührung. Die Austauschvorgänge finden über das Bindegewebe statt, einen Zwischenraum, den man als Interstitium bezeichnet. Es kann daher regelrecht von einem *Dreikammersystem* gesprochen werden. Diese Zusammenhänge haben wir bereits durch Bild 112 zu veranschaulichen und dort eingehend zu erklären versucht. Der stetig fließende Stoffaustausch über das Bindegewebe, ein "Fließgleichgewicht", ist die entscheidende Grundfunktion, von der alle Lebensvorgänge abhängen. Das Klär-, Speicherungs- und Puffervermögen des Bindegewebes entscheidet über die Stoffwechsellage, das innere Milieu. Zusammen mit der Reglerfunktion des Bindegewebes sind für den Gesamtstoffwechsel die *Blutkapillaren* von überragender Bedeutung. Denn die Mikrozirkulation, also die Fließfähigkeit des Blutes, ermöglicht erst die Fließvorgänge, die ständig über das Blut zwischen dem mesenchymalem Bindegewebe und der Niere stattfinden. Wegen der Fähigkeit, durch seine Klär- und Speicherfunktion den Säure-Basen- und Elektrolythaushalt aufrecht zu erhalten, wird das Bindegewebsorgan auch als Vorniere und das Ganze als Vorniere-Nierensystem bezeichnet.

Auf die Fließvorgänge wurde bereits vor längerer Zeit durch den englischen Stoffwechselforscher, Sir W. ROBERTS, hingewiesen. Er wies nach, daß in unserem Organismus täglich ein periodischer Wechsel, sogenannte physiologische Schwankungen, im Säure-Basen-Haushalt stattfindet. Die als Beispiel dargestellte Tageskurve in Bild 162 zeigt eine Basenflut um 8 Uhr und eine weitere nach der Hauptmahlzeit um 16 Uhr. Diese beiden Basenfluten sind charakteristisch für eine optimale Stoffwechsellage. Roberts verglich dieses Wechselspiel bereits mit den Gezeiten des Meeres und sprach von einer "alkalischen Flut". Seit einigen Jahren interessiert man sich zunehmend für biologische Rhythmen. Es wurden Beziehungen zu Speicher- und Ausscheidungsprodukten herausgefunden, die sich sogar bei medikamentösen Behandlungen bemerkbar machen und Abweichungen bis zu 100 Prozent ergeben haben.

Bild 164 zeigt eine Tageskurve ohne Basenflutungen. Fehlt das tägliche Wechselspiel zwischen Säuren und Basen, so verlieren die Stoffwechselprodukte an Lösungsfähigkeit, werden im Bindegewebe zurückbehalten und gespeichert und führen mit der Zeit zu einer Regulationsstarre, die man gewöhnlich als *Mesenchymblockade* bezeichnet. Dieser Vorgang zeigt sich manchmal in den Geweben der Gelenke, ist aber sonst zunächst unmerklich uncharakteristisch, so daß die ursächlichen Zusammenhänge mit chronischen Erkrankungen schwer durchschaubar erscheinen. Ein dauerndes Verschwinden der Säure-Basen-Schwankungen ist pathologisch, verändert das innere Milieu und ergibt damit die Bereitschaft für chronische Erkrankungen. Bei allen Erkrankungen spielt der Säure-Basen-Haushalt eine wichtige Rolle. Er beeinflußt den Kapillarkreislauf, den Blutdruck und sämtliche Stoffwechselerscheinungen. Die normale Regulation und Tagesrhythmik des Säure-Basen-Haushaltes ergibt erst das Milieu, in dem andere Faktoren zur Wirkung gelangen.

Das mesenchymale Bindegewebe mit seinem an die Blutkapillaren gebundenen Gefäßkeimgewebe steht im Mittelpunkt der Lebensvorgänge, hat entscheidende Aufgaben bei der Fähigkeit zur natürlichen Krankheitsabwehr sowie wachstumsordnenden und wachstumshemmenden Einfluß auf die übrigen Zellen des Körpers. Alle anderen Gewebe und Organe beziehen ihr Nährmaterial über das Bindegewebsorgan, womit auch Wechselwirkungen zwischen Bindegewebe und Epithel bestehen, aus dem schließlich immerhin etwa 95 Prozent aller menschlichen Tumore entstehen.

Aufschlußreich erscheinen uns die Beobachtungen, die wir beim *Rheumatismus* machen konnten. Entweder trat Krebs oder Rheumatismus auf, aber nicht beides zusammen. Rheumatismus ist nun, wie schon auf Seite 171 ausgeführt wurde, eine Stoffwechselkrankheit, an der das Bindegewebe beteiligt ist. Von der chronischen rheumatischen Arthritis wissen wir heute, daß es sich um eine allergische Reaktion handelt, die sich am mesenchymalen System abspielt.

Es sind krankhafte Immunreaktionen, die sich gegen den eigenen Körper richten. Es sind Auto- (Selbst-) immunkrankheiten. Man fand die sogenannten "Rheumafaktoren", körpereigene Immunstoffe, die mit dem Latex-Test nachgewiesen werden können. Die dafür verwendeten Reagenzien mit angelagertem menschlichem Gamma-Globulin agglutinieren in Gegenwart von Serum, das diese Immunstoffe enthält. Der Test fällt bei chronischer Polyarthritis in 60 bis 80 Prozent der Fälle, aber auch bei einer Reihe anderer Erkrankungen positiv aus. Solange solche Immunreaktionen entstehen, scheint es keinen oder selten Krebs zu geben. Dieser kann sich offenbar erst bilden, wenn die Körperabwehr herabgedrückt und erheblich geschwächt ist.

Elektrolyt- und Säure-Basen-Verhältnisse

Die Säure-Basen-Flut ist zugleich von Bedeutung für den Elektrolythaushalt und die Wirksamkeit der Natrium-Kalium-Pumpe. Zur Beurteilung der Stoffwechsellage hilft uns die Tatsache, daß Säure-Basen-Haushalt und Elektrolyte miteinander in Wechselbeziehung stehen und sich gegenseitig beeinflussen. Bekannt ist vor allem, daß zwischen dem Kalium- und Calciumhaushalt und der Azidose bestimmte Abhängigkeiten bestehen. Bei Elektrolytverlusten kann es zu schweren Störungen des Säure-Basen-Haushaltes kommen. Daher erwies es sich als möglich, durch Bestimmung der Säure-Basenverhältnisse im Harn einen Einblick in die Grundfunktion, also in die Fließvorgänge und damit in die entscheidende Stoffwechsellage zu bekommen. Nur bei bereits fortgeschritteneren und ernsteren Krankheitsfällen wird darüber hinaus dann noch eine Blutgasanalyse und eine Bestimmung der Elektrolyte im Serum erforderlich.

Die Harnanalyse kommt den Bemühungen um die vermehrte Einführung nichtinvasiver Untersuchungsmethoden sehr entgegen. Sie belastet den Patienten in keiner Weise, während sich bei invasiven Untersuchungsmethoden (lat. invasio = eindringen), bei denen entweder zur Blutabnahme in die Vene oder sonstwie in den Körper eingedrungen werden muß, gewisse Unannehmlichkeiten, Nebenwirkungen und Risiken nicht immer vermeiden lassen.

Die Harnanalyse

Oft begegnet man der Meinung, daß die reine pH-Messung des Harns mit Indikatorpapier genügen müßte, um den Säure-Basen-Haushalt kontrollieren zu können. Leider gibt diese einfache Messung nur einen groben Anhalt, der keineswegs ausreicht, um die Stoffwechsellage richtig beurteilen zu können. Der Harn ist eine gepufferte Lösung. Die Säuren sind vorwiegend durch die Pufferung gebunden. Normalerweise wird daher nur ein kleiner Teil in freier Form ausgeschieden. Nur diese freien Wasserstoffionen (H^+-Ionen) werden durch die einfache Urin-pH-Messung nachgewiesen. Der Gesamtsäuregehalt (die Gesamtazidität) wird durch Titration bestimmt.

Maßanalyse oder Titration

Weil man bei dieser Analyse nicht wägt, sondern mißt, nennt man sie Maßanalyse. Man setzt der Analysenflüssigkeit zu diesem Zweck Farbstoffe als Indikatoren bei, die durch Basen anders als durch Säuren gefärbt werden und läßt aus einer Bürette Maßlösung bis zum Farbumschlag zufließen. Dieser Vorgang wird als Titration bezeichnet (von franz. titre = Gehalt). Als Maßlösung verwendet man sogenannte Normallösungen (1 n Lösungen). Dies sind Lösungen von Säuren oder Basen, die genau 1 mol "reagierende Teilchen" im Liter enthalten. Bei Säuren sind die reagierenden Teilchen Hydroniumionen H_3O^+, die in geringen Mengen schon bei der "Autoprotolyse" des Wassers entstehen. In der Literatur wird an Stelle des Hydroniumions aber oft das Wasserstoffion H^+ geschrieben, weshalb auch wir uns an diese Vereinfachung halten. Bei Basen sind die reagierenden Teilchen Hydroxidionen OH^-.

Eine Normallösung der Salzsäure enthält 1 mol HCl im Liter. Mol (Kurzzeichen mol) ist das in Gramm ausgedrückte Molekulargewicht. Das Molekulargewicht entspricht der Summe der Atomgewichte der Atome, die im Molekül enthalten sind. Die Atomgewichte der einzelnen Elemente entnimmt man dem "Periodensystem der chemischen Elemente".

1. Beispiel:

Salzsäure hat die Formel HCl. Wie berechnet sich das Molekulargewicht?

Lösung:

Normal HCl Cl hat das Atomgewicht 35,453
H   ”   ”   ”   1,008
36,461 ≈ 36,5 g
Chlorwasserstoff

2. Beispiel:

Natronlauge hat die Formel NaOH. Wie berechnet sich das Molekulargewicht?

Lösung:

Normal NaOH.   Na   22,990
O   15,999
H   1,008
39,997 ≈ 40 g Natrimhydroxid

Wenn wir die Salzsäure mit Natronlauge neutralisieren wollen, werden demnach 40 g NaOH durch 36,5 g HCl verbraucht.

Wir titrieren allerdings nicht mit den konzentrierten, sondern mit verdünnten Zehntelnormallösungen. Diese werden mit 0,1 n bezeichnet. 0,1 n HCl bedeutet eine Lösung von 3,65 g Salzsäure und 0,1 NaOH eine Lösung von 4 g Natriumhydroxid auf einen Liter Wasser.

Versetzt man eine Harnprobe solange tropfenweise mit einer 0,1 n NaOH-Normallösung, bis der eingebrachte Indikator einen Farbumschlag anzeigt und die Lösung schwach rosa färbt, so bedeutet dies den Verbrauch aller Wasserstoffionen. Bei vollständiger Umsetzung, wenn der Farbumschlag erfolgt, wird der Endpunkt der Reaktion, der sogenannte *Äquivalenzpunkt* erreicht (Äquivalenz: Gleichwertigkeit, von lat. aequus = gleich und valere = wert sein, gelten). Die zu bestimmende Säure hat sich vollständig, das heißt mit der ”äquivalenten” Menge der zugegebenen Maßlösung umgesetzt. Aus der Menge der verbrauchten Maßlösung bis zum Farbumschlag ergibt sich der Gesamtsäuregehalt der zu untersuchenden Harnprobe (Bild 155).

Der Harn ist gepuffert. Solche Puffersubstanzen sind vorhanden in Form von Salzen aus schwachen Basen und starken Säuren oder als Salze von schwachen Säuren und starken Basen.

Durch die Pufferung kommt es zu einer Verschiebung des Äquivalenzpunktes bei der Titration. Bei den im Harn vorliegenden schwachen Säuren ist nur ein Teil der Moleküle in Ionen zerfallen. Bei der Titration werden zunächst die freien H^+-Ionen durch die OH^--Ionen neutralisiert. Das Dissoziationsgleichgewicht wird dabei zerstört. Infolgedessen werden durch zuvor noch nicht dissoziierte Säuremoleküle H^+-Ionen in die Lösung abgegeben. Durch fortgesetzte langsame Zugabe von NaOH kann auf diese Weise die gesamte Säure zur Dissoziation gebracht und neutralisiert werden.

Da bei der Harntitration nur schwache Säuren vorliegen, liegt der Neutralisationspunkt nicht bei pH 7. Die Titration schwacher Säuren wird mit starken Basen (NaOH) durchgeführt. Der Äquivalenzpunkt liegt dabei im alkalischen Bereich. Umgekehrt werden schwache Basen durch starke Säuren (HCl) titriert. Der Äquivalenzpunkt liegt dann im sauren Bereich. Die Indikatoren müssen daher entsprechend gewählt und genau festgelegt werden, um zu einer standardisierten Meßmethode zu kommen, die reproduzierbare, also vergleichbare Werte ergibt.

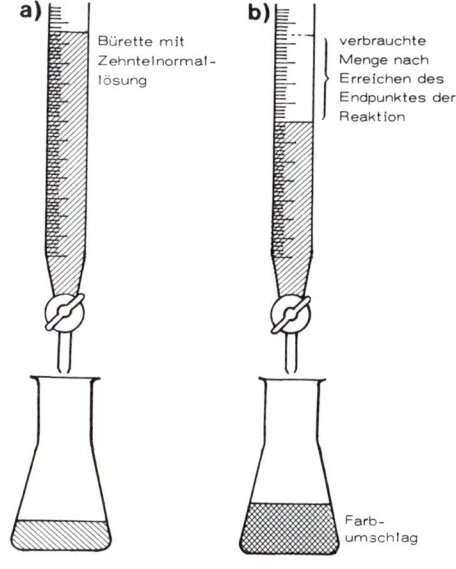

Bild 155: Titration.

Der Harnanalyseapparat nach GLAESEL

Mit der von uns für die Harnanalyse entwickelten Apparatur können im Routinelabor die erforderlichen Meßstufen in einer Arbeitsfolge durchgeführt werden. Als Meßflüssigkeit wird 0,1 n NaOH und 0,1 n HCl verwendet. Die dafür erforderlichen Büretten sind geeichte Glasrohre mit Strichskala, an der der Flüssigkeitsstand abgelesen werden kann. Die abgelesene Zahl gibt die verbrauchten ml an (Bild 155 b). Bei der Ablesung muß die Meßmarke in Augenhöhe gebracht werden. Der tiefste Punkt des Meniskus (gr. meniskos = mondförmiger Körper) soll die Strich- oder Ringmarke an der Oberkante berühren (Bild 156 a). Unsere Apparatur besitzt Büretten mit einem sogenannten Schellbachstreifen, der die Ablesung wesentlich erleichtert. Es handelt sich dabei um einen blauen Strich auf weißem Grund längs der rückwärtigen Innenwand der Bürette. Der blaue Streifen erscheint genau in Höhe des Flüssigkeitsspiegels wie eine "Pfeilspitze" eingeschnürt (Bild 156 b). An dieser Stelle wird abgelesen. Die Büretten haben Glashähne mit kalibrierter, facettierter Glasspitze (Bild 155), die eine Feintitration (Tropfendosierung) ermöglichen. Mit diesen wird der Zufluß in dem Augenblick unterbrochen, da der Farbumschlag eintritt. Die Maßlösung muß bis in die Hahnspitze stehen. Vor Beginn der Titration muß durch Öffnen bis zum Herauslaufen der Flüssigkeit jegliche Luft aus der Hahnspitze entfernt werden.

Die Büretten sind Schnellbetriebsbüretten mit automatischer Nullpunkteinstellung. Der Titrierapparat für Salzsäure hat eine standfeste Vorratsflasche, die zugleich als Fuß dient.

Durch ein Steigrohr wird die Maßlösung durch Überdruck mit Hilfe eines Gummiballs hochgedrückt. Das Steigrohr mündet oben über dem Nullpunkt der Skala. Ein unterer seitlicher Entlüftungsstutzen wird mit einem Finger verschlossen, während man die Bürette mit der anderen Hand durch Hochpumpen mit dem Gummiball füllt. Das Steigrohr wirkt als Saugheber und entleert die Bürette nach Aufhebung des Überdruckes durch Freigabe der Öffnung, bis sie sich genau auf den Nullstrich eingestellt hat.

Der Titrierapparat für die Natronlauge hat eine Plastikvorratsflasche. Die Füllung der Bürette erfolgt hier durch leichtes Zusammendrücken der Plastikflasche. Da Natronlauge Kohlendioxid aus der Luft aufnimmt, ist eine Gaswaschflasche mit geeigneter Füllung (Natronkalk und Filterwatte) vorgeschaltet.

Zur guten Erkennung des Farbumschlages wird auf weißer Unterlage titriert und eine blendungsfreie Beleuchtungseinrichtung verwendet. Für die Titration wird in den Urinbecher ein Magnetrührstäbchen gegeben und der Becher auf einen Magnetrührer gestellt. Der Magnetrührer hat einen 3 W-Sychronmotor (500 UpM).

Um etwaige im Harn befindliche Kohlensäure (CO_2) auszutreiben und eine dadurch mögliche geringe Verfälschung der Meßergebnisse zu verhüten, werden jeder Harnprobe 5 ml 0,1 n HCl zugegeben. Die vorgelegten 5 ml werden vom Meßergebnis abgezogen. Stark basische Harne können in wachsender Menge Kohlensäure enthalten. Diese entfernen wir dann mit Hilfe eines Vakuumexsikkators (lat. vacuus = luftverdünnter Raum), der acht Harngefäße aufnimmt und mittels eines Vakuumschlauches mit einer Wasserstrahlpumpe verbunden wird. Der zu messende Unterdruck wird durch ein zwischengeschaltetes Spiegelglasmanometer mit Quecksilberfüllung kontrolliert. Er wird in Torr (= mmHg) gemessen.

Die Titrationsazidität wurde früher nur aus dem 24-Stunden-Harn gemessen. Dabei wurden 10 ml Harn mit 0,1 n NaOH titriert mit Phenolphtalein als Indikator. Die verbrauchte Menge an NaOH ist äquivalent zur H^+-Ionenkonzentration. Die Titrationsazidität errechnete sich dann aus der Formel:

a)   **b)**

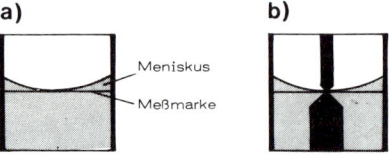

Bild 156: a) Die Meßmarke wird in Augenhöhe gebracht und der tiefste Punkt des Meniskus abgelesen.
b) Bürette mit Schellbachstreifen. Die Ablesung erfolgt am Berührungspunkt der "Pfeilspitzen".

$H^+/24$ h (mmol/l) =

$$\frac{\text{verbrauchte NaOH (ml)} \cdot \text{24-Std.-Menge (ml)}}{100}$$

Die Normalwerte lagen zwischen 10-25 mmol/ 24 Stunden. Werte oberhalb 25-30 mmol/ 24 Stunden bewertete man als Säurebelastung oder metabolische Azidose, erniedrigte Werte als metabolische Alkalose.

Diese Titration des 24-Stunden-Harns ist aber praktisch ohne Aussagekraft, weil wir die Gesamtmenge der Säuren, die von der Niere ausgeschieden wird, nur erhalten, wenn auch die im Urin enthaltene Menge an Ammoniumionen bestimmt und hinzugerechnet wird. Hinzu kommt, daß der 24-Stunden-Harn nur einen Tagesdurchschnitt anzeigt. Aufschluß über die *Fließvorgänge*, die lebenswichtigen physiologischen Schwankungen im Säure-Basen-Haushalt, erhalten wir nur, wenn auch die Basen mitbestimmt werden. Außerdem müssen statt des Sammelharns in der Zeit von 6 bis 20 Uhr alle zwei Stunden Einzelproben genommen werden, die dann die Aufstellung einer Tageskurve ermöglichen (Bild 157). Für auswärtige Patienten ist durch Zusatz eines Harnkonservierungsmittels die Einsendung der Harnproben möglich. Das Konservierungsmittel stört den Test nicht.

Eine Analysemethode, die diesen Anforderungen genügt und einen Einblick in die Gesamtazidität des Organismus gibt, wurde erstmals von SANDER vorgeschlagen. Für den Nachweis sind mehrere getrennte Schritte erforderlich, die im Harnanalyseapparat nach GLAESEL routinemäßg in einer geschlossenen Arbeitsfolge durchgeführt werden, wodurch die Untersuchung zeit- und kostenmäßig tragbar und praktikabel geworden ist. Der Untersuchungsgang gliedert sich in folgende Arbeitsstufen:

1. Abmessung der Harnmenge mit Kolbenhubpipette, Vorgabe von 5 ml 0,1 n HCl und 2 Tropfen Indikatorlösung;
2. Einschalten des Magnetrührers;
3. Titration der Säuren (S-Zahl);
4. Dosierte Zugabe eines Mischindikators mit Dispenser;
5. Titration der Basen (B-Zahl);
6. Ablesen der Ergebnisse und Eintragen in ein Berechnungsformular;
7. Rücktitration;
8. Zugabe einer Reagenzflüssigkeit mit Tropfenpipette;
9. Titration des Ammoniaks (A-Zahl);
10. Errechnen der Aziditätsquotienten (AQ) Säure/Base auf der Rechenmaschine;
11. Errechnen der Aziditätsquotienten für die Gesamtsäuresekretion Säure + Ammonium/ Base (GAQ) auf der Rechenmaschine;
12. Errechnen der mittleren Aziditätsquotienten für Säure (mAQ) und für die Gesamtsäure Säure + Ammonium (mGAQ);
13. Aufzeichnung einer Tageskurve.

Der Aziditätsquotient

Kennzeichnend für diese Analysenmethode ist, daß wir die ermittelten Werte für Säuren und Basen ins Verhältnis setzen, wodurch sich ein einzelner Zahlenwert ergibt, der "Aziditätsquotient" (Abkürzung = AQ). Teilen (dividieren) wir eine Zahl durch eine andere, so heißt die gefundene Zahl "Quotient" (lat. quotiens: wie oft). Solche Quotienten werden benutzt, um das Verhältnis zweier Faktoren zu kennzeichnen, die auf einen Vorgang Einfluß haben. Ein Beispiel dafür ist der "Respiratorische Quotient" (Abkürzung: RQ), das Verhältnis von ausgeatmetem Kohlendioxid zum verbrauchten Sauerstoff:

$$RQ = \frac{CO_2\text{-Bildung}}{O_2\text{-Verbrauch}}$$

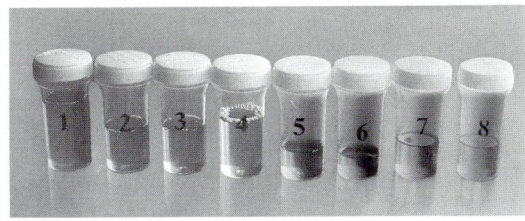

Bild 157: Acht Harnproben werden in der Zeit von 6 bis 20 Uhr in zweistündigem Abstand genommen.

Ebenso wie der Aziditätsquotient ist auch der Respiratorische Quotient von der Art der Ernährung abhängig. Er beträgt für Glucose und Stärke 1,0, tierisches Fett 0,7 und Protein 0,8.

Der Aziditätsquotient wird folgendermaßen berechnet:

$$\text{Aziditätsquotient (AQ)} = \frac{\text{Säuren (S)}}{\text{Basen (B)}} \cdot 100 \ [\%]$$

Der Aziditätsquotient berücksichtigt nur die Titrationsazidität, die durch Rücktitrieren des Urins mit NaOH gewonnen wird. Es handelt sich dabei in erster Linie um die durch den Phosphatpuffer gebundenen Säuren. Es kommt dann zur Rückbildung von HPO_4-Ionen nach der Formel:

$$H_2PO_4 \quad + \quad OH^- \quad \rightarrow \quad HPO_4 \quad + \quad H_2O$$

| Primäres Phosphat | Hydroxil-Ion | Sekundäres Phosphat | Wasser |

Die wasserlöslichen Alkalisalze der mittelstarken Phosphorsäure reagieren in der primären Stufe schwach sauer, in der sekundären schwach basisch. Gemischte Lösungen des primären und sekundären Phosphates sind die wirksamsten Harnpuffer, weil sie große Mengen H^+- oder auch OH^--Ionen abpuffern können.

Es müssen aber zusätzlich noch die Ammonium-Ionen (NH_4^+) berücksichtigt werden, die im Urin zur Ausscheidung gelangen. Bei einer chronischen latenten Azidose kann die Ammoniumproduktion erheblich ansteigen, solange die Nierenfunktion nicht eingeschränkt ist. Die Gesamtsäuresekretion (Abkürzung: G) ergibt sich nach der Formel:

Aziditätsquotient für die Gesamtsäuresekretion (GAQ) =

$$\frac{\text{Säuren (S)} + \text{Ammonium (A)}}{\text{Basen (B)}} \cdot 100 \ [\%]$$

Zur Veranschaulichung werden die Ergebnisse der Analysen aus acht Harnproben in Kurvenform aufgetragen. Die untere Linie in Bild 162 gibt die Werte für die titrierbare Säure wieder, die durch die Nieren durch das Phosphatpuffersystem ausgeschieden werden. Die zweite obere Linie ergibt sich aus der Ausscheidung von Ammonium-Ionen im Urin. Wenn die Niere bei ei-

ner chronischen latenten Azidose durch die Säureausscheidung überlastet ist, kann die Ammoniakproduktion erheblich ansteigen.

Der mittlere Aziditätsquotient

Errechnet werden auch die Mittelwerte aus den acht Harnproben. Sie sind als waagerechte gestrichelte Linien in das Diagramm eingetragen. mAQ ist die Abkürzung für den mittleren Aziditätsquotient der titrierbaren Azidität, die vorwiegend durch das Phosphatpuffersystem abgepuffert ist. mGAQ ist die Abkürzung für den mittleren Aziditätsquotienten der Gesamtsäure, die von der Niere ausgeschieden wurde. Dieser Wert ergibt sich durch die Addition der beiden Werte.

Bei einer ausgeglichenen Stoffwechsellage kann davon ausgegangen werden, daß der mittlere Aziditätsquotient (mAQ) zwischen 0 und 35 % liegt. Die Ammoniumbildung ist dann im allgemeinen gering. Werte zwischen 35 bis 50 % zeigen einen mittelschweren, Werte über 50 % einen schweren Säureüberschuß (latente Azidose) an, wie er bei allen, auch bei den in der Entstehung begriffenen chronischen Krankheiten vorkommt.

Die Basenflut

Über der Null-Linie (0 %) sind die sauren Meßwerte, unter der Null-Linie die basischen Werte eingetragen. Kennzeichen einer ausgeglichenen Stoffwechsellage ist der Wechsel zwischen sauer und basisch während des Tages. Wir sehen ein Auf und Ab, finden eine regelrechte *Flutung*, die mit Ebbe und Flut verglichen werden kann. Basenfluten sind charakteristisch für eine optimale Stoffwechsellage (Bild 162). Tageskurven, die hoch im sauren Bereich liegen, keine ausreichende Flutung aufweisen und vielleicht sogar eine fast gerade Linie bilden, müssen ernst genommen werden und schleunigst durch eine Änderung der Ernährungsweise korrigiert werden. Die Harnanalysen ermöglichen, daß hierbei gezielt vorgegangen wird und jederzeit Nachkontrollen erfolgen können.

Das Bindegewebe hat ein Speicherungs-, Filter- und Pufferungsvermögen, wobei vor allem die kollagenen Fasern als Säurefänger wirken. Nach hier werden die im Stoffwechsel anfallenden Säuren zunächst abgeschoben. Zwischendurch muß über das Blut durch die Nieren immer wieder eine Entleerung stattfinden. Dafür ist ein Fließgleichgewicht erforderlich. Die für die Ausscheidung erforderliche Flutung ist nur durch Harnanalysen meßbar. Chronische Krankheiten beginnen mit einer *latenten Azidose*, das heißt das zunächst noch keine deutlichen Merkmale (Symptome) in Erscheinung treten. Der Zustand kommt schleichend, nichtsahnend, versteckt (lat. latens = verborgen). Im Blut tritt dieser Zustand noch nicht in Erscheinung. Für jede Therapie, die erfolgreich sein und nicht nur Symptome lindern soll, bildet eine solche Harnanalyse aus acht Harnproben die Basis. Eine einzelne Harnprobe oder die Untersuchung eines Sammelharns genügt nicht.

2. Ernährung und Körperchemie

Die vielen unterschiedlichen und zum Teil widersprüchlichen Ernährungsanweisungen zeigen, daß die Erkenntnisse der Ernährungswissenschaft bisher noch nicht ausgereicht haben, um zu allgemein verbindlichen Empfehlungen zu kommen. Wissenschaftlich nur teilweise abgesicherte Erkenntnisse, ja sogar einseitige und übertriebene Empfehlungen werden mit viel dogmatischer Überzeugung angepriesen und tragen zur Verwirrung auf dem Gebiet der Ernährung bei. Der Mensch ist außerordentlich anpassungsfähig und daher bei sehr unterschiedlichen Ernährungsformen lebensfähig. Die bei manchen Ernährungsempfehlungen bestehenden gesundheitlichen Gefahren machen sich daher erst mit der Zeit bemerkbar und sind nicht leicht durchschaubar. Bei der heute üblichen Fehl- und Überernährung sind Anfangserfolge mit jeder Kostform möglich, besonders wenn es sich um eine Reduktionsdiät zur Herabsetzung des Körpergewichtes handelt. Solche vorübergehenden Erfolge lassen sich sogar ermöglichen, indem man den Organismus in eine pathologische Stoffwechsellage bringt. Eine dauerhafte Wiederherstellung und Erhaltung der Gesundheit ist aber nur mit Hilfe eines Stoffwechselgleichgewichtes möglich.

Die Kalorienrechnung

Die Ernährungsforschung begann mit der Feststellung, daß der Stoffwechsel mit einem Verbrennungsprozeß verglichen werden könnte. Der Physiologe Carl VON VOIT (1831-1908) und dessen Schüler Max RUBNER (1854-1932) führten die Berechnung des Energiegehaltes der Nahrung ein. Ein Maß für die Wärmeenergie ist die Kalorie. Eine Kilokalorie (kcal) ist die Wärmemenge, die benötigt wird, um einen Liter Wasser von 14,5° C auf 15,5° C, also um 1° C zu erwärmen. Seit Einführung des internationalen Maßsystems (SI-Einheiten) gilt die Einheit *Joule* (sprich: dschul). Sie ist nach dem Engländer James Prescott JOULE (1818-1889) benannt, der sich mit der Umrechnung von mechanischer Energie in Wärmeenergie befaßte. Eine seit so langer Zeit gebräuchliche und damit populäre Einheit, wie die Kalorie, konnte bisher aber noch nicht vollständig durch Joule verdrängt werden. Man muß daher die Umrechnungsfaktoren kennen:

$$1000 \ cal = 1 \ kcal = 4186 \ J = 4,186 \ kJ$$

Der Energiebedarf des Menschen beträgt etwa 2000 bis 3000 kcal/Tag (8000 bis 12000 kJ/Tag). Er muß durch die Nährstoffzufuhr abgedeckt werden. Die drei Hauptnährstoffe sind Eiweiß, Kohlenhydrate und Fett. Für Ernährungsberechnungen hat RUBNER Mittelwerte angegeben, die auch heute noch benützt werden. Die Brennwerte für Eiweiß und Kohlenhydrate sind gleich:

1 g Eiweiß	4,1 kcal =	17,2 kJ
1 g Kohlenhydrate	4,1 kcal =	17,2 kJ
1 g Fett	9,3 kcal =	38,9 kJ

Mit der Kalorienrechnung begann der erste Schritt zu einer Ernährungslehre auf wissenschaftlicher Grundlage. Nach Kalorientabellen sind während des Krieges bekanntlich auch die Lebensmittelzuteilungen erfolgt. Die Kalorienlehre war aber nur eine Teilwahrheit, so daß eine einseitige Beurteilung der menschlichen Lebensmittel nach Kalorientabellen verhängnisvolle Folgen haben kann. Die Geschichte des Hilfskreuzers "Kronprinz Wilhelm" aus dem ersten Weltkrieg vermag dies wohl am besten zu verdeutlichen.

Das Ernährungsexperiment des Hilfskreuzers "Kronprinz Wilhelm"

Dieser Hilfskreuzer durchstreifte den Ozean 255 Tage lang und versenkte 14 französische und englische Frachtdampfer. Er berührte während dieser Zeit keinen Hafen und übernahm von den versenkten Schiffen Lebensmittelvorräte in Hülle und Fülle. Die Besatzung bekam daher Fleisch, Fett und Käse, so viel die Leute wollten. Dazu gekochte Kartoffeln, Büchsengemüse, kondensierte Milch, Zucker, Weißbrot, Kuchen, süße Biskuits, Margarine, Kaffee und Tee. Es war nach der Kalorienrechnung eine ausgezeichnete Verpflegung, so daß man glaubte mit dem schnellen Schiff (26 Knoten) die Kreuzerfahrten bis zum Ende des Krieges fortsetzen zu können. Aber was geschah?

Einige Leute klagten plötzlich über geschwollene Knöchel und Nervenschmerzen in den Beinen, unterhalb der Knie. Es kam zu Lähmungserscheinungen, Herzerweiterung, Muskelschwund und Druckschmerzen über den Nerven, verbunden mit Blutarmut. Man hatte auch viele Fälle von Lungenentzündung, Rippenfellentzündung und Rheumatismus an Bord. Die Leute schienen alle Widerstandskraft verloren zu haben. Auch kleine Wunden wollten und wollten nicht heilen. Es gab starke Blutungen schon aus geringfügigen Anlässen. Gebrochene Glieder heilten sehr langsam.

110 Mann von 500 waren schon aufs Krankenlager geworfen, die übrigen am Ende ihrer Kräfte. Es blieb dem Kreuzer daher nichts anderes übrig, als bei Nacht und Nebel mit gelöschten Lichtern und Volldampf dem nächsten neutralen Hafen zuzustreben. Am 11. April 1915 lief er den amerikanischen Hafen von Newport News an.

Dieses Ernährungsexperiment zeigt beispielhaft, daß eine kräftige Kost mit hohem Kaloriengehalt im menschlichen Körper nicht verstoffwechselt werden kann, wenn bestimmte Begleitstoffe fehlen und darüber hinaus in einseitiger Weise vorwiegend säurebildende Lebensmittel zugeführt werden. Im vorliegenden Fall konnten 47 Mann schon nach 10 Tagen aus dem Lazarett entlassen und als geheilt betrachtet werden. Dabei wurden keine Arzneien gegeben, sondern nur eine Diät aus frischer Gemüsesuppe mit Kohl, Karotten, Pastinaken, Spinat, Zwiebeln und gelben Rüben, Kartoffel- und Kleiewasser, Vollkornweizenbrot, Eidotter, Vollmilch, Organgensaft und Äpfeln.

Der große dänische Ernährungsversuch

Ein Gegenbeispiel ist der große dänische Ernährungsversuch vom Jahre 1917/18. Mit dem Eintritt der vollständigen Blockade am 1.2.1917 kam Dänemark in eine sehr bedenkliche Lage. Man entschloß sich daher, nach den Erkenntnissen des Arztes und Ernährungsforschers M. HINDHEDE zu verfahren, der damals Leiter des Staatsinstituts für Ernährungsforschung in Kopenhagen war. Dieser hatte durch seine Forschungen und die mit seiner eigenen Familie längere Zeit hindurch angestellten Ernährungsversuche nachgewiesen, daß Fleisch, welches schon damals in den Städten in recht reichlichen Mengen gegessen wurde, durch Kartoffeln, Getreide, Brot, Obst, Gemüse und Milch zu ersetzen ist. Diese Nahrungsmittel erwiesen sich nicht nur als gesünder, sondern waren auch billiger.

Da etwa 80 Prozent des Nährwertes verloren geht, wenn man Produkte, die als menschliche Nahrung verwendbar sind, an das Vieh verfüttert, wurde der Schweinebestand auf 1/5 verringert. Dadurch konnten sich diejenigen, denen die zugemessene Brotration nicht ausreichte, an Kartoffeln und Grütze schadlos halten. Daran bestand kein Mangel, und jeder konnte soviel bekommen, wie er wollte. Auch Gemüse war reichlich vorhanden; jeder konnte sich beliebig viel davon beschaffen. Das Brot war ein Schrotbrot mit 12 bis 15 Prozent Weizenkleie und 24 Prozent Gerstenmehl mit nur 5 Prozent Kleieverlust. An Milch konnte für den Kopf der Bevölkerung 300 bis 400 g täglich gewährt werden. Der Fleischverbrauch ging erheblich zurück. Infolge der Einschränkung der Schweinehaltung wurde es der Stadtbevölkerung fast unmöglich, Schweinefleisch zu beschaffen. Rindfleisch war zwar zu haben, aber der Preis war so hoch, daß die meisten Leute sich mit den 40 g täglich begnügt haben, die zu ermäßigtem Preis auf Karte geliefert wurden.

Die dänische Bevölkerung war damals vor dem Kriege, ebenso wie heute so manche anderen westlichen Kulturvölker, zu einem großen Teil überernährt. Die Zeiten waren eben zu gut gewesen. Das galt namentlich für den nicht körperlich arbeitenden Teil der Stadtbevölkerung, der nach den angestellten Untersuchungen nicht selten täglich 3500, ja sogar 4000 Kalorien verbrauchte. Welche Wirkung hatte nun die Umstellung eines ganzen Landes mit damals etwa drei Millionen Menschen auf eine einfache Kost? Darüber wurden eingehende statistische Erhebungen angestellt. Danach waren nirgends die gesundheitlichen Verhältnisse so gut und die Sterblichkeit so niedrig in irgendeinem europäischen Land wie 1917/18 in Dänemark. Durch einjährigen Übergang zu einer Kost, die hauptsächlich aus Vollkornbrot, Kartoffeln und Gemüse mit etwas Milch bestand, sank die Sterblichkeit um 20 Prozent, bei den Männern zwischen 25 und 65 Jahren sogar bis um 34 Prozent. Am auffallendsten war, wie die Sterblichkeit der alten Leute abnahm. Hier war die Wirkung am größten, besonders bei den ausgesprochenen Alterskrankheiten, Herz- und Altersschwäche. Bei Altersschwäche betrug der Rückgang bis zu 48 Prozent. Die Entwicklung der Alterserscheinungen war verlangsamt worden. Wir wissen damit eigentlich, wie wir leben müßten, wenn wir gesund bleiben und möglichst alt werden möchten. Leider führt erst ein knapperes Einkommen, Krankheit oder gar die Not die Menschen dazu, einfacher zu leben.

3. Vitamin-Mangelkrankheiten (Avitaminosen)

Ein entscheidender Schritt auf dem Wege zu einer Ernährungswissenschaft war die Vitaminforschung. Sie gehört zu den jüngeren Entdeckungen; Anfang dieses Jahrhunderts war der Begriff der "Vitamine" noch unbekannt. Man hatte noch keine gesicherten Kenntnisse über die Bedeutung der frischen Pflanzenkost und wußte nicht, daß der Mensch ohne diese Begleitstoffe, die wir Vitamine nennen, nicht leben kann. Es dauerte lange bis zu der Entdeckung, daß eine Reihe seuchenartig auftretender Erkrankungen mit der Nahrung zusammenhingen.

Skorbut

Eine der ältesten bekannten Vitaminmangelkrankheiten (Avitaminose) ist der Skorbut (ndrl. scheurbuik = "rissiger Mund", früher Scharbock). Es ist eine Erkrankung des Bindegewebes, die sich meist zuerst durch Entzündungen des Zahnfleisches bemerkbar macht. Es kommt beim Skorbut zu Blutungen aus den Kapillaren, verzögerter Wundheilung und einer erhöhten Anfälligkeit gegenüber Infektionen. Bei Kindern sehen wir außerdem auch Störungen des Knochenwachstums, da durch solche Blutungen die Knochenhaut abgehoben werden kann, so daß der Knochen nicht mehr ausreichend ernährt wird. Der Kinderskorbut, die sogenannte *Moeller-Barlowsche Erkrankung* (benannt nach den Ärzten MOELLER, Königsberg, 1819-1887 und BARLOW, London, 1845-1945) trat auf bei Kindern, die mit der Flasche und gekochter Milch aufgezogen wurden.

Die alten nordischen Wikinger wußten bereits, wie man dieser Krankheit begegnete. Sie hatten große Lauchgärten, zogen sowohl gewöhnliche Zwiebeln als auch Knoblauch und nahmen diese auf ihre oft weiten Seereisen mit. Die Seetüchtigkeit ihrer relativ kleinen Schiffe, mit denen sie bereits zwischen 800 und 1100 nach Christi Geburt die Meere durchkreuzten und einen emsigen transatlantischen Schiffsverkehr betrieben, war berühmt. Das Wissen, daß die Zwiebel ein ausgezeichnetes Mittel gegen Skorbut darstellt, ist dann aber später ebenso wie das meiste Wissen um den hochentwickelten Schiffsbau der Nordmannen verloren gegangen. Mit Beginn der christlichen Seefahrt, und zwar praktisch seit dem 15. Jahrhundert, als die großen Seereisen begannen, waren die Seeleute schwer durch Skorbut betroffen. Die einseitige Verpflegung auf den Segelschiffen mit konservierten Nahrungsmittel, wie Pökelfleisch und Schiffszwieback, war die Ursache der Schiffskrankheit. VASCO DA GAMA soll auf seiner Fahrt um Afrika 1498 von 160 Mann 100 nur durch Skorbut verloren haben.

Die Holländer kamen auf den hohen diätetischen Wert des Sauerkrautes, das etwa von 1600 an auf den holländischen Schiffen verwendet wurde. Sie erkannten auch den Wert von frischem Gemüse für ihre Seeleute und konnten damit den Skorbut verhüten. Später kam man auf Zitronensaft als Heilmittel gegen Skorbut. Der berühmte Weltumsegler JAMES COOK hat daraufhin auf seiner zweiten dreijährigen Weltumseglung 1772 nur einen einzigen Matrosen durch Krankheit verloren.

Aber nicht nur bei den Matrosen auf hoher See, sondern auch bei der Landbevölkerung haben skorbutähnliche Erkrankungen jahrhundertelang immer eine Rolle gespielt. Sie waren sicher mit ein Grund für die verringerte Lebenserwartung in früheren Zeiten und für die Seuchenanfälligkeit. Man wußte noch zu wenig von dem Wert des rohen Gemüses. Es gab zu wenig Rohkost; das Gemüse wurde zerkocht. Die Gesundheit war daher zu vielen Zufälligkeiten ausgesetzt, denn der Mensch ist leider wenig bereit, nur aus der Erfahrung zu lernen.

a) Ascorbinsäure (Vitamin C)

Die Entdeckung des antiskorbutischen Faktors gelang dem 1893 in Budapest geborenen ungarischen Biochemiker Albert SZENT-GYÖRGYI im Jahre 1927. Er konnte ihn im Jahre 1933 in chemisch reiner Form aus Paprika gewinnen. Es war die Ascorbinsäure, das Vitamin C. Im Gegensatz zu vielen Tieren ist der Mensch nicht in der Lage, die Ascorbinsäure im Körper selbst zu produzieren. Sie muß daher ständig mit der Nahrung zugeführt werden. Eine frische Gemüserohkost, Blätter und Wurzeln, ist der wichtigste Lieferant für Vitamin C. Den höchsten Gehalt hat Paprika. Aber auch schwarze Johannisbeeren, Hagebutten, Grün- und Rosenkohl, Petersilie und gekeimtes Getreide sind besonders reichliche Träger von Vitamin C.

Vitamin C wirkt stark "reduzierend" und spielt damit eine Schlüsselrolle im Redoxsystem, mit dem wir uns schon im Kapitel "D. Der Sauerstoff" befaßt haben. Der über die Lungenatmung zugeführte Sauerstoff allein genügt noch nicht für die Zellatmung und das damit in Zusammenhang stehende biochemische Geschehen. Es sind auch Reduktone wie das Vitamin C erforderlich. Lebensprozesse sind gekennzeichnet durch den Wechsel zwischen oxydierten und reduzierten Stufen. Der Organismus sucht eine mittlere Redoxlage einzuhalten. Redoxkatalysatoren, wie das reduzierend wirkende Vitamin C, sind aber nur in der Frischkost enthalten. Vitamin C wird durch Erhitzung zerstört und leidet auch durch Lagerung unter Luftzutritt.

Vitamin-C-Mangel und Krebs

Mangel an Vitamin C stört die Bildung des Bindegewebes und dabei gleichzeitig den Aufbau der sogenannten leimgebenden, kollagenen Fasern. Die Wirkung ist daher einschneidend, so daß Vitaminmangel mit Sicherheit krebsbegünstigend wirkt. Der Vitaminbedarf von Krebskranken ist deutlich erhöht. Auch die neutrophilen Granulozyten, weiße Blutkörperchen, haben einen ungewöhnlich hohen Gehalt an Vitamin C. Sie sind als Freßzellen (Phagozyten) entscheidend für die körpereigenen Abwehrkräfte. Der Krebskranke oder Krebsgefährdete ist daher in besonderem Maße auf das Vitamin C angewiesen. Vor allem gilt das für die Krebsnachbehandlung, damit sich keine Tochtergeschwülste, sogenannte Metastasen, ausstreuen, die sich an anderer Stelle des Körpers ansiedeln und dort weiter wuchern. Der Krebskranke stirbt nämlich im allgemeinen nicht an einem Primärtumor, also an der ursprünglichen Geschwulst, sondern an den Metastasen. Die Krebsbehandlung muß daher mit allen Mitteln darauf ausgerichtet werden, die Ausbreitung von Metastasen zu unterbinden. T.K.BASU und Mitarbeiter haben 1974 nachgewiesen, daß der Vitamin-C-Gehalt der Leukozyten bei völlig gesunden Personen am höchsten ist, bei Patienten mit Brustkrebs am niedrigsten.

Schutzwirkung gegen Nitrosamine

Eine Schutzwirkung gegen Krebs wird dem Vitamin C auch gegenüber Nitrosaminen zugesprochen. Nitrat wird zum Pökeln, das heißt zur Konservierung von Fleischwaren, Fisch und Schnittkäse benutzt. Es kommt aber auch in Gemüse vor, besonders bei einigen auf hohe Erträge und auf überdüngten Böden gezüchteten Gemüsesorten. Hohe einseitige Gaben an Stickstoffdünger haben hohe Nitratgehalte zur Folge. Die höchsten Nitratmengen fand man beim Spinat, der besonders gut auf Stickstoffdünger anspricht. Die von verschiedenen Untersuchern angegebenen Werte streuen allerdings im weiten Bereich von 20 bis 4000 ppm Nitrat (NO_3), je nach Art und Umfang der Düngung. Zu den anderen Gemüsearten mit erheblichem Nitratgehalt zählt die rote Bete, Radieschen, Rettich und Kopfsalat. Möhren haben weniger und Kartoffeln verhältnismäßig nur wenig Nitrat (Tafel 28).

Eine weitere wichtige Quelle für die Aufnahme von Nitrat ist das *Trinkwasser*. Es wird häufig genug darüber geklagt, daß im Wasser der Brunnen zu hohe Werte gefunden werden. Dies vor allem dort, wo aus Massentierhaltungen zu große Güllemengen ausgefahren werden, wodurch Nitrat ins Grundwasser gelangt.

Nitrat kann im Verdauungstrakt durch bakterielle Reduktion leicht in *Nitrit* umgewandelt werden. Aus diesem entstehen im sauren Milieu des Magens aus den natürlicherweise im Körper und in Lebensmitteln vorkommenden Aminen *Nitrosamine*. Diese chemischen Stoffe haben sich im Tierversuch bei einer großen Zahl verschiedenartiger Tierarten als krebserregend erwiesen. Man zählt sie zu den stärksten krebserregenden Stoffen, die wir heute kennen. Sie sind daher auch für den Menschen als hoch verdächtig anzusehen.

HASHIMA vom Internationalen Krebs-Institut in Lyon hat 1981 über zwei Patientengruppen berichtet. Bei diesen wurde nachgewiesen, daß sich die Nitrosaminbildung im menschlichen Körper durch Vitamin C verhindern läßt. Demnach hätte man im Vitamin C ein hochwertiges, natürliches Hemmittel.

Bemerkenswert ist die Wirkung des Vitamin C auf die *Nebennierenrinde* und die darin entstehenden Hormone. SZENT-GYÖRGYI experimentierte bei der Suche nach dem "antiskorbutischen Vitamin" zunächst sogar mit den Extrakten von Nebennieren. Man hat bei Vitamin-

Tafel 28: Natürlicher Gehalt an Nitrat (NO_3) in pflanzlichen Lebensmitteln
(nach dem Ernährungsbericht 1976)

	mg/kg (ppm)
Spinat, frisch	20-4000
Spinatkonserve für Kleinkinder	82-1210
Rote Bete	2000-2500
Radischen und Rettich	1000-1500
Kopfsalat	1000-1500
Möhren	200- 300
Kartoffeln	100- 120

C-Mangel eine starke Verringerung dieser Hormone, ja eine Größenveränderung der Nebennierenrinde festgestellt. Dies hat Rückwirkungen auf das gesamte hormonale System und ein Versagen des Abwehrsystems zur Folge.

Wichtig ist Vitamin C auch für den *Eisenstoffwechsel*. Es bewirkt die Reduktion des dreiwertigem zu zweiwertigem Eisen und fördert damit die Resorption über die Darmschleimhaut. Nur bei Gegenwart von Vitamin C kann das Nahrungseisen ins Blut aufgenommen werden.

Die Parodontose

Die dramatischen schweren Formen der Skorbuterkrankungen früherer Zeiten gehören zwar der Vergangenheit an. Trotzdem müssen wir uns fragen, ob nicht bei den heute üblichen üppigen Fleischgerichten, der Fertig- und Konservenkost, dem Kantinen- und Gaststättenessen mit zerkochtem Gemüse viele der heute auftretenden sogenannten Zivilisationsleiden als Mangelkrankheiten aufzufassen sind. Es gibt beispielsweise zu denken, daß die entzündlich degenerative Erkrankung des Zahnbettes, die *Parodontose*, sich in den letzten Jahrzehnten mit einer seuchenartigen Schnelligkeit ausgebreitet hat. An verschiedenen Orten durchgeführte Reihenuntersuchungen führten zu dem erschreckenden Ergebnis, daß rund 80 Prozent der erwachsenen Bevölkerung unter Parodontose leiden. Bei jedem vierten Jugendlichen, jedem zweiten Erwachsenen und fast jedem alten Menschen war die Parodontose bereits klinisch feststellbar. Das heißt, das Leiden hatte bereits ein mittleres bis schweres Stadium erreicht, so daß Zahnverluste nicht mehr zu vermeiden waren. Dabei handelt es sich um an sich gesunde Zähne, die nicht von Zahnfäule, der Karies, befallen sind.

Da sich die Parodontose nicht durch Schmerzen bemerkbar macht, werden die Anfangsstadien meist nicht beachtet, so daß sie sich über die Jahre hinweg weiter entwickeln kann. Entzündliche Rötung und Schwellung des Zahnfleisches und Zahnfleischbluten sind jedenfalls verdächtig; mit der Zeit tritt auch Mundgeruch auf.

Wir müssen uns vergegenwärtigen, daß bereits zwei von drei Personen über Zahnfleischbluten klagen, jeder dritte unter Mundgeruch leidet und nur noch jeder fünfte ein gesundes Zahnbett besitzt. Daher kommen wir nicht umhin uns zu fragen, ob hier nicht erkennbare Früh- und Vorformen des Skorbuts vorliegen, die mit der derzeitigen Ernährungsform und einer nicht ausreichenden Vitamin-C-Versorgung in Zusammenhang stehen.

Das wichtigste Symptom bei Vitamin-C-Avitaminosen sind Blutungen aus den Kapillaren. Neben Schwellungen und Blutungen aus dem Zahnfleisch tritt sie als Nasenbluten (Epistaxis) oder Hautblutungen auf. Ferner besteht eine deutliche Verzögerung der Heilung von Wunden. Die Kapillarblutung in der Haut pflegt sich durch kleinste Haut- oder Schleimhautblutungen, die sogenannten Petechien, bemerkbar zu machen. Bei bisher für gesund gehaltenen Schulkindern der Provinz Uppland in Nordschweden wiesen nach Winterende immer wieder rund dreißig Prozent solche punktförmigen Blutausscheidungen auf. Hieraus konnte

auf eine mangelhafte Versorgung mit Vitamin-C geschlossen werden. Siebzig Prozent der Kinder mit erhöhter Petechienzahl wiesen auch Entzündungen des Zahnfleisches auf. Mangelzustände sind also viel weiter verbreitet, als man anzunehmen pflegt.

Einfluß der Nahrungsauswahl

Welchen Einfluß die Nahrungsauswahl haben kann, mag Bild 158 verdeutlichen. Es zeigt, welch große Unterschiede beispielsweise die verschiedenen Apfelsorten in ihrem Vitamin-C-Gehalt haben können. Der Vitamin-C-Gehalt wird aber auch durch die Anbauweise, vor allem durch die Düngung beeinflußt. Im Wettbewerb "Jugend forscht" hat eine damals 17jährige Schülerin durch Versuche mit Gartenkresse schon 1967 nachgewiesen, daß der Vitamin-C-Gehalt abnimmt, je mehr die Pflanzen gedüngt werden. Je weniger gedüngt wurde, desto mehr stieg der Vitamin-C-Gehalt an. Es gelang, den Vitamin-C-Gehalt bis auf das zwölffache zu steigern. Diese Versuche, die jederzeit reproduzierbar sind, zeigen eindeutig, wie sehr es auf den "inneren Wert" der Nahrung ankommt. Er bleibt bei der heute noch üblichen Einteilung nach Handelsklassen, die sich nur nach der äußeren Beschaffenheit richtet, jedoch unberücksichtigt.

Vitamin-C-Verluste

Die Versorgung mit lebenswichtigen Wirkstoffen, wie Vitamin C, hängt außerdem von der Zubereitungsart in der Küche ab. Vitamin C ist empfindlich gegen Erhitzen und wird daher durch Kochen weitgehend zerstört. Es leidet durch Oxidation bei Einwirkung des Luftsauerstoffes und wird, da wasserlöslich, unter Umständen auch noch mit dem Gemüsewasser weggegossen. Vitamin ist als Säure (Ascorbinsäure) auch nur in saurem Milieu wirksam; gegen Alkalien, wie z.B. Natron, ist es hoch empfindlich. Durch Berührung mit Schwermetallen wird Vitamin C ebenfalls schnell zerstört. Darum sind Kochgeschirre aus Eisen, Messing und vor allem Kupfer zu meiden. Die besten Kochgeschirre sind Gefäße aus Steingut, Jenaer Glas oder Emaille.

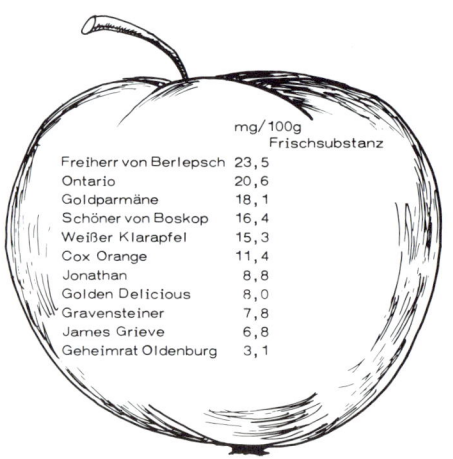

	mg/100g Frischsubstanz
Freiherr von Berlepsch	23,5
Ontario	20,6
Goldparmäne	18,1
Schöner von Boskop	16,4
Weißer Klarapfel	15,3
Cox Orange	11,4
Jonathan	8,8
Golden Delicious	8,0
Gravensteiner	7,8
James Grieve	6,8
Geheimrat Oldenburg	3,1

Bild 158: Vitamingehalt von Apfelsorten (nach SCHUPHAN).

b) Das Vitamin B$_1$ (Thiamin, Aneurin)

Beriberi

Vor allem in den Ländern Ostasiens und in Indien, aber auch in Südamerika und Afrika trat seuchenhaft die Krankheit *Beriberi* auf. Dieser Name steht in Zusammenhang mit dem steifen "watenden" Gang der Kranken, der mit den Fußbewegungen der Schafe verglichen wurde. Im Hindostanischen bedeutet Beri-beri nämlich soviel wie "Schaf". Die Krankheit tritt in erster Linie durch eine allgemeine Nervenentzündung in Erscheinung. Die Nervenbahnen versagen ihren Dienst. Am deutlichsten und zuerst zeigt sich dies an den Beinen. Es kommt zur Lähmung der Beine und zum Muskelschwund, wobei sie bis zur Skelettdürre abmagern können. Im Jahre 1885 brach diese Krankheit bei der eingeborenen Bevölkerung auch in Java aus. Man mußte die Ursache kennen lernen. Nachdem in den achtziger Jahren des vorigen Jahrhunderts entdeckt wurde, daß Krankheiten durch Mikroben hervorgerufen werden, suchte man auch hier nach dem Erreger. Die holländische Regierung sandte eine Forschungsgruppe nach Niederländisch-Indien, der auf Empfehlung von Robert KOCH, dem berühmten Bakteriologen (1843-1910), der niederländische Arzt Christiaan EIJKMAN angehörte, der in Kochs Institut gearbeitet hatte. Die eifrige Suche nach dem Erreger blieb erfolglos. Doch eines Tages beobachtete Eijkman auf dem Hühnerhof bei den Tieren Erkrankungen der peripheren Nerven, die der Erkrankung glichen, die man beim Menschen Polyneuritis oder Beriberi nennt. Die Hühner wiesen eine Muskelschwäche in Beinen und Schwanz auf, der nicht mehr aufrecht getragen wird. Die Tiere sitzen; bei Laufversuchen fallen sie vornüber. Ist der übrige Körper schon völlig gelähmt, so tritt auch noch Flügellähmung ein. Der Kot wird schleimig; die Tiere sterben schließlich rasch.

Die Nachforschungen ergaben, daß die Hühner vorübergehend mit geschältem weißem Reis gefüttert worden waren. Bei Fütterung mit ungeschältem Naturreis blieben sie gesund. Die Erkrankung ließ sich auch durch Zugabe von Reiskleie heilen. Der Tierversuch war beliebig oft reproduzierbar, auch mit Tauben. Während aber Hühner meist mehr schlaff gelähmt sind,

sieht man bei Tauben viel häufiger einen Krampf der Halsmuskulatur, wobei der Kopf hintenüber gezogen wird.

Eijkman veröffentlichte diese Beobachtungen und Untersuchungen erstmals im Jahre 1890. Wie so oft bei großen, entscheidenden Entdeckungen hat es noch länger gedauert, bis man es aufgab, die Beriberi für eine Infektionskrankheit zu halten. Christiaan Eijkman erhielt als Anerkennung für die Entdeckung der ersten Vitaminmangelkrankheit daher auch erst im Jahre 1929, als 39 Jahre später, zusammen mit Hopkins, den Nobelpreis für Medizin.

Der entscheidende Durchbruch ist wohl dem deutschen Arzt Dr. Max MOSZKOWSKI zu verdanken, der sich um das Jahr 1910 in Neuguinea gründlich mit der Beriberi befaßt hat. Er kam nach eingehendem Studium aller bisher vorliegenden Veröffentlichungen zu der Überzeugung, daß in der Reiskleie ein für die Gesundheit unentbehrlicher Stoff enthalten sein müsse, dessen Mangel die Nervenentzündung erzeugt. Daß Beriberi keine Ansteckungs-, sondern eine Mangelkrankheit ist, stellte er schließlich noch durch einen *Selbstversuch* unter Beweis. Er ernährte sich viereinhalb Monate lang ausschließlich von weißem poliertem Reis und erkrankte daraufhin prompt an den Erscheinungen, die kennzeichnend sind für eine Erkrankung, die man Beriberi nennt. Als die Krankheit bereits lebensbedrohlich zu werden begann, nahm er mehrmals täglich eine aus Reiskleie bereitete Suppe zu sich und war in noch nicht zwei Wochen geheilt.

Damit hatte man das erste Vitamin entdeckt, einen besonderen Wirkstoff, um dessen Isolierung und chemischen Zusammensetzung sich viele Wissenschaftler bemüht haben, bis es schließlich dem Chemiker Adolf WINDAUS (1876 Berlin - 1959 Göttingen) gelang, diese aufzuklären und zu bestätigen. Man gab dieser Substanz bei der späteren Einteilung der Vitamine den Buchstaben B$_1$ und bezeichnete es wegen des Zusammenhanges mit Nervenentzündungen auch als antineuritisches Vitamin oder *Aneurin* (Neuritis = Nervenentzündung) oder *Thiamin* (vom griech. theion = Schwefel); es ist das einzige schwefelhaltige Vitamin.

Früher haben die Eingeborenen die Reiskörner nur durch Stampfen von den Spelzen befreit. Mit der Einführung der Schälmaschinen wurden aber nicht nur die harte Hülse, sondern auch die sogenannte Silberhaut und der Keim entfernt. Dann begann man den Reis auch noch zu polieren. So bekam man die schön aussehenden gleichmäßig weißen Reiskörner, die auch heute noch von den Hausfrauen gekauft werden und mit denen man die Reisgerichte in fast allen Gaststätten zubereitet. Nun enthalten aber gerade der Keimling und die verschiedenen Schichten der Silberhaut, die in die Kleie fallen, die wichtigen Wirkstoffe, so daß bei einseitiger Reisnahrung so schwere Erkrankungen möglich sind.

Aufbau des Getreidekornes

Bei unseren einheimischen Körnerfrüchten ist es nicht viel anders. Die Hauptbestandteile des Kornes sind die Frucht- und Samenschale, die Aleuronschicht, der Keim und der Mehlkern (Bild 159). Die Schale, der Keim und auch die Aleuron- oder Wabenschicht gelangen bei der üblichen Vermahlung in die Kleie. Dabei sind gerade diese Teile des Kornes die eigentlichen Träger der Vitamine und Fermente. Sie sind auch nicht nur verhältnismäßig eiweiß-, sondern auch mineralreich. Leider ist das aus dem ganzen Korn hergestellte Vollkornmehl sehr empfindlich und nur begrenzt lagerfähig. Infolge des hohen Gehaltes an Keimöl und Fermenten kommt es durch den Luftsauerstoff zu Oxydationsvorgängen. Die Keimöle werden ranzig und bitter. Deshalb ist man sowohl in der Bäckerei als auch in den Haushaltungen auf eigene Getreidemühlen angewiesen, um das Getreide jeweils frisch mahlen und sofort verarbeiten zu können.

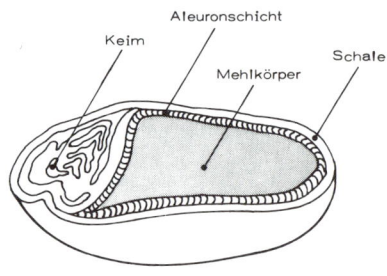

Bild 159: Schnitt durch ein Weizenkorn.

Aneurinaufbau durch Darmbakterien

Aneurin nimmt eine Art Schlüsselstellung im Stoffwechsel ein. Fehlt das Vitamin B₁, so ist kein Leben möglich. Nun hat man festgestellt, daß bestimmte Versuchstiere, wie Kaninchen und Ratten, auch dann am Leben bleiben, wenn sie ein Futter bekamen, daß zwar reich an Kohlenhydraten war, aber kein Aneurin enthielt.

Die Darmbakterien bauen B-Vitamine auf. Die Tiere decken ihren Vitaminbedarf durch Kotaufnahme, durch Koprophagie, wie man das Kotfressen nennt. Verhütet man die Kotaufnahme, so werden die Tiere krank. Die Darmbakterien bilden um so mehr Vitamine, je mehr die Nahrungs- und Futtermittel schwerer verdauliche Anteile enthalten, wie z.B. rohe Kartoffelstärke. Davon gelangt ein Teil unverdaut in den Dickdarm und gibt dort den Nährboden für vitaminbildende Bakterien ab. Reine Getreide und Reisstärke oder Zucker werden dagegen schon im Dünndarm nahezu vollständig aufgenommen, so daß für die Darmbakterien nichts mehr übrig bleibt. Auch Wiederkäuer, wie das Rind, können lange Zeit ohne Aneurinzufuhr auskommen, weil es durch die Bakterien im Pansen aufgebaut wird.

Auch beim Menschen ist ein Aneurinaufbau durch Darmbakterien möglich. Die Vitamine gehen aber ungenutzt ab, da sie im Dickdarm nicht mehr aufgenommen werden können. Immerhin bleibt zu bedenken, ob das "Kotessen", wie es bei Schizophrenen und Schwachsinnigen vorkommt, nicht als unbewußte Reaktion auf Aneurinmangel verstanden werden kann. Das B-Vitamine im Dickdarm nicht aufgenommen werden, wurde mit Versuchstieren nachgewiesen, bei denen man durch Mangelkost einen Aneurinmangel hervorgerufen hatte. Nicht über das Futter, sondern unmittelbar in den Dickdarm eingebrachte Vitamine übten keine Heilwirkung aus.

Da eine Speicherung von Vitamin B₁ im Organismus nur in sehr begrenztem Umfang möglich ist, ist der Mensch somit auf ständige Zufuhr über die Nahrung angewiesen.

Der Wirkmechanismus

Aneurin hat eine Schlüsselfunktion im Kohlenhydratstoffwechsel. Der Abbau der Nahrungsstoffe, insbesondere der Kohlenhydrate (Glukose), führt zunächst zur Bildung der *Brenztraubensäure* (Bild 82). Diese ist damit einer der großen Kreuzungspunkte des Zellstoffwechsels. Aneurin ist nun ein wesentlicher Bestandteil eines Enzyms, der Carboxylase, und ermöglicht damit den weiteren Abbau der Brenztraubensäure, die Dekarboxylierung, zu "aktivierter Essigsäure" (Acetyl-CoA). Diese dient aber nicht nur als Schlüsselsubstanz beim Endabbau im Zitronensäurezyklus, sondern ist auch für die Biosynthese von Überträgerstoffen der Nervenleitung (Acetylcholin) erforderlich. Dies führt dann bei extrem einseitiger Mangelkost bis hin zu den schweren entzündlichen und degenerativen Nervenkrankheiten (Polyneuropathie), wie man sie von der Beriberi her kennt.

Da bei Mangel an Vitamin B$_1$ der oxydative Abbau der Brenztraubensäure ausfällt, kommt es zu Störungen lebenswichtiger intermediärer Stoffwechselvorgänge. Der Organismus wird mit Brenztraubensäure überladen. Es kommt zur Vermehrung im Blut mit diesem Zwischenprodukt, das den Körper wie ein Gift zu belasten beginnt. Bei Beriberikranken fand man einen bis sechsmal so großen Brenztraubensäuregehalt als bei Gesunden. Vor allem sind dadurch Zentralnervensystem, Magendarmkanal und Herzmuskel betroffen. Die freie Salzsäure im Magensaft schwindet. Dieser Schwund der Salzsäuresekretion (Sub- oder Anazidität) gehört zu den Frühsymptomen des Aneurinmangels. Die Folge ist Appetitlosigkeit und Erschlaffung von Magen und Darm. Darm- und Dickdarmentzündung, Durchfälle und Neigung zur Bildung von Geschwüren können folgen.

Symptome des B-Vitaminmangels

Das Endstadium des Aneurinmangels, die Beriberi, kommt bei uns nicht vor. Dafür aber eine Vielzahl von Symptomen, die sich schleichend und zunächst unbemerkt (latent) einfinden und als Hinweis auf einen Aneurinmangel gedeutet werden können. Nach den Ernährungsversuchen des Amerikaners WILLIAMS treten durch Mangel an B-Vitaminen folgende Erscheinungen auf:

- Appetitlosigkeit,
- Sodbrennen,
- Blähungen (Meteorismus),
- Verstopfung (Obstipation),
- Herzjagen (Tachykardie),
- Nervosität, Neurasthenie (reizbare Nervenschwäche, abnorme geistige Ermüdbarkeit, Schlaflosigkeit),
- leichte Ermüdbarkeit, Adynamie (Körperschwäche, Antriebslosigkeit),
- Drepressionen,
- Gedächtnisschwund,
- Anämie (Blutlosigkeit, Verminderung der Erythrozytenzahl).

Wir haben bei unseren öffentlichen Vortragsveranstaltungen die Anwesenden wiederholt befragt, ob sie bei Ehre und Gewissen sagen könnten, daß keines dieser Symptome bei ihnen aufträte. Fast niemals haben wir auch nur eine einzige Meldung erhalten. Eine ungenügende Versorgung mit B-Vitaminen ist kennzeichnend für die heutige Ernährungsweise.

Vitamingehalt von Getreideerzeugnissen

Es gibt nicht viele Lebensmittel mit einem grösseren Aneuringehalt. Die wichtigste Quelle ist Getreide (Tafel 29). Wie schon erwähnt, ist das Aneurin, wie auch die anderen Wirkstoffe, hauptsächlich im Keimling und in der Aleuronschicht, also in den Kleiebestandteilen enthalten, die beim Ausmahlen zu Weißmehl beseitigt werden. Die große Masse der Bevölkerung bevorzugt Feinmehlerzeugnisse. Weißbrot, Kuchen, Torten, Teigwaren und andere Feinmehlspeisen aus Weißmehl sind vorherrschend. Tafel 29 enthält den Ausmahlungsgrad und Aneuringehalt bei Weizen und Weizenmehlprodukten. Man unterscheidet bei der Vermahlung verschiedene Ausmahlungsgrade. Die verschiedenen Mehltypen werden mit Ziffern bezeichnet. Weißbrot wird z.B. aus hellem Weizenmehl der Typen 550 oder 405 hergestellt. Diese Zahlen geben den Gehalt an unverbrennbaren Bestandteilen, also an Mineralstoffen, im Mehl an. Verbrennt man Mehl, so verbleibt als unverbrennbarer Rest Asche. Das sind keine Abfallstoffe, sondern für unseren Körper wertvolle Mineralstoffe. 100 g Mehl der Type 405 ergeben bei der Verbrennung nur noch 405 mg Asche.

Tafel 29: Gehalt an Vitamin B$_1$ (Aneurin oder Thiamin) verschiedener Lebensmittel

	mg/100 g
Weizen und Weizenmehlprodukte	
Weizen, volles Korn	0,50
Kleie	0,4-0,7
Weizenkeime	2,0
Weizenvollkornbrot	0,25
Mehl, Type 2000	0,32
Mehl, Type 1700	0,30
Mehl, Type 1050	0,22
Mehl, Type 550	0,11
Mehl, Type 405	0,06
Brötchen (Semmeln)	0,10
Weizengrieß	0,10
Weizenstärke	0
Andere Getreideerzeugnisse	
Vollreis	0,40
Reis, poliert	0,05
Haferflocken	0,40
Leinsamen, geschrotet	0,41
Müsli (Früchtemüsli)	0,36
Sonnenblumenkerne (geschält)	1,9
Hülsenfrüchte	
Bohnen, weiße	0,45
Linsen	0,45
Dicke Bohnen	0,40
Kichererbsen	0,48
Erbsen, gelbe	0,70
Sojabohnen	1,0
Nüsse	
Haselnüsse	0,40
Walnüsse	0,35
Hefe	
Bierhefe, getrocknet	12,0
Backhefe, gepreßt	1,45
Eier	
Hühnerei (Gesamtinhalt)	0,12
Eigelb	0,32
Eiklar	0,02

Verluste beim Kochen und Backen

Nun scheint mancher zu glauben, daß er mit einer Scheibe Vollkornbrot schon wer weiß was für seine Gesundheit getan hat. Die Aneurinverluste beim Kochen und Backen können aber erheblich sein. Aneurin ist wasserlöslich und hitzeempfindlich. Daher kommt es auf eine möglichst schonende Zubereitung an. Gemüse wird gedünstet, damit die Vitamine weitmöglichst erhalten bleiben und auch nicht ins Kochwasser übergehen und weggeschüttet werden.

Für Getreidegerichte ist die Benutzung einer *Kochkiste* am günstigsten. Sie werden nur kurz zum Kochen gebracht. Dann nimmt man den Kochtopf vom Feuer und läßt das Getreide in einer Kochkiste ausquellen. Auf diese Weise läuft man nicht Gefahr, daß der Garpunkt, das ist der Höchstpunkt des Quellungsvermögens, überschritten wird. Nähr- und Geschmackswerte bleiben bestmöglichst erhalten.

Das Frühstück

Die Aneurinzufuhr wird nach eigenen Erfahrungen am besten gesichert durch unerhitztes Getreidemehl oder -schrot, das täglich frisch gemahlen wird. Ein solches "Müsli-Frühstück" wird mit 2 bis 3 gehäuften Eßlöffeln Getreide mit Milch zubereitet. Hinzu nimmt man Obst, je nach Jahreszeit, auf Wunsch auch etwas Honig und einige Nüsse. Das heutige kontinentale Frühstück aus Kaffee und Brötchen mit etwas Butter und Marmelade ist mit eine der Ursachen schwacher Nerven.

Wie viele gehen als Morgenmuffel aus dem Haus. Mit dem richtigen Frühstück hebt sich auch die Stimmung und der Antrieb. Es muß viel wichtiger genommen werden, wenn Geist und Körper arbeiten sollen. Bei einer in Gießen mit 88 Teilnehmern durchgeführten Pilotstudie wurden die Frühstücksgewohnheiten überprüft und die Nahrungsaufnahme bei insgesamt 886 Frühstücken aufgeschrieben. Dabei zeigten sich eindeutig die geringen Erschöpfungserscheinungen beim Müsli-Frühstück. Beim "üppigen Kaffeefrühstück" traten dagegen vermehrt rheumatische und Herz-Kreislauf-Beschwerden auf. Der Cholesterinspiegel im Serum lag im Mittel um ungefähr 10 mg/dl höher.

In früheren Zeiten hatte man ein viel besseres Gespür für ein Frühstück, das Kraft gibt und munter macht. Die Engländer aßen beispielsweise ihren Porridge (Haferflockenbrei). Iren, Waliser und Schotten haben sich seit Jahrhunderten von Porridge ernährt. Lange Zeit nahm in England ein "Frumenty" genannter süßer Weizenbrei den Platz des Porridge ein, der dort zu den ältesten bekannten Gerichten gehört haben soll. Ungeschrotete Weizen- oder Gerstenkörner wurden in einer Schüssel mit Wasser eingeweicht und drei Tage lang in den warmen Ofen gestellt. Die Körner quollen und platzten auf. Der geplatzte Weizen ergab einen Brei, der als kräftiges Frühstück mit Honig und Milch gegessen wurde.

Das ungesäuerte salzfreie GLAESEL-Brot

Schwieriger ist es beim Brot, auf das man nicht gern verzichten will, die Verluste an Aneurin beim Backprozeß zu vermindern. Da die Backöfen bis auf 250° C aufgeheizt werden, sind Verluste beim Brotbacken von 30 bis 50 Prozent nicht zu vermeiden. Es gelang uns, ein Weizenbrot auf Vollkornbasis zu entwickeln, das nur mit Weizen und Wasser ohne jegliche anderen Zutaten, also weder mit Gär- und Triebmitteln (Sauerteig und Backhefe), Salz und anderen Gewürzen, Konservierungs- und Frischhaltemitteln mit nicht über 85° C gebacken wird. Das Getreide behält dadurch seine natürliche Beschaffenheit und besitzt noch alle Nährwerte und Wirkstoffe in nahezu unveränderter Form. Man merkt dies schon beim Durchkauen am Geschmack. Der Eigengeschmack des Brotes ist voll erhalten geblieben. Das so bereitete und von uns erprobte Brot hat die höchstmögliche Gesundheits- und Schutzwirkung, die von einem Brot erwartet werden kann und leistete insbesondere bei Magen-, Verdauungs- und Hämorrhoidalbeschwerden vorzügliche Dienste. Wegen der erforderlichen langen Gärphase von zwölf Stunden und einer Backzeit von vier Stunden kann es bei dem heute vorherrschenden Trend zur Rationalisierung und Zeiteinsparung allerdings nicht in Bäckereibetrieben hergestellt werden. Ernährungs- und Gesundheitsbewußte backen es zu Hause im eigenen Backofen selbst. Das "Selbermachen" beginnt sogar Mode zu werden. Es macht unabhängig vom Massenprodukt und führt zu höheren Qualitätsforderungen.

Bei der Broterstellung auf dem Fließband bleibt für die Gärungsphase und den Backprozeß wenig Zeit. Daher fehlt es auch an der von der Fermentation des Teiges abhängigen Bildung aromatischer Geschmacksstoffe, die man durch erhöhte Salzzugaben auszugleichen sucht. Die Salzzugabe soll auch dazu beitragen, den Brotteig zu lockern und dient als Konservierungs- und Wasserbindungsmittel.

Allgemein unbekannt ist auch die bei den üblichen hohen Backtemperaturen unvermeidliche Schädigung des Nahrungseiweißes. Besondere Bedeutung hat hierbei die 1912 von L.C. MAILLARD entdeckte und nach ihm benannte Reaktion. Die Aminosäuren, aus denen das Eiweiß besteht, reagieren durch die Hitzeeinwirkung beim Backprozeß mit reduzierendem Zucker, wie Pentosen und Glucose, die neben der Stärke in kleinen Mengen in den Getreidekörnern mit enthalten sind. Das Getreideeiweiß, insbesondere Lysin, wird inaktiviert. Die entstehenden Verbindungen können durch die Enzyme des Verdauungstraktes nicht mehr gespalten werden.

Die altbekannte Maillard-Reaktion führt zu Lysinverlusten und Wertminderungen. Daher kann auch aus diesem Grunde von einem echten Gesundheitsbrot auf Vollkornbasis eigentlich nur gesprochen werden, wenn die Backtemperatur niedrig gehalten wird. Das Broteiweiß bleibt unverändert nur bis zu etwa 85° C. Die heute am meisten gegessenen Brotsorten sind mehr eine neutrale Unterlage für Brotbeläge, wie Wurst, Käse, Schinken oder Konfitüre. Der Eigengeschmack des Brotes selbst wird kaum mehr wahrgenommen. Bei dem mit niederen Temperaturen mit langer Gär- und Backzeit gewonnenen Brot ist dies anders. Es kommt auch ohne eine Kombination mit anderen Nahrungsmitteln voll zum Tragen und eignet sich damit für die einfachere, gesündere Lebensweise, auf die wir uns wieder besinnen sollten.

Vitamin-B-Mangel

Da der Konsum von Getreide ohnehin zurückgegangen ist und der Verbraucher darüber hinaus Weißmehlprodukte zu bevorzugen pflegt und durch Koch- und Backprozesse noch weiter entwertet, erscheint eine ausreichende Versorgung mit Aneurin weiter Bevölkerungskreise nicht gewährleistet. Hinzu kommt der hohe Verbrauch an Süßigkeiten und Alkohol, der den Bedarf an Aneurin noch erhöht. Man schätzt, daß der Tagesverbrauch an Zucker pro Kopf 90 bis 100 g beträgt und mit einem Jahresverbrauch von 35 bis 40 kg gerechnet werden kann. Das Süßigkeitsbedürfnis steigert sich bei Vitamin-B-Mangel. Früher war Zucker nur ein Gewürz. Heute wird Zucker im Überfluß genossen. Er ist zu einem Genußmittel geworden, und man muß aufpassen, daß der Zuckerverbrauch bei dem verführerischen Angebot an Süßigkeiten in Grenzen bleibt. Man könnte fast sagen: Zucker macht süchtig, weil das Süße vielen so gut schmeckt. Vielfach ißt man die süßen Sachen noch zusätzlich oder ißt dafür weniger andere Nahrungsmittel, die der Körper dringend braucht.

Hinzu kommt die erhebliche Zunahme des Alkoholverbrauches, die bei Männern im statistischen Mittel heute bereits mit 69 g, bei Frauen mit 34 g je Tag und Person angegeben wird. Eine Umfrage ergab, daß 36 Prozent täglich oder fast täglich Alkohol trinken. Alkoholkonsum führt zu Aneurinmangel.

Da in allen untersuchten Bevölkerungsgruppen ein beträchtlicher Anteil nicht ausreichend mit Vitamin B$_1$ versorgter Personen gefunden wurde, ist man in verschiedenen Ländern schon dazu übergegangen, helle Mehle auf freiweilliger oder sogar gesetzlicher Basis mit künstlichen Vitaminzusätzen zu versehen. Eine solche Mehlvitaminisierung ist aber auch nur eine Notmaßnahme.

Es hat noch nie soviel Freizeit und damit Erholungsmöglichkeiten gegeben wie heute. Die Arbeitszeiten sind immer kürzer geworden. Es gibt das verlängerte Wochenende und schöne Urlaubszeiten und Betriebsferien. Urlaubsreisen haben einen früher nie gekannten Umfang angenommen; der Tourismus hat sich zu einem eigenen Wirtschaftszweig entwickelt. Trotzdem hat die Zahl der Menschen erheblich zugenommen, die mit den Problemen, die das Leben stellt, nicht mehr so recht fertig werden können. Müdigkeit und Unlust zur Arbeit, Konzentrationsschwäche, Depressionen, Angstneurosen und Einschlafstörungen sind weit verbreitete alltägliche Erscheinungen. Solche Erscheinungen, denen biochemische Prozesse im Nervensystem zugrunde liegen, sucht man mit *Psychopharmaka* zu begegnen, die massenhaft verwendet werden. Mindestens jedes fünfte Medikament dient heute bereits zur Beeinflussung der Nervenschwäche. Unter Psychopharmaka versteht man Arzneimittel, die die Stimmung und das seelische Verhalten beeinflussen sollen. Es sind Beruhigungsmittel und Neuroleptika, sogenannte Tranquilizer, aber auch Anregungsmittel, wie die Antidepressiva und Psychostimulantien sowie Schlafmittel (Hypnotika, Sedativa).

Alle diese Mittel sind nicht ohne unerwünschte Nebenwirkungen. Bekannt ist zum Beispiel die lästige Nebenwirkung der Gewichtszunahme, vor allem bei Anwendung von Neuroleptika und Antidepressiva. Blutbild und Leberfunktion sollten periodisch bestimmt werden. Bei langfristiger Anwendung besteht die Gefahr der Tablettensucht, da nur das Erscheinungsbild bekämpft, aber nicht die Ursache beseitigt wird. Eine Heilung erfolgt nicht. Man sollte daher stets zuerst an Mangelzustände im Stoffwechsel denken und für eine ausreichende Zufuhr von Nahrungsstoffen sorgen, die B-Vitamine enthalten. Man bezeichnet das Vitamin B$_1$ bei uns nicht umsonst als "Nervenvitamin". Franzosen nennen es "joie de vie" = Lebensfreude; Engländer sprachen von "Moral-Vitamin", weil es ihnen während des letzten Krieges die Nervenkraft gab, die nötig war, um durchzuhalten.

Das Schulfrühstück

Das es mit der Ernährung der Kinder oftmals nicht stimmt, beweisen schon die vielen Frühstücksbrote, die in den Schulen einfach fortgeworfen werden. Man sieht, daß die eintönigen Weißbrotschnitten mit Wurst-, Käse- oder Marmeladebelag auch dem Hungrigsten mit der Zeit den Appetit zu verderben scheinen. Nach Umfragen in verschiedenen Städten hatte rund ein Viertel aller Schulkinder morgens vor dem Schulgang überhaupt nicht gefrühstückt. Die Eltern drücken ihnen einfach Geld in die Hand, für das dann Süßigkeiten gekauft werden. Schulbrottests bewiesen, daß höchstens ein Drittel der Schulkinder mit Aneurin gut versorgt sind. Außerdem zeigte es sich, daß die Kinder durchaus einen ständigen Wechsel beim Belag des Pausenbrotes lieben und beispielsweise Vollkornbrot mit Butter oder Quark mit Schnittlauch, Tomaten mit Eischeiben, Gurken und Bananen zu schätzen wissen. Die beste Versorgung mit Vitamin B$_1$ ist gewährleistet, wenn statt des eintönigen Kaffee-Frühstücks ein abwechslungsreich mit Milch angemachtes "Müsli-Frühstück" gegeben wird. Es wird, wenn richtig zubereitet, gern gegessen. Außerdem hält es lange vor, so daß statt des Pausenbrotes meist nur etwas Obst erforderlich ist, um bis zum Mittagessen auszuhalten.

Steigerung der Lernfähigkeit

Das Vitamin B_1 die körperlichen und geistigen Leistungen verbessert, wurde schon in verschiedenen groß angelegten Untersuchungen nachgewiesen. So zeigten sich bei 120 Bewohnern des Waisenhauses von Lynchburg (Virginia), die zuvor viel Weißbrot verzehrten, schon nach sechs Wochen wesentliche Besserungen. Es handelte sich um Kinder und Jugendliche im Alter von vier bis zwanzig Jahren. Bei einem Versuch über ein ganzes Jahr zeigten sich Mehrleistungen von dreihundert Prozent, vornehmlich im Lesen und in der Leistung des Gedächtnisses.

Die Wirkung von Vitamin B_1 auf die Lernfähigkeit und Intelligenz ist viel zu wenig bekannt. Es ist entscheidend wichtig für die körperliche und geistige Entwicklung des Kindes während der Zeit, in der sich das Nervensystem entwickelt. Der Entwicklungsprozeß beginnt bereits während der Schwangerschaft im Mutterleib, wird gefördert, wenn die Mutter stillt und setzt sich fort über die erste Kinder- bis in die Schulzeit.

Angst und Depression bei Schulkindern

Wie es in den uns vorliegenden Mitteilungen heißt, gilt jedes vierte Kind heute als verhaltensgestört, viele haben Schulangst, sind lernbehindert und konzentrationsgestört. Das aggressive Verhalten und die durch Kinder und Jugendliche verursachten Sachbeschädigungen fallen am meisten auf. Aber das gegenteilige Verhalten, nämlich die deutliche Zunahme depressiver Verhaltensweisen, muß ebenso ernst genommen werden. Große Schwierigkeiten bereitet vor allem jüngeren Schulkindern die Rechtschreibung. Diese Störung im Bereich des Lesens und Schreibens wird als *Legasthenie* (lat. legere = Lesen; gr. astheneia = Schwäche) bezeichnet. In Hamburg ergab eine Untersuchung von Schülern der zweiten Grundschulklasse, daß zehn Prozent an Lese-Rechtschreibschwäche leiden. Anderswo sollen sogar bis zu 20 Prozent aller Schulkinder mehr oder weniger davon betroffen sein. Bei solchen lerngestörten Kindern können sich in der Folge dann noch andere Störungen einstellen, wie Kreislauf-Labilität, Konzentrationsschwäche, Erbrechen, Schlaflosigkeit, morgendliche Übelkeit, Bettnässen und nicht selten Depressionen. Schüler, die gegenüber den Mit-

schülern so stark zurückbleiben, neigen zu Verhaltensstörungen, die auch für die spätere Lebensbewältigung ein großes Hindernis darstellen. Dabei besitzen Legastheniker eine zumindest normale, häufig aber überdurchschnittliche Intelligenz.

Mit der Beratung durch einen Psychologen ist es bei nervösen und konzentrationsgeschwächten Schülern allein nicht getan. Auch Psychopharmaka sind für solche Kinder keine Lösung, obwohl sich manche Eltern in ihrer Hilflosigkeit offenbar nicht anders zu helfen wissen. Nach einer Studie der Bundeszentrale für gesundheitliche Aufklärung in Köln meinten immerhin 36 Prozent der befragten Eltern, daß man Kindern und Jugendlichen zur Behebung der fehlenden Konzentrations- und Leistungsfähigkeit unbedenklich chemische Substanzen geben könne. Psychopharmaka sind kein Ersatz für eine richtige Ernährung und geben bereits in der Jugend die Grundlage für eine spätere Tabletten- und Drogensucht ab.

Schmerzdämpfung

Französische und russische Forscher gelangten sogar zu der Feststellung, daß Vitamin B_1 in gewissem Umfang geeignet ist, Schmerzen zu dämpfen. Im Jahre 1946 erschien in Leningrad eine Veröffentlichung von Prof. R.L. SCHUB über die Anwendung des Vitamin B_1 in der Geburtshilfe und Gynäkologie zur Schmerzbekämpfung und Geburtsbeschleunigung. Vitamin B_1 wirkt auf natürliche Art und ist unschädlich für Mutter und Kind. Auch während der Schwangerschaft und Stillzeit liegt ein erhöhter Bedarf an Vitamin B_1 vor.

Leberschutzwirkung und Krebs

Krebskranke und Krebsgefährdete sind in besonderem Maße auf eine ausreichende Versorgung mit Vitamin B_1 angewiesen. Einmal schon zur Anregung der Magensalzsäureproduktion, da bei dieser Krankheit allgemein ein Säuremangel im Magen vorliegt. Zum anderen aber auch zur Unterstützung der Entgiftungs- und Abwehrleistung der Leber. Bei Krebskranken kommt es zur Vermehrung der Blutbrenztraubensäure, die normalerweise zwischen 0,5 und 1,7 mg/dl liegt. Daher kommt es zu einem erhöhten Aneurinbedarf. Dies tritt besonders deutlich bei den hormonabhängigen Krebskrankheiten in Erscheinung, wie dem Gebärmutter- und Brustkrebs der Frau. Die von den Eierstöcken gebildeten Östrogene werden im gesunden Körper laufend vom Enzymsystem der Leber abgebaut. Dies ist von einer ausreichenden Aneurinversorgung abhängig. Bei Aneurinmangel ist daher eine übermäßige Östrogenwirkung möglich. Die Leber ist nicht mehr fähig, Geschlechtshormone abzubauen. Diese gelangen dadurch zu überstarker Wirksamkeit, die sich krebsbegünstigend auswirkt. Die Wirkstoffarmut der üblichen bürgerlichen Küche kann demnach sehr wohl die Entstehung von Krebs begünstigen. Dies ist in überzeugender Weise längst durch zahlreiche Tierversuche nachgewiesen worden, bei denen die Krebsempfänglichkeit weitgehend von der Art der Ernährung abhängig gewesen ist. Der frühere Direktor des Sloan-Kettering-Institutes für Krebsforschung setzte Versuchstiere einem sehr starken Karzinogen, das heißt einem Stoff, der Krebs verursacht, aus. Trotzdem bekamen sie keinen Krebs, wenn man sie mit Hefe fütterte, die besonders reich an natürlichen B-Vitaminen ist.

Bei seinen Arbeiten mit Sexualhormonen hat ZONDEK schon 1934 festgestellt, daß sie von der Leber in hormonunwirksame Substanzen abgebaut oder umgebaut werden. Später hat BISKIND herausgefunden, daß die Leber hierfür Vitamine der B-Gruppe benötigt, die eine Leberschutzwirkung ausüben. Ist genügend Aneurin in der Nahrung vorhanden, so vermag die Leber die Östrogene abzubauen, auch wenn sie im Übermaß auftreten. Man bleibt gesund. Die Geschlechtshormone selbst erzeugen zwar keinen Krebs. Sie fördern aber die Krebsentwicklung, wenn bereits eine Anlage dazu vorhanden ist.

Vorkommen

Wie schon erwähnt, ist das Getreide in der täglichen Nahrung die wohl ergiebigste Quelle für B-Vitamine. Das gilt allerdings nur für das volle Korn, denn die B-Vitamine sind hauptsächlich in den Kleie-Bestandteilen enthalten. Beim Ausmahlen des Getreides zu Weißmehl ist daher eine ausreichende Versorgung nicht mehr gewährleistet, wie die Gegenüberstellung in Tafel 29

zeigt. Eine gute Versorgung mit B-Vitaminen ist auch durch Hülsenfrüchte gewährleistet, deren Konsum stark zurückgegangen ist. Eine weitere gute Quelle sind Nüsse. Im Ei ist es nur im Dotter enthalten. In besonders großen Mengen kommt es in der Hefe (Bierhefe) vor.

Vitamin-B-Verlust durch schweflige Säure

Vitamin B$_1$ ist wasserlöslich und hitzeempfindlich. Beim Kochen und Backen sind daher beträchtliche Verluste möglich. Es verträgt keine Alkalien und wird bereits in neutralem bis leicht alkalischem Milieu rasch zerstört, ist auch kupferempfindlich. Zu den Lebensmittelzusatzstoffen, die Vitamine zerstören, gehört die schweflige Säure. Der Zusatz von Schwefeldioxid (SO_2) bzw. der Salze der schwefligen Säure (Sulfite) ist bekanntlich bei der Herstellung des Weines allgemein üblich.

Außerdem wird Schwefeldioxid als Konservierungsstoff auch Trockenfrüchten, Meerrettich und Trockenkartoffeln (Kartoffelpüree) zugesetzt. Lebensmittel, die Schwefeldioxid enthalten, müssen nach den gesetzlichen Vorschriften mit dem Hinweis "geschwefelt" gekennzeichnet sein. Beim Wein besteht diese Kennzeichnungspflicht jedoch nicht, obwohl gerade dieser in oft großen Mengen genossen wird. Tierversuche haben gezeigt, daß die Giftigkeit von Schwefeldioxid bei Vitaminmangel noch deutlich ansteigt. Die Aneurinmangeltiere zeigten eine zehnfach höhere Empfindlichkeit. Bei der unzureichenden Vitamin-B$_1$-Versorgung weiter Bevölkerungskreise verdient diese Feststellung erhöhte Aufmerksamkeit.

Der Vitamin-B-Komplex

Inzwischen ist eine ganze Reihe weiterer B-Vitamine entdeckt worden. Man spricht daher von einer Vitamin-B-Gruppe oder einem "Vitamin-B-Komplex". Dieser Gruppe gehören acht B-Vitamine an. Sie sind meist in denselben Nahrungsmitteln enthalten, also praktisch mit dem antineuritischen Vitamin B$_1$ vergesellschaftet. In natürlicher Form über die Nahrung läßt sich der Bedarf daher am sichersten und vollständig decken.

c) Das Epithelvitamin A

Augendarre oder Xerophthalmie

In Kriegszeiten herrscht Buttermangel. Darum nutzte man während der ersten Jahre im ersten Weltkrieg in Dänemark die Exportchancen und führte Butter nach Deutschland und England aus. Die dänische Bevölkerung war auf Magermilch und Margarine angewiesen. Als Folge davon zeigten sich Krankheitserscheinungen. Die Säuglingssterblichkeit nahm zu, und es trat eine Augenkrankheit auf, die Augendarre oder Xerophthalmie (vom griech. xeros = trocken; ophthalmos = Auge). Es ist eine Erkrankung der Augen, die vor allem Kinder bis zu sechs Jahren befällt. Es kommt zu Hornhaut- und Bindehautveränderungen, die zu Einschmelzungsvorgängen an der Hornhaut (Keratomalazie) und damit zur Erblindung führen können. Das Leiden beginnt mit einer Austrocknung und Schrumpfung der Binde- und Hornhaut des Auges. Die Ursache ist Vitamin-A-Mangel.

Vitamin A ist fettlöslich und wurde von dem amerikanischen Forscher Elmer Werner Mc COLLUM entdeckt. Dieser erkannte, daß man in der Grundlagenforschung nur mit kurzlebigen Tieren zu Resultaten kommen kann und begann mit den ersten Rattenversuchen im Jahre 1907. Man rechnet 1 Rattenjahr = 26 bis 30 Menschenjahre und kann auf diese Weise Vergleiche mit Schäden ziehen, die beim Menschen erst nach Jahrzehnten aufzutreten pflegen. Man fand, daß es bei den Tieren mit reiner einseitiger Getreidekost zu Mangelkrankheiten kommt. Fügt man dem Futter aber Vollmilch, Butter oder Rahm, Eidotterfett oder Leberöl hinzu, so wachsen und gedeihen sie gut. Mit Schweineschmalz, aber auch mit Fett von Rindern, Kokosnüssen, Oliven- oder Mandelöl kam es dagegen zu Wachstumshemmungen. Also mußten die vorgenannten Fette eine Substanz enthalten, einen fettlöslichen Lebensstoff, den wir heute mit Vitamin A bezeichnen.

Die Erblindung durch Mangel an Vitamin A ist nach Angaben der Weltgesundheitsorganisation in Mangelgebieten Asiens auch heute noch eine häufige Ursache der Erblindung. Durch eingehendes Studium blinder Kinder in Ost-Java (Indonesien) wurde herausgefunden, daß die Ursache der frühen Erblindung in einem ausgesprochenen Vitamin-A-Mangel zu suchen ist, und zwar bei 75 Prozent der Jungen und 62 Prozent der Mädchen.

Nachtblindheit

Ein Frühsymptom des Vitamin-A-Mangels ist die Nachtblindheit (Hemeralopie). Unter Mitwirkung des Vitamin A bildet sich Rhodopsin (gr. rhodeos = rosenfarbig; opis = sehen), ein roter Farbstoff in den Stäbchen der Netzhaut (Sehpurpur), der sich unter Einwirkung der Lichtreize entfärbt und bei Dunkelheit immer wieder neu gebildet wird. Bei Vitamin-A-Mangel ist die Regeneration des Rhodopsins gestört, so daß nach Eintritt der Dämmerung Sehschwierigkeiten auftreten. Diese Störung des Sehvermögens macht sich besonders bemerkbar, wenn bei Nacht Auto gefahren wird, weil die Hell-Dunkel-Anpassung fehlt. Auch die Blendung durch entgegenkommenden Verkehr tritt verstärkt in Erscheinung. Am Tage ist der Nachtblinde überempfindlich gegen helles Licht und wird gern eine Sonnenbrille tragen, denn jeder Lichtstrahl, der das Auge trifft, erfordert zur Regeneration Vitamin A. Dies wird vor allem dort empfunden, wo Sonnenlicht stark reflektiert wird, wie durch den weißen Sand am Meeresstrand, in der Wüste oder durch gleißendes Sonnenlicht auf Schneeflächen. Dabei kommt es zu einem erhöhten Verbrauch von Vitamin A. Man denke auch an einen erhöhten Vitamin-A-Bedarf durch übertrieben langes Fernsehen, das sonst bald zu Ermüdungserscheinungen führt. Ebenso ist es bei der Arbeit am Bildschirm.

Epithelschutz-Vitamin

Wegen der wachstumsfördernden Wirkung des Vitamin A wurde es früher auch als "Wachstums-Vitamin" bezeichnet. Seine Hauptaufgabe im Organismus erfüllt es aber als "Epithelschutz-Vitamin". Das Epithel, die oberste Deckzellenschicht des Haut- und Schleimhautgewebes, verliert bei Vitamin-A-Mangel seine Widerstandskraft und wird anfällig gegen Infektionen. Die Talg- und Schweißsekretion der Haut läßt nach; sie wird daher rauh, trocken, schuppig und faltig und neigt in erhöhtem Maße zu Entzündungen und eitrigen Prozessen. Durch vermehrte Hornzellenbildung bilden sich Hyperkeratosen (gr. hyper = über; keras = Horn), die meist knötchenförmig ausgebildet sind. Auch die Haare und Nägel sind meist betroffen. Die Haare werden glanzlos und grau und fallen aus, während die Nägel oft Längsrillen aufweisen.

Schleimhäute

Eine Schädigung der Schleimhäute infolge eines Mangels an Vitamin A tritt insbesondere bei den Schleimhäuten der Luft-, Verdauungs- und Harnwege in Erscheinung. Die Schleimhäute werden trocken. Manchmal kommt es sogar zu weißlichen, herdartigen Verdickungen des Zungenschleimhautepithels, die man als *Leukoplakie* (gr. leuko = weiß; plakos = Platte) bezeichnet. Diese Verminderung der Widerstandsfähigkeit der Schleimhäute führt zur erhöhten Anfälligkeit gegenüber Krankheitskeimen, denen die gesunden Schleimhäute ein hohes Abwehrvermögen entgegensetzen. Daher besteht eine erhöhte Anfälligkeit gegen infektiöse Schädigungen, wie Erkältungen und Katarrhe, aber auch gegen allergische Erkrankungen der Atmungsorgane wie Asthma und Heuschnupfen. Nachdem Vitamin A die Infektionsempfindlichkeit herabsetzt, ist es früher auch schon als "antiinfektiöses Vitamin" bezeichnet worden.

Eine Epithelschädigung der Magen- und Darmschleimhaut führt zu Störungen der Magensaftabsonderung, tritt aber auch als ausgesprochene Magenschleimhautentzündung (Magenkatarrh, Gastritis) bis hin zu Magen-Darm- Geschwüren in Erscheinung.

Steinbildung

In den Gallen- und Harnwegen begünstigen im Übermaß abgestoßene Schleimhaut-Epithelzellen die Bildung von Gallen-, Nieren- und Blasensteinen. Die Schleimhautepithelien wirken als Kristallisationskerne, um die herum sich Kristalle gern anlagern. Vitamin-A-Mangel begünstigt daher die Steinbildung, besonders bei einseitig basischem Harn.

Schilddrüse

Enge Beziehungen bestehen zwischen Vitamin A und der Schilddrüse. Vitamin A ist ein Gegenspieler (Antagonist) des Thyroxins, des Schilddrüsenhormons. Bei einer gesteigerten Schilddrüsenfunktion ist daher eine Vitamin-A-reiche Kost besonders bedeutungsvoll. Die extremste Form der Überproduktion des Schilddrüsenhormons, eine Hyperthyreose, ist als *Basedowsche Krankheit* (Glotzaugenkrankheit) bekannt (nach dem Arzt Karl VON BASEDOW, Merseburg, 1799-1854).

Aufgrund experimenteller und klinischer Befunde wird neuerdings sogar vermutet, daß Vitamin A im Innenohr eine ähnliche Funktion hat wie im Auge. Vitamin A-Mangel würde danach Hörverluste (Schwerhörigkeit) begünstigen.

Ein erhöhter Vitamin-A-Bedarf liegt während der Schwangerschaft und in der Stillzeit vor. Männer sind im übrigen einem Vitamin-A-Mangel gegenüber empfindlicher als Frauen, die diesen Wirkstoff offensichtlich besser speichern. Die Vitamin-A-Speicherung erfolgt in der Leber. Eine unzureichende Vitamin-A-Speicherung ist bei Lebererkrankungen möglich, ebenso aber auch bei Fettresorptions-Störungen, Gallengangsverschluß und Pankreaserkrankungen. Hyperthyreosen verursachen andererseits Mangelsymptome durch vermehrten Vitamin-A-Verbrauch.

Karotin, die Vorstufe des Vitamins A

Das Vitamin A (Chemischer Name: Retinol) kommt in der Natur in zwei Formen vor. Einmal in den schon genannten Nahrungsmitteln tierischer Herkunft, zum anderen aber auch als Vorstufe in Produkten der Pflanzenwelt. Die Vorstufe, das "Provitamin" des Vitamins A, ist ein gelber bis gelbroter Farbstoff. Wir finden ihn in Salatgemüse wie Feldsalat, Spinat, Brunnenkresse, Petersilie, Löwenzahnblättern, Sauerampfer, Mangold, Endivien und Chicorée, aber auch in Fruchtgemüse wie Tomaten, Paprika und Kürbis, in Kohlgemüse wie Grünkohl und Brokkoli und in Zwiebelgemüse wie Porree (Lauch). Von den Früchten wäre vor allem die Aprikose zu nennen. Den höchsten Gehalt an Karotin hat aber ein Wurzelgemüse, die *Möhre*, die man auch als Mohrrübe oder Gelbe Rübe bezeichnet. Aus der Mohrrübe kann die Vorstufe des Vitamins A in Form purpurroter Karotin-Kristalle gewonnen werden. Der gelbrote Farbstoff, das Provitamin A, hat von der Möhre her (lat. carota = Möhre) den Namen Karotin erhalten.

Keine andere Nahrungspflanze reicht im Karotin-Gehalt auch nur annähernd an die Möhre heran. Außer von den Witterungs- und Anbaubedingungen hängt er von der Sorte ab. Von insgesamt 36 untersuchten Sorten und Herkünften hat die Spätsorte "Juwarot" den höchsten Karotingehalt erreicht. Er hat in den verschiedenen Untersuchungsjahren je nach Witterung zwischen 15 und 22 mg Karotin/100 g Frischsubstanz gelegen und nahm damit eine absolute Spitzenstellung ein.

Getreidefrüchte (Zerealien) enthalten wenig oder gar kein Provitamin A, so daß eine reine Getreide- und Brotkost schon aus diesem Grunde als Mangelnahrung angesehen werden könnte. Anders ist es mit gekeimtem Getreide, das während der kalten Jahreszeit als "Keimgemüse" verwendet wird und als Zusatznahrung dient. Während der Keimung nimmt der Gehalt an Vitaminen und Aminosäuren zu. Das im Keim vorhandene Vitamin E wird dabei verbraucht.

Der menschliche Organismus ist in der Lage, Vitamin A aus den Karotinen, und zwar in erster Linie aus dem sogenannten ß-Karotin zu bilden. Nicht alle Lebewesen haben diese Fähigkeit, sondern nur Pflanzen- und Allesesser, wie Kaninchen, Schwein, Huhn und Ratte. Ausschließlich fleischfressende Tiere, wie zum Beispiel nachweislich die Katze, haben diese Fähigkeit nicht und sind auf die Zufuhr des bereits fertig gebildeten Vitamins A mit ihrer Nahrung angewiesen. Da der Mensch im Laufe seiner Entwicklung auch tierische Nahrung gegessen hat, steht er heute zwischen Karnivoren und Herbivoren (Fleisch- und Pflanzenessern). Er ist ein Allesesser (Omnivore). Im Gegensatz zum meist verwendeten Labortier, der Ratte, einem Säugetier und Allesfresser, vermag er aber das Vitamin C nicht selber zu bilden. Er ist auf die ständige Zufuhr von Vitamin C über die Nahrung angewiesen. Daher steht der Mensch von seiner Natur her mehr in Nähe der Pflanzenesser. Nach unseren Feststellungen gehören dabei Pflanzenknollen und Wurzelgemüse, wie Kartoffeln und Möhren, in unserer Klimazone zu seinen wichtigsten Grundnahrungsmitteln.

Verdauungs- und Resorptionsstörungen

Die Umwandlung der Karotine in Vitamin A erfolgt enzymatisch, überwiegend in der Darmschleimhaut. Bei der weiten Verbreitung von Erkrankungen der Leber, der Galle und des Pankreas kann die Ausnutzung durch Verdauungs- und Resorptionsstörungen unter Umständen allerdings wesentlich beeinträchtigt sein, insbesondere wenn mit der Mahlzeit auch noch schwer verdauliche Fette zugeführt werden. Die Ausnützung wird beeinflußt durch Menge und Art des gleichzeitig aufgenommenen Fettes. Die Fettaufnahme über den Darm ist Vorbedingung für die Resorption aller fettlöslichen Vitamine (A, D, E und K). Die Vitamin-A-Bildung wird begünstigt durch Vitamin E (Tocopherol). Von Nitraten wird sie gehemmt. Diese können Vitamin-A-Mangel bewirken und beeinflussen offenbar auch die Tätigkeit der Schilddrüse.

Zu Vitamin-Mangelzuständen kann es kommen, wenn man vorwiegend nur Fleisch und Salat ißt, wie es manche tun, die abnehmen wollen. Dieselben Gefahren bestehen, wenn über lange Zeit eine sehr fettarme Diät eingehalten wird. Man kann sich dabei nur bedingt auf den Karotingehalt der Gemüse verlassen. Der Aufbau des Vitamin A aus Karotin setzt einmal eine normale Leber- und Schilddrüsenfunktion voraus. Zum anderen erfordert die Resorption und Ausnutzung im Darm Gallensäuren. Ist das Essen aber sehr fettarm, so gelangt nur wenig oder keine Galle in den Dünndarm. Das Karotin aus der Pflanzenkost wird dann sehr unvollkommen ausgenutzt.

Vorkommen und Vitamin-A-Verluste

Vitamin A ist empfindlich gegen Luft (Oxidation) und Lichteinfluß, aber nicht gegen Alkalien. Butter sollte daher möglichst in luft- und lichtdicht abgeschlossenen Gefäßen aufbewahrt werden. Längere Erhitzung wirkt zerstörend, wenn sie unter Zufuhr von Luft erfolgt. Von den tierischen Produkten sind Butter und Eidotter, die beide die leuchtend gelbe Farbe aufweisen, die wichtigsten Lieferanten für das bereits vorgebildete Vitamin A (Retinol). Der Gehalt hängt weitgehend von der Fütterung und Jahreszeit ab. Die Butter hat den höchsten Gehalt zur Zeit der Grünfütterung während der

Sommermonate, den geringsten zur Zeit der Trockenfütterung während der Wintermonate (Oktober bis Februar). Eier weisen bei den heute üblichen Futtermischungen keine jahreszeitlichen Schwankungen auf. Die Vitamin-A-Verluste bei der Zubereitung sind sehr gering beim Frühstücksei, da das Eidotter beim Abkochen in Wasser bei unversehrter Eischale nicht mit Luft in Berührung kommt. Temperaturbeständigkeit des Vitamin A besteht bei Ausschluß von Sauerstoff. Der Vitamin-A-Verlust steigt bei Erhöhung der Temperatur unter Zutritt von Luft und wurde beim Rührei beispielsweise mit 10 bis 25 Prozent ermittelt.

Margarine

Margarine wird heute vorwiegend aus pflanzlichen Ölen und Fetten, wie Kokosfett, Sonnenblumen-, Erdnuß-, Soja-, Baumwollsaat- und Palm-Öl hergestellt. Die von Natur aus flüssigen Öle werden durch Fetthärtung in streichfähige und feste Fette umgewandelt. Bei dem von dem deutschen Chemiker Wilhelm NORMANN 1902 erfundenen chemischen Ölhärtungsverfahren werden die Fettmoleküle der Öle bei hohen Temperaturen in Druckkesseln unter Beimischung von Nickelstaub als Katalysator mit Wasserstoff angereichert. So erhält man die gehärteten Fette, ein streichbares festes Fett, dem man noch Emulgatoren wie Lezithin, Magermilch, Aroma- und Farbstoffe hinzufügt. Gesetzlich vorgeschrieben ist ein geringer Zusatz von Stärke, damit die Margarine durch eine einfache Jodprobe von der Butter unterschieden werden kann.

Schon durch die Aufbereitung der Öle durch Extraktion, Entsäuern, Bleichen, Filtern und Dämpfen erfahren sie Veränderungen und werden dann noch einem so einschneidenden Verfahren, wie die Ölhärtung (Hydrierung) unterzogen, was nicht ohne Schädigung lebenswichtiger Bestandteile möglich ist. Professor E. GUTHY, Chirurgische Klinik des Städtischen Krankenhauses Weiden, hegt sogar den Verdacht, daß der Verzehr chemisch aufbereiteter, vor allem gehärteter Fette *Morbus Crohn* (Enteritis regionalis), eine schwere Darmerkrankung, begünstigt (Medical Tribune 51/1984). Er empfahl deshalb allen Crohn-Patienten Margarine und überhaupt Restaurant- und Kantinenessen sowie alles Fritierte und auch Cremefül-

lungen in Pralinen, die oft chemisch aufbereitete Fette enthalten, zu meiden. Für diese Hypothese sprechen epidemiologische, historische und histologische Beobachtungen. Als es noch keine Margarine gab, war auch der Morbus Crohn unbekannt. Bei einer Befragung von 91 Crohn-Patienten hatten alle vor oder bei Erkrankungsbeginn Kontakt mit chemisch aufbereiteten, insbesondere mit gehärteten Fetten. Rund die Hälfte verwendete ausschließlich solche Fette in der Küche, fast alle nahmen an Gemeinschaftsverpflegungen teil.

Um besser mit der vitaminhaltigen gesunden Butter konkurrieren zu können, kamen vitaminisierte Margarinen auf den Markt. Es können die fettlöslichen Vitamine A, D und E zugesetzt worden sein. Die chemische Struktur dieser Vitamine ist erforscht, so daß sie künstlich (synthetisch) hergestellt werden können.

Überdosierung

Die Vitamine A und D sind fettlöslich. Überschüsse werden wegen der schlechten Wasserlöslichkeit schwer aus dem Körper ausgeschieden. Daher sind bei absichtlicher oder zufälliger Überdosierung schwere Schäden möglich. Die Symptome ähneln bei Vitamin-A-Hypervitaminose denen des Skorbuts, so daß eine Verwertungsstörung des Vitamins C vorzuliegen scheint. Wird Vitamin A in höheren Dosen über längere Zeit verordnet, sollte daher gleichzeitig reichlich Vitamin C verabfolgt werden. Eine Überdosierung ist nur mit den hochkonzentrierten künstlichen Vitaminen, nicht aber mit dem Vitamin in seiner natürlichen Form aus den uns normalerweise zur Verfügung stehenden Lebensmitteln möglich.

Wechselwirkungen zwischen den Vitaminen A und E

Das Vitamin A ist am wirksamsten in Verbindung mit dem Vitamin E. Es bestehen wichtige Wechselbeziehungen zwischen diesen beiden Vitaminen. Vitamin E wird nur in Pflanzen gebildet und ist in erster Linie in Getreidekeimlingen, besonders in den Keimölen, aber auch in anderen Pflanzensamen enthalten. Reich an Vitamin E sind Sonnenblumen- und Kürbiskerne sowie Sojabohnen. Unter den Keimölen wären Sonnenblumen-, Weizen- und Maiskeimöl zu nennen.

Vitamin E führt die Bezeichnung Tokopherol, was soviel wie "Geburtsträger" bedeutet (griech. tocos = Geburt; pherein = tragen). Bei den ersten Untersuchungen wurde nämlich der Einfluß auf die Fruchtbarkeit, den Verlauf der Schwangerschaft und die Keimdrüsen entdeckt. Man sprach daher von einem "Antisterilitäts-Vitamin". Vitamin E hat Einfluß auf die Hypophyse, eine Drüse im Hirnanhang, und damit auf die übrigen innersekretorischen Drüsen, besonders die Geschlechtsdrüsen. Vitamin E beeinflußt aber nicht nur die hormonellen Funktionen des Körpers, sondern vor allem das Bindegewebe. Es bewirkt die Rückbildung von Anschwellungen der Kollagenfasern und beeinflußt dadurch rheumatische Gewebeschäden und die Blutgefäße, die ja doch vom Bindegewebe umschlossen sind.

Vitamin E als Antioxidans

Wichtig ist die Wirkung als biologisches Antioxidans. Der viel gepriesene lebenswichtige Sauerstoff kann nämlich auch schädlich wirken. Wir beobachten dies beispielsweise beim Eisenmetall, das bei Einwirkung von Sauerstoffverbindungen rostet und bei Fetten, die ranzig werden. Im menschlichen Organismus besteht diese Gefahr vor allem für die Zellmembranen, die ungesättigte, essentielle Fettsäuren enthalten. Vitamin E schützt vor agressiven Sauerstoffverbindungen und nimmt freien Radikalen ihre Reaktionsfähigkeit. Es kommt sonst zur Bildung von Peroxiden, die sehr giftig wirken, indem sie Enzymfunktionen und den Hormonhaushalt stören und Fehlsteuerungen im Fett- und Proteinstoffwechsel auszulösen vermögen. Die frühere Bezeichnung war "Superoxyde" (lat. "super" heißt soviel wie "über"). Peroxide haben gleichsam einen Überfluß an Sauerstoff (Oxygenium).

Vitamin E übt aufgrund seines Reduktionsvermögens einen Oxidationsschutz aus. Dieser verhindert besonders die oxidative Zerstörung von ungesättigten Fettsäuren, Karotinoiden und Vitamin A. Durch Vitamin E wird daher die Verwertung der Nahrungskarotine verbessert und die Wirkung des oxidationsempfindlichen Vitamin A stabilisiert, verstärkt und verlängert. Der Vitaminbedarf steigt bei übermäßiger Zufuhr ungesättigter Fettsäuren, wie sie bei manchen einseitigen Diätformen üblich ist.

Vitamin-E-Verluste

Vitamin E ist hitzebeständig und wird durch haushaltsübliche Wärmebehandlung nicht beeinträchtigt. Zerstört werden kann es durch Luftsauerstoff, besonders unter Einwirkung von ultraviolettem Licht, weshalb Vollkornmehl durch Lagerung leidet und grundsätzlich frisch gemahlen werden sollte. Empfindlich ist es gegen ranzige Öle und Alkalien. Es wird im Darm nur bei Anwesenheit von Galle resorbiert. Verzicht auf Fett in der Nahrung wird daher die Aufnahme der fettlöslichen Vitamine beeinträchtigen.

Vitamin A verhindert Krebs

Mehr als 80 Prozent aller bösartigen Geschwülste gehen vom Epithelgewebe aus. Es sind die gefürchteten *Karzinome* (Bild 160), die zu Tochtergeschwülsten, den Metastasen, neigen. Solche Metastasen entstehen durch Verschleppung von Geschwulstkeimen auf dem Lymph- oder Blutweg an vom Ursprungsort entfernt gelegenen Körperstellen. Nicht an der meist nur sehr langsam wachsenden Primärgeschwulst, sondern an den Tochtergeschwülsten sterben im allgemeinen die Krebskranken. Haben sich nämlich erst einmal Metastasen gebildet, ist kaum mehr Heilung möglich.

Nachdem die Mehrzahl aller Krebsgeschwülste sich aus epithelialen Zellen entwickeln, bestand Grund zu der Annahme, daß Vitamin A als "Epithelschutz-Vitamin" eine krebsverhütende Wirkung haben und auch in der Krebsvor- und Nachbehandlung von Bedeutung sein müsse.

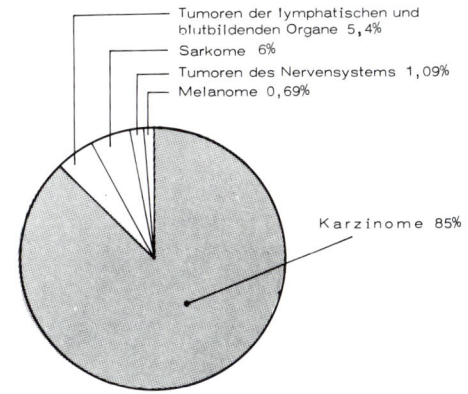

Bild 160: Prozentuale Verteilung der Krebsarten (1971).

Diese Zusammenhänge waren allerdings zunächst schwer durchschaubar, da Vitaminmangelzustände (Hypovitaminosen) erst nach einer gewissen Zeit zu Schäden führen, die zunächst nur latent (versteckt) in Erscheinung treten. In den letzten Jahren konnten die Beziehungen, die zwischen Vitaminmangel und Krebsrisiko bestehen, aber durch epidemiologische Untersuchungen nachgewiesen werden. Dabei spielen vor allem die Vitamine A, C und E eine Rolle. Am wichtigsten ist eine ausreichende Aufnahme von Lebensmitteln, die Vitamin A oder ß-Karotin enthalten. Vitamin-A-Mangel ist mit einem erhöhten Krebsrisiko verbunden, nachdem die meisten Krebsformen das Epithel betreffen. Nach den vom *Comittee on Diet, Nutrion, and Cancer des Nationalen Forschungsrates der USA* vorgelegten Befunden wird durch Mangel an Vitamin A bzw. ß-Karotin das Auftreten von Lungen-, Kehlkopf- (Larynx-), Speiseröhren-, Magen-, Blasen-, Colon- (Grimmdarm, Teil des Dickdarmes), Rectum- (Mastdarm) und Prostata-Krebs begünstigt. Lungenkrebskranke hatten regelmäßig weniger Vitamin A zu sich genommen als gesunde Vergleichspersonen, obwohl beide Gruppen Zigaretten rauchten. Wie in der Lunge sind auch in Magen, Darm und Blase bei Krebserkrankungen Epithelzellen (Deckgewebe des Haut- und Schleimhautgewebes) betroffen, die Vitamin A benötigen. Das Vitamin A ist ein Schutzstoff für Haut und Schleimhäute.

Prof. Dietrich SCHMÄHL vom Deutschen Krebsforschungszentrum in Heidelberg erwähnte in seiner Krebs-Monographie schon 1962 die Ergebnisse von Versuchen, wonach die Krebsentstehung durch Kohlenwasserstoffe im Tierversuch durch Vitamin A, dem ”Epithelschutzvitamin”, verhindert werden konnte. Auch von verschiedener anderer Seite ist über ähnliche Ergebnisse berichtet worden, beispielsweise schon 1933 von OKISHIO über eine Hemmung der Entwicklung des ”Teercarcinoms” durch Vitamin A.

Vitamin A hat sich, wenn Versuchstiere mit krebserregenden Substanzen behandelt oder gefüttert wurden, als ein Mittel erwiesen, das Krebsformen verhindern konnte, die das Epithel betreffen.

Es ist seit langem bekannt, daß sich ein durch Vitamin-A-Mangel geschädigtes Epithel nicht in der erforderlichen Weise zu erneuern (regenerieren) vermag. Die Denaturierungsprozesse treten als Verhornung, Schuppenbildung oder in anderer Form der Epithelmetaplasie (gr. metaplassein = umbilden; d.h. Umbildung eines Gewebes in ein anderes) in Erscheinung.

Die *Hyperkeratose* (gr. hyper = über, übermässig; keratos = Horn), eine übermäßig starke Verhornung der Haut durch Schwielen- oder Warzenbildung kann gutartig bleiben, aber auch bösartig entarten und damit das Vorstadium eines Krebses abgeben. Die Hyperkeratosis senilis, eine örtlich begrenzte Verhornungsstörung der Haut bei alten Menschen, ist oft eine Präkanzerose, das Vorstadium des Hautkrebses.

Vitamin A ist sehr wichtig für die Schleimhäute und kann daher beispielsweise die Entstehung eines Gebärmutter- und Gebärmutterhalskrebses mit verhüten helfen. Auch Patienten mit Pilzbefall der Schleimhäute können erniedrigte Vitamin-A-Werte haben.

Der Vitaminbedarf

Zur Zeit Justus VON LIEBIGS, dem großen Chemiker des vorigen Jahrhunderts (1803-1873), hat man noch die Zufuhr der drei Hauptnährstoffe Kohlenhydrate, Fett und Eiweiß, ergänzt durch Mineralstoffe, als vollwertige Ernährung angesehen. Erst mit dem Beginn dieses Jahrhunderts begann eine groß angelegte Vitaminforschung. Vitamine ermöglichen die chemischen Reaktionen im Körper. Es sind organisch-chemische Verbindungen, lebensnotwendige Wirkstoffe, die durch den Organismus nicht selbst gebildet werden und daher mit der Nahrung zugeführt werden müssen. Bis 1948 waren schließlich 13 Vitamine nachgewiesen.

Das Wissen um diese Zusammenhänge und die Bedeutung der Frischkost dürfte wesentlich dazu beigetragen haben, daß seit dem Jahre 1900 die Lebenserwartung um etwa 25 Jahre gestiegen ist.

Vitamine werden nur in ganz geringen Mengen benötigt. Der Tagesbedarf wird in Milligramm (1 mg = 1/1000 g) oder Mikrogramm (1 μg = 1/1000 mg = 1 Millionstel g) angegeben.

Für *Vitamin C* (Ascorbinsäure) wird für Erwachsene eine Tagesmenge von 30 bis 75 mg empfohlen. Der gesunde Mensch kommt unter Umständen aber auch schon mit erheblich geringeren Mengen aus. Als "Skorbutschutzschwelle" werden 15 mg Vitamin C pro Tag angesehen.

Vitamin B_1 (Thiamin) wird in einer Menge von 1 bis 2 mg täglich benötigt. Der Bedarf hängt vor allem von der Menge der zugeführten Kohlenhydrate ab. Er ist bei hoher Kohlenhydrataufnahme erhöht, bei hoher Fettzufuhr erniedrigt. Man rechnet daher am besten nach der Formel

0,4 mg Vitamin B_1 pro 1000 Nichtfettkalorien (kcal)

Eine ausreichende Versorgung mit diesem Vitamin ist vor allem dann nicht gewährleistet, wenn die Grundnahrung zu viel Zucker und Weißmehlprodukte enthält, die als konzentrierte Kohlenhydrate keine oder zu wenig Vitamine mehr enthalten. Auch Alkoholkonsum steigert den Vitaminbedarf. Alkoholiker leiden darum häufig an Vitamin-B_1-Mangel.

Der Bedarf an *Vitamin A* ist mit einer Tageszufuhr von 1 mg (= 1000 μg) gedeckt, wenn es in der freien Form (Chemischer Name: Retinol) zugeführt wird, die hauptsächlich in tierischen Produkten vorkommt. Die in Pflanzen enthaltenen Vorstufen (Provitamine A) werden vom Organismus nur teilweise ausgenutzt und in Retinol umgewandelt. Aus sechs Teilen ß-Karotin entsteht im Körper ein Teil Retinol. Es gilt folgender Umrechnungsfaktor:

1 mg Retinoläquivalent =
1 mg Retinol = 6 mg ß-Karotin
          = 12 mg andere A-Provitamine

Bisher war für fettlösliche Vitamine auch die "Internationale Einheit (IE) gebräuchlich:

1 IE = 0,30 μg Retinol = 0,6 μg ß-Karotin
     = 1,20 μg andere Provitamine

Der Tagesbedarf an Vitamin E gilt mit einer Zufuhr von 10 bis 12 mg als gedeckt. Er hängt stark von der Aufnahme an mehrfach ungesättigten Fettsäuren ab. Der Vitamin-E-Bedarf wird pro 1 g dieser Fettsäuren um 0,5 mg erhöht.

Erhöhter Vitaminbedarf

Der Vitaminbedarf ist erhöht bei schwangeren und stillenden Frauen, aber auch bei fiebrigen Erkrankungen, schwerer körperlicher Belastung und nach operativen Eingriffen. Ein erhöhter Vitaminbedarf besteht bei Rauchern und Alkoholgenuß, aber auch bei hoher Flüssigkeitszufuhr rechnet man mit einer Erhöhung des Vitamin-C-Bedarfs.

Gefahr der Überdosierung

Nachdem die Vitamine für die Steuerung lebenswichtiger Stoffwechselvorgänge unentbehrlich sind, könnte man meinen, daß der Körper damit möglichst reichlich versorgt und sozusagen überschwemmt werden solle. Die Vitamine steuern die Lebensvorgänge aber in den angegebenen winzigen Mengen. Sie wirken wie eine Art Zündstoff als "Biokatalysatoren". Eine übermäßig hohe Aufnahme, die in Form von Vitaminpräparaten möglich wäre, ist daher nutzlos. Die fettlöslichen Vitamine A und D können bei zu hoher Dosierung sogar schwere Schäden verursachen, denn sie werden wegen ihrer schlechten Wasserlöslichkeit schwer aus dem Körper ausgeschwemmt. Aber auch eine erhöhte Aufnahme des wasserlöslichen Vitamins C erscheint nicht empfehlenswert. Die Prager Wissenschaftlerin Frau Dr. HRUBA hat nachweisen können, daß der Körper mit einem Überangebot von Vitamin C mit einem Defizit reagieren kann. Da er den Überhang nicht verwerten kann, baut der Organismus das Zuviel zu Oxalsäure ab. Dies fördert die Bildung von Nierensteinen. Der Körper gewöhnt sich an das Überangebot. Sobald die Vitaminzufuhr wieder zur Norm zurückkehrt, kommt es zu einer biologischen Kurzschlußreaktion. Der Körper muß sich erst wieder anpassen. Er behält zunächst die ihm durch das Vitamin-Überangebot aufgezwungene Verhaltensweise bei und baut nun auch die für ihn notwendige Menge an Vitamin C ab, wobei es zwangsläufig zu

Tafel 30: Vitaminverluste von Tiefkühlkost (- 25° C) in Prozent

	Lagerzeit:	
	3 Monate	6 Monate
Vitamin C	15	40
ß-Carotin	15	20
Vitamin B$_1$	7	12

einer Unterversorgung kommt. Anscheinend wird durch eine künstliche Zufuhr größerer Mengen eines einzelnen Vitamins der bisherige Regelungsmechanismus gestört, so daß der Organismus durch die überreichliche Zufuhr verlernt, das Nahrungsvitamin zu verwerten. Personen, die sich vorher einer Vitamin-C-Kur unterzogen hatten, erkrankten bei C-armer oder freier Nahrung viel schwerer und häufiger an Skorbut als unbehandelte.

Die Vitamine sollten möglichst in natürlicher Form durch die Nahrung zugeführt werden. Man sorge für eine richtig zusammengestellte Nahrung. Dabei gibt es keine Überdosierung, Vitaminpräparate sind kein Ersatz für eine wohlausgewogene Ernährung.

Erzeugung, Lagerung und Zubereitungsmethoden

Der Vitamingehalt der Lebensmittel kann sehr unterschiedlich sein. Er hängt bei pflanzlichen Erzeugnissen von den Bodenverhältnissen, den Anbau- und Düngemethoden und von den Witterungsverhältnissen ab. Vitaminverluste sind während des Transportes, der Lagerung und küchentechnischen Zubereitung möglich. Auch bei Tiefkühlkost sind Vitaminverluste nicht zu vermeiden (Tafel 30). Die Qualität tierischer Produkte wird von den Haltungs- und Fütterungsverhältnissen beeinflußt. Werden für die Nahrungsauswahl Nährwert-, Vitamin- und Mineralstoff-Tabellen zu Rate gezogen, so ist dies zu berücksichtigen. Solche Tabellen enthalten nur *Richtwerte* und können die möglichen Unterschiede in Qualität und Zusammensetzung nicht berücksichtigen.

Wechselbeziehungen der Vitamine untereinander

Wir haben nur die wichtigsten Vitamine A, B und C eingehender behandelt. Grundkenntnisse über diese drei Vitamine reichen für die Ernährungspraxis im allgemeinen aus, da die anderen Vitamine durchweg in den gleichen Nahrungsmitteln enthalten sind. Die Vitamine stehen untereinander sowie mit den Hormonen und Mineralstoffen in enger Wechselbeziehung.

Recht deutlich zeigen sich diese Wechselbeziehungen beispielsweise bei den Vitaminen der B-Gruppe, die unmittelbar hintereinander an verschiedenen Stellen in den Kohlenhydratstoffwechsel eingreifen. Mangelerscheinungen sind daher möglich, wenn die Stoffwechselkette auch nur an einer Stelle unterbrochen ist. Einige Vitamine üben auf andere eine Schutz- und Sparwirkung aus. So verhindert beispielsweise Vitamin E die Oxydation des Vitamin A. Das erforderliche Zusammenwirken mehrerer Wirkstoffe ist gewährleistet, wenn man den Vitaminbedarf aus einer richtig zusammengestellten Nahrung deckt. Bei der großen Vielfalt der uns heute zur Verfügung stehenden Lebensmittel kommt es dabei mehr denn je auf das *Wissen* an. Wir müssen von den Möglichkeiten zur Wissensaneignung, wenn Leben und Gesundheit nicht Zufälligkeiten ausgeliefert sein sollen, nur Gebrauch machen.

4. Vollwert-Ernährung

Die durch die Vitaminforschung gewonnenen Erkenntnisse haben zu Ernährungsempfehlungen geführt, die im allgemeinen mit Schlagworten wie ''Vollwertnahrung'', ''Naturbelassene Vollwertkost'', ''Biologisch vollwertige Heilkost'', ''Vitalstoffreiche Kost'', ''Stoffwechselaktive Kost'', ''Krebsfeindliche Vollwertkost'', ''Reformkost'', ''Intensivkost'' usw. propagiert werden. Die gegebenen Informationen und Empfehlungen sind aber auch heute noch nicht einheitlich, stützen sich oft nur teilweise auf wissenschaftlich abgesicherte Erkenntnisse, enthalten Teilwahrheiten oder sind für die Ernährungspraxis zu abstrakt.

Als Gemeinsamkeit finden wir bei vielen Ernährungsregeln eine starke Bevorzugung der Getreidevollkorn-Produkte. Man glaubt, daß der Organismus durch das Getreidevollkorn am besten mit allen notwendigen Nähr- und Wirkstoffen versorgt wird. Außerdem wird davon ausgegangen, daß die Erhaltung der Gesundheit nur von den Ergänzungsstoffen abhänge, zu denen neben den Vitaminen auch die Spurenelemente, Enzyme, ungesättigten Fettsäuren und Duft- und Schmeckstoffe (Aromastoffe) gerechnet werden. In der populärwissenschaftlichen Literatur gibt es für diese Begleit- und Ergänzungsstoffe auch die Bezeichnung ''Vitalstoffe'' als Sammelbegriff. Der Küchenzucker und Weißmehlprodukte werden oftmals als die alleinigen oder doch Hauptverursacher von Krankheiten angesehen, weil beide keine Vitalstoffe mehr enthalten. Man meint, daß neben den erforderlichen Nährstoffen nur alle Wirkstoffe zugeführt werden müßten, um die heute vorherrschenden chronischen Erkrankungen verhüten zu können. Stehen dem Organismus alle Wirkstoffe zur Verfügung, so soll er hiernach in der Lage sein, selbstregulatorisch das Stoffwechselgleichgewicht zu bewahren, so daß man sich um nichts anderes mehr zu kümmern brauche.

Ein solches Ernährungssystem erscheint zunächst einleuchtend, besonders wenn es vereinfachend mit den nötigen Schlagworten und mit Überzeugungskraft vertreten wird. Die Ernährung ist dabei durch die Nahrungsauswahl aber immer noch vielen Zufälligkeiten ausgesetzt, wenn die *chemischen Reaktionen* unberücksich-

tigt bleiben. Es waren daher auch bei vermeintlich ''gesunder Lebensweise'' und ''Vollwertkost'' noch chronische Krankheiten bis hin zum Krebs möglich, so daß Mißverständnisse, Unsicherheit und Verwirrung in Fragen der Ernährung noch nicht aufgehoben waren.

Erst die eingehende Beschäftigung mit der Homöostase brachte die Erkenntnis, daß neben den notwendigen Nähr- und Wirkstoffen der Wasser-, Elektrolyt- und Säure-Basen-Haushalt als ''Grundfunktion'' die Voraussetzung ist, damit die Nähr- und Wirkstoffe überhaupt voll wirksam werden und das bestmögliche ''innere Milieu'' im menschlichen Organismus gewährleistet sein kann. Dabei gehen wir nicht nur von der mehr theoretischen Betrachtung des Gehaltes der Lebensmittel an Nähr- und Wirkstoffen, sondern gleichzeitig von ihrem Verhalten bei den chemischen Reaktionen aus, die in der Säure-Basenflut meßbar zum Ausdruck kommen.

Es erscheint zunächst nicht leicht, diese Zusammenhänge nicht nur dem Laien, sondern auch der Fachwelt verständlich zu machen. Wir glauben daher, daß Vergleiche mit Umwelteinflüssen, die zu der rasch fortschreitenden Erkrankung unserer Wälder geführt haben, das Verständnis in gewissem Sinne erleichtern und ein besseres Vorstellungsvermögen ermöglichen könnten.

Waldsterben durch Bodenversauerung

Innerhalb weniger Jahre kam es im europäischen Raum zu einem Waldsterben. Es breitete sich schnell aus und unterscheidet sich grundsätzlich von den auch früher schon bekannten Waldschäden, die beispielsweise durch Trockenheit und Schädlinge verursacht wurden oder auch standortbedingt sein konnten. Jetzt zeigten sich neue und bisher nicht bekannte Schadbilder, die auf *Luftverunreinigungen* zurückzuführen sind.

Die Schäden entwickelten sich *latent*; sie blieben zunächst unsichtbar. Absterbeerscheinungen im Wurzelsystem blieben verborgen, während die Baumkronen noch bis zuletzt dicht benadelt oder belaubt und dunkelgrün sein konnten. Kommt es schon zur Kronenverlichtung, Entnadelung, vorzeitigem Blattabfall und zu Verfärbungen, so handelt es sich bereits um Absterbeerscheinungen, die nicht mehr rückgängig gemacht werden können. Die Vorgeschichte liegt 15 bis 20 Jahre zurück. Bekanntlich weist der Stammquerschnitt Ringe auf, die man erkennt, wenn der Baum gefällt wird. In jedem Jahr entsteht ein Ring neuen Holzes zwischen der Borke bzw. Bastzone und dem Kern des Stammes. An diesen Jahresringen erkennt man den Zuwachs und das Alter des Baumes. Diese Jahresringe sind schmäler geworden. Der Holzzuwachs verringerte sich. Die Bäume waren schon geschwächt, ohne das es sich äußerlich an der Krone bemerkbar machte.

Die Luftverunreinigung erfolgt vor allem durch die Verbrennung von Kohle und Erdöl, den sogenannten fossilen Brennstoffen. Die Abgase belasteten früher über niedrige Schornsteine in erster Linie die nähere Umgebung. Etwa seit 1950 nahm einmal die Menge der verfeuerten Brennstoffe erheblich zu. Zum anderen erhielten die Kraftwerke höhere Schornsteine. Dadurch kam es zur Verteilung der schädlichen Abgase auf weite Entfernungen, so daß heute auch Waldgebiete betroffen sind, die von den Industriezentren weit entfernt liegen.

Die beiden wichtigsten Luftverunreinigungen, auf die hier nur eingegangen werden soll, sind *Schwefeldioxid* (SO_2) und *Stickoxide* (NO_x). Das Schwefeldioxid wird bei der Verbrennung der schwefelhaltigen Brennstoffe frei. Es sind in der Bundesrepublik jährlich etwa 3,5 Millionen Tonnen, so daß auf jeden Einwohner pro Jahr etwa 59 kg entfallen. Schwefeldioxid kann sich mit dem in der Luft vorhandenem Wasser zu *Schwefelsäure* (H_2SO_4) verbinden.

Stickoxide sind Verbindungen des Stickstoffes mit Sauerstoff, die bei Verbrennungsprozessen unter hohen Temperaturen frei werden. Neben Großfeuerungsanlagen, die mit hohen Temperaturen arbeiten, spielen hier die Kraftfahrzeuge eine Rolle. Es werden in der Bundesrepublik jährlich etwa drei Millionen Tonnen Stickoxide in die Atmosphäre abgegeben. Das sind 50 kg pro Einwohner und Jahr. Die allgemein gebräuchliche chemische Bezeichnung für Stickoxide ist NO_x. Es handelt sich dabei um eine Gruppe von Gasen (NO, NO_2, N_2O). Die Stickoxide werden in den hohen Luftschichten aufoxidiert. Sie bilden mit der Luftfeuchtigkeit *Salpetersäure* (HNO_3).

Die beiden genannten Schadstoffe wirken als *Säurebildner*. Die Säuren kommen mit dem Niederschlagswasser (Regen oder Schnee) herunter. Man spricht daher von "saurem Regen". Der *Säuregrad* wird in pH-Werten ausgedrückt. Die Skala der pH-Werte reicht von 0 bis 14 (Bild 161). Lösungen mit pH 7 reagieren neutral. Höhere Werte liegen im alkalischen (basischen) Bereich, niedrigere Werte im sauren Bereich. Die Luft enthält 0,03 Prozent Kohlendioxid (CO_2), das mit Wasser Kohlensäure bildet. Ohne jede Luftverschmutzung hat das natürliche reine Regenwasser daher einen pH-Wert von 5,6 und weist damit eine schwach saure Reaktion auf. Heute liegt der durchschnittliche pH-Wert des Regens in der Bundesrepublik bei etwa 4,1. Es wurden vereinzelt auch schon niedrigere Werte gemessen bis hin zu den pH-Werten von Essigsäure und Zitronensaft (Bild 161).

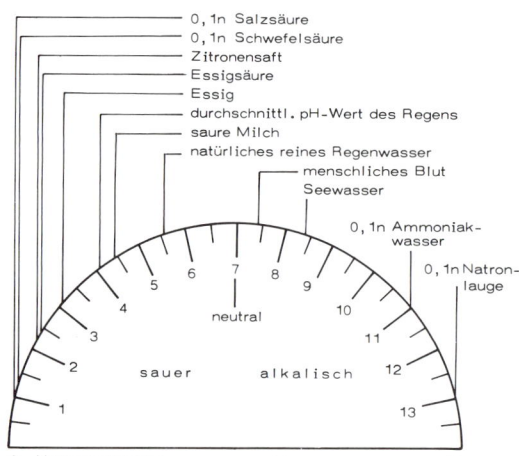

0, 1n Salzsäure
0, 1n Schwefelsäure
Zitronensaft
Essigsäure
Essig
durchschnittl. pH-Wert des Regens
saure Milch
natürliches reines Regenwasser
menschliches Blut
Seewasser
0, 1n Ammoniakwasser
0, 1n Natronlauge

5 6 7 8 9
4   neutral   10
3   11
2   sauer   alkalisch   12
1   13

0   Normalsalzsäure   Normalnatronlauge   14

Bild 161: Skala der pH-Werte.

Nimmt der pH-Wert von 5,6 auf 4,6, also um eine Einheit ab, so nimmt der Säuregehalt um das zehnfache zu. Regen mit einem pH 3,6 ist somit bereits hundertfach saurer als natürliches reines Regenwasser mit dem pH 5,6. Zu dieser gefährlichen Zunahme der Säurebildung dürfte noch beigetragen haben, daß die in Kraftwerken bisher eingebauten Elektrofilter zwar die neutralisierend wirkenden alkalischen Staub- und Rußteilchen im Abgas abscheiden, Gase und Dämpfe indes überhaupt nicht entfernen können.

Der Wald ist durch die Luftschadstoffe besonders betroffen, weil die Baumkronen sie regelrecht aus der Luft herausfiltern und auch noch durch an den Ästen und Stämmen herabrinnendes Regenwasser dem Wurzelbereich zuführen. Die Bodenversauerung führt zu chemischen Veränderungen im Boden. Darüber liegen eingehende Untersuchungen vor. Bereits seit 1966 wurden solche im Solling durchgeführt. Es ist ein abgelegenes etwa 30 km nordwestlich von Göttingen gelegenes Waldgebiet, in dessen Nähe sich keine Industrien befinden.

Der versäuerte Boden verliert sein Regulations- und Pufferungsvermögen. Bei einem pH-Wert unter 5 beginnt die Freisetzung von giftigen Metall-Ionen, in erster Linie von Aluminium (Al^{3+}), die sich im Wurzelraum anreichern und Wurzelschäden verursachen. Die basisch wirkenden Nährstoff-Kationen wie Kalzium, Magnesium und Kalium werden gegen Säure-Ionen ausgetauscht und ausgewaschen; es kommt zu Nährstoffmangel.

Die Feinwurzeln der Bäume befinden sich in einer Lebensgemeinschaft (Symbiose) mit bodenbewohnenden Pilzen. Die Pilzwurzeln oder Mykorrhizen (gr. mykes = Pilz; rhiza = Wurzel) sind für die Versorgung der Bäume mit Nährstoffen und Wasser von erheblicher Bedeutung. Die an den Wurzeln lebende Mykorrhiza geht durch die Versäuerung des Bodens zurück. Es kommt an den Wurzeln zu Absterbe- und Fäulniserscheinungen, die sich von den Feinwurzeln über die Grobwurzeln bis in den Wurzelstock ausbreiten können. Wir konnten diese Wurzelschäden sehr gut bei durch Sturmeinwirkung entwurzelten Bäumen beobachten, deren oberste Krone im übrigen noch dicht benadelt und dunkelgrün war. Die Grenze zwischen latenter und chronischer Schädigung bis zum Absterben des Baumes ist fließend.

Die Wurzelschäden schwächen die Vitalität und das Abwehrvermögen der Bäume. Die Pflanze verliert zunehmend die Fähigkeit, Schadstoffe abzupuffern. Diese schädigen auch die Blattorgane und gelangen über die Spaltöffnungen in die Nadeln und Blätter, schädigen manchmal sogar die Rinde der Bäume. Auch die Anfälligkeit gegen Schädlinge (Insekten, Pilze und Bakterien) wächst. Diese sind dann nicht die primäre Ursache des Waldsterbens, sondern nur Folgeschäden.

Das Waldsterben trat zuerst bei Fichten und Tannen auf. Jetzt sind aber auch schon Laubbäume, wie Buche und sogar die Eiche, vom Waldsterben mit erfaßt. Man hielt die Laubbäume ursprünglich für unempfindlicher, weil sie alljährlich ihre Blätter verlieren und daher in den Blattorganen nicht über Jahre hinweg Schadstoffe anreichern können.

Die Versauerung des Bodens hemmt auch das Bodenleben und die Humusbildung. Die für die Nährstoffversorgung der Pflanze wichtigen Rottevorgänge kommen ins Stocken; Laub und andere absterbende Pflanzenteile werden nicht abgebaut.

Das Waldsterben tritt nicht nur in Fichten-Monokulturen auf, sondern genau so in Mischwäldern und im "Bannwald", der dem Naturwald nahekommt. Standort und Klimaverhältnisse waren ebenfalls nicht ausschlaggebend. Die Waldschäden sind auch nicht von der Bodenqualität abhängig. Sie treten auf guten Böden mit bester Nährstoffversorgung ebenso wie auf schlechteren Böden auf. Kalkhaltige Böden haben ein besseres Säurebindungsvermögen. Die Schäden sind daher zunächst geringer, treten aber ebenfalls in Erscheinung, da sich auch der Säurepuffer Kalk mit der Zeit erschöpft.

Beim Waldsterben tritt jetzt besonders deutlich in Erscheinung, daß eine gute Nährstoffversorgung allein noch nicht genügt. Alle Lebensvorgänge sind letztlich auf *chemische Reaktionen* zurückzuführen. Sie sind an bestimmte pH-Bereiche gebunden. Gehen die basisch wirkenden Ionen verloren, leidet und erlahmt das Regulationsvermögen, so daß auch das beste Nährstoffangebot nicht mehr zum Tragen kommt. Es ist teilweise blockiert und für die Pflanzen nicht mehr verfügbar.

Der Boden-pH im Garten- und Ackerbau

Nur bei optimalem pH können Pflanze, Tier und Mensch bestmöglich gedeihen. Im Garten- und Ackerbau gehört der Boden-pH daher zu den wichtigsten Parametern. Die Böden werden nach ihrem pH-Wert gegliedert (Tafel 31). Für die meisten Pflanzen sind Bodenzustände von pH 5 bis pH 7,5 verträglich. Extrem saure Bodenzustände werden nur von wenigen Pflanzen bevorzugt. Der optimale pH-Wert engt sich ein, je mehr die Kulturbedingungen, wie Nährstoffversorgung, Bewässerung usw. zu wünschen übrig lassen.

Bei einem pH unter 5,0 nehmen die pflanzengiftigen freien Aluminium-Ionen (Al^{3+}) zu bis zur Sättigung bei pH 3,0. Zugeführte Düngemittel wirken dann trotz Nährstoffarmut der Böden nicht mehr ertragsteigernd oder senken gar den Ertrag. Nährstoffe und Spurenelemente sind für die Pflanzen blockiert. Die Aufnahmebereitschaft der Pflanzen für Schadstoffe (Cadmium, Blei) wächst. Die Bodenaktivität und Humusbildung und damit auch die chemisch und bakteriell wirksame Bodenpufferung nimmt ab.

Ebenso wie das Absinken des pH unter 5,0 sind aber auch zu hohe Boden-pH-Werte nachteilig. Auch hierbei geht die Pflanzenverfügbarkeit von Nährstoffen und Spurenelementen zurück. Eine Anhebung des pH-Wertes durch eine zu häufige und überhöhte Kalkung, die den Boden alkalischer macht, kann ebenfalls schaden. Oberhalb pH 6,5 sind keine Ertragssteigerungen mehr zu erwarten.

So wie der Wald erkrankt auch der Mensch

Was für die Pflanze der Boden, ist für Tier und Mensch die Nahrung. Die Nahrungsauswahl entscheidet über das pH-spezifische innere Milieu, das für das körpereigene Abwehrvermögen und die Wirksamkeit der Selbstregulation die Grundlage abgibt.

Das Waldsterben kam nicht von heute auf morgen, sondern hat eine Vorgeschichte von 15 bis 20 Jahren. Man erkennt dies an dem mangelnden Zuwachs durch die schmäler gewordenen Jahresringe. Als die Krankheitsbilder sichtbar wurden, handelte es sich bereits um Endstadien, so daß man dem Waldsterben nahezu hilflos gegenübersteht und es nicht mehr rückgängig machen kann. Beim Menschen ist es nicht viel anders. Die chronischen Krankheiten haben ebenfalls eine lange Vorgeschichte. Krankheitserscheinungen sind nicht sichtbar, bis die Krankheit trotz vermeintlich gesunder und solider Lebensweise plötzlich in Erscheinung tritt. Besonders deutlich zeigt sich dies bei der Krebskrankheit, aber für den aufmerksamen Beobachter, der Krankengeschichten verfolgt und Laborwerte zu interpretieren versteht, auch bei allen anderen chronischen Leiden. Krebsgeschwülste und Herzinfarkt sind das Endstadium, nicht der Beginn einer Krankheit.

Die Wahl der Nahrungsmittel

Während der Baum an seinen Standort und die Bodenbeschaffenheit gebunden ist, hat der Mensch die Möglichkeit und die Freiheit durch die Nahrungswahl ein optimales inneres Milieu und die Homöostase aufrecht zu erhalten. Dies spielt heute eine noch größere Rolle als früher,

---

Tafel 31: Reaktionsbezeichnung der Böden nach ihrem pH-Wert

Reaktionsbezeichnung	pH	Reaktionsbezeichnung	pH
neutral	7,0	schwach alkalisch	7,1- 8,0
schwach sauer	6,9-6,0	mäßig alkalisch	8,1- 9,0
mäßig sauer	5,9-5,0	stark alkalisch	9,1-10,0
stark sauer	4,9-4,0	sehr stark alkalisch	10,1-11,0
sehr stark sauer	3,9-3,0	extrem alkalisch	> 11,0
extrem sauer	< 3,0		

da durch die Veränderung unserer Umwelt durch eine Vielzahl von Fremdstoffen sich die Reaktionsbreite verschmälert. Eine zu starke Abweichung oder gar Blockierung führt zu einer zunehmenden Aufnahmebereitschaft für Fremdstoffe (Schwermetalle wie Cadmium, Blei und Quecksilber, sowie Pflanzenschutzmittelrückstände, Nitrate, Konservierungsmittel usw.). Aufgrund der hohen Schadstoffbelastung der Luft, des Wassers und der Erde ist es heute nicht mehr möglich, diese Einflüsse vollständig auszuschalten.

Fehldeutungen durch Aschenanalysen

Die Kenntnisse über die biochemischen Vorgänge im lebenden Organismus und über das Zusammenspiel der chemischen Reaktionen unter Mitwirkung von Elektrolyten, Vitaminen und Enzymen wurden innerhalb weniger Jahrzehnte gewonnen. Vorher glaubte man noch, die säuernde oder alkalisierende Wirkung von Nahrungsmitteln ergebe sich bereits ohne weiteres aus ihrer Zusammensetzung oder der Reaktion der Asche. Die Nahrungsproben wurden verascht. Bei der Verbrennung entweichen die organischen Verbindungen in Form ihrer gasförmigen Oxide. Die Mineralbestandteile bleiben als Asche zurück und können durch Analysen nachgewiesen und bestimmt werden. Nach dem Asche- bzw. Mineralstoffgehalt werden auch heute noch die verschiedenen Mehlsorten unterschieden. Unseres Wissens traf J. KÖNIG im Jahre 1903 die Feststellung, daß Weißmehl beim Verbrennen weniger Asche liefert als Vollkornmehl. 100 Gramm Trockenmehl der Type 1050 enthalten beispielsweise 1050 mg, der Type 405 infolge eines niedrigeren Ausmahlungsgrades dagegen nur 405 mg Mineralstoffe.

Ragnar BERG (1873-1956) hat alle damals vorhandenen "Aschenanalysen" erfaßt, noch durch eigene Untersuchungen ergänzt, und 1913 in Form von Tabellen veröffentlicht. Er hat lediglich aus den Mineralbestandteilen den Gehalt an Basen und Säuren zu errechnen versucht und einen Basenüberschuß dann als positiven (+) Wert, einen Überschuß an Säuren als negativen (-) Wert bezeichnet. Hierbei waren Irrtümer und Fehldeutungen unvermeidlich. Auch heute noch enthält die Literatur ganz unterschiedliche und zum Teil willkürlich gehaltene Angaben.

In vielen Fällen bestehen Unterschiede zwischen dem Verhalten in vitro und in vivo. Unter *in vitro* (lat. vitrum = Glas) verstehen wir ein im Reagenzglas, also außerhalb des lebenden Organismus im Laboratorium gewonnenes Ergebnis. Von *in vivo* (lat. vivus = lebendig, lebend) spricht man bei im lebenden Organismus gewonnenen Versuchsergebnissen.

Die Basen- oder Säurereaktion kann nicht allein aus den in der Asche vorhandenen Mineralbestandteilen bestimmt werden. Im lebenden Organismus kommen auch die bei der Veraschung zerstörten organischen Bindungen zur Wirkung. Alle im Nahrungsmittel enthaltenen Stoffe wirken als *Komplex* (lat. complexus = Verknüpfung), als Verbindung zu einer funktionellen Einheit.

Ernährungsversuche am Menschen

Die Wirkung der für die menschliche Ernährung bestimmten Lebensmittel im intermediären Stoffwechsel läßt sich nur am Menschen selbst prüfen. Tierversuche haben ihre Bedeutung in der Grundlagenforschung, sind aber für die Untersuchung der Stoffwechselreaktionen ungeeignet. Die im Körper ablaufenden Stoffwechselvorgänge der Tiere unterscheiden sich in vieler Hinsicht wesentlich von der des Menschen. Dafür ließen sich viele Beispiele geben. Der menschliche Organismus kann Vitamin C (Ascorbinsäure) beispielsweise nicht selbst erzeugen, so daß dieses Vitamin durch die Nahrung ständig zugeführt werden muß. Wichtige Versuchstierarten wie Ratten und Hunde, aber auch verschiedene Vogelarten, bauen sich die Ascorbinsäure aber im Körper selbst auf.

VII. TEIL
HARNANALYSEN

Chronische Krankheiten haben stets eine lange Vorgeschichte. Während dieser Zeit treten im allgemeinen keine oder nur spärliche und unspezifische Symptome, das heißt keine für eine bestimmte Krankheit charakteristischen Krankheitszeichen auf. Solange keine nennenswerten Beschwerden auftreten, hält man sich für gesund. Das Vorstadium einer chronischen Krankheit kann sich über einen langen Zeitraum erstrecken, weil der menschliche Organismus körpereigene Regulationsmechanismen besitzt und als Allesesser auch an die verschiedenen Ernährungsformen anzupassen vermag. Die Anpassungsfähigkeit des Stoffwechsels nimmt aber mit der Zeit ab, nicht nur durch das Alter. Es kommt dann zu ”latenten” Stoffwechselstörungen, die beim Fortbestehen ungünstiger Ernährungsgewohnheiten zu manifesten, also erkennbaren Schäden führen können.

Eine einfache Beurteilungsmöglichkeit der chemischen Reaktionen ist daher für jeden, der gesund bleiben oder bei schon eingetretener Erkrankung wieder gesund werden will, von eminenter Bedeutung. Eine einfache, routinemässig durchführbare Untersuchungsmethode ist die Analyse von acht Harnproben. Die chemischen Reaktionen kommen in der Säure-Basen-Flut meßbar zum Ausdruck, wie es die Untersuchungsergebnisse zeigen.

Die Ernährungsanamnese

Es gibt viele individuellen Ernährungsgewohnheiten und Lebensumstände. Der Nahrungsbedarf ist auch abhängig von Konstitution, Alter, Geschlecht, körperlicher Belastung und eventueller Krankheit. Hinzu kommt die Möglichkeit, daß auch bei richtiger Zusammensetzung der Nahrung Resorptions- und Verwertungsstörungen im Organismus möglich sein können (Entero- und Endokarenz).

Durch eine *Ernährungsanamnese* (gr. anamnesis = Erinnerung) wird man zunächst Befragungen nach der bisherigen Lebens- und Ernährungsweise anstellen. Die Ernährung kann zu

einseitig gewesen sein, wie zum Beispiel Gaststätten- oder Kantinenkost über einen längeren Zeitraum, üppige Fleischkost, verfeinerte und stark gesalzene Kochkost, fehlende Rohkost und dadurch hervorgerufener Mangel an Elektrolyten und Vitaminen, strenger Vegetarismus. Von Bedeutung sind weiterhin das Körpergewicht, Puls und Blutdruck, die Lungenleistung (Vital- und 1-Sekunden-Kapazität), das Blutbild, das Nierenprofil und die Nierenleistung. Besondere Aufmerksamkeit erfordert der Magen-Darmtrakt, die Säurewerte des Magensaftes, Leber, Galle und Bauchspeicheldrüse, der Gehalt der Nahrung an Ballaststoffen, Verstopfung und Darmträgheit oder Durchfälle, Gebrauch von Abführmitteln (Laxantien). Außerdem muß ein etwaiger Gebrauch von Arznei- oder Genußmitteln berücksichtigt werden.

Ein *Ernährungsprotokoll* über zwei Tage bringt weitere Informationen. Es soll den Tag, an dem die acht Harnproben genommen werden und den vorhergehenden Tag umfassen.

Überflüssige Diäten

Mit Hilfe der Harnanalyse kann individuell und gezielt vorgegangen werden. Es ist erstaunlich, wie haushälterisch der Organismus verfährt und mit wie wenig er auskommt, sobald er in eine ausgeglichene Stoffwechsellage kommt. Die herkömmlichen Diäten und Schonkostformen werden dabei überflüssig und erwiesen sich ohnehin als wirkungslos. Man muß sich von alten, mittlerweile als unwirksam erkannten Vorstellungen trennen. Es kommt in erster Linie auf die Homöostase, das bestmögliche innere Milieu an, damit die chemischen Reaktionen im intermediären Stoffwechsel optimal ablaufen können. Damit sind auch die besten Voraussetzungen für die Mobilisierung der natürlichen Abwehrkräfte gegeben, auf die es bei den in unserer Zeit unablässig auf uns einwirkenden Umweltschäden besonders ankommt.

Eine ausgesprochene Diät ist eigentlich nur bei bestimmten angeborenen Stoffwechselkrankheiten erforderlich, wie Galaktosämie, Fruktoseintoleranz und Phenylketonurie. Auch bei anderen Erkrankungen wie Laktasemangel oder Glutenenteropathie (Zöliakie) ist die lebenslange diätetische Therapie die einzig mögliche Form der Behandlung. Doch dies sind Ausnahmefälle.

Symptomauflösung statt Symptomverdrängung

Mit Hilfe von Medikamenten werden oftmals nur die Krankheitszeichen (Symptome) verdrängt. Gesundheit ist aber nur möglich, wenn ursächlich (kausal) vorgegangen wird. Sie erfordert Symptomauflösung statt Symptomverdrängung. Durch die Stoffwechselkorrektur mit Hilfe der Harnanalysen wird die Krankheit in ihren Wurzeln erfaßt, auch schon zu einer Zeit, in der sich ein Krankheitsprozeß erst zu entwickeln beginnt und vorbereitet. Dabei ist dieser Weg absolut unschädlich und nebenwirkungsfrei. Sind Medikamente erforderlich, so kann auf diese Weise vielfach die Verwendung stark wirkender Medikamente vermieden und Nebenwirkungen können gemildert werden. Durch die Stoffwechselkorrektur kommt die Wirkung der Medikamente unter Umständen sogar überhaupt erst richtig zum Tragen, weshalb sie als Basis und wesentliche Ergänzung einer Medikamententherapie anzusehen ist, auf die nicht verzichtet werden sollte.

Die Einstellung, daß die Nahrung gekocht und erhitzt werden müsse, ist im Grunde genommen die Hauptursache vieler Krankheiten und Gesundheitsstörungen. Durch das Kochen ist es zwar möglich, einige Nahrungsmittel mehr nutzbar zu machen. Es verführt aber andererseits dazu, auch das zu kochen, was roh genossen werden kann und in dieser Form gesünder ist. Anzustreben ist eine Vereinfachung der Küche. Unsere Anpassungsfähigkeit erlaubt einen weiten Spielraum in der Ernährung. Es kommt auf die Nahrungswahl an. Die Einschaltung wissenschaftlicher Erkenntnisse erscheint bei unserer derzeitigen Lebensweise wichtiger als alles andere, da der natürliche Instinkt weitgehend verloren gegangen ist. Man ißt mit Genuß Dinge, die krank machen. Wir züchten eine Freßsucht. Auch die oft empfohlene Lebensweise, die fünf kleine Mahlzeiten für richtig hält, scheint von der Ernährung Magenkranker auszugehen. Man kann auch dadurch krank werden, daß man seinem Magen nie Ruhepausen gönnt. Am besten wäre es, sich mit zwei Mahlzeiten zu begnügen. Es ist eigentlich eine Gewohnheitssache. Im Selbstversuch stellten wir fest, daß wir sogar mit nur einer Mahlzeit täglich tadellos zurecht kamen. Der Körper stellt sich so um, daß in der Zwischenzeit kein Hunger auftritt. Auch von früher Jugend an eingeschliffene Gewohnheiten lassen sich ablegen, wenn man vorurteilsfrei handelt und lernfähig bleibt. Wer als falsch erkannte Gewohnheiten nicht abzulegen vermag oder diese Erkenntnis verdrängt, bezahlt dafür mit seinem Leben und seiner eigenen Gesundheit.

Die Ernährung des Sportlers

Sportler benötigen eine besonders einwandfreie Kost. Die Ernährung hat auf die Gesundheit einen viel größeren Einfluß als Bewegung und Sport. Niemals kann man vom Sport erwarten, daß durch ihn sämtliche Ernährungsfehler aufgehoben werden. Eine Nahrung, die krank macht, kann erst recht nicht als Leistungskost für Sportler geeignet sein. Betrachten wir doch nur einmal die heute übliche eintönige und phantasielose Gasthaus- und Sportheimkost: Schnitzel, Pommes frites, Schweinebraten mit Knödeln, Gulasch, Würstchen, Toast, Teigwaren, Nudeln, Weiß- und Graubrot, Kuchen und Torten, selten Fisch, Salate mit wenig appetitanregenden Soßen, zu wenig und totgekochtes Gemüse und als Gewürz Salz und Pfeffer.

Sportler, die eine hochwertige Frischkost aus natürlichen Nahrungsmitteln bevorzugen und eine Eiweißzufuhr, die vorwiegend von Milchprodukten und pflanzlichen Eiweißträgern stammt, bleiben länger in Form. Dafür gibt es viele Beispiele. Man denke nur an Österreichs Skispringer. Sie sind damit gesund und leistungsfähig und konnten viele Siege erringen.

A. UNTERSUCHUNGS- UND VERSUCHSERGEBNISSE

Zur Veranschaulichung werden die Ergebnisse der Analysen aus acht Harnproben in ein Diagramm eingetragen. Man erhält, wenn die einzelnen Meßwerte miteinander verbunden werden, eine *Tageskurve*. Die Ergebnisse sind, wenn gleiche Ernährungsbedingungen vorliegen, jederzeit *reproduzierbar*. Man bekommt, wenn mit derselben Nahrung gleichzeitig mehrere Versuchspersonen untersucht werden, auch dieselben Ergebnisse. Ausnahmen ergeben sich lediglich bei schweren und bereits unheilbar gewordenen Erkrankungen, wenn schon das Reaktionsvermögen fehlt, oder unter der Einwirkung stark wirkender Medikamente. Bei Untersuchung der Grundnahrungsmittel hat sich gezeigt, daß ein Vorlauftag genügt und am zweiten Tag bereits die Harnproben genommen werden können. So schnell wirkt sich die aufgenommene Nahrung im intermediären Stoffwechsel aus, nimmt über die Körperflüssigkeit Einfluß auf alle Organe und Körperzellen.

Bild 162

Im Diagramm wird auf der unteren waagerechten (horizontalen) Geraden die Zeit aufgetragen. Es werden von 6 bis 20 Uhr, also während eines Zeitraumes von 14 Stunden, alle zwei Stunden Harnproben genommen. Die linke senkrecht (vertikal, lotrecht) stehende Gerade weist die Meßwerte aus. Verwendet werden in der Praxis Formulare mit Millimetereinteilung. Aufgetragen werden die Werte der *Aziditätsquotienten* (AQ-Zahlen). Dabei geht man von der Nullinie aus, die einem neutralen Harn entspricht. Nach oben werden die Werte für sauren Harn aufgetragen. Es sind die positiven AQ-Zahlen, die mit "+" gekennzeichnet sind. Unten finden wir die basischen Harne, die negative AQ-Zahlen aufweisen. Sie haben das Vorzeichen "-".

Die Analyse wäre unvollständig ohne die *Ammoniakwerte*, die berücksichtigt werden müs-

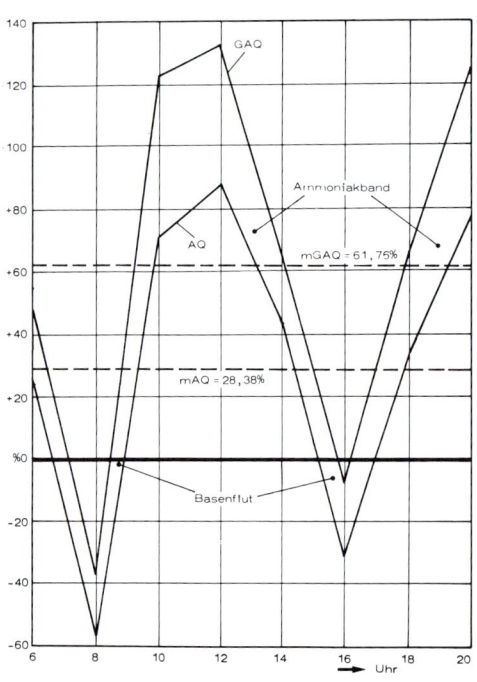

Bild 162: Optimale Tageskurve mit Basenflut und Ammoniakband.

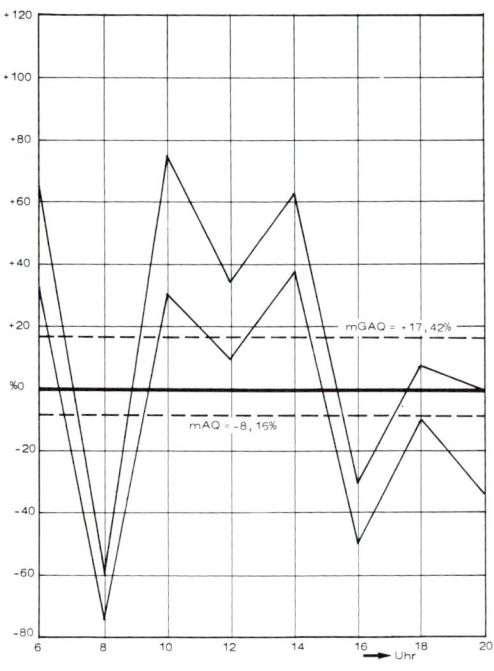

Bild 163: Optimale Stoffwechsellage nach einer Ernährungsumstellung.

sen, um die Gesamtsäureausscheidung (G) zu erhalten. Aufgetragen werden die Werte der Aziditätsquotienten für die *Gesamtsäuresekretion* (GAQ). Die zugehörige Kurve liegt höher als die AQ-Tageskurve. Der Zwischenraum zwischen den beiden Kurven, das *Ammoniakband*, zeigt anschaulich den Grad der Übersäuerung. Bei stark saurem Harn ist oftmals ein erheblicher Säureanteil von den Nieren an Ammoniak gebunden worden. Bei optimaler Stoffwechsellage ist das Ammoniakband dagegen ziemlich schmal, vor allem im basischen Bereich unterhalb der Nullinie, wo die beiden Kurven sich fast decken können.

Zur weiteren Veranschaulichung und um Vergleichsmöglichkeiten zwischen verschiedenen Untersuchungen zu haben, werden der *mittlere Aziditätsquotient* für Säure (mAQ) und Gesamtsäure (mGAQ) errechnet. Diese Werte werden als waagerechte gestrichelte Linie in das Diagramm eingetragen.

Kennzeichnend für eine gute Stoffwechsellage ist die *Basenflut*, ein Wechsel zwischen sauer und alkalisch während des Tages. Wir sehen in Bild 162 eine solche Flutung, die mit Ebbe und Flut verglichen werden kann. Optimal ist eine Basenflut morgens zwischen 8 und 10 Uhr und eine weitere nach der Hauptmahlzeit zwischen 14 und 16 Uhr. Die Tageskurve in Bild 162 stammt von einer Patientin, die nach längerer erfolgloser klinischer Behandlung und Untersuchung eine Ernährungsumstellung vornahm und daraufhin schnell beschwerdefrei geworden ist.

Bild 163

Wegen Bluthochdrucks (Hypertonie) wurden Beta-Rezeptorenblocker auf Lebenszeit verordnet. Diese waren unverträglich wegen der Nebenwirkungen (Übelkeit, Erbrechen, Diarrhoe, Müdigkeit, Verstärkung einer Herzinsuffizienz und von peripheren Durchblutungsstörungen, Einschränkung des Tränenflusses, Hautreaktionen, Schlafstörungen). Die Kurve gibt die Stoffwechsellage der 45-jährigen Patientin nach der Ernährungsumstellung wieder. Sie ist optimal. Wir sehen wieder eine Basenflut morgens um 8 Uhr und eine weitere nach der Hauptmahlzeit um 16 Uhr. Die mittleren Aziditätsquotienten liegen im Idealbereich. Die Medikamente konnten abgesetzt werden.

Bild 164

Die Tageskurve in Bild 164 ist charakteristisch für chronische Krankheiten. Die AQ-Kurve liegt hoch im sauren Bereich und hat wegen des Basenmangels meist ein breites Ammoniakband. Die fehlende Flutung ist Ausdruck einer *Regulationsstarre*.

Um aufzuzeigen, welche Folgeerscheinungen sich aus einer so deutlich ausgeprägten latenten Azidose ergeben können, nachfolgend aus einem umfangreichen Untersuchungsgut nur einige Beispiele mit Tageskurven nach Bild 164.

Fall 1

39 Jahre. Divertikel im Darm seit drei Jahren. Halbjährlich Koliken, die zwei bis drei Tage andauern.

Fall 2

33 Jahre. Sarkom, eine bösartige Bindegewebsgeschwulst mit Neigung zu Metastasierung. Seit 10 Jahren Kantinen- und Gaststättenessen.

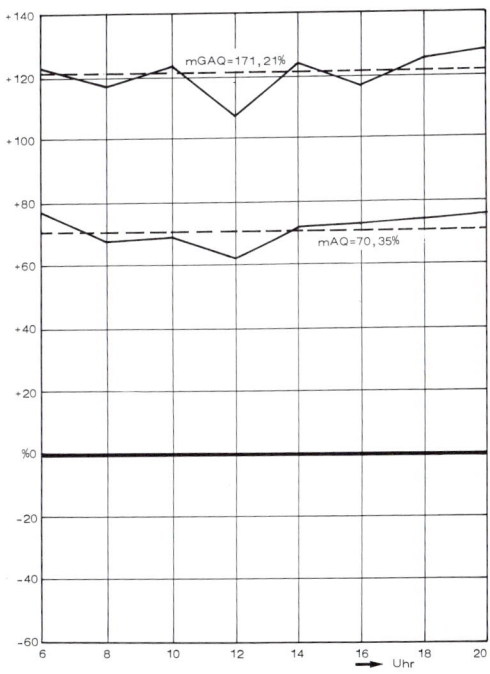

Bild 164: Tageskurve mit schwerem Säureüberschuß, kennzeichnend für chronische Erkrankungen.

Fall 3

52 Jahre. Grauer Star (Katarakt). Vor vier Jahren operiert. Prostatabeschwerden. Mittags
Gaststättenessen, abends unregelmäßige Verpflegung.

Fall 4

43 Jahre. Seit zwei Jahren nach jeder Speise-
und Flüssigkeitsaufnahme oft stundenlanges
Aufstoßen der Speisen und Flüssigkeiten. Die
Nahrung kommt oft schon während des Essens
in den Mund zurück. Besonders unverträglich
sind Fleisch, Fleischwurst, Salate, Kaffee, Tee
und Sahne. Umfangreiche ärztliche Untersuchungen, auch klinische Untersuchungen in
Krankenanstalten, Gastroskopie, Ultraschall-
untersuchung, Röntgen- und Laboruntersuchungen brachten keine Ergebnisse. Auch ein
Kuraufenthalt blieb ohne Erfolg. Lebens- und
Ernährungsweise ungeregelt durch auswärtige
Montagetätigkeit.

Fall 5

48 Jahre. 10 kg Übergewicht. Hämorrhoiden;
Krampfadern, die vor 12 Jahren schon operiert
wurden; vor 11 Jahren Kreislauf-Herzkollaps;
Gelbsucht mit sechswöchigem Krankenhausauf-
enthalt, eitrige Mandelentzündung, Gelenkrheuma (alle Gelenke waren geschwollen), Blind-
darm- und Bruchoperation. Harnindikan stark
positiv. Vollständige Umstimmung des Stoffwechsels nicht möglich, da auf täglichen
Fleichgenuß nicht verzichtet wurde.

Fall 6

46 Jahre. Schon seit über einem Jahr schwerer
Schnupfen. Stuhlgang nur mit Abführmitteln,
Druckschmerz im rechten Oberbauch, Blähungen seit zwei Jahren. Rückenschmerzen. Hämorrhoiden innen und außen, die manchmal 3 bis
4 Tage lang bluten. Afterjucken. Juckender
Beinausschlag. Schlechter Schlaf. Harnindikan
stark positiv. Bereits toxische Fettleber durch
Fehlernährung und regelmäßige Alkoholzufuhr.

Fall 7

64 Jahre. Bluthochdruck. Osteoporose. Koxar-
throse, eine chronisch fortschreitende degenerative Erkrankung des Hüftgelenks. Hüftgelenk-
Ersatzplastik (Endoprothese: künstliches Hüftgelenk). Langjährige Kantinenkost.

Fall 8

66 Jahre. Prostata-Karzinom, das wegen des
fortgeschrittenen Zustandes nicht mehr opera-
bel war. Besserung nach Ernährungsumstellung.
Nachuntersuchung ergab, daß der Prostata-
Krebs dadurch operabel wurde. Obwohl Opera-
tion abgelehnt, war seit Jahren ein ungestörtes
Leben durch Verbesserung der körpereigenen
Abwehrkräfte möglich.

Fall 9

66 Jahre. Allgemeines schlechtes gesundheitli-
ches Befinden. Bluthochdruck, Polyzythämie,
hypochrome Anämie, Hypercholesterinämie,
Hypertriglyzeridämie. Auch Serumharnsäure
und γ-GTT erhöht.

Fall 10

68 Jahre. Hörsturz. Durchblutungsstörungen,
Rückenschmerzen, Beinkrämpfe, Magenschleimhautentzündung, Obstipation (Stuhlverstopfung). Langjährige Mangelkost und Fehlernährung.

Bild 165

Die Tageskurve in Bild 165 liegt nicht nur sehr
hoch im sauren Bereich, sondern besitzt darüber
hinaus ein auffallend breites *Ammoniakband*.
Diese Kurve stammt von einem Patienten mit
Prostataadenom. Da das Leiden bereits zu weit
fortgeschritten war, konnte wegen der Störungen beim Harnlassen eine Operation nicht mehr
umgangen werden.

Beim *Prostataadenom* (gr. prostates = Vorsteherdrüse) handelt es sich um eine Vergrößerung der Vorsteherdrüse des Mannes, um eine
meist gutartige Geschwulst, die sich heute bereits bei 50 bis 60 Prozent aller Männer über 50
Jahre entwickelt. Anfängliche Entleerungsstö-
rungen beim Harnlassen werden oft nicht beachtet. Die Blasenmuskulatur vermag sich dem
chronischen Zustand anzupassen, so daß nicht
einmal größere Beschwerden vorliegen müssen.
Mit der Zeit ist dann infolge Erschlaffung (Ausdehnung, Erweiterung) der Blase keine vollständige Entleerung mehr möglich; es kommt
zum Restharn mit all seinen Folgen und Begleiterscheinungen.

Bei etwa 20 Prozent aller Prostatakranken rechnet man mit einem *Prostatakarzinom*. Der
Prostatakrebs hat in den letzten 20 Jahren zu-

genommen und ist der dritthäufigste Krebs des Mannes nach dem Lungen- und Magen-Darm-Krebs. Kleinste Karzinominseln finden sich bei 20 bis 30 Prozent aller Männer über 50 Jahre. Da es Frühzeichen nicht gibt, ist die rektale Untersuchung der Prostata einmal jährlich nach dem 45. Lebensjahr in das Vorsorgeprogramm aufgenommen worden. Der Prostatakrebs neigt zu frühzeitiger Metastasierung in das Skelettsystem. Hinter Kreuz- oder Rückenschmerzen, Ischias, Lumbago oder unklaren rheumatischen Beschwerden können sich daher schmerzhafte Knochenmetastasen verbergen.

Bei Prostataadenom und Prostatakarzinom fand sich bei allen Harnanalysen eine stark ausgeprägte latente Azidose. Es besteht die Möglichkeit, durch die Harnanalyse noch völlig symptomlose Anfangsstadien zu erfassen und den Übergang in fortgeschrittene Stadien durch eine gezielte Korrektur der Stoffwechsellage zu vermeiden.

Nachfolgend aus einem umfangreichen Untersuchungsgut noch weitere Beispiele mit Tageskurven nach Bild 165.

Fall 1

42 Jahre. Leidet an *Psoriasis*, der Schuppenflechte. Es ist neben dem Ekzem die häufigste Hautkrankheit. Sie betrifft etwa 1 bis 2 Prozent der Bevölkerung. In der Bundesrepublik sollen rund zwei Millionen Psoriasis-Patienten leben. Die bei dieser Krankheit auftretende latente Azidose bestätigt die Auffassung, daß die Schuppenflechte nicht nur eine Hauterkrankung, sondern eine allgemeine Erkrankung ist. Es kommen bei der Psoriasis nicht nur Nagelveränderungen vor, sondern in fast allen Fällen sind die Knochen oder Gelenke mitbeteiligt. Bei den üblichen Behandlungsmethoden erhält man vorübergehende Besserungen des Hautbefundes, aber immer wieder Rückfälle (Rezidive). Man hat schon lange Zusammenhänge zwischen der Ernährung und Psoriasis vermutet. Prof. GRÜTZ (Dermatologe in Bonn, 1886-1963) versuchte es mit einer vegetabilischen, fettarmen und purinarmen Kost, die immerhin als unterstützende, die übrige Therapie begünstigende Maßnahme angesehen wurde. Die Harnanalysen ermöglichen es jetzt, den Krankheitsverlauf *gezielt* zu beeinflussen.

Fall 2

34 Jahre. Leidet unter chronischen *Kopfschmerzen*, die so unerträglich wurden, daß sogar Selbstmordversuche unternommen wurden. Nimmt bis zu vier Zäpfchen (Suppositorien) täglich, da Schmerztabletten vom Magen nicht mehr angenommen wurden. Eine Magenoperation erwies sich als zwecklos und unnötig. Die medikamentöse Therapie und verschiedene Kuren blieben erfolglos, weshalb als letzte Möglichkeit bereits Psychopharmaka in Betracht gezogen wurden. Auf Akupunktur trat Verschlechterung ein. Nahm fünf Jahre lang die Pille (orale Ovulationshemmer), ein Jahr lang Appetithemmer und auch Schlaftabletten. Die Stoffwechselstörung ist bereits so schwer, daß schmerzhafte Blähungen auftreten und Vollkornerzeugnisse, Gemüse, Milch und Obst nicht mehr vertragen werden. Ernährt sich vorwiegend von Brot und magerem Käse.

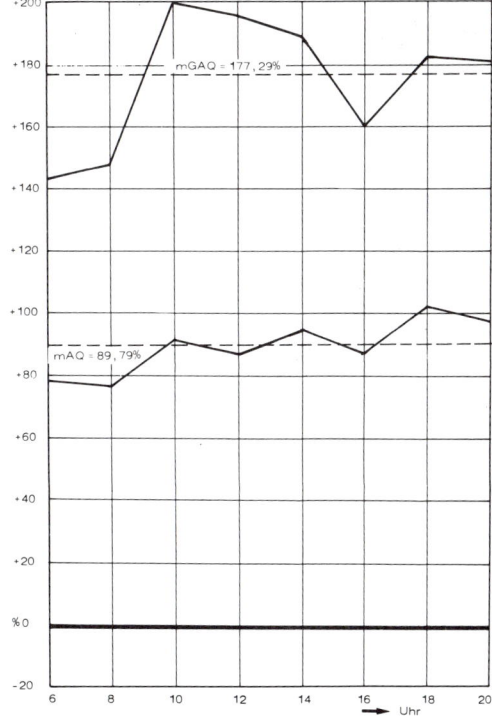

Bild 165: Tageskurve mit sehr schwerem Säureüberschuß und breitem Ammoniakband.

Fall 3

Seit zwei Jahren *Bluthochdruck*. Behandlung
nur medikamentös mit Beta-Rezeptorenblok-
kern, einer Herzinsuffizienz mit Digitalisglyko-
siden. Als Nebenwirkungen Nieren-, Magenbe-
schwerden und Sehstörungen. Schlaflosigkeit,
Sausen im Ohr, Vergeßlichkeit. Seit einem Jahr
im rechten Bein unerträgliche Schmerzen, die
ohne sichtbaren Erfolg mit Antirheumatika
behandelt wurden.

Fall 4

51 Jahre. *Sarkom* im Unterleib, das operiert
wurde. Eine an der Körperoberfläche ausmün-
dende Fistel mit starker Absonderung. Bestrahlung empfohlen, wobei mit Zerstörung einer
Niere gerechnet werden muß. Befund infolge
des zu weit fortgeschrittenen Zustandes infaust
(lat. infaustus = aussichtslos). Die Ernährungsanamnese ergab als Ursache einer einschneidenden Stoffwechselstörung folgende Lebensweise:
Früh das übliche Kaffeefrühstück, gegen 9 Uhr
eine größere Menge Wurst. Kein Mittagessen, da
die Ehefrau, die Asthma hatte und schon im
Alter von 49 Jahren verstarb, wegen ihrer Be-
rufstätigkeit nicht im Hause war. Im allgemeinen wurde erst abends gegen 21 oder 22 Uhr
gegessen: Teigwaren, Steaks, viel Rauchfleisch.
Etwa 8 Zigaretten täglich. Kennzeichnend für
diese Lebensweise ist, daß beispielsweise zu
dritt einmal 20 Steaks verzehrt wurden. Der
Patient spielte Tennis und Fußball, war im
Winter Skilehrer. Der Fall weist deutlich aus,
daß nicht erwartet werden kann, Lebens- und
Ernährungsfehler nur durch Sport aufheben zu
können.

Fall 5

17 Jahre. 13 kg Übergewicht. Leukozytose,
Tachykardie, Harnindikan stark positiv. Ernäh-
rungs-Mangelkrankheit.

Fall 6

39 Jahre. 15 kg Übergewicht. Schlaflosigkeit,
Spannung im Kopf, unregelmäßige flüssige
Darmausscheidungen, Indikan stark positiv, Depressionen. Der übliche klinische Befund mit allen Laborwerten war unauffällig. Bisherige Behandlung durch fünf verschiedene Psychopharmaka mit ihren bekannten Neben- und Wechselwirkungen und ein Klinikaufenthalt blieben
ohne Ergebnis. Der noch ledige Patient aß 10

Jahre lang Kantinenkost. Es war für ihn schwer
zu verstehen, daß bei seinem schlechten Gesundheitszustand klinisch nichts gefunden wurde. Wie durch die Harnanalyse ausgewiesen,
handelte es sich um Funktionsstörungen, die ursächlich auf eine Ernährungs-Stoffwechselstö-
rung zurückzuführen sind.

Bild 166 und 167

Die schwere latente Azidose nach Bild 166
zeigte sich bei einer Patientin mit *Arthrose* im
rechten Kniegelenk. Der Aufenthalt in einer
Rheumaklinik und die über ein Jahr lang erfolgten Injektionen führten nicht zu dem erwünsch-
ten Ergebnis. Sie war Sportlehrerin und gab damit wiederum den Beweis dafür ab, daß Er-
nährungs-Stoffwechselstörungen nicht schon
allein durch Sport vermieden oder aufgehoben
werden können. Bild 167 zeigt das Ergebnis der
nach drei Monaten erfolgten Nachuntersuchung. Durch die empfohlene gezielte Ernährungsumstellung kam es zu einer optimalen
Stoffwechsellage, die als Basis erforderlich ist,
um gesund bleiben oder nach bereits eingetretener Erkrankung wieder gesund werden zu
können.

Bild 168 und 169

Der 55-jährige hat einen Dickdarmtumor
(Darmpolyp), Divertikel und ein Prostataadenom. Die Blasenentleerung ist nur ungenügend
möglich (Restharn). Verzögerte Miktion und
heftige Schmerzen in der linken Flanke. Kein
fester Stuhlgang. Blinddarmoperation vor acht
Jahren. 7 kg Übergewicht. Arthrose der kleinen Wirbelgelenke (Spondylarthrose) und
Verkalkung der rechten und linken äußeren
Hüftschlagader (Arteria iliaca externa). Beide Elternteile sind an Magenkrebs verstorben.
Bei der üblichen deftigen Kost wurde durch
die Harnanalyse eine schwere latente Azidose
nachgewiesen (Bild 168). Das Blutbild zeigte
eine hyperchrome Anämie (Zellanämie) und
Makrozytose. Nachdem es sich therapeutisch
nicht beeinflussen ließ, wurde dringend die
gezielte Korrektur der Stoffwechsellage durch
eine basenhaltige Kost empfohlen. Das Ergebnis der Nachuntersuchung nach zwei Monaten
zeigt die Tageskurve in Bild 169. Seitdem sind
vier Jahre vergangen. Normalisierung der Blutwerte, Besserung des subjektiven Befindens
und arbeitsfähig.

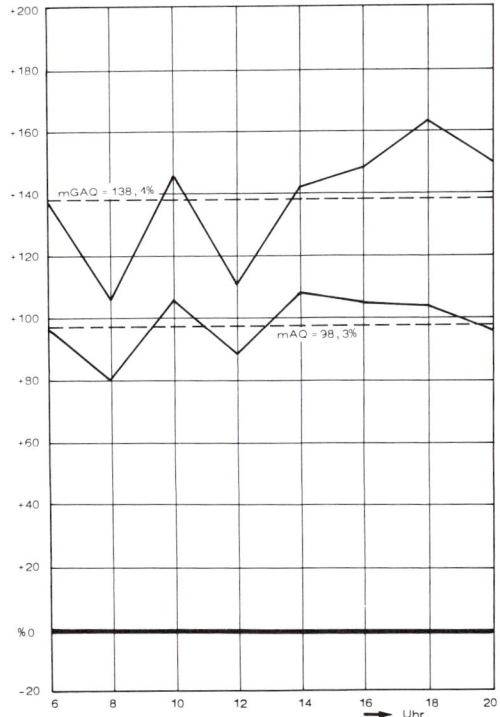

Bild 166: Schwere latente Azidose (Arthrose).

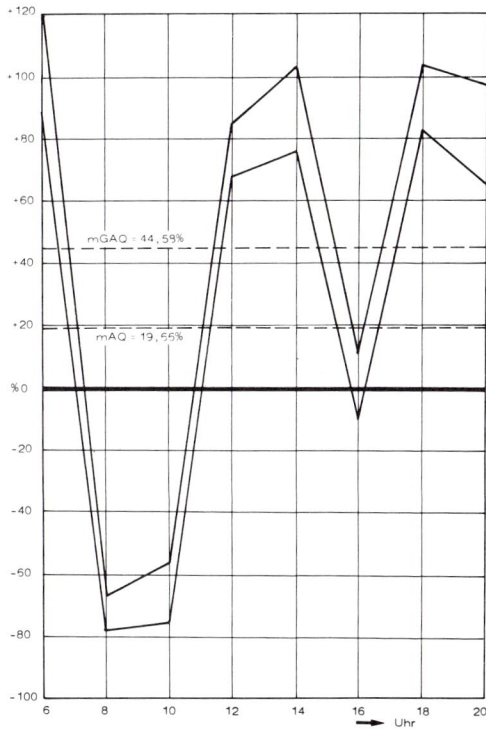

Bild 167: Optimale Stoffwechsellage nach gezielter Ernährungsumstellung.

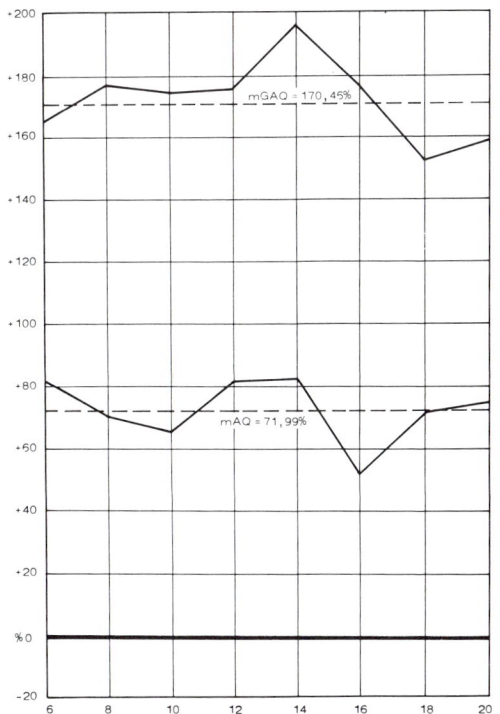

Bild 168: Schwere latente Azidose mit breitem Ammoniakband.

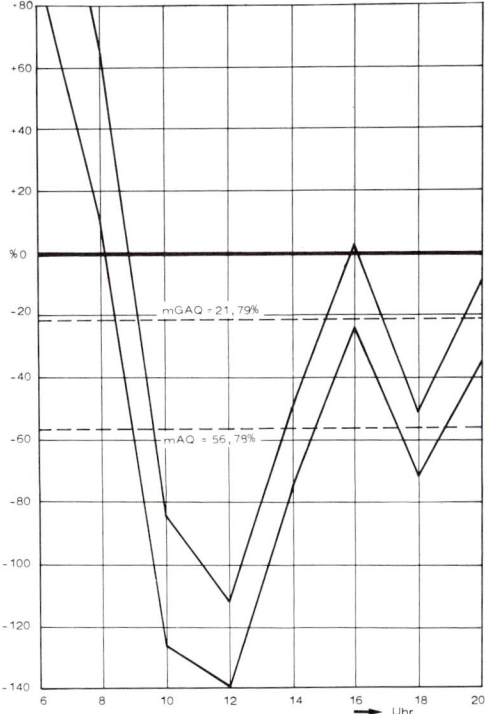

Bild 169: Nachuntersuchung nach Umstimmung der Stoffwechsellage.

B. UNTERSUCHUNG DER GRUNDNAHRUNGSMITTEL

Der menschliche Organismus ist alimentär, das heißt über die Nahrung beeinflußbar (lat. alimentum = Nahrungsmittel). Diese allgemein bekannte Tatsache wurde einer systematischen Prüfung unterzogen, da sie für Gesunde und Kranke eine erhebliche Bedeutung besitzt. Beim Gesunden geht man von dem Gedanken aus, daß er gesund und leistungsfähig bleiben soll. Beim Kranken kommt es darauf an, erkrankte Organe durch Verminderung ihrer funktionellen Beanspruchung nach Möglichkeit zu schonen und den entgleisten Stoffwechsel wieder in normale Bahnen zu lenken. Darüber hinaus läßt sich durch eine gezielte Koständerung eine allgemeine Umstimmung für den Gesamtorganismus erreichen.

Jeder Wechsel der Kost bedingt eine Änderung des Säure-Basen-Gleichgewichtes. Dabei zeigen sich die Auswirkungen schon innerhalb kurzer Zeit, oft schon innerhalb weniger Stunden.

Durch die Harnanalyse ist es möglich, sie objektiv im menschlichen Körper nachzuweisen. Es war notwendig, zuerst die Grundnahrungsmittel einer systematischen Prüfung zu unterziehen, um praktisch verwendbare Richtlinien zu bekommen. Dabei waren wir weitgehend auf Selbstversuche angewiesen. Es ist schwierig, für solche Untersuchungen geeignete Versuchspersonen zu gewinnen; die Untersuchungsperiode erstreckt sich jeweils über zwei Tage.

1. Getreidekost

Die sogenannte Vollwertnahrung beruht im allgemeinen auf der Grundlage von Vollgetreide. Dieses stellt eine hochwertige Nahrung dar. Oftmals ist es dreimal täglich, also in der Morgen-, Mittag- und Abendmahlzeit enthalten. Die einseitige Bevorzugung der Getreideküche stützt sich wissenschaftlich vorwiegend auf Rattenversuche. Diese haben für die Grundlagenforschung ihre Bedeutung, können aber nicht ohne weiteres vollständig auf den Menschen übertragen werden. Die Auswirkung der Getreidekost im intermediären Stoffwechsel des Menschen mußte geprüft werden.

Getreide-Reduktionsdiät

Nach dem Ernährungsbericht 1984 betrug der durchschnittliche Fleischverbrauch einschließlich Wurst- und Fleischwaren 1980/81 für männliche Personen 77,4 kg, für weibliche Personen 59,9 kg. Ähnlich ist es in den benachbarten Ländern. Nach dem zweiten schweizerischen Ernährungsbericht rechnet man dort beispielsweise mit einer Fleischmenge von 62 kg pro Kopf und Jahr. Das überreiche Angebot an Fleischwaren verführt zu einer Eiweiß-Überernährung. Zur Behebung der durch eine solche Überernährung entstehenden gesundheitlichen Schäden wurde eine Getreide-Abbaudiät empfohlen, die auf die Dauer von

3 bis 6 Wochen durchgeführt werden soll. Genommen werden sollen für jede Mahlzeit 60 g Weizen, der frisch gemahlen und in Wasser eingeweicht wird. Zugegeben werden pro Person ein halber Eßlöffel Zitronensaft, ein Eßlöffel kalt gepreßtes Öl, ein fein geraffelter Apfel und 100 g rohes frisches Obst, die Obstsorte der Jahreszeit entsprechend.

Die genau nach dieser Vorschrift durchgeführte Getreide-Kur ergab eine schwere latente Azidose (Bild 170), also eine krankhafte (pathologische) Stoffwechsellage, die es gerade zu beseitigen gilt, wenn entgleiste Stoffwechselabläufe wieder einreguliert werden sollen.

Eine ähnliche Kur wird als ''7 Tage Körner-Kur'' propagiert. Sie ist abwechslungsreicher, da an jedem Tag ein anderes Getreide verwendet wird, wie Weizen, Hirse, Hafer, Naturreis, Gerste und Buchweizen. Das Getreide wird hier nicht in frisch gemahlenem rohen Zustand verzehrt. Man läßt es aufkochen und ausquellen. Auch die empfohlenen Zutaten sind vielseitiger.

Getreide ist säurebildend

Dies gilt nicht nur für die verfeinerten Weißmehlprodukte, sondern für Getreide ganz allgemein. Auch der Reis ist ein Getreide und nimmt, wie die übereinstimmenden Ergebnisse der mit zwei Versuchspersonen durchgeführten Untersuchungen gezeigt haben, in dieser Hinsicht keine Sonderstellung ein. Mit einer einseitigen Getreidenahrung können Abbauprozesse ausgelöst und damit auch Gewichtsabnahmen erzielt werden. Dies ist im Grunde genommen mit den verschiedensten Reduktionsdiäten möglich, die einen ohnehin bereits entgleisten Stoffwechsel noch weiter ins Ungleichgewicht bringen. Beim Übergewichtigen kommt es aber nicht nur auf eine Gewichtsabnahme, sondern zugleich auf eine Einregulierung der Stoffwechselabläufe an, um ihn gesünder zu machen. Die nachteiligen Auswirkungen einer reinen Getreideküche merkt der Rheumatiker zuerst, ebenso der Zuckerkranke, da es sich hierbei ohnehin um eine "Säurekrankheit" handelt. Die Zuckerkrankheit wird nicht selten durch den Augenarzt bei Betrachtung des Augenhintergrundes entdeckt. Das Schwinden des Sehvermögens bis zur Blindheit gehört zu den gefürchteten Spätkomplikationen dieser Krankheit. Die latente Azidose schädigt die Mikrozirkulation in den Kapillargefäßen. Die Folge sind Zirkulationsstörungen im Blutkreis-

lauf, die sich gerade auch auf das Auge, dieses wunderbare und empfindliche Organ, auszuwirken vermögen.

Brotmahlzeiten

Eine einseitige Brotnahrung, auch wenn es Vollkornbrot ist, ergibt keine ausgeglichene Stoffwechsellage. Die Prüfung ergab ähnliche Ergebnisse wie nach Bild 170. Ernährungsbewußte merken dies auch am mangelnden Wohlbefinden, wenn sie einmal vorübergehend nur auf reine Brotnahrung angewiesen sind.

Getreide-Aufläufe

Vegetarier essen gern Getreideaufläufe als Hauptmahlzeit. Das Getreide läßt sich mit Gemüse und Früchten in mannigfacher Weise kombinieren und ergibt damit zusammen eine schmackhafte Nahrung. Die Getreideaufläufe werden daher gern und viel gegessen. Die mit drei Versuchspersonen durchgeführte Prüfung ergab vergleichbare Ergebnisse (Bild 171). Der häufige und ständige Genuß solcher Getreidespeisen sollte daher nicht zur Gewohnheit werden.

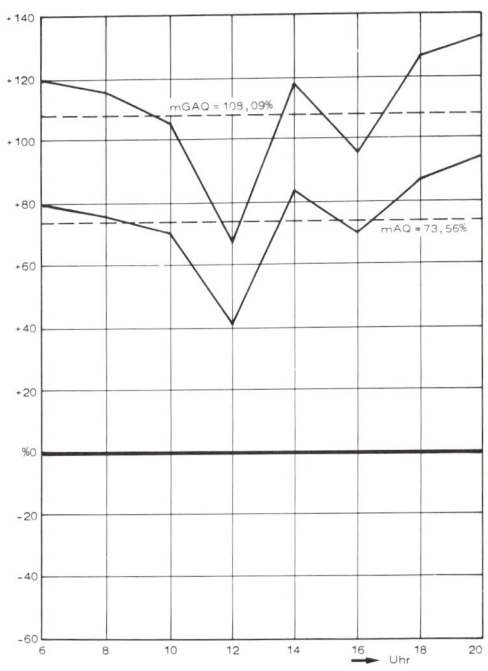

Bild 170: Schwere latente Azidose durch Getreide-Kur.   Bild 171: Latente Azidose durch Getreide-Aufläufe.

Vegetarische Vollwertkost

In Kurheimen, die ein vegetarisches Restaurant unterhalten, bemüht man sich vor allem, den Gast zufrieden zu stellen. Man sucht auch den Fleischesser zu überzeugen, daß sich vegetarisch ebenfalls schlemmerhaft leben läßt. Auch die vegetarische Küche kennt kulinarische Spezialitäten, exquisite Menüs, raffinierte Salate, schlemmerhafte Nachspeisen und feine Backwaren.

Man darf aber nicht glauben, daß man für seine Gesundheit schon alles getan hat, indem man nur das Fleisch wegläßt. Bild 172 zeigt das Untersuchungsergebnis, eine latente Azidose, nachdem tagelang in einem vegetarisch geführten Kurheim genau nach Speiseplan gegessen wurde. Eine zweite Versuchsperson richtete sich nach unseren Erkenntnissen und traf zur gleichen Zeit eine Auswahl unter den aufgetragenen Speisen. Sie kam dadurch zu einem ausge-

glicheneren Stoffwechselablauf mit Basenflutungen um 10 und 16 Uhr (Bild 173). Eine gesündere Lebensweise fällt um so leichter, je einfacher die Küchenführung ist. Man muß nicht an jedem Tag einen komplizierten verfeinerten Speisezettel anstreben, der einem Festmenue gleicht. Auch bei vegetarischer Ernährung muß für ein Stoffwechsel-Gleichgewicht gesorgt und die Körperchemie in Betracht gezogen werden. Sonst sind ebenfalls Erkrankungen möglich. Dafür nur ein

Beispiel:

Nach zwölfjähriger vegetarischer Lebensweise Erkrankung an *Polyarthritis*, bei der alle Gelenke vom Kiefer bis zu den Zehen betroffen waren. Neun Monate lang wurde zunächst nach anthroposophischen Heilmethoden behandelt, jedoch ohne Erfolg und mit weiterer Ver-

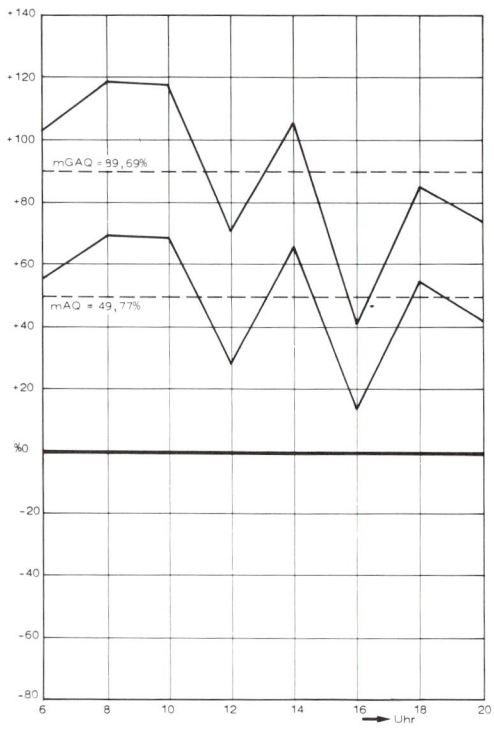

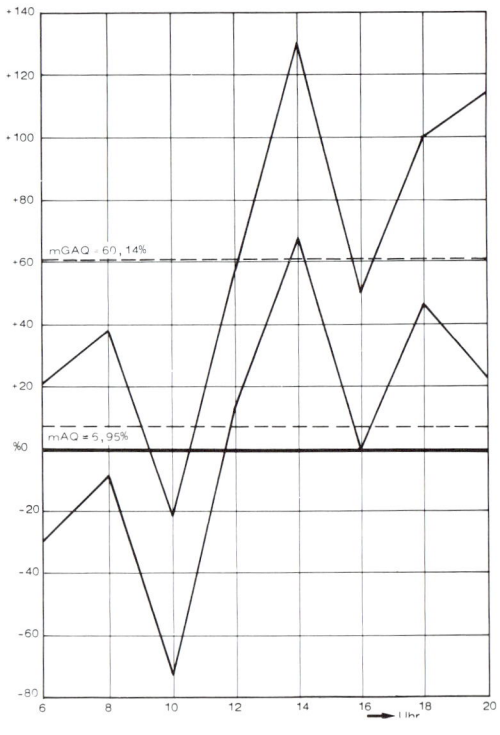

Bild 172: Latente Azidose bei schlemmerhafter vegetarischer Beköstigung in einem Kurheim.

Bild 173: Ausgeglichenere Stoffwechsellage bei sinnvoller Auswahl vegetarischer Speisen.

schlechterungen. Die Mandeln wurden entfernt und sieben Zähne gezogen. Dann wurde mit Neuraltherapie, Akupunktur, Ozonblutwäsche, Gegensensibilisierung mit Eigenserum, Ozoneinspritzungen, homöopathischen und biologischen Heilmitteln weiter behandelt. Viermal wurde der Kiefer operiert, um Herde zu beseitigen. Danach folgte noch eine Kur im Radonstollen in Badgastein. Der Zustand hat sich nach all diesen Behandlungen nur noch verschlechtert. Nachdem die Erkrankung immer mehr fortschritt, ließ man schließlich, trotz der befürchteten Nebenwirkungen, durch einen Rheumatologen eine Basistherapie mit D-Penizillamin einleiten. Die Schmerzen wurden dadurch zwar verringert, aber die Krankheit sprach auch hierauf nicht mehr weiter an, so daß man wegen der verbliebenen Entzündungen nur noch eine Operation von etwa zehn Gelenken in Vorschlag zu bringen vermochte.

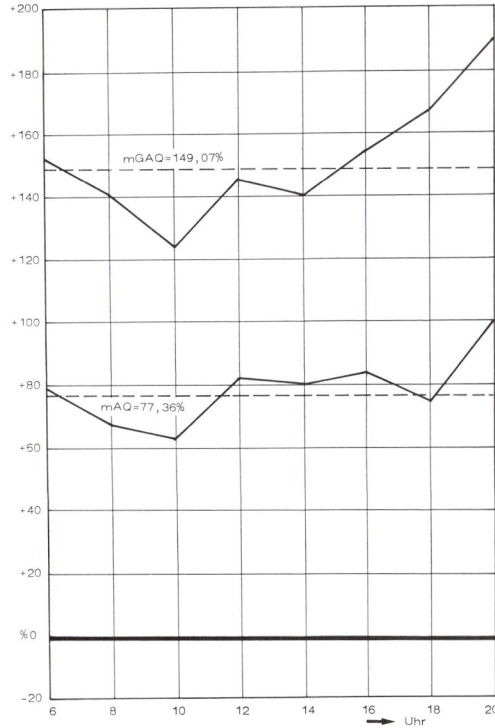

Gekeimtes Getreide

Für die Küchenpraxis kommt für angekeimtes Getreide in erster Linie Weizen in Frage. Man kann aber auch andere Getreidearten keimen sowie Hülsenfrüchte, wie grüne Sojabohnen, Kicher- und Gartenerbsen, Linsen, Sonnenblumenkerne und kleine Samen wie Senf, Luzerne, Gartenkresse usw. Die Samen enthalten große Lebenskräfte und Nahrungsreserven, die beim Keimprozeß wirksam werden. Es kommt zu tiefgreifenden Stoffumsetzungen und dadurch zu einer erheblichen Steigerung des Gehaltes an Enzymen und Vitaminen. Während das ruhende Getreidekorn frei von Vitamin C ist, wird während des Keimungsvorganges Ascorbinsäure gebildet. Sprossen und Keime ermöglichen daher auch während des Winters die ständige Versorgung mit Frischkost. Da dem Keimgemüse im allgemeinen ein besonderer gesundheitlicher und heilender Wert beigemessen wird, besteht die Gefahr, daß es nach dem Grundsatz "Viel hilft viel" in zu großen Mengen verzehrt wird. Um einen Einblick in die physiologischen Auswirkungen im menschlichen Organismus zu bekommen, wurden mit

Bild 174: Schwere latente Azidose mit breitem Ammoniakband nach übermäßiger Zufuhr von Keimgetreide.

zwei überzeugten Anhängern des Keimgetreides Funktionsprüfungen durchgeführt. Der eine ernährte sich während der zweitägigen Versuchsdauer von gekeimtem Hafer, Weizen und Roggen, gewürzt und als Getränk Melisse-Fencheltee. Der andere aß Sonnenblumenkeimlinge. In beiden Fällen kam es übereinstimmend zu einer schweren latenten Azidose (Bild 174), im letzteren Fall sogar zu einer Gallenkolik.

Bei einem so gehaltvollen und hochwirksamen Produkt, wie es die Keimlingsspeisen sind, besteht die Gefahr der Überdosierung. Das Keimgetreide besitzt seinen Wert zur Nahrungsaufwertung und -ergänzung, vor allem im Winter beim Fehlen von Frischgemüse. Wegen seines hohen Enzymgehaltes und dessen Auswirkungen empfiehlt es sich aber, nur begrenzte Mengen zu verabreichen, etwa bis zu zwei Eßlöffeln täglich.

Tafel 32: Inhaltsstoffe der Kartoffel
(Die Zahlenangaben beziehen sich auf 100 g
- nach BOSCH: Lebensmitteltabellen für die
Nährwertberechnung)

Kalorien	kcal	87 (= 364 kJ)
Hauptbestandteile		
Eiweiß	g	2,0
Fett	g	0,1
Kohlenhydrate	g	18,5
Wasser	g	78,0
Vitamine		
Vitamin A	μg	2,0
Vitamin B$_1$	μg	110,0
Vitamin B$_2$	μg	47,0
Vitamin C	μg	**17000,0** (= 17 mg)
Mineralstoffe		
Natrium	mg	3,2
Kalium	mg	**443,0**
Calcium	mg	9,5
Phosphor	mg	50,0
Magnesium	mg	25,0
Eisen	mg	0,8

2. Die Kartoffel

Die Kartoffel kann nach unseren Untersuchungen als das wohl wichtigste Grundnahrungsmittel in unserer Klimazone angesehen werden. Das ergibt sich schon aus den Inhaltsstoffen (Tafel 32). Die Kartoffel gehört mit 87 kcal zu den kalorienarmen Lebensmitteln. Wer schlank bleiben will, sollte Lebensmittel bevorzugen, die Werte unter 100 Kalorien pro 100 Gramm aufweisen. Die Kartoffel macht daher auch nicht dick. Im Gegenteil, man kann durch eine Kartoffelkur abnehmen. Dick machen nur die Beilagen, die üblicherweise zu den Kartoffeln gegessen werden. Reine Kartoffeltage, nur mit Pellkartoffeln und etwas Butter, sind die einfachste und zugleich wirksamste Maßnahme bei Übersäuerung des Körpers. Sie bringen Erfolg bei allen Erkrankungen, die das Bindegewebe betreffen und Harnsäurebildung im Körper hervorrufen, wie Rheuma und Gicht. Auch bei Kreislauf- und Nierenerkrankungen mit Wasseransammlungen haben sie eine gute Wirkung.

> Die Kartoffelkost ist die wirksamste Ausgleichskost bei entgleisten Stoffwechselabläufen, Fehlregulationen des Säure-Basen- und Elektrolythaushaltes.

Von den Vitaminen ist die Ascorbinsäure (Vitamin C) in der Kartoffel am wichtigsten. Es sind aber auch die Vitamine B$_1$ und B$_2$ vorhanden, während wir das praktisch fehlende Vitamin A durch Fettzugabe zur Kartoffelkost zu ergänzen pflegen. Von den Mineralstoffen steht Kalium an erster Stelle, worauf wir wohl mit in erster Linie den erheblichen Basenüberschuß der Kartoffel zurückzuführen haben. Der Calciumanteil ist demgegenüber gering, kann aber leicht durch Milchprodukte ausgeglichen werden.

Ernährungsversuche mit Kartoffelkost

Die Wertigkeit der Kartoffelkost ist schon oft an menschlichen Versuchspersonen getestet worden. Wohl der erste war Dr. Mikkel HINDHEDE, ein dänischer Ernährungsphysiologe. Er untersuchte diese Kost über viele Jahre an sich selbst und seiner sechsköpfigen Familie. Eine seiner Versuchspersonen, Frederik MADSEN, lebte ein Jahr lang von Kartoffeln und etwas Fettzulage, leistete dabei harte körperliche Arbeit bei bestem Wohlbefinden. Eine andere Versuchsperson, Alfred JÖRGENSEN, lebte anderthalb Jahre lediglich von Kartoffeln und etwas Fett. Bei dieser Kost trainierte er sich zu einem flotten Läufer. Vorher hatte er vom Laufen Herzklopfen bekommen. Dies verschwand während der Kartoffelkost.

Umfangreiche Stoffwechseluntersuchungen führte auch der Ernährungshygieniker Dr.med. Carl RÖSE (1864-1947) durch. Dieser litt an schwerer Ischias. Schon nach seinem ersten Ernährungsversuch mit Kartoffelkost verschwand die Ischias vollständig. Er lebte dabei fast 9 1/2 Monate lang ausschließlich von Kartoffeln und Öl (Rüböl und Mohnöl) und hielt sich bei einer durchschnittlichen täglichen Zufuhr von 30 g Eiweiß im Stickstoffgleichgewicht. Das Körpergewicht stieg von 58,1 auf 62,5 kg. Das Höchstleistungen bei der von ihm als richtig erkannten einfachen Kost möglich sind, bewies Röse selbst, der vorher noch nie einen Viertausender erstiegen hatte, noch als 67-jähriger durch eine Reihe alpiner Höchstleistungen.

Aminosäuren

Daß man mit einer immerhin einseitigen Kartoffelkost gesund und kräftig bleiben kann, ist ausser auf die gut verdaulichen Kohlenhydrate (Kartoffelstärke), den Gehalt an Vitaminen und Mineralstoffen, vor allem auf den Eiweißgehalt zurückzuführen. Die Kartoffel enthält mit 2 Prozent zwar relativ wenig, aber ein ernährungsphysiologisch hochwertiges Eiweiß. Eiweiß besteht aus seinen Bausteinen, den Aminosäuren. Bei der Verdauung wird das Eiweiß in Aminosäuren aufgespalten, und aus diesen einzelnen Bausteinen wird das Körpereiweiß neu aufgebaut. Es gibt nun nicht nur eine einzige, sondern zahlreiche verschiedene Eiweißarten, die sich in ihrer Aminosäurenzusammensetzung unterscheiden. Man unterscheidet essentielle von den nichtessentiellen Aminosäuren. Nichtessentielle Aminosäuren können im Körper gebildet werden. Die essentiellen Aminosäuren müssen aber unbedingt zur Lebenserhaltung mit der Nahrung zugeführt werden (frz. essentiel = wesentlich); sie sind lebensnotwendig. Die acht essentiellen Aminosäuren sind: Leucin, Valin, Isoleucin, Threonin, Lysin, Methionin, Tryptophan und Phenylalanin. Hinzu kommen zwei semiessentielle Aminosäuren: Histidin und Arginin (lat. semis = halb). Bei diesen beiden reicht die Eigensynthese nicht aus, wenn ein erhöhter Bedarf vorliegt, wie beispielsweise in der Schwangerschaft, bei Kleinkindern und bei schweren Erkrankungen. In solchen Fällen müssen sie daher ebenfalls mit der Nahrung zugeführt werden, so daß sie dann zu den essentiellen Aminosäuren zu zählen sind.

Das Fehlen nur einer einzigen essentiellen Aminosäure führt zu *Mangelerscheinungen*. Es können dann nämlich auch die anderen nicht voll wirksam werden. Es ist ähnlich wie bei einer Kette; ihre Tragfähigkeit hängt ab vom schwächsten Glied. Unzureichend vorhandene oder gar fehlende essentielle Aminosäuren sind ausschlaggebend für die biologische Wertigkeit des Eiweißes. Die tierischen Eiweiße liegen im allgemeinen in ihrer biologischen Wertigkeit höher als die pflanzlichen mit Ausnahme der Kartoffel. Nach Tafel 33 hat das Kartoffeleiweiß eine besonders günstige Aminosäurenzusammensetzung.

Aufwertung von Pflanzeneiweiß

Die rein vegetarische Getreideküche ohne Kartoffeln wäre daher auch von diesem Gesichtspunkt aus unzureichend, wenn auch noch tierische Eiweißträger vom lebenden Tier, wie Milchprodukte und Eier, ausgeschlossen werden. Es muß dann sehr darauf geachtet werden, jeweils zwei verschiedene Eiweißträger zuzuführen, die sich gegenseitig aufwerten und ergänzen. So ist beispielsweise der Gehalt des Weizeneiweißes an der essentiellen Aminosäure Lysin ungenügend. Die Hülsenfrüchte enthalten Lysin in ausreichender Menge, dafür ist aber Tryptophan ungenügend vorhanden. Es ist daher eine gegenseitige Aufwertung möglich, sofern die beiden Eiweißträger bei derselben Mahlzeit verzehrt werden. Man kann sich demnach nicht vollwertig vegetarisch ernähren, indem man einfach nur die tierischen Eiweißträger wegläßt. Es sind entsprechende Kenntnisse erforderlich, und man muß sich außer in der Körperchemie auch noch in der gegenseitigen Aufwertung von Pflanzeneiweiß auskennen.

Das Stickstoffgleichgewicht

Wenn man den durch die Nahrung aufgenommenen Stickstoff- oder Eiweißgehalt und zugleich die mit Stuhl und Harn ausgeschiedene Stickstoffmenge bestimmt, ergibt sich die sogenannte *Stickstoffbilanz*. Wird mehr Stickstoff ausgeschieden als aufgenommen, so ist die

Tafel 33: **Aminosäurezusammensetzung des Kartoffeleiweißes** (nach LINDNER und Mitarbeiter)

Aminosäure	%
Alanin	4,62
Arginin	5,43
Asparaginsäure	12,53
Zystin	1,25
Glutaminsäure	10,30
Glykokoll	5,50
Histidin	2,50
Isoleuzin	5,52
Lysin	10,05
Methionin	1,95
Phenylalanin	4,80
Prolin	7,38
Serin	5,92
Threonin	6,50
Tryptophan	1,85
Tyrosin	5,68
Valin	5,60

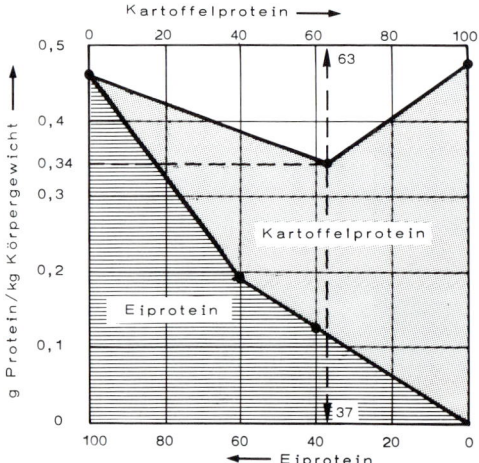

Bild 175: Kartoffel-Ei-Diät (nach Kofranyi und Jekat).

Stickstoffbilanz negativ. Die Eiweißzufuhr war dann ungenügend. Die Folge ist ein Abbau von Körpereiweiß (Eiweißkatabolismus), der zur Hyperkaliämie führen kann. Beim Zerfall von 20 g Körpereiweiß, das sind 100 g Muskulatur, werden etwa 10 mval Kalium frei. Im allgemeinen wird bei der heute vorherrschenden Fleischkost aber Eiweiß im Überschuß zugeführt. Da der Körper das überschüssige Eiweiß nicht zur Eiweißneubildung benötigt, wird es im Energiestoffwechsel umgesetzt. Hierbei fallen Eiweißabbauprodukte an. Das wichtigste Endprodukt des Eiweißstoffwechsels ist der *Harnstoff*. Er wird in der Leber gebildet und im Harn ausgeschieden. Hinzu kommt noch der Gehalt des tierischen Eiweißes an *Purinkörpern*. Es sind Verbindungen aus der Nukleinsäure des Zellkerns (lat. nucleus = Kern), die die Haupteiweißbestandteile des Zellkerns bilden. Dies führt zu einem Anstieg der Harnsäurekonzentration. Das Endprodukt des Purin- bzw. Nukleinsäurestoffwechsels ist die *Harnsäure*, die wohl in Alkalien, aber nur schwer in Wasser löslich ist und mit dem Harn ausgeschieden werden muß.

Da eine langzeitige einseitige Überforderung der Ausscheidungsorgane durch die Schlacken des Stickstoff-Stoffwechsels mit der Zeit zu Leistungsabfall und schließlich auch zur Erkrankung führen kann, wird für Gesunde und Kranke eine möglichst ausgeglichene Stickstoff-

bilanz angestrebt. Man kommt mit um so weniger Nahrungseiweiß aus, je höher die biologische Wertigkeit ist. Diese hängt von der Aminosäurenzusammensetzung ab. Der menschliche Organismus bedarf nicht nur bestimmter Mengen essentieller, sondern auch nichtessentieller Aminosäuren. Versuche haben nun gezeigt, daß es möglich ist, die biologische Wertigkeit von hochwertigen tierischen Proteinen, die einen Überschuß an essentiellen Aminosäuren enthalten, durch pflanzliche Proteine, die einen Überschuß an nichtessentiellen Aminosäuren haben, zu steigern.

Kartoffel-Ei-Diät

Die biologische Wertigkeit einer solchen Mischkost ist durch langfristige Versuche an menschlichen Versuchspersonen durch KOFRANYI und JEKAT im Max-Planck-Institut für Ernährungsphysiologie in Dortmund getestet worden. Dabei zeigte sich wiederum durch jederzeit reproduzierbare Versuche der auch durch uns festgestellte hohe diätetische Wert der Kartoffel. Die geringste Eiweißmenge, mit der eine ausgeglichene Stickstoffbilanz langfristig gewährleistet ist, ergab die Mischung von Ei mit Kartoffeln. Mit einem Mischungsverhältnis von Ei und Kartoffeln von 37 : 63 erreichte man bei einer Versuchsperson den erstaunlich tiefen Wert von 0,340 g Eiweiß pro kg Körpergewicht. Dies entspricht nur 24,5 g Protein pro Tag und Person. Wir haben versucht, diese Zusammenhänge in Bild 175 durch eine graphische Darstellung zu veranschaulichen. Mit einer so geringen Eiweißmenge war eine ausgeglichene Stickstoffbilanz langfristig gewährleistet. Bild 175 zeigt eindrucksvoll, daß nicht nur das pflanzliche Protein durch das tierische aufgewertet wird, sondern auch das tierische aus dem Ei durch das pflanzliche der Kartoffel. Während sich die hohe Wertigkeit der Kartoffelproteine durch Ei stark erhöhte, war im Gegensatz dazu die gegenseitige Aufwertung von Milch und Kartoffeleiweiß nur geringfügig möglich. Der Grund liegt in der verschiedenen Zusammensetzung der Proteine. Andererseits wird durch Milch nicht nur Eiweiß, sondern auch Calcium und Fett ergänzt, was der Kartoffel fehlt.

Eine so große Eiweißeinsparung ist nur möglich, wenn Eiweiß und genügend Kohlenhydrate *gleichzeitig* zugeführt werden, damit der Körper nicht darauf angewiesen ist, Eiweiß zur Gewinnung von Energie umzusetzen. Dann könnte es passieren, daß die Eiweißmenge nicht ausreicht, so daß es unter Umständen zum Abbau von Körpereiweiß kommt. Bei Mangel an Energiespendern, Kohlenhydraten oder Fett, steigt der Eiweißbedarf an.

Durch Professor KLUTHE (Medizinische Klinik der Universität Freiburg) ist die Kartoffel-Ei-Diät für Nierenkranke eingeführt worden. Bei Niereninsuffizienz ist eine eiweißarme Ernährung angebracht, damit möglichst wenig Eiweißabbauprodukte anfallen und die Ausscheidungsfunktion der Niere entlastet wird. Andererseits muß das Stickstoffgleichgewicht gewahrt bleiben, damit keine Eiweißmangelzustände auftreten. Die Kartoffel-Ei-Diät hat den Vorteil, daß sie wegen ihrer Einfachheit in jedem Haushalt durchgeführt werden kann und verschiedene Zubereitungsarten ermöglicht. Man schlägt ein Ei auf und verquirlt Eigelb und Eiklar gut miteinander. Davon gibt man 30 g auf 300 g Kartoffeln. Das Kartoffel-Ei-Gemisch wird täglich gegessen, möglichst zum Mittagessen.

Das Stickstoffminimum

Bild 176 zeigt das mit unserer Harnanalyse mit der Kartoffel-Ei-Diät erzielte Versuchsergebnis. Es ist die günstigste, absolut optimale Stoffwechsellage, die bei allen unseren Untersuchungen erzielt werden konnte. Das Versuchsergebnis beweist die Treffsicherheit der routinemässig durchführbaren Harnanalysemethode. Zugleich ist es aber auch ein schlagender Beweis für den Zusammenhang zwischen dem Säure-Basen-Haushalt der Nahrung und dem Stickstoffgleichgewicht. Der hohe Basengehalt der Kartoffel ermöglicht ein Stickstoffminimum, wie es sich sonst nur schwer mit anderen Nahrungsmitteln erzielen läßt. Der als Stoffwechselendprodukt des Eiweiß- und Kernstoffwechsels entstehende Rest-Stickstoff (Rest-N) ist dann denkbar gering. Er entsteht hauptsächlich in der Leber und muß durch die Nieren ausgeschieden werden. Der Hauptbestandteil ist Harnstoff neben Harnsäure, Ammoniak, Kreatinien, purinen Indikan- und Aminosäuren und anderen, die nur in sehr geringen Konzentra-

tionen vorkommen. Hinzu kommt das bei dieser Stoffwechsellage ausgezeichnete Lösungsvermögen des Harns für alle ausscheidungspflichtigen Stoffwechsel-Endprodukte. Auch die schwer lösliche Harnsäure bleibt unschädlich, solange ein gutes Lösungsvermögen der Körpersäfte erhalten bleibt.

Auffallend in Bild 176 ist das schmale Ammoniakband. Bei der Kartoffelkost finden wir regelmäßig einen sehr geringen Ammoniakgehalt im Harn. Bei einer azidotischen Stoffwechsellage kann es dagegen zu einer gewaltigen Ammoniakbildung kommen, wie es ein Vergleich mit Bild 164, 165, 168 und 174 zeigt. Das Eiweiß wird dann nicht mehr beinahe vollständig zu Harnstoff abgebaut, sondern vermehrt für die Ammoniakbildung eingesetzt, um die bei Basenmangel erforderliche Neutralisation der überschüssigen Säuren zu ermöglichen. Für das Stiffstoffgleichgewicht ist daher eine größere Eiweißmenge erforderlich. Bei azidotischer Stoffwechsellage steigt der Eiweißbedarf. Basenreiche Kost senkt den Eiweißbedarf.

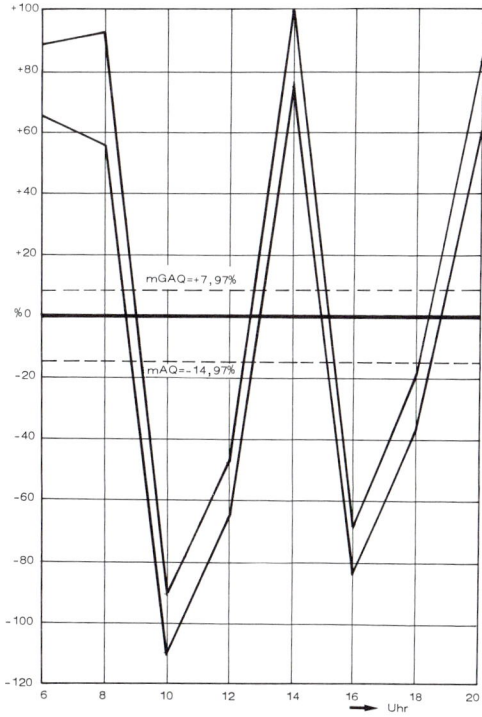

Bild 176: Kartoffel-Ei-Diät mit optimaler Stoffwechsellage.

Tafel 34: Benötigte Eiweißmenge zur Aufrechterhaltung des Stickstoffgleichgewichts
(nach LANG 1950)

Nahrungsmittel	Eiweißmenge/Tag in g
Ei	19,9
Kartoffeln	23,7
Milch	24,4
Brauereihefe	24,0
Sojamehl	28,4
Fleisch	32,6
Weizenbrot	38,4
Kohlrüben	79,4

Schonende Nahrungszubereitung

Wie aus der Zusammenstellung in Tafel 34 ersichtlich, ist das Kartoffeleiweiß sehr hochwertig und wird nur noch vom Ei übertroffen. Die biologische Wertigkeit des Kartoffeleiweißes ist nicht nur gegenüber allen anderen pflanzlichen Eiweißkörpern am höchsten, sondern übertrifft sogar das Fleischeiweiß. Dabei kommt es allerdings auch auf die Art der Zubereitung an, durch die unter Umständen erhebliche Verluste eintreten können. Die beste Art der küchenmässigen Zubereitung ist das Dämpfen oder Dünsten im Dampf in der Schale. Kein anderes Kartoffelgericht übertrifft die Pellkartoffel. Im Tierversuch zeigt sich dies sehr deutlich. Mit in der Schale gedämpften Kartoffeln wird ein gutes Wachstum erzielt (Bild 177). Werden die Kartoffeln aber geschält, zerschnitten und bis zur Zubereitung in Wasser aufbewahrt, wie es in Großküchen üblich ist, so kommt es zu einer sehr großen Wertminderung. Die Versuchsratten starben schon nach 4 bis 7 Wochen, wenn nicht die Eiweißmenge erhöht wurde (Bild 178).

Bei der üblichen Herstellung von Salzkartoffeln treten ebenfalls erhebliche Verluste auf. Von den ausgelaugten und zerkochten Kartoffeln kann nicht mehr viel erwartet werden. Große Verluste entstehen bei Kartoffelgerichten ausserdem durch Aufwärmen oder Warmhalten.

Die Zubereitungsart ist am günstigsten, bei der die Erhitzung so schonend erfolgt, daß die Basenwirkung erhalten bleibt. Entgegen einer allgemein verbreiteten Annahme erwies sich das Garen im Dampfdrucktopf als am ungünstigsten. Hierbei erfolgt eine Erhitzung auf 105 bis 120° C, während es beim Kochen in Wasser bekanntlich nur 100° C sind. Die Dauer der erforderlichen Erhitzung ist dafür zwar kürzer. Untersuchungen haben aber gezeigt, daß nicht die Dauer der Erhitzung, sondern die Höhe der Temperatur den entscheidenden Einfluß besitzt. Diese Feststellungen decken sich mit den Ergebnissen von Untersuchungen am Institut für Ernährungsforschung, Rüschlikon-Zürich, die auch noch von anderer Seite bestätigt wurden (Zacharias, Wedler, Krauze, Herrmann, Bielig u.a. und Arbeitskreis für Ernährungsforschung).

Um eine Vorstellung vom Einfluß der Zubereitungsweise zu geben, nachfolgend die Vitamin-C-Verluste von Sellerie bei drei verschiedenen Zubereitungsmethoden: Die Sellerie hatte roh einen Gesamt-Vitamin-C-Gehalt von 5,0 mg/100 g. Von den 5,0 mg verblieben bei Zubereitung im Drucktopf 1,8 mg, bei Kochen in siedendem Wasser 2,0 mg, gedünstet aber 4,2 mg.

Entscheidend wichtig für die Kartoffelkost ist, daß man sich eine gute Sorte und gut schmekkende Kartoffeln besorgt. Durch überhöhte Mineraldüngung und Humusabbau im Boden kommt es zu Abbauerscheinungen, zur Kartoffelmüdigkeit mancher Böden. Die Kartoffel

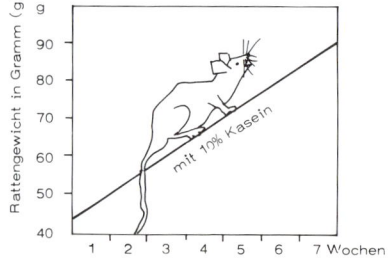

Bild 177: Kartoffelernährung, in Schale gedämpft.

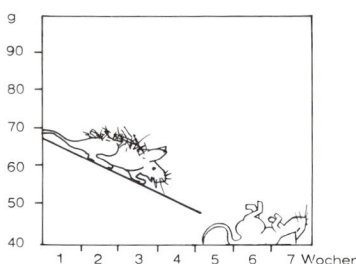

Bild 178: Kartoffelernährung, geschält, zerschnitten, 12 Stunden unter Wasser und gedämpft (nach Versuchen von GERBERDING).

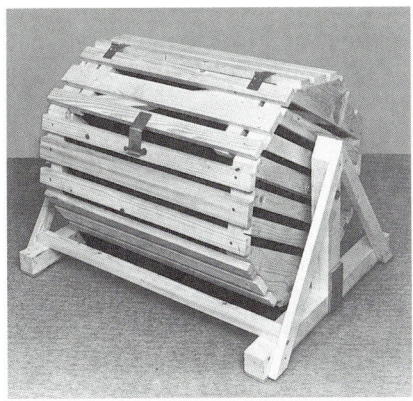

Bild 179: Trommel zur natürlichen Lagerung von Kartoffeln.

spricht gut auf Gründüngung und verrotteten Kompost an. Im naturgemäßen Anbau gewonnene Kartoffeln sind meist am schmackhaftesten und von besonderer innerer Güte.

Lagerung von Kartoffeln

In grün gewordenen und keimenden Kartoffeln kommt es zur Bildung von *Solanin*, das bei zu großer Anreicherung schädlich wirkt. Durch Kochen wird Solanin nicht zerstört. Entscheidend wichtig für die Einkellerungskartoffeln ist daher eine sachgemäße Lagerung. Die üblichen Keimhemmungsmittel sind keine Lösung. Es sind Herbizide, giftige Substanzen, die ebenfalls Gesundheitsschäden befürchten lassen. Die beste Lösung für die natürliche Lagerung von Kartoffeln ist nach unseren Erfahrungen die *Kartoffeltrommel* (Bild 179). Sie wird zur Hälfte bis dreiviertel gefüllt und wöchentlich beim Entnehmen von Kartoffeln einige Male gedreht. Es war früher allgemein bekannt, daß eingelagerte Kartoffeln nicht lange ruhen dürfen. Man hat sie daher von Zeit zu Zeit mit einer Gabel gedreht. Bei der Einlagerung für einen Haushalt ist die Umschichtung mit Hilfe der Kartoffeltrommel besonders einfach und praktikabel. Die Kartoffeln bleiben länger glatt und fest und keimen nicht so schnell aus. Die Konstruktion der Trommel mit Holzlatten ermöglicht auch den erforderlichen Luftzutritt.

Kartoffel-Fertigprodukte

Heute wird praktisch bereits jedes Kartoffelgericht vorgefertigt angeboten. Es sind entweder tiefgekühlte oder getrocknete Produkte. In erster Linie sind es Püree-Flocken, geschwefelt und haltbar verpackt, die in Flüssigkeit eingerührt und so küchenmäßig weiter verarbeitet werden. Zu ihrer Herstellung werden die Kartoffeln im Dampfschäler geschält, kommen in große Wasserbecken, werden maschinell geschnitten und weich gekocht. Zum Schluß wird der Brei einem Walzentrockner zugeführt und in Flocken gebrochen. Die Kartoffeln verlieren dabei ihre eigenen Fermente und den gesamten Gehalt an Vitamin C.

Das nach Beköstigung mit Kartoffel-Fertigprodukten mit einer Versuchsperson gewonnene Prüfungsergebnis zeigt Bild 180. Der Vergleich mit Bild 176 ergibt deutlich den großen Unterschied gegenüber der aus dem Frischprodukt gewonnenen Schalenkartoffel. Das Kurvenbild ähnelt mehr den Ergebnissen, die nach Bild 166, 170 und 171 bei azidotischen Stoffwechsellagen gewonnen wurden. Die Kurve liegt jedoch nicht im sauren Bereich, sondern ist nach unten in Richtung Alkalose verschoben. Es fehlt auch hier die Flutung, die Lebendigkeit, das Kennzeichen einer optimalen Stoffwechsellage.

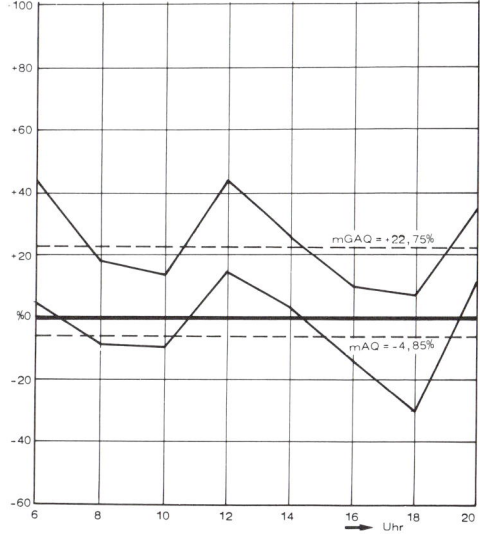

Bild 180: Stoffwechsellage mit Kartoffel-Fertigprodukten.

Harnsäuerung nicht vollständig ausschalten

Ähnlich sind die Untersuchungsergebnisse bei Personen, die sich aus Säurefurcht glauben völlig säurefrei ernähren zu müssen und sogar Nahrungsbestandteile mit basischen Mineralstoffen neutralisieren. Bei fortlaufendem Überangebot von basischen Substanzen sind Kaliumverluste möglich. Hypokaliämie geht meist mit einer Alkalose einher. Ihre Auswirkungen zeigen sich besonders an Herz, Skelettmuskulatur und Darmmuskulatur. Ebenso besteht bei längerer ständiger Zufuhr leicht resorbierbarer Alkalien (Natrium bicarbonat, Kalziumkarbonat, Lactat oder Citrat) die Gefahr von Kalkstoffwechselstörungen (Hyperkalzämie). Wir kennen das als *Burnett Syndrom* (am. Arzt, geb. 1901) von Patienten her, die magenleidend sind und über Jahre hinweg alkalische Substanzen eingenommen haben. Es kann zu Kalksalzablagerungen in der Niere (Nephrokalzinose), evtl. auch zur Bildung von Nierensteinen (Nephrolithiasis), Kalkablagerungen in Gelenken und sogar zu Kalkeinlagerungen in Binde- oder Hornhaut der Augen (Bandkeratitis) kommen.

Eine vollständige Ausschaltung der Harnsäuerung muß unterbleiben. Der menschliche Körper braucht zu seinem Stoffwechsel nicht nur die basischen, sondern auch die sauren Valenzen. Wenn heute die Säuren in der menschlichen Nahrung überwiegen, so dürfen wir doch nicht ins andere Extrem fallen, was ebenfalls gesundheitsschädigend werden kann. Man muß sich verantwortlich fühlen und sollte derartige Experimente jedenfalls nicht ohne ständige Kontrolle des Elektrolythaushaltes unternehmen, denn die Schädigung kommt auch hierbei schleichend, ist meist symptomarm und kann zu irreversiblen Veränderungen führen.

Gezielte Nahrungswahl

Aus den vorgenannten Gründen ist es angezeigt, den Säure-Basen-Haushalt nur über die Nahrungsauswahl zu regulieren. Der menschliche Körper benötigt die erforderlichen Nähr- und Wirkstoffe in der Zusammensetzung, wie sie in der natürlichen Nahrung enthalten sind. Die *Nahrungsauswahl* spielt daher die entscheidende Rolle. Die Harnanalyse ermöglicht es, bei der Nahrungswahl gezielt vorzugehen. Ein unkontrollierter künstlicher Eingriff in den Säure-Ba-

sen- und Elektrolythaushalt durch Selbstmedikation mit Mineralpulver ist unnatürlich und schließt Risiken und Nebenwirkungen nicht aus.

Kartoffelsaftkur gegen Magenleiden

Säurebindende Alkalien, die sogenannten Antazida, haben sich auch für die Behandlung der Magenübersäuerung (Hyperazidität) als völlig ungeeignet erwiesen. In der Medizinischen Universitätsklinik Heidelberg wurden durch Dr. J. F. MAGERL vergleichende Untersuchungen an Fällen von schwerer Hyperazidität durchgeführt. Meist handelte es sich um langjährige Leiden, die bereits hausärztlich oder anderweitig erfolglos behandelt worden waren. Eine erfolgreiche Behandlung von Übersäuerungsleiden des Magens in seinen verschiedenen Formen erfolgte mit rohem Kartoffelsaft, einem natürlichen Produkt der menschlichen Nahrung. Es trat nach 8 bis 10 Tagen, meistens schon am zweiten Tag der Kartoffelsaftkur, völlige Beschwerdefreiheit ein.

Bei Entzündungen der Magenschleimhaut und Magengeschwüren ist rohes Kartoffelwasser ebenfalls wegen seiner guten Wirkung bekannt. Aber auch Darmleiden werden wegen der Wechselwirkung zwischen Magen und Darm günstig beeinflußt. Darmkrankheiten sind oft mit einem Mangel an Salzsäure im Magen verbunden. Hiergegen hilft roher Kartoffelsaft, der eßlöffelweise vor den Mahlzeiten genommen wird. Im Gegensatz zu der heute üblich gewordenen Substitutionstherapie mit Emzympräparaten erfahren die Magendrüsen dadurch eine Anregung, so daß sie selbst wieder zu arbeiten beginnen. Da der Kartoffelsaft nicht besonders gut schmeckt, wird man ihn gern mit dem Frischsaft von gelben Rüben oder dem anderer Gemüse mischen.

Die Kartoffel hat einen hohen Enzymgehalt. Kartoffelpreßsaft und roher Kartoffelbrei enthalten die Enzyme Peroxydase und Polyphenoloxydasen. Es sind sauerstoffübertragende Enzyme, auf die das Braunwerden der Kartoffeln zurückzuführen ist, wenn die Schnittflächen der Luft ausgesetzt werden. Diese Enzyme haben eine hervorragende entgiftende Wirkung auf Eiweißfäulnisprodukte, die sich im Darm bilden und sich bei chronisch Kranken und Gefährdeten fast durchweg durch eine Urinuntersuchung feststellen lassen. Die entgiftende Wirkung führt zu einer Entlastung der Leber.

Die Kartoffel ist eine Vitamin-C-Quelle; sie enthält 17 mg pro 100 g. Der Vitamin-C-Gehalt der Kartoffel kommt voll zum Tragen, da von diesem Grundnahrungsmittel meist eine entsprechende Menge verzehrt wird. Bei der Kartoffellagerung nimmt der Vitamin-C-Gehalt, im Gegensatz zu anderen Nahrungsmitteln, recht langsam ab. Es kommt auf die Sorte und die Lagerungstemperatur an.

Als Diätmaßnahme sind Kartoffeltage möglich, die eine bessere Wirkung erzielen als Obst-, Tee- oder Reistage. Getreide enthält wohl Vitamin B_1, aber kein Vitamin C und wenig Kalium. Die Kartoffel hat demgegenüber einen hohen Kaliumgehalt. Sie ist natriumarm und deshalb vorzüglich für kochsalzarme Kost geeignet. Sehr gut als Herz-, Nieren- und Leberdiät. Beim Diabetiker und Gichtiger ist die Kartoffelkost vorteilhaft als basische Grundkost und wirkt der bei diesen Krankheiten bestehenden sauren Stoffwechsellage entgegen. Die Kartoffel verhält sich anders als Getreide, gärt nicht im Darm und führt, auch wenn man sie über längere Zeit in größeren Mengen ißt, nicht zur Gewichtszunahme.

3. Wurzel- und Knollengemüse

Wurzel- und Knollengemüse gehörten von jeher zu den Grundnahrungsmitteln des Menschen. Getreide kam erst viel später dazu. Diese Bedeutung als Hauptnahrungsmittel besitzt das Wurzel- und Knollengemüse im Grunde genommen noch heute. Wenn die Zufuhr vom Ausland unterbrochen würde und wir auf Selbstversorgung angewiesen wären, müßte der Kartoffelanbau um das Drei- bis Fünffache gesteigert werden. Der Verzehr von tierischen Nahrungsmitteln und Zucker wäre drastisch zu senken. Damit kämen wir dann sogar zu einer Ernährung, durch die sich die heute vorherrschenden ernährungsbedingten Krankheiten ganz wesentlich senken ließen. Die wichtigsten Anbaugebiete der aus Südamerika stammenden Kartoffel liegen heute in Europa. Im tropischen Klimabereich nimmt die *Batate*, oft auch als Süßkartoffel bezeichnet, sowie der *Maniok*, auch Cassava genannt, die führende Stellung ein.

Unter dem Wurzelgemüse steht die Möhre an erster Stelle. Sie ist eine der beliebtesten Gemüsearten und auch unter dem Namen Karotte, Mohrrübe oder gelbe Rübe bekannt. In Norddeutschland wird auch von Wurzeln gesprochen, in der Schweiz sagt man Rüebli. Als Karotte werden vor allem die frühen, kurzen, runden und halblangen Sorten bezeichnet.

a) Möhren

Die wilde Möhre, aus der unsere Gartenmöhre mit ihrer dicken, fleischigen, schön roten Wurzel entstanden ist, war fast über die ganze Erde verbreitet und gehörte vermutlich zu den ersten Nahrungsmitteln des Menschen. Die Möhre hat den Vorteil, daß sie wie die Kartoffel das ganze Jahr über zur Verfügung steht und daher ebenfalls mit als Grundnahrungsmittel angesehen und eingesetzt werden kann. Die Frühjahrsaussaat ist schon möglich, sobald der Boden offen ist. Die saftigen Sommermöhren sind beliebt wegen ihres ausgewogenen, feinsüßen Geschmacks und eignen sich besonders gut zum Rohessen. Die Spät- oder Dauermöhren, die überwintern, wird man im November einlagern. Von der üblichen Kellereinlagerung in Sand sind wir abgegangen, da die Möhren bei dieser Einlagerungsmethode zu leicht faulten. Wir verwenden für die Einlagerung der Möhren, die vor dem Einlagern gut abgetrocknet sein sollten, schon seit Jahren trockenen Torfmull. In mit Papier ausgeschlagene Kisten gibt man schichtenweise abwechselnd Möhren und Torfmull.

Die Möhren sollen einander nicht berühren. Diese saubere und einfache Einlagerungsmethode hat sich für die Wintereinlagerung des Haushaltsbedarfs gut bewährt.

Die Möhre ist reich an Kalium und hat den notwendigen Gehalt an Ballaststoffen. Vor allem ist sie aber der beste Karotinspender. *Karotin*, das Provitamin-A, findet sich in keiner anderen Gemüseart in so großer Menge. Es kommt hierbei allerdings auch auf die Sorte an. Es gibt heute aber genug Möhrensorten, die einen hohen Karotingehalt aufweisen. Die Ergebnisse aus mehreren Studien zeigten, daß zwischen einer ausreichenden Versorgung mit Karotin und dem Krebsrisiko Beziehungen bestehen. In einer über 19 Jahre angelegten amerikanischen Studie, die 1957 begann, haben 1954 Männer mittleren Alters teilgenommen. Dabei zeigte sich ein deutlicher Zusammenhang zwischen der Karotinzufuhr und der Entstehung von Lungenkrebs. In der Lunge entwickelt sich der Krebs wie auch in anderen Organen in den Epithelzellen, dem Deck- und Schleimhautgewebe, das durch Vitamin A, dem "Epithelschutzvitamin", geschützt wird.

Von Bedeutung für die besondere Wirkung der Möhren ist, daß sie, wie auch die Zwiebeln, einen Gehalt an ätherischen Ölen haben. Diese wirken antibakteriell und scheinen die vermifuge Wirkung, das heißt die Abtreibung von Eingeweidewürmern auszulösen (lat. vermis = Wurm und fugare = vertreiben). Zur Abtreibung von Madenwürmern (Oxyuren) genügt es oft schon, regelmäßig morgens nüchtern und abends einige rohe Möhren zu essen. Spulwürmer (Askariden) müssen kurmäßig abgetrieben werden. Dazu ist es erforderlich über 24 Stunden ausschließlich rohe Möhren zu verzehren. Da hierfür bis zu 1 kg gegessen werden müssen, wird man sie am besten reiben.

Kinder sollten recht viel Möhren essen. Zur Säuglingsernährung erscheinen sie uns unentbehrlich als Möhrenbrei oder in Form von rohem Möhrensaft. Bei künstlicher Ernährung setzt man jeder Flaschenmahlzeit einen Teelöffel voll zu und steigert diese Menge allmählich auf einen Eßlöffel. Den Möhrensaft sollte man möglichst in einem elektrischen Entsafter selbst gewinnen. Die Möhren werden geputzt, der Länge nach halbiert und dann in den Entsafter gegeben.

Möhren als Heilkost

Daß Möhren einen Heilwert besitzen, wurde schon 1959 durch M. BURGER und H. KNOBLOCH bestätigt. Diese haben 18 verschiedene Obst- und Gemüsesorten auf ihre antiphlogistische, das heißt entzündungshemmende Wirkung geprüft (gr. phlogizo = in Brand setzen, verbrennen). Frischer Möhrensaft war am wirksamsten, hemmt Entzündungen, führt zur Umstimmung und Regulierung des Säure-Basen-Gleichgewichts. Es kommt zur unmittelbaren Beeinflussung der zellulären Zusammensetzung des Blutes und der Entzündungsbereitschaft der Kapillaren. Besonders die Retikulozyten, junge, frisch aus dem Knochenmark ausgeschwemmte kernlose rote Blutkörperchen und Thrombozyten erfahren schon innerhalb weniger Stunden eine teilweise beträchtliche Vermehrung. Es kommt zu einer Verkürzung der Gerinnungszeit.

Der hervorragende Nähr- und Heilwert der Möhren ist auch durch unsere Harnanalysen bestätigt worden (Bild 181). Sie sollten in der Nahrung nicht fehlen und sind besonders angezeigt während einer Schwangerschaft oder Stillzeit,

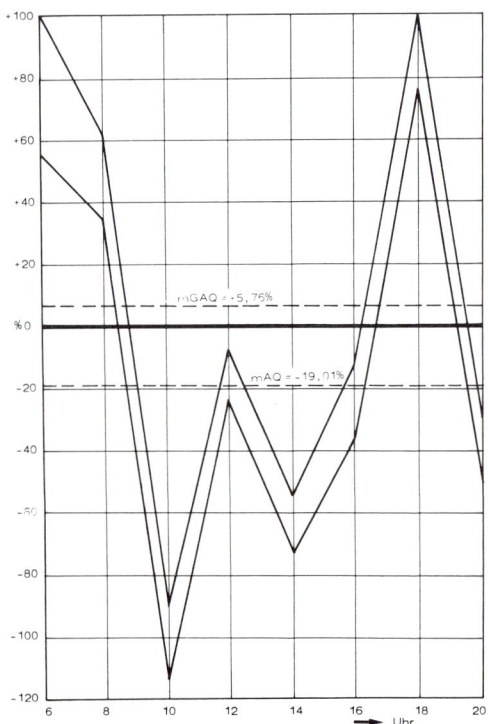

Bild 181: Optimale Stoffwechsellage mit frischem Möhrensaft.

bei Augen- und Hautveränderungen, Entzündungen und Infektionen von Schleimhäuten und zur Förderung der Wundheilung. Günstig ist die Wirkung auf den Magen-Darm-Trakt. Die Magensaftabsonderung wird reguliert. Brechdurchfälle werden behoben. Zu hohe Säurewerte werden herabgesetzt, zu niedrige angehoben.

Rohkost

Die Möhre schmeckt roh so gut wie gedünstet. Auf einer Rohkostplatte darf sie nicht fehlen. Wenn man die Möhre nicht im Stück essen und kauen mag oder kann, werden sie gerieben und mit frischen geriebenen Äpfeln und etwas Honig vermischt. So sind sie selbst Kleinkindern bekömmlich. Geriebene Nüsse darüber gestreut, verfeinern noch den Geschmack.

Fremdstoffe

Die Möhre gehört zu den Gemüsearten, die neben der Kartoffel am wenigsten Nitrat bilden (Tafel 28). Pflanzenschutzmittel und Schwermetalle werden aber vom Wurzelgemüse gespeichert. Dies hängt sehr vom Standort und von der Anbaumethode ab. Das Anbaugebiet sollte sich möglichst nicht in Nähe von Straßen oder Industrien befinden.

b) Rote Bete (Rote Rüben, Randen)

Im Altertum und Mittelalter war man mangels wissenschaftlicher Erkenntnisse bei Krankheiten und deren Heilung auf mancherlei Deutungen angewiesen. Dazu gehört insbesondere die *Signaturenlehre*. Nach dieser wurde aus der äußeren Erscheinung einer Pflanze, aus ihrer Farbe und Form geschlossen, gegen welche Krankheiten sie heilsam sei. Die dicke, fleischige Wurzel der Roten Bete enthält einen sehr farbkräftigen dunkelviolett-blutroten Farbstoff. Dieser wurde mit dem menschlichen Blut in Beziehung gebracht. Dieser Glaube an die wundersame Wirkung des Saftes der Roten Bete für die Blutbildung ist bis heute erhalten geblieben.

Rote Bete als ”Krebsmittel”

Ins Gespräch gekommen ist die Rote Bete vor allem durch die erstmals im Jahre 1955 erfolgte Veröffentlichung des ungarischen Arztes A. FERENCZI. Dieser führte Behandlungsversuche mit Roter Bete bei Krebskranken durch. Man verabreichte täglich 250 g geriebene Rote Bete oder 300 ml Preßsaft, der aus 1 kg Rüben gewonnen werden kann. Dies wurde als die erforderliche Mindestmenge angesehen. Später wurden auch Konzentrate verwendet.

Nur bei 1/3 bis 1/4 der Krebskranken konnte diese Therapie überhaupt angewendet werden. Die anderen vertrugen die Rote Bete nicht. Die Unverträglichkeit und der Widerwille waren so groß, daß ein 45-jähriger Patient sogar antwortete, er sei bereit zu sterben, aber die Rote Bete könne er nicht mehr essen. Bei Tierversuchen mit Ratten, die geschabte Rote Bete erhielten, wurde eine Anzahl der Tiere von den anderen angenagt und getötet.

Nach den vorliegenden Krankenberichten wurden teilweise vorübergehende Besserungen erzielt. Es ist nicht nachprüfbar, welche Wirkung hierbei die Rote Bete ausgeübt hat, besonders nachdem zuvor oder gleichzeitig auch andere Therapeutika zur Anwendung kamen. Bei Krebskranken erlebt man oft eine vorübergehende Besserung des Allgemeinbefindens, aber das kann auch psychisch bedingt sein. Die Behandlungsversuche mit der Roten Bete waren nicht überzeugend. Es entsteht rasch Widerwille und Unverträglichkeit, wodurch es zu einer erheblichen Beeinträchtigung der Lebensqualität und des eigenen Gesundungswillens kommt. Metastasen blieben unbeeinflußt. Auch die von den beiden Ärzten Alexander FERENCZI und Siegmund SCHMIDT veröffentlichten Krankengeschichten enden regelmäßig mit dem tödlichen Ausgang der Krankheit (Exitus). Es wurden nur falsche Hoffnungen erweckt. *Mit Roter Bete kann man keine Krebserkrankung heilen.*

Farbstoffe, die *Anthozyane* (gr. anthos = Blume; cyanos = blau), sind an sich ein wichtiger und charakteristischer Bestandteil der verschiedensten Fruchtarten. Es sind Glykoside, das heißt chemische Verbindungen, in denen Zukker mit Farbstoffen verbunden ist. Dazu gehören die roten, blauen und violetten Farbstoffe, wie wir sie bei der Kirsche, der blauen Pflaume, der Johannisbeere, der Heidelbeere, der

Tafel 35: Analysenwerte der Roten Bete im Vergleich zu anderen Nahrungsmitteln in mg/100 g
(Nach BOSCH: Lebensmittel-Tabellen für die Nährwertberechnung, 3. Aufl. 1982,
und CREMER: Die große Nährwert-Tabelle)

	Rote Bete roh	Saft	Möhre	Kartoffel	Weiße Bohne	Haferflocken
Natrium	86	200	45	3,2	2	5
Kalium	340	242	280	443	1300	335
Calcium	30	2	35	9,5	106	54
Magnesium	1	–	17	25	132	80
Eisen	0,8	–	0,7	0,8	6,1	4,6
Vitamin C	10	3	6	17	2	2
Vitamin A	2	–	1100	2	0	0

Vitamin A als Retinol-Äquivalent µg je 100 g, wirkungsgleich mit Vitamin A.
”–” = es liegen keine Daten vor

Brombeere, der Himbeere und der Erdbeere vorfinden. Im menschlichen Darm werden diese Farbstoffe verwertet und so verändert, daß sie im Urin nicht wieder ausgeschieden werden. Ebenso ist es bei den Möhren. Das Karotin, das den Möhren ihre rote Farbe verleiht, hat tiefgreifende Wirkungen im Organismus, denn es ist ein Provitamin.

Ganz anders ist es bei der Roten Bete. Ihr Farbstoff weist ein abweichendes Verhalten auf, weshalb man ihn auch als *Betazyan* bezeichnet. Der blutrote Farbstoff der Roten Bete wird mit Stuhl und Harn wieder ausgeschieden. Diese werden so rot gefärbt, daß der Farbstoff sogar Blutharnen oder Blut im Stuhl vorzutäuschen vermag. Der Organismus kann mit diesem Farbstoff nichts anfangen und scheidet ihn unverändert aus. Und ausgerechnet von einem solchen Farbstoff, der unverändert bleibt, hat man sich nun eine wundersame Hemmwirkung auf bösartige Geschwülste erhoffen wollen.

Wirkt Rote Bete blutbildend?

Die immer wieder behauptete blutbildende Wirkung des Rote-Bete-Saftes wird allgemein mit einem hohen Mineral- und Eisengehalt begründet. Die Grundlage dafür bilden Analysenergebnisse, die in einer Reihe von Nährwert-Tabellen teils in Deutschland und teils im Ausland veröffentlicht wurden, in der Hauptsache aber das von der Deutschen Forschungsanstalt für Lebensmittelchemie, München, im Auftrag des Bundesministeriums für Ernährung, Landwirtschaft und Forsten herausgegebene Tabellenwerk. Ein Vergleich der Analysenwerte in Tafel 35 zeigt, daß die Rote Bete weder in der

Eisen- noch Vitaminversorgung eine besondere Rolle spielt. Noch deutlicher wird dies bei einem Vergleich mit Tafel 36, in der Lebensmittel mit einem höheren Eisengehalt aufgeführt sind. Ganz unbedeutend ist nach Tafel 35 im Gegensatz zu den immer wieder auftauchenden Behauptungen der Magnesiumgehalt der Roten Bete. Bei der Annahme, daß die Rote Bete blutbildend wirkt, geht man offensichtlich von falschen Voraussetzungen aus. Wir gewannen den Eindruck, daß Besserungen des Blutbildes mehr auf andere Nahrungsbestandteile zurückzuführen sind, die zu gleicher Zeit gegessen wurden. Der rote Farbstoff der Roten Bete, den man gern mit dem menschlichen Blut in Beziehung bringt, wird unverändert ausgeschieden und hat auf die Blutbildung keinen Einfluß.

Nitratspeicherung

Bemerkenswert ist, wie aus Tafel 35 ersichtlich, eine hohe Anreicherung von *Natrium* im Rote

Tafel 36: Lebensmittel mit höherem Eisengehalt

	Eisen mg/100 g
Weizen	3,3
Haferflocken	4,6
Roggen	5,0
Weiße Bohnen	6,1
Sonnenblumenkerne	7,0
Kichererbsen	7,2
Petersilie	8,0
Sojabohne	8,6
Hirse	9,0
Sesam-Samen	10,0
Schnittlauch	13,0
Bierhefe	17,5

Bete-Saft, die für eine Gesund- und Heilkost durchaus unerwünscht ist. Nach Tafel 28 gehört die Rote Bete außerdem zu den pflanzlichen Lebensmitteln, die am meisten *Nitrat* speichern. Wir wissen heute, daß Nitrate und Nitrite als Mitverursacher von Krankheiten angesehen werden müssen und weder als harmlos noch unbedenklich angesehen werden können. Durch den hohen Einsatz von Nitratdüngern in der Landwirtschaft ist die Nitratbelastung des Grundwassers, aus dem wir bis zu 80 Prozent des Trinkwassers beziehen, ohnehin bereits zu einem Problem geworden. Nitrat ist, solange es unverändert bleibt, noch harmlos. Durch Bakterien im Magen-Darmtrakt, die schon im Speichel enthalten sein können, setzen Reduktionsvorgänge ein, die zur Bildung der giftigen Nitrite führen. Die Reduktionsvorgänge werden begünstigt, wenn zu wenig Magensäure vorhanden ist und die Darmbakterien in den Dünndarm aufsteigen. Am empfindlichsten sind Kleinkinder, für die Nitratzufuhr lebensgefährlich werden kann. Hämoglobin wird durch Nitrit zu Methämoglobin oxidiert. Es verliert dadurch die Fähigkeit zum Sauerstofftransport. Solche Vergiftungsfälle, die Methämoglobinämie, haben ähnliche Erscheinungsbilder wie die Blausucht (Zyanose), die infolge mangelnder Sauerstoff-Sättigung des Blutes besonders bei angeborenen Herzfehlern auftritt.

Bei Erwachsenen sind solche Reduktionsvorgänge unauffällig und werden nur in Ausnahmefällen bei Veränderungen der Bakterienflora, länger anhaltenden Durchfällen oder einer bereits bestehenden Anämie als Nitrit-Wirkungen in Erscheinungen treten. Langzeitwirkungen sind damit jedoch auch beim Erwachsenen durch langzeitige Aufnahme von Nitrat und Nitrit in Lebensmitteln und Trinkwasser nicht ausgeschlossen.

Nitrosamine

In neuerer Zeit ist eine neue Stoffklasse, die Nitrosamine, als hochgradig kanzerogen, das heißt krebserzeugend erkannt worden (lat. cancer = Krebs; gr. gennao = erzeugen). Diese Nitrosamine sind N-Nitroseverbindungen von Aminen, die durch Dekarboxylierung von Aminosäuren entstehen. Es muß für möglich gehalten werden, daß Nitrosamine durch Reak-

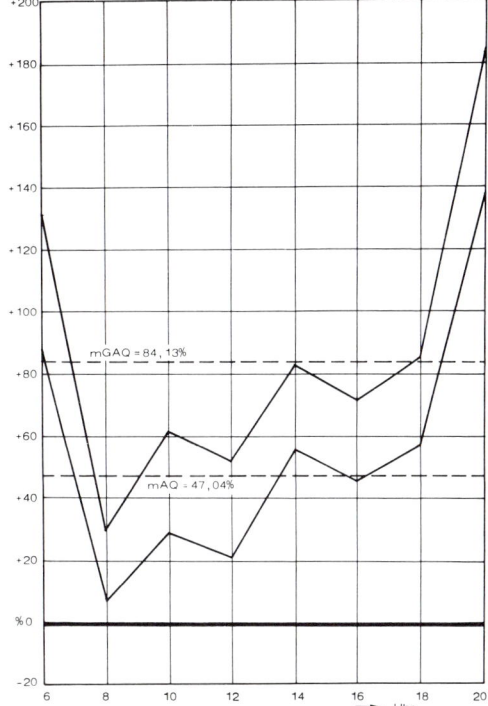

Bild 182: Stoffwechsellage mit Rote Bete-Saft.

tion von Nitrit im sauren Milieu des menschlichen Magens gebildet werden können. Bei vielen Tierarten war mit nur geringen Dosen in fast allen Organen eine Krebserzeugung möglich. Außerdem sind Mißbildungen erzeugende (teratogene) und Erbänderungen verursachende (mutagene) Wirkungen festgestellt worden. Es erscheint daher wegen der möglichen Gefahren auch aus diesem Grunde geboten, den dauernden Verzehr von großen Lebensmittelmengen mit hohem Nitratgehalt einzuschränken.

Bild 182 zeigt das Untersuchungsergebnis mit frisch gepreßtem Rote Bete-Saft. Entgegen einer ursprünglichen Erwartung war eine überragende Wirkung auf das Säure-Basen-Gleichgewicht nicht festzustellen. Die Kurve gibt die Gesamtwirkung aller in der Rübe als funktionelle Einheit im Komplex enthaltenen Stoffe wieder. Eine solche Gesamtwirkung kann nicht aus Analysenergebnissen der Nährwert-Tabellen abgelesen und beurteilt werden, sondern läßt sich nur durch die Harnanalysen-Methode am lebenden Menschen ermitteln.

4. Salat-Blattgemüse

Für den menschlichen Genuß geeignet sind nur
frische, grüne Blätter in Form der Salate. Sehr
zellulosereiche Pflanzennahrung, wie zum Beispiel Gras, ist für den Menschen unverdaulich
im Gegensatz zu den Wiederkäuern. Beim bekanntesten Wiederkäuer, dem Hausrind, besteht
der Magen aus vier Teilen. Im ersten Teil, dem
Pansen, findet unter Mitwirkung von Bakterien,
die mitverdaut werden, eine Nahrungsaufberei-
tung statt. Bei anderen Pflanzenfressern, wie
dem Pferd, befindet sich am sehr langen Darm
ein großer Blinddarm, in dem die schwerverdau-
liche und nährstoffarme Pflanzennahrung durch
Bakterien aufgeschlossen wird. Der Koala-Bär
Australiens besitzt sogar einen Blinddarm, der
drei- bis viermal so lang ist wie er selbst. Nur dadurch vermag er die schwer verdaulichen Eu-
kalyptusblätter, die ihm ausschließlich als Nahrung dienen, zu verdauen.

Es gibt verschiedene Salatarten: Kopf-, Schnitt-,
Pflück-, Feld- und Endiviensalat.

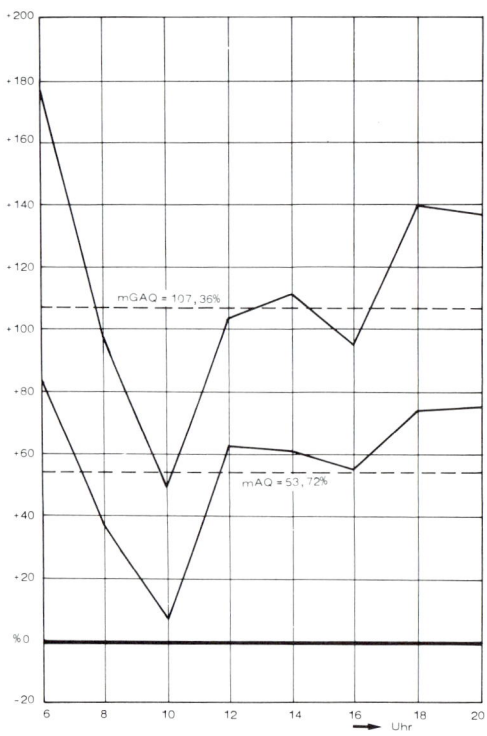

Bild 183: Zwei Kopfsalat-Tage.

a) Kopfsalat

Der Kopfsalat ist die wichtigste Art unserer
Blattsalate. Er ist heute das ganze Jahr über erhältlich. Im Winter kommt er aus dem Gewächshaus, wird also unter Glas gezogen, im
Sommer vom Freiland. Der Salat hat nur 16 Kalorien (= 67 Joule). Wegen dieses geringen Nährwertes wird Salat manchmal von Übergewichtigen, die eine Reduktionsdiät benötigen und abnehmen wollen, in großen Mengen verzehrt. Er
dienst dann als Magenfüller und wirkt sich wie
eine Fastenkur aus. Die Tageskurve in Bild 183
zeigt das Untersuchungsergebnis von zwei Salat-
tagen. Eine besonders ausgleichende Wirkung
auf die Stoffwechsellage und eine merkliche
Auswirkung auf den Säure-Basen-Haushalt war
nicht festzustellen. Nach den Untersuchungen
von BÜRGER und KNOBLOCH besitzt der
Blattsalat auch keine entzündungshemmende
(antiphlogistische) Wirkung.

Der gesundheitliche Wert der Blattsalate darf
nicht überschätzt werden. Blattsalate haben ihre
Bedeutung wegen ihrer erfrischenden Wirkung
als Beilage. Der rohe Kopfsalat besteht zu etwa
95 Prozent aus Wasser, und das in der lebenden
Pflanzenzelle gebundene Wasser ist am hoch-
wertigsten und wertvollsten. Dies setzt aber
voraus, daß zarte Blattsalate möglichst tages-
frisch auf den Tisch kommen.

Der Kopfsalat ist die Gemüsesorte, bei der die
chemischen Untersuchungsämter am häufigsten
einen Gehalt an Pflanzenschutzmitteln bean-
standen mußten. Nach dem Ernährungsbericht
1976 mußten von 401 Proben 149 wegen Überschreiten der Toleranzgrenze beanstandet werden. Das waren 30 Prozent! Es wurden hauptsächlich zu hohe Rückstände von Pilzbekämpfungsmitteln (Fungizide) gefunden. Vor allem
Gemüse, das unter Glas heranwächst, ist wegen
des feuchtwarmen Klimas im Gewächshaus für
Schimmelpilze besonders anfällig. Daher
kommt man in den Gewächshäusern ohne solche Mittel kaum aus. Hinzu kommt, daß nicht
nur durch starke Düngung, sondern auch durch
Lichtmangel das während der Wintermonate
unter Glas gezogene Gemüse einen bis zu drei-
fach höheren Gehalt an Nitrat aufweisen kann.
Der Kopfsalat gehört mit zu den Gemüsearten,
die Nitrat speichern (Tafel 28). Zur Saisonzeit
im Freiland gezogenes Gemüse ist vorzuziehen.

Tafel 37: Oxalsäuregehalt verschiedener Lebensmittel (nach SOUCI, W. u. Mitarb., aus FRANKE, Nutzpflanzenkunde, Stuttgart 1980)

	mg/kg (= ppm)
Spinat	6500
Mangold	6400
Rhabarber	4600
Sauerampfer	3600
Rote Bete	300 - 400
Chicorée	273
Löwenzahn	264
Kohlrabi	28

b) Spinat

Spinat galt lange Zeit als ein überaus gesundes Gemüse. Man pries den Vitamin- und einen vermeintlich hohen Eisengehalt. Daher wurden Kinder oftmals bis zum Überdruß mit gekochtem Spinatbrei gefüttert. Dieser stand meist an der Spitze der ungeliebten Lebensmittel. Der Eisengehalt von gekochtem Spinat beträgt nach den derzeit gültigen Nährwert-Tabellen 2,2 mg je 100 g. Damit nimmt der Spinat keineswegs die ihm früher zugesprochene Spitzenstellung ein, wie es ein Vergleich mit dem Eisengehalt anderer Lebensmittel zeigt (Tafel 36).

In Bild 184 ist das Ergebnis eines Versuches am Menschen mit Spinat-Rohkost-Salat wiedergegeben. Es kam zu einem besonders hohen Säureüberschuß. Eine Säure-Basen-Flutung ist nicht vorhanden; es besteht Reaktionsstarre. Die pH-Werte lagen bei allen acht Harnproben unter 6,5, waren also acidotisch. Es kam zur Ketonurie. Im Urinsediment waren mikroskopisch Calciumoxalatkristalle zu erkennen. Der für diesen Versuch verwendete Spinat stammte aus eigenem Anbau. Stickstoffdünger wurde für diesen Anbau nicht verwendet, sondern nur gute Komposterde.

Dieses auch für uns zunächst unerwartete Versuchsergebnis wird man auf den relativ hohen Gehalt des Spinats an *Oxalsäure* zurückführen müssen, der die basischen Anteile (Kalium und Calcium) neutralisiert und nicht zur Wirkung kommen läßt (Tafel 37). Oxalsäure ist eines der stärksten Fällungsmittel für Calciumsalze. Im Tierversuch lassen sich durch Verfütterung von Spinat an Ratten und Kaninchen Kalkmangelzustände erzeugen.

Nach Tafel 28 sind beim Spinat die höchsten Nitrat-Konzentrationen möglich. Sie können aber über einen sehr weiten Bereich streuen von 20 bis 4000 ppm. Einfluß auf den Nitratgehalt haben die Wachstumsfaktoren wie Sonnenscheindauer, Temperatur und Wasserversorgung durch Niederschläge. Bei Dürre kommt es zu höheren Nitratkonzentrationen. Vor allem ist aber die Stickstoffdüngung für die im Spinat vorkommende Nitratmenge verantwortlich. Große Stickstoffgaben sind heute zur Erzielung hoher Erträge üblich (Kalkammonsalpeter, Natronsalpeter, Ammoniaksuperphosphat usw.). Durch langjährige Düngungsversuche mit Spinat der Bundesanstalt für Qualitätsforschung pflanzlicher Erzeugnisse, Geisenheim im Rheingau (Prof. Dr. Werner SCHUPHAN), wurde nachgewiesen und bestätigt, daß der Nitratgehalt bei steigender Stickstoffdüngung ziemlich steil ansteigt. *Hohe Stickstoffgaben haben hohen Nitratgehalt zur Folge.* Aber nicht nur mineralische Stickstoffdüngung, sondern auch organische Düngung, beispielsweise mit Jauche, wirkt stark nitraterhöhend beim Spinat.

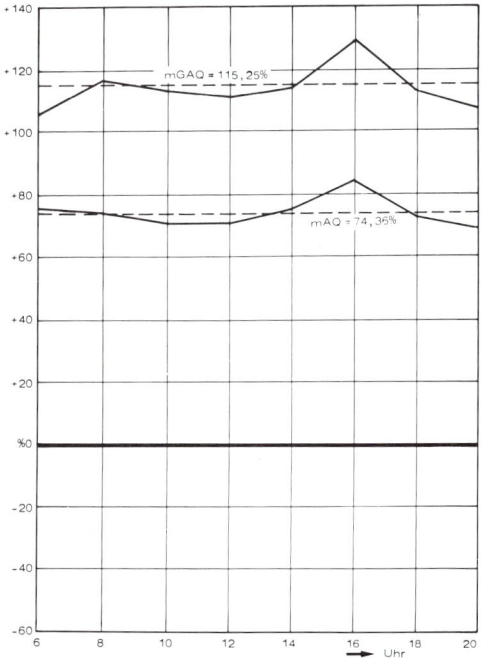

Bild 184: Spinat-Rohkost-Salat.

Der stickstoffüberdüngte Spinat mit Nitratgehalt in gesundheitsbedrohlicher Höhe aus intensiv betriebenen Gemüsekulturen ist besonders für Säuglinge gefährlich. Nitrat ist die Ausgangssubstanz für das durch bakterielle Reduktion gebildete Nitrit. Es kann bei Kleinstkindern Methämoglobinämie und Kreislaufzusammenbrüche hervorrufen. Bereits in den sechziger Jahren wurden solche Vergiftungsfälle nach Verfütterung stickstoffüberdüngten, nitratreichen Spinats in Berlin, Hamburg und Kiel festgestellt. Im Ernährungsbericht 1976 wurde daher gewarnt und nachdrücklich empfohlen, Kleinstkinder bis zum vierten Monat nicht mit zubereitetem Spinat zu füttern.

Auch nach Anwendung von Unkrautvernichtungsmitteln (Herbiziden, z.B. 2,4-D-Präparate) steigt der Nitratgehalt in Pflanzen an. Nachteilig auswirken kann sich längerer rüttelnder Transport und anschließende Lagerung von Spinat. Die dabei mögliche Selbsterhitzung begünstigt die bakterielle Reduktion von Nitrat zu Nitrit in der geernteten Rohware. Gekochter Spinat sollte niemals aufbewahrt und wieder verarbeitet werden. Auch bei tiefgefrorenem Spinat ist eine bakterielle Nitratreduktion möglich.

Spinat-Düngungsversuche haben außerdem gezeigt, daß mit steigender Stickstoffdüngung die Trockensubstanzgehalte und die biologische Eiweißwertigkeit absinken. Es gibt auch große düngungsbedingte Unterschiede im Kaliumgehalt und ähnliche Schwankungen bei anderen Pflanzeninhaltsstoffen. Mit steigenden Kalidüngergaben nimmt der Magnesiumgehalt der pflanzlichen Erzeugnisse ab, was ebenfalls unerwünscht ist. Magnesiummangel gefährdet vor allem das Herz. Große Bevölkerungsgruppen leiden bereits an Magnesiummangel. Er führt zu Krankheits- und Ausfallerscheinungen, die bisher selten richtig erkannt wurden.

Daß auch die küchentechnische Zubereitung darüber hinaus entscheidende Auswirkungen hat, zeigen die Ergebnisse vergleichender Blanchierversuche mit Spinat. Durch das Abbrühen gingen nur etwa 20 bis 30 Prozent des unerwünschten Nitrats, aber 80 bis 90 Prozent Ascorbinsäure und etwa 45 Prozent Kalium verloren.

5. Fruchtgemüse

a) Gurke

Die Gurke ist ein uraltes Kulturgewächs. Sie gehört zu den Kürbisgewächsen und ist in vielen Ländern, wie wir es während einer großen Donaufahrt durch neun Länder beobachten konnten, eine verbreitete Volksnahrung. Mit nur 10 Kalorien ist sie allerdings sehr arm an Nährstoffen und damit kein Grundnahrungsmittel. Der große Wert der Gurke liegt im *Gurkensaft*; die Gurke besteht zu 96,8 Prozent aus Wasser. Dieses Pflanzenwasser, noch angereichert mit Kalium, Vitaminen, Mineralsalzen und Spurenelementen, wirkt entwässernd und ausgleichend auf die Regulation des Wasserhaushaltes. Es ist besonders wertvoll für Nieren- und Herzkranke. Frischer Gurkensaft wirkt anregend auf die Magen- und Darmsekretion und fördert die Ausscheidungsprozesse über Darm und Niere.

Bild 185 zeigt das mit unserer Harnanalyse nach zwei Gurkentagen erzielte Versuchsergebnis mit der um acht Uhr einsetzenden Basenflut. Die Versuchsperson aß 1 1/2 rohe große Gurken täglich. Verwendet wurden Freilandgurken aus eigenem Anbau. Gurken sollten gut gekaut werden, da sie bei ungenügendem Kauen und als Gurkensalat mit zu viel Ölsauce schwer verdaulich sein können. Für Schlankheitskuren bewährt sich frischer Gurkensaft, von dem man dreimal täglich ein Glas trinkt.

Neuerdings wird die Gurke auch zur Vorbeugung für Zuckerkranke empfohlen, und zwar nicht nur wegen der Kohlenhydratarmut. Die Gurke soll einen Wirkstoff enthalten, der sich auf diese Erkrankung günstig auswirkt. Dieser

Wirkstoff soll sich unmittelbar unter der Schale befinden. Leider werden in der Schale häufig Rückstände von chemischen Pilzbekämpfungsmitteln (Fungiziden) gefunden. Vor allem beim Gewächshausanbau treten pilzliche Krankheiten auf. Auch Schädlinge, wie die Spinnmilbe und die Weiße Fliege werden in Gewächshäusern oft sehr schädlich. Man wird daher Gurken, die aus dem freien Handel kommen, vorsorglich schälen müssen. Das Gurkeninnere ist frei von solchen Rückständen.

Gurkensaft hat eine hautfreundliche Wirkung. Am einfachsten ist es, wenn man die Haut mit einer saftigen dicken Gurkenscheibe einreibt. Man läßt den Saft auf der Haut eintrocknen und wäscht mit lauem Wasser nach.

Am besten sind Gurken, die frisch geerntet worden sind. Sonst erhält man geerntete Gurken frisch, indem man sie mit dem Stiel nach unten in kaltes Wasser stellt. Bis zur Hälfte muß die Gurke aber aus dem Wasser herausragen.

b) Tomate

Die Tomate ist das heute wohl meist verwendete Fruchtgemüse, das sich besonders vielseitig anwenden läßt. Am häufigsten kommt sie als Rohkost auf den Tisch in Form von Salaten, als Brotbelag oder halbiert zum Garnieren. Tomatensuppen oder -soßen sind ebenfalls beliebt.

Entgegen früher ausgesprochenen Vermutungen enthält die reife Tomate keinen oder einen nur ganz geringen Gehalt an Oxalsäure. Sie speichert auch kaum Nitrat. Ihre eigenartige Säure gibt allen Gerichten als Würze den bekannten pikanten Geschmack, wenn sie als Soße verwendet wird. Es handelt sich um organische Säuren, die abgebaut werden können, wenn die Kost im übrigen genügend Basenbildner enthält.

Bild 186 zeigt das Versuchsergebnis von zwei Tomatentagen. Es wurden pro Tag 16 rohe Tomaten gegessen. Diese waren vollreif und stammten aus eigenem Freilandanbau. Es kam zur Ketonurie. Die Tomate hat nur 19 Kalorien; sie enthält 93,8 Prozent Wasser.

Die kaminroten Tomatenfrüchte mit ihrer glatten Haut enthalten ein saftiges Fleisch mit aromatischem Geruch und hellroter Farbe. Sie

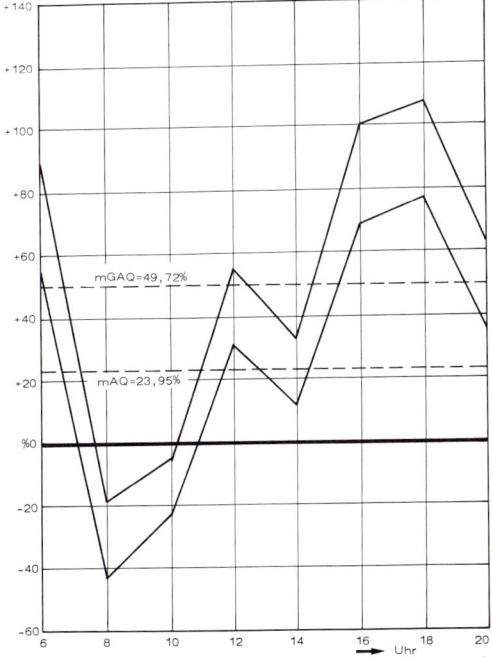

Bild 185: Zwei Gurken-Tage.

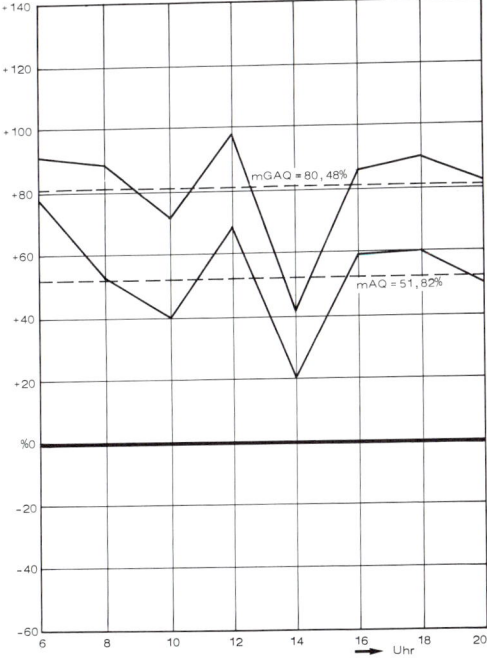

Bild 186: Zwei Tomaten-Tage.

enthalten Vitamine, Mineralstoffe, Spurenelemente und Pflanzenwasser in ausgeglichener Zusammensetzung, auch Karotin, die Vorstufe des Vitamin A. Die Tomate wird gut vertragen, fördert Verdauung und Stuhlgang. Sie hat eine gute antiphlogistische Wirkung, ist aber kein Grundnahrungsmittel. Nach dem Untersuchungsergebnis in Bild 186 sollte sie nicht im Übermaß genossen und als Beikost so in den Speiseplan eingebaut werden, daß eine ausgeglichene Stoffwechsellage erhalten bleibt.

Die Tomate ist am wertvollsten, wenn sie reif geerntet wird. Leider ist sie nur für kurze Zeit lagerfähig, so daß sie unter Umständen schon in halbreifem Zustand geerntet wird, um einen Transport besser überstehen zu können. Frühe Sorten müssen im Gewächshaus gezogen werden. Tomatenkulturen sind durch Blattfleckenkrankheit, Krautfäule und durch Schädlinge, wie die Weiße Fliege, gefährdet, die man im Intensivanbau mit chemischen Mitteln zu bekämpfen sucht.

6. Obst

Die vielen verschiedenen Obstsorten machen unsere Nahrung schmackhafter und abwechslungsreicher. Sie versorgen uns mit wertvollen Vitaminen und Mineralstoffen. Die europäischen Obstarten dienen als Zukost. In tropischen Ländern stellen bestimmte Früchte aber auch ein Grundnahrungsmittel dar.

a) Banane

Die Banane ist die wichtigste tropische Frucht und wohl älteste Kulturpflanze. Das Herkunftsgebiet ist Südostasien. Die Banane ist eine Tropenpflanze, die überall dort gedeiht, wo tropischer Regenwald wächst. In Afrika ist der Hauptproduzent Uganda. Europa bezieht Bananen in erster Linie aus Zentral- und Mittelamerika, hauptsächlich aus den als "Bananenrepubliken" bekannten Ländern Honduras, Panama, Guatemala und Costa Rica, wo es riesige Bananenpflanzungen gibt.

Bananen erntet man das ganze Jahr über. Die bis zu 45 kg schweren Fruchtstände müssen grün geerntet werden. Läßt man sie an der Pflanze ausreifen, so werden die Bananen trocken, mehlig, haben kein Aroma und sind natürlich auch nicht mehr transportfähig. Auf schnellen Kühlfrachtern, in denen sich die Reifung bei Temperaturen von 14 bis 16° Celsius verzögert, gelangen sie zu uns nach Europa. Die eigentliche Reifung erfolgt dann in klimatisierten und genau überwachten Reifekammern. Während des Reifens wird Stärke in Zucker umgewandelt. Dabei entwickelt sich in der Frucht das Aroma bei gleichzeitiger Gelbfärbung der ursprünglich grünen Schale.

Die Reife ist daher schon daran zu erkennen, daß die Frucht bis in die Spitze gelb wird. Vollreife Früchte weisen in der Schale wie Sommersprossen kleine hellbraune Flecken auf. Werden diese größer, so muß die Banane sofort verbraucht werden. Druck- oder Transportschäden treten als schwarze Flecke oder Kratzer in Erscheinung; die Frucht ist nicht nur temperatur- sondern auch sehr druckempfindlich.

Im Arabischen bedeutet "banan" Finger. Mehrere in Form einer Traube zusammenhängende Bananen sind eine Hand. Im Haushalt lagert man Bananen bei einer Temperatur von etwa 12° C bis höchstens 20° C am besten in der Speisekammer oder im Keller. Man muß sie vor Druck schützen und sollte sie nicht aufeinander lagern. Am besten kauft man eine ganze Hand und hängt diese auf. Bananen gehören nicht in den Kühlschrank; dort werden sie unansehnlich und verlieren ihr Aroma.

Die Banane eignet sich gut ausgereift vorzüglich zum Rohessen. Sie ist hygienisch in einer goldgelben Schale verpackt, die sich ohne Messer mühelos öffnen läßt, braucht daher auch nicht gewaschen zu werden, ist also eßfertig, hat keine störenden Kerne, spritzt nicht und verursacht keine Flecken. Sie ist beliebt als wohlschmeckende und sättigende Zwischenmahlzeit, aber auch gut geeignet als Proviant für unterwegs. Man schätzt sie im Müsli und in Milchmischgetränken ebenso wie als Beilage zu vielen Gerichten. Die Banane läßt sich aber auch vielfältig zubereiten. Zum Kochen nimmt man feste, also nur eben reife Früchte. Sie werden in der warmen Küche flambiert, gebraten, gegrillt, geschmort und gebacken.

Tafel 38: Inhaltsstoffe der Banane im Vergleich zur Kartoffel

	Wasser	kcal	Kohlen-hydrate	Eiweiß	Natrium	Kalium	Magnesium	Eisen
Banane	74,8	99	23,3	1,1	1,0	393	36	0,5
Kartoffel	78,0	87	18,5	2,0	3,2	443	25	0,8

Die meisten Bananen werden bei uns als gut ausgereifte Obstbananen roh verzehrt. In tropischen Ländern gibt es die bei uns weniger bekannte Mehlbanane, deren Fruchtfleisch stärkehaltiger ist. Sie wird gekocht ähnlich wie die Kartoffel verwendet. Für Millionen von Tropenbewohnern ist sie ein Grundnahrungsmittel, ähnlich wie bei uns die Kartoffel. Auch in ihrer Zusammensetzung gleicht die Banane weniger unseren einheimischen Obstarten, sondern eher der Kartoffel (Tafel 38). Bei unseren Harnanalysen erwies sich die Banane als wertvoller Basenspender, ähnlich wie die Feige (Bild 187).

Die Größe der Basenflut ist abhängig von der verzehrten Menge; sie kann sich bei einer grossen Eßmenge bis zur Alkalose steigern. Entgegen manchmal bestehender Vorurteile zeigte sich keine stopfende Wirkung, obwohl die Banane bei Durchfallerkrankungen günstig wirkt. Sie ist sehr reich an Kalium, enthält praktisch kein Natrium und hat einen bemerkenswerten Gehalt an Magnesium.

Für Menschen jeden Lebensalters ist die Banane gesund, da sie sich auf die Regulation des Säure-Basen- und Elektrolythaushaltes ähnlich wie die Kartoffel günstig auswirkt. Wegen ihrer leicht verdaulichen und daher besonders gut verträglichen Kohlenhydrate eignet sie sich als Schonkost und ist bei Erkrankungen des Magen-Darm-Bereiches zu empfehlen. Bei Durchfallerkrankungen von Kleinkindern bevorzugen wir die Banane gegenüber der üblichen Apfeldiät, da die Banane einen höheren Nährwert hat, wodurch sich Hungerazidosen vermeiden lassen.

Man gibt fünfmal täglich Bananen, im ganzen 5 bis 8 Stück. Sie werden schaumig geschlagen oder durch ein feines Sieb getrieben.

Trotz des hohen Zuckergehalts scheint sich die Banane auch bei Zuckerkranken zu bewähren. Der Diabetes ist eine Säurekrankheit, weshalb auf eine basenreiche Diät geachtet werden sollte, wie sie durch Bananen- oder Kartoffelkost möglich ist. Beim Zuckerkranken sollte man daher nicht nur auf die Menge, sondern auch auf die *Art* der zugeführten Kohlenhydrate achten. Die Kohlenhydrattoleranz läßt sich durch Bananen- oder Kartoffelkost steigern. Natürlich darf auch hierbei auf die regelmässige Kontrolle und Berechnung des Kohlenhydratgehaltes nicht verzichtet werden. Gerade in der Reaktion des diabetischen Stoffwechsels bestehen große Verschiedenheiten.

Die Banane bewährt sich wegen der guten Verträglichkeit ihrer Kohlenhydrate auch bei *Zöliakie* und Sprue. Die Zöliakie ist eine chronische Erkrankung der Dünndarmschleimhaut mit charakteristischen Durchfällen im späten Säuglings- und Kindesalter. Bei Zöliakie vertragen die Kinder nicht das in einigen Getreidesorten vorkommende Klebereiweiß Gluten (vor allem in Weizen, aber auch in Hafer, Roggen und Gerste). Treten Durchfälle auf, werden am besten sofort Bananentage durchgeführt, die man anschließend durch Kartoffeln, Gemüse und Tomatenbrei ersetzen kann. *Sprue* heißt das entsprechende Krankheitsbild der Erwachsenen. Auch hierfür haben sich Bananentage bewährt.

Durch Forscher des National Heart Institute im Bethesda wurde ein nicht unbeträchtlicher Gehalt an Serotonin und Norepinephrin in Bananen gefunden. Es sind Wirkstoffe, die Bedeutung für die Gehirn- und Nerventätigkeit haben. Es erscheint nicht ausgeschlossen, daß die bei Magengeschwüren und anderen Krankheiten des Verdauungstraktes beobachtete therapeutische Wirkung von Bananen mit auf ihren Gehalt an diesen Wirkstoffen beruht.

b) Feige

Die Feige ist seit Urzeiten bekannt, wird hauptsächlich in den Mittelmeerländern erzeugt und ist in manchen Gegenden ein Grundnahrungsmittel. Sie wird vorwiegend in Form von Trockenfrüchten geliefert, hauptsächlich aus der Türkei und aus Griechenland. Die wichtigste und für die Verarbeitung in Trockenfrüchte geeignete Kultursorte ist die Smyrnafeige. Die nur getrockneten Naturalfeigen kommen im allgemeinen aus Griechenland. Die Smyrnafeigen aus der Türkei werden mit Wasserdampf oder kochendem Wasser behandelt, zu Tafeln gepreßt und mit einer Cellophanverpackung überzogen. Diese Art der Behandlung verhindert das Kandieren, das Herauskristallisieren des Zuckers.

Die Feige ist auch uneingeweicht genießbar, kann aber auch über Nacht in Wasser gelegt werden, wodurch sie ihre Feuchtigkeit wieder gewinnt und aufquillt. Sie ist stuhlgangfördernd ohne Nebenwirkungen, ist hilfreich bei Leber- und Gallenleiden. Sie hat einen hohen Nährwert (270 kcal). Hervorzuheben ist der Gehalt an B-Vitaminen, vor allem aber an Calcium (140 mg/100 g) und Phosphor (108 mg). Mit diesem hohen Calciumgehalt nimmt die Feige eine Sonderstellung ein, da Calcium in größeren Mengen nur in wenigen Nahrungsmitteln vorkommt.

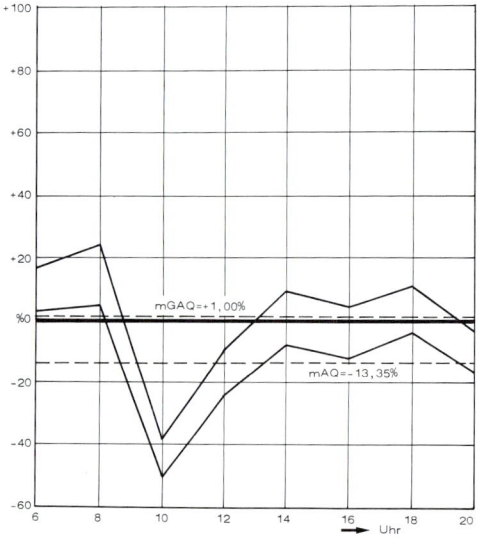

Bild 187: Bananen und Feigen sind ausgesprochene Basenspender.

Mit einem Kaliumgehalt von 800 mg je 100 g gehört die Feige zu den kaliumreichsten Nahrungsmitteln. Mit der heute oft vorherrschenden einseitigen und Mangelkost kommt es leicht zu einer unzureichenden oder verminderten Zufuhr von Kalium. Kaliumverluste treten ein bei Durchfällen, vor allem aber durch den weit verbreiteten Abführmittel-Mißbrauch (Laxantienabusus). Wird daraus eine Gewohnheit, so kommt es zur Hypokaliämie mit all ihren Folgen, schließlich sogar zu sekundären Organschädigungen, vor allem an Nieren und Herz. Bei der engen Verknüpfung von Natrium-Kalium- und Säure-Basen-Haushalt ist die Aufrechterhaltung einer ausgeglichenen Kaliumbilanz von großer Bedeutung. Bild 187 zeigt das nach zwei Feigentagen erzielte Versuchsergebnis. Wie ersichtlich, ist der Elektrolyt- und Säure-Basen-Haushalt nahrungsabhängig und durch die Nahrungswahl in entscheidender Weise zu beeinflussen. Das ist auch klinisch von großer Bedeutung, weil Heilungen nicht erwartet werden können, wenn Störungen und Verschiebungen im Wasser-, Elektrolyt- und Säure-Basen-Haushalt als Grundfunktion nicht ausgeglichen werden.

Schon mit einer ganz einfachen Nahrung kann eine hervorragende Widerstandskraft erzielt werden, wenn die Nahrung so beschaffen ist, daß das Elektrolyt- und Säure-Basen-Gleichgewicht, also die Grundfunktion, gewahrt ist. Ein Beispiel dafür finden wir in einer Dissertation von Bernard AUZIMOUR, die uns im Original vorliegt (Resistance des Arabes, Montpellier 1905). Er stellte damals bei seinen Studien über die Araber in Tunis und Tripolis fest, daß die Araber unglaublich abgehärtet und widerstandsfähig gegen Krankheiten waren, obwohl sie doch anscheinend eine erbärmliche Lebensweise in elenden, schmutzigen Zelten führen mußten. Verdauungskrankheiten, Blinddarmentzündung und Krebs waren so gut wie unbekannt. Schwere Wunden am Unterleib mit Darmvorfall heilten ohne antiseptische Behandlung. Gegen Typhus waren die Araber fast unempfindlich. Und wie sah die Ernährung aus bei einer solchen Widerstandskraft, die uns heute fast unglaublich erscheinen mag? Die Nahrung bestand aus Mehl, Feigen und Bananen.

c) Dattel

Ebenso wie die Feige gehört die Dattel in vielen
arabischen Ländern zu den Grundnahrungsmitteln, ohne die man in der Wüste nicht leben
könnte. Die Dattelpalme ist dem Wüstenklima
angepaßt. Sie zeigt schon von weitem den
Standort der Oasen an. Die meisten Dattelpal-
men wachsen im Irak, aber auch in allen Ländern Nordafrikas. Dattelsaison ist von Oktober
bis Dezember. Die pflaumengroße gold- bis
rotbraune Steinfrucht kommt bei uns halbge-
trocknet in den Handel. Der Zuckergehalt gibt
ihnen einen hohen Nährwert (305 kcal). Für
den Export werden zuckerreiche Früchte mit
halbweichem Fleisch produziert, während man
in den Ursprungsländern für den eigenen Verbrauch eine trockene, mehlige Dattel verwendet. Die Dattel ähnelt in ihrer Zusammen-
zung etwa der Feige, enthält weniger Calcium,
hat aber ebenfalls einen ziemlich hohen Gehalt
an Eisen und Magnesium. Dem Magnesium wird
von den Arabern, die bei ihrer ursprünglichen
Lebensweise keinen Krebs kannten, eine
Schutzwirkung gegen diese Krankheit zuge-
schrieben. Wegen ihres Gehaltes an Vitamin D
wird die Dattel als Lebertranersatz angesehen.

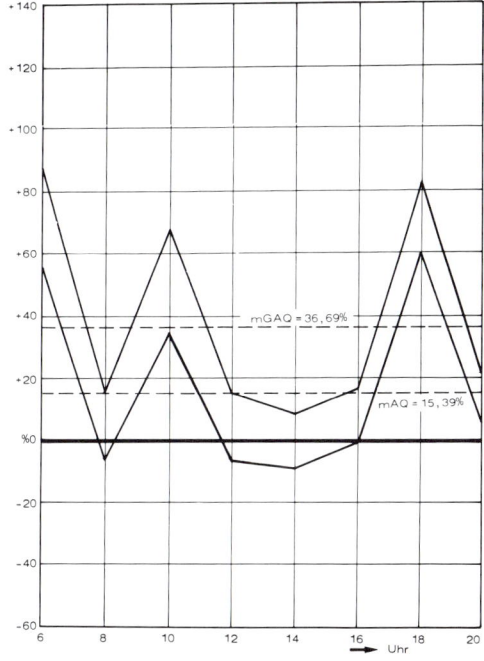

Bild 188: Zwei Ananas-Tage.

d) Ananas

Diese duftende Tropenfrucht ist als Dessert-
frucht beliebt und gilt als "Königin der Früchte". Das hängt mit ihrem erfrischenden Geschmack und ihrem vorzüglichen Aroma zusammen. Wichtige Anbaugebiete sind Hawaii, Brasilien und die Elfenbeinküste. Der Nährstoffge-
halt ist niedrig (56 kcal). In ihrer Zusammensetzung ist die Ananas nach dem Untersuchungsergebnis zweier Ananastage (Bild 188) ausgeglichen und mit einem leichten Basenüberschuß als diätetisch wertvoll zu betrachten.

Eine Besonderheit dieser Frucht ist der Gehalt
an einem proteolytischen, das heißt Eiweiß ver-
dauernden Enzym. Ananassaft wirkt daher ver-
dauungsfördernd und ist ein gutes Mittel gegen
Verdauungsschwäche. Bei vielen Erkrankungen,
auch Krebs, besteht eine solche Verdauungsschwäche und Appetitlosigkeit durch einen
Mangel an dem für die Eiweißverdauung nötigen Magensaft. Bei einem solchen Magensaft-
mangel (Achylie) bewährt sich die Verabrei-

chung von einer Scheibe Ananas vor jeder Mahlzeit. Nur die rohe Ananas besitzt dieses Enzym.
Bei Erhitzung und Verarbeitung zu Dosenware
wird es zerstört. Wegen ihres Holzfasergehaltes
muß die Ananas gut gekaut werden.

Nur die Konservenfrucht kann reif geerntet
werden, da eine reife Ananas nur noch eine
Haltbarkeit von etwa 5 Tagen besitzt. Die Ex-
portfrüchte müssen nachreifen. Dazu lagert man
sie genügend lange auf einer weichen Unterlage
in einem mäßig warmen Raum. Sie ist richtig
reif, wenn ihre Farbe vom anfänglichen Hell-
orange ins kupfrige Rot umgeschlagen ist und
sie rundum auf Druck nachgibt. Besonders weiche Stellen beginnen bereits zu faulen. Darum
sollten die Früchte öfter gedreht und kontrolliert werden. Man darf auch nicht zu stark drük-
ken, weil solche Druckstellen verderben. Die
Reife läßt sich auch prüfen, indem man versucht, Rosettenblätter herauszuzupfen, die sich
bei Reife leicht lösen lassen.

7. Zitrusfrüchte

Zu den Zitrusarten zählen die Orange, Mandarine, Pampelmuse, Grapefruit und die Zitrone. Sie gehören zu den ältesten Obstgehölzen.

a) Orange

Am bekanntesten von dieser Gruppe von Süd-früchten ist die *Orange*, auch Apfelsine genannt. Orangenbäume mit ihren gelb-orangefarbigen Früchten gibt es in verschiedenen Sorten, wie die Nabelorange, Blutorange und Jaffaorange. Da Orangen heute in klimatisch unterschied-lichen Ländern angebaut werden, gibt es sie wäh-rend des ganzen Jahres. Wir beziehen sie in er-ster Linie aus dem Mittelmeergebiet (Spanien, Italien, Israel). Von dort erhalten wir von No-vember bis Juni die sogenannten Winterorangen.

Wegen ihrer festen Schale eignen sie sich für einen Transport über längere Strecken, wenn sie sorgfältig gepflückt und so verpackt werden, daß die Schale unverletzt bleibt. Im Gegensatz zur Banane müssen sie am Baum reifen, da sie nicht nachreifen. Sie werden erst geerntet, so-bald ein bestimmtes Zucker-Säure-Verhältnis erreicht ist.

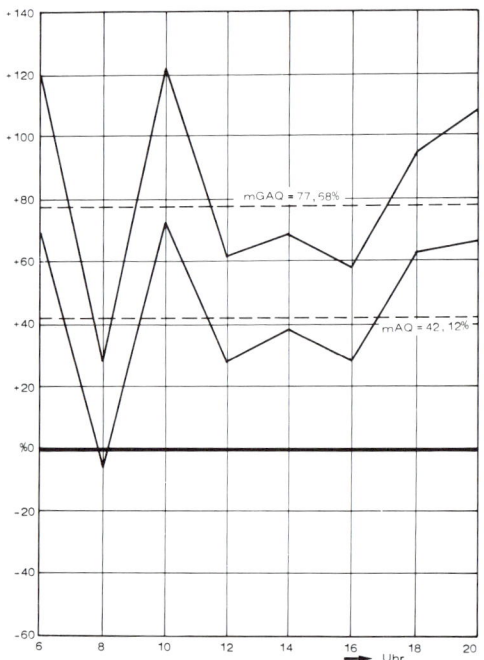

Bild 189: Citrusfrüchte: Apfelsinen, Grapefruit und Mandarinen.

Die Orange ist beliebt wegen ihres erfrischen-den Aromas und für die Vitamin-C-Versorgung, die in unserem Klima während der Monate Februar bis Juni oft mangelhaft ist. Ein solcher Mangel besteht, wenn Frischgemüse fehlt, nur gekochte Speisen gegessen werden und die Kar-toffel in der Schale nicht als Grundnahrungs-mittel dient. Die Kartoffel ist für uns ein wert-voller Vitamin-C-Spender.

Die Orange hat einen Vitamin-C-Gehalt von 50 mg/100 g. Dieser ist nicht so herausragend, daß sich der Vitaminbedarf nicht auch mit an-deren Früchten und Gemüsen decken ließe. Es ist aber bequem, eine Mangelkost aus gekoch-ten Speisen mit wohlschmeckenden, saftigen Südfrüchten, die roh gegessen werden, aufwer-ten zu können. Der Nährwert mit 54 kcal be-ruht auf einem natürlichen Gehalt an Frucht-, Trauben- und Rohrzucker. Die Orange ist reich an Zitronen-, Wein- und Apfelsäure. Man könn-te Bedenken gegen die Anwendung dieser säuer-lichsüßen Früchte haben, wenn eine Übersäu-erung befürchtet wird. Zitronen- und Apfel-säure kommt aber auch als natürliches Zwi-schenprodukt (Metabolit) im menschlichen Stoffwechsel vor, ist also nicht körperfremd (Bild 82). Hinzu kommt der basische Charak-ter der in der Orange enthaltenen Mineralstof-fe, deren überwiegender Teil mit 177 mg aus Kalium besteht. Das Kalium-Natrium-Verhält-nis beträgt 177:1, das Kalium-Calcium-Verhält-nis 177:42. Bei einem zweitägigen Ernährungs-versuch mit Orangen, Mandarinen und Grape-fruit kam es nicht zu einer so hohen Übersäu-erung, wie sie hätte befürchtet werden können (Bild 189). Zitrusfrüchte sollten aber wie auch andere sauren Früchte nicht im Übermaß ge-gessen werden. Ein Zuviel an Fruchsäuren kann nicht verstoffwechselt werden und zur Über-säuerung des Körpers führen.

Der Schweizer Ernst GÜNTER verließ sich auf die in den veralteten Säure-Basen-Tabellen ent-haltenen Angaben, wonach Fruchsäuren im menschlichen Organismus angeblich basisch wir-ken. Als er jahrelang im Süden Floridas wohnte, wo er einen Garten besaß, hat er aufgrund dieser Tabellen den sauren Früchten stark zugesprochen, besonders den Grapefruits, die 1 bis 1,4 Prozent Zitronensäure enthalten, die Orange 0,6 bis 1,1 Prozent. Als Folge davon begannen seine Zähne zu zerfallen, und er bekam Rheuma in einer Schulter. Erst als er wieder in die Schweiz übersiedelte, wo keine Grapefruits wachsen, verschwanden die Schmerzen wieder. Die Zähne waren jedoch nicht mehr zu retten.

Bei Rheuma, Nierenerkrankung usw. sollte auf den Genuß von Zitrusfrüchten zumindest vorübergehend ganz verzichtet werden. Entscheidend wichtig ist stets, daß durch richtige Wahl des Grundnahrungsmittels dafür gesorgt wird, daß das Stoffwechselgleichgewicht erhalten bleibt. Es ist auch nicht gleichgültig, zu welcher Tageszeit Orangen gegessen werden. Der für die Fruchtsäuren zur Verfügung stehende Abbauweg ist länger und wirksamer, wenn die Orangen am Vormittag gegessen werden. Ein italienisches Sprichwort sagt: "Orangen am Morgen ist Gold, am Mittag Silber und am Abend Blei." Orangen, die man ißt, sollten Zimmertemperatur haben. So entwickeln sie ihr volles Aroma. Zum Aufbewahren aber brauchen Orangen frische Luft und Temperaturen zwischen 6 bis 10 Grad.

Zitrusfrüchte werden, damit sie nicht austrocknen, im allgemeinen künstlich gewachst. Diesem Wachs wird gegen Fäulnis und Pilzbefall Diphenyl, Orthophenylphenol oder Thiabendazol beigegeben. Der Konservierungsstoff kann auch in das Einwickelpapier eingearbeitet werden.

Bei Zitrusfrüchten ist die Angabe des Oberflächenbehandlungsmittels vorgeschrieben. Der früher vorgesehene Zusatz "Schale nicht zum Verzehr geeignet" darf jetzt leider weggelassen werden, obwohl so behandelte Schalen nach wie vor ungenießbar sind. Man will auch festgestellt haben, daß solche Mittel über die Schale in kleinen Mengen in das Innere der Früchte eindringen können.

b) Zitrone

Zitronen sind zwar würzig duftende und saftige, doch sauer schmeckende Früchte. Frischer Zitronensaft ist eine vielseitige Speisenwürze und gibt den Gerichten eine frische Note. Vor allem Salate werden statt mit Essig gern mit Zitronensaft zubereitet. Dieser dient aber auch zum Mischen mit anderen Getränken (z.B. Tee und Säfte) und als Beilage zum Fisch. Speisen, die schnell anlaufen, wie geschnittene Äpfel, werden nicht braun, wenn man sie sofort mit Zitronensaft beträufelt. Man darf Zitronensaft nicht mitkochen, sondern wird erst kurz vor dem Anrichten abschmecken.

Die ovale und am Scheitel charakteristisch spitz zulaufenden Früchte stehen ganzjährig zur Verfügung und werden beispielsweise in Sizilien dreimal jährlich geerntet. Zitronen sind reif, wenn die Schale glatt und glänzend aussieht. Dies gilt ebenso für Zitronen mit grüner Schale wie für gelbschalige Früchte. Man kann

Tafel 39: Nahrungsmittel mit höherem Gehalt an Vitamin C (Ascorbinsäure)

	mg/100 g
Acerola, Saft	1530
Kiwi	300
Sanddornbeeren, roh	450
Sanddornbeeren, Saft	260
Guave	242
Johannisbeeren, schwarze	177
Petersilienblatt	170
Paprika	139
Hagebutte	125
Broccoli	114
Meerrettich	110
Grünkohl	105
Rosenkohl	104
Ebereschenfrucht	98
Fenchel	93
Blumenkohl	70
Kohlrabi	63
Erdbeeren	64
Zitrone	53
Orange	50
Rotkohl	50

sie im Kühlschrank lagern und wird sie dann vor dem Auspressen am besten eine Zeit lang in warmes Wasser legen. Es bewährt sich auch, sie vor dem Gebrauch auf der Tischplatte kräftig hin- und herzurollen. Die Saftstränge platzen dabei auf, und die Zitrone gibt mehr Saft.

Eine Zitrone liefert 30 bis 35 g Saft, der bis zu 7 Prozent Zitronensäure enthält. Auch die Schale der Zitrone ist ein wichtiges Würzmittel, weil sie das aromagebende Zitronenöl enthält. Der Zuckergehalt ist niedrig; die Zitrone enthält nur etwa 0,8 g/100 g Fruchtzucker (Fruktose). Der Gehalt an Vitamin C beträgt 53 mg in 100 g und entspricht damit dem der Apfelsine. Es gibt Frucht- und Gemüsearten, die erheblich mehr Vitamin C enthalten (Tafel 39).

Den höchsten Vitamin-C-Gehalt hat die *Acerola*, eine Sauerkirsche, die aber wegen ihres hohen Säuregehaltes nur in Saftform im Gemisch mit anderen Fruchtsäften genießbar ist. Dann kommt die *Kiwi*, die in Neuseeland in großem Ausmaß angebaut wird. Es ist eine Frucht mit einer braunen, behaarten Schale mit hellgrünem, aromatischem Fruchtfleisch. Die Kiwis haben Stachelbeeraroma und enthalten außer dem ungewöhnlich hohem Vitamin-C-Gehalt von 300 mg eiweißlösende Enzyme. Man kann sie im Kühlschrank aufbewahren und bei Zimmertemperatur ausreifen lassen. Sie sind reif, sobald sie auf leichten Druck nachgeben. Mit *Guavensaft* sind die alliierten Streitkräfte während des letzten Krieges versorgt worden. Es ist ein köstliches, aromatisches Getränk. Diese Frucht zählt ebenfalls mit zu den Vitamin-C-reichsten Obstsorten der Welt. Sie ist apfel- oder birnenförmig. Im vier- oder fünffach unterteilten Fruchtfleisch liegen zahlreiche kleine Samen. Im Geschmack ähnelt die Guave der Quitte.

Nach Tafel 39 gibt es aber auch eine ganze Reihe einheimischer Früchte und Gemüse mit höherem Vitamin-C-Gehalt. Man darf die Zitrone als Vitaminspender deswegen nicht überschätzen. Normalerweise kommt der Zitronensaft auch nur in geringen Mengen als Speisewürze in Frage. Die Vitaminversorgung durch die Kartoffel ist für uns wichtiger, obwohl sie nur 17 mg/100 g Vitamin C enthält. Sie ist aber ein Grundnahrungsmittel und wird als solches in größerer Menge verzehrt.

Von den Fruchtsäuren (Apfel-, Wein- und Zitronensäure) verbrennt die Zitronensäure im Körper am schwersten. Man darf sie daher nicht in übertriebener Weise anwenden. Sie ist zwar eine organische Säure, die auch im Organismus gebildet wird und im Zitronensäurezyklus ein wichtiges Stoffwechselzwischenprodukt darstellt (Bild 82). Im Übermaß zugeführt schädigt sie aber den Kalkhaushalt und kann bei langdauernder Gabe nicht als unbedenklich angesehen werden. Nach radioaktiven Messungen von C. F. GESCHICKTER verzögert sie die Aufnahme von Kalzium im Darmkanal, vermehrt das Kalzium in den Fäkalien und vermindert die Ausscheidung im Harn. In Zitronen anbauenden Ländern ist in der Medizin bekannt, daß ein starker Zitronengenuß sich auf den Kalziumhaushalt auswirkt.

Heißer mit Wasser verdünnter Zitronensaft ist ein altes Hausmittel gegen Erkältungen und beginnende Halsschmerzen. Man schreibt ihm eine bakterientötende, fiebersenkende Wirkung zu. Als Gurgelwasser wird heißes Wasser mit reinem Zitronensaft im Verhältnis 1:1 miteinander vermischt. Mit Zitronensaft kann auch die Auflösung von Harnsäuresteinen (Urate), die etwa 10 bis 20 Prozent aller Nierensteine ausmachen, versucht und deren Neubildung oder Wachstum verhindert werden. Für eine solche Zitronensaftkur wird über längere Zeit dreimal täglich vor dem Essen der mit etwas Wasser verdünnte Saft einer halben Zitrone getrunken. Wegen der tiefgreifenden Wirkung des Zitronensaftes würden wir allerdings die Eisenbergsche Lösung vorziehen und bei langzeitiger Anwendung eine regelmäßige Kontrolle der Blutgaswerte und des Elektrolythaushaltes für erforderlich halten. Zu bedenken ist, daß vor allem beim puren Genuß von Zitronensaft die Zähne angegriffen werden, weshalb der Saft besser mit einem Trinkröhrchen eingenommen wird.

Mit einer *Zitronensaftkur* werden Gewichtsabnahmen von 5 kg in 10 Tagen in Aussicht gestellt. Bei dieser Kur wird aber kein konzentrierter Zitronensaft getrunken. Man mischt den Frischsaft einer halben Zitrone mit zwei Eßlöffel Ahornsirup und einer Prise Cayennepfeffer und füllt mit Wasser auf. Davon werden 6 bis 12 Gläser pro Tag getrunken. Ahornsirup ist ein Naturprodukt, das in den Ahornwäldern Nordamerikas und Kanadas gewonnen wird. Es ist ein Süßungsmittel, das noch sämtliche Mineralstoffe enthält. Bild 190 zeigt das Testergebnis nach zwei Kurtagen. Die Fastenazidose wurde durch den Ahornsaft abgemildert. Ketonstoffe traten im Morgenharn nicht auf. Das subjektive Wohlbefinden und Leistungsvermögen waren gut, nachdem durch den Ahornsirup ein schnelles Absinken des Blutzuckerspiegels vermieden wurde. Bei sinnvoller Verwendung wird dem Zitronensaft eine gewisse Umstimmung und Belebung des Stoffwechsels nicht abgesprochen werden können. Gefährlich wird es erst dann, wenn durch übermäßigen und langen Gebrauch die Zitronensäure nicht mehr vollständig im Körper verbrannt werden kann und die Auswirkungen auf den Säure-Basen- und Elektrolythaushalt, die immer ausschlaggebend sind, unberücksichtigt bleiben.

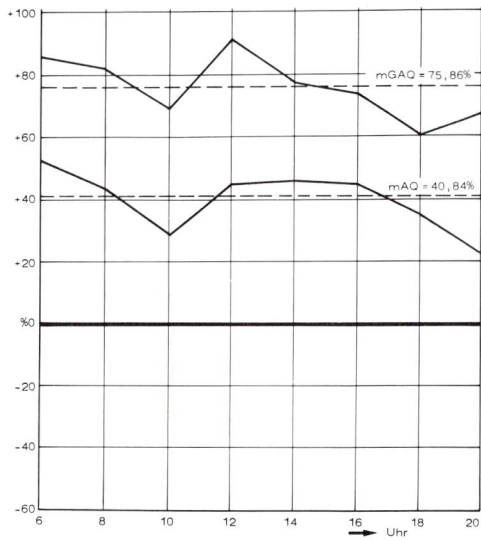

Bild 190: Zitronensaftkur mit Ahornsirup.

8. Heimisches Obst

Die einheimischen Früchte haben den Vorteil, daß sie am Baum oder Strauch reifen können.

Das Obst wird in Kernobst, Steinobst und Beerenobst unterteilt. Der Apfel ist das wichtigste Kernobst. Da es lagerfähige Sorten gibt, steht er wie die Banane das ganze Jahr über zur Verfügung. Die anderen Obstarten haben eine kürzere Saison. Das Beerenobst beginnt im Frühjahr mit der Erdbeere. Es folgt die Steinobstzeit mit Kirschen, Pfirsichen, Aprikosen und Pflaumen. Ab August gibt es Trauben und im Herbst Nüsse. Mit all diesen Früchten allein kann man sich nicht vollwertig ernähren; es sind keine Grundnahrungsmittel, sondern eine Nahrungsergänzung und Beikost.

a) Äpfel

Äpfel sind die bei uns verbreiteste Obstart. Die größten Obst-Produktionsgebiete sind das Gebiet der Niederelbe ("Altes Land") und die beiden Obstregionen in Württemberg, nämlich die Region Bodensee ("Deutsches Bodenseeobst") und die Obstregion Neckar ("neckar obst"). Im Bodenseegebiet macht der Apfelanbau 88 Prozent aus. Es folgen Birnen mit 5 Prozent. Beeren haben einen Anteil von 3 Prozent, Kirschen 3 Prozent und Pflaumen sowie Zwetschgen 2 Prozent an den erfaßbaren Marktmengen. Der Birnenanbau ist eher rückläufig, während der Erdbeeranbau in den letzten Jahren an Bedeutung gewann.

Wir verbrauchen pro Kopf 44 kg Äpfel jährlich. Diese Menge schließt die industrielle Verwertung mit ein, so daß man wohl wie auch in der benachbarten Schweiz mit etwa 30 kg Tafeläpfeln jährlich rechnen kann.

Apfelsorten

Es gibt viele verschiedene Apfelsorten. Der Erwerbsobstbau konzentriert sich auf wenige Sorten. Neben den älteren Sorten wie Golden Delicious, Cox Orange, Goldparmäne, Glockenapfel, James Grieve, Boskop, Jonathan, Gravensteiner und Berlepsch gibt es auch immer wieder neuere Sorten. Im Geschmack sind sie unterschiedlich. Bei einer Testung heimischer Apfelsorten fanden sich beispielsweise folgende Geschmacksbezeichnungen: herbfrisch für den James Grieve-Apfel, süß für die Goldparmäne, aromatisch für den Cox und lieblich-süß für den Golden Delicious-Apfel. Der Golden Delicious, bisher die Hauptsorte im Erwerbsobstbau, verlor in der Verbrauchergunst wegen des flachen Geschmacks der Importware aus südlichen Ländern.

Apfellagerung

Die früheste Sorte ist der Klarapfel. Er ist im Geschmack säuerlich und erfrischend, die Schale druckempfindlich und das Fruchtfleisch mürbe, wird aber bald mehlig, weshalb der Apfel schnell verbraucht werden muß. Andere Apfelsorten sind lagerfähig. Die moderne Lagerung erfolgt heute in ''Kontrollierter Atmosphäre'' (KA-Lager). In den modernen Lagerräumen werden Temperatur, Luftfeuchtigkeit und Luftzusammensetzung gesteuert. Der Sauerstoffgehalt wird reduziert (von 20 auf 2 Prozent), der CO_2-Gehalt heraufgesetzt (von 0,3 auf über 3 Prozent). So gelingt es, die Atmung der Früchte zu verlangsamen und damit den Zeitpunkt der Vollreife hinauszuschieben. Auf diese Weise lassen sich bestimmte Obstsorten über acht bis neun Monate lagern.

Zur Vorratshaltung von Äpfeln im Haushalt sind frühe Apfelsorten wie Kläräpfel, James Grieve oder Gravensteiner ungeeignet. Bis zu drei Monaten lagerfähig sind die Herbstsorten Goldparmäne, Cox Orange und Berlepsch. Für lange Lagerung eignen sich die Wintersorten wie Jonathan, Boskop oder Golden Delicious. Für die Einlagerung sollte ein dunkler, gut durchlüfteter Keller zur Verfügung stehen mit einer Temperatur von vier bis höchstens acht Grad Celsius. Bestimmte Sorten wie Goldparmäne, Cox Orange und Ontario sind kälteempfindlich. Die Temperatur im Lagerraum sollte daher nicht unter vier Grad Celsius sinken. Die Früchte bekommen sonst braune Stellen und werden ungenießbar. Kälteverträgliche Sorten wie Glockenapfel, Champagner-Renette und Golden Delicious lassen sich dagegen gut bei einer Temperatur von plus ein Grad Celsius lagern. Äpfel, die zu warm und zu trocken lagern, schrumpfen und verderben rasch. Rauh-

schalige Früchte verdunsten mehr Wasser als glatt- und fettschalige. Die Luftfeuchtigkeit sollte möglichst hoch gehalten werden, was sich in den heute zur Verfügung stehenden Kellerräumen aber nur selten erreichen läßt. Notfalls können Äpfel auch in Plastikbeuteln auf dem Balkon aufbewahrt werden, aber auch hier halten sie sich nur, wenn die Temperaturgrenzen eingehalten werden können.

Bei der Apfelernte muß der Reifetermin eingehalten werden. Äpfel dürfen weder zu früh noch zu spät geerntet werden. Die richtige Erntezeit zeigt sich nicht nur durch die Färbung der Schale, sondern vor allem daran, daß sich der Stiel leicht vom Fruchtholz lösen läßt.

Gelagert werden die Äpfel mit der Blüte nach unten in Lattenkisten oder auf Holzborde mit weicher Unterlage (Holzwolle, Seidenpapier). Die Äpfel müssen immer wieder kontrolliert werden. Angefaulte Früchte stecken andere an. Die Lagerfäule wird von Pilzen verursacht, die hochgiftiges *Patulin* bilden. Fallobst und andere bereits angefaulte Früchte mit braunen Stellen können Krebs erregen. Das Gift vermag auch in noch gesund erscheinende Teile der Frucht einzudringen. Es ist auch sehr hitzebeständig. Man wird daher bestenfalls nur noch solche Äpfel verwenden können, die nur kleine Faulstellen haben und solche großzügig ausschneiden müssen. Angefaulte Birnen und Pfirsiche sind überhaupt nicht mehr verwendungsfähig, weil bei der Gewebestruktur dieser Obstarten das Gift die ganze Frucht schnell durchdringt.

Äpfel sind geruchsempfindlich und sollten nicht mit Kartoffeln und anderem Gemüse im selben Raum eingelagert werden. Frühreife Äpfel dürfen auch nicht mit späten Apfelsorten zusammen lagern. Die reifen Früchte scheiden Äthylengas aus, das den Reifeprozeß der späten Sorten beschleunigt.

Der gesundheitliche Wert des Apfels

Es gibt ein englisches Sprichwort: ''An apple a day, keeps the doctor away''. In der Übersetzung bedeutet es: ''Ißt man täglich einen Apfel, so braucht man keinen Arzt''. Kennzeichnend für den Apfel ist sein Gehalt an Fruchtzucker und Fruchtsäuren, die das angenehme Apfelaroma und den Apfelgeschmack bedingen. Ausserdem spielen Mineralstoffe und Vitamine eine Rolle sowie das Pektin, dem ein besonderer diätetischer Wert zukommt (Bild 193). Die Apfelsorten sind aber recht unterschiedlich, sowohl was das Zucker-Säure-Verhältnis als auch den Vitamingehalt anbetrifft. Wie der Vitamin-C-Gehalt in den einzelnen Sorten stark schwankt, zeigt Bild 158. Außer von der Sorte ist die Zusammensetzung der Äpfel auch noch vom Klima, der Witterung, Bodenbeschaffenheit, Düngung, dem Erntezeitpunkt und der Lagerdauer abhängig.

Immer wieder wird die Meinung vertreten, daß die im Obst reichlich enthaltenen organischen Säuren im intermediären Stoffwechsel (Zwischenstoffwechsel) des Menschen zu Kohlensäure verbrannt werden, die durch die Lunge ausgeschieden wird. Durch den verbleibenden anorganischen Basenrest würde Obst im Körper daher alkalisch wirken. Diese Meinung ist nur bedingt richtig und irreführend. Es kommt auf den Säuregehalt der Obstsorte, die genossene Obstmenge und die Zusammensetzung der Gesamtnahrung an. Die mit zwei verschiedenen Sorten durchgeführten Apfeltage zeigten erhebliche Unterschiede (Bild 191 und 192). Die biochemischen Vorgänge im menschlichen Organismus lassen die Verbrennung der Obstsäuren nur noch teilweise oder gar nicht mehr zu, wenn zu reichlich Obst gegessen wird. Obst hat für den Menschen seine gesundheitliche Bedeutung als Nahrungsergänzung und Beikost. Es kommt vor allem dann voll zum Tragen, wenn die Gesamtkost genügend Basenträger enthält, so daß ein Stoffwechselgleichgewicht erhalten bleibt. Der Werbespruch "Eßt mehr Obst, und ihr bleibt gesund!" sollte daher nicht wörtlich genommen werden. Man darf nicht zu viel essen, vielleicht zwei bis drei Äpfel täglich, am besten eine Stunde vor jeder Mahlzeit, um Appetit und Verdauung anzuregen.

Am wertvollsten erscheint uns der Apfel am Morgen. Man esse frische Äpfel stets roh und wechsele am besten auch die Sorten, damit der Geschmackssinn immer wieder neu angeregt wird. Dabei muß langsam gegessen und gut gekaut werden, weil rohes Obst wie auch andere natürliche Nahrungsmittel sonst schlecht verdaut werden. Es ist daher äußerst wichtig, daß Gebiß durch eine angemessene Zahnpflege und -behandlung in Ordnung zu halten. Sonst kann

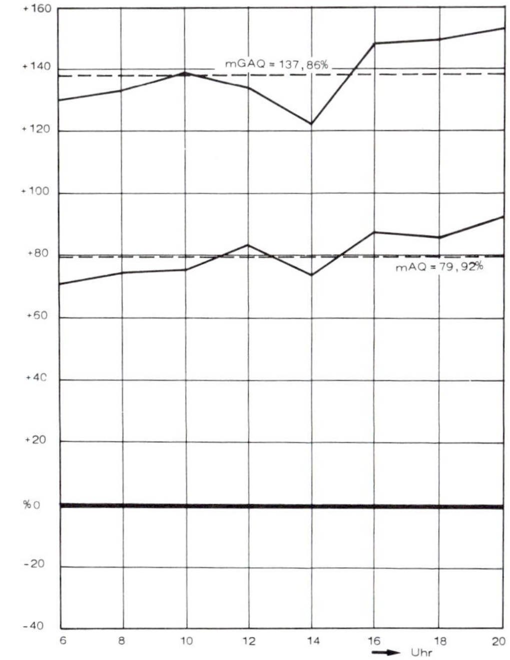

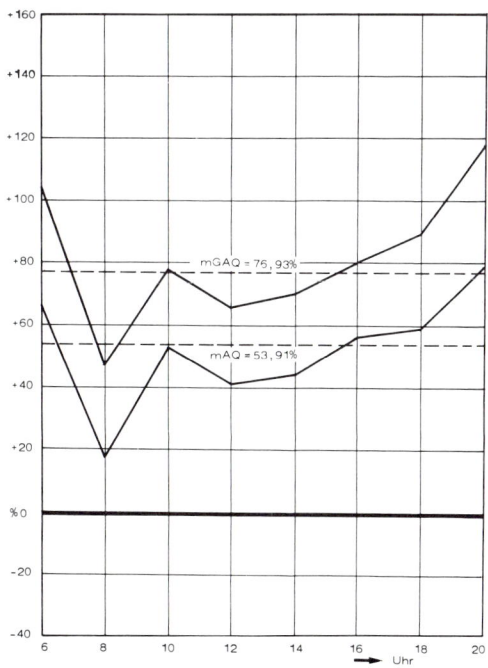

Bild 191: Zwei Apfeltage (Sorte A).

Bild 192: Zwei Apfeltage (Sorte B).

man die rohe Frucht auch mit einer Raffel zer-
kleinern. Ein geraffelter Apfel ist leicht verdaulich und auch bei Magenerkrankungen erlaubt. Die Äpfel müssen aber jedesmal frisch
gerieben werden, da sie sich rasch verfärben.

Man esse frische Äpfel möglichst mit der Schale. Die Hauptmenge der Vitamine liegt in der
Schale und den direkt darunter liegenden Teilen. Ist die Schale schon zu runzelig oder sehr
hart, wird auch geschält. Eine gewisse Verunsicherung gegen den Genuß ungeschälter Äpfel besteht, weil das Niederstamm-Tafelobst
heute etwa fünfzehnmal gegen Pilze (Fungi-
zidspritzungen) und etwa dreimal gegen Insekten (Insektizidspritzungen) gespritzt wird. Man
pflegt das Obst daher gründlich zu waschen. Am
geringsten ist die Rückstandsgefahr bei Obstsorten mit glatter Schale, wenn die Wartezeiten
nach der letzten Spritzung eingehalten worden
sind. Aus hygienischer Sicht hat das Waschen
von Obst sonst offenbar nicht die Wirkung, wie
sie vermutet werden könnte. Untersuchungen
von Dr. R. NONHOFF am Hygiene-Institut der
Universität Heidelberg haben hinsichtlich der
Mikro-Flora und ihrer prozentualen Zusammensetzung zwischen ungewaschenen und gewa-
schenen Früchten keine erkennbaren Unterschiede erkennen lassen.

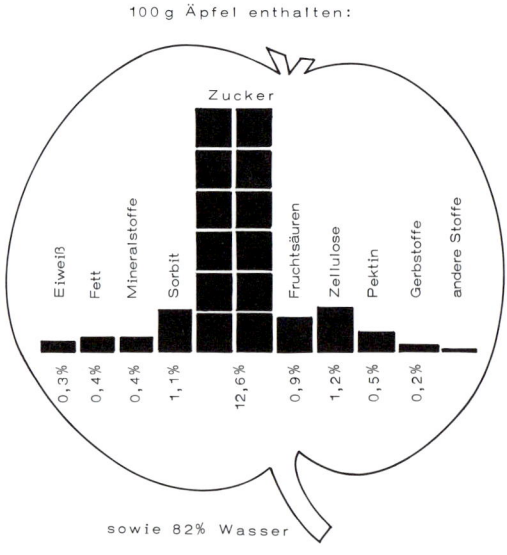

Bild 193: Bestandteile des Apfels.

Obstkost als Dauerernährung

Vegetarier haben schon geglaubt, daß Obstkost
das Ideal sei und versucht, sich hauptsächlich
von Obst zu ernähren. Dr. Mikkel HINDHEDE,
der dänische Ernährungswissenschaftler, hat mit
seinem Assistenten, Frederik MADSEN, einen
solchen Versuch angestellt. Aus dem Versuchs-
protokoll ist zu entnehmen: "Das Befinden war
nicht gut, das Bedürfnis nach anderer Nahrung
in ausgeprägtem Maße vorhanden". Es war die
ganze Zeit so, als ob der Versuchsperson "etwas fehlte". Dieses Entbehren wurde in steigendem Maße fühlbar, je mehr der Versuch fortschritt. Die Arbeitskraft war auch nicht auf voller Höhe, und Kälte wurde stärker empfunden
als normal. Er sehnte sich nach Brot und Kartoffeln und fühlte sich bei weitem am besten
nach Übergang auf Brot und Kartoffeln mit einem bescheidenen Zusatz von Obst, Mohrrüben
und Salat. Es war geradezu verblüffend, wie er
dabei auflebte.

Obsttage sind halbe Fastentage. 100 g Äpfel
enthalten nur 55 kcal. Der reine Nährwert ist
also gering. Äpfel enthalten 82 Prozent Wasser
und gehören damit, wie auch die anderen Obstsorten, zu den wasserreichsten Nahrungsmitteln (Bild 193). Die Eiweißarmut der Früchte
wirkt sich nur günstig aus bei überernährten
Fleischessern, die Entlastungstage benötigen.
Eine zu einseitige Obstkost als Dauerernährung
hätte nachteilige Auswirkungen auf den Organismus.

Apfelkur bei Durchfall

Der Landarzt Dr. August HEISLER aus Königs-
feld (geb. 1881) griff ein altes Volkswissen wieder auf, wonach akute mit Durchfällen ver-
knüpfte Darminfektionen erfolgreich mit rohen
Äpfeln behandelt werden können. Kranken mit
schwerster Gärungsdyspepsie konnte auf diese
Weise geholfen werden. Prof. MORO in Heidelberg prüfte die Apfelkur in der Klinik, wodurch
sie auch in der Kinderheilkunde Eingang fand.
Man macht zwei Obsttage hintereinander und
verabreicht nur geriebene Äpfel ohne Schale
und Kernhaus in größerer Menge. Die organischen Säuren scheinen den Gärungserregern
den Nährboden zu entziehen. Vor allem dürfte
sich aber der hohe Pektingehalt, den die Äpfel
besitzen, bei Durchfallkrankheiten auswirken.

Pektin bildet die Kittsubstanz zwischen den Zellwänden und ist bekannt durch seine Quellfähigkeit. Die Pektine haben die Fähigkeit zu gelantinieren, wie wir es beim Apfelgelee sehen.

Als unverdauliche Nahrungsbestandteile zählen die Pektine neben der Zelluluse zu den Ballaststoffen, die als Füllmittel im Darm verdauungsanregende Wirkung haben sowie Gifte und Bakterien absorbieren können. Das Abheilen der entzündeten Darmschleimhaut wird dadurch gefördert. Die entzündungshemmende (antiphlogistische) Wirkung der Äpfel wurde bei den Untersuchungen von M. BÜRGER und H. KNOBLOCH bestätigt.

Bei Durchfällen kommt es gern zu Mineralstörungen mit Verschiebungen des Säure-Basen-Haushalts und Neigung zur Azidose. Dagegen erscheint die Beimischung von Bananen am günstigsten. Beim Kleinkind werden wegen seiner größeren Empfindlichkeit am besten nur Bananen verabreicht.

Der Apfel wird vorzugsweise roh gegessen. Er läßt sich aber von allen Früchten am vielseitigsten verwenden und mit anderen Zutaten kombinieren. In geriebener Form oder gekocht als Apfelmus oder in Form von Bratäpfel gehört er zu den am leichtesten verdaulichen Speisen. Der geriebene oder gewürfelte Apfel wird nicht so schnell braun, wenn man ihn mit etwas Zitronensaft beträufelt. Gern kombiniert man Salate mit einem Apfel. Gut dafür sind feste Äpfel, während mürbe Sorten sich zum Backen und für Apfelmus eignen. Es gibt viele Apfelrezepte. Sehr gut wird das Müsli mit einem geriebenen oder geschnitzelten Apfel. Auch Apfel und Reis passen zusammen. Der Apfelkuchen, frisch aus dem Ofen, ist delikat. Apfelgelee hat ein schönes Aroma. Frisch ausgepreßter Apfelsaft schmeckt würziger, wenn etwas Möhrensaft dazu gegeben wird; man schmeckt ihn mit etwas Zitronensaft ab. Früher waren Äpfel in Form von Trockenobst weit verbreitet. Die Äpfel wurden in Ringe geschnitten, auf eine Leine gezogen und die Apfelringe in der Luft getrocknet.

b) Steinobst

Wie schon der Name sagt, ist ein von saftigem Fruchtfleisch umgebener harter Stein das gemeinsame Merkmal dieser Fruchtart. Zum Steinobst gehören Kirsche, Pflaume, Pfirsich und Aprikose. Es sind die wohl beliebtesten heimischen Obstarten.

Kirsche

Kirschen, die uns während der Erntezeit von Juni bis August zur Verfügung stehen, sind wegen ihres erfrischenden, saftigen Fruchtfleisches begehrte Sommerfrüchte. Sie sollen möglichst frisch verzehrt werden. Wenn sie nicht gleich verwendet werden können, müssen sie ausgebreitet, kühl und trocken aufbewahrt werden. Liegen die Kirschen zu dicht aufeinander, so bekommen sie Druckstellen und faulen leicht. Eine Kirschenkur wirkt sich vor allem auf den Magen-Darm-Kanal, die Leber und die Bauchspeicheldrüse aus. Die Kirschen sind gut verträglich; sie wirken durch ihren Gehalt an Fruchtzucker (12 Prozent) auch sättigend.

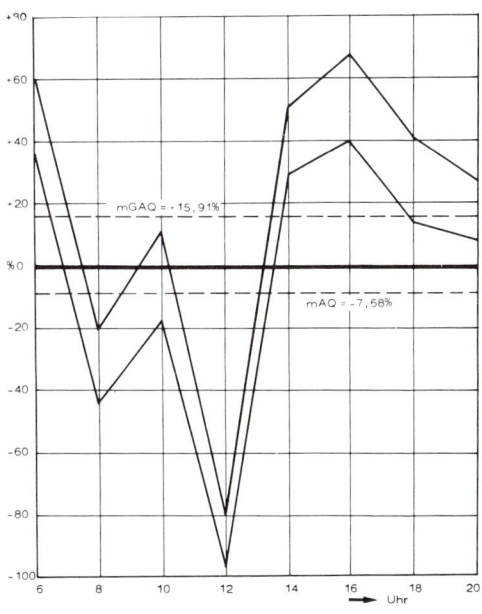

Bild 194: Kirschenkur.

Bei einer solchen Kirschenkur wird man täglich wenigstens 1 kg Kirschen essen. Bei den
von uns durchgeführten zwei Kirschentagen
war die Stoffwechsellage optimal (Bild 194).
Es wurden täglich etwa 3 kg Kirschen gegessen.
Das Befinden war gut. Am zweiten Tag kam es
viermal zum Stuhlgang. Es bestätigte sich damit
die Erfahrung, daß durch Kirschentage der gesamte Magen-Darm-Trakt gründlich gereinigt
und normalisiert wird. Kirschentage eignen
sich zur Gewichtsabnahme und Entwässerung.
Welche Kirschensorte man wählt, ob Süß- oder
Sauerkirschen, ist zunächst einmal eine Ge-
schmackssache. Viele bevorzugen die Sauerkirsche, die einen höheren Vitamingehalt hat.
Sie soll etwa fünfmal soviel Provitamin A enthalten wie die Süßkirsche. Die Süßkirsche enthält andererseits wesentlich mehr Mineralstoffe, vor allem Kalium.

Pflaumen und Zwetschen

Pflaumen und Zwetschen mit ihrer blauen bis
violetten Schale und dem fast immer gelben
Fruchtfleisch schmecken in rohem Zustand
süß, wenn sie voll ausgereift sind. Unreife Pflaumen sind schwer verdaulich und sollten nicht
roh genossen werden. Größere Mengen könnten zu Gärungsprozessen führen, die Leib-
krämpfe und Durchfälle auszulösen vermögen.
Gut sind *Trockenpflaumen*, wie sie in Südfrankreich in großen Mengen erzeugt und in Form
entsteinter Pflaumen geliefert werden. Wir haben Pflaumenplantagen und Trocknungsanla-
gen während der Erntezeit besichtigt und einen
guten Eindruck von den Produktionsmethoden
bekommen. Die in Südfrankreich angebaute
Sorte hat einen hohen Fruchtzuckergehalt, ein
vorzügliches Pflaumenaroma, ein zartes und
weiches Fleisch und einen kleinen, dünnen,
glatten Kern. Die Pflaumen enthalten stark
quellfähige pektinartige Stoffe, die die Darm-
entleerung fördern. Man weicht die Trockenpflaumen über Nacht ein und nimmt sie früh
mit dem Einmachwasser.

Pfirsiche

Fast vollreif gepflückte Pfirsiche mit ihrem
köstlichen und aromatischen Fruchtfleisch gehören zu den bekömmlichsten Früchten. Man
kann damit ohne weiteres Obsttage durchführen
und den Organismus günstig beeinflussen. Bei

von uns durchgeführten Pfirsichtagen erwies
sich der Pfirsich als wertvoller Basenspender,
der zur Umstimmung eines fehlgeleiteten Stoffwechsels geeignet erscheint. Leider werden im-
portierte Früchte unreif geerntet und können
auch Rückstände von Pilzbekämpfungsmitteln
aufweisen. Die Haut sollte von importierter Ware nicht mitgegessen werden. Pfirsiche, die bereits Faulstellen haben, müssen aussortiert werden. Es besteht die Gefahr, daß giftige Stoffwechselprodukte von Schimmelpilzen von den
Faulstellen aus ins gesunde Fruchtfleisch gelangen.

Aprikosen

Die dem Pfirsich ähnliche Aprikose nimmt unter den Früchten eine Sonderstellung ein. Da
sie schnell verdirbt, sind die im Handel erhält-
lichen Aprikosen gewöhnlich halbreif geerntet
und erreichen nicht die Süße und Schmackhaf-
tigkeit der am Baum gereiften Früchte. Wir sind
daher überwiegend auf *Trockenfrüchte* angewiesen. Diese haben unter allen Früchten den höchsten Gehalt an Provitamin A. Sie haben auch einen relativ hohen Gehalt an Eisen und Kupfer
und sollen Spuren von Kobalt enthalten. Dadurch erklärt sich ihre Wirkung bei Blutarmut.
Der amerikanische Nobelpreisträger G. H.
WHIPPLE von der Universität Rochester wies
dies bereits 1927 nach und erklärte aufgrund
seiner Arbeiten: "Für die Hämoglobienerneu-
erung bei einfacher Blutarmut sind Pfirsiche
und Aprikosen allen anderen Ernährungsweisen
überlegen". Von allen Obstarten ist die Aprikose auch mit am kaliumreichsten; ihr Gehalt an
Kalium liegt gleich hinter dem der Banane.

Einen wesentlichen Anteil ihrer Nahrung bildet
die getrocknete Aprikose bei den Hunzas, dem
angeblich gesündesten Volk der Welt. Die
Ärztin Irene VON UNRUH besuchte dieses
kleine Gebirgsvolk im Karakorum, hinter dem
Himalaja in Zentralasien im Jahre 1954. Wie eine von ihr aufgenommene Farbaufnahme zeigt,
werden dort in den Sommermonaten während
der Ernte die fertig entsteinten Früchte in grösseren Mengen auf den Dächern oder auf großen
Felsblöcken am Wegrand in der heißen Sonne
getrocknet. Dieses Dörrobst, das "Gold der
Hunza", wird für den Winter aufbewahrt und
so eingeteilt, daß die einfache Getreidemahl-
zeit täglich bis zur neuen Ernte damit ergänzt

werden kann. Das Ergebnis dieser einfachen Kost mit Aprikosen waren Menschen mit aussergewöhnlicher Leistungskraft und Zähigkeit. Zivilisationskrankheiten waren dort, wie die Ärztin berichtete, die wir zu einem viel beachteten öffentlichen Vortrag nach Konstanz eingeladen hatten, damals noch unbekannt. In New York konnten wir getrocknete Aprikosen aus dem Hunzaland in den Naturkostläden (Natural Foods) kaufen. Dieses Dörrobst hat einen viel stärkeren, aromatischeren Geschmack als die bei uns eingeführte, mit Schwefel behandelte Trockenfrucht. Die Höchstmengenverordnung erlaubt für Trockenfrüchte 2000 ppm Schwefeldioxid. Dies ist erheblich mehr als bei anderen Lebensmitteln. Aus den schon an anderer Stelle genannten Gründen verzichten wir auf geschwefelte Ware und pflegen grundsätzlich nur gedörrte Aprikosen in ungeschwefelter Form zu verwenden.

Wasser auf Steinobst?

Obst soll reif sein, in nicht zu reichlicher Menge genossen, sehr sorgfältig gekaut und nicht gleichzeitig Wasser getrunken werden. Wird auf viel Obst in größerer Menge Wasser getrunken, so kann es im Darm zu Gärungsvorgängen kommen, die zur Darmlähmung, zum Erbrechen und zum Darmverschluß (Ileus) führen können. Daher gilt die Regel: Viel Wasser auf viel Obst ist schädlich. Aber auch schlecht zerkaute und unverdaute Zellulose vermag schon einen Darmverschluß hervorzurufen, beispielsweise wenn Apfelsinen in zu großen Mengen zu schnell hinuntergeschlungen werden.

c) Beerenobst

Im Gegensatz zu Kern- und Steinobst wächst Beerenobst überwiegend an Sträuchern. Während das Kernobst ein Kerngehäuse besitzt und sich beim Steinobst ein Stein in der Mitte der Frucht befindet, sind beim Beerenobst meist zahlreiche Samenkerne im Fruchtfleisch verteilt. Die Sommerzeit ist Beerenzeit. Die aromatischen Früchte mit ihrem erfrischenden Geschmack werden daher während dieser Zeit gern als Beikost zur Nahrungsergänzung eingesetzt. Beerenobst ist ein saftreiches "Weichobst" und als solches besonders empfindlich und nicht lange haltbar. Es muß so frisch wie möglich verarbeitet und sollte möglichst roh genossen werden.

Erdbeeren

Die Erdbeere ist die erste und beliebteste Beerenfrucht des Frühsommers. Sie wird wegen ihres Genußwertes geschätzt und daher oftmals mit zuviel Zucker und Schlagsahne gegessen. Man kann mit bis zu 1 1/2 kg Erdbeeren täglich zwei bis drei Erdbeertage durchführen. Eine solche Erdbeerkur hat eine stuhlfördernde Wirkung, und die Erdbeere trägt dabei durch den Gehalt an Fruchtzucker und durch ihren erfrischenden Geschmack auch zur Sättigung bei.

Nach den von uns durchgeführten Erdbeertagen ist eine Wirkung bei Überernährten zu erwarten (Bild 195). Eine umstimmende Wirkung

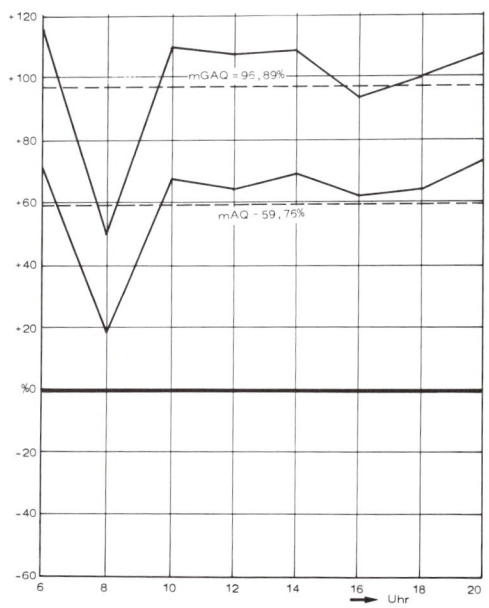

Bild 195: Erdbeertage.

tritt um so eher ein, je salz- und eiweißreicher die Ernährung vorher war. Man darf mit solchen Kuren wegen der Fastenazidose aber nicht übertreiben und von Erdbeerkuren auch keine übertriebenen Heil- und Wunderwirkungen erwarten, wenn Ernährungsfehler weiter beibehalten bleiben.

Für Erdbeerkuren sind frische rohe Früchte erforderlich, die nicht kontaminiert sein dürfen. Es gibt eine ganze Reihe Krankheiten und Schädlinge, die Erdbeerpflanzen befallen. Gefürchtet ist der Grauschimmel und auch die Lederfäule, besonders in nassen Jahren. Dadurch werden auch die Früchte befallen. Erdbeermehltau und Weißfleckenkrankheit sind Blattkrankheiten. Beim feldmäßigen Anbau wird hiergegen vorbeugend gespritzt mit zum Teil sehr giftigen Mitteln, um Höchsterträge zu ermöglichen.

Himbeeren

Die Himbeere ist eine der aromatischsten heimischen Obstarten mit einem guten Gehalt an Mineralstoffen, der sich bei den von uns durchgeführten beiden Himbeertagen durch eine deutlich ausgeprägte Basenflut um acht Uhr früh bemerkbar machte (Bild 196). Die Him-

beeren sind leicht verderblich und müssen daher möglichst schnell gleich nach der Ernte verwertet werden. Empfehlenswert erscheint die Verwendung frischer Himbeeren während der Erntezeit früh morgens zum Müsli. Man kann sie aber auch für Obstsalate verwenden, die beispielsweise aus frischen Erdbeeren, Himbeeren und Johannisbeeren bestehen können. Je nach Geschmack können auch Bananenscheiben und Apfelschnitten sowie Nüsse dazugegeben werden. Soll gesüßt werden, so nimmt man Honig, Birnendicksaft oder Ahornsirup.

Die Himbeere eignet sich besonders gut zum Einfrieren. Man legt sie einzeln nebeneinander auf ein Tablett und läßt sie in der Tiefkühltruhe vorfrieren. Erst dann werden sie in einen Gefrierbehälter geschüttet und endgültig eingefroren.

Johannisbeeren

Die Johannisbeeren sind von den bei uns wachsenden Früchten mit am säurereichsten. Sie werden vorzugsweise zu Saft, Gelee, Marmelade, Torten und ähnlichen Speisen verwertet, für die im allgemeinen viel Zucker verwendet wird.

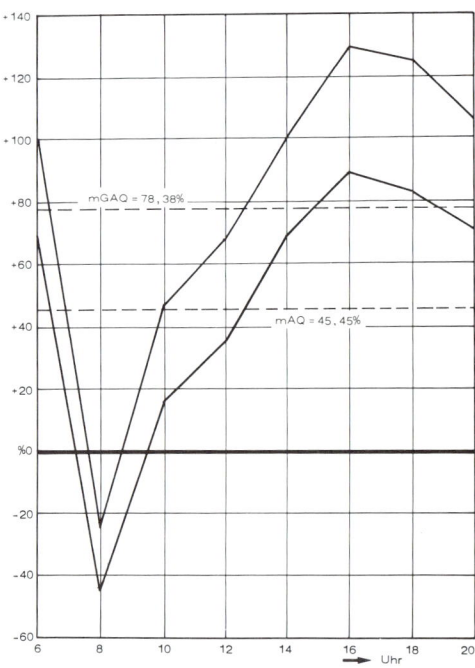

Bild 196: Himbeertage.

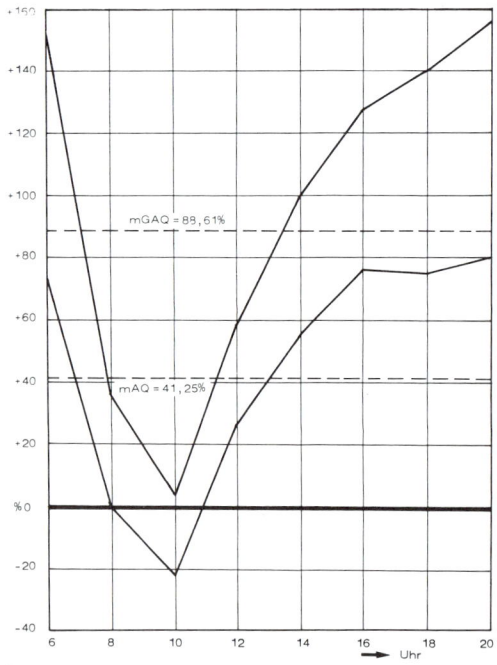

Bild 197: Zwei Kurtage mit Schwarzen Johannisbeeren.

Eine Sonderstellung hat die *Schwarze Johannisbeere*, die nicht nur einen hohen Gehalt an Mineralstoffen, sondern vor allem auch an Vitamin C besitzt (Tafel 39). Wegen ihres aufdringlichen Geruchs und strengen Geschmacks wird sie allerdings roh nur in geringen Mengen gegessen, obwohl die Erntezeit kurz ist. Sie dient hauptsächlich zur Saftbereitung. Bild 197 zeigt das Ergebnis von zwei Kurtagen mit Schwarzen Johannisbeeren, die eine Krebskranke aus wissenschaftlichem Interesse durchgeführt hat.

Stachelbeeren

Stachelbeeren mit ihrer harten, derben Schale müssen, wenn man sie roh verzehrt, ausgereift sein und gut gekaut werden. Sie haben einen ziemlich hohen Zucker- und Säuregehalt. Durch die kräftige Schale, den Gehalt an Pektin und die schleimigen Kernchen wirkt die Stachelbeere als Darmmittel, sollte aber nicht in zu großen Mengen gegessen werden. Grüne, unreife und halbreife Früchte eignen sich nur gekocht zu Konfitüren, Gelees, Kuchenbelag und Marmelade, wofür viel Zucker genommen wird. Die Stachelbeere kann auch gemeinsam mit anderen Früchten verarbeitet werden, wie beispielsweise zu Stachelbeer-Johannisbeer-Himbeergelee. Vor allem die Himbeere verbessert schon in geringen Mengen das Aroma. Daß die Stachelbeere leicht geliert, ist günstig für die Marmeladenbereitung. Stachelbeermarmelade ist sehr würzig, ähnlich wie Kiwimarmelade, aber herber und aromatischer. Kiwifrüchte und Stachelbeeren können dafür auch gemeinsam verarbeitet werden. Wir verwenden eine solche Marmelade ohne Zucker, nur mit Birnendicksaft gesüßt, ab und zu als Brotaufstrich.

9. Hülsenfrüchte

Zu den Hülsenfrüchten gehören Bohnen, Erbsen und Linsen. Es sind die eiweißreichsten pflanzlichen Nahrungsmittel, die in vielen Teilen der Welt seit Jahrtausenden zu den wichtigsten und unentbehrlichen Grundnahrungsmitteln gehören. Sie sind getrocknet lange haltbar und stellen in diesem Zustand eine Art natürliche Konserve dar. Man sollte sie an einem kühlen, trockenen Ort aufbewahren und möglichst innerhalb von sechs bis neun Monaten verwenden, damit sie nicht zu hart und runzelig werden. Wegen ihrer Lagermöglichkeit stehen sie immer zur Verfügung und können als Grundnahrungsmittel während des ganzen Jahres gegessen werden.

Die Hülsenfrüchte oder *Leguminosen* (lat. legumen = Hülsenfrucht) sind nicht nur ein guter Eiweißspender, sondern haben auch einen hohen Gehalt an Kohlenhydraten. Sie enthalten Mineralsalze, besonders auch Magnesium, A- und B-Vitamine, aber fast kein Vitamin C. Im Gegensatz zur Sojabohne enthalten Erbsen, Bohnen und Linsen fast kein Fett (Tafel 40). Die Hülsenfrüchte enthalten alle essentiellen Aminosäuren. Es ist daher mit Hilfe dieser Eiweißspender möglich, dem Körper die erforderlichen Proteine zuzuführen. Die am wenigsten in den Hülsenfrüchten enthaltene Aminosäure ist *Methionin*. Dies ist die begrenzende Aminosäure. Nahrungsmittel, die Methionin im Überschuß enthalten, haben daher einen guten Ergänzungswert. Dazu gehören Eier, Milch und das Getreide. Im Getreide fehlt andererseits die Aminosäure *Lysin*. Es ist für sich allein daher noch keine Vollwertnahrung und wird am besten durch Hülsenfrüchte ergänzt. Unsere Vorfahren wußten bereits von dem hohen Wert der

Tafel 40: Hülsenfrüchte (je 100 g)

	Eiweiß g	Fett g	Kohlenhydrate g	Kalium mg	Natrium mg
Sojabohnen	37,0	18,0	27,0	1740	4
Weiße Bohnen	21,3	1,6	57,6	1310	2
Erbsen, gelb	23,0	1,4	60,7	944	30
Linsen	23,5	1,4	56,2	810	4
Kichererbsen	19,8	3,4	59,0	580	27

Getreide-Hülsenfruchtverbindung, auch ohne chemische Analysen. Viele Völker haben sich auf diese Weise über Jahrtausende ihre Gesundheit erhalten.

Gebräuchliche Getreide-Hülsenfruchtverbindungen sind:

Europa: Die verschiedenen Getreidesorten wie Gerste, Hafer, Roggen, Buchweizen, Hirse und Bohnen, Erbsen, Linsen;

Nordafrika: Weizen und Kichererbsen, die im Mittelmeerraum zu den wichtigsten Hülsenfrüchten zählen;

Südamerika: Mais und Bohnen;

Ferner Osten: Reis und Soja.

Daß die Hülsenfrüchte heute bei uns weitgehend durch Fertigprodukte und Fleisch verdrängt wurden, hat sich nachteilig ausgewirkt und stark zur Ausbreitung der vorherrschenden Krankheiten, die vorwiegend ernährungsbedingt sind, beigetragen. Gerade die Hülsenfrüchte in ihrer noch unveränderten natürlichen Form enthalten viele für den menschlichen Organismus lebensnotwendige Wirk- und Nährstoffe. Außerdem liefern sie auch Ballaststoffe, die für eine normale Darmtätigkeit unersetzlich sind. Hülsenfrüchte übertreffen mit ihrem Rohfasergehalt fast alle anderen Nahrungsmittel, wie Getreide, Gemüse und Obst.

Gemüse-Eintopfgerichte

Die uns von früher her bekannten dickflüssigen Hülsenfruchtsuppen in Form der Gemüse-Eintopfgerichte bilden eine vollwertige Mahlzeit. Sie sind wohlschmeckend, nahrhaft und sättigend, ohne zu belasten. Eventuell gibt man dazu noch ein Stück Vollkornbrot. Die heute üblichen klaren Suppen sind nur eine Vorspeise und dienen mehr als Appetitanreger. Am wertvollsten sind Kartoffel-Gemüse-Eintopfgerichte, denen ein Anteil reifer Hülsenfrüchte, wie gelbe Erbsen, weiße Bohnen und Linsen, beigefügt wird. Man weicht die Hülsenfrüchte über Nacht in kaltem Wasser ein, das möglichst weich oder enthärtet sein sollte. Auch Essig darf erst gegen Ende der Garzeit zugesetzt werden, um den Quellvorgang nicht zu beeinträchtigen. Am nächsten Tag werden die Hülsenfrüchte im Ein-

weichwasser zum Garen aufgesetzt. Erst wenn sie weich sind, werden feingescheibelte oder in Würfel geschnittene Kartoffeln und reichlich Suppengemüse wie Mohrrüben, Sellerie, Porree (Lauch), Weißkohl und Suppengrün zugesetzt. Ein solches Gemüse-Eintopfgericht ist wohlschmeckender und ernährungsphysiologisch wertvoller, wenn neben den Kartoffeln Gemische aus verschiedenen Gemüsesorten verwendet werden. Man geht dabei, wie man sich auch auszudrücken pflegt, "quer durch den Garten". Zum Schluß werden in Öl oder Pflanzenmargarine glasig gedämpfte Zwiebel, eventuell auch etwas Knoblauch zugegeben. Ist alles gar gekocht, kann mit etwas Apfelessig, Frugola und Majoran abgeschmeckt werden. Mit feingewiegter Petersilie, die man erst nach dem Kochen dazugibt, wird serviert.

Ein solcher Kartoffel-Gemüseeintopf mit Hülsenfrüchten ist kalorien-, eiweiß-, Vitamin-B-, kalium- und rohfaserreich. Die Darmdurchgangszeit ist kurz. Unsere Ernährungsversuche und Harnanalysen zeigten den Wert der reifen Hülsenfrüchte, insbesondere der weißen Bohnen, die nach Tafel 40 einen besonders hohen Gehalt an Kalium haben und fast kein Natrium. Die Stoffwechsellage der Versuchsperson, die sich zwei Tage lang nur von weißen Bohnen ernährte, war optimal (Bild 198). Der Basenreichtum und hohe Gehalt an Mineralstoffen wirkt sich deutlich aus. Der mittlere Aziditätsquotient (die AQ-Zahl) von 0,10 und die Basenflut sind kennzeichnend für eine optimale Stoffwechsellage. Hier zeigt sich wieder die Aussagekraft der Harnanalyse, da sich auch der Blutfettspiegel bei einer solchen Stoffwechsellage normalisiert. Tatsächlich wurde die Senkung des Blutcholesterinspiegels nach Verzehr von Hülsenfrüchten durch eine Reihe experimenteller Arbeiten bestätigt. Diese Ergebnisse wurden sowohl im Tier- als auch im Menschenernährungsversuch gewonnen.

Bekömmlichkeit von Hülsenfrüchten

Es wird oft gesagt, daß Hülsenfruchtgerichte schwer verdaulich seien und leicht zu Blähungen führen. Dies hängt weitgehend von der Zubereitung ab. Man muß Hülsenfrüchte lange genug einweichen, gut gar kochen und richtig kauen. Bei unserem Versuch waren Verdauung und Stuhlgang normal ohne jegliche Blähbeschwerden, obwohl sich die Versuchsperson in extremer Form zwei Tage lang ausschließlich von weißen Bohnen ernährt hat. Es wird heute infolge der verfeinerten Kost vor allem nicht mehr richtig gekaut; daher die unvollständige, schlechte und quälende Verdauung als Folgeerscheinung. Sollten sich trotz guter Zubereitung und richtigem Kauen Schwierigkeiten ergeben, so darf deswegen nicht gleich wegen "Unverträglichkeit" auf Dauer vollständig auf eine gesündere Kost verzichtet werden. Man wird dann mit kleineren Mengen beginnen und Hülsenfrüchte zunächst in Breiform als Püree zubereiten (frz. purée = Brei aus Hülsenfrüchten). Die Verdauungsschwäche bleibt bestehen, wenn man nicht für eine Umstimmung sorgt, die Verdauungsorgane langsam aufbauend kräftigt und auf eine Nahrung einstimmt, die eine optimale Stoffwechsellage ermöglicht. Es kommt sonst zu einer Art Teufelskreis, aus dem man schwer wieder herauskommt. Eine Umstimmung muß einschleichend erfolgen, nicht abrupt von heute auf morgen.

Sojabohnen

Die Sojabohne ist eine Hülsenfrucht wie Erbse, Bohne und Linse. Sie nimmt eine Sonderstellung ein, denn die etwa kirschkerngroße gelbliche Bohne hat, wie aus Tafel 40 ersichtlich ist, einen besonders hohen Proteingehalt mit 37 g/100 g gegenüber 19 bis 24 g bei anderen Hülsenfrüchten. Die Samen der Sojabohne sind aber nicht nur reich an hochwertigem Protein, sondern zugleich mit 18 g/100 g außerordentlich ölhaltig mit relativ wenig Kohlenhydraten. Die Pflanze ist nicht nur ein wertvoller Eiweißspender, sondern zugleich eine bedeutende Ölpflanze. Sojaöl ist ein gutes Speiseöl; es enthält viel ungesättigte Fettsäuren.

In Ostasien ist die Sojabohne seit etwa 5000 Jahren ein wichtiger Bestandteil der menschlichen Ernährung. Die Pflanze gedeiht am besten in warmem Klima. Heute ist auch in der westlichen Welt der hohe Wert der Sojaernährung erkannt worden. In Amerika wird durch Großanbau bereits der größte Teil der gesamten Weltproduktion erzeugt. Die Hauptanbaugebiete liegen in den USA in den Staaten Missouri, Minnesota, Ohio und Illinois. Große Sojaproduzenten sind ferner bereits Kanada und Brasilien.

Das Sojabohneneiweiß ist als das wohl hochwertigste Pflanzeneiweiß anzusehen. Es enthält alle essentiellen Aminosäuren. Am wenigsten vorhanden sind, wie bei allen Leguminosen, die schwefelhaltigen Aminosäuren *Methionin* und *Zystin*. Diese Aminosäuren sind begrenzend (limitierend) für den Wert dieses Eiweißes. Durch eine entsprechende Ergänzung durch andere Nahrungsmittel läßt sich dies ausgleichen. Im Gegensatz zu anderen eiweißreichen Lebensmitteln, die durch Erhitzung eine Wertminderung erfahren, erlangt Sojaeiweiß erst durch Erhitzung seinen Nahrungswert. Die Sojabohne enthält einen Hemmstoff, der das *Trypsin*, das eiweißspaltende Enzym der Bauchspeicheldrüse, beeinträchtigt. Dieser Trypsininhibator (lat. inhibere = hemmen) wird durch die Erhitzung zerstört. Auch durch das Keimen der Bohne und die im fernen Osten üblichen Gär- und Fermentationsprozesse werden die Giftstoffe beseitigt, der Nährwert und die Verdaulichkeit verbessert. Zum Keimen wird die grüne Sojabohne (auch Mungbohne genannt) verwendet.

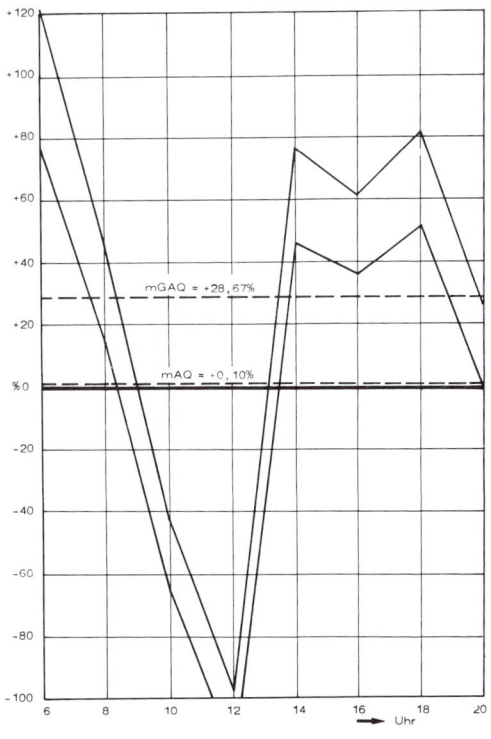

Bild 198: Zwei Tage weiße Bohnen.

Die gelbe Sojabohne wird zur Verkürzung des Kochprozesses 8 bis 16 Stunden lang in kaltem Wasser eingeweicht, dann in siedendes Wasser gegeben und im zugedeckten Kochtopf bis zu zwei Stunden lang leise gekocht.

Tofu

Für das Wort Tofu gibt es keine ganz zutreffende Übersetzung. Es ist eine Art Quark oder Käse aus der Sojabohne und wird ähnlich gewonnen, wie man bei uns Käse aus der geronnenen Kuhmilch macht. 1 Pfund Sojabohnen ergeben etwa 3 bis 4 Pfund Tofu. Die Bohnen werden gewaschen, 12 Stunden lang eingeweicht und im Mixer zu einem feinen Brei püriert. Das Püree wird gekocht und ausgepreßt, um die Sojamilch zu gewinnen. In die heiße Sojamilch wird ein Gerinnungsmittel (Koagulationsmittel) gegeben. Bevorzugt wird als Gerinnungsmittel *Nigari*, das aus natürlichem Meersalz gewonnen wird und hauptsächlich Magnesiumchlorid enthält. Sobald die gesamte Sojamilch geronnen ist, wird die Molke abgeschöpft und der Quark schichtweise in einen Preßkasten gegeben. Der Preßdeckel wird beschwert und der Tofu 15 Minuten lang gepreßt. Abschließend taucht man den Tofukuchen in kaltes Wasser, läßt ihn fest werden und kann ihn in die gewünschten Grössen schneiden. Er wird möglichst frisch verbraucht, kann im Kühlschrank mit Wasser bedeckt bis eine Woche lang aufbewahrt werden; das Wasser ist täglich zu erneuern.

In Ostasien nimmt Tofu den Platz ein wie bei uns das Fleisch. Es gibt in Japan so viele Tofureien wie bei uns Metzgereien. Nach Einführung des Tofu in den Vereinigten Staaten hat er sich jetzt auch bei uns eingebürgert und ist schon überall erhältlich. Man kann ihn aber auch selber machen. Die dafür neben den üblichen Haushaltsgeräten erforderlichen Hilfsmittel wie Preßkasten, Preßsack und Ausschlagtuch aus reiner Baumwolle werden als "Tofuset" angeboten. Die Herstellung von Tofu im eigenen Haushalt könnte sich genau so einbürgern wie das eigene Brotbacken. Der frische selbst gemachte Tofu schmeckt am besten.

Tofu erscheint uns als Frischprodukt von allen Sojaerzeugnissen besonders empfehlenswert und ist bei Krankheitszuständen eine gute Alternative, wenn tierische Eiweißquellen vermehrt durch pflanzliche ersetzt werden müssen.

Er ist kalorienarm, natrium- und cholesterinfrei, frei von Purinstoffen und leicht verdaulich. Aufgrund seines neutralen Geschmacks kann er vielseitig zubereitet werden, möglichst schmackhaft mit reichlich Kräutern und geeigneten Gewürzen. Es stehen dafür bereits eine große Anzahl Rezepte zur Verfügung.

Durch seine milden Eigenschaften dürfte Tofu besonders wertvoll sein für diejenigen, für die eine leichte Kost angebracht erscheint, wie Kranke und Genesende, aber auch ältere und bewegungsarme Menschen, Übergewichtige, Mütter und Kinder. Der hohe Kaliumgehalt der Sojabohne nach Tafel 40 bewirkt eine Erhöhung der Alkalireserve und beugt einer Übersäuerung vor. Die nach einem zweitägigen Ernährungsversuch mit Sojaprodukten durchgeführten Harnanalysen ergaben ein ähnliches Tagesprofil wie in Bild 198 mit der großen Basenflut gegen 12 Uhr. Beim Diabetes und überhaupt allen Stoffwechselstörungen wirkt sich das günstig aus.

Soja in der Krankenkost

Über entsprechende Erfahrungen bei Verwendung von Sojaerzeugnissen in der Krankenkost berichtete Prof. Fritz SCHELLONG, Vorstand des öffentlichen Krankenhauses Speyerershof in Heidelberg, bereits 1935. Die Kohlenhydratarmut von Sojamehl zeigte sich sehr deutlich in der Wirkung auf den Blutzucker. Der Blutzucker stieg nicht steil an, sondern nur sehr geringfügig und dauerte nur kurze Zeit. Gab man den Zuckerkranken statt Getreide Sojamehl, so kam es zu einer geringeren Beanspruchung des Zuckerstoffwechsels. Dies kam in dem niedrigen und abgekürzten Verlauf der Blutzuckerkurve zum Ausdruck. In leichten und mittelschweren Fällen von Zuckerkrankheit ließen sich durch Verwendung von Soja die Kohlenhydrate so vermindern, daß Harnzuckerfreiheit erzielt wurde und der Blutzucker auf normale Weise gesenkt und gehalten werden konnte. Ebenso günstig waren die Erfahrungen mit Soja bei der diäterischen Behandlung der Fettsucht.

Auch für andere Krankheiten erscheint die Sojaanwendung vorteilhaft, namentlich für Nierenerkrankungen und Blutdruckkrankheiten. In nicht seltenen Fällen tritt auch die Zuckerkrankheit in Verbindung mit Blutdrucksteigerung, Erkrankung der Nieren, Arteriosklerose und Gicht auf. In all diesen Fällen ist Fleischgenuß unzweckmäßig. Mit Hilfe der Sojabohne ist die Gestaltung einer solchen fleischfreien

oder fleischarmen Kost möglich. Besonders durch den heute verfügbaren Tofu wird die Verwendung der Sojabohne außerordentlich erleichtert. Die Kost wird vielgestaltiger und abwechslungsreicher. Es werden Kostformen ermöglicht, die sich ohne Soja gar nicht zusammenstellen lassen.

10. Obstessig

Der Speiseessig ist ein saures Konservierungs- und Würzmittel. Er wird durch Umwandlung von Alkohol in Essigsäure gewonnen. Nach den verwendeten Grundstoffen unterscheidet man Branntweinessig, Weinessig und Obstessig. Speiseessig hat im allgemeinen einen Gehalt an Essigsäure von 5 Prozent. Auf natürliche Art erfolgt die Herstellung aus verdünntem Alkohol unter Einwirkung von Essigbakterien. Im Gegensatz zur milchsauren Gärung, die unter Luftabschluß erfolgt, ist für die Essiggärung Luftzufuhr erforderlich.

5 x 20 Jahre leben durch Obstessig?

Ins Gespräch kam der durch Vergärung von Apfelmost gewonnene Apfelessig durch eine Veröffentlichung des amerikanischen Landarztes Dr. D. C. JARVIS (geb. 1881). Diese Veröffentlichung erschien in deutscher Übersetzung unter dem vielsagenden Titel "5 x 20 Jahre leben". Dadurch konnte in der breiten Öffentlichkeit der Eindruck erweckt werden, daß ein einfaches Hausmittel ausreichen könne für ein langes Leben und um bis ins hohe Alter jung und gesund zu bleiben. Das Rezept lautete: Zwei Teelöffel Honig und zwei Teelöffel Obstessig einmal bis mehrmals täglich in einem Glas Wasser trinken.

Die amerikanische Originalausgabe hatte übrigens keinen so vielversprechenden Titel. Dort hieß es ganz schlicht "Folk Medicine – A Vermont Doctor's Guide to Good Health". Frei übersetzt: Volksmedizin – Führer zu guter Gesundheit eines Arztes aus dem Staat Vermont (USA).

Außerdem hat Jarvis in seinem Buch nicht behauptet, daß man etwa durch das tägliche Trinken von Apfelessig hundert Jahre als werden könne. Er sagte lediglich: "It is accepted in Vermont as the rule, that an animal's minimum life is five times the period required for it to

mature. In terms of the norm with animals, the rule for the human Life span, being five times twenty, would be one hundred years." Übersetzung: Es wird in Vermont als Regel betrachtet, daß die minimale Lebensspanne eines Tieres das Fünffache der Entwicklungszeit beträgt. Wenn man von der Norm für Tiere ausgeht, so müßte die menschliche Lebensspanne 5 x 20 = 100 Jahre betragen.

Obstessig als Kaliumspender

Als Erklärung für diese vielversprechende Wirkung von Obstessig wurde gegeben, daß der Körper dadurch sämtliche im Apfel befindlichen Mineralien, besonders *Kalium* zugeführt bekäme. Der Bedarf des Körpers an Mineralien würde dadurch immer wieder gedeckt. Der Obstessig sorge für den Säure-Basen-Ausgleich. Durch säurehaltige Getränke würde der Körper einen biochemischen Zustand erlangen, der für seine Gesundheit günstig sei.

Ähnlich merkwürdige Auffassungen wurden über den *Honig* vertreten. Er soll den Blutkalziumgehalt des Körpers erhöhen und ebenfalls ein hervorragender Kaliumspender sein. Bienenhonig ist zwar bekannt für seine günstige Wirkung zur Bildung von Reservekraftstoff Glycogen in der Leber. Er gehört aber zu den Lebensmitteln mit einem ausgesprochen geringen Calciumgehalt (Tafel 23). Sein Gehalt von 47 mg/100 g an Kalium ist ebenfalls unbedeutend im Vergleich mit anderen Nahrungsmitteln (Tafel 35).

Immer wieder wird hervorgehoben, daß dem Organismus durch Obstessig Kalium zugeführt werde, ja es wird in diesem Zusammenhang direkt der Eindruck erweckt, daß es sich um eine "Kaliumbehandlung" handle. Unbeantwortet bleibt dabei die Frage, warum das im

Apfel enthaltene Kalium nicht unmittelbar durch den Genuß frischer, knackiger Äpfel, sondern durch Obstessig zugeführt werden soll. Der Apfel gehört mit einem Kaliumgehalt von 116 mg/100 g im Apfelsaft auch gar nicht zu den ausgesprochenen Kaliumspendern. 100 g Kartoffeln enthalten vergleichsweise 443 mg und 100 g weiße Bohnen sogar 1300 mg. Der Gehalt an Calcium liegt sogar nur bei 7 mg. Darüber hinaus muß auch noch berücksichtigt werden, daß der Apfelessig nur teelöffelweise eingenommen, Grundnahrungsmittel wie die Kartoffel dagegen in größeren Mengen gegessen werden.

Von welch falschen Voraussetzungen ausgegangen wird, geht auch daraus hervor, daß bei der Kartoffel, unserem besten Kalium- und Basenspender, von einer sauren Reaktion gesprochen wird. Ausgesprochene Säurespender, wie Brot und anderes Gebäck, Teigwaren usw., Fleisch und Zitrusfrüchte wie Orangen und Grapefruits, sollen dagegen eine alkalische Reaktion bewirken. All dies ist völliger Unsinn, dessen Verbreitung dem Ansehen und der Glaubwürdigkeit einer Volksmedizin schadet.

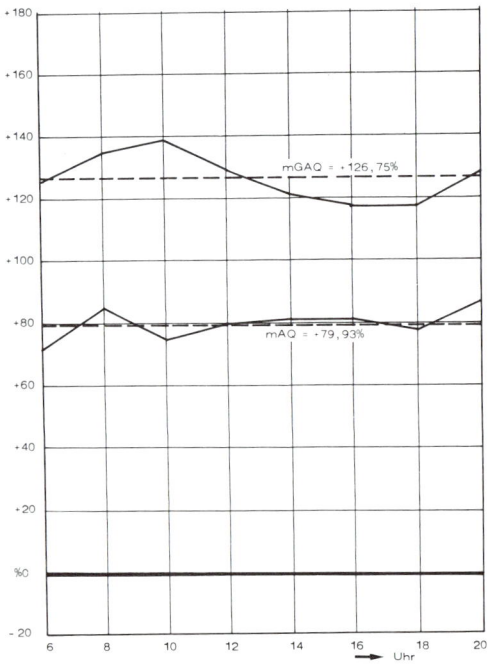

Bild 199: Zwei Apfelessigtage.

Latente Azidose durch Obstessig

Von einer Versuchsperson, die an den Obstessig glaubte, haben wir zwei Tage lang mehrmals täglich Obstessig trinken lassen. Das Ergebnis der Harnanalyse zeigt die Tageskurve in Bild 199. Es kam zu einer schweren latenten Azidose. Die Tageskurve entspricht der Kurve aus Bild 164, die charakteristisch ist für eine Stoffwechsellage bei chronischen Krankheiten.

Aktivierte Essigsäure im Zitratzyklus

Welche Rolle spielt die Essigsäure überhaupt im menschlichen Organismus? Die Essigsäure ist eine schwache organische Säure. Sie ist nicht körperfremd und tritt ständig im intermediären Stoffwechsel (Zwischenstoffwechsel) des menschlichen Körpers auf. Sie ist dort in Form von Azetaten, das sind Salze der Essigsäure, als Zwischenprodukt beteiligt. Der Abbau geschieht im Citronensäurezyklus, in dem der Eiweiß-, Kohlenhydrat- und Fettstoffwechsel zusammenläuft. Die hier entstehenden Zwischenprodukte dienen zum Aufbau neuer körpereigener Stoffe oder der Energiegewinnung durch Abbauprozesse. Ausgangspunkt für den Zitratzyklus (Zitrat = Salz der Zitronensäure) ist Azetyl-CoA, der an das Coenzym A gebundene Essigsäurerest (Acetyl = Säurerest der Essigsäure), eine Verbindung, die man wegen ihres hohen Energiegehaltes auch als "aktivierte Essigsäure" (aktiviertes Azetat) bezeichnet. Der Abbau beginnt damit, daß die aktivierte Essigsäure mit der Oxalessigsäure reagiert. Es wird Citronensäure gebildet, nach der diese Reaktionsfolge ihren Namen erhalten hat. Diese wird über eine ganze Reihe weiterer Zwischenstufen so abgebaut, daß wieder Oxalsäure entsteht. Die Bezeichnung "Zyklus" für die Reaktionsfolge weist schon darauf hin, daß es sich um einen geschlossenen Kreislaufprozeß handelt. Der Citronensäurezyklus ist die "Drehscheibe" des Intermediärstoffwechsels. Die Endprodukte sind Kohlensäure (CO_2) und Wasser (H_2O). CO_2 entsteht vorwiegend im Zitratzyklus, H_2O beim Ablauf der Atmungskette (Bild 82).

Die aktivierte Essigsäure nimmt, wie aus Bild 82 ersichtlich, demnach eine zentrale Stellung im Stoffwechsel ein. Sie ist der wesentliche

Ausgangspunkt für den Ablauf des Zitratzyklus. Sie ist selbst Endpunkt des Stoffwechsels der Kohlenhydrate, der Amino- und Fettsäuren. Der Organismus bildet sie also selbst. Bei einem Überangebot wird das von der Konzentration der Zwischenprodukte abhängige Fließgleichgewicht gestört. Die aktivierte Essigsäure kann dann nicht oder nicht schnell genug umgesetzt werden. Es kommt zur chemischen Fehlsteuerung, und da die Essigsäure mit dem Fettsäureauf- und abbau verknüpft ist, zur Bildung von Acetessigsäure. Es sind saure Stoffwechselprodukte, die *Ketonkörper* (Bild 83). Einen solchen pathologischen Stoffwechsel kennen wir beispielsweise von der Zuckerkrankheit her, bei der es sich um eine ausgesprochene Säurekrankheit handelt.

Vielleicht lassen sich diese Zusammenhänge durch einen Vergleich mit dem Blutfettspiegel noch verdeutlichen. Cholesterin gilt als Risikofaktor für Arteriosklerose und Herzinfarkt. Der menschliche Organismus benötigt Cholesterin und bildet es ebenfalls selbst. Ein Überangebot über die Nahrung fördert auch hier die Stoffwechselstörung und vergrößert das Risiko.

Fehlschlüsse durch Tierversuche

Der Landarzt Dr. JARVIS stützte sich bei seinen Beobachtungen mit Obstessig weitgehend auf Erfahrungen mit Tieren ohne zu berücksichtigen, daß Vergleiche zwischen der Nahrung von Mensch und Tier leicht zu Fehlschlüssen führen können, wenn man die Zusammenhänge nicht überblickt und kennt. Eine Beurteilung ist außerdem nur möglich, wenn man weiß, wie das Futter und der Boden, auf dem das Futter gewachsen ist, beschaffen sind. Die beschriebenen Erscheinungen, nämlich Euterentzündungen, Unfruchtbarkeit und mühsame Geburten deuten auf eine zu einseitige, eiweißreiche und mineralstoffarme Futterzusammensetzung hin. Die Kühe als Pflanzenfresser und Wiederkäuer sind in ihrem Verdauungstrakt von Bakterien abhängig, die Stärke und Zellulose angreifen und aufspalten (hydrolisieren) und zu Glukose umwandeln können. Dieser Vorgang stellt eine *Säuregärung* dar. Der Pansen des Wiederkäuers ist ein Gärbottich, der nur optimal funktioniert und damit die Gesundheit des Tieres gewährleistet, wenn das Futter entsprechend zusammengesetzt und beschaffen ist. Wird zu viel proteinreiches frisch geschnittenes Heu oder eiweißreiches Kraftfutter verfüttert, so ist die Pansenfunktion beeinträchtigt. Es kann sogar zur Entwicklung von Fäulnisbakterien kommen. Im Gegensatz zu den Säuregärungen von Stärke und Kohlenhydraten sind das Ergebnis der Fäulnisvorgänge basische Produkte. Während ein Teil der durch die Säuregärungen erzeugten organischen Säuren sogar absorbiert und im Stoffwechsel verwandt wird, sind die Produkte der Fäulnis dagegen fast alle ziemlich giftig. Zwischen Gärung und Fäulnis besteht ein Antagonismus. Die Säurebakterien sind dem sauren Milieu angepaßt, während die Fäulnisbakterien in einem solchen Milieu unterdrückt werden. Bei dem sich normalerweise im Pansen der Kuh entwickelnden Säuregärungen kommen Fäulnisbakterien dagegen nicht auf und bleiben unbedeutend.

Viehzüchter wissen heute, daß ein Übermaß an Eiweißstoffen im Futter Erkrankungen und Leistungsminderung verursachen kann. Durch Zugabe von etwas Obstessig zum Futter der Kühe könnten Fäulnisprozesse der Eiweißstoffe neutralisiert werden. Dies ist die Erklärung dafür, daß eine kombinierte Säure- und Proteinernährung unter Verwendung von Obstessig bei Kühen eine Wirkung ausüben kann.

Beim Menschen spielen Mikroorganismen bei der eigentlichen Verdauung nur eine geringe Rolle. Der Darminhalt, der in den Blinddarm gelangt, enthält normalerweise noch die gesamte Zellulose. Der Inhalt des Blinddarms bleibt sauer, wenn stärke- und zellulosereiche Pflanzenkost vorherrscht. Bei einseitiger Ernährung mit Fleischkost ist dagegen Eiweißfäulnis bei alkalischer Reaktion möglich. Vor allem bei einer zu geringen Produktion von Magensalzsäure (Sub- oder Anacidität) kann sich dies schädlich auswirken. In diesem Falle könnte man durch Einnahme von Obstessig das Darmmilieu zu beeinflussen und die Bildung von giftigen Eiweißfäulnisprodukten zu unterdrücken versuchen. Eine latente Azidose (Bild 164) wird dadurch nicht beeinflußt, sondern möglicherweise noch verstärkt, wenn laufend und in zu großer Menge Obstessig eingenommen wird. Statt einer Säuresubstitution wird man daher besser auf eine Ernährungsweise übergehen, die eine optimale Stoffwechsellage ergibt und bei der sich die sauren und alkalischen Produkte beim bakteriellen Abbau im Dickdarm ohne ein solches Hilfsmittel auf normale Weise neutralisieren.

Essig und Körperpflege

Als Würz- und Konservierungsmittel wird der Essig seine Bedeutung behalten. Er gilt als vielseitiges Hilfsmittel in Haushalt und Küche und wird auch in der Gesundheits- und Krankenpflege verwendet. Durch seine saure Reaktion hilft er bei der Erhaltung oder Wiederherstel-lung des natürlichen Säuremantels der Haut. Zur Waschung werden 3 Eßl. Obstessig auf 1/2 Liter Wasser gegeben. Einem Vollbad setzt man 1 bis 2 Tassen Obstessig zu. Bei der Haarwäsche gibt man dem letzten Spülwasser etwas Essig bei. Bewährt hat sich Essig auch als Zusatz zu Wickeln. Man mischt ein Drittel Wein- oder Apfelessig auf zwei Drittel Wasser. Essigwickel werden meist kalt angelegt und beschleunigen die Reaktion. Rauhe Hände, besonders wenn sie durch alkalische Stoffe ausgelaugt und spröde sind, wäscht man vorteilhaft in Wasser, dem ein kräftiger Schuß Essig zugegeben wird.

11. Milchsäure

Die Milchsäure ist eine organische Säure. Sie ist benannt nach der sauren Milch, in der sie Karl Wilhelm SCHEELE (schwed. Chemiker, 1742 bis 1786) im Jahre 1780 entdeckt hat. Sie entsteht im menschlichen Organismus bei der Muskelarbeit. Die Muskeln stellen die Hauptmasse unseres Körpers dar und machen mehr als 40 Prozent des Körpergewichtes aus. Die Milchsäure spielt daher im Zwischenstoffwechsel eine beachtliche Rolle. Als Betriebsstoff für die Muskulatur dient ein stärkeähnliches Kohlenhydrat, der energiereiche Muskelkraftstoff Glykogen, die tierische Stärke, die auf dem Blutweg zu den Muskelzellen befördert und zum Teil in ihnen gespeichert wird.

Der Meyerhof-Zyklus

Bei der Muskelkontraktion wird das Glykogen über verschiedenen Zwischenstufen in Milchsäure verwandelt. Dieser vielstufige Stoffwechselweg (Embden-Meyerhof-Weg) ist vor allem durch die Untersuchungen des Biochemikers Otto MEYERHOF (1884 bis 1951) erforscht worden, der für die Entdeckung energetisch wichtiger Zyklen in biologischen Reaktionsketten 1922 den Nobelpreis für Medizin erhielt. Wenn wir von den Zwischenreaktionen absehen und lediglich den Anfangs- und Endpunkt ins Auge fassen, so ergeben sich bei der Muskelkontraktion die Stoffwechselvorgänge nach Bild 200.

Die Milchsäure entsteht bei der Muskelkontraktion durch Spaltung von Glykogen. Dieser Vorgang, die sogenannte *Glykolyse* (gr. lysis = Lösung), findet unter anaeroben Bedingungen statt; er ist sauerstoffunabhängig. Der Muskel kann demnach auch ohne Sauerstoff (anoxydativ) Arbeit leisten und bleibt auch ohne Sauerstoffverbrauch unter Säurebildung arbeitsfähig. Hierbei geht er allerdings eine "Sauerstoffschuld" ein, die nachträglich während der sogenannten Erholungszeit gedeckt werden muß. Die Milchsäure muß nach Beendigung der Muskelkontraktion beseitigt werden. Dies ist nur mit Sauerstoff (aerob) möglich. Sie wird zum Teil unter Freisetzung von Energie zunächst bis zur Brenztraubensäure und dann über den Zitronensäurezyklus und die Atmungskette bis zu den Endprodukten Kohlensäure

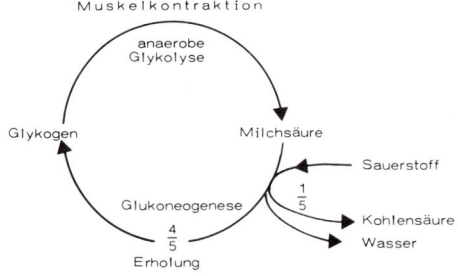

Bild 200: Meyerhof-Zyklus.

und Wasser abgebaut (Bild 82). Bis zu 4/5, also der übrigbleibende größere Teil der Milchsäure, wird bei ausreichender Sauerstoffzufuhr wieder zu Glykogen aufgebaut und zurückverwandelt. Es ist eine Umkehrung der Glykolyse, die sogenannte *Glukoneogenese* (Zuckerneubildung). Diese Resynthese der Milchsäure zu Glykogen findet vor allem in der Leber, aber auch im Herzmuskel statt. Der Herzmuskel ist imstande, die aus der Skelettmuskulatur stammende Milchsäure bei körperlicher Arbeit direkt als Energiespender zu verwerten.

Der Meyerhof-Zyklus läuft somit in zwei Phasen ab. Bei der Muskelkontraktion anaerob, wobei Glykogen in Milchsäure zerfällt. In der zweiten Phase aerob, wobei ein Teil der Milchsäure verbrannt wird (oxydiert) und der andere in Glykogen zurückverwandelt wird (Bild 200). Der Organismus arbeitet bei der Muskelkontraktion demnach sehr rationell, indem er die bei der Muskelarbeit freiwerdenden Abfallstoffe und Energiemengen immer wieder zurückverwandelt und erneut verwendet.

Rechts- und linksdrehende Milchsäure

Neben der im Organismus selbst erzeugten Milchsäure ist auch die mit der Nahrung aufgenommene Milchsäure für uns von Bedeutung. Es gibt zwei verschiedene Formen der Milchsäure. Aus der Summenformel $C_3H_6O_3$ ist dies nicht ersichtlich. Diese besagt lediglich, daß das Milchsäuremolekül drei Atome Kohlenstoff (C_3), sechs Atome Wasserstoff (H_6) und drei Atome Sauerstoff (O_3) enthält. Die Summenformel sagt nichts aus über die räumliche Anordnung der Atome zueinander. Es gibt sehr viele Möglichkeiten, wie sich die genannten Elemente zu Molekülen verbinden können. Bei der Milchsäure gibt es zwei Verbindungen mit

der gleichen Summenformel aber verschiedener Struktur- oder Bauformel. Man nennt solche Verbindungen isomere Verbindung oder Isomere ("isomer" wird auf der letzten Silbe betont, langes e!). Die beiden Milchsäureformen, deren Bauformel Sie in Bild 201 sehen, sind also isomere Verbindungen.

Das mittlere C-Atom der Milchsäure ist ein asymmetrisches Kohlenstoffatom. Wie Sie aus der Bauformel in Bild 201 erkennen können, besteht der einzige Unterschied in der Bindung der OH-Gruppe am mittleren C-Atom. Die beiden Formeln verhalten sich zueinander wie Bild und Spiegelbild oder wie die linke und die rechte Hand. Das asymmetrische Kohlenstoffatom führt zu einer unterschiedlichen Wirkung auf polarisiertes Licht. Kohlenstoffverbindungen mit asymmetrischem C-Atom sind optisch aktiv. Das heißt, sie drehen die Ebene des in einem Polarisationsapparat mittels optischer Prismen gebündelten Lichts. Steht die OH-Gruppe links, so kommt es zur Rechtsdrehung, steht sie rechts, zur Linksdrehung. Die Drehung wird durch (+) bei Rechtsdrehung und durch (-) bei Linksdrehung angegeben.

Merke:

Es liegt bei der Milchsäure optische Isomerie vor, da die beiden Milchsäuren zwar die gleiche Summenformel, aber unterschiedliche Wirkung auf das polarisierte Licht haben.

Die Bezeichnung als L- oder D-Form hat nichts mit dem Drehsinn polarisierten Lichtes zu tun. Sie bezieht sich auf die Stellung der OH-Gruppe am asymmetrischen C-Atom. L ist abgeleitet von laevum = links und D von dextrum = rechts.

Bild 202 mag Ihnen das Milchsäuremolekül noch weiter veranschaulichen. In der Mitte be-

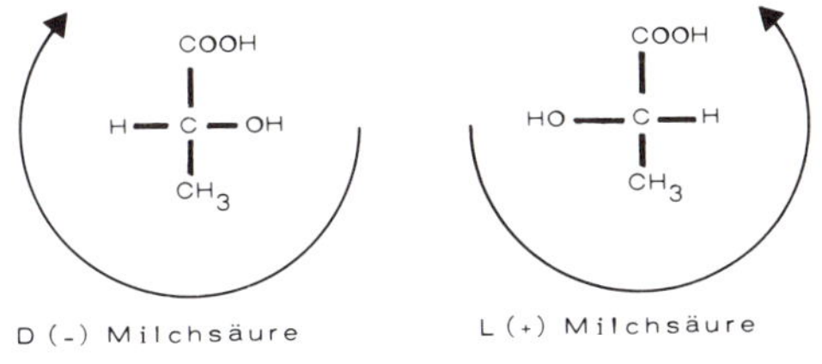

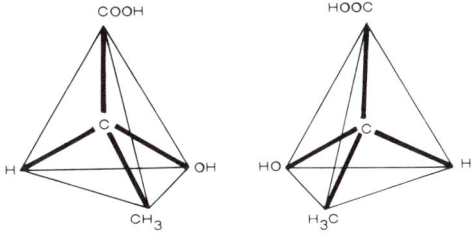

Bild 201: Bauformeln der links- und rechtsdrehenden Milchsäure.

Bild 202: Spiegelbildliche Formen der D(—)- und L (+)-Milchsäure.

findet sich das asymmetrische Kohlenstoffatom. C ist das Zentralatom, umgeben von den
vier verschiedenen Atomen und Atomgruppen,
den sogenannten Liganden. Diese sind tetraedrisch angeordnet. Die dünn ausgezogenen
Hilfslinien sollen andeuten, von welchem geo-
metrischen Körper die Struktur ihren Namen
hat. Es ist ein Tetraeder, ein von vier gleichseitigen Dreiecken begrenzter regelmäßiger Körper. Die Bindungen zwischen dem C-Atom und
den Atomgruppen sind durch dicke Linien wiedergegeben.

Racemat

Die L (+)-Milchsäure, die sogenannte rechts-
drehende Milchsäure (Abkürzung RMS), entsteht beim anaeroben Abbau des Glykogens
bei der Muskelkontraktion. Sie ist daher ein
normaler Bestandteil des menschlichen Stoffwechsels und wird deshalb auch *Fleischmilchsäure* genannt. In verschiedenen milchsauren
Lebensmitteln kommen aber beide Arten der
Milchsäure, also auch die linksdrehende Milch-

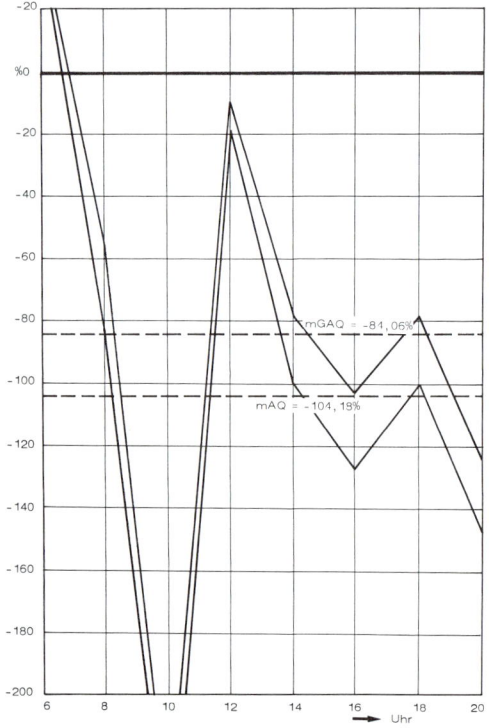

Bild 203: Zwei Tage milchsaures Gemüse und milchsaure Säfte.

säure (Abkürzung LMS) vor. Dann heben sich
die gegenseitigen Drehsinne der (+)- und (-)-
Milchsäure auf; die Milchsäure ist nicht mehr
optisch aktiv. Ein derartiges Gemisch von
rechts- und linksdrehender Milchsäure wird als
Racemat (Abkürzung: DL-Milchsäure) bezeichnet.

Die Sonderstellung der Milchsäure

Wie aus dem Vorhergehenden hervorgeht, ist
die L (+)-Milchsäure physiologisch, das heißt
sie ist kennzeichnend für natürliche Lebensvorgänge im menschlichen Körper. Nur sie wirkt
sich im Energiestoffwechsel und für die Synthese von Glykogen aus. Die D (-)-Milchsäure
dagegen wird praktisch nicht in den Stoffwechsel einbezogen, nur in geringem Maße abgebaut
und ist auf eine Ausscheidung über die Nieren
angewiesen. Bei ihrer Anreicherung kann es zu
Störungen des Milchsäurestoffwechsels kommen. Solche Störungen finden wir bei chronischen Erkrankungen, insbesondere beim Krebs.
Die Krebszelle deckt ihren Energiebedarf überwiegend aus der Gärung, indem sie Kohlenhydrate zu Milchsäure abbaut. Das Wachstum der
Krebszelle ist daher ein teilweise anaerober
Vorgang. Gegenüber der rechtsdrehenden
Fleischmilchsäure im Muskel bildet sich in der
Krebsgeschwulst die linksdrehende Gärungs-
milchsäure. Diese kann bei ihrer Anreicherung
und einer Überforderung der Nierenfunktion
nur mit der rechtsdrehenden durch Bildung des
Racemats unschädlich gemacht werden. Daher
kommt es bei fortgeschrittener Krebserkrankung zur Anreicherung, wobei gleichzeitig eine
Glykogenverarmung in der Muskulatur und Le-
ber eintritt. Der Lactat-Dehydrogenasegehalt
(LDH) im Blutserum steigt an (Tafel 27). Die
Anhäufung der Milchsäure führt zur Lactat-Azi-
dose.

Milchsäure bei Krebs

Die krankhaft angehäufte linksdrehende Gä-
rungsmilchsäure kann man durch Zufuhr rechts-
drehender Milchsäure über die Nahrung durch
Bildung des Racemats unschädlich zu machen
suchen. Bild 203 zeigt das Ergebnis eines mit
milchsaurer Kost durchgeführten Versuchs mit
einer Krebskranken, die der behandelnde Arzt
aufgab, nachdem sich Metastasen bereits im
ganzen Körper ausgebreitet hatten. Nach zwei-

tägiger ausschließlicher Ernährung mit milch-
saurem Gemüse und milchsauren Säften kam es
zu einer starken Basenflut mit deutlich ausgeprägter Alkalose.

Milchsaure Pflanzenprodukte für Krebskranke
sind vor allem durch Dr. Johannes KUHL (1903
bis 1968) ins Gespräch gekommen, der sie mit
großer Überzeugungskraft als Wasserstoffionen-
Regulator und "Krebsschutzkost" herauszustellen suchte. Von ihm wurde richtig erkannt, daß
die Nahrung Kalorienspender, Vitalstoffträger
und ein Wasserstoffionenregulator zugleich sein
muß. Er übertrieb dann aber und stellte sogar
die einseitige und unsinnige Behauptung auf,
daß "ernährungsgemäß *nur* durch die Milchsäu-
re-Gärungsprodukte und durch keine andere
Vollwertnahrung das Säure-Basengleichgewicht
gesteuert werden könne". Für Krebskranke betrug das von ihm vorgeschlagene Quantum an
milchsauren Pflanzenprodukten die Hälfte der
täglichen Nahrungsmenge. Gesunde sollten, um
gesund zu bleiben, ein Drittel der täglichen
Nahrungsmenge an pflanzlichen Milchsäuregä-
rungsprodukten zu sich nehmen. So große Mengen Sauergemüse werden meist gar nicht vertragen. Überreichliche Milchsäurekost kann in
kurzer Zeit sehr widerstreben und wird daher
verweigert. Die süßen Wurzelgemüse und grünen Salate sollten stets im Vordergrund stehen.
Sauergemüse dienen zur Bereicherung des Spei-
sezettels. Ihr diätetischer Wert kommt dann zur
Geltung, wenn sie maßvoll eingesetzt werden als
Beikost.

Katalaseabfall beim Krebs

Unkontrolliert aufgrund einseitiger hypotheti-
scher Vorstellungen durchgeführte Ernährungs-
umstellungen bleiben nicht ohne Risiko. Mit
Hilfe der Harnanalysen kann gezielt vorgegangen werden. Nur bei einer ausgeglichenen Stoffwechsellage, die sich im Säure-Basengleichgewicht befindet, sind die *Enzyme* wirksam. Dies
gilt vor allem auch für die Atmungsfermente,
die sauerstoffaktivierenden und übertragenden
Enzyme (Oxydasen). Als Beispiel dafür sei nur
die *Katalase* genannt. Bei einer Reihe von Oxy-
dasereaktionen entsteht Wasserstoffperoxyd
(H_2O_2), das als Zellgift wirkt und durch das
Enzym Katalase durch Aufspaltung in Sauerstoff und Wasser unschädlich gemacht wird:

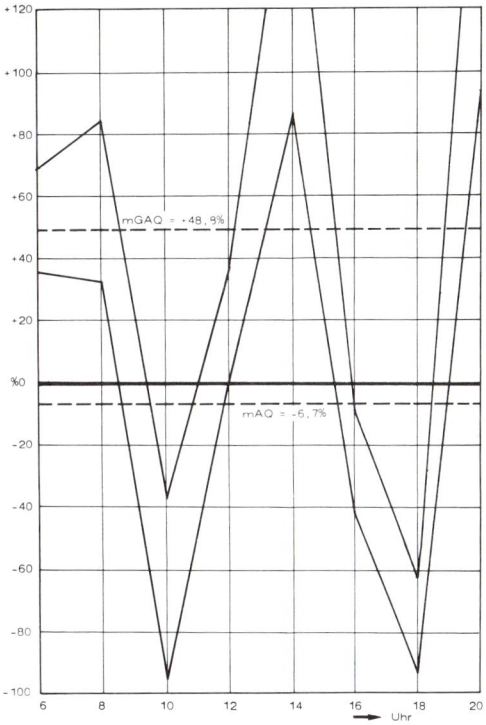

Bild 204: Ausgeglichene Stoffwechsellage bei einer
Krebskranken.

$$2 H_2O_2 \longrightarrow 2 H_2O \qquad + \ O_2$$

Wasserstoffperoxyd   Wasser   Sauerstoff

Durch die Forschungsarbeit von Prof. Otto
WARBURG (1883 bis 1970) wurde bei Krebszellen eine Hemmung oder Schädigung der Atmung festgestellt, so daß die Milchsäuregärung
vorherrscht. Dabei zeigte sich, daß für den
Stoffwechselumschlag der Katalaseabfall noch
viel empfindlicher ist als der Atmungsabfall.
Krebszellen enthalten kaum noch Katalase.
Zellatmung und Zellgärung sind miteinander
gekoppelte Reaktionen, so daß sich insbesondere bei der Krebskrankheit Zellatmungsstö-
rungen nur über einen ausgeglichenen Säure-
Basenhaushalt beeinflussen lassen.

Die oben genannte Patientin gelangte zu einer
ausgeglichenen Stoffwechsellage nach Bild 204
mit folgender am Tage der Probenentnahme
durchgeführter Ernährung:

6.15 Uhr Frühstück: Getreidemüsli mit Mandelmus, frischen Himbeeren, etwas Honig und Sahne. Dazu Malventee

9.00 Uhr Als zweites Frühstück eine Scheibe Vollkornbrot mit Butter und frischen Himbeeren

10.00 Uhr 1/8 Liter Sauermilch mit frischen schwarzen Johannisbeeren

11.00 Uhr 1/8 Liter milchsaurer Gemüsesaft

12.00 Uhr 1/8 Liter frische Vorzugsmilch

13.00 Uhr Mittagessen: Rohkost mit Kopfsalat, Gurke, Möhren, Rettich, Tomaten, angemacht mit etwas Öl, Zitrone und Küchenkräutern. Pellkartoffeln mit etwas Quark und gedünsteten grünen Bohnen

15.00 Uhr Eine Tasse ganz leichter Idee-Kaffee (1/2 Teelöffel) mit frischer Sahne, eine Scheibe Vollkornbrot mit Butter, ein Pfirsich

17.00 Uhr 1/8 Liter milchsaurer Gemüsesaft

19.00 Uhr Abendessen: Salatteller wie mittags, eine Scheibe Vollkornbrot mit Diätkäse

Das Krankheitsstadium war bereits weit vorgeschritten (Endstadium mit Metastasen). Hinzu kam eine schwere Belastung durch Zytostatikastöße alle vier Wochen mit ihren einschneidenden Auswirkungen auf das Blutbild. Da das Reaktionsvermögen noch ausreichte, war es über die Korrektur der Stoffwechsellage trotzdem möglich, das Leben nicht nur erträglicher zu machen. Die Patientin lebte auf, entwickelte neue Aktivitäten, betreute den Mehrpersonenhaushalt, fuhr Auto und unternahm Reisen.

Milchsäure bei Gesunden

Für Gesunde erscheinen überhöhte Milchsäuregaben zur Verminderung eines Krebsrisikos erst recht wenig sinnvoll. Die Leber ist nicht in der Lage, fortgesetzt aufgenommene große Mengen Milchsäure zu Glykogen aufzubauen. Es gibt Assimilationsgrenzen. Wir wissen dies von Leberfunktionsprüfungen her. So liegt bei einmaliger Aufnahme die Assimilationsgrenze für Glukose beispielsweise bei 150 g, für Galaktose bei 40 g. Bereits 1930 veröffentlichte Milch-

säurestudien von Kurt DRESEL und Fred HIMMELWEIT (aus der II. Medizinischen Universitätsklinik der Charité, Berlin) haben aufgezeigt, welche Bedeutung die Leber für die Milchsäureresynthese besitzt und wie jede Leberfunktionsstörung diesen Vorgang verzögert. Zu große Milchsäuregaben stellen daher insbesondere für den schon Lebergeschädigten eine zusätzliche Belastung dar. Im Venenblut nüchterner Gesunder findet sich Milchsäure im Normbereich von 9 bis 16 mg/dl. Die dafür zur Verfügung stehende Meßmethode erlaubt eine Kontrolle der anaeroben Glykolyse. Die Methode erfaßt im Blut aber nur L (+)-Milchsäure, nicht jedoch D (-)-Milchsäure.

Das Versuchsergebnis in Bild 205 zeigt, wie zu große Milchsäuremengen beim Gesunden eine latente Azidose auszulösen vermögen. Die Nahrung bestand über zwei Tage aus besonders milder, stichfester Dickmilch aus Vollmilch mit rechtsdrehender Milchsäure. Das Produkt war ohne Bindemittel oder sonstige Zusätze. Die Energieversorgung war ausreichend. Milchzucker hat fast denselben Energiegehalt wie Traubenzucker. Es trat kein Hungergefühl auf. Es handelte sich daher auch nicht etwa um eine Hungerazidose mit Ketonurie, sondern um eine Milchsäure- (Lactat-) Azidose.

Milchsäure gegen Eiweißfäulnis

Von den milchsauren Gärerzeugnissen ist das *Sauerkraut* am bekanntesten, das vor allem in der deutschen Küche eine Rolle spielt. Ins Gespräch gekommen ist das Sauerkraut wohl in erster Linie durch den englischen Umweltsegler James COOK (1728 bis 1779) nach Rückkehr von seiner zweiten dreijährigen Entdeckungsreise im Jahre 1775. Er hatte bei dieser weiten Seereise kein einziges Besatzungsmitglied mehr durch Skorbut verloren, nachdem man zur Nahrungsergänzung vergorenen Weißkohl mitgenommen hatte. Darüber liegen Berichte vor von dem deutschen Naturkundler Georg FORSTER, der Cook auf dieser Reise begleitete. Das Sauerkraut diente nicht nur als Vitaminspender. Durch die antiseptische Wirkung der Milchsäure verhinderte es auch die Eiweißfäulnis im Verdauungstrakt, mit der bei der damaligen einseitigen Ernährung auf den Segelschiffen mit Pökelfleisch gerechnet werden mußte. Wie Forster schrieb, konnte man "mit Beihilfe des Sauerkrautes das Pökelfleisch hinunterschlucken, ohne den faulen, halbverwesten Geschmack desselben so ganz wahrzunehmen".

Milchsäure unterdrückt viele Mikroorganismen, insbesondere Fäulnisbakterien. Dies ist auch der Grund warum sich Milchprodukte, Gemüse und Grünfutter (Silage) durch Milchsäuregärung auf natürliche Art ohne chemische Hilfsmittel konservieren lassen. Milchsäure wird auch von einer gesunden Bakterienflora im Darm entwickelt und gilt von den organischen Säuren als die reizloseste. Erst bei etwa siebenprozentiger Lösung treten Durchfälle auf. Sauerkraut wirkt durch die Milchsäure anregend auf die Darmtätigkeit, beeinflusst die Darmflora und hilft bei Stuhlverstopfung (Obstipation). Dies gilt noch mehr für rohen Sauerkrautsaft, einem bewährten Mittel zur Entgiftung und Anregung des Körpers.

Die Darmdesinfektionswirkung der Milchsäure kommt vor allem bei starkem Fleischgenuß zur Geltung, der einen Fäulnisstuhl zur Folge haben kann. Durch Unterbindung der Darmfäulnis wird gleichzeitig die Entgiftungsfunktion der Leber entlastet. Üblich sind dementsprechend Fleischgerichte in Verbindung mit Sauerkraut, wie Würstchen mit Sauerkraut oder Sauerkraut mit Schweinefleisch. "Kasseler Rippenspeer", das bekannte deutsche Gericht, besteht aus einem gepökelten und dann geräucherten Schweinerücken (Kotelett). Dieser wird auf Sauerkraut serviert; dazu gibt es Kartoffelpüree. Rohes Sauerkraut schmeckt gut mit Ananas, Äpfeln, Tomaten oder Paprikaschoten.

Milchsäure und Magensaft

Säurezufuhr kann auch Bedeutung haben als Ersatz von Magensalzsäure. Wer gern saure Speisen zu sich nimmt, hat oft zu wenig Magensäure. Wir kennen das Verlangen nach Saurem beim Alkohol-, beobachteten es auch schon beim Strahlenkater. Kinder, die noch mehr dem Instinkt folgen, haben im allgemeinen einen Grund, wenn sie ein Verlangen nach bestimmten sauren Speisen haben. Die Milchsäure ist nach unseren Erfahrungen von allen Säuren am besten dazu geeignet, fehlende Magensalzsäure zu ersetzen. Die Säure gibt einen gewissen Schutz gegen mit der Nahrung eingeführte Bakterien, verbessert die Eiweißverdauung und die

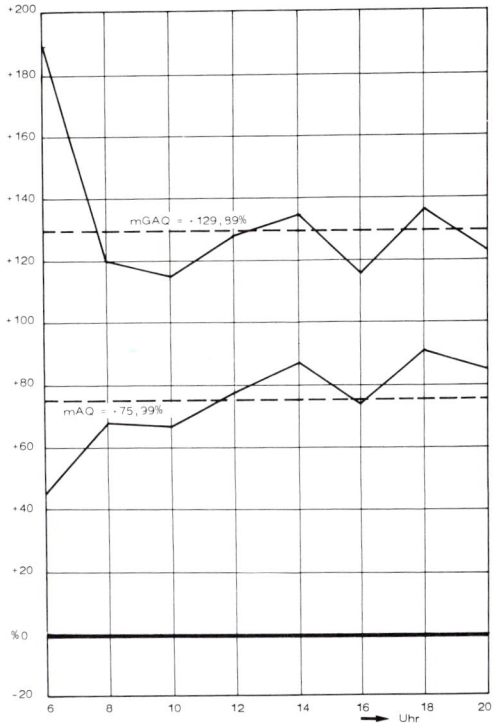

Bild 205: Milchsäure-(Lactat-)Azidose.

Resorption des Eisens aus der Nahrung. Sie kann auch das Wechselspiel beim Öffnen und Schließen des Magenpförtners (Pylorus) regulieren helfen, das durch den Wechsel chemischer Reize ausgelöst wird (siehe Bild 12). Dies steht wiederum in Zusammenhang mit der Funktion von Leber und Pankreas.

In mäßiger Konzentration kann Milchsäure sogar der Kindermilch zugesetzt werden. Nach MARIOTT, dem Begründer der in Kinderkliniken eingeführten Säure-Milch-Ernährung, gibt man einen halben bis ganzen Teelöffel einer zehnprozentigen Milchsäurelösung (= 15 bis 20 Tropfen auf ein Glas Wasser) auf 100 bis 200 g Milch. Die zugesetzte Milchsäure verhindert Fehlgärungen und schützt vor krankhaften (pathogenen) Keimen. Sie wirkt bei Säuglingen gegen Durchfall (Diarrhö).

Sauermilch

Die einfachste Form ist die gewöhnliche Dick-milch, die entsteht, wenn man die Milch an ei-nem zugfreien Platz ruhig stehen läßt. Das be-ste Ausgangsmaterial ist dafür rohe, frische Vor-zugsmilch, die am besten mit etwas guter But-termilch oder einer schon fertigen Sauermilch geimpft wird. Die günstigste Temperatur ist 24° bis 30° C; die Milch gerinnt dann schon inner-halb von 24 Stunden. Durch die bakterielle Säuerung wird die Verdauung im Magen erleich-tert. Sauermilch wird daher von denen bevor-zugt, die süße Milch nicht so recht vertragen.

Von den im Handel befindlichen Sauermilch-produkten bevorzugen wir solche mit rechts-drehender Milchsäure, die mit Streptokokken-Milchsäurebakterien unter Mitverwendung von Acidophilus- und Bifidus-Milchsäurebakterien hergestellt sind. Diese Bakterien sind für den Menschen physiologisch und führen daher im Darm zu einem wünschenswerten Anstieg der Laktobazillenflora. Solche Produkte haben ei-nen feinen Geschmack, eine milde, angenehme Säure und halten sich bei sachgemäßer La-gerung im Kühlschrank tagelang frisch.

Milchgesäuertes Gemüse

Für die Vorratshaltung und die Verwertung von Ernteüberschüssen ist die natürliche Konservie-rung durch Einsäuerung besser als das Sterilisie-ren und Pasteurisieren. Für das Einsäuern von Gemüse gibt es Gärtöpfe aus Steinzeug in ver-schiedenen Größen. Sie besitzen eine Wasser-rinne mit Abschlußdeckel. Die wassergefüllte Rinne verhindert den Luftzutritt. Auch die sich bei der Gärung bildende Kohlensäure bleibt im Topf. Sie verhindert die Bildung von Kahmhefe, kann aber bei erhöhtem Innendruck über den Wasserverschluß entweichen. Zum Topf gehö-ren zwei halbkreisförmige Brettchen, die auf das eingestampfte Gemüse gelegt werden und ein Beschwerdestein, um den nötigen Druck zu erzeugen (Bild 206).

Für kleinere Mengen ist auch das Einsäuern in den üblichen Einweggläsern mit Schraubdeckel (Vakuumgläser) und in Einmachgläsern (Weck-gläser) möglich. Voraussetzung ist, daß die Dek-kel einwandfrei passen und luftdicht abschlies-sen. Bei Luftzutritt bilden sich Hefen.

Als Hilfsmittel bei der Einsäuerung ist ein Zu-satz von Molke empfehlenswert. Neben den üb-lichen Gewürzen, die zum Einsäuern gehören, hat es sich bewährt, Meerrettichwürfel beizu-mischen. Sie verhindern Schimmel- und Kahm-bildung. Der scharfe Meerrettichgeschmack ver-schwindet in dem Gärsaft nach einigen Wochen.

Fast alle Gemüse eignen sich zum Einsäuern:

Blumenkohl	Rettich
Broccoli	Sellerie
Gurken	Steckrüben
Kohlrabi	Tomaten
Kohlrüben	Wachs-, Schnitt- und
Mairübchen	Brechbohnen
Möhren (Karotten)	Weiß- und Rotkohl
Paprika	Wirsingkohl
Pasternaken	Zwiebeln
Porree	

Nur absolut gesundes, nicht überdüngtes Gemü-se, das genügend natürlichen vergärbaren Zuk-ker, Vitamine und Mineralstoffe enthält, eignet sich zum Einsäuern. Überdüngtes Gemüse ist die Hauptursache von Fehlgärungen. Die kriti-sche Grenze bei Milchsäuregärungen liegt bei einem pH-Wert von 4,1. Liegt der pH-Wert hö-her, so entwickeln sich Buttersäurebakterien und bei pH 5 sogar Fäulnisbakterien. Bei gu-ter Gärungsführung sollten Werte von pH 4,0 und darunter erreicht werden.

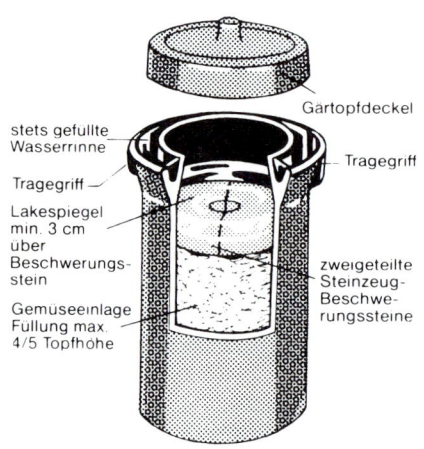

stets gefüllte Wasserrinne
Gärtopfdeckel
Tragegriff
Tragegriff
Lakespiegel min. 3 cm über Beschwerungs-stein
zweigeteilte Steinzeug-Beschwe-rungssteine
Gemüseeinlage Füllung max. 4/5 Topfhöhe

Bild 206: Gärtopf zum Einsäuern von Gemüse.

Für die Herstellung von Sauergemüse ist ein Zusatz von *Kochsalz* erforderlich. Es muß das Gemüse so lange vor dem Verderben schützen, bis sich genügend Milchsäure gebildet hat. Nötig ist eine Salzkonzentration von 0,7 bis 1,5 Prozent. Bei der Milchsäuregärung zuhause wird man mit der geringstmöglichen Salzmenge auszukommen und zu diesem Zweck die Gärung durch Molkezusatz zu beschleunigen suchen. Das handelsübliche Sauerkraut soll sogar Salzmengen bis zu 3,5 Prozent enthalten. In Lebensmitteltabellen für die Nährwertberechnung wird für Sauerkraut ein Natriumgehalt von 355 mg in 100 g ausgewiesen. Auch dies ist ein Grund, milchsaures Gemüse nur in mäßigen Mengen und nicht täglich, sondern nur an Fleischtagen und dann nicht öfter als zweimal die Woche zu verwenden.

Durch eine Sauerkrautkur soll man in drei Tagen eine Gewichtsabnahme von 3 kg erreichen können. Nach der gegebenen Empfehlung werden täglich 750 g Sauerkraut gegessen, jeweils mit einer Scheibe Ananas. Da Sauerkraut nur 26 kcal enthält, ist eine Gewichtsabnahme zu erwarten. Bei unserem Versuch enthielt die am zweiten Tag um 14 Uhr gewonnene Harnprobe bereits Ketonkörper (Fasten-Ketonurie). Die Tageskurve nach Bild 207 weist eine latente Azidose aus (Lactat- und Fasten-Acidose).

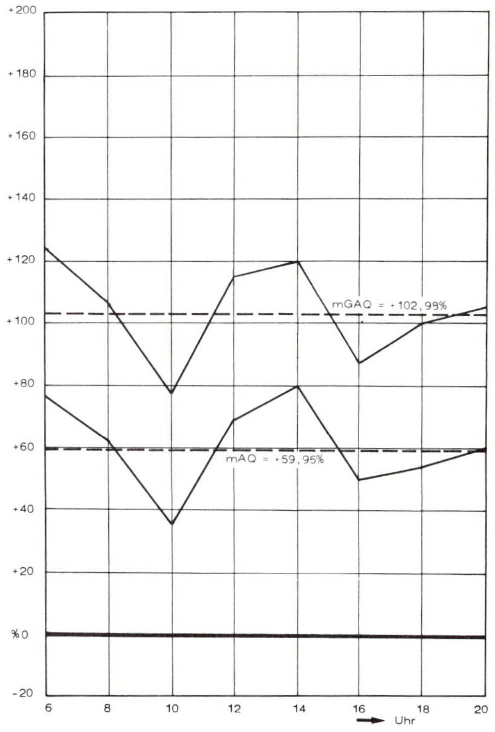

Bild 207: Sauerkrautkur.

12. Molke

Die Molke fällt bei der Käseherstellung in grossen Mengen an und wird im allgemeinen als Neben- oder gar als Abfallprodukt angesehen. Dabei gehört sie gerade bei den heute vorherrschenden Leiden und Befindlichkeitsstörungen, die hauptsächlich durch Über- und Fehlernährung verursacht sind, zu den besten Heilmitteln, die wir kennen. Früher sind Molkekuren weit verbreitet und wegen ihrer ausgezeichneten Wirkung sehr beliebt gewesen. Bekannt dafür war das Bergdorf Gais im Schweizer Kanton Appenzell. Später wurden noch an vielen anderen Orten in der Schweiz, in Österreich und in Deutschland Molkekuren durchgeführt. Für landschaftlich schön gelegene Orte, in denen sich Käsereien befinden, die täglich über ganz frische Molke verfügen, wäre die Wiedereinführung von Molkekurstätten mit das beste, was sich für die Volksgesundheit tun ließe.

Die *süße Molke* ist eine Labmolke aus Milch, bei der der Käsestoff in erster Linie durch Lab ausgeschieden wird. Lab wird aus frischen Kalbmägen gewonnen. Diese enthalten das Labferment, das dem Kalb die Milch von der Mutterkuh verdaulich macht. Es läßt die Milch gerinnen (koagulieren). Das wasserlösliche Kasein, der hauptsächlichste Eiweißbestandteil der Milch, wird ausgefällt (Kaseinfällung). *Sauermolke* ist handelsüblich eine sauer gewordene Labmolke oder eine Molke, bei der das Kasein lediglich durch Säuren, in erster Linie Milchsäure, ausgefällt wird. Dabei wird durch die Milchsäurebakterien aus dem natürlichen Milchzucker Milchsäure. Der normale Sauermilchquark kann beispielsweise durch Zugabe einer Sauermilchkultur, auch Starterkultur genannt, hergestellt werden. Wir erhalten dann die Sauer- oder Quarkmolke.

Nach der Ausscheidung des Käsestoffes (Kaseins) und des Fettes bleibt eine gelbgrünliche, süßlich bis leicht säuerliche Flüssigkeit zurück. Es ist die Molke, eine Art Milchserum, für die man auch die Bezeichnungen Käse-, Topfenwasser oder Schotte kennt. In der Molke befindet sich neben geringen Resten von Eiweiß noch der ganze Milchzucker oder bei der Sauermolke die daraus gebildete Milchsäure neben wasserlöslichen Vitaminen und Mineralstoffen (Tafel 41). Die Beschaffenheit der Molke entspricht weitgehend dem Blutserum, worauf wir wohl die hervorragende Wirkung auf den Stoffwechsel, Leber und Nieren, zurückzuführen haben. Das Molkeeiweiß sind Albumine und Globuline, die wichtigen Eiweiße des Blutserums.

Besonders hervorzuheben ist der Gehalt an Vitamin B_2. Es bildet gelbe Kristalle, die der Molke die gelbgrüne Farbe verleihen. Das Vitamin B_2 wurde 1933 von Richard KUHN am Max-Planck-Institut für medizinische Forschung in Heidelberg erstmals aus Molke isoliert und hat wegen des Vorkommens in der Milch ursprünglich den Namen *Lactoflavin* erhalten. Dies bedeutet soviel wie "gelber Farbstoff der Milch" (lat. lac = Milch; flavus = gelb). Später erhielt es wegen des Ribosegehaltes den Namen *Riboflavin*, der heute gebräuchlicher ist.

Riboflavin fördert nicht nur das Wachstum, sondern ist vor allem als Vorstufe des gelben

Tafel 41: Süße Molke
(Durchschnittswerte je 100 g nach Prof. CREMER)

Molkeeiweiß (Albumin u. Globulin)	0,80 g
Milchfett	0,20 g
Kohlenhydrate (Milchzucker)	4,60 g
Natrium	45,00 mg
Kalium	129,00 mg
Calcium	68,00 mg
Phosphor	43,00 mg
Magnesium	1,00 mg
Vitamin A	3,00 µg
Vitamin B_1	0,04 mg
Vitamin B_2	0,15 mg
Niacin (Nikotinsäureamid)	0,20 mg
Vitamin C	1,00 mg
Wasser	93,80 g
Kilokalorien	23,00 kcal

Atmungsfermentes wirksam, das 1932 von Otto Heinrich WARBURG (1883 bis 1970) entdeckt wurde und in der sogenannten inneren Gewebe- oder Zellatmung eine wichtige Rolle spielt.

Das gelbe Atmungsferment gehört zu den Enzymen der Atmungskette, die heute als Zytochrome (Eisenporphyrine) bezeichnet werden. Riboflavin ist, ähnlich wie Karotin für Vitamin A, ein Provitamin (Coenzym). Es wird unter Mitwirkung von Nebennierenrindenhormon in der Dünndarmschleimhaut mit Phosphorsäure gekoppelt (verestert und phosphorylisiert). Erst diese Riboflavin-Phosphorsäure wird wirksam, steigert die Zellatmung und erhöht damit die Abwehrkraft des Körpers. Es sind Redox-Reaktionen, die unter dem Einfluß dieses Enzyms stattfinden; es wird abwechselnd oxydiert und reduziert.

Charakteristisch für Riboflavin-Mangel beim Menschen sind Erscheinungen an der Mundschleimhaut, wie Zungenentzündung und Einrisse an den Lippen. Er kann auch als Anämie und durch Mangelerscheinungen an den Fingernägeln in Erscheinung treten. Brüchigwerden der Fingernägel gilt als ein typisches Zeichen von Vitamin-B_2-Mangel. Dieses Vitamin spielt ebenso wie Vitamin A auch für den Sehvorgang eine Rolle; die Netzhaut des Auges ist ein sehr riboflavinreiches Gewebe.

Ein eindeutiger Mangel an Vitamin B_2 wird auch heute noch in Entwicklungsländern festgestellt. Bei uns tritt er mehr in verdeckter Form auf, beispielsweise auch infolge von Resorptionsstörungen bei Magen- und Darmerkrankungen. Eine solche Hypovitaminose ist vor allem möglich, wenn Pankreasenzyme ungenügend fließen, aber auch nach Behandlung mit Sulfonamiden und Antibiotika. Riboflavin ist sehr beständig gegen Hitze und Sauerstoff und im Gegensatz zu Vitamin B_1 auch nicht alkali-empfindlich.

Nikotinsäure

Die in der Molke enthaltene Nikotinsäure ist auch als Pellagra-Schutzstoff (PP-Faktor) bekannt. In Ländern, in denen Mais die Hauptnahrung der ärmeren Bewohner bildete, war früher eine als "Pellagra" bezeichnete Krankheit weit verbreitet. Sie ist gekennzeichnet durch einen borkigen, erst flammend roten ("Roter Aussatz") und dann unter Knötchen- und Bläschenbildung nachdunkelnden Hautausschlag, der an den vom Licht getroffenen Körperstellen auftritt. Von diesem Hautausschlag hat das Leiden seinen Namen (ital. pella agra = rauhe Haut). Im Maiseiweiß fehlt die Aminosäure *Tryptophan*. In der Milch ist Tryptophan reichlich vorhanden. Pellagra kann nicht nur mit Nikotinsäure, sondern ebenfalls mit Tryptophan verhütet und geheilt werden. Der Organismus ist imstande, Tryptophan in Nikotinsäure umzuwandeln. In vielen Entwicklungsländern treten Nikotinsäuremangelsyndrome bei vorwiegender Maisernährung auch heute noch auf, meist in Verbindung mit anderen Mangelernährungszuständen, wie Kwashiorkor (westafrikan. = roter Knabe), einer durch Protein- und Vitaminmangel bewirkten Ernährungskrankheit (Proteinmangelsyndrom; Mehlnährschaden).

Orotsäure

Zu erwähnen wäre noch die im wäßrigen Anteil der Milch enthaltene Orotsäure, die 1905 von G. BISCARO und E. BELLONI aus Molke isoliert (griech. oros = Molke), später auch in Frischmilch aufgefunden wurde. Orotsäure kommt in der Milch von Wiederkäuern viel reichlicher vor als in Frauenmilch. Ihr großer Wert ist schon daraus ersichtlich, daß die Kolostralmilch einen besonders hohen Gehalt an Orotsäure hat (lat. colostrum = Biestmilch, erste Milch nach dem Kalben). Die Leber des Neugeborenen ist noch nicht in der Lage, die Orotsäure aufzubauen. Darum wird sie zunächst zur Bildung der Nukleinsäure für den Eiweißaufbau zugeführt. Sie ist besonders nützlich bei Leberleiden und für den Altersstoffwechsel, da der Leber damit ein fertiger Baustein zur Verfügung gestellt wird. Untersuchungen von SCHWIETZER haben ihre Bedeutung für den Wiederaufbau (Regeneration) einer selbst schwer geschädigten Leber nachgewiesen. ROGERS betrachtet sie als einen der wirksamsten Hemmstoffe für krebserzeugende Substanzen. Sie wirkt auch günstig auf die Darmflora. Die Orotsäure ermöglicht bei verminderter Eiweißzufuhr ein Maximum an Eiweißausbeute. Die Lebensdauer von Versuchstieren konnte durch Orotsäure verlängert werden.

Wirkungen der Molke

Die Molke wirkt stark entwässernd und ist schon dadurch bei Wasseransammlungen und Stauungen bei Herz-, Lungen-, Leber- und Nierenkrankheit eine große Hilfe. Molkekuren oder -tage sind angebracht bei allen Stoffwechselkrankheiten wie Gicht und Rheuma, auch rheumatischen Gelenkleiden, Knochenerkrankungen wie Osteomalazie und Osteoporose, Diabetes, Insuffizienz der Bauchspeicheldrüse, Darmleiden, Dysbakterie, Steinleiden sowie bei Fettstoffwechselstörungen, Übergewicht, Fettleibigkeit und chronisch-ekzematösen Hauterkrankungen.

Durchführung einer Molkenkur

Am besten für eine Molkenkur ist die ganz frische süße Molke, die aber nicht überall zur Verfügung steht. Sie ist wegen der fehlenden Milchsäure wenig haltbar und muß daher sofort verbraucht werden. Man trinkt an einem Molkentag bis zu 1,5 Liter in kleinen Schlucken mit etwa einstündigem Abstand.

Man kann sich eine frische süße Molke auch selber bereiten. Es gibt dafür Lab-Tabletten, die Kälbermagenlab enthalten. Die Lab-Tablette wird in Wasser gelöst und anschließend in die Milch eingerührt. Man erhitzt bis auf 90 Grad; es darf nicht zum Kochen kommen. Der Käsestoff gerinnt dabei zu einem Klumpen. Die Molke wird durch ein Tuch abfiltriert.

Ein altes Volksmittel ist die *Apfelweinmolke*. Man vermischt alkoholfreien Apfelwein und frische rohe Milch zu gleichen Teilen. Beides wird erwärmt auf 37 bis 40° C. Es muß während der Erwärmung gut gerührt werden, damit sich das Kasein abtrennt, aber auch die Temperatur am Boden nicht höher wird als an der Oberfläche. Nach einigem Stehen kann die Molke durch Abpressen mit einem Tuch gewonnen werden. Dazu wird eine Schüssel mit darauf passendem Sieb und ein feines Leinen- oder Baumwolltuch benötigt. Der Rückstand, das ausgefällte Kasein, wird nicht verwendet.

Wenn diese Molke zu stark ist, kann man das Mischungsverhältnis ändern und beispielsweise Apfelwein, Milch und Wasser zu gleichen Teilen mischen. Bei schwerer Erkrankung und Fieberzuständen gibt man geringere Mengen, löffel-

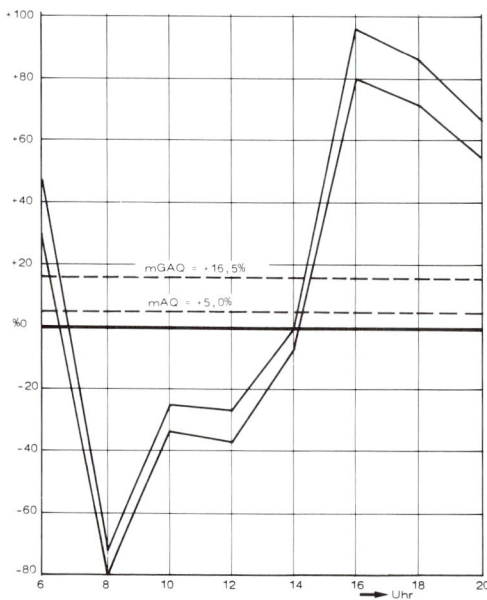

Bild 208: Stoffwechsellage nach zwei Molkentagen mit frischer Molke.

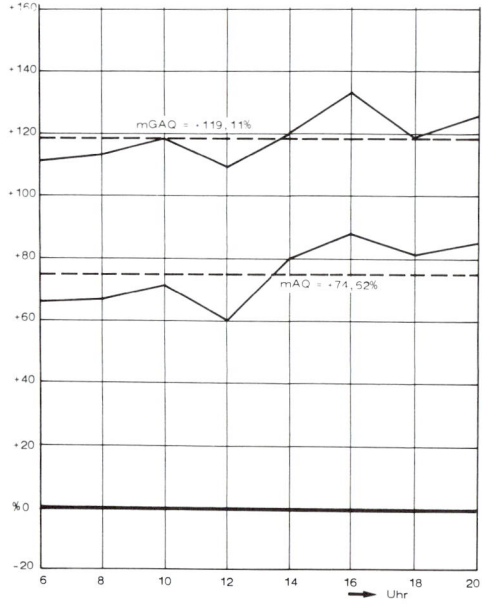

Bild 209: Trockenmolke.

und tassenweise, zwischen den Mahlzeiten. Die Apfelweinmolke wird nach Möglichkeit täglich frisch zubereitet, hält sich aber auch einige Tage lang im Kühlschrank.

Die Molke ist ein ausgezeichnetes und dabei billiges Mittel zur Erhaltung der Gesundheit und zur Verhütung vorzeitigen Alterns. Sie ist harntreibend, verdauungsregelnd und umstimmend auf das ganze Stoffwechselgeschehen. Stoffwechselgifte werden neutralisiert und Fehlernährungen ausgeglichen. Wir empfehlen dafür einen Molketag in der Woche.

Das Diagramm in Bild 208 gibt die optimale Stoffwechsellage nach zwei Molkentagen mit frischer Molke wieder. Ähnlich günstig haben sich Molketage mit selbst zubereiteter frischer Apfelmolke ausgewirkt.

Durch Verdampfung der Molke gewinnt man Trockenmolke in Pulverform, die zum Gebrauch mit Wasser angerührt wird. Trockenmolke führte bei zwei Versuchspersonen übereinstimmend zu einer schweren latenten Azidose (Bild 209). Auch mit sogenannten Diätmolken, die noch mit Zusätzen angereichert und stabilisiert, das heißt für eine monatelange Lagerung haltbar gemacht wurden, ließen sich die mit einer frischen Molke möglichen Ergebnisse nicht erzielen.

Die durchgreifende, erstaunliche Wirkung einer frischen Molke ist offensichtlich nicht nur auf die Inhaltsstoffe, sondern auf die Kombination mit dem in der Milch enthaltenen natürlichen lebenden Wasser zurückzuführen. Rohmilch in ihrer natürlichen Form enthält 87,5 Prozent Wasser. Das im lebenden Organismus des Milchtieres gebildete Wasser ist nicht mit gewöhnlichem Trinkwasser zu vergleichen. Es ist bereits in biochemische Prozesse eingeschaltet und vermag daher in Stoffwechselvorgängen die höchstmögliche Wirksamkeit auszuüben.

13. Kartoffel-Gemüse-Brühe als Basengetränk

Übersäuerung stört den Stoffwechsel, und eine andauernde Gewebeübersäuerung führt zu einer erhöhten Entzündungsbereitschaft. Als natürliches Gegenmittel wurde Kartoffel-Gemüse-Brühe vorgeschlagen. Dafür werden Kartoffeln mit Schale, Mohrrüben und Selleriewurzeln genommen. Manchmal werden, der Jahreszeit entsprechend, noch andere Gemüse dazugenommen. Alles wird in Wasser gekocht und durch ein Sieb gegossen. Man kann auch noch etwas Leinsamen und Weizenkleie dazugeben und mit Küchenkräutern abschmecken. Man läßt die Trinkbrühe über Nacht ziehen; Früh dient sie als Morgengetränk.

Das Versuchsergebnis nach Bild 210 mit einem solchen "Basentrank" war eine mittelschwere latente Azidose. Durch Abkochen der Gemüse kann ein Basenwert in einen Säurewert umschlagen. Dies zeigte sich sogar bei stark basenbildenden Gemüsesorten, wie den Wurzelfrüchten.

Dieselben Nahrungsbestandteile als Rohkost ergaben dagegen eine optimale Stoffwechsellage (Bild 211). Nur eine frische, möglichst unveränderte Kost erwies sich bei den von uns durchgeführten Ernährungsversuchen als "Gesundkost" und "Heilnahrung". Sie ergibt die absolut beste Stoffwechsellage.

14. Schonende Nahrungszubereitung

Da von Jugend an an Kochkost gewöhnt, macht eine Ernährungsumstellung oft Schwierigkeiten, selbst wenn lebensbedrohliche Krankheitszustände sie dringend geboten erscheinen lassen. Daher haben wir in unsere Untersuchungen auch die Zubereitung der Nahrung mit einbeziehen müssen, um den Übergang zu erleichtern. Es konnte nur eine schonende Zubereitungsart in Frage kommen, bei der die basenbildende Wirkung weitmöglichst erhalten blieb.

Entgegen einer allgemein verbreiteten Annahme war das Garen im Dampfdrucktopf am ungünstigsten. Hierbei erfolgt eine Erhitzung auf 105 bis 120° C, während die Temperatur beim Kochen in Wasser bekanntlich nur auf 100° C steigt. Die Dauer der Erhitzung ist dafür zwar kürzer. Untersuchungen haben aber gezeigt, daß

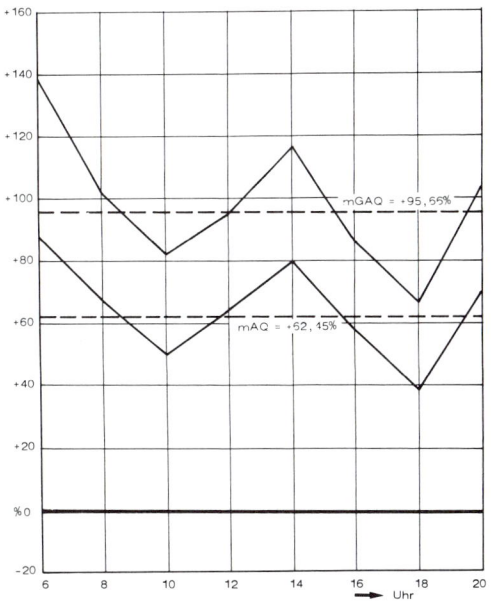

Bild 210: Abgekochte Kartoffel-Gemüse-Brühe als "Basentrank".

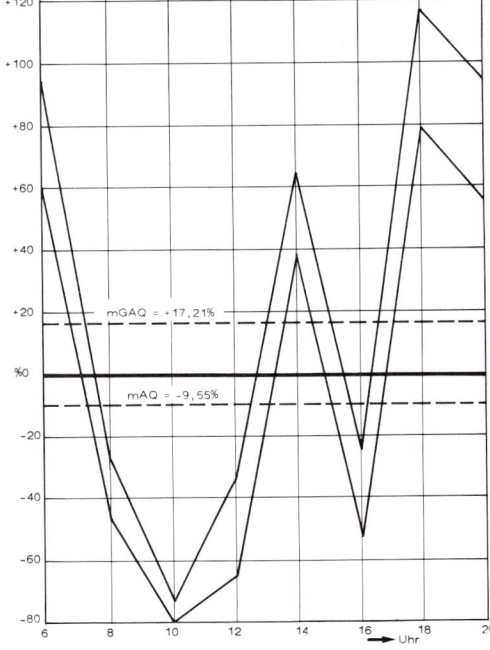

Bild 211: Bestandteile der Kartoffel-Gemüse-Brühe als Rohkost.

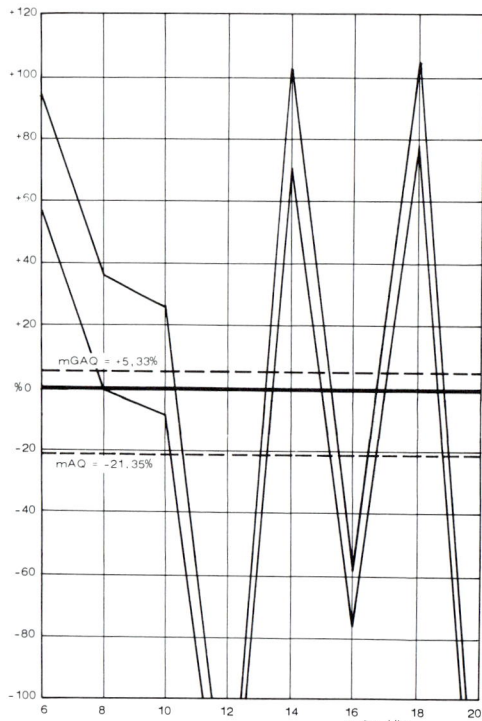

Bild 212: Bestandteile der Kartoffel-Gemüse-Brühe mit Wasserdampf ohne Überdruck gedämpft (gedünstet).

nicht die Dauer der Erhitzung, sondern die Höhe der Temperatur den entscheidenden Einfluß besitzt. Diese Feststellungen decken sich mit den Ergebnissen von Untersuchungen am Institut für Ernährungsforschung, Rüschlikon-Zürich, die auch noch von anderer Seite bestätigt wurden. (Zacharias, Wedler, Krauze, Herrmann, Bielig et. al. und Arbeitskreis für Ernährungsforschung).

Während wir die Stoffwechsellage, also das Säure-Basen-Gleichgewicht, als den wichtigsten Indikator (Anzeiger) betrachten, prüfte man bei den vorgenannten Untersuchungen die Vitamin-C-Verluste. Sellerie hatte beispielsweise roh einen Gesamt-Vitamin-C-Gehalt von 5,0 mg/100 g. Von den 5,0 mg verblieben bei Zubereitung im Dampfdrucktopf 1,8 mg, bei Kochen in siedendem Wasser 2,0 mg, gedünstet aber 4,2 mg.

Diese Zusammenhänge sind längst bekannt, nur hat man dieses Wissen immer wieder verdrängt und für unsere tägliche Ernährung nie die richtigen Folgerungen daraus gezogen. Sir Robert Mc CARRISON, der hervorragende englische Ernährungsforscher (1878 bis 1960), ernährte Affen, also das dem Menschen am nächsten verwandte Tier, nur mit im Autoklaven (Dampfkochtopf) zubereiteter Nahrung. Es kam zu schwersten Krankheitserscheinungen, wie Dickdarmkatarrh (Colitis), Verdauungsbeschwerden (Dyspepsie), Blutarmut (Anämie), Ausbruch von Flechten (Ekzemen), Magen- und Zwölffingerdarm-Geschwüren, Steinbildung der Galle und Harnwege usw.. Die Affen starben bei solcher Nahrung im Zeitraum von hundert Tagen.

Das bloße Dämpfen (Dünsten) mit Wasserdampf ohne Überdruck der für die Kartoffel-Gemüse-Brühe nach Bild 210 verwandten Nahrungsbestandteile führte zu dem in Bild 212 dargestellten guten Ergebnis. Bei dem verwandten Dampfentwickler (Bild 213) kommt das Kochgut nicht direkt mit dem Wasser in Berührung. Wasser kommt nur in den Grundtopf zur Dampfentwicklung. Sobald es kocht, dauert es nur einige Minuten, bis Dampf hochsteigt und durch den Deckel mit einem Flötensignal entweicht. Sobald die Flöte ertönt, wird zurückgestellt, so daß nur noch eine leichte Dampffahne aus der Flöte hochsteigt. Der aufsteigende Dampf gibt genug Wärme ab, um das Garen der Speisen auf die schonendste Art zu ermöglichen.

Günstig ist die automatische Kondenswasserrückführung bei diesen Töpfen. Durch den gewölbten und gelochten Boden und einen genuteten Spezialring läuft das anfallende Kondenswasser immer wieder unschädlich in den untersten Topf zurück, so daß Auslaugungsverluste vermieden werden. Durch umhüllenden Dampf ist das Kochgut nur einer milden Dämpfwirkung ausgesetzt. Das Gemüse kommt auch nicht direkt mit Metall in Berührung, weil der dafür bestimmte Einsatz einen Glaseinsatz aus hitzebeständigem Jenaer Glas besitzt. Die Speisen können im Glastopf ohne Umfüllen direkt auf den Tisch gebracht werden.

15. Frischkost

Unter Frischkost wird eine im Frischzustand befindliche Nahrung verstanden, die nicht durch Erhitzen oder chemische Konservierungsmaßnahmen verändert wurde. Dazu eignen sich außer grünen Bohnen so gut wie alle Gemüsearten, Obst, Nüsse, Körnerfrüchte, rohe Vorzugsmilch, Sauermilch und Honig. Die Kenntnis über den hohen Wert einer solchen Kost für Gesunde und Kranke ist ursprünglich rein empirisch, das heißt auf Grund von Erfahrungen und Beobachtungen gewonnen worden. Dabei waren gewisse Einseitigkeiten und Übertreibungen zunächst nicht zu vermeiden. Heute wissen wir durch unsere Kenntnisse über die Enzyme, Vitamine, Mineralstoffe (Elektrolyte) und Spurenelemente, sowie die über den Säure-Basen-Haushalt wirksamen Regulationsmechanismen, daß sich eine im lebenden Rohzustand befindliche Nahrung durch nichts ersetzen läßt. Gerade im Zeitalter der Gemeinschaftsverpflegung, der Konserven und Fertiggerichte sind sie als Ausgleich besonders wichtig und sprechen im Krankheitsfall als Heilkost oft noch an, wenn andere Behandlungen versagen.

Frisches Gemüse und Obst gibt es praktisch das ganze Jahr über; die einheimischen Sorten werden noch durch ausländische ergänzt. Die Nahrung kann daher heute wirklich nach freiem Ermessen gewählt werden, und es kommt nur darauf an, von der Möglichkeit der freien Kostwahl den richtigen Gebrauch zu machen. Rohkost sollte eigentlich an keinem Tage im Speiseplan fehlen. Ideal sind Rohkostsalate als Vorgericht. Sie sind bekömmlich, appetitanregend und als Rohkostvorspeise möglichst auf das Hauptgericht abzustimmen. Gibt es als Hauptgericht ein Wurzelgemüse, wie zum Beispiel Möhren, so reicht man als Vorspeise Rohkost aus Blattgemüse oder Obst. Bildet dagegen ein Blattgemüse, wie zum Beispiel Kohl, das Hauptgericht, so wäre als Vorgericht ein Rohkostsalat aus Wurzelgemüse zu empfehlen.

Die Verträglichkeit der Frischkost

Wem ungekochte Frischkost ungewohnt ist, gibt manchmal an, sie nicht vertragen zu können. Es ist eigentlich die dem Menschen naturbestimmte Nahrungsform. Daher ist Unverträglichkeit ein Hinweis darauf, daß der Verdauungstrakt nicht in Ordnung ist. Daher ist Frischkost zur Behebung der bestehenden Schwächen erst recht erforderlich, weil sich nur auf diese Weise eine Umstimmung und Kräftigung ermöglichen läßt. Man darf sich daher, wenn anfangs kleine Beschwerden auftreten sollten, nicht abschrecken lassen. Wichtig ist nur, daß keine zu große Menge gegessen und vor allem sehr gründlich gekaut wird. Die Menschen sind durch die weiche Kochkost zu ausgesprochenen Vielessern geworden, die alles hastig hinunterschlingen. Man muß sich beim Essen Zeit nehmen. Eine reine Rohkostmahlzeit benötigt dreiviertel Stunden. Man ißt bis sich ein Sättigungsgefühl einstellt. Frischkost ist ergiebiger als gekochte. Man braucht zur Rohkost im allgemeinen nur etwa die Hälfte. Auch wenn die Rohkost maschinell zerkleinert ist, muß gründlich gekaut werden. Entscheidend ist die Einspeichelung. Richtig eingespeichelte Frischkost ist nicht unbekömmlich, sondern für chronische Magen- und Darmleiden sogar die beste Heilkost.

Für die Zerkleinerung gibt es Rohkostreiben und Rohkostmaschinen mit vier oder fünf Trommeln, die als Reiben, Hobeln und Raspeln ausgebildet sind. Wird die Rohkost auf diese Weise zerkleinert, so darf dies stets nur unmittelbar vor dem Essen geschehen. Zerkleinertes rohes Gemüse verliert außerordentlich schnell an Wertstoffen. Frischkost muß besonders sorgfältig zubereitet werden.

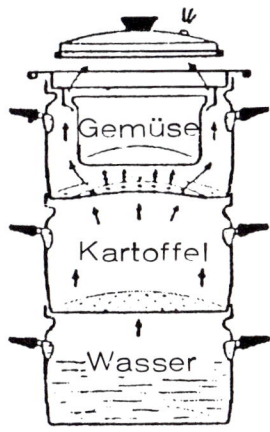

Bild 213: Dampfentwickler mit Grundtopf, Kartoffel- und Gemüsedämpftopf, Deckel mit Flöte.

Herzinsuffizienz

An der Medizinischen Universitäts-Klinik in Marburg hat sich Prof. Dr. Karl EIMER mit seinen Mitarbeitern jahrelang mit systematischen Untersuchungen über Rohkostwirkungen am gesunden und kranken Menschen beschäftigt. Die Erwartungen wurden nicht nur bestätigt, sondern sogar übertroffen. Am eindrucksvollsten sind die Ergebnisse bei Herzinsuffizienz. Ist das Herz nicht mehr in der Lage, eine genügende Förderleistung zu erbringen, so kann es zu Stauungen kommen (Stauungsinsuffizienz). Diese wirken sich vor allem in Störungen des Wasser- und Elektrolythaushaltes aus. Es kommt zu *Ödemen*, einer krankhaften Ansammlung von Flüssigkeit in den Geweben. Gestaute Lungen führen zu Atemnot (Dyspnoe), gestaute Nieren zu verminderter Urinausscheidung (Oligurie). Weitere Krankheitszeichen und Befunde sind die Stauungsleber, Bauchwassersucht (Aszites) und Flüssigkeitsansammlungen im Brustfellraum (pleuritische Transsudate). Hinzu kommt die Salzretention (lat. retentio = Zurückhaltung). Bei Herzinsuffizienz scheiden die Nieren das Kochsalz ungenügend aus, und das im Körper zurückbleibende Salz führt seinerseits zur Wasserretention.

Gewichtsabnahme durch Entwässerung und Entsalzung

In Marburg behandelte man Jugendliche und Erwachsene beiderlei Geschlechts. Man erzielte eine Körpergewichtsabnahme von 6,28 kg und auch darüber in 8 bis 10 Tagen. Die Gegenüberstellung der Gesamtwasserabgabe und der Wasseraufnahme mit der Kost ergab bei einem 43jährigen Patienten beispielsweise, daß der Wasserverlust etwa 6000 ml betragen hatte. Das entsprach etwa der erzielten Körpergewichtsabnahme von 6,28 kg. Der Gewichtssturz führte also zu der in diesem Fall gewünschten Entwässerung und damit auch zum Verschwinden der Ödeme. Gleichzeitig kam es zur Entsalzung, die bei der Herztherapie eine besondere Rolle spielt. Einer Kochsalzausfuhr von insgesamt 30,59 g stand nur eine Einfuhr mit der Kost von 10,52 g gegenüber. Es kam also zu einer überschüssigen Kochsalzausscheidung von 20,07 g. Bei einer 41jährigen Patientin wurde sogar ein Überschuß von 48,65 g ausgeschieden. Eine so hervorragende Entwässerung und

Entsalzung wurde eigentlich bei allen mit Rohkost behandelten Kranken in mehr oder weniger ausgeprägtem Maße festgestellt, auch bei Kranken, die bei der hausärztlichen Behandlung trotz Bettruhe und Digitalisierung keinen nennenswerten Behandlungserfolg erzielt hatten.

Die Meinung, daß Rohkost schwer verdaulich sein könne, hat sich als unzutreffend erwiesen. Die Untersuchungen von HAWK und Mitarbeiter haben gezeigt, daß die Verweildauer von Rohgemüse im Magen nur 1 bis 2 Stunden beträgt, während sich Fleisch und Eier 2 bis 3 Stunden im Magen aufhalten. Man hat sogar beweisen können, daß Rohkost zu einer Anregung der Magensaftsekretion führt. HEUPKE hat nachgewiesen, daß die Verdauungsenzyme die unversehrte Zellulosehülle zu durchdringen und den Inhalt herauszulösen vermögen. Rohkost wird daher nur unwesentlich schlechter ausgenutzt als gekochte Kost. Sie hat bei richtiger Zubereitung sogar einen höheren Sättigungswert als Kochkost, so daß man weniger benötigt.

Nach Frischkosttagen die beste Stoffwechsellage

Harnanalysen mit verschiedenen Versuchspersonen ergaben übereinstimmend nach Frischkosttagen die bestmögliche Stoffwechsellage (Bild 214 und 215). Die Reaktionslage der Ernährung spiegelt sich deutlich im Harn wieder. Auffallend ist der geringe Ammoniakgehalt. Die gleichzeitig ausgeschiedenen Basen reichen aus, um die anfallenden Säuren neutralisieren zu können. Man kann daher von einer ausgesprochenen "Nierenschonkost" reden. Die Niere braucht aus Stickstoff kein Ammoniak aufzubauen. Der Körper kommt daher bei dieser Kost mit einer erstaunlich geringen Menge Eiweiß aus. Die Eiweißverwertung ist außerordentlich gut und sehr rationell. Der Organismus lernt Eiweiß einzusparen.

Die Ergebnisse unserer Harnanalyse (Bild 214 und 215) stehen in Übereinstimmung mit den Rohkostwirkungen, die klinisch und ambulant mit gesunden und kranken Menschen erzielt werden konnten. Die Harnanalysen ermöglichen eine Kontrolle der Wirkungsmöglichkeiten. Sie zeigen, ob die nahrungsabhängigen Regulationsmechanismen des Körpers angesprochen werden und ermöglichen es jetzt, gezielt vorzugehen, ohne daß noch zeitraubende und kostspielige Versuche mit verschiedenen Kostformen unternommen werden müssen.

Keine schädlichen Nebenwirkungen

Die Rohkostbehandlung hat keine schädlichen Nebenwirkungen, richtet mithin keinen Schaden an und wirkt immer normalisierend und unterstützend, weshalb gerade auch bei so schweren Krankheitszuständen nicht auf sie verzichtet werden sollte. Interessanterweise sprechen häufig gerade Kranke gut darauf an, die lange erfolglos mit Herz- und harntreibenden Mitteln (Kardiaka und Diuretika) behandelt wurden, vor allem mit Digitalis. Es läßt sich demnach auch dann noch etwas erreichen, wenn Kranke bereits mit Medikamenten überladen sind und darauf nicht mehr reagieren.

Normalisierung der Stoffwechsellage

Die günstigen therapeutischen Wirkungen der Frischkost beruhen auf einer Beeinflussung des Säure-Basen-, Elektrolyt- und Wasserhaushaltes.

Latente Azidosen werden aufgehoben, und die Stoffwechsellage wird normalisiert (Bild 214 und 215). Die bei Herzkranken, wie überhaupt bei chronischen Erkrankungen, sich anreichernde Milchsäure wird neutralisiert. Die Änderung im Mineralstoffwechsel ist besonders wirksam durch den Kaliumreichtum der Frischkost und weil die Mineralstoffe in dem richtigen Mengenverhältnis zugeführt werden, wie es nur in der natürlichen Nahrung enthalten ist. Außerdem werden die Mineralstoffe in der für den Menschen biologisch wirksamsten Form zugeführt. Nur die Pflanze ist imstande die mit den Wurzeln aus dem Erdreich aufgenommenen anorganischen Mineralstoffe in der Photosynthese zu assimilieren und in organische Bindungen zu überführen. Es ist daher auch nicht möglich, die vielseitige Wirkung der Frischkost durch Mineralsalzgemische vollwertig zu ersetzen. Auch die von mancher Seite aus empfohlenen relativ großen Mengen von Natriumbicarbonat und Natriumcitrat zur Kost sind nicht physiologisch und stellen einen Eingriff in die natürlichen Regulationsmechanismen des Körpers dar, der keinesfalls unkontrolliert erfolgen sollte.

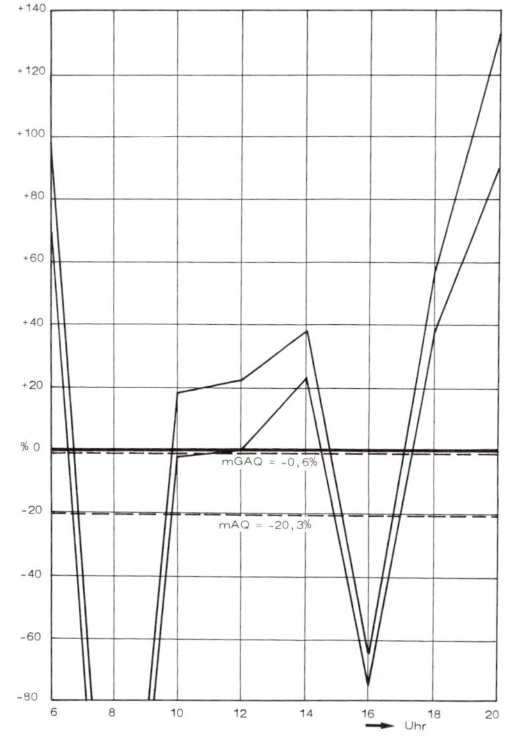

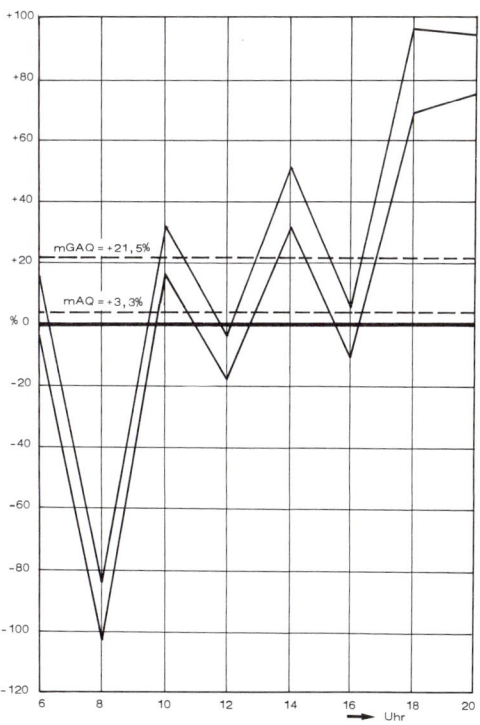

Bild 214: Rohkostwirkung.

Bild 215: Rohkostwirkung.

Nahrungsqualität und Mineralstoffgehalt

Durch die modernen Düngungsmethoden ist die Nahrung aber auch verändert worden. Bereits im April 1971 veröffentlichte Ergebnisse experimenteller Untersuchungen, die in der Bundesanstalt für Qualitätsforschung pflanzlicher Erzeugnisse in Geisenheim durchgeführt wurden, wiesen dies nach. Langjährige Stickstoffdüngungsversuche ergaben, daß bei den heute im Pflanzenbau üblichen hohen Gaben an Stickstoffdüngern die Eiweißqualität abfällt; vor allem ändert sich aber der Gehalt an Mineralstoffen. Die stärksten Änderungen betrafen Kalium und Natrium. Der Kaliumgehalt nimmt bis zu 25 Prozent ab, der Gehalt an Natrium, der ohnehin in unserer kochsalzbetonten Kost schon zu stark vertreten ist, entsprechend zu. Dieser deutliche düngungsbedingte Abfall der Kalium-Gehalte wurde in Geisenheim bei Spinat, Kohlarten, Kopfsalat und Knollensellerie beobachtet. Das Kalium-Natrium-Verhältnis steht aber im Zusammenhang mit Herz-, Gefäß- und Kreislauferkrankungen. Gerade diese Krankheiten, die unbemerkt und schleichend beginnen, haben sich heute in den Vordergrund geschoben. Man wird daher frisches Obst und Gemüse bevorzugen müssen, das auf gut gepflegten, nicht überdüngten Böden gewachsen ist.

Wasserhaushalt

Die Frischkost besteht zu über 80 Prozent aus Wasser. Dieser große Wasserreichtum hat zur Folge, daß der Flüssigkeitsbedarf des Körpers gedeckt ist. Das Durstgefühl verschwindet, und eine zusätzliche Flüssigkeitszufuhr ist nicht mehr erforderlich. Das wirkt sich besonders günstig bei Nierenkranken aus und wenn eine Entlastung des Herzgefäßsystems angezeigt ist. Das in lebenden Pflanzenzellen enthaltene Wasser ist von besonderer Qualität, da es bereits als Reaktionspartner an Stoffwechselprozessen beteiligt ist und daher im Intermediärstoffwechsel die höchstmögliche Wirkung auszuüben vermag.

Diese günstige Auswirkung auf die Ökonomie des Wasserhaushaltes ermöglicht eine Leistungssteigerung. Ein relativ wasserarmer Organismus, frei von Wasserballast, ist besonders zu körperlichen Leistungen befähigt. Bei den Versuchen von EIMER erreichten Sportler während der Rohkostperiode Spitzenleistungen, wie sie weder vorher noch nachher möglich waren. Von den Versuchspersonen wurde übereinstimmend eine erhebliche Abschwächung der sonst auftretenden Ermüdungserscheinungen festgestellt. Dies kam nicht nur bei der körperlichen, sondern auch bei der geistigen Betätigung eindeutig zum Ausdruck.

Erhöhte körperliche und geistige Leistungsfähigkeit

Weniger Müdigkeit und bessere Leistungsfähigkeit zeigten sich bei den großangelegten Ernährungsversuchen des amerikanischen Physiologen an der Harvard-Universität Prof. Dr.med. Russel H. CHITTENDEN (1856 bis 1943). Dieser begnügte sich nicht mit Tierversuchen, wie es immer noch üblich ist, sondern führte die Ernährungsversuche mit Menschen durch mit unterschiedlicher Konstitution und aus den verschiedensten Berufen. Dabei zeigte es sich schließlich, daß sich beste körperliche sowie geistige Gesundheit und Leistungsfähigkeit mit einer einfachen, natürlichen Frischkost fast nur pflanzlicher Herkunft erreichen läßt. Die beste Körperverfassung wurde erreicht mit einem Mindestmaß an Nahrung, das gerade den Bedarf deckt und Nieren und Leber nicht überfordert. Dafür genügen eine Haupt- und zwei leichtere Nebenmahlzeiten. Die Nahrungsverwertung ist dann außerordentlich ökonomisch; die Nahrung wird bestens verwertet. Bei Chittenden selbst verschwand eine bisher erfolglos behandelte rheumatische Erkrankung des Kniegelenks. Auch Kopfschmerzen, Verdauungsstörungen und Gallenkoliken hörten auf. Er führte die knappe und gesunde Ernährungsweise dann 43 Jahre lang bis zu seinem Tode durch und fühlte sich gesund, elastisch und geistig frisch bis ins hohe Alter. Mit dieser Ernährungsweise erreichte er ein Alter von 87 Jahren.

Beeinflussung infektiöser Prozesse

An der I. Medizinischen Klinik der Wiener Universität konnte Hans KAUNITZ innerhalb von zwei Jahren an etwa 200 Fällen die Wirkung einer Kost beobachten, bei der ein großer Teil

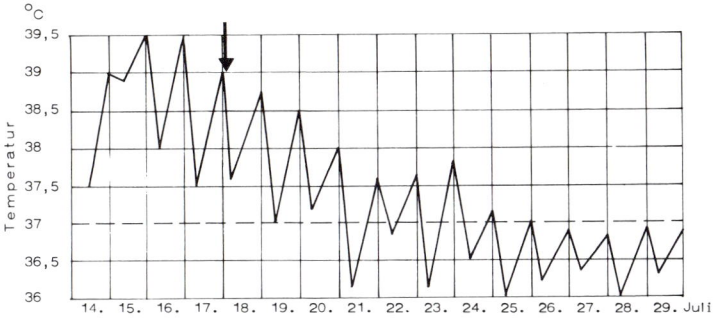

Bild 216: Temperaturkurve bei einer 26jährigen Frau vor und nach Frischkostbehandlung (nach Hans KAUNITZ).

der Speisen in Form von Rohprodukten (Salate, Gemüse, Früchte, Fruchtsäfte) zugeführt wurde. Danach kommt er zu dem Schluß, daß die Rohkost für die Behandlung vieler Erkrankungen geradezu prädestiniert, das heißt dafür als besonders gut geeignet erscheinen muß. Die Erfahrungen mit hydropischen, also an Wassersucht leidenden Herzkranken decken sich mit denen Eimers. Auch vier fiebernde Patienten wurden einem Stoffwechselversuch unterzogen. Dabei konnte in jedem Falle beobachtet werden, daß unter der Verabreichung von Rohkost Temperaturabstieg eintrat. Dieses Verhalten trat auch bei vielen anderen Fällen auf und zeigte jedenfalls die günstige Beeinflussung infektiöser Prozesse durch frische Pflanzenkost. Bild 216 zeigt die Temperaturkuve bei einer 26jährigen Frau. Es bestanden dauernd Temperaturen über 39° C. Der Beginn der Rohkost wird in Bild 216 durch den Pfeil markiert. Von diesem Tage an setzte eine allmählich abfallende (lytische) Entfieberung ein. Bereits am vierten Tage überschritt die Temperatur nicht mehr 37,5 ° C, und nach weiteren drei Tagen war die Patientin völlig entfiebert. Auch nachher trat bei dreiwöchiger Beobachtung unter dieser Kost keine Temperatursteigerung mehr auf.

Wundheilung

Die gute Wirkung kochsalzfreier pflanzlicher Frischkost bei Wundheilung wurde bereits von F. SAUERBRUCH (1875 bis 1951) und A. HERMANNSDORFER erkannt. Eigene Beobachtungen bestätigten uns das. Wir haben in den uns zugänglichen Fällen Patienten nach Operationen im Krankenhaus mit Rohkost versorgt und stets eine erstaunlich schnelle Wundheilung erlebt. Die Entlassung aus dem Krankenhaus war früher möglich als vorgesehen.

Zuckerkrankheit (Diabetes mellitus)

Mit der Bedeutung frischer nicht denaturierter Nahrungsmittel, die allein eine sichere Zufuhr aller lebenswichtigen Nahrungsstoffe garantieren, hat sich Alfred SCHITTENHELM in der Medizinischen Klinik in Kiel eingehend beschäftigt. Er gibt sehr instruktive Beispiele der Rohkostbehandlung von Diabetikern aus seiner Klinik. Die Rohkostbehandlung war von ausgezeichneter Wirkung auch bei schwer Erkrankten, die im tiefen Koma zur Aufnahme kamen. Eine anfängliche Behandlung mit gekochter Hafer- bzw. später Hafer-Gemüsekost brachte nur eine geringe Besserung, so daß mit dem Insulin nicht zurückgegangen werden konnte. Es gelang aber sofort, das Insulin abzubauen, als die Kranken Rohkost erhielten. Der Urin wurde zucker- und azetonfrei, der Blutzucker sank ab.

Die von Schittenhelm angeführten Krankheitsfälle zeigen mit großer Deutlichkeit die überaus günstige Wirkung der Rohkostbehandlung des Diabetes auch in schweren Fällen. Die Kohlenhydrate der Rohkostvegetabilien wurden vorzüglich vertragen und die Stoffwechselstörung besserte sich um so mehr, je länger die Rohkostperiode durchgeführt wurde. Die Hauptvorzüge dieser Kost liegen in einer Besserung der gesamten Stoffwechsellage und in der Beseitigung der Azidose.

C. DIE FRISCHKOSTKUREN VON DR. KIRSTINE NOLFI

Die Heilkunst ist eine praktische Wissenschaft. Wohl sonst nirgends in Europa sind nun praktische Erfahrungen über das, was die Nahrung zu leisten vermag, mit größerer Konsequenz gesammelt worden, als in der Kurstätte von Dr. NOLFI. Die Kurstätte bot Platz für 80 Gäste und wurde zwölf Jahre lang unter ausgesprochenem Idealismus von ihr persönlich geleitet (1945 bis 1957).

Man kann nur das richtig beurteilen, was man selbst praktisch erlebt. Bloße Meinungen und Ansichten, die nur theoretische Beschäftigung mit einer Sache oder gar eine mehr philosophische Betrachtungsweise genügen nicht. Zur nüchternen und objektiven Prüfung der Frage, was Frischkost zu leisten vermag, haben wir daher selbst an einem vierwöchigen Kuraufenthalt in dieser Kurstätte, die damals noch nach den Grundsätzen von Dr. Nolfi weitergeführt wurde, teilgenommen. Wir erlebten die ausgezeichnete Wirkung der Frischkost am Gesunden. Gleichzeitig war eine eingehende Unterhaltung mit ehemals Kranken möglich, die noch zu Lebzeiten von Dr. Nolfi von dieser persönlich betreut worden waren. Wir erhielten Einblick in die Krankengeschichten, einem wertvollen Erfahrungsgut, das uns Erkenntnisse vermittelte, die für unsere eigene spätere wissenschaftliche Arbeit richtungsweisend waren.

Die Möglichkeit der Frischkost

Durch Frischkost ist eine Beeinflussung des in seinen Regulationsmechanismen gestörten kranken Körpers möglich, die erstaunlich erscheinen mag. Der Fehler ist nur, daß die meisten Menschen sich für diese Möglichkeiten erst zu interessieren beginnen, wenn sie schon seit längerem schwer krank sind. Dann wird es immer schwerer, sich umzustellen, so daß man zunächst Geduld haben und Ausdauer mitbringen muß.

Nach den gesammelten Erfahrungen und vorliegenden Krankengeschichten gehört zu den Indikationsgebieten dieser Kostform:

Parodontose, Entzündungen der Mundhöhle, Vitaminmangel, Mineralstoffwechselstörungen, Magengeschwür, Magenkatarrh, chronische Blinddarmentzündung, Dickdarmkatarrh, chronische Verstopfung, Hämorrhoiden, Leber- und Gallenleiden, Zuckerkrankheit, Herz-, Kreislauf- und Nierenkrankheiten, Steinkrankheiten, Rheumatismus und Gicht, chronische Polyarthritis, Fettsucht, Hypertonie, Atherosklerose, Krankheiten als Folge von Überanstrengung, akute und chronische Ekzeme und andere Hautleiden wie Psoriasis, allergische Leiden, gutartige Geschwülste, Meniérische Krankheit, neurologische Leiden, Basedowsche Krankheit, Nervenerkrankungen und auch Krebs.

Wir betrachten die Frischkost nicht als Allheilmittel, das andere Mittel und Maßnahmen überflüssig macht. Sie bleibt aber ohne nachteilige Folgen, hat keine schädlichen Nebenwirkungen und kann nur nützen, so daß zumindest auf ihre unterstützende Wirkung nicht verzichtet werden sollte. Die Beeinflussung gestörter Regulationsmechanismen über den Säure-Basen-, Elektrolyt- und Wasserhaushalt hat einen nachhaltigen Einfluß und gehört zu den Vorbedingungen für die Möglichkeit einer jeden Heilung. Krankengeschichten sind am besten dazu geeignet, einen Einblick in diese Möglichkeiten zu geben.

a) Stuhlverstopfung (Obstipation)

Bei Stuhlverstopfung ist unbedingt Rohkost angezeigt, denn sie ist der Hauptträger von unverdaulichen zellulosereichen Faserstoffen, den sogenannten Ballast- oder Schlackenstoffen. Diese sind erforderlich für eine regelmäßige und gesunde Darmtätigkeit, da der Gehalt an Ballaststoffen die Darmperistaltik und den Stuhlgang in Gang bringt. Die Ausscheidung von Verdauungssäften und Galle wird gefördert; die Cholesterinausscheidung nimmt erheblich zu. Der Wasserreichtum dieser Kost führt zu einer Volumenvermehrung des Stuhles. Daneben kommt es zu einer Umstimmung der Darmflora. Ernährungsanamnesen haben gezeigt, daß am Beginn chronischer Erkrankungen vielfach eine Darmträgheit steht. Die erste Bedingung, um gesund bleiben oder eine Krankheit heilen zu können ist, die Verdauung in Ordnung zu bringen. Nachfolgend von den vorliegenden Patientenberichten einige Beispiele.

Fall 1

Dr. Nolfi bekam selbst Krebs an der rechten Brust. Der Knoten hatte bereits die Größe eines Hühereies und war in die Brust hineingewachsen. Durch lebende Frischkost kam der Krebs zum Stillstand. Hauptursache dieser Erkrankung war die verkehrte Ernährung und falsche Lebensweise, die wie gewöhnlich auch bei ihr vorausgegangen war. Besonders während ihrer zwölfjährigen Hospitalausbildung stimmte die Ernährung in keiner Weise, so daß sie die ganze Zeit über an trägem Stuhlgang und an Magenkatarrh litt. Einmal wäre sie am Verbluten aus einem Magengeschwür beinahe gestorben.

Fall 2

Eine 65jährige Frau litt seit 20 Jahren an Stuhlverstopfung. Während der letzten 10 Jahre war sie ständig krank. Mehrmalige Krankenhausaufenthalte und die Hinzuziehung von Spezialisten brachten keine Hilfe. Sie kam immer mehr von Kräften und war schließlich ein ganzes Jahr über bettlägerich. Durch eine Rohkostkur verschwand die Verstopfung vollkommen. Sie konnte schon nach sechs Wochen an einem Tage 30 km Rad fahren, ohne müde zu werden. Auch der rechte Arm wurde wieder gesund. Das Schultergelenk war versteift und konnte vordem nicht mehr bewegt werden.

Fall 3

Eine 49jährige Frau mußte vier Jahre lang Abführmittel nehmen. Nach der Ernährungsumstellung kam der Stuhlgang schon nach vier Tagen in Ordnung. Sie litt an einer Erkrankung des Zentralnervensystems und hatte Muskelkrämpfe. Man hatte sie aufgegeben und wollte sie invalidisieren. Ihr Gewicht betrug nur noch 48 kg; nach der Umstellung stieg es auf 58 kg an. Die Krankheit erfuhr eine Besserung, obwohl sie bereits sehr weit fortgeschritten war.

Fall 4

Ein 67jähriger Großkaufmann bekam Darmblutungen. Er hatte auch Herzbeschwerden. Nach der Ernährungsumstellung fühlte er sich wohl und gesund und war leistungsfähiger als zuvor. Digitalis konnte abgesetzt werden. Auch Gichtanfälle verschwanden völlig. Warzen sind weggeschrumpft. Früher ging er 3 bis 4mal jährlich zum Zahnarzt. Dies war nicht mehr erforderlich und alles in Ordnung.

Fall 5

Eine 19jährige Frau bekam Darmblutungen. 1 1/2 Jahre später war auch ihre Gebärmutter betroffen. Sie bekam 45 Radiumbehandlungen. Danach erbrach sie alles, bekam trägen Stuhlgang, Blähungen und Unterleibsschmerzen, die nicht mehr auszuhalten waren. Vor Schmerzen konnte sie auch nicht mehr schlafen. Der Gewichtsverlust betrug 21 kg. Sie wog nur noch 35 kg, wurde aufgegeben und war dem Tode nahe. 14 Tage nach Umstellung auf Rohkost kam ein gewaltiger Stuhlgang, bis zu achtmal am Tag und mehrere male in der Nacht. Auch in der vierten Woche kam noch massenweise Stuhlgang. Zwei Monate später wog sie schon wieder 42 kg, war schmerzfrei, schlief gut und von bestem Wohlbefinden.

b) Übergewicht und Fettsucht

Gegen Übergewicht und Fettsucht ist die Rohkost die idealste Ernährungsform, die wir kennen. Wer übergewichtig ist, ißt nicht nur zuviel, sondern ernährt sich im allgemeinen auch falsch. Die Rohkostkur führt zu einer schnellen Entwässerung und Entsalzung. Trotz des verminderten Kaloriengehaltes sättigt sie gut, führt zur Umstimmung und Geschmacksgewöhnung für eine gesündere, natürliche Kost.

Fall 1

Auf das Körpergewicht wirkt die Rohkost ausgleichend. So hat beispielsweise bei einem Ehepaar nach einer vierwöchigen Rohkostkur die eine Person 2 kg abgenommen, die andere nahm 1 kg zu.

Fall 2

Wenn man an Gewicht abnehmen soll, wird man Getreide reduzieren und auch mit Milch sparsam sein müssen. Nüsse sind zu vermeiden. Nach den uns von einer Patientin überlassenen Unterlagen hatte diese bei den von ihr durchgeführten Frischkostkuren folgende Gewichtsabnahmen:

Rohkostkur vom:

9.6 bis 31.7.1962 . . . . . 5,2 kg
4.6 bis 24.7.1963 . . . . . 4,1 kg
5.6 bis 28.7.1964 . . . . . 5,2 kg

Fall 3

Eine 65jährige Dame war vor vier Jahren auf Rohkost übergegangen. Sie verlor 19,5 kg und erfuhr eine erstaunliche Verjüngung. Gelbe Altersflecke im Gesicht verschwanden, auch Falten an Hals und Armen sowie die früher vorhandenen Augensäcke. Besuch aus der DDR hat in ihrem Hause durch Rohkost in vier Wochen 7 und 6 kg abgenommen. In diesem Fall gab man auch keine Milch. Die Rohkost wurde angerichtet mit etwas Öl, Zitronensaft, Zwiebeln und Kräutern.

Im Gegensatz zur Fastenkur gibt es bei der Rohkost keine Fastenazidose und keine Fastenkrisen. Es kommt zur Umstimmung und Beeinflussung des in seinem Regulationsmechanismus zumeist gestörten übergewichtigen Körpers. Man nimmt nicht nur ab. sondern wird gesünder. Das Befinden bessert sich; man ist während der Rohkostkur voll arbeitsfähig.

c) Bluthochdruck (Hypertonie)

Dr. Nolfi beobachtete bei ihren Patienten mehrmals nach Rohkost einen so schnellen Blutdruckabfall, daß sie zunächst an eine fehlerhafte Anzeige des Blutdruckmeßapparates dachte. Auch Prof. Eimer stellte eine entlastende Wirkung der Rohkost bei Hypertoniekranken fest.

Die günstigen Erfahrungen veranlaßten ihn zu der allgemeinen Forderung, daß man grundsätzlich diese Behandlung bei Hypertoniekranken in erster Linie anwenden und nur bei ungenügendem Erfolg zur Untersützung Medikamente verordnen solle.

d) Nierenkrankheiten

Bei Nierenkrankheiten kommt es ganz entscheidend auf die Normalisierung des Säure-Basen-Gleichgewichts, des Elektrolyt- und Wasserhaushaltes an. Längere Frischkostperioden wirken nierenentlastend und entzündungswidrig. EIMER hat Kranke mit chronischer Nierenentzündung (Nephritis) mit beginnender Harnvergiftung (Präurämie) dadurch mit bestem Erfolg von ihren quälenden Beschwerden befreien können und die Rohkost auf Grund seiner Erfahrungen daher besonders empfohlen. Bei Einschränkung der Nierenfunktion können die mit

einer sogenannten ”normalen Kost” im Überschuß zugeführten Säuren nicht mehr in ausreichendem Maße neutralisiert und aus dem Körper ausgeschieden werden. Die Azidose des Nierenkranken muß daher zuallererst durch eine geeignete Kostform beseitigt und verhindert werden. Die besonders bei der akuten Nephritis zu erzielenden klinischen Erfolge sind auch nach Beobachtungen von KAUNITZ besonders eindrucksvoll und geradezu verblüffend. Renale Ödeme, die zuerst im Gesicht aufzutreten pflegen, verschwinden prompt.

e) Krebs

Das die mit großem Spenden- und Propaganda-aufwand gestarteten Krebs-Früherkennungsun-tersuchungen, die vielfach auch als Vorsorge-untersuchung bezeichnet und daher als "Krebs-verhütung" mißverstanden wurden, nicht genü-gen, muß jetzt zugegeben werden. Von den et-wa siebzig verschiedenen Krebsarten dürften auch nur etwa drei oder vier überhaupt einer systematischen Früherkennungsuntersuchung zugänglich sein. Außerdem sind die früh er-kennbaren Karzinome nicht einmal die häu-figsten und gefährlichsten. Die Beteiligung an den Krebs-Früherkennungsuntersuchungen ist inzwischen auf 28 Prozent bei den Frauen, bei den Männern sogar auf 13 Prozent abgesackt. Die Krebsangst ist durch die einseitige Form der Krebsaufklärung nur gewachsen mit dem Resultat, daß 53 Prozent der Männer und 59 Prozent der Frauen sich schon vor der Diag-nose, 64 Prozent der Männer und 69 Prozent der Frauen vor einer eventuellen Therapie fürchten.

Man muß bedenken, daß die Krebsgeschwulst bereits ein Endstadium darstellt. Von Krebs-krankheit wird aber erst gesprochen, wenn eine Krebsgeschwulst auftritt, also das Endstadium erreicht ist. Der Krebs hat aber zumeist eine lange Vorgeschichte, im allgemeinen von 10 und mehr Jahren. Das Krebsproblem kann daher nur gelöst und mit Erfolg angegangen werden, wenn wir den *Ursachen* nachgehen und vorzubeugen suchen.

Die Eßgewohnheiten

Aufgrund weltweit durchgeführter statistischer Erhebungen hat sich gezeigt, daß die Eßge-wohnheiten bei der Krebsentstehung eine aus-schlaggebende Rolle spielen. Schon beim Wech-sel in ein anderes Land, zum Beispiel von Japan nach Amerika, tritt durch die unterschiedliche Nahrung eine Veränderung des bisherigen Krebsrisikos ein. Untersuchungen zeigen bei-spielsweise auch, daß die in den westlichen Ländern üblichen überhöhten Fleisch- und Fett-mengen sowie fehlende Ballaststoffe krebsbe-günstigend wirken.

In einer Fachtagung zur Krebsvorbeugung in New York mit 53 Wissenschaftlern aus vielen Ländern wurde aufgrund aller heute vorliegen-den wissenschaftlichen Erkenntnisse festge-stellt:

Eine Veränderung der Eßgewohnheiten ist die einfachste und zugleich größte Chance, den Krebs zu bekämpfen.

Auch nach Ansicht der Welt-Gesundheitsor-ganisation sind siebzig Prozent aller Krebser-krankungen durch die Nahrungsaufnahme ver-ursacht.

Es muß daher doch wohl geradezu als ein Kunstfehler angesehen werden, wenn neben den klassischen Methoden der Krebsbehandlung die Ernährung als Basisbehandlung und Vorsorge-maßnahme unberücksichtigt bleibt. Das gilt insbesondere nach einer erfolgreich verlaufenen Operation, weil die Stoffwechsellage, die Be-schaffenheit des inneren Milieus ausschlagge-bend dafür sein kann, ob es zur Metastasenbil-dung kommt oder nicht. Krebskranke sterben im allgemeinen nicht an der meist nur langsam wachsenden Primärgeschwulst, sondern an den Tochtergeschwülsten. Haben sich erst einmal Metastasen gebildet, ist bekanntlich kaum mehr Heilung möglich. Daher sollte sehr ernsthaft und rechtzeitig an eine Umschaltung der Stoff-wechsellage und die Ausschaltung aller bisheri-gen Ernährungsfehler gedacht werden. Diese Maßnahmen können lebensrettend sein, da dem Krebs der Nährboden entzogen werden muß, auf dem er vorzugsweise gedeiht. Von einem Chirurgen in einem großen französischen Krankenhaus wurde festgestellt, daß es bei sol-chen Patienten, die sich an eine strenge Ernäh-rungsvorschrift hielten, nach der Krebsopera-tion nicht zu Rückfällen kam. Bei denen, die diese nicht einhielten, ist es dagegen in einem Zeitraum von zwei bis fünf Jahren erneut zu Karzinombildung gekommen. Diese Untersu-chung stützte sich auf einen Zeitraum von 16 Jahren.

Der Lebensstil

Es bleibt jedem einzelnen selbst überlassen, seinen Lebensstil entsprechend einzurichten und das zu tun, was man im allgemeinen als Lebensordnung bezeichnet. Daher interessieren sich die meisten für diese Dinge leider erst dann, wenn ein Krebspatient bereits aufgegeben wurde. Es liegt in der Natur der Krebskrankheit begründet, daß dann niemand mehr mit absoluter Gewißheit die Heilung versprechen kann, ohne sich dem Vorwurf unehrenhaften Handelns auszusetzen. Es kommt auf das noch vorhandene Reaktionsvermögen an. Die Harnanalysen ermöglichen es jedenfalls, die Reaktionslage der Ernährung zu kontrollieren und im Rahmen der noch bestehenden Möglichkeiten gezielt vorzugehen. Es ist erwiesen, daß man auf diesem Wege nur helfen und lindern, niemals schaden kann. Die Rohkost ist keine Wunderkur, sondern nur ein natürlicher Weg, um die körpereigenen Regulationsmechanismen wieder wirksam werden zu lassen. Manchmal hilft es auch noch dort, wo man nichts mehr erwartet hatte, wie es die nachfolgenden Patientenberichte zeigen.

Fall 1

Bei einer 39jährigen Frau war wie gewöhnlich verkehrte Ernährung und falsche Lebensweise vorausgegangen. Sie rauchte 20 bis 30 Zigaretten täglich. Bereits der Vater war an Krebs gestorben. Viele Jahre hindurch hatte sie trägen Stuhlgang. Seit einem Jahr hatte sie einen Knoten in der Brust, der ständig wuchs. Es bildete sich auch noch ein haselnußgroßer Knoten in der Achselhöhle. Im Januar wurde die linke Brust wegoperiert und die Achselhöhle ausgeräumt. Vorweg wurden 20 Röntgenbestrahlungen durchgeführt. Bereits im Mai, also nur vier Monate später, zeigte sich ein Knoten über dem linken Schlüsselbein. Er erhielt 10 Bestrahlungen, nahm aber trotzdem nicht ab. Der Knoten war hart und so groß wie ein Hühnerei. Sechs Wochen nach Übergang auf Rohkost war der Knoten zum Teil verschwunden. Nach Fortführung der Rohkost ist die Patientin fünf Monate später bei der Röntgenuntersuchung für gesund erklärt worden. Es fanden sich keine Krebssymptome mehr. Der Krebs war durch Gewebeentnahme (Probeexzision) einwandfrei festgestellt worden.

Fall 2

Ein 56jähriger Geschäftsmann hatte seit langem trägen Stuhlgang und seit 7 bis 8 Jahren Hämorrhoiden. Es begann mit Magenschmerzen, Appetitlosigkeit und ab und zu teerfarbenem Stuhl. Unterleibsschmerzen brachten ihn wegen Verdacht auf Blinddarmentzündung schließlich ins Krankenhaus. Es war Mastdarmkrebs, wie es eine Probeexzision ergab. Er sollte operiert werden und einen künstlichen Darmausgang (Anus praeter) bekommen. Er entschloß sich, es zunächst noch mit einer Rohkostkur zu versuchen. Bereits nach sechs Wochen hatte die Krebsgeschwulst, die schon die Größe eines durchgeschnittenen Hühnereies besaß, deutlich abgenommen. Die Ernährungsweise mit reiner Frischkost wurde fortgeführt und führte zu bestem Wohlbefinden.

Fall 3

Eine 62jährige Frau hatte einen großen Knoten in der Brust. Nach vierwöchiger Rohkostkur war er schon bis zur Erbsengröße zusammengeschrumpft. Drei Wochen später war er verschwunden.

Fall 4

Eine 49jährige Frau entdeckte in einer Brust einen Knoten, groß wie eine Nuß. Sie stand grosse Ängste aus und ging zu einem Arzt, der ihr erklärte, daß sie sofort nach Hause fahren und gleich operiert werden müsse. Von Rohkost hielt er nichts und wollte seinen Kopf dafür als Pfand lassen, daß diese nicht helfen würde. Die Patientin entschloß sich trotzdem dazu, es zunächst mit einer Rohkostkur zu versuchen. Dann ging sie wieder zum selben Arzt, der ungehalten darüber war, daß sie noch nicht abgereist war und sich der Operation unterzogen hatte. Zu seinem Erstaunen und zu seiner Verwunderung hat er bei der Nachuntersuchung keinen Knoten mehr vorgefunden. .

f) Rheuma

Die Ursache (Ätiologie) der rheumatischen Erkrankungen betrachtet man allgemein als unbekannt, und deswegen wird eine ursächliche (kausale) Behandlung nicht für möglich gehalten. Allgemein wird angenommen, daß man zur Verhütung dieser Krankheiten nichts tun könne, weshalb sie schicksalshaft hingenommen werden müßten. Die Folge dieser Anschauung ist, daß inzwischen schon jeder Dritte oder 20 Millionen Bundesbürger mit rheumatischen Schmerzzuständen zu tun haben. Zwei Millionen müssen wegen eines fortgeschrittenen chronischen Verlaufs mit schweren Bewegungseinschränkungen, Gelenkversteifung und Verkrüppelung rechnen. Chronische rheumatische Erkrankungen sind die häufigste Ursache vorzeitiger Invalidität.

Entartung des weichen Bindegewebes

Rheuma ist eine Allgemeinkrankheit, die mit einer Entartung des weichen Bindegewebes (Mesenchyms) im ganzen Körper beginnt. Es sind verschiedene Erscheinungsformen, weshalb man von einem "rheumatischen Formenkreis" spricht. Die rheumatischen Erkrankungen der Weichteile (Weichteilrheumatismus) können die Muskeln, Sehnen, Bänder, Kapseln, Nerven, Schleimbeutel und das Unterhautfettgewebe betreffen. Die schmerzhaften Zustände treten als reißende, ziehende oder fließende Schmerzen in Erscheinung. Gefürchtet ist der *Gelenkrheumatismus*. Die chronische Polyarthritis bereitet die meisten Sorgen wegen des chronisch fortschreitenden Verlaufes und der Gelenkzerstörung, die zu schweren Verkrüppelungen führen kann. Es ist die schwerste Form der rheumatischen Erkrankungen, die viele Gelenke befallen kann (gr. poly = viel; arthron = Gelenk).

Der Anfang eines solchen Leidens ist uncharakteristisch, beginnt meist schleichend. Man wird unlustig, klagt über Ermüdbarkeit, Appetitlosigkeit, Schweißausbrüche und Gewichtsabnahme. In den Händen und Füßen kommt es zu anormalen Körperempfindungen (Parästhesien), wie Taubheit, Kribbeln, Gefühl des Einschlafens und schmerzhaften Empfindungen im kalten Wasser. Morgens wacht man mit steifen, klammen Händen auf.

Medikamentöse Behandlung und physikalische Therapie

Die übliche Behandlung des chronischen Rheumatismus erfolgt medikamentös. Daneben wird in den Kurorten und Rheumakliniken auch eine physikalische Therapie eingesetzt durch Bäder, Packungen, Massagen und Bestrahlung. All diese Mittel wirken nur symptomatisch; es werden die Krankheitszeichen angegangen ohne die Erkrankung auszuheilen. Man versucht, den Krankheitsverlauf wenigstens vorübergehend zu beeinflussen. Vorübergehender Beschwerdefreiheit folgen neue Anfälle; die Krankheit verläuft in Schüben. Es handelt sich daher eher um eine regelmäßige und langdauernde ärztliche Überwachung, wobei der Patient vollständig von Medikamenten abhängig wird, da diese die Krankheitserscheinungen im Grunde genommen nur betäuben. Die Rheumamittel haben teilweise auch gefährliche Nebenwirkungen. Einige mußten deswegen schon aus dem Verkehr gezogen werden.

Änderung der Stoffwechsellage

Der Rheumatismus hat wie alle chronischen Erkrankungen eine lange Vorgeschichte. Bei unseren Harnanalysen fanden wir Tageskurven nach Bild 164 und 165 mit ausgesprochener Regulationsstarre. Die Verhütung (Prophylaxe) und Heilung rheumatischer Leiden erfordert die Umstimmung und Änderung des Bindegewebsstoffwechsels. Dies ist nur über den Wasser-, Elektrolyt- und Säure-Basenhaushalt möglich. Dieser ist nahrungsabhängig und kann, da die Reaktionslage der Nahrung sich im Harn wiederspiegelt, durch Harnanalysen kontrolliert werden. Ein Erfolg ist nur möglich, wenn auf diese Weise die Fließvorgänge, die zwischen dem Blut, dem mesenchymalen Bindegewebe und der Niere stattfinden, normalisiert werden und das Bindegewebe regeneriert wird. Erforderlich ist eine Stoffwechsellage, wie sie die Diagramme in Bild 162, 176, 211 und 214 wiedergeben. Diese läßt sich durch pflanzliche Frischkost erreichen. Dazu Pellkartoffeln, während Getreide und saures Obst bei Rheuma am besten zunächst ganz gemieden werden.

Gelenkentzündungen lassen sich mit Rohkost auf natürliche Weise beeinflussen. Sie hat eine entzündungshemmende (antiphlogistische) Wirkung, wie von BÜRGER und KNOBLOCH 1959 durch im klinischen Rahmen durchgeführte Untersuchungen nachgewiesen. Man braucht allerdings viel Geduld und Ausdauer, wenn es sich um chronische Leiden handelt, die schon jahrelang bestanden haben und lange medikamentös vorbehandelt worden sind. Bereits eingetretene schwere Knochenveränderungen, völlige Knochenversteifung und arthrotische Veränderungen sind nicht mehr rückbildungsfähig. Damit Rohkost ansprechen kann, wird man schwere Rheumamittel absetzen bzw. sich damit ausschleichen müssen. Nachdem chronische Leiden nur über eine akute Reaktion beeinflußt werden können, sind Rückfälle möglich. Es sind Heilkrisen, die durchgestanden werden müssen. Patienten mit *Ischias* hat Dr. Nolfi mehrmals schon nach zehn Tagen Rohkost wieder zur Arbeit gehen sehen, in einem Fall obendrein bei harter körperlicher Arbeit als Gärtner. Das Hauptproblem in der Rheumatherapie ist aber der chronische Gelenkrheumatismus wegen seines chronisch fortschreitenden Verlaufes, der Gelenkzerstörung und dadurch verursachten Bewegungsunfähigkeit. Was möglich sein kann, wenn die Störungen im Säure-Basengleichgewicht und Elektrolythaushalt mit Hilfe pflanzlicher Frischkost behoben werden, mögen die folgenden Patientenberichte zeigen.

Fall 1

Ein 35jähriger Facharbeiter hatte ein zwei Jahre altes Gelenkrheuma beider Hüftgelenke. Er wurde mehrmals mit Massagen und Bädern behandelt, womit man die Schmerzen zu lindern suchte. Diese Behandlung blieb ohne Erfolg; die Krankheit verschlimmerte sich erheblich. Er konnte schließlich weder stehen noch gehen, vor Schmerzen nicht mehr schlafen und hätte invalidisiert werden müssen. Nach zweimonatiger reiner Rohkost und täglichen Sonnenbädern nahm er seine Arbeit wieder auf, war seitdem gesund und arbeitsfähig.

Fall 2

Eine 35jährige Frau litt seit acht Jahren an Gelenkrheuma. Sie fuhr bereits im Rollstuhl, brauchte beim An- und Ausziehen Hilfe, mußte aufs Becken gehoben werden usw. Während der verflossenen acht Jahre waren nacheinander alle Behandlungsmöglichkeiten versucht worden, jedoch ohne Erfolg. Sie entschloß sich schließlich dazu, ein ganzes Jahr von Rohkost zu leben. Während der ersten Monate spürte sie noch keine Besserung, eher das Gegenteil. Aber nach sieben Monaten hatte sie schon das Gefühl leichter gehen zu können. Vorher konnte sie sich nur schwer im Bett drehen, überhaupt nicht auf einer harten Matratze. Jetzt drehte sie sich mit Leichtigkeit. Zwei Monate später war ihr Kniegelenk deutlich abgeschwollen. Die rechte Hüfte, die 2,5 cm nach oben verschoben war, hatte sich auf den richtigen Platz zurückverlagert. Sie benötigte daher keine überhöhten Schuhabsätze mehr. Alle äußeren Knoten waren bis zur Hälfte und mehr zurückgeschrumpft. Seitdem schritt die Besserung ständig fort. Ein Jahr vorher mußte sie die Treppen heraufgetragen werden. Jetzt konnte sie schon allein in den vierten Stock gehen. Ihre monatliche Regelblutung (Menses), die ausgeblieben war, kam wieder regelmäßig.

Fall 3

Ein 64jähriger Mann litt seit 25 Jahren an chronischer Polyarthritis. Bei einer Größe von 166 cm hatte er ein Gewicht von 101 kg. Er hatte Schmerzen in allen Gliedern, am schlimmsten in den Knien. Er bekam Beklemmungen über der Brust und wurde schon bei leichten Anstrengungen kurzatmig, war sehr müde, besonders morgens, und schlief schlecht. Leichtere Anfälle deuteten auch auf Nieren- und Gallensteine hin. Außerdem litt er unter einer sehr hartnäckigen Lumbago (Muskelrheumatismus der Lendenwirbelsäule). Er hatte viel Kautabak genommen, und seine Sehkraft war erheblich eingeschränkt. Nach dreimonatiger Rohkostkur konnte er seine alten Brillen, die vordem zu schwach geworden waren, wieder benutzen. Er hatte 15 kg an Gewicht verloren. Die Polyarthritis war gut zurückgegangen, der Gang frei und natürlich.

Fall 4

Eine 52jährige Frau hatte Polyarthritis seit über 15 Jahren. Es begann wie in den meisten Fällen mit einer Erkrankung der Fingergrundgelenke.

Behandelt wurde unter anderem mit einer Goldkur, die aber wegen der Nebenwirkungen abgebrochen werden mußte. Die Krankheit schritt fort und führte im weiteren Verlauf zur Beteiligung der Beine, des Rückens, der Schultern und Arme. Die Knie waren besonders stark angegriffen und schließlich in einem Winkel von 90° fixiert, weshalb man in dieser verzweifelten Situation die Entzündung mit einer Pinicillaminkur zu stoppen suchte. Die Patientin war eine vollständige Invalidin, konnte nur unter Schmerzen 100 Schritte mit zwei Stöcken gehen. Die pflanzliche Frischkost führte zunächst zu kräftigen Rohkostreaktionen. Diese Reaktionen dauerten jeweils einen Tag mit Fieber bis zu 40°, starker Schwäche und Anschwellen der Gelenke. Ein paar Tage danach löste sich dann etwas, was bis dahin steif gewesen war. Die beiden ersten Reaktionen betrafen den rechten Arm. Zuletzt lösten sich die linke Hüfte und das linke Knie, die ein ganz neues Profil bekamen. Die Patientin konnte nunmehr bereits auf dem linken Bein gerade stehen, während das rechte Bein noch eine kleine Beugung hatte. Im Laufe des darauffolgenden Jahres besserte sich die Kraft im ganzen Körper. Sie konnte wieder ohne fremde Hilfe alleine fertig werden, für sich persönlich und im Haushalt, konnte ohne Stock alleine ausgehen, mit der Strassenbahn und mit dem Zug fahren und Einkäufe machen. Sie erhielt ihre Kraft und Beweglichkeit zurück und gelangte zu einem dauerhaften Wohlbefinden.

Fall 5

Im Royal Free Hospitel in London sind zwölf als unheilbar betrachtete Patienten mit chronischer Arthritis versuchsweise einer Frischkostbehandlung unterzogen worden. Medikamente wurden weggelassen. Von den zwölf Patienten erhielten nach dem Bericht über die Ergebnisse dieses Experimentes, die auch in einem Dokumentarfilm festgehalten wurden, während der Behandlung bereits sieben vollständig, drei teilweise ihre Bewegungsfähigkeit zurück. Alle zwölf wiesen am Schluß der Behandlung einen erheblich gebesserten Allgemeinzustand auf.

Fall 6

In Dänemark erfuhren wir von einer Pianistin. Sie bekam Rheuma in beiden Händen und war daran, ihren Beruf aufgeben zu müssen. Durch Übergang auf Rohkost verlor sie ihr Rheuma in einem halben Jahr und spielte wieder Klavier wie früher.

Dasselbe ist bekannt von ELLY NEY (1882 bis 1968), der wohl größten deutschen Pianistin der ersten Hälfte dieses Jahrhunderts, die sich vor allem als Beethoven-Interpretin weltweit einen Namen gemacht hat. Ihr drohte Rheuma, auch in den Händen, nachdem sie bereits durch Versteifung der Kniegelenke am Gehen behindert war. Eine vierwöchige Frischkostkur ließ diese ersten Anzeichen verschwinden. Sie sah sich aber gezwungen, diese Ernährungsweise beizubehalten, weil jedes Abweichen davon die krankhaften Erscheinungen zurückbrachte. Durch eigenes Erleben überzeugt, wurde sie zu einer entschiedenen Vertreterin dieser Lebensweise. Mit 85 Jahren ist es ihr dadurch noch möglich gewesen, in der Tonhalle in Zürich ein anspruchsvolles Beethoven-Konzert zu spielen.

D. ALLERGIEN

Gegen pathogene Mikroorganismen oder deren Produkte und auch sonstige artfremde Eiweißstoffe und körperfremde Stubstanzen, die der Organismus zu neutralisieren und zu entfernen trachtet, werden im Körper Abwehrstoffe gebildet. Substanzen, die den Körper zur Bildung dieser Abwehrstoffe anregen, werden als *Antigene* (Abkürzung: Ag) bezeichnet. Es ist die Abkürzung für *Antisomatogen* (gr. soma = Körper; gennao = erzeugen). Die Antigene lösen eine Immunreaktion und dadurch die Bildung von *Antikörpern* aus. Es kommt zur *Antigen-Antikörper-Reaktion* (Abkürzung: AAR), einer Abwehrreaktion, durch die der Körper die Fremdstoffe, vor allem artfremde Eiweißstoffe, unschädlich zu machen sucht (Bild 217). Durch die Immunabwehr wird der Organismus auf natürliche Weise für Krankheiten unempfänglich und gegen Ansteckung gefeit. Die Immunantwort ist spezifisch, das heißt, jeweils gegen bestimmte Krankheitserreger gerichtet.

Stark in Zunahme begriffen sind krankhaft veränderte Reaktionen des Organismus. Antigene, die solche Überempfindlichkeitsreaktionen auslösen, werden als *Allergene* bezeichnet (gr. allos = anders; ergon = Tätigkeit; genesis = Entstehung). Unter Allergie versteht man die Bereitschaft zur andersartigen, vom normalen abweichenden Reaktion. Die Allergielehre wurde 1906 von Clemens VON PIRQUET (1874 bis 1929), einem Wiener Kinderarzt, begründet. Er definierte Allergie als eine erworbene, spezifische, veränderte Reaktionsfähigkeit der Körpergewebe auf chemische Substanzen.

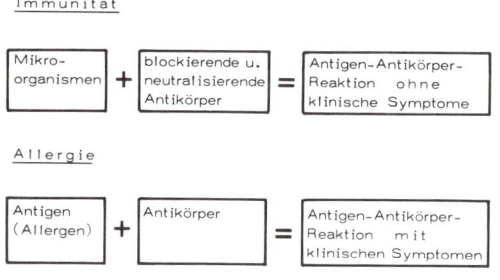

Bild 217: Gegenüberstellung von Immunität und Allergie.

Allergien sind die wohl heute meist verbreitete Krankheit. Man führt die Überempfindlichkeitsreaktionen vorwiegend auf die ständig steigende Zahl umweltschädigender Stoffe, eine zu häufige Einnahme stark wirkender Medikamente und Nahrungsmittelempfindlichkeiten zurück. Es werden bei der Antigen-Antikörper-Reaktion aus der körpereigenen Aminosäure Histidin *Histamine* gebildet und freigesetzt, die gefäßerweiternd wirken und auch die Gefäßdurchlässigkeit erhöhen. Histamin ruft vor allem Überempfindlichkeitsreaktionen vom Soforttyp hervor, bei denen sich die klinischen Symptome in wenigen Minuten oder Stunden einstellen. Die häufigste Allergie ist das *Nesselfieber*, die Urticaria (lat. urtica = Brennessel), ein allergisch bedingtes Ödem der Haut. Es bilden sich Quaddel; die Hauut schwillt an und juckt unerträglich. Große Beschwerden bereiten die Erkrankungen der Atmungsorgane. Das schwerste Krankheitsbild ist der allergische Schock. Er ist lebensgefährlich, wenn es durch die allergische Reaktion zu einem plötzlichen Versagen des Kreislaufs kommt.

Unter bestimmten Umständen entwickelt der Organismus sogar Antikörper gegen sein eigenes Gewebe. Man spricht dann von Autoantikörpern und bezeichnet die durch sie hervorgerufene Krankheit als Autoaggressionskrankheit. Manche rheumatischen und rheumaähnlichen Krankheitsbilder gehören in diese Gruppe.

Ein allgemein kausal wirksames Heilmittel gegen Allergien ist nicht vorhanden. Für die Entwicklung eines solchen Heilmittels soll John D. ROCKEFELLER sen. (1839 bis 1937), der selbst ein Allergiker war, schon 1909 eine Prämie von einer Million Dollar ausgesetzt haben. Sie konnte nicht ausgezahlt werden. Man behandelt nur die Symptome und sucht die Abwehrreaktionen des Körpers mittels Medikamenten zu unterdrücken. Es gibt eine große Anzahl Präparate, die *Antihistaminika*, mit deren Hilfe man das Gewebshormon Histamin, das bei allergische Reaktionen im Übermaß freigesetzt wird, zu neutralisieren und dadurch die Überempfindlichkeitserscheinungen zu mildern sucht. Eine solche Symptombehandlung bleibt nicht ohne Nebenwirkungen. Antihistaminika wirken auch auf das Zentralnervensystem und machen müde. Bei schweren akuten allergischen Erscheinungen wird auch Cortison, das Hormon der Nebennierenrinde, eingesetzt. Es unterdrückt Entzündungsprozesse, also an sich natürliche Abwehrvorgänge des Körpers, und hat bei längerer und dauernder Anwendung eine ganze Reihe schwerwiegender Nebenwirkungen.

Nach den Ursachen allergischer Erscheinungen wird oft lange herumgesucht. Üblich sind Hauttestungen, die aber auch unsicher sein können. Die besten Ergebnisse wären zu erwarten, wenn die Testung nicht nur mit den handelsüblichen Extrakten, sondern mit Stoffen aus der Umgebung des Allergikers durchgeführt werden würde. Ein solches Vorgehen ist aber zeitraubend und aufwendig.

Hat man das Allergen ermittelt, so bekommt man keinen anderen Rat, als diesen Stoff zukünftig zu meiden. In geeigneten Fällen wird auch eine *Desensibilisierung* (lat. sensibilis = empfindbar), auch Hyposensibilisierung genannt, versucht. Voraussetzung dafür ist, daß das auslösende Allergen genau festliegt wie beispielsweise Pollen, Hausstaub, Kot der Hausstaubmilbe oder Pilzsporen. In langsam steigender Dosierung werden sehr stark verdünnte Allergenextrakte subkutan langfristig eingespritzt. Es entwickeln sich neue blockierende Antikörper, die die krankmachende Antigen-Antikörper-Reaktion abschwächen oder verhindern sollen.

Arzneimittelallergie

Die Allergiebereitschaft wird gefördert durch eine zu häufige Einnahme stark wirkender Medikamente. Es besteht eine Neigung zu solchen Mitteln, weil man die Beschwerden möglichst schnell zu beseitigen sucht. Das natürliche Abwehrsystem wird dadurch unterdrückt, und die normalen Abläufe der Immunisierungsvorgänge werden unterbrochen, so daß Nebenwirkungen in Kauf genommen werden müssen. Arzneimittel, die mit Eiweißkörpern reagieren, zeigen stark allergene Eigenschaften, wie beispielsweise die Penizilline. Die gefährliche Penizillin-Allergie ist bekannt. Es wird geschätzt, daß heute bereits ein erheblicher Teil der Bevölkerung infolge früherer Berührung mit Penizillin sensibilisiert ist. Die Penizillinüberempfindlichkeit reicht von leichten Reaktionen bis zur tödlichen *Anaphylaxie* (gr. ana = gegen; phylaxis = Schutz; sinngemäß: "mißlungener Schutz"). Der anaphylaktische Schock ist die schwerste Form einer allergischen Reaktion. Innerhalb von Sekunden bis Minuten nach dem Kontakt mit dem Antigen kann der Kreislauf zusammenbrechen, der Blutdruck sinkt abrupt ab (Kollaps) und das Herz "jagt" (Tachykardie), wobei rascher Bewußtseinsverlust eintreten kann. Ein solcher Zustand bedeutet akute Lebensgefahr.

Nahrungsmittelallergie

Nach den bisher vorliegenden Beobachtungen und Daten kann davon ausgegangen werden, daß etwa ein Drittel der Bevölkerung bereits an unerwünschten Reaktionen leidet, die auf Nahrungsmittel zurückzuführen sind. Es sind eine Vielzahl von Erscheinungen, die meist vereinfachend mit dem Begriff Nahrungsmittelallergie belegt werden. Zum großen Teil sind es mehr funktionelle Störungen, deren Ursache kaum erkannt wird, so daß viele Diagnosen gestellt und manche Therapie eingeleitet wird, die erfolglos bleibt. Zu den häufigsten Reaktionen gehören unbezwingbare Müdigkeit, Kraftlosig-keit (Adynamie), aber auch Schwindelgefühl, Erbrechen, Migränekopfschmerz, Verdauungsstörungen und Hautreaktionen wie Hauterscheinungen mit juckenden Quaddeln (Urtikaria) und Ekzeme.

Der Mensch ist in erstaunlichem Maße anpassungsfähig, aber chemische Stoffe bei der Gewinnung und Verarbeitung der Nahrungsmittel haben in einem derartigem Umfange zugenommen, daß Allergien sich allmählich zu Volkskrankheiten entwickeln müssen. Es gibt dafür schon eine neue Fachrichtung, die "Klinische

Ökologie", die sich mit der Erforschung der Allergieauslösung durch Umweltfaktoren befaßt. Siebzig Prozent der Bevölkerung fühlen sich verunsichert und fürchten nachteilige gesundheitliche Auswirkungen durch Schadstoffe in Lebensmitteln. Man denkt dabei aber mehr an Vergiftung und Krebs, während solche Schadstoffe weit häufiger die Ursache von Allergien und chronischen Krankheiten darstellen. Die allergene Wirkung ist nicht abhängig von der Giftigkeit (Toxizität) für den Organismus .

Die Qualität der Lebensmittel

Der aufmerksame Verbraucher kümmert sich längst um die Qualität der Lebensmittel. Es ist für den Normalverbraucher allerdings nicht einfach, sich in der verwirrenden Vielfalt der Zusatzstoffe auszukennen. Es gibt zwar eine Kennzeichnungspflicht für fertig verpackte Lebensmittel. Die vorgeschriebene Zutatenliste besteht aus einer vollständigen Aufzählung der Zutaten, und zwar in absteigender Reihenfolge ihrer Gewichtsanteile im Lebensmittel. Eine genaue Angabe der Menge ist nicht vorgeschrieben, obwohl sie mindestens für die Zutaten Salz, Zucker und Phosphat wünschenswert sein würde. Es werden auch nicht alle Zusatzstoffe namentlich benannt, sondern teilweise durch ein verschlüsseltes Nummernsystem, unter dem sich die Mehrzahl der Verbraucher nicht viel vorzustellen vermag. Die sogenannten E-Nummern sind Codezahlen, die in der Europäischen Gemeinschaft (EG) einheitlich festgelegt werden. So verbirgt sich beispielsweise hinter der Nummer E 102 der synthetisch hergestellte zitronengelbe Farbstoff *Tartrazin*, der am häufigsten Allergien auslöst. Wer sich mit der Lebensmittel-Kennzeichnung näher befaßt, kann sich nur darüber wundern, was den Lebensmitteln alles zugesetzt wird. Wer gesund bleiben oder bei bereits eingetretener Erkrankung wieder gesund werden will, wird daher kaum noch ohne eine sachverständige Beratung auskommen und sollte auch auf eine Ernährungsanamnese bestehen, die für uns selbstverständlich ist.

Lose Waren oder Lebensmittel, die im Geschäft selbst kurzfristig verpackt wurden und nicht zur Selbstbedienung bestimmt sind, sind auch heute noch von der Kennzeichnungspflicht ausgenommen.

Die Nahrung als wichtigster Umweltfaktor

Es wird heute viel von Umweltschutz geredet. Dabei wird aber kaum erwähnt, daß der Mensch durch seine Nahrung, die er täglich ißt, am stärksten mit der Umwelt verbunden ist. In unserem Organismus finden ständig Abbau- und Aufbauvorgänge statt. Darauf haben wir bereits im Jahre 1972 in einer Veröffentlichung nachdrücklich hingewiesen. Die Nahrungsaufnahme ist der engste Kontakt mit der Umwelt, den wir uns denken können. Was wir essen, wird vom Blut aufgenommen und gelangt in alle Körperzellen, auch in die Gehirnzellen, so daß es für die körperliche und geistige Gesundheit gleichermaßen von Bedeutung ist.

Die Darmschranke

Bei allergischen Erscheinungen sollte man auch an den Magen-Darmtrakt denken. Dieser nimmt die Nahrungsmittel-Allergene zuerst auf. Sind die Darmschleimhäute geschädigt, so besteht eine erhöhte Durchlässigkeit für Nahrungsstoffe. Oft besteht dann eine Überempfindlichkeit gegen stark eiweißhaltige Lebensmittel wie Fische und Eier. Aber auch konzentrierte Kohlenhydrate wie Weißmehlprodukte und Zucker vermögen die Darmschranke leichter zu durchbrechen. Kleinste Teilchen passieren unverdaut die Darmschleimhaut und werden über den Blutweg im Körper verteilt. Es kommt zur Antikörper-Bildung und Sensibilisierung. Wir erlebten dies besonders eindrucksvoll bei einer Colitis ulcerosa, der chronisch entzündlichen Erkrankung des Dickdarms. Bei einem Fischessen brach schon während des Essens schlagartig ein Nesselfieber aus. Durch richtige Einstellung der Grundregulation und Frischkostkuren kam das Leiden zur Ausheilung. Seitdem sind keine allergischen Erscheinungen mehr aufgetreten. Es kann wieder beliebig oft Fisch gegessen werden. Die wirkliche Ursache der Allergie lag im Bereich des Darmes. Allergene wirkten nur als auslösende Faktoren.

Das als Allergien aufzufassende Nesselausschläge (Urticaria) auf Darmträgheit (Obstipation) beruhen oder durch die Resorption giftiger (toxischer) Darmprodukte zustande kommen können, wurde auch durch Prof. Gustav SCHERBER, dem früheren Vorstand der dermatologischen Abteilung der Rudolfstiftung in Wien, festgestellt. Er hat darüber 1929 an Hand von 150 hartnäckigen Fällen von Urticaria berichtet. Durch Reizung der Schleimhaut des Magens und des oberen Dünndarmteils entsteht jedesmal nach Einnahme von bestimmten Arzneimitteln oder noch häufiger durch den Genuß von gewissen Nahrungsmitteln schon nach 1 bis 2 Stunden, manchmal sogar bereits nach wenigen Minuten ein Nesselausschlag. In einfachen Fällen hilft schon eine Nahrungsumstellung und die Entleerung des Darmes mit einem gewöhnlichen Abführmittel. Scherber führte Darmspülungen durch, benützte dazu Kamillen oder verdünnte Glyzerinseifenlösungen und hat damit auffallende Heilergebnisse erreicht.

Lebensmittelsucht und Allergien

Die durch Medikamente, Nahrungsmittel und Gase ausgelösten Allergien sind meist stärker als solche, die durch Pollen, Staub, Pilzsporen und Tierhaare verursacht werden. Die klinische Wirkung der Überempfindlichkeit kann sich aber auch gegenseitig verstärken. Eine Lebensmittelallergie wird gefördert, wenn man bestimmte Leibgerichte hat und sich immer wieder mit denselben Speisen überfüttert. Wer sich beispielsweise zu einseitig nur von Getreideprodukten ernährt, befindet sich ständig in einer latenten Azidose und läuft Gefahr, daß sich die Selbstregulationsmechanismen mit der Zeit erschöpfen. Es gibt offensichtlich auch Zusammenhänge und eine gegenseitige Abhängigkeit zwischen Nahrungsmittelsucht und Allergien. Solche Zusammenhänge werden allerdings kaum erkannt. Weit verbreitet sind Süßigkeitssucht, Kaffeesucht und der einseitige Griff zu Konserven, Fertiggerichten und Limonaden.

Das Kennzeichen einer Sucht ist, daß man sich nach Aufnahme des Allergens wohler fühlt und daher glaubt, daß es einem gut bekomme. Daher wird man es täglich oder fast täglich zu sich nehmen ohne zu ahnen, daß dadurch allergische Krankheitssymptome verursacht sein könnten. Klarheit wird geschaffen durch einen Eßtest. Fünf Tage lang werden Lebensmittel, die man oft gegessen hat, weggelassen. Dann werden Proben davon genommen und beobachtet, ob allergische Symptome zurückkehren.

Auch die Abhängigkeit von Alkohol und Nikotin oder gar von Rauschgiften ist erfahrungsgemäß mit einer falschen Nahrungswahl bzw. einer Art Nahrungsmittelsucht gekoppelt. Eine Sucht kann dann von einer anderen abgelöst werden. Raucher, die mit dem Rauchen aufhören, werden oft zu starken Kaffeetrinkern oder fangen mit Süßigkeiten an. Die dauerhafte Beseitigung solcher Abhängigkeiten und Süchte erfordert ein Stoffwechselgleichgewicht, das den geordneten Ablauf des Wasser-, Elektrolyt- und Säure-Basen-Haushaltes als Grundfunktion erfordert. Die Grundfunktionen sind ernährungsabhängig. Die einzig richtige normale und wirksame Ernährungsweise ist diejenige, die einen normalen Reaktionsablauf ermöglicht, so daß die körpereigenen Regulationsmechanismen wirksam werden können. Es gibt in diesem Sinne daher auch keine ”Diät”. Diäten sind meist einseitig und können neue Schäden setzen.

Bei Allergien, Süchten und Abhängigkeiten findet sich allgemein eine latente Azidose. Dies deckt sich mit der Beobachtung, daß Symptome einer allergischen Reaktion mit Natriumbikarbonat gelindert werden konnten und macht die übergeordnete Stellung des Säure-Basen-Haushaltes im Rahmen der Grundfunktion sichtbar. Auch Zigarettenrauch ist alkalisch und könnte daher allergische Beschwerden erleichtern. Hier wäre demnach ebenfalls ein Zusammenhang zwischen Sucht und Allergie möglich.

Allergien der Atemwege

Eine der wichtigsten und häufigsten allergischen Erkrankungen ist das Bronchialasthma. Das hierfür eine Allergie fast allgemein als Ursache angesehen werden muß, ergibt sich schon aus der Feststellung, daß Asthma, Ekzeme und andere allergische Erscheinungen bei denselben Patienten wechselweise auftreten können. Häufig pflegt zu Zeiten des Bestehens der einen allergischen Reaktion die andere zu verschwinden. Daher kann davon ausgegangen werden, daß dem Asthma bronchiale eine Ursache zugrunde liegt, die den ganzen Organismus betrifft. Die verbindenden Erscheinungen bei allergischen Erkrankungen bestehen in einer Änderung der normalen Funktion der Kapillaren, vornehmlich der Haut. Dies äußert sich hauptsächlich durch entzündliche Ausschwitzung eiweißhaltiger Flüssigkeit, den Exsudaten, durch die Gefäßwände sowie durch Auftreten von Verkrampfungen (Spasmen) der glatten Muskulatur.

Beim Asthmaanfall kommt es zu einer Verengung der Luftwege, weil die Bronchialmuskulatur sich krampfartig zusammenzieht oder die Schleimhäute anschwellen. Beides kann auch gleichzeitig geschehen. Es kommt dadurch zur Atemnot, vor allem zur Erschwerung der Ausatmung. Solche Anfälle können durch Medikamente schlagartig unterbrochen werden. Heute gebräuchliche Asthmamittel sind Dosier-Aerosole und in Tablettenform. Das stärkste bronchialerweiternde Mittel ist Adrenalin, ein Hormon, das im Nebennierenmark gebildet wird und eine schnelle Entkrampfung (Spasmolyse) der Bronchialmuskulatur bewirkt. Mit all diesen Mitteln kann aber nicht geheilt werden, weil damit nicht die Krankheit selbst, sondern nur das Symptom der Krankheit behandelt wird. Im akuten Fall ist man aber darauf angewiesen.

Beim Asthma kann man sich nicht rechtzeitig genug um die Frühformen kümmern. Ist es erst einmal zu einer medikamentösen Dauertherapie gekommen, so läuft man Gefahr, daß sich ein Dauerasthma entwickelt und die Selbstregulation des Körpers ganz versagt. Wenn man den tatsächlichen Ursachen nachgehen soll, so sollte das Asthma zunächst einmal nicht als ausschließlich seelisch bedingt angesehen werden, obwohl Aufregungen, wie viele seelische Erschütterungen, die Krankheit auszulösen und zu verschlechtern vermögen. Viel zu oft gibt man sich mit der Erklärung zufrieden, die Krankheit sei psychisch bedingt, wenn die tatsächliche Ursache noch unbekannt ist.

An erster Stelle steht die Lungenfunktionsprüfung, um den Schweregrad der Erkrankung exakt beurteilen zu können. Nicht immer handelt es sich um ein rein allergisches Asthma. Viel häufiger sind Infekte des Atemtraktes, die mit der Asthmakrankheit in Zusammenhang stehen. Gemessen werden zwei Werte, die Vitalkapazität und die 1-Sekunden-Kapazität, auch als Atemstoßwert oder Tiffeneau-Wert bezeichnet. Die Sekundenkapazität ist beim Asthmatiker erheblich vermindert, da in erster Linie die Ausatmung betroffen ist. Mit Hilfe von Lungenfunktionsproben muß überwacht werden, ob sich die Lungenfunktion nicht weiter einschränkt.

Innenraumverschmutzung

Bei der Nachforschung, ob allergieauslösende Stoffe mit der Atemluft inhaliert werden, denke man nicht nur an die Außenluft oder an Abgase und Dämpfe am Arbeitsplatz. Auch eine Innenraumverschmutzung in der eigenen Wohnung, in der man sich je nach Jahreszeit lange aufzuhalten pflegt, ist möglich. Viele und häufig auch überflüssige Chemikalien haben sich in den Haushaltungen eingebürgert. Lange Zeit blieb die Luftverschmutzung durch abzugslose Gasherde und Gasboiler unbeachtet. Die Stickstoffdioxid-Konzentration in einer Küche kann beim Betrieb eines Gasherdes nach vorliegenden Meßergebnissen weit höhere Werte annehmen als in der Außenluft bei stärkstem Kraftfahrzeugverkehr.

Nachdem sich mit Asthmamitteln allein in der Mehrzahl der Fälle keine durchgreifende Besserung erzielen läßt, sollte man stets auch an den Darm denken. Die gesunde Darmschleimhaut verhindert den Durchgang nicht vollständig abgebauter Eiweißstoffe und giftiger Abbauprodukte; wir sprechen von einer Darmschranke. Beim Asthmatiker kann diese Abdichtung nach jahrelanger Schädigung des Darmes verloren gegangen sein. Dies kann dann zur Sensibilisierung und zu allergischen Erscheinungen führen. Meist ist auch die Entgiftungsfunktion der Leber bereits geschädigt.

Heilungsmöglichkeiten bestehen nur, wenn nicht nur die Symptome behandelt, sondern der krankhafte Stoffwechsel beeinflußt wird. Am wirksamsten ist dies durch Frischkost-Kuren möglich, die den Säure-Basen- und Elektrolyt-Haushalt normalisieren. Welche Möglichkeiten bestehen, mögen die nachfolgend wiedergegebenen Patientenberichte aufzeigen.

Fall 1

Eine 33jährige Frau litt sieben Jahre lang an Asthma. Nur während der zweiten Hälfte einer Schwangerschaft war sie frei davon. Gleich nach der Geburt kam das Asthma wieder. Gleichzeitig trat während der letzten beiden Jahre ein chronischer Schnupfen auf. Gelenkrheuma in den Händen und Füßen, in der rechten Schulter und linken Hüfte. Ihren Haushalt und die beiden Kinder konnte sie nicht mehr versorgen. Die vielen Medikamente, sowohl in Form von Tabletten als auch zum Inhalieren, brachten keine Besserung. Nach einer einmonatigen Frischkostkur war sie bereits gesund und arbeitsfähig. Sie benötigte keine Medikamente mehr und spürte nichts mehr von Asthma oder Gelenkrheumatismus.

Fall 2

Eine 18jährige junge Frau hatte zweieinhalb Jahre lang Asthma. Die Asthmaanfälle traten am Tage und in der Nacht auf und wurden immer stärker. Inhalationen wirkten nur symptomatisch. Die Nase war immer verstopft. Während einer vierwöchigen Frischkostkur trat nur zu Anfang noch ein leichter Asthmaanfall auf. Der Schnupfen blieb weg. Nach vier Wochen waren alle Funktionen in Ordnung.

Fall 3

Eine 18jährige junge Frau bekam vor dreieinhalb Jahren Asthma nach Entfernung der Polypen und Mandeln. Im letzten Winter lag sie schließlich mit Erkältungen, Bronchitis und starken Asthmaanfällen viel im Bett. Schon geringe Anlässe riefen einen Asthmaanfall hervor. Während einer sechzehnwöchigen Frischkostkur erholte sie sich schnell; die Müdigkeit verschwand. Die Anfälle wurden immer seltener, so daß gegen Ende der Kur nur noch vier Inhalationen für leichte Anfälle erforderlich waren, während es vorher täglich 10 bis 15 waren. Husten und Schnupfen verschwanden, das Allgemeinbefinden war gut.

Fall 4

Ein 19jähriger junger Mann hatte schon als Kind vom zweiten bis zehnten Jahr Asthma. Das Leiden verschwand, kam aber vor einem halben Jahr wieder. Gleichzeitig litt er unter einem Nasen-Rachen-Katarrh und war immer erkältet. Medikamente in Form von Tabletten und Inhalationen halfen nur vorübergehend. Während einer siebenwöchigen Frischkostkur verschwand das Asthma, der Nasen-Rachen-Katarrh und die Erkältung schnell. Wie eine Rückfrage ergab, war er auch nach drei Jahren noch frei von Asthma.

Personenverzeichnis

Stichwortverzeichnis

A

Wollen Sie wissen, ob Ihr Organismus normale innere Verhältnisse aufweist als erste Voraussetzung,

um gesund zu bleiben

oder bei bereits eingetretener Erkrankung wieder gesund werden zu können?

Nachdem Sie dieses Buch gelesen haben, verfügen Sie über einen Einblick in die Regulations- und Selbstheilungsvorgänge. Ohne die körpereigenen biologischen Abwehr- und Reparatur-Kräfte ist weder eine dauerhafte Gesundheit, noch sind Heilungsvorgänge möglich.

Neben einer Bekämpfung und Verdrängung von Krankheitszeichen (Symptomen) sollte daher die Untersuchung des "inneren Milieus" nicht unterlassen werden. Denn eine nicht ausgeglichene Stoffwechsellage, das fehlende Gleichgewicht im Säure-Basen- und Elektrolythaushalt, ist die ursprüngliche erste Ursache der gegenwärtig vorherrschenden chronischen Krankheiten.

Angezeigt ist:

- eine chemische Harnanalyse aus acht Harnproben zur Bestimmung der Aziditäts-Quotienten und der Ammoniakmenge

- die Darstellung und Veranschaulichung der Meßergebnisse in Form einer Tageskurve

- ein Urinprofil als Suchtest

Unser Speziallaboratorium berät und betreut Sie auf das Sorgfältigste. Beachten Sie bitte die diesem Buch beigefügte Karte. Wenn Sie an einer Untersuchung interessiert sind oder über weitere Erkenntnisse und Publikationen auf dem laufenden gehalten werden möchten, so senden Sie bitte diese Karte ein.

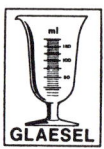

LABOR GLAESEL
Am Ergatshauser Hof 1 — Postfach 5264
7750 Konstanz 12